TRAITÉ

DE LA

SCIENCE MÉDICALE.

Paris. — Imprimerie de L. Martinet, rue Mignon, 2.

TRAITÉ

DE LA

SCIENCE MÉDICALE

(HISTOIRE ET DOGMES),

COMPRENANT :

UN PRÉCIS DE MÉTHODOLOGIE OU DE MÉDECINE PRÉPARATOIRE ;

UN RÉSUMÉ DE L'HISTOIRE DE LA MÉDECINE, SUIVI DE NOTICES HISTORIQUES ET CRITIQUES
SUR LES ÉCOLES DE COS, D'ALEXANDRIE, DE SALERNE, DE PARIS,
DE MONTPELLIER ET DE STRASBOURG ;

UN EXPOSÉ DES PRINCIPES GÉNÉRAUX DE LA SCIENCE MÉDICALE, RENFERMANT
LES ÉLÉMENTS DE LA PATHOLOGIE GÉNÉRALE ;

PAR LE DOCTEUR

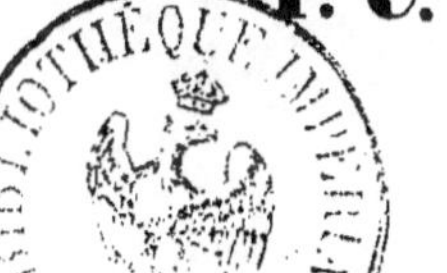

T. C. E. Édouard AUBER,

Chevalier de la Légion d'Honneur.

« Medicus curat morbos, natura sanat. »
(HIPPOCRATE.)

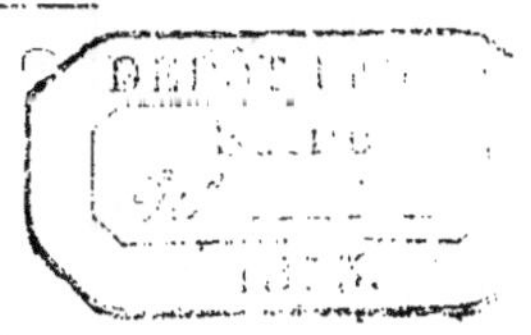

PARIS.

GERMER BAILLIÈRE, LIBRAIRE-ÉDITEUR,
17, RUE DE L'ÉCOLE-DE-MÉDECINE.

LONDRES, | MADRID,
H. BAILLIÈRE, 219, Regent-Street. | CH. BAILLY-BAILLIÈRE.
NEW-YORK, CH. BAILLIÈRE.

1853.

A

LA MÉMOIRE D'ORFILA.

D'ÉD. AUBER.

PRÉFACE.

Neque, te ut miretur turba, labores,
Contentus paucis lectoribus.
(HORACE, sat. x, lib. i.)

En tout ordre de faits, depuis les plus simples travaux manuels jusqu'aux œuvres sublimes du génie, tout repose sur des principes, et s'exécute selon des règles. La collection philosophique de ces principes et de ces règles constitue la théorie et la pratique, qui prennent les titres de science et d'art lorsqu'elles s'exercent dans des sphères très élevées, sur des sujets importants. Celui qui possède à fond une science est un savant; celui qui exerce habilement un art est un artiste: mais tous les hommes ne cultivent pas à la fois les sciences et les arts avec une égale supériorité, parce que ceux-ci exigent des aptitudes différentes et souvent opposées, d'où il résulte qu'à très peu d'exceptions près, tel qui brille comme savant, s'éclipse comme artiste, et réciproquement.

D'autre part, les sciences et les arts ont aussi leurs desti-nées, et mille vicissitudes de l'opinion, de la philosophie et même de la mode influent sur elles d'une manière favo-rable ou fatale. Ainsi s'explique la scission qui s'opère sou-vent entre les unes et les autres, scission déplorable surtout en médecine, où un pareil divorce ne s'établit jamais qu'au détriment du but complet que se propose la profession.

Aujourd'hui, les arts sont en grand honneur, les sciences sont moins favorisées; les artistes s'agitent et les philosophes sommeillent; en un mot, c'est le siècle des explorations et des expérimentations, et de toutes parts, même en médecine, on ne voit guère surgir que des ouvrages d'art ou de pratique.

Dans de pareilles circonstances, la publication de ce livre passera peut-être pour un essai téméraire, pour un accident, ou pour un non-sens; mais l'étonnement se dissipera et la raison médicale en décidera. En attendant, nous réclamons pour ce traité une modeste place au foyer commun, et l'on ne saurait nous la refuser, car ce n'est pas trop, vraiment, d'un livre dogmatique contre mille de pratique; et d'ailleurs, la médecine ne peut que gagner elle-même à être présentée sous un aspect qui permettra à ceux qui savent déjà beaucoup de choses d'en saisir ou d'en retrouver encore d'autres qui leur sont peut-être moins familières.

La science médicale est tout entière dans les livres hippocratiques, mais on ne l'y trouve pas à l'état synthétique ou de coordination. Aussi, pour se faire une idée complète de la doctrine et de la manière artistique du père de la médecine, il faut lire et relire ses écrits, ceux de ses commentateurs et de ses continuateurs anciens ou modernes; il faut en étudier le sens, en approfondir les textes, les opposer les uns aux autres, en discuter la portée et la limite; puis, après de longues et patientes méditations, extraire de tous ces livres les propositions fondamentales et les coordonner scientifiquement d'après les lois de la logique médicale.

Alors, avec de la persévérance, on peut s'élever à la notion pure de la doctrine d'Hippocrate, et apprécier l'esprit de la grande école de la nature dont il est le fondateur; on peut, par conséquent, en exposer le système et l'expliquer.

Mais, malheureusement, ce travail n'a pas encore été fait, et nous n'hésitons pas à attribuer au vide qu'il laisse dans la littérature médicale la défaveur et l'oubli dans lesquels la médecine philosophique est tombée malgré la pérennité de ses principes et la solidité de ses bases.

A la vérité, une école, une Académie pourraient seules entreprendre et résoudre avec succès une pareille œuvre; mais en attendant qu'il entre dans les vues ou dans les mœurs des compagnies savantes d'aborder ces questions, il y aurait de l'injustice à se montrer trop sévère à l'égard de ceux qui préludent à ces rudes travaux avec le courage opiniâtre que donne la véritable passion de la science,

Or, ceci nous détermine à publier un livre qui nous a coûté plus de vingt années de recherches et de méditations. Puisse-t-il épargner à d'autres d'aussi longs travaux! puisse-t-il montrer à tous le véritable horizon de la science et de l'art! puisse-t-il, enfin, faire réfléchir ceux qui, plus ou moins étrangers aux principes de la science, se targuent de leur office sans se douter qu'en médecine, toute pratique qui n'est pas éclairée par une théorie savante redescend d'elle-même au niveau d'un métier déplorable, aussi funeste à la vie du malade qu'à l'honneur du médecin!

Ce livre a pour objet de faire connaître la science médicale. Il est divisé en deux parties. La première répond aux premières aspirations des élèves : elle est consacrée aux questions d'initiation et d'histoire. La seconde est réservée à l'exposition des principes de la médecine : elle résume les questions dogmatiques, et complète ainsi l'éducation scientifique de l'étudiant et du jeune médecin.

Dans ce travail didactique, nous nous sommes appliqué d'abord à faire connaître le fait-principe de la médecine. Nous avons ensuite déduit de ce principe les conséquences qui en dérivent et qui sont confirmées par l'observation et l'expérience. Puis, nous avons présenté chacune de ces conséquences ou déductions logiques comme autant de propositions fondamentales dont l'ensemble est l'expression même de la constitution de la science médicale : constitution dont la connaissance, si incomplète qu'elle puisse paraître, est néanmoins aussi indispensable au médecin que celle des sciences morales ou politiques peut l'être elle-même aux hommes du culte ou de la loi. D'ailleurs, les autres sciences n'ont, en dernière analyse, ni une autre origine, ni une autre base; mais, de même que la médecine, elles reposent sur un principe qui les contient, comme une cause contient ses effets. C'est ainsi que les sciences physiques et chimiques sont basées sur les principes de l'attraction et de l'affinité, et que les sciences morales sont elles-mêmes non moins solidement établies sur le fait de la charité, sur l'amour du prochain, cette autre attraction, cette attraction du cœur, de source si pure et presque divine.

De plus, nous nous sommes attaché constamment à imprimer aux définitions et au langage de la médecine un caractère homogène, également conforme à l'esprit de cette science et au principe philosophique qui la dirige. Enfin, nous avons particulièrement insisté sur cette vérité, que la médecine est une science au même degré que les autres sciences, et qu'elle mérite, à ce titre, la considération que l'on accorde aux connaissances qui sont posées sur des axiomes, c'est-à-dire sur des faits à l'épreuve de toutes les vérifications de la logique et de l'expérience.

Du reste, la nécessité de connaître les principes est tellement évidente, qu'il suffit de l'énoncer pour la faire agréer. En effet, pour que l'esprit veuille, il faut qu'il sache; or, il ne peut savoir et vouloir qu'autant qu'il possède certains principes auxquels il a assez de confiance pour leur subordonner sa morale, sa conduite et sa pratique. Et ceci est surtout applicable à la médecine; car ici la pratique est un art, et cet art, le premier de tous par l'objet qu'il se propose, n'est, en définitive, légalement constitué qu'autant que la science, qui en est le principe, l'a positivement consacré.

Ces vérités seront peu goûtées des érudits au jour le jour, qui n'ont ni l'habitude d'apprendre, ni le temps de penser. Elles ne seront guère mieux appréciées de ceux qui, n'ayant pas de croyances, ne voient dans la médecine qu'un exercice empirique et mercantile; mais elles seront accueillies par les savants de bon aloi et par les *véritables praticiens*, qui ont le sens des hautes conceptions, et qui se laissent diriger par leur raison scientifique qui toujours examine, compare et ne se détermine qu'après avoir réfléchi et jugé.

Toutefois la connaissance des principes ne suffit pas: il faut, pour qu'elle ait un résultat et de la valeur, que la philosophie anime ces principes et leur imprime en quelque sorte un corps et un esprit. C'est dans ce but que nous nous sommes déterminé à les synthétiser d'après les règles de la philosophie baconienne, et c'est à ce résumé dogmatique que nous avons donné le nom de *Traité de science médicale*, nous proposant par sa publication de faire connaître la vérité première sur laquelle repose la médecine, ainsi que les conséquences qui découlent de cette vérité.

Selon Hippocrate, la médecine est basée sur ce dogme fondamental, qu'il y a au sein de tout être vivant une force vive, une puissance, une nature qui est formatrice, conservatrice et médicatrice.

Aux termes de ce principe, la nature suffit à tout. Elle préside à la formation des organes et dirige les fonctions; elle reçoit l'impression des agents modificateurs et elle réagit contre eux; enfin elle détermine la marche, le développement et la solution des maladies par des lois préétablies qui lui sont propres.

Puis, de ce principe dérivent certaines conséquences logiques qui ont force de dogme, et que l'on peut considérer comme les articles mêmes de la constitution de la science médicale, tels que nous avons pu les extraire des livres hippocratiques ou les composer sur leurs modèles et d'après leur esprit. Voici ces dogmes :

1º La science médicale est la science des principes de la médecine et des lois vitales (1).

2º Il y a dans tout état morbide quatre objets principaux à considérer : 1º la cause morbifique ou le principe du mal; 2º l'effet produit par la cause morbifique ou l'affection pro-

____

(1) Une chose étrange et vraiment incroyable, c'est qu'il n'y a de chaire de science médicale dans aucune Faculté, ce qui, soit dit en passant, explique parfaitement comment on *entame* la médecine par le *milieu*, sans se douter du commencement, et par conséquent de la fin!... On nous objectera peut-être que la *chaire de pathologie et de thérapeutique générales*, créée pour Broussais, pourvoit à tout; mais nous répondrons que la valeur seule des mots fait justice de cette prétention, et qu'en tout état de cause on devrait du moins changer le titre de cette chaire, et surtout fixer rigoureusement le programme de son enseignement.

Dr Ed. A.

prement dite; 3° la nature médicatrice ou le principe du bien; 4° l'action médicatrice ou le travail salutaire entrepris par la nature, c'est-à-dire la réaction. Ainsi donc il y a dans tout état morbide une affection et une réaction : une affection qui est le produit d'une cause morbifique et qu'il faut combattre ou surveiller; une réaction qui est l'œuvre de la nature médicatrice et qu'il faut favoriser ou diriger.

3° Toute maladie est le résultat de la lutte qui s'établit entre une affection et une réaction, ou, pour mieux dire, c'est cette lutte elle-même dans toute sa manifestation phénoménale.

4° La nature d'une affection est dans la nature de la cause morbifique qui la produit; la nature d'une réaction est dans la nature du sujet qui réagit; enfin, la nature d'une maladie participe à la fois de ses principes élémentaires et constituants, c'est-à-dire de la nature de l'affection ou de l'action morbide, et de la nature de la réaction ou de l'action médicatrice.

5° L'économie animale est sujette à des modifications et à des altérations organiques et dynamiques parfaitement compatibles avec la vie.

6° Il y a une grande différence entre une indisposition et une affection, une affection et une réaction, une réaction et une maladie.

7° La vie dans son mouvement décrit une parabole exactement semblable à celle d'un boulet lancé dans l'espace. Pendant le parcours des deux branches de cette parabole, l'homme éprouve dans sa santé des modifications, des altérations ou des changements qui se lient les uns à son développement organique, les autres à sa chute. Mais ces changements sont ou nécessaires ou inévitables, et il faut savoir par conséquent les supporter. Ils tiennent à l'exercice de la vie, à des états passagers et à des mouvements fonctionnels de formation et de déformation dirigés par des lois qui nous suivent sur l'écliptique de la vie et nous font parcourir tous les temps de l'enfance, de la jeunesse, de l'âge adulte et de la vieillesse, comme d'autres êtres de l'exubérante nature parcourent les phases accidentées des saisons. Ainsi donc, par une loi suprême, il faut nous résigner à vivre successivement à la manière d'un enfant, d'un adolescent, d'un adulte et d'un vieillard, sans trop nous préoccuper de ces conditions fugitives de l'existence.

8° La nature médicatrice agit de trois manières en présence des causes morbifiques. Elle procède : 1° par expulsion ou élimination de la cause morbifique; 2° par neutralisation ou destruction de cette cause; 3° par récorporation, c'est-à-dire par la réparation du mal occasionné par elle ou par l'action médicatrice. Ces trois modes d'action de la nature forment trois lois pathologiques naturelles ou médicatrices qui prennent les noms de lois d'expulsion, de neutralisation et de récorporation.

9° La loi d'expulsion offre trois choses importantes à considérer, savoir : les moyens d'expulsion employés par la nature et qui constituent les fonctions éliminatrices spontanées ou naturelles; les appareils vitaux à l'aide desquels elle parvient à éliminer les agents morbifiques; les voies qu'elle choisit pour opérer cette élimination.

10° Les principaux moyens qu'emploient les lois de neutralisation et de récorporation varient suivant les causes morbifiques, selon les sujets frappés par ces causes, et suivant une foule de circonstances et de conditions diverses qui rentrent toutes dans ce qu'on appelle l'ordre des indications, de l'opportunité et de l'occasion.

11° La loi de récorporation et de régénération tient sous sa dépendance tous les mouvements d'assimilation, de nutrition, de résolution, de cicatrisation, de dérivation et de révulsion.

12° Les lois vitales ne s'exercent que sous certaines réserves d'opportunité et de forces, relatives les unes, aux conditions particulières dans lesquelles se trouvent les malades, les autres aux ressources vitales dont ils disposent; or, après la science de l'opportunité, l'art de bien diriger les forces du malade, de les soutenir, de les augmenter ou de les réduire selon les indications culminantes, est le plus délicat parmi ceux qui incombent au médecin. Il résulte de ce corollaire que l'hygiène et la science de l'alimentation et du régime fournissent à l'art les moyens les plus puissants.

13° La médication spécifique constitue la seule et dernière ressource dans les affections aiguës causées par des agents miasmatiques ou toxiques. Les médications expulsive, neutralisante et récorporante, suffisent dans les affections déterminées par des causes ordinaires.

14° Comme interprète et ministre de la nature, le médecin doit s'efforcer de ramener toute la thérapeutique à la discipline de trois lois pathologiques artificielles ou artistiques qui répondent fidèlement aux trois grandes lois médicatrices naturelles que nous avons désignées sous les noms caractéristiques de lois d'expulsion, de neutralisation et de récorporation.

15° Les lois pathologiques artistiques président à l'évolution et à la succession des phénomènes thérapeutiques que le médecin excite artificiellement dans l'économie souffrante pour provoquer ou pour aider l'action de la nature médicatrice. Il y a trois lois pathologiques artistiques ou artificielles; elles conspirent au même but que les lois naturelles médicatrices, et elles prennent, comme elles, les noms de lois d'expulsion, de neutralisation et de récorporation.

16° Les lois pathologiques artistiques emploient trois médications spéciales, savoir : les médications expulsive, neutralisante et récorporante, auxquelles répondent trois ordres d'agents médicamenteux : les évacuants, les spécifiques et les altérants.

17° La médication altérante a pour objet de rendre autre (*alter*), c'est-à-dire de modifier l'état de l'économie. Elle emploie dans ce but trois médications spéciales : 1° la médication tempérante ou antiphlogistique, qui répond à l'état de sur-excitation de l'économie; 2° la médication tonique, qui répond à son état de sous-excitation; 3° la médication régulatrice, qui répond à l'état nerveux ou ataxique.

18° La nature a mis en nous une infinité de ressources, et elle a institué, pour la défense de la vie, une médecine naturelle qui fait que chaque créature peut, dans la majorité des cas, se guérir elle-même.

19° Le médecin ne doit jamais agir que de concert avec la nature; quand elle est contraire, tout devient superflu.

20° L'art médical est le produit de la science appliquée ou réduite en règles pratiques. Il consiste à détruire les causes morbifiques, à soutenir et diriger les forces de la vie, et à mettre les malades dans les conditions les plus favorables à leur guérison.

Chacune de ces propositions est, dans cet ouvrage, l'objet d'un chapitre spécial; mais comme nous prévoyons que beaucoup de lecteurs ne feront que compulser notre travail, nous avons cru devoir le résumer dans cette préface, en faveur de ceux qui, par défaut de temps ou par insouciance, ne vont jamais au delà des préambules. Et, d'ailleurs, en agissant ainsi, nous fournissons à chacun un moyen rapide et facile de prendre une idée sommaire de la doctrine d'Hippocrate, et d'en apprécier l'unité, la simplicité et la clarté.

Quant au titre que nous avons choisi, les uns le trouveront bien ambitieux; les autres le repousseront, au contraire, comme impossible! Nous répondrons aux premiers : Notre livre traite de toutes les matières qui composent la science médicale, et il en traite exclusivement; il est, par conséquent, de l'ordre des traités, et nous n'avons fait que céder au courant des choses, en lui donnant ce nom. Nous dirons aux seconds : Vous ne croyez pas à l'existence de la science médicale? Eh bien, jetez les yeux sur la médecine, et vous reconnaîtrez que s'il lui reste quelque prestige, elle le doit

positivement à ses principes qui ont toujours survécu au naufrage des systèmes.

Du reste, cet ouvrage n'est point écrit pour ceux qui n'ont,
en médecine, ni foi, ni loi, ni principes, quelle que soit d'ailleurs la position plus ou moins officielle que la fortune leur
ait donnée. Il est destiné aux élèves, aux jeunes médecins et aux
esprits non prévenus qui ont l'habitude de la réflexion et de
la philosophie. Néanmoins nous accepterons de tous, et avec
un grand empressement, la critique qui en sera faite ; mais
nous la réclamerons surtout des hommes *classés* par leurs
travaux scientifiques, les seuls qu'on puisse, sur le terrain
que nous avons exploré, accepter sans *restriction* comme
jurés ou comme *maîtres*.

Maintenant, quel que soit le sort réservé en certaines écoles
à cet essai de coordination scientifique, le premier entrepris à
ce point de vue dogmatique, la doctrine d'Hippocrate n'en
souffrira pas ; car la grande question du vitalisme est de la
nature de celles dont la solution n'appartient pas aux fantaisies de quelques sectes militantes, mais à la raison scientifique nationale et étrangère, qui, dans les questions de principes, constitue la véritable *opinion publique*. Or, c'est à ce
tribunal suprême que le vitalisme en appellera toujours en
dernier ressort.

Enfin, ce livre atteindra le but que nous désirons : 1° s'il
met un terme aux questions de certains Aristarques, esprits
trop forts, ou frelons de notre profession, qui demandent encore *où l'on trouve la science médicale* ; 2° s'il fait sentir aux
dissidents la nécessité impérieuse d'une communauté de vues
et d'enseignement, sagement établis sur un principe ; 3° s'il
peut contribuer à démontrer l'authenticité de la science médicale, dont les bienfaits, trop souvent oubliés ou méconnus,
s'étendent depuis vingt siècles à tous les êtres de la nature.

D^r ED. AUBER.

TRAITÉ

DE LA

SCIENCE MÉDICALE.

PREMIÈRE PARTIE.

MÉTHODOLOGIE.

> Res sacræ sacris hominibus demonstrantur, profani
> autem id fas non est.　　　(HIPPOCRATE, *De lege*.)

La méthodologie est la branche de la médecine qui enseigne la méthode à suivre dans l'étude des sciences médicales. Elle résout toutes les questions d'ordre, d'initiation et de méthode, et constitue, pour ainsi dire, une sorte d'économie médicale. Elle oriente les élèves dans le vaste champ des sciences, leur fait connaître la constitution de la médecine et les éclaire sur les devoirs et les sacrifices qu'impose cette profession. Elle indique la différence qui existe entre la médecine et la chirurgie, la science et l'art, la théorie et la pratique, la profession et le métier. Elle enseigne l'ordre à suivre dans les études, et elle signale les livres qui doivent faire partie de la bibliothèque de l'étudiant et du jeune médecin, en indiquant les ouvrages qu'il faut lire, ceux qu'il faut consulter et ceux qu'il faut méditer. Elle donne la mesure de la grandeur véritable de la médecine et aussi de la capacité et du dévouement qu'elle exige de la part de ceux qui se dévouent consciencieusement à son culte.

Enfin, la méthodologie est, en quelque sorte, le *Vade mecum* des élèves, et si quelque chose nous surprend, c'est qu'on ait si peu écrit en France sur cette matière... Du reste, ainsi s'expliquent le désappointement, la retraite, nous dirions volontiers la chute d'une foule d'esprits débiles et incapables qui désertent tous les jours notre profession, pour l'avoir imprudemment embrassée

1

sans en connaître la portée... S'ils avaient trouvé sur le seuil de l'école une voix qui leur eût dit qu'on n'aborde pas la médecine par genre ou par émotion, mais seulement par un entraînement véritable, par vocation et par amour de la haute science, ils se seraient retirés à temps sans essuyer les humiliations qui frappent ceux qui viennent à nous sans être assez vigoureusement trempés.

CHAPITRE PREMIER.

DE LA MÉDECINE EN GÉNÉRAL. — DE SON OBJET, DE SON ORIGINE ET DE SES DOMAINES. — DES RAPPORTS QU'ELLE ENTRETIENT AVEC LES AUTRES SCIENCES. — EXPOSITION DU FAIT PRINCIPE ET FONDAMENTAL SUR LEQUEL ELLE REPOSE.

> La médecine est depuis longtemps en possession d'un principe et d'une méthode qu'elle a trouvés. Avec ces guides de nombreuses et excellentes découvertes ont été faites dans le cours des siècles, et le reste se découvrira si des hommes capables et instruits des découvertes anciennes les prennent pour point de départ de leurs recherches. (HIPPOCRATE.)

Les mots *médecine, medicina*, ἰατρική, φάρμακον, sont synonymes. Le mot *medicina* vient de l'infinitif latin *medere*, guérir, mot par lequel on a traduit le verbe grec ἰάομαι, remédier à.

En se basant sur cette étymologie, on a pendant longtemps défini la médecine l'art de guérir les maladies; mais ce fut à tort, car cette définition indique à peine une partie du but que la médecine se propose, et elle est loin de donner une idée exacte d'une science qui embrasse dans sa complexité l'universalité des connaissances humaines et qui constitue de la sorte une véritable encyclopédie.

En effet, on comprend facilement que dans l'origine et la simplicité des premiers temps, alors que la médecine encore dans l'enfance semblait consister dans la notion étroite et incomplète de la relation existante entre une maladie quelconque et les remèdes réputés propres à guérir cette maladie, on ait sans trop d'inconvénient défini cette médecine l'art de guérir les maladies, parce que cette façon de s'expliquer, tout infidèle qu'elle était, cadrait en quelque sorte avec l'ignorance primitive de cette époque; mais on comprend en même temps qu'aujourd'hui une semblable définition ne saurait être acceptée, attendu qu'elle ne répond plus aux lumières du siècle, et que la raison, en la repoussant, réclame elle-même un langage plus élevé, plus philosophique et plus complet.

Au point de vue philosophique et dans l'acception la plus large du mot, la médecine, bien comprise, doit être définie la science de l'homme sain et malade, la science de l'homme souffrant et réagissant, la science de l'homme et des rapports qu'il entretient avec le reste de la nature ; en d'autres termes, la médecine est la science de tous les faits et de tous les moyens qu'il faut connaître pour diriger habilement les ressources à l'aide desquelles on parvient de concert avec la nature et sous la discipline de ses leçons, soit à conserver la santé, soit à guérir les maladies, ou du moins à les adoucir, à les rendre plus supportables. En un mot, la médecine est tout ensemble la science de la santé et l'art de la conserver, la science des malades et l'art de les traiter, de les diriger et de les guérir.

Maintenant, si par une sorte d'anticipation, nous voulons donner un résumé didactique de ces définitions et une idée complète de la médecine telle que la comprennent les maîtres de l'art, nous dirons que c'est une science appuyée sur un fait expérimental de premier ordre qui domine et qui assure à ce titre sa constitution légitime. Nous ajouterons que la médecine a une méthode arrêtée à la faveur de laquelle elle formule logiquement ses principes, ses dogmes et ses propositions; qu'elle a une règle inflexible pour la dictée de ses préceptes ; qu'elle a un objet formel et bien déterminé ; un langage à elle; un degré de certitude qui lui est propre ; des formes particulières qui lui appartiennent. Nous dirons enfin qu'on doit la considérer, en dernier ressort, comme une science synthétique solidement assise sur une triple base, l'*observation*, l'*expérience* et le *raisonnement*.

La médecine a pour objet la connaissance du corps vivant sain ou malade; mais comme la vie ne se soutient qu'à la faveur des agents extérieurs, il en résulte que la médecine a également pour objet la connaissance de ces agents et de leurs rapports, c'est-à-dire la connaissance de la nature organique et inorganique.

Pour le vulgaire et pour le commun des médecins, la médecine n'a qu'un but, celui de prévenir et de guérir les maladies. Pour les intelligences d'élite, au contraire, et pour les médecins philosophes, la médecine aspire à un rôle plus noble et plus élevé. Elle tend à favoriser la nature dans l'accomplissement de ces hautes tendances finales, et partant de nous mettre à même de dépenser notre destinée telle qu'elle a été arrêtée par le Créateur et livrée par lui à notre fragile et périssable organisation, c'est-à-dire d'agrandir notre existence physique et morale, de la perfectionner et de la conduire jusqu'au terme de sa durée naturelle. — Nous disons jusqu'au terme de sa durée naturelle, parce que la médecine n'a pas la folle prétention d'intervertir l'ordre suprême, ni de suspendre la volonté de celui qui a semé partout la mort à côté de la vie, mais seulement de seconder la nature dans ses efforts conservateurs et de régler l'équilibre de ses actions de manière à faire rapporter à la vie tout ce qu'elle peut donner en la faisant durer aussi longtemps que la loi universelle le permet.

Tel est le but véritable et solennel de la médecine; celui qui le saisit bien comprend en même temps le rôle du médecin. Il sait déjà que le médecin éclairé doit toujours être le ministre intelligent de la nature, attendu que ce n'est qu'en suivant ses exemples et ses lois qu'il parvient à rendre de véritables services à l'humanité sous le triple rapport de sa constitution physique, intellectuelle et morale.

La médecine a pour sujet tout ce qui vit, et par-dessus tout l'homme lui-même, c'est-à-dire, cet être multiple composé de matière, d'esprit et d'âme, cet agrégat d'éléments liquides, solides et gazeux, vivifiés par une cause active qui, comme une providence, entretient et dirige l'équilibre des pertes et l'harmonie de l'ensemble.

La médecine a sa source dans l'observation patiente de l'organisme vivant, sentant et réagissant. Et en dehors du vitalisme ou de la doctrine qui fait connaître la force et les lois des êtres organisés, il n'y a qu'erreur ou déception en médecine.

Les domaines de la médecine sont immenses, ils n'ont pas de limites, et cela se conçoit, puisque la médecine a pour objet la connaissance des êtres vivants et de leurs rapports. C'est dire que rien de ce qui existe ne doit rester étranger au médecin philosophe, et qu'il doit au contraire mettre tour à tour à contribution toutes les sciences, toutes les connaissances humaines, et s'élever ensuite par la pensée et la méditation jusqu'à la contemplation des lois admirables qui gouvernent l'univers ou le grand monde, et qui sont le prototype des lois qui gouvernent l'homme ou le petit monde.

La médecine est incontestablement une science autonome et autocrate. En effet, elle ne relève d'aucune autre; elle existe par elle-même et elle existerait encore, alors que les autres sciences n'existeraient pas. Elle a son principe fondamental, ses dogmes spéciaux, son génie propre, sa logique particulière, son langage, ses méthodes, ses règles et ses formes scientifiques. Cependant, malgré toute cette indépendance, il est constant que la médecine profite des lumières de toutes les connaissances humaines, et même qu'elle leur fait à toutes un véritable emprunt? Oui, sans doute, mais c'est avec une réserve prudente qu'elle fait ses emprunts, et toujours à la condition expresse de les soumettre au contrôle de son principe fondamental, et à la discipline de sa constitution; de telle façon que tout en profitant des lumières des autres sciences, elle ne permet jamais à ses superbes auxiliaires de se payer de quelques légers services, par l'usurpation ou le partage de ses domaines naturels et privilégiés.

Ce fait une fois établi, nous pouvons dire que la médecine fait des emprunts utiles à la physique, à la chimie et à l'astronomie, qui lui ouvrent les portes du monde; à l'anatomie, véritablement pleine d'enseignements, mais que par une sorte d'engouement fatal on tourmente jusqu'à l'abus pour lui arracher le secret des causes de la mort, alors qu'on devrait lui demander plutôt comment l'économie se conserve et comment elle se guérit; à la physiologie, ce roman intime de la vie, qui n'en raconte que les épisodes les plus saillants ; et successivement à la botanique, à l'histoire naturelle, à l'hygiène, à la pharmacie et même à la chirurgie, qui, en dépit de l'orgueil de ses adeptes, n'est encore aujourd'hui comme autrefois qu'une des branches de la thérapeutique et même qu'une des parties ministrantes de la médecine, comme disaient si bien les anciens. Enfin, quand la médecine a épuisé le champ déjà si fertile et si vaste de toutes les connaissances générales, elle pénètre dans le domaine particulier des sciences morales et politiques, et elle établit des rapports avec elles, puis avec les beaux-arts, avec les belles-lettres, de telle sorte que toutes les sciences sans exception concourent, en dernier ressort, à son perfectionnement et à son illustration. D'où il résulte nécessairement, comme nous l'avons déjà laissé entrevoir, que pour être médecin digne de ce nom, il faut, selon l'expression d'un grand philosophe, savoir parfaitement tout ce que les anciens et les modernes ont découvert ou écrit de certain et d'indubitable sur toutes les parties des connaissances humaines, et ajouter encore ses propres réflexions à toutes ces découvertes.

Nous n'avons fait qu'esquisser ici d'une manière rapide les rapports de la médecine avec les autres sciences ; nous renvoyons, pour plus de détails, au chapitre IV de notre *Traité de philosophie médicale*, où cette importante question a été traitée à fond.

La médecine est composée de deux parties distinctes qui conspirent également au même but, savoir : d'une partie dogmatique, et d'une partie technique. La première embrasse la science proprement dite, ou la théorie ; la seconde comprend l'art, ou la pratique, qui n'est que la science appliquée ou en exercice. Ces deux parties s'élèvent ensemble, se pénètrent l'une et l'autre et se perfectionnent réciproquement.

L'histoire de la médecine est écrite tout entière dans les progrès mêmes que l'esprit humain a faits dans les sciences, dans les beaux-arts et surtout dans la philosophie, avec laquelle elle a toujours été étroitement liée et trop souvent confondue.

La médecine a commencé comme toutes choses commencent, par une ébauche et par des essais ; elle est née avec la première douleur, avec le premier cri, auquel le cœur a répondu. L'instinct, le dévouement et la charité ont fait longtemps les frais de cette première médecine. On a eu recours ensuite à des remèdes simples et naturels, puis à des remèdes composés, et enfin à des pratiques populaires trop souvent superstitieuses et quelquefois dangereuses.

Ainsi donc la médecine a débuté sans règles ni principes, ni méthodes, au sein des familles, dans les carrefours, sur les places publiques, et ce n'est que plus tard qu'elle s'est accrue dans les temples, où des formules encore incertaines et bizarres ont été mises comme un dépôt sacré sous la garde des dieux. Du reste, cette médecine primitive, empirique et populaire, aucun disciple ne l'a étudiée, aucun professeur ne l'a enseignée, peu de livres l'ont conservée, mais chaque peuple ou chaque savant l'ont vaguement et isolément augmentée de leurs remarques et de leurs réflexions.

Telle fut la médecine des premiers hommes ; la nécessité la leur enseigna, comme elle leur enseigna à se couvrir, à se loger, à se préparer des aliments. Imparfaite comme les premières connaissances des hommes, elle a promptement fait son temps et elle a été remplacée heureusement et définitivement par la médecine scientifique sortie lentement des progrès des lumières et des faveurs du temps. Ce ne fut pas cependant sans quelques efforts de retour vers l'empirisme ; et c'est encore à cette vieille médecine à la volée, passez-nous l'expression, et à ses tâtonnements caducs, que dans leur crétinisme exact quelques brouillons du siècle voudraient encore, mais en vain, nous ramener !... Ils n'y parviendront pas, car le temps a fait justice du passé, et dans ce monde toujours en mouvement, il n'est pas même accordé aux erreurs de recommencer leur âge et de remonter dans la vie. Attendons-nous donc à voir triompher la vraie médecine, c'est-à-dire le vitalisme hippocratique, appuyé depuis vingt-deux siècles sur l'expérience et l'observation.

Le *vitalisme* est cette doctrine de la nature, simple comme elle, modeste, graduelle et lumineuse comme elle, qui, créée par Hippocrate et fécondée par le génie de la Grèce savante et des plus célèbres médecins de tous les temps, présente formellement, à quiconque sait l'interroger patiemment, l'accord admirable et parfait des principes et de leurs conséquences, de la théorie et de la pratique, de l'observation et de l'expérience, de la réflexion et du raisonnement.

C'est sous la main puissante d'Hippocrate que la médecine, après avoir pris un caractère plus élevé et une direction plus philosophique, s'est constituée définitivement à l'état de science, comme le genre humain, conduit par la raison, s'est fait homme lui-même sous l'action continue de la philosophie. En effet, une science n'est exactement créée et formulée qu'autant qu'un certain nombre d'observations ayant été patiemment coordonnées, on est parvenu à découvrir le fait principe qui domine tous les autres faits et qui les contient en virtualité comme le germe contient le fruit ; qu'autant qu'en partant de la notion expérimentale et philosophique de ce fait principe et de toutes les conséquences qui en découlent logiquement, on est arrivé par l'induction et la généralisation à formuler certaines lois qui ne sont que l'expression didactique de ce fait primordial soumis à toutes les épreuves de l'analyse et de la synthèse. Or cette proposition une fois bien établie, nous devons, pour être conséquents avec nous-mêmes, reconnaître que le rapport du remède et de la maladie ne saurait constituer le point de départ de la médecine, et qu'il est au contraire tout entier dans la connaissance des lois d'une force *inhérente à l'économie*, d'une force essentiellement formatrice, conservatrice et médicatrice, dont la puissance toujours attentive et toujours en mouvement a pour objet de lutter contre les causes morbifiques, et de réparer le mal occasionné par elles. Ce fut donc du moment seulement que la médecine fut basée sur la notion expérimentale de la puissance de la nature qu'elle commença à exister et qu'elle prit pour toujours un caractère scientifique et indélébile.

Sola natura medicatrix, a dit Hippocrate. Voilà le dogme fondamental, et ce dogme immuable est tout ensemble le commencement, le milieu et la fin de la science médicale.

Ainsi posée sur ces bases, cette doctrine est calme et prudente comme la philosophie, fervente comme la religion, tolérante et simple comme la vérité. Elle s'honore d'avoir toujours compté parmi ses fondateurs et ses ministres les plus beaux génies de tous les temps : Galien, Arétée, Sydenham, Baillou, Stahl, Boerhaave, Hoffmann, Bordeu ; en un mot, les hommes les plus considérables par leur intelligence et par leur instruction.

Cette doctrine n'admet pas de système étroit, éphémère ou partial ; elle ne veut pas de lambeaux ou de faits isolés, mais elle demande des généralisations et toujours des principes. Guidée par l'analogie et l'induction, elle embrasse par la puissance de la généralisation tous les systèmes à la fois pour les soumetttre indistinctement à la raison de son fait primordial ou générateur qui contrôle tout parce qu'il explique tout. Enfin, c'est d'elle que le célèbre Baglivi a dit avec une raison profonde : « Ses dogmes sont supérieurs à tous, et ses vérités seront éternelles parce qu'elles sont plutôt l'oracle de la nature que les paroles d'aucun homme, quelles que soient d'ailleurs son énergie et sa vigueur ; aussi les progrès ultérieurs de la science actuelle ne prévaudront jamais contre ses principes, ni à plus forte raison les systèmes étroits des hommes intéressés à soutenir d'étranges paradoxes et à mettre en relief pour leur propre compte quelques idées bizarres, outrageant ainsi les traditions des anciens et le bons sens des modernes. »

Différente en cela de la philosophie avec laquelle elle a toujours eu les plus grands rapports, la médecine hippocratique ne s'épuise pas à la recherche ou à la solution de ces questions ardues qu'on peut, à juste titre, considérer comme de pures spéculations, comme des germes d'idées à l'état d'hypothèse ; mais elle s'attache à saisir par l'observation et l'expérience jusqu'aux plus petits détails des faits exacts théoriques et pratiques, et ainsi renseignée, elle s'inspire de tous les besoins de la science de l'homme, et elle s'occupe avec connaissance de cause de la confection et de la promulgation de ses lois.

Au milieu de la multiplicité de ses efforts, la médecine hippocratique n'a qu'un seul but, celui de perfectionner indéfiniment la science de l'homme, et ce but elle le poursuit toujours sans s'effrayer des faux pas ou des lenteurs de ses fidèles serviteurs; du triomphe ou du blâme des sciences rivales; des obstacles ou des avalanches des systèmes, parce qu'elle sait parfaitement qu'il ne lui faut que de la patience pour arriver au terme désiré : chaque jour lui montrant en quelque sorte, dans ses révolutions constantes, l'heureuse application de ses principes et de ses théories, de ses lois et des règles qui en découlent.

Le vitalisme hippocratique constitue dans son ensemble le code des vérités imprescriptibles de la science de l'homme, et sous le nom de philosophie médicale, il offre à la raison du savant une espèce de charte qui empêcherait bien des erreurs et bien des abus, si elle était plus souvent consultée et plus fidèlement respectée. Aussi, nous le répétons encore, parce que d'autres ne le disent pas assez : *Natura sola medicatrix*, la nature seule guérit. Voilà le dogme fondamental, la pierre angulaire, la clef de voûte de la vraie, de la seule médecine; l'intelligence et le bon sens l'attestent de concert, et c'est seulement en soumettant la physiologie, la pathologie et la thérapeutique au contrôle sévère et à la discipline de ce dogme primordial et fondamental qu'on parvient à poser logiquement la science de l'homme sur les bases qui lui appartiennent et à lui imprimer ce caractère imposant de simplicité, d'unité et de clarté qui est l'apanage certain et en quelque sorte le cachet de la vérité. La nature seule guérit, le médecin n'est jamais que le ministre de la nature. Ces paroles définissent et caractérisent toute la médecine, ses principes, ses tendances et son but; aussi dureront-elles plus que l'airain. Du moins que cette confiance dans les hautes destinées de notre doctrine augmente encore et rehausse au besoin cette espèce de vénération secrète qu'une infinité de bons esprits éprouvent instinctivement pour notre religion médicale; et nous qui, pour l'acquit de notre conscience et la sûreté de notre pratique, voulons avant tout une science positive et capable de satisfaire une raison éclairée, attachons-nous au vitalisme, suivons dévotement son étoile radieuse et tutélaire qui a si bien guidé les mages de la médecine, et par la philosophie du premier de tous les philosophes médecins, ouvrons les yeux aux aveugles et ramenons par les oreilles cette tourbe ignorante de demi-guérisseurs qui s'égare chaque jour davantage dans une routine absurde et criminelle.

Ces efforts de notre part sont d'autant plus utiles aujourd'hui que l'hippocratisme a éprouvé le sort des meilleures choses, qu'il a subi comme elles ses mauvais jours et essuyé le choc d'une infinité de systèmes qui sont venus, comme autant de révolutions, ébranler ses principes et ralentir sa marche ou ses progrès. On pourrait effectivement citer plus de trente systèmes qui tous, bien examinés et bien jugés, peuvent être définitivement rapportés à deux chefs principaux, à l'organisme et au vitalisme, qui trouvent eux-mêmes leur point de départ ou d'insertion dans le matérialisme et le spiritualisme tour à tour invoqués, professés ou répudiés par les philosophes des diverses époques.

Quant à vous, qui débutez dans la carrière de la médecine, que le passé vous serve de leçon et d'autorité ; prenez vos modèles dans Hippocrate et dans Galien, qui ne sont pas, comme certains conteurs voudraient le faire croire, des emblèmes poétiques ou des symboles d'idéalité exprimant seulement la magnifique collection de l'art antique. Et puisque depuis Hippocrate jusqu'à Galien, depuis Galien jusqu'à Sydenham, tous les bons esprits prouvent à l'envi que la médecine a sa base inébranlable dans la connaissance sagement interprétée de la nature formatrice, conservatrice et médicatrice, et de ses lois, c'est-à-dire dans la connaissance de la faculté accordée à tous les êtres organisés de réagir contre les causes morbifiques et les effets occasionnés par elles ; puisqu'il est prouvé que, lorsque l'action de cette nature est ou trop forte, ou trop faible, ou irrégulière, les efforts de l'art les mieux entendus et les plus sagement combinés deviennent inévitablement ou vains, ou dangereux, ou superflus, parce que la guérison tout entière dépend de la puissance de cette nature : saluons de nos convictions du xixe siècle cette vérité de tous les temps et de tous les lieux , qui, lors même qu'elle semble diminuer l'importance ou le degré d'utilité de notre art, assure, au contraire, la gloire des véritables artistes, et devient ainsi le sujet de leurs études, le commencement de leurs vues, le fondement de leurs principes, l'aboutissant de leurs efforts communs, le mobile et la règle de leur pratique.

Rallions-nous franchement à ses lois ; sachons que l'étude de la doctrine hippocratique est pour le médecin ce qu'est pour l'artiste l'étude de l'antiquité grecque ; et d'après les principes du père de la médecine, adoptés et suivis par les meilleurs esprits, appliquons-nous à connaître les lois de la force vitale ou médicatrice dont la réaction dénote toujours la présence d'un obstacle ou d'une cause hostile à l'ordre naturel. Suivons-la toujours dans les moyens infiniment variés qu'elle emploie pour atteindre son but et qui lui ont valu tour à tour le nom de *nature, ame, archée, principe vital, providence intérieure.* Attachons-nous à distinguer les intruments, c'est-à-dire les appareils ou les organes qu'elle emploie de préférence, selon l'âge, le sexe, le tempérament et les habitudes du sujet frappé par les causes morbifiques, et aussi selon le temps, la saison, les vicissitudes atmosphériques et les constitutions médicales ou épidémiques régnantes. Essayons aussi de prévenir les événements et de démêler les tendances de la nature au milieu du conflit d'organes et de la tourmente des fonctions ; cherchons quel est entre tous celui qui réagit le plus activement, celui qui soutient, pour ainsi dire, le choc principal contre l'émeute de tant de causes de destruction ; celui qui doit le plus concourir à favoriser les efforts, les moyens et les fins de la nature. Mesurons avec une attention égale : 1° la puissance du mal ou de la cause morbifique ; 2° la puissance de la nature ou de l'action médiatrice de la nature ; 3° la puissance de l'art ou de l'action thérapeutique. Et après avoir pesé toutes les lois de l'occasion, de l'opportunité et de l'indication, attachons-nous définitivement et essentiellement à faire de la médecine naturelle et rationnelle, c'est-à-dire à favoriser et à seconder la résolution et la guérison des maladies par les moyens que la nature elle-même emploierait si elle n'était ou trop forte, ou trop faible, ou désordonnée, ou spécifiquement impuissante, ou vicieusement et accidentellement détournée de sa voie par des circonstances contraires opposées ou fatales. En d'autres termes, continuons Hippocrate, élevons tous ensemble, sur les projets et sur le plan qu'il nous a laissés, un monument durable que d'autres agrandiront et embelliront très certainement, parce qu'il est dans la destinée d'une œuvre semblable de voir de temps en temps reculer ses limites et d'avoir pour architectes des hommes qui aspirent sans cesse à des développements importants et d'une plus grande étendue dans lesquels ils encadrent en quelque sorte leur génie : réalisons pour cela le projet ébauché il y a une vingtaine d'années par quelques médecins de Montpellier, qui essayèrent de

recommencer la médecine d'après les principes et sur les bases
du vitalisme, en se partageant les différentes branches des
sciences médicales qui devaient être traitées par eux *ex professo*,
du point de vue de l'observation et de la généralisation hippocratique, qui est la sauvegarde de la médecine pratique
et l'application à la médecine de la grande philosophie des
causes finales, hors de laquelle on ne saurait établir un durable
système de coordination scientifique. Enfin rendons populaires
des vérités que l'expérience des siècles a confirmées, parce qu'elles
consistent dans des dogmes conformes à la nature, et montrons-
les en faisceau, afin qu'elles frappent davantage l'attention des
hommes de bonne foi qui cherchent à saisir et à conserver l'ensemble, les rapports et la liaison des choses.

Si nous y parvenons, la médecine cessera de ce moment de
présenter le triste amalgame de propositions stériles délayées
dans une logomachie presque sauvage et surcomposées d'un jargon absurde et mesquin, à l'usage des faits à l'état naissant. Mais
elle sera une science positive, autonome et parfaitement digne de
fixer l'attention des esprits les plus exigeants et de commander
le respect des hommes les plus éclairés et les plus distingués par
la variété de leurs connaissances et la portée de leur instruction.
Alors, au lieu de tourmenter des propositions et des définitions
qui s'éteignent dans la multiplicité des définitions contraires ou
opposées, fidèle à elle-même, la médecine nous représentera
l'organisme comme une machine à vivre destinée à remplir un
ensemble de fonctions dans un but final que la conscience révèle,
que la religion professe et qui devient le mobile de ses pieuses et
sages exhortations. Elle nous montrera l'homme animé d'une
force de conservation qui, par des lois qui lui sont propres, agit et
réagit suivant les circonstances et toujours pour le plus grand bien
de l'économie. Et développant ensuite cette idée, et la poussant
légitimement au terme de ses dernières conséquences, elle nous
prouvera que la maladie aussi bien que la santé n'est réellement
pour le médecin philosophe qu'une manière *d'être de la vie*, qu'une
autre façon d'exister, qu'un état particulier qui suppose toujours et
qui dénote un effort interne de désordre contre lequel les parties
saines se soulèvent par une sorte de conflit général qui a tout le
caractère d'une fonction anormale, et que, par une sorte d'anti-
thèse, nous appelons fonction pathologique, bien qu'elle ne soit
en réalité que l'exception, que l'exagération des fonctions ordi-

naires ou physiologiques, dont l'harmonie constitue le concert de la vie, c'est-à-dire la santé.

Malheureusement, il y a bien loin de ce point de vue rationnel et philosophique à celui qui est adopté dans la plupart des écoles par les ministres officiels de la science médicale actuelle. En effet, pesez les doctrines des hommes qui règnent dans les écoles, et qui de par l'Université et le Grand Maître ont le droit de parler sans se faire comprendre des élèves qui suivent leurs cours par ordonnance, en vue de subir avantageusement les épreuves de l'inévitable examen. Voyez ces hommes dans leur tribune qui s'écroule chaque jour davantage dans le vide de l'amphithéâtre et le veuvage des principes ; ouvrez leurs livres, consultez leurs mémoires académiques, dont les pages écrites sans philosophie, sans originalité et sans conviction, tombent chaque jour une à une comme les feuilles d'automne et disparaissent plus vite que le sable sous le vent du désert... Suivez-les avec attention, et partout vous verrez autour d'eux les ténèbres au lieu de la lumière! Partout une triste réalité vous frappera, vous humiliera, vous attristera, à savoir la constatation déplorable de l'absence absolue de toute théorie savante et philosophique. Il faut à l'intelligence plus de philosophie et plus de science, et il est grandement temps d'y songer. Que de lustres en effet passés et consumés dans des recherches inutiles et dans des discussions oiseuses qui n'ont abouti qu'à désorienter les médecins en leur jetant des mensonges pour des réalités! que de livres aussi sortis de l'amour-propre, et dont la facture, toute de polémique, ne fait que vider momentanément la bile de leurs auteurs en appauvrissant du même coup la science et l'art qu'ils ont déshérités temporairement de leurs véritables trésors et de leurs ressources légitimes!

Revenons donc à de plus saines et à de plus dignes idées, ne rougissons pas de reprendre la médecine au point où l'a laissée le génie d'Hippocrate, et, dans ces temps de tourmente et d'anarchie médicale, où toutes les croyances sont ébranlées ou remises en question, rallions-nous franchement à la foi et aux principes des plus grands maîtres; pleins de leurs souvenirs, de leurs principes et de leurs convictions, attachons-nous, selon leurs préceptes, à observer silencieusement la nature et ses phénomènes admirables. Tâchons de la comprendre et de l'expliquer sans jamais nous hasarder à parler pour elle; enfin, que nos efforts aient essentiellement pour dernier résultat de ramener les véritables artistes au goût pur des anciennes vérités en les arrachant à la folle prétention de réduire toute la médecine à la manière insuffisante des sciences accessoires. Nous arriverons ainsi à constituer une médecine universelle et positive, et à donner à notre belle science toute la haute considération qu'elle mérite.

Du reste, si elle n'en jouit pas encore pleinement, c'est qu'elle n'est réellement connue dans toute la simplicité de sa sagesse que de quelques philosophes solitaires qui auraient trop à faire s'ils voulaient recommencer la vérité et la science dans les Académies, dans les Facultés, dans les Écoles, partout, enfin, où elle devrait être et où elle n'est pas. C'est qu'auprès de cette religion médicale de la nature, d'autres religions se sont montrées, et que celles-là, comme autant de communions différentes, ont prêché aussi l'hérésie et le schisme. En un mot, c'est que la médecine du sens commun et de la raison, momentanément abattue par les révolutions, s'est retirée du domaine général pour habiter jusqu'à des temps meilleurs quelques foyers particuliers où, comme les grandes infortunes, elle vit de tristesse et d'exil à la grande satisfaction de quelques nouveaux Thessalus qui, dans leur optimisme vulgaire, entonnent à grand orchestre le cantique emphatique du progrès coup sur coup, et s'efforcent, après mille autres, de réduire la science et l'art, la théorie et la pratique à quelques proportions mesquines et banales.

CHAPITRE II.

DE LA CONSTITUTION DE LA MÉDECINE AU POINT DE VUE DE LA SCIENCE ET DE L'ART. — EXPOSITION GÉNÉRALE DU VITALISME HIPPOCRATIQUE CONTINUÉ ET DÉVELOPPÉ.

> Le principe est connu, la discorde est finie.
> NEWTON.

La vraie théorie médicale découle immédiatement du fait qui, dans l'économie vivante, conduit, règle et embrasse tous les faits vitaux, tous les mouvements organiques et fonctionnels, en un mot tous les faits médicaux. Elle en dépend comme en tout ordre de choses tout système véritable, positif, invariable, dépend lui-même du fait primordial et fondamental qui le domine et dont il n'est que l'expression principe généralisée. Il résulte de là que chercher à établir un système sur le fait primordial qui règle et gouverne l'organisme, c'est en réalité, pour le médecin philosophe, tenter de former dans sa pensée une combinaison intellectuelle de principes et de conséquences, de causes et d'effets, qui, par leur ensemble et leurs détails, représentent la constitution véritable de l'économie animale et ses rapports infinis.

Les temps sont favorables pour cette entreprise philosophique; car on connaît parfaitement les faits qui doivent faire partie de l'édifice scientifique, soit comme éléments, soit comme matériaux; autrement dit, on connaît les faits élémentaires qui sont comme les assises du système, et les systèmes eux-mêmes, qui sont les véritables pierres du monument en construction. On n'attend donc plus que la main d'un architecte habile; et le moment est d'autant plus propice qu'aujourd'hui chacun est réellement l'arbitre de ses opinions et de ses doctrines, qu'on ne reçoit plus de croyance toute faite; en un mot, que les temps d'autorité de l'homme sur l'homme ont fait leur temps, pour céder la place aux temps d'autorité de la vérité positive et expérimentale sur l'intelligence et sur la raison.

Ainsi donc employer les matériaux acquis en physiologie, en pathologie, en médecine, et avec eux construire l'édifice de la médecine positive, tel est le besoin du moment. Il est urgent; car si l'on apportait le moindre retard, le chantier s'encombrerait de produits superflus : tous les efforts de vingt générations seraient perdus, et les matériaux accumulés dégénéreraient en décombres par l'effet de l'entassement et du désordre. Voilà ce que reconnaissent tous les bons esprits; aussi demandent-ils la construction scientifique du système médical, et soutiennent-ils qu'il faut définitivement asseoir l'édifice, afin qu'une théorie large et complète, que des principes immuables, qu'une base fixe et une sanction véritable soient enfin universellement donnés à la science de l'homme, la première de toutes.

L'unité de causes embrassant l'universalité des effets, tel est, en philosophie générale, le principe de toute vraie doctrine; telle est aussi en science médicale la source de toute vérité. En effet, la médecine repose sur un principe d'unité embrassant logiquement l'universalité des mouvements vitaux. Cette unité de causes, ce principe d'action, ce fait, principe de la science et de l'art, a été désigné par Hippocrate sous le nom de *nature*, mot par lequel le père de la médecine a voulu faire connaître la force formatrice, conservatrice et médicatrice dont sont pénétrés tous les êtres vivants.

Plus tard, les successeurs d'Hippocrate ont fécondé cette idée et tracé l'esquisse du développement qu'elle comportait. Ils ont substitué aux mots *nature*, ενορμων, les mots *archée, âme, principe vital, force vitale*, qui expriment exactement les mêmes facultés, mais qui les montrent peut-être sous des aspects différents. Puis, après avoir fixé par ce mot *force vitale* la cause inconnue d'une infinité de phénomènes connus, ils se sont attachés à reconnaître l'ordre de succession de ces phénomènes et à en formuler les lois. Ils ont ainsi posé le monument scientifique sur ses bases véritables. Il appartient maintenant à la génération présente de continuer avec soin l'œuvre de ces illustres prédécesseurs. Nous engageons donc tous les hommes de pensée et d'action, qui n'ont pas d'engagement avec les propriétaires des fausses idées, à venir concourir aux travaux de réédification que nous entreprenons. Qu'ils nous aident activement, et le monument scientifique de la médecine, fidèlement construit sur les plans de la nature, sera bientôt, comme la nature elle-même, immuable dans ses bases, varié dans ses détails et admirablement lié dans toutes ses parties.

De ce moment on verra disparaître toutes ces guerres intestines qui ruinent dans leur considération les membres de nos Facultés, de nos Académies et de nos Écoles. Les soi-disant premiers médecins, ceux du moins qui pourraient l'être, ne se déchireront plus, mais ils feront une paix solennelle et durable. Ils reconnaîtront que la cause de leurs dissensions ardentes tient absolument à ce qu'ils n'étudient que des faits isolés du principe qui leur donne l'existence ; que de tels sujets d'étude sont fatalement périssables ou impossibles, parce qu'ils n'ont entre eux ni filiation méthodique, ni rapports fixes ou graduels, parce qu'ils ne demandent jamais qu'une place arbitraire et indéfiniment variable : ce qui fait qu'ils n'en gardent aucune, et qu'incohérents comme les sables du désert, ils se meuvent sans ordre, sans objet, et se dissipent d'eux-mêmes sous le souffle du vent. Enfin, ils proclameront qu'en toute chose, posséder le vrai principe et le système entier qui en découle, c'est posséder la faculté de tout prévoir dans le vaste champ des diverses sciences que cet ordre de système a pour objet.

Sachons-le bien, c'est la nature qui guérit les maladies : voilà le principe de la médecine ; sa méthode consiste à discipliner, à coordonner tous les faits à la faveur de cet axiome ; à baser ses vérités sur l'observation, l'expérience et le raisonnement ; à rattacher les découvertes nouvelles aux traditions du passé ; à chercher les causes au delà des faits ; à chercher les lois au delà des phénomènes ; à généraliser ces faits, ces phénomènes et ces lois, et enfin à formuler définitivement leurs principes dans une large synthèse, qui est la science médicale proprement dite. Ceci nous amène naturellement à compléter la question du vitalisme hippocratique que nous n'avons fait qu'ébaucher dans un des chapitres précédents.

Le *vitalisme hippocratique* est la doctrine médicale qui a pour point de départ, pour appui et pour lien de ses principes et de ses règles, le grand phénomène de la vie dominant toutes les propriétés générales de l'organisme, c'est-à-dire le fait primordial et fondamental de la force vitale enchaînant comme une loi tous les états et tous les actes de l'organisme ainsi que les mouvements variés qui dépendent de ces actes. C'est la philosophie des causes finales appliquée à la médecine et s'appuyant sur ses bases naturelles ; c'est la haute raison de l'esprit humain formulant les lois de la science de l'homme, dont le mot d'ordre est *nature*. Enfin, c'est l'œuvre de l'observation et du temps fondée sur la connaissance des choses médicales et de leurs rapports ; c'est la science des anciens siècles fécondée par le nôtre.

Le vitalisme est à la fois un véritable système et un système vrai. C'est un véritable système, car il repose sur un fait primordial qui en domine tous les détails ; c'est un système vrai, car il explique avec clarté et simplicité tous les phénomènes physiologiques et pathologiques, et la vérité systématique en tout genre n'est jamais que l'unité embrassant l'universalité des faits dont cette science est le produit coordonné et généralisé.

Le vitalisme a pris naissance le jour où l'on a constaté au sein de notre organisme vivant, au dedans de nous, une force qui, si elle n'est la vie elle-même, en maintient du moins et en répare les principes ; une force qui se soulève contre tout ce qui trouble les fonctions de l'économie animale, et ne cesse son ouvrage de médication qu'autant que tout est complétement rentré dans l'ordre. On a donné à cette force le nom de *nature*, et le dogme fondamental de la médecine a été établi et expérimentalement formulé du moment que le génie d'Hippocrate a établi, pour la leçon de tous les siècles, que *tout*, dans la science de l'homme comme dans la pratique de la médecine, *consiste* à observer attentivement les mouvements de la *nature* intérieure ou providentielle, à calculer ses forces, à prévoir ses efforts et la puissance de son activité, à savoir enfin qu'il y a par toute l'économie animale une force qui, purement conservatrice et formatrice, tant qu'elle ne préside qu'à l'harmonie et à l'entretien des corps organisés qu'elle-même a formés, devient essentiellement et efficacement médicatrice aussitôt qu'une cause offensive ou destructive vient à troubler soit l'état des solides ou des liquides , soit l'équilibre des fonctions, le Créateur ayant voulu, en formant l'homme, lui assurer la faculté de résister, dans certaines limites, à tout ce qui peut porter atteinte à sa conservation et à son existence.

Or cette nature est si puissante, que les médecins trouvent tous les jours dans l'activité de ses efforts, des ressources qu'ils ne sauraient ni prévoir ni procurer ; ce qui explique jusqu'à un certain point comment Stahl et ses sectateurs ont été entraînés à considérer cette faculté de la nature comme une faculté de notre âme, toujours en exercice pour la conservation de la santé et la guérison des maladies.

C'est la nature qui opère toutes les guérisons, voilà le dogme essentiel et fondamental du vitalisme. Voilà l'idée principe dont l'explication renferme toutes les explications, comme le germe contient la plante, comme l'œuf renferme l'animal tout entier. C'est du point de vue de ce principe qu'on doit examiner tout système qui a la prétention d'être nouveau. C'est l'esprit de ce principe qui doit servir de critérium pour juger les doctrines rivales ; nous avons en lui le fil d'Ariane qui doit nous conduire dans le labyrinthe des sciences médicales. C'est sur lui que repose le vitalisme. Or le vitalisme apparaît au fond des systèmes les plus différents et les plus opposés en apparence, parce qu'il est partout la vérité même qui se mêle à tout. Nul parmi nous ne saurait ignorer ce principe fondamental et ses conséquences, sans encourir la disgrâce de ne mériter aucune estime ni aucun crédit. Le vitalisme, bien jugé, est le rocher contre lequel viennent se briser tous les systèmes, tous les essais scientifiques. Il renferme la seule doctrine que les gens de sens et de goût puissent admettre et respecter. Ces vérités une fois reconnues, ne faisons pas des préceptes de la philosophie médicale, ce que tant de gens font tous les jours des préceptes de la morale qu'ils saluent respectueusement en théorie, et qu'ils foulent brutalement aux pieds dans leur pratique. Mais rappelons-nous au contraire que notre science ne peut se conserver pure et digne de l'admiration générale, qu'autant qu'on respecte son principe, semblable en cela à la religion même qui ne permet pas qu'on touche à l'infaillibilité de ses dogmes.

Il est un fait également important à constater, c'est qu'on ne peut bien comprendre l'esprit et le génie du vitalisme, qu'autant que l'on possède déjà des notions suffisantes sur la vie générale, sur la vie humaine et sur la nature de l'homme, car le vitalisme est en définitive l'étude élevée de la nature vivante et de ses rapports infinis.

L'établissement du vitalisme a eu des conséquences immenses. Du moment où il a été créé, la médecine n'a plus été la servante de la philosophie. Elle a cessé par conséquent de faire partie des dépendances de cette orgueilleuse souveraine, et elle s'est posée elle-même comme une science autocrate méritant cette position par l'indépendance de ses lois. La nature mieux comprise a été regardée comme la source ou du moins comme la raison de la vie. A la faveur de ses lois bien étudiées, on est parvenu à se rendre compte des phénomènes de la santé et de ceux de la maladie. Jusque-là les tourmentes et les désordres de l'économie avaient toujours été regardés par les médecins, comme des maux nécessairement et fatalement dangereux. On n'avait entrevu ni la cause, ni le lien, ni la différence, ni la raison, ni le but des phénomènes de l'état morbide. Avec Hippocrate tout devint simple, palpable et facile à expliquer. On reconnaît que tous ces phénomènes effrayants résument en définitive les ordres de la nature dont ils sont l'expression ou la loi, et l'on vit qu'il y avait deux parts à faire pour tous ces symptômes qui s'enchaînent, qui se poursuivent, et dont l'action différente a un but différent aussi, à savoir: une part pour l'action morbide, une autre pour l'action médicatrice.

Depuis ce moment, le médecin sait où il va, il sait ce qu'il fait ou du moins ce qu'il veut faire, et il marche par l'imitation et l'expérience à un but certain et évident. Sous les lumières du vitalisme, les puériles connaissances des premiers âges ont disparu, et les hommes de la science ont cessé de voir partout et toujours du désordre et de redoutables dangers dans les phénomènes insolites. En un mot, on est arrivé à une théorie rationnelle et philosophique. On sait maintenant que toutes les forces de la vie ont pour but essentiel de concourir et de coopérer à une fin commune, à la conservation de la santé et à la guérison des maladies. On sait que la fièvre elle-même, qui survient au milieu du désordre, ne doit pas être regardée comme un accident de plus, comme une complication, mais le plus souvent comme un moyen, comme un effort de guérison, comme une fonction pathologique. Or les conséquences de cette découverte d'Hippocrate sont incalculables, et c'est sur elles que repose le vitalisme moderne. En voici les principales propositions fondamentales ou les dogmes :

La médecine a pour objet la connaissance de la matière organisée et des lois qui régissent cette matière vivante, ses opérations et ses actes.

La science de la matière organisée vivante ou de la nature physique de l'homme, nous est enseignée par l'anatomie, par la physique et par la chimie médicale.

La connaissance de la force vitale et de son activité, et d'autre part la connaissance de la nature morale de l'homme, nous sont révélées par la physiologie, par la pathologie et par la psychologie.

Le moral et le physique agissent et réagissent puissamment l'un sur l'autre ; leur étude combinée est du ressort de la philosophie médicale.

Une science n'est créée qu'autant qu'on a dégagé de la multiplicité des faits propres à cette science le fait initial ou générateur qui domine tous les autres et auquel ils se rapportent. Ce fait en médecine, comme dans les autres sciences, doit être expérimental.

Le fait principe ou générateur de la science de l'homme, le fait expérimental de la médecine, c'est le fait principe de la force vitale, d'où dérivent tous les faits secondaires et leurs rapports.

Les mots *nature*, *force vitale*, *archée*, *puissance vitale*, *principe vital*, sont synonymes. La force vitale est à la fois formatrice, conservatrice et médicatrice.

De la force vitale découlent directement trois forces secondaires, savoir : la plasticité, l'excitabilité et l'irritabilité. Ces trois forces secondaires peuvent être considérées comme constituant les propriétés générales de la matière organisée.

On donne le nom de *plasticité* à la propriété qu'a la matière vivante de refaire ses parties et ses humeurs, par une espèce de chimie vivante.

L'excitabilité est la source et le moyen de la faculté de sentir, de recevoir ou d'être impressionné.

L'irritabilité est la source et le moyen de la faculté de réagir, c'est-à-dire de repousser les causes morbifiques, et de réparer le mal qu'elles ont causé.

Ces facultés ou propriétés générales de l'organisme sont, en raison de leurs affinités réciproques, continuellement mises en jeu par des causes ou des agents excitateurs, dont les uns sont favorables et les autres nuisibles. L'hygiène nous fait connaître les premiers et l'étiologie nous fait connaître les seconds.

De l'action de ces causes sur les propriétés générales de l'organisme, résulte l'excitation, qui est un état, une loi.

La vie nous est inconnue dans son essence, mais elle se révèle par des phénomènes qui se rattachent à l'action des trois facultés ou propriétés fondamentales que nous avons déjà indiquées, — à savoir la plasticité, l'excitabilité et l'irritabilité. — Il est une science qui essaie d'en faire connaître les mystères, c'est la biologie, ou pour mieux dire, l'anthropologie, qui comprend tout à la fois l'anatomie, la physiologie, la pathologie et la psychologie.

La vie a trois modes d'expression ou trois manières d'être, ce sont : la santé, l'indisposition et la maladie.

La santé est la force vitale en équilibre ; c'est la pondération exacte des solides et des liquides animés par la force vitale. — C'est le rapport harmonique des excitants et de l'excitabilité, c'est l'action normale, c'est le jeu physiologique des fonctions et de leurs rapports, c'est la vie bien portante.

L'indisposition, si judicieusement appelée par Fernel *constitutio neutra*, est un effort de désordre contre lequel les mouvements conservateurs s'élèvent de toute leur puissance. Et nous ne saurions assez le répéter, ces mouvements conservateurs prennent leur source dans l'organisme, c'est-à-dire *dans cet* assemblage merveilleux de rouages vivants dont les derniers atomes ne sauraient se soustraire aux lois qui les régissent ; *dans cette* machine admirable au sein de laquelle tout se communique, se distribue et se partage, l'ordre et le désordre, le plaisir et la douleur, la décomposition et la vie.

La maladie est un état complexe : c'est un ensemble d'actions et de réactions de lésions occasionnées par des causes morbifiques et d'efforts salutaires exécutés ou entretenus par les forces vitales médicatrices. C'est un conflit général, une sorte de bataille où l'on distingue, d'une part, une foule de mouvements destructeurs, et, de l'autre, autant de mouvements réparateurs; en un mot, c'est l'action morbifique et l'action médicatrice en lutte contrastante.

Tels sont les principaux dogmes de la médecine hippocratique; c'est sur eux que repose la médecine et comme science et comme art. Une chose à constater, c'est qu'il entre dans la destinée de cette doctrine d'avoir toujours été invoquée comme autorité par les hommes de toutes les sectes. En effet, il n'y a pas de fauteur de doctrine qui n'ait cherché à appuyer ou à relever sa théorie par quelques emprunts arrachés à la doctrine d'Hippocrate.

La meilleure manière de faire accueillir le vitalisme, c'est de répandre et de vulgariser ses principes ; c'est d'épurer, de refaire son vieux langage et de donner à la science d'Hippocrate une mise plus neuve et en quelque sorte de saison. Alors de toutes parts on se sentira mieux disposé à l'examiner, et lorsqu'on aura établi une comparaison rigoureuse entre ses préceptes pleins de sagesse et de sens, et les excentricités, les énormités des autres doctrines toujours en fermentation ou en lutte, le choix ne sera pas long. On adoptera la vraie médecine, celle de la nature, et l'on observera fidèlement ses préceptes, comme on observe les dogmes et la morale de la religion, cette excellente médecine du cœur et de la raison.

De plus, du moment que les vérités du vitalisme auront pénétré dans les esprits, on reconnaîtra aisément que la médecine, telle qu'elle est enseignée dans la plupart des écoles, est réellement une science comblée d'erreurs; on reconnaîtra que son langage est infidèle, et l'on sera même obligé d'admettre que l'expérience elle-même, du point de déplacement où l'on presse, l'observation médicale n'est, en définitive, qu'un mensonge, qu'une déception ; qu'il faut par conséquent tout refaire, la théorie et la pratique, la science et l'art. Dans ce but, on adoptera notre méthode et nos principes, parce qu'on reconnaîtra nécessairement que la méde- cine doit avoir un but exactement semblable à l'acte qui constitue la vie et la maintient par une loi conservatrice ; alors on procla- mera hautement que le devoir du médecin est d'agir selon la nature, c'est-à-dire de ne faire que ce qu'elle ferait elle-même si elle n'était vaincue dans ses efforts, si elle procédait librement, sans encombre ni obstacles.

En résumé, le vitalisme ainsi perfectionné par le secours des méthodes philosophiques que les esprits éclairés et sévères portent de toutes parts dans les nombreux sujets des sciences médicales ; le vitalisme, disons-nous, finira par constituer non plus une doctrine particulière, mais une doctrine générale, la seule soutenable et la seule vraie. Alors son principe fondamental sera universellement reconnu comme l'expression d'une vérité absolue, et il deviendra de ce moment pour tout le monde ce qu'il est déjà pour quelques bons esprits avancés, savoir, le lien naturel et nécessaire de toutes les connaissances qui constituent par leur ensemble la médecine positive.

CHAPITRE III.

DES RÉVOLUTIONS DE LA MÉDECINE.

> La connaissance des systèmes est de la plus haute utilité : ils sont comme autant de rayons de lumière qui viennent frapper successivement les différentes faces d'un même objet pour les éclairer et nous en faire apercevoir les moindres détails ; en sorte que tous les systèmes réunis réduits, à ce qu'ils ont de positif, peuvent nous offrir la collection des notions les plus précises et les plus complètes que nous possédions à ce sujet.
>
> CAIZERGUES.

On peut assigner à la médecine trois grandes époques ou révolutions : la première comprend les temps fabuleux et fait connaître tout ce qui s'est opéré depuis l'enfance de l'art jusqu'à Hippocrate ; la seconde embrasse les différentes réformes qui ont été faites par Hippocrate et ses successeurs jusqu'à la création de l'école de Montpellier. Enfin, la troisième a vu paraître tous les systèmes qui ont été essayés ou enseignés depuis la création de l'école de Montpellier jusqu'à nos jours.

Tous ces systèmes ont en général pour origine et pour point de départ l'admission ou l'effort d'admission d'une idée nouvelle, d'une découverte ou d'un fait scientifique nouveau dont le développement a opéré dans la théorie de la médecine une révolution quelconque plus ou moins durable.

Les systèmes en médecine ont été nombreux, même à l'origine des temps, et cependant ils n'ont pas encore suffi à l'entraînement de l'esprit humain, puisqu'on s'ingénie encore tous les jours à en créer de nouveaux ! Voici, dans leur ordre de succession, les plus importants à connaître :

Nous avons d'abord, pour l'époque des temps ténébreux et fabuleux, trois systèmes principaux que l'on peut regarder comme la souche de tous les autres ; ce sont : l'empirisme primitif, le mysticisme et le dogmatisme. Ils ont servi de règle ou de point de ralliement aux pseudo-théories des Esséniens, des Thérapeutes, des Rabbins, des Brames, des Gymnosophistes, des Ermites, des Druides, des prêtres d'Esculape ou de Lucine, des Sibylles et des premiers philosophes.

Durant la deuxième époque de la médecine, on a vu surgir neuf systèmes différents, savoir : 1° le naturisme fondé 460 ans avant la naissance de Jésus-Christ par Hippocrate, de Cos, l'illustre contemporain de Socrate, d'Hérodote et de Thucydide ; 2° le dogmatisme fondé par Thessalus, de Cos ; 3° l'empirisme d'Acron, d'Agrigente ; 4° la théorie corpusculaire d'Asclépiade, de Pruse ; 5° le méthodisme de Thémison, de Laodicée ; 6° le pneumatisme d'Athénée, d'Attalie ; 7° l'éclectisme d'Agathinus, de Sparte ; 8° l'humorisme de Galien ; 9° l'arabisme de Rhazès et d'Ali-Abbas.

La troisième époque nous offre dix-neuf systèmes à examiner ; ce sont : 1° l'empirisme dogmatique de la primitive école de Montpellier, créée en 1220 environ ; 2° l'alchimie de Paracelse (chimie, cabale, astrologie judiciaire) ; 3° le chimisme de Van Helmont ; 4° la chémiâtrie de Sylvius ; 5° l'iatro-mathématicisme de Borelli ; 6° le solidisme de Baglivi ; 7° l'anatomisme de Théophile Bonnet ; 8° l'animisme de Stahl ; 9° le mécanico-dynamisme de Hoffmann ; 10° l'iatro-mécanisme de Boerhaave ; 11° le physiologisme de Cullen ; 12° l'organisme de Bordeu ; 13° le vitalisme de Barthez ; 14° la doctrine physiologique de Brown ; 15° le vitalisme de Bichat ; 16° la doctrine physiologique de Broussais ; 17° le contro-stimulisme de Rasori ; 18° la doctrine de la polarité de Wilbrandt ; 19° l'homœopathie d'Hahnemann.

Il résulte de cette énumération exacte que la médecine a été représentée par trente et un systèmes différents, abstraction faite d'une foule de théories éphémères que leurs auteurs ont vainement essayé de hisser jusqu'aux proportions ordinaires de systèmes. Trente et un systèmes ! quel chaos, quelle anarchie, quelle tourmente ! En vérité, quand on pense à tous ces systèmes et à leurs jours de triomphe, peut-on donc si facilement se défendre de l'idée attristante de considérer la médecine comme une fausse science composée d'hypothèses tramées elles-mêmes de plus ou moins d'erreurs ? Peut-on ne pas se croire suffisamment autorisé à soutenir qu'elle n'est qu'un mensonge convenu, qu'une ridicule logomachie, qu'une fable pompeuse érigée en doctrine, elle qui paraît changer à tout moment, tandis que la vérité a pour caractère et pour principe de ne jamais changer?

A cela nous répondrons qu'il ne faut pas confondre la vraie doctrine médicale avec les faux systèmes qui se sont élevés autour d'elle comme autant de parasites; qu'il ne faut pas confondre non plus la véritable science avec les essais scientifiques qui en usurpent le nom; mais qu'il faut savoir trouver la médecine là où elle est, c'est-à-dire dans sa véritable constitution scientifique, telle qu'elle a été établie par Hippocrate et continuée par ses successeurs qui l'ont encore perfectionnée. Alors avec un peu d'attention on fera facilement la part du vrai et celle du faux, et l'on reconnaîtra que si les systèmes sont périssables, la science du moins est durable et inaltérable, ce qui tient à ce que les systèmes sont souvent le produit des tâtonnements et des idées prédominantes du siècle où ils existent, tandis que la science véritable est la nature elle-même dont on a découvert les principes et formulé les lois; la nature qui ne dépend pas des lois qu'on lui fait, mais de celles qu'elle a reçues du législateur suprême.

Du reste, la multiplicité des systèmes s'explique parfaitement par la multiplicité même soit des objets divers, soit des phénomènes nombreux ou des connaissances variées que la médecine embrasse. Effectivement, examinez de près l'économie animale et vous verrez en elle une admirable machine vivante très compliquée dans laquelle vous trouverez des solides et des liquides animés par des forces; puis des leviers, des poulies, des tubes, des voûtes, des canaux, des machines hydrostatiques, c'est-à-dire des instruments et des rouages vivants de toute espèce; puis de l'air, puis du sang et mille humeurs. Tout cela combiné et coordonné de manière à constituer un assemblage merveilleux, un appareil modèle, tout pénétré de vie, dans lequel aucune molécule ne saurait se soustraire aux lois vitales qui régissent tous ces éléments divers.

Examinez encore tous ces instruments organisés et toutes ces humeurs vivantes; suivez-les dans l'action et la réaction de leurs mouvements croisés de composition et de décomposition, de combinaison, d'élaboration, de sécrétion et d'excrétion. Interrogez ces chairs palpitantes qui se contractent ou se dilatent. Et toutes ces chaudes humeurs qui pénètrent en circulant dans le tissu de nos organes, ou qui en partent pour animer d'autres parties; et par dessus tout, sondez la pensée humaine qui emploie tous ces instruments pour se manifester et exécuter le mystérieux concert des phénomènes moraux qui attachent l'homme à lui-même, à l'humanité, à l'univers; examinez tant de phénomènes et tant de mystères, et vous reconnaîtrez que l'instabilité des systèmes est l'expression même des essais inévitables de toute science naissante, et que la médecine, qui s'appuie sur l'ensemble des connaissances humaines, parce qu'elle fait des emprunts à toutes, a dû nécessairement, surtout à son origine et pendant la durée de ses révolutions nécessaires, subir, au moins temporairement, l'empire de chacune d'elles.

C'est effectivement ce qui est arrivé : aussi, pour se rendre compte de l'organisation et de son mécanisme, la médecine a interrogé avec un intérêt égal l'anatomie, la mécanique, la physique et la chimie, et, par une conséquence presque inévitable, elle est devenue presque aussitôt anatomique, physique, mécanique, chimique. Plus tard, et par la même raison, elle s'est montrée dans d'autres circonstances métaphysique, astrologique ou cabalistique, parce qu'elle a entamé trop intimement chacune de ces sciences et qu'elle a éprouvé fatalement leur influence directe.

Ainsi donc voilà la source de toutes les déviations de la médecine, et en procédant comme nous l'avons fait, on parviendra seulement à expliquer le nombre prodigieux des systèmes et leurs vicissitudes continuelles. De plus, on reconnaîtra que chaque système, comme une spécialité rivale, intolérante et despotique, est intervenu d'une manière trop absolue à son endroit, et que la médecine, tour à tour absorbée ou étouffée par une de ses parties, s'est montrée, pendant un laps de temps plus ou moins long, sous une des faces seulement de la vérité, ce qui a été cause que durant cette espèce d'émeute médicale, beaucoup de médecins, d'ailleurs très recommandables, ont dédaigné et même rejeté, sans aucun discernement, les enseignements de certains systèmes dont les lumières habilement ménagées auraient dû converger régulièrement au foyer commun de nos connaissances générales.

Indépendamment de toutes ces causes, il en est une encore qui a contribué plus activement que les autres à la ruine du vitalisme primitif ou de la saine doctrine, et par suite à l'établissement éphémère des faux systèmes. Nous voulons parler de la manie qu'ont toujours eue certains éclaireurs constamment posés aux avant-postes des sciences accessoires de vouloir introduire dans la médecine des faits qui lui sont plus ou moins étrangers, et de lui imposer des lois qui, n'ayant que des rapports secondaires avec elle, ne peuvent que détruire l'harmonie de sa constitution et altérer sa véritable philosophie. Voilà ce que dit à ce sujet un professeur très distingué de l'école de Montpellier, M. le docteur Golfin, dont la pensée et le langage sont toujours d'un enseignement aussi pur que complet : « C'est, dit-il, sous la domination successive des principes étrangers à notre art que la science de l'homme malade, ne reposant plus sur des faits qui lui fussent propres, a souvent fait des pas rétrogrades, et plus souvent encore a été souillée par les dogmes les plus funestes. Tels ont été les déplorables résultats des doctrines médicales fondées exclusivement sur les sciences physiques, dont l'application aurait pu cependant être utile à la pathologie et à la thérapeutique, en les maintenant dans les justes bornes prescrites par leur génie et les lois de la vie. Et comment, dans les siècles qui sont déjà écoulés, ces sciences, dont la sphère était si rétrécie, auraient-elles pu servir tous les besoins de la pathologie et de la thérapeutique, puisqu'il est incontestablement démontré par l'observation clinique que depuis qu'elles ont considérablement étendu leur domaine, leur application exclusive a souvent conduit aux erreurs les plus graves !

» C'est par le sophisme le plus séduisant et le plus perfide qu'autrefois, comme aujourd'hui, les systématiques ont cherché à dominer la médecine et à s'emparer de l'esprit de ceux qui la cultivent, en berçant des espérances les plus flatteuses la médiocrité de ceux qui se livrent à la pratique. Il faut, disent ces systématiques, simplifier la médecine, et c'est sous ce prétexte spécieux, sous cette sorte de fascination, qu'on a si souvent ébloui, séduit, entraîné la multitude. Mais où cherchent-ils le caractère de simplicité dont ils supposent si gratuitement la non-existence dans la véritable doctrine médicale? Ne le trouve-t-on pas dans les dogmes qui sont l'expression des faits observés dans l'homme sain et malade? Cette simplicité ne se montre-t-elle pas dans cette philosophie pure et modeste que la nature elle-même semble avoir dictée à Hippocrate? Gardez-vous d'être les dupes de ce vain et dangereux prétexte. Cette simplicité existe pour ceux

qui savent l'apercevoir : les livres d'Hippocrate, de Sydenham, de
Stahl, de Baillou, de Barthez, de Grimaud, de Bérard, de Lordat
l'attestent irrévocablement. C'est en embrassant la doctrine de
ces médecins, c'est en suivant le plan simple et naturel tracé par
ces hommes célèbres, qu'on peut perfectionner la médecine, et
non en réformant ou réduisant les dogmes de leur philosophie
par l'application abusive des sciences physiques et d'une théorie
étrangère au véritable génie de la médecine. Il fallait sans doute
travailler à l'achèvement de l'édifice commencé sous de si beaux
auspices ; mais, pour y parvenir, fallait-il diriger ses efforts contre
les colonnes qui le soutiennent si admirablement et l'exposer ainsi
à une ruine totale ? C'est pourtant presque à ce terme que, sous
ce prétexte aussi pitoyable que trompeur, les nouveaux réformateurs conduisent l'art chaque jour.

Que l'on ne s'y trompe pas ; on reconnaîtra en se livrant à
l'examen impartial des doctrines médicales basées exclusivement sur les sciences physiques et à celui de la capacité ou du
caractère des hommes qui les ont créées, qu'elles sont l'œuvre ou
de l'ignorance, ou de l'enthousiasme, ou de l'ambition exagérée.
On voit, en effet, que les chefs de secte, s'ils savaient la médecine, connaissaient peu ces sciences, ou que s'ils connaissaient
ces sciences, ils savaient peu la médecine ; ou bien l'on est autorisé à supposer que s'ils comprenaient le génie des sciences physiques et de la médecine, aveuglés par leur enthousiasme pour
ces sciences, ou égarés par leur ambition, ils n'ont pu apercevoir le tort qu'ils faisaient à la science de l'homme malade en la
soumettant tyranniquement à des principes et à des lois dont l'ensemble ne pouvait lui convenir. L'évidence de cette proposition
est parfaitement démontrée par l'instabilité de ces systèmes exclusifs, l'abandon auquel ils sont tôt ou tard voués, et par le retour
aux doctrines dont les dogmes fondamentaux sont puisés dans
les faits observés sur l'homme sain ou malade.

La simplicité mensongère de ces systèmes peut faire des partisans parmi ces esprits étroits, inertes, paresseux et incapables
de reconnaître qu'il est impossible qu'aucun système exclusif
puisse embrasser l'universalité des faits nombreux et variés dont
se compose la science de l'homme. Ceux-là, soit par incapacité,
soit par paresse, adoptent volontiers ces systèmes, parce que
leur simplicité s'accommode avec celle de leur caractère, que de
longues et pénibles études doivent épouvanter et rebuter. C'est

presque toujours cette disposition morale qui fait les premiers partisans de ces systèmes. L'exemple ensuite séduit et entraîne bientôt ceux qui leur ressemblent, et qui ne craignent pas surtout de se livrer à l'exercice de la médecine, quoiqu'ils ne la connaissent pas. « Il est, dit Rousseau, des épidémies d'esprit qui gagnent les hommes de proche en proche comme une espèce de contagion, parce que l'esprit humain, naturellement paresseux, aime à s'épargner de la peine en pensant d'après les autres, surtout en ce qui flatte ses propres penchants. Eh bien, cette sorte d'épidémie règne depuis quelque temps en médecine. L'amour de l'étude est le seul remède à ce mal, soit pour en guérir ceux qui en sont atteints, soit pour en préserver ceux qui en sont menacés. »

Nous avons nommé les divers systèmes de la médecine, nous avons indiqué leurs souches ou leurs racines, ainsi que la raison probable des circonstances ou des causes qui les ont préparés. Nous allons maintenant, pour compléter ce travail, condenser en quelque sorte nos idées et en présenter le résumé. Il résulte de nos méditations sur les nombreuses manifestations des doctrines médicales qu'on peut *à peu près* les grouper et les rapporter toutes à deux systèmes principaux ou générateurs, qui ont changé de nom et jamais de principes, et qui embrassent, dans l'unité de leur simplicité, tous les systèmes possibles et leurs variétés infinies. Ces deux systèmes sont l'organisme et le vitalisme, qui correspondent exactement au matérialisme et au spiritualisme, à ces deux doctrines qui se nouent si étroitement dans l'histoire de la philosophie, et dont on retrouve les traces partout jusque dans le dualisme des Orientaux (Oromaze et Ahrimane). Comme si le fond de la nature humaine était formé par cette dualité, la matière et l'esprit, le bien et le mal, l'attraction et la répulsion, l'amour et la haine, la santé et la maladie, la génération et la destruction, la corruption et la vie! Oui, au matérialisme et au spiritualisme, c'est-à-dire à deux gouffres théoriques qui ont tour à tour englouti le dépôt de nos connaissances, et qui ont entre eux des communications si directes qu'ils se touchent et se confondent presque dans leurs dernières profondeurs. On se rend facilement compte de toutes les conséquences qui ont découlé de l'admission de ces deux principes générateurs. Voici ce qui est arrivé :

A force de s'enfoncer dans l'étude de l'organisation ou du mécanisme animal, les anatomistes ont fini par se persuader que

l'histoire des tissus, que l'anatomie des entrailles, que la connaissance de la boyauderie, suivant l'expression de M. Cayol, que
toutes ces simples choses suffisaient à tout, puisque la machine
humaine, par le fait seul de sa composition physique ou de sa
disposition matérielle, avait en elle la première et la dernière
raison de son activité. Alors ils ont rapporté tout ce qu'ils savaient
à cette idée; ils n'ont plus ajouté foi qu'à la disposition brutale
des sens et de la matière ; la philosophie du scalpel a été regardée
par eux comme la clef de toute la médecine, et alors ils sont devenus naturellement, et presque logiquement, organiciens ou
matérialistes.

D'autre part, la physiologie, tourmentée dans le même sens,
n'a pas été une meilleure conseillère. Ainsi, on a vu des travailleurs qui, après avoir reconnu avec raison dans le jeu de l'organisation tout un ordre de phénomènes qui semblent échapper à
l'action de la matière, en sont venus, par une sorte d'exaltation
entretenue par une trop grande préoccupation de cette vérité, à
rejeter d'une manière trop absolue la part de l'organisation, et à
ne plus admettre comme réelles que les idées qui se rattachent
exclusivement à la doctrine de la force vitale pure. Ceux-là méritent le nom de *vitalistes extra-spiritualistes*.

Enfin, à la suite de ces exagérations, et par leur courant, on
est arrivé, comme on devait s'y attendre, à professer le scepticisme, qui produit toujours soit l'éclectisme, soit l'empirisme ; et,
comme il est dans la nature de l'esprit humain de tomber constamment d'un excès dans l'excès opposé, il n'a échappé au scepticisme que pour retomber dans une espèce d'optimisme outre-
cuidant qui a osé recommencer jusqu'aux expérimentations les
plus audacieuses et quelquefois les plus niaises, oubliant ainsi
que la vérité nous répète sans cesse que tout système en médecine
est une facette qui reflète telle couleur du diamant de la science
dont le vitalisme est la substance.

Quoi qu'il en soit, on a tellement fait abus des systèmes en
médecine, que le nom seul de système suffit aujourd'hui pour effrayer une infinité d'esprits faibles, qui, dans les limbes de leur
ignorance et les tâtonnements de leur inexpérience, ne craignent
pas de les signaler en bloc d'une manière absolue comme étant
les fléaux de la science et la lèpre de la pratique. C'est encore là
un abus aussi préjudiciable au moins que l'abus contraire ; aussi,
pour notre compte, nous considérons comme un devoir d'éclairer

cette question et de dissiper toutes ces erreurs, persuadés que nous sommes qu'il est très important que tout homme qui débute dans la carrière d'une science ait sur cette matière des idées saines et assez solidement établies pour ne pas attribuer niaisement à tous les systèmes en général les vices ou les maux qui ne doivent être imputés qu'aux mauvais systèmes seulement. Voici quelques éclaircissements à ce sujet :

Le mot *système* veut dire assemblage ; toutefois on attache ordinairement une idée d'ordre à cette définition étymologique. On entend par système tout classement méthodique de principes, de causes, de lois, de phénomènes ou de faits coordonnés suivant leur nature et leurs rapports réciproques. Autrement dit, un système bien fait consiste dans le classement méthodique des divers principes constituants d'une science dans un ordre où tous ces principes, conséquences eux-mêmes d'un premier principe, sont tous disposés de manière à se soutenir mutuellement et à s'expliquer les uns par les autres. D'autre part, on appelle *principes* les vérités qui rendent raison des autres vérités. Dans un système bien établi il n'y a qu'un seul principe : en effet, une science est découverte quand ce principe est découvert ; elle est faite quand on a systématisé toutes les conséquences de ce principe.

Aussi, nous le répétons, qui dit système dit assemblage ou arrangement méthodique, et tout système bien compris doit être considéré comme un essai scientifique, comme le commencement, ou, pour mieux dire, comme la racine de la science. En effet, la science vient à la suite du système, c'est-à-dire à la suite de la classification méthodique d'un certain ordre de principes, de vérités, et de phénomènes et de faits. Elle commence du moment où la pensée et la réflexion, s'appuyant logiquement sur la liaison naturelle des faits et de leurs rapports, s'efforcent d'arriver par l'induction et la déduction jusqu'à la détermination des causes qui entretiennent les phénomènes observables. Elle est créée lorsque de conjectures et de probabilités plus ou moins rationnelles, on est arrivé méthodiquement par l'observation, l'analyse et le raisonnement jusqu'à la notion pure et exacte du fait initial et expérimental, qui domine tous les autres et qui les explique, parce qu'il les contient et les produit. On établit ensuite les idées générales, puis avec ces idées on compose des maximes qui sont enseignées comme des vérités, c'est-à-dire comme des dogmes ou des principes. De ce moment on possède une doctrine, c'est-à-dire une collection de vérités susceptibles d'être démontrées et prouvées, et qui par l'ensemble de leurs principes et de leurs dogmes généralisés philosophiquement, deviennent naturellement la propriété d'une école quelconque qu'ils caractérisent définitivement.

Constatons un fait important, c'est que la médecine existe indépendamment des idées ou des systèmes qu'on peut se faire à son sujet, ce qui est fort heureux, car sans cela tout homme sensé mais étranger à notre science, pourrait avoir d'elle une bien triste opinion en la voyant tour à tour représentée sous des traits si différents. Elle serait pour lui comme un protée insaisissable, et un amas de conjectures. Et pourtant, la médecine est une science tout aussi positive que toute autre quand on sait bien l'envisager sous son véritable point de vue ; et même il y a en elle, comme science, un principe de vie bien puissant, puisqu'elle a toujours résisté aux épreuves du temps, aux guerres acharnées que lui ont faites les systématiques et jusqu'au ridicule dont on a si souvent essayé de la frapper.

Néanmoins, si la médecine, comme les autres sciences, existe indépendamment de tout système, il n'est pas moins vrai que les systèmes ont leur degré d'utilité, qu'ils sont même indispensables. En effet, il n'y a pas de science où l'on puisse se passer de système, si ce n'est pourtant la science des mathématiques, où il n'y a pas de faits à coordonner ni à classer, chaque vérité venant, pour ainsi dire, d'elle-même, un bandeau sur les yeux, se placer régulièrement à son rang pour former et continuer une chaîne non interrompue et inaltérable. Et, d'autre part, on conçoit facilement que si l'on se contentait d'observer isolément et indépendamment les uns des autres tous les phénomènes de la nature, sans essayer de les lier entre eux et de les rattacher à une cause commune, c'est-à-dire de les systématiser, on n'aurait jamais de science proprement dite, car les faits qu'on ne lie pas sont comme des pierres d'attente sur le chantier, jusqu'à ce qu'un véritable architecte se présente et leur donne, en les employant, une valeur réelle. On n'aurait pas de science parce que des faits étudiés de cette manière ne pourraient jamais devenir l'objet du raisonnement, et que là où il n'y a pas de raisonnement il ne saurait y avoir ni philosophie, ni doctrine, ni tradition, ni science. Loin de là, toute science ainsi vide ou veuve de principes retomberait toujours dans ses premiers langes pour recommencer sans cesse ou pour s'éteindre en recommençant ; du reste, ce qu'il y a de très curieux dans l'espèce, c'est que ceux-là mêmes qui, entre les antagonistes des systèmes, se montrent constamment les plus ardents et les plus acharnés à les dénigrer, ne manquent jamais, en définitive, de s'en faire au moins un pour eux sans avoir l'air de s'en douter. Ils ressemblent, sous ce rapport, à ces ennemis jurés des opinions qui ne veulent pas qu'on ait une opinion, oubliant ainsi d'une façon très étrange une chose très positive, à savoir : qu'ils ont du moins cette opinion, qu'ils n'ont pas d'opinion.

Les systèmes ont aussi leurs dangers. Les plus saillants tiennent à ce que, élevés durement dans l'esprit de ces systèmes, nous essayions indistinctement et presque fatalement nos modes de traitement sur l'inflexibilité de leurs principes, de telle sorte que c'est le malade qui paie ordinairement les fautes de notre inexpérience et de nos tâtonnements. D'autre part, un système est trop souvent pareil à un verre coloré, qui prête à tous les objets une teinte semblable à la sienne; d'où il résulte que, lorsqu'on s'abandonne aveuglément ou passionnément à un système, sans le soumettre préalablement au contrôle de la haute raison scientifique, on se promène bien souvent dans le vide, si l'on ne se brise à chaque instant contre tous les écueils.

Ce qu'il y a encore de très fâcheux, c'est que tous les systèmes, bons ou mauvais, se répandent très promptement sur la parole du maître et par la contagion de l'exemple. C'est qu'on ne les examine guère que superficiellement et par curiosité, et qu'on les suit presque toujours en raison de l'irrésistible attrait attaché à la nouveauté, alors qu'on ne devrait reconnaître que ceux qui sont dûment établis sur les principes et les méthodes de la philosophie.

Quelle est, d'autre part, la cause de l'aversion opiniâtre que tant de gens d'ailleurs éclairés témoignent continuellement pour les systèmes? La raison en est bien simple. C'est que, en fait de systèmes, il y en a beaucoup plus de mauvais que de bons; c'est que fort peu approchent du type modèle et naturel, et que leur contact a toujours été ou funeste, ou fatal à la science. En un mot, c'est que le mal produit par le plus grand nombre est resté là comme un épouvantail, comme un remords pour arrêter les gens qui n'ont ni le courage de descendre au fond des choses pour les examiner, ni la puissance de remonter jusqu'à leurs principes pour les étudier, et qui aiment mieux rester éternellement débiles sur le seuil des découvertes et de la vérité.

Du reste, c'est ici le cas de le dire, le vice de tous les systèmes a sa source dans les opérations de l'entendement qui servent à les créer : aussi toutes les erreurs découlent soit d'un vice dans la classification des faits, soit d'un défaut dans la théorie, c'est-à-dire dans la manière de voir, d'expliquer et d'interpréter ces faits méthodiquement classés. D'où il résulte qu'on peut éviter ce double écueil: 1° en apportant plus d'attention et d'intelligence dans le choix et la classification des faits ; 2° en mettant plus de réserve et de philosophie dans la formation des théories.

Les systèmes établis sur des principes incomplets ressemblent à ces palais qui, remarquables par la magnificence et la hardiesse du style, par la richesse de l'ornementation et l'heureuse distribution des pièces, constituent, sous ce rapport, un véritable chef-d'œuvre; mais qui, vus de près, reposent sur de si faibles fondations, qu'ils menacent ruine à chaque instant, et ne semblent se soutenir que par enchantement.

Tout système doit reposer sur un fait réellement principe : ce principe doit être expérimental. Il suit de là que la première loi à observer, quand on cherche à établir un système vrai, rationnel et durable, c'est de n'opérer que sur des faits exacts, avérés, essentiels, c'est-à-dire exclusivement propres à l'ordre de connaissances que l'on cherche soit à établir, soit à élucider ou à perfectionner; c'est de conserver ces faits intacts, tels que la nature les produit, et dans l'ordre où elle nous les présente, car autrement on n'obtiendrait jamais qu'un système erroné, qu'une science de convention au lieu d'une science naturelle: et, par cela même, au lieu de ne plus avoir qu'à corriger ou à perfectionner dans la suite, on serait sans cesse obligé de recommencer et de reconstruire son édifice sur de nouvelles bases et de nouveaux frais.

Il est aussi de la plus haute importance d'apporter une grande attention aux dépositions des faits coïncidents, négatifs ou contradictoires, car dans l'inépuisable variété de ses jeux et ses combinaisons, la nature va si loin, qu'elle offre pour ainsi dire des faits et des preuves à toutes les opinions, voire même aux plus opposées; d'où il résulte qu'avec une idée préconçue de l'opiniâtreté et du talent, on pourrait arriver, par le secours des faits, à la négation même des faits les mieux établis. Du reste, cette destruction des propositions par les propositions a été parfaitement signalée par Bernardin de Saint-Pierre, et elle avait été soutenue publiquement par Carnéades, qui se vantait en pleine Académie de prouver, avec la même facilité et par des faits, le pour et le contre en toute espèce de matière.

C'est là sans doute un tour de force charmant à exécuter, mais il n'escamotera jamais le bon sens de ceux qui ont l'intelligence des idées, la connaissance des rapports et la prudence éclairée que donne toujours une haute instruction. Car alors ils possèdent nécessairement sinon la connaissance de l'essence même des choses, du moins la connaissance de leur loi, de leurs liaisons naturelles, et surtout de leur marche qu'on peut intervertir peut-être momentanément, mais qu'on ne saurait jamais arrêter d'une manière absolue, puisqu'elle fait partie de l'équilibre du monde et de l'ordre universel.

Une autre loi également importante à observer dans la forma-tion des systèmes, c'est de rapprocher méthodiquement les faits, de les lier par leurs rapports naturels, d'arriver ensuite par la méditation et la logique à la pondération, à l'appréciation et à la détermination de leur but, et successivement à la constatation et à la généralisation de la cause expérimentale qui est la source et la fin de leur existence, et en quelque sorte leur première et leur dernière raison. Ainsi donc, tout d'abord, collection et classification méthodique des faits ; ensuite, examen de ces faits, c'est-à-dire comparaison, jugement, induction, déduction, abs-traction, généralisation ; et en dernier ressort, établissement des formules fondamentales : voilà, en définitive, le mécanisme de toute systématisation et le secret de son perfectionnement dont on peut résumer la prudence, l'économie, la portée et toute la science dans cet aphorisme vraiment philosophique : Chercher les causes par les effets et retrouver les effets, en mettant les causes en œuvre ou en action. Nous ajouterons ici avec Zimmer-mann, que, pour établir un bon système et faire sortir des meil-leures observations éparses un corps de doctrines qui les embrasse tous, il n'est pas utile d'être fort âgé ni même d'avoir déjà blanchi dans la pratique, car c'est là un art délicat qui relève seulement de la capacité, de l'instruction et de l'intelligence, et qui demande par conséquent plus de génie que d'années.

Pour établir un bon système en médecine, il faut savoir parfai-tement ce que c'est que l'homme et sa nature ; or, on n'y parvient qu'en tâchant de connaître le principe, les lois ainsi que les modes de développement, de succession et de terminaison de ses actes physiologiques et pathologiques.

Ainsi donc c'est en se repliant sur lui-même, en examinant ses propres facultés et en observant tout ce qui se passe en lui et hors de lui, que le médecin philosophe peut saisir la loi de développement de tous les phénomènes vitaux. Telle est la vraie méthode philosophique, et quand on l'admettra franchement, on mettra des mots pleins d'idées à la place de tous ces mots vides de sens dont on remplit les livres; puis avec ces mots pleins d'idées on composera des formules raisonnables, exactes, précises, ainsi que des conclusions qui deviendront des dogmes ou des vérités générales dont les prémisses, inscrites dans tous les faits de la nature vivante, viendront se résoudre dans les plus fortes raisons de l'esprit humain aspirant à ce résultat.

La première conception qui frappe l'homme qui réfléchit sur lui-même, c'est l'idée d'une force vive qui l'anime et le fait exister au milieu de mille dangers qui l'entourent, et qu'elle éloigne, contre-balance ou détruit. A cette première conception succèdent l'analyse et la réflexion. L'observateur cherche à s'expliquer lui-même dans l'état de santé et dans l'état de maladie : il fait ainsi de la physiologie et de la pathologie. Il passe ensuite à la classification, à la généralisation et à la condensation de ses idées. Il les formule, il leur donne un nom, il leur assigne un principe, un moyen, un but et une fin, et il arrive ainsi à faire de la philosophie proprement dite. Toutefois il y a philosophie et philosophie. Il y a celle de la matière et celle de la vie! Je m'explique. Il y a dans l'économie de la matière et des forces, des organes et du mouvement. Eh bien, ceux qui ne croient qu'aux organes sont des organiciens : ce sont les philosophes de la poussière et de la matière; ceux, au contraire, qui ne croient qu'aux forces sont vitalistes : ce sont les philosophes de la vie, autrement dit les spiritualistes. Pour eux, il n'existe qu'une science : la science des forces qui nous environnent et dont l'activité remplit l'univers de tous ses actes.

Dans une question aussi délicate, la raison nous indique que la vérité se trouve dans la fusion de ces deux systèmes. Néanmoins, comme ces deux systèmes se heurtent de front et comme ils sont également faux et également vrais sous quelques rapports, il en résulte qu'ils se combattent toujours sans jamais se détruire, ce qui fait que ceux qui assistent à leurs débats et qui ne sont pas assez éclairés pour toucher et trancher la difficulté deviennent presque toujours sceptiques alors qu'ils devraient, au contraire, consulter les autorités ou les maîtres des deux partis, afin d'extraire de leur théorie et de leur enseignement ce que l'on nomme les inaltérables.

Il y a dans la médecine deux parties bien distinctes à maintenir. L'une comprend les faits vrais dans tous les temps, et les principes qui sont le commencement, l'application et la raison de ces faits. C'est la partie fondamentale de la science. L'autre embrasse toutes les explications plus ou moins bien co ordonnées qui constituent ce que l'on nomme les hypothèses. C'est la partie provisoire et transitoire de la médecine. Il peut arriver que la théorie s'écroule ; mais dans tous les cas les faits sur lesquels elle s'appuie restent toujours là comme pour servir d'appui et de point de départ à de nouvelles théories et à de nouveaux systèmes, car il faut absolument que chaque médecin ait une théorie à la faveur de laquelle il puisse se rendre compte à lui-même de ce qu'il voit, de ce qu'il comprend, de ce qu'il veut faire.

En résumé, n'oublions pas que la certitude en médecine, et surtout en thérapeutique, ne saurait s'obtenir au prix d'une simple série de faits ; mais que la science des faits vitaux exige, au contraire, impérieusement que tous les actes physiologiques ou pathologiques, normaux et anormaux, soient scrupuleusement et régulièrement étudiés sous toutes les formes sur des sujets divers par l'âge, la profession, les habitudes, le tempérament, les forces d'esprit et du corps, et les dispositions morales. N'oublions pas que la vraie doctrine est celle qui n'ajoute rien à ce qui existe, mais qui nous représente la nature telle qu'elle est, sans ornementation, sans parure ; n'oublions pas non plus qu'un principe vrai ne peut jamais être détruit par ses conséquences, que les conséquences viennent, au contraire, s'ajouter à sa loi, et que tous les problèmes de son état et de sa destinée trouvent une solution simple, facile et naturelle dans le fait même de son existence comme principe.

Cela une fois reconnu, nous resterons bien convaincus qu'on n'invente pas les sciences, mais qu'on les découvre, qu'on les perfectionne, et que chaque fondateur n'a fait par conséquent qu'élucider une partie de la question générale en montrant quelques vérités qu'il a rencontrées sur son chemin et dont il a tiré parti suivant les forces et la portée de son esprit. C'est ce que Baillou a parfaitement enseigné quand il a dit : « Quidquid agi-
» mus, scribimus, excogitamus, id non est novum, sed veterum

» inventis addimus tantum atque amplificamus. » (Baillou, *Opera*, t. II, p. 10.)

Nous reconnaîtrons aussi qu'il faut à toute doctrine un lien systématique, un but ; nous sentirons la nécessité des systèmes : alors nous les examinerons tous, nous les consulterons avec soin, nous tâcherons d'apprécier leur bon et leur mauvais côté. Enfin, nous rattacherons les vérités démontrées par un système à celles qui sont également prouvées par les autres ; nous abandonnerons tous ceux dont le bon sens et la raison auront fait justice, et nous marcherons toujours vers une solution complète en organisant le vrai système dans son unité, c'est-à-dire en plaçant tous les phénomènes sous la discipline du fait initial, et en conciliant scientifiquement toutes les doctrines, comme les faits dont elles sont l'expression et la formule se concilient et se coordonnent éternellement dans la nature.

Tout ceci nous prouve que l'étude des systèmes qui se sont succédé, autrement dit que l'étude de l'histoire de la médecine est de la plus haute importance, et qu'elle doit ouvrir et former en quelque sorte l'enseignement médical. En effet, l'histoire de la médecine sert d'introduction aux sciences médicales par toutes les initiations qu'elle fournit, et elle leur sert de complément en fécondant l'œuvre du temps et des progrès, d'abord par cette communauté d'idées qui en ont été l'expression dans tous les siècles, et ensuite par la vive lumière qu'elle fait jaillir du choc des systèmes et de leurs rapports. Toutefois, disons-le bien, pour comprendre les systèmes et leur esprit, pour remonter jusqu'à leur dernière raison, pour apprécier l'influence et les bienfaits de leurs luttes réciproques, il faut déjà posséder un certain fonds de connaissances et avoir par-devers soi une règle souveraine à laquelle on puisse ramener toutes les théories pour les juger. Or, la philosophie seule indique cette règle et la produit, ce qui prouve que son utilité est rigoureusement démontrée par son objet.

CHAPITRE IV.

DES DIFFÉRENTES BRANCHES OU PARTIES DE LA MÉDECINE. — DE L'OBJET DISTINCT ET SPÉCIAL DE CHACUNE D'ELLES. — DE LEURS DÉPENDANCES RÉCIPROQUES. — DU LIEN QUI LES UNIT. — DE L'ORDRE DANS LEQUEL ELLES DOIVENT ÊTRE ÉTUDIÉES. — DU CHOIX DES LIVRES OU DE LA BIBLIOTHÈQUE DE L'ÉTUDIANT EN MÉDECINE ET DU MÉDECIN PRATICIEN.

> Le corps humain est un petit monde qui présente en miniature des échantillons ou des modèles de tout ce qui se passe dans le grand : de là la nécessité d'étudier séparément les différentes parties de cet admirable ensemble ; de là la division de la médecine en plusieurs branches qui ont pour objet de nous faire connaître la science de l'homme.
> (LECAT.)

La médecine, considérée sous le double point de vue de la théorie et de la pratique, peut être regardée comme une souche d'où partent des branches, des tiges et des rameaux qui, par leur ensemble, constituent l'arbre de la science et de l'art.

On divise les branches de la médecine en branches principales et en branches accessoires. Les branches principales sont celles qui constituent le faisceau des sciences médicales proprement dites ; les branches accessoires sont celles qui ne tiennent au tronc de la médecine que par des appendices, c'est-à-dire d'une manière accessoire. Enfin, de ces diverses branches partent en quelque sorte des rameaux : ce sont d'autres sciences qui, ayant certains points de contact ou d'analogie avec la médecine par la nature de leurs recherches et de leur but, offrent par cela même de précieux secours dans une infinité de circonstances. Telles sont, pour en citer quelques unes, l'histoire naturelle, l'anatomie et la physiologie comparées, l'hippiatrie ou la médecine vétérinaire.

Les branches principales de la médecine sont : l'anatomie, la physiologie, la pathologie générale, la pathologie interne, la pathologie externe, l'hygiène, la matière médicale et la thérapeutique.

Les branches accessoires de la médecine sont : la physique médicale, la météorologie, la chimie médicale, la botanique, l'art des accouchements, et enfin la chirurgie et la pharmacie, qui constituent ce que l'on appelait autrefois les *parties ministrantes* de la médecine.

De plus, à ces différentes parties de la médecine il faut en rapporter encore quelques autres non moins importantes, qui n'ont point été classées , et qui cependant, passez-nous l'expression , constituent les fleurs et les fruits de l'arbre de la science : ce sont la biographie et la bibliographie médicales, l'histoire de la médecine , et la philosophie médicale.

Mais la médecine ne s'occupe pas seulement de l'homme envisagé isolément ; elle a encore pour objet d'assurer à tous les hommes, considérés collectivement , la somme de bien-être dont ils peuvent jouir. Or , d'autres sciences ont été instituées pour remplir cet objet. Ce sont l'hygiène publique, la médecine légale ou judiciaire , et la police médicale, qui constituent la médecine politique , qui embrasse définitivement les différents rapports de la médecine avec la législation , l'administration de la justice et de la police. En effet , tantôt la médecine indique les causes d'insalubrité qui naissent de la nécessité des rapports et des besoins de toute espèce qui pèsent sur toutes les classes en général ou sur quelque classe en particulier ; tantôt elle fait connaître les causes morbifiques qui ont leur source dans les accidents naturels de telle ou telle localité ; tantôt , enfin , elle fournit des documents au pouvoir , et elle éclaire la justice dans l'application de certaines lois civiles ou criminelles, lorsqu'il entre dans les éléments de la cause en litige quelques données qui relèvent de la compétence des sciences qui lui sont familières ou qui font partie de son domaine.

Il y a encore d'autres sciences que le médecin doit connaître, parce qu'elles ouvrent et ferment, en quelque sorte, le cercle des études médicales : ce sont la physique du monde, la météorologie , la physique générale, l'astronomie, la cosmogonie, la géologie , la minéralogie ; en un mot, toutes ces connaissances préparatoires dont l'importance a été si bien reconnue par le père de la médecine , qu'il a dit formellement qu'il fallait préluder à l'étude de l'homme ou du petit monde par l'étude de l'univers ou du grand monde. Enfin , il est du devoir du médecin de se tenir au courant des sciences morales et politiques, des beaux-arts et des belles-lettres ; car il ne doit rester étranger à rien de ce qui prouve la supériorité en fait d'instruction.

On peut faire deux faisceaux des diverses branches de la médecine : l'un pour les branches de la science , et l'autre pour les branches de l'art.

Premier faisceau, ou faisceau des branches de la science.

Il comprend :

1. *La méthodologie.* C'est la science des initiations ; c'est l'introduction aux sciences médicales.

2. *La pathologie générale.* On donne ce nom à la science des généralités ou des principes généraux de la médecine.

3. *La philosophie médicale.* C'est la science des méthodes , des principes et des dogmes.

4. *L'histoire de la médecine.* C'est l'histoire des théories, des systèmes, des doctrines et de leurs révolutions.

5. *La bibliographie.* C'est la science des livres et des sources de l'enseignement.

6. *La biographie.* C'est l'histoire des hommes de la médecine jugés par leurs œuvres et par leurs travaux.

7. *La physique médicale.* C'est la science des corps en général ; c'est la science de leurs propriétés générales dans leurs rapports avec la médecine ; c'est l'anatomie des corps inorganisés.

8. *La chimie médicale.* C'est la science des corps considérés dans l'action intime et réciproque qu'ils exercent les uns sur les autres ; c'est la physiologie des corps inorganisés.

9. *L'hygiène.* C'est la science des conditions de la santé ; c'est la morale du corps, comme la morale est elle-même l'hygiène de l'âme.

10. *La minéralogie.* C'est la science qui traite des minéraux.

11. *La botanique.* C'est la science qui traite des végétaux.

12. *La zoologie.* C'est la science qui traite des animaux.

Ces trois sciences réunies forment avec leurs dépendances l'histoire naturelle médicale.

13. *L'hygiène publique.* C'est la science qui fait connaître les conditions générales de la santé publique.

14. *La médecine légale.* C'est la science des généralités physiques, chimiques, médicales et chirurgicales , indispensables à connaître pour éclairer la justice.

15. *La police médicale.* C'est la science des règles et de la discipline indispensables à la conservation de la santé publique.

Ces trois sciences et leurs dépendances constituent la médecine politique.

16. *L'anatomie.* C'est la science de l'organisation ; c'est la science du mécanisme animal à l'état sain.

17. *L'anatomie pathologique.* C'est la science du mécanisme animal à l'état d'altération.

18. *La physiologie.* C'est la science de l'organisme en action ou à l'état d'activité normale ; c'est la science des lois physiologiques ; c'est l'histoire naturelle de l'homme sain ; c'est le dynamisme expliqué.

19. *La pathologie proprement dite.* C'est la science de l'organisme à l'état d'activité anormale ; c'est la physiologie de l'état morbide ; c'est la science des lois pathologiques ; c'est l'histoire naturelle de l'homme malade ; c'est l'action médicatrice consommant son œuvre.

20. *L'étiologie.* C'est la science des causes morbifiques et de leurs lois ; c'est l'histoire des modificateurs produisant leurs effets.

21. *La pathogénésie.* C'est la science des effets produits par les causes morbifiques ; c'est la science des lois qui conduisent et qui règlent ses effets ; c'est l'histoire de la génération et de l'évolution des maladies.

22. *La symptomatologie.* C'est la science que fait connaître le langage ou le cri de la nature malade.

23. *La séméiologie physiologique.* C'est la science qui traite des signes de la santé.

24. *La séméiologie pathologique.* C'est la science qui traite des signes de l'affection ou de l'état morbide.

25. *La nosologie générale.* C'est la science qui traite des affections en général (affections organiques ou dynamiques).

26. *La nosologie externe.* C'est la science des affections externes.

27. *La nosologie interne.* C'est la science des affections internes.

28. *La thérapeutique générale.* C'est la science des généralités, des *indications* et des *moyens de l'art de guérir.*

29. *La matière médicale.* Cette branche de la médecine, que M. le professeur Golfin a nommée la *pharmacodynamie*, est la science qui traite de la puissance de l'action médicatrice des drogues et des préparations pharmaceutiques magistrales ou officinales.

Deuxième faisceau, ou faisceau des branches de l'art médical.

Il est bien moins nombreux que le premier ; il comprend :

1. *La thérapeutique* proprement dite, ou l'art de diriger les forces de la nature et d'employer les agents pharmaceutiques.

2. *La pharmacie.* C'est l'art de récolter, de choisir, de préparer et de conserver les médicaments.

3. *La chimie pharmaceutique et médicale.* C'est l'art de combiner les diverses substances médicamenteuses.

4. *La posologie.* C'est l'art de doser les médicaments.

5. *La pharmacologie.* C'est l'art d'administrer les médicaments.

6. *La chirurgie.* C'est l'art d'appliquer les bandages et les appareils, et de pratiquer les opérations.

7. *L'art des accouchements.* C'est l'art d'aider, de soutenir et de régler la nature dans l'acte de la parturition ; c'est l'art de la ramener à son état normal, quand, par des causes quelconques, elle semble s'être écartée des lois qui lui sont propres ; c'est l'art de lui suppléer quand elle fait défaut ou qu'elle est impuissante.

On peut classer les branches de la médecine par catégories du premier, du second ou du troisième enseignement. Ces branches se complètent les unes par les autres et elles forment par leur ensemble l'enseignement médical proprement dit.

Les sciences qui font partie de l'enseignement préparatoire, ou du premier enseignement, sont, selon nous, la méthodologie, la bibliographie, la physique et la chimie médicales, l'histoire naturelle, la minéralogie, la botanique, la zoologie, l'anatomie, la physiologie, l'hygiène générale, la pharmacie et la matière médicale.

Nous rangeons parmi les sciences du second enseignement : 1° la pathologie générale, qui comprend l'étiologie, la pathogénésie, la symptomatologie, la séméiologie physiologique et pathologique, la nosologie générale, la nosologie interne et externe, l'anatomie pathologique ; 2° la thérapeutique générale ; 3° la thérapeutique proprement dite, qui comprend la chimie pharmaceutique, la posologie, la pharmacologie, la chirurgie, l'art des accouchements, l'hygiène publique, la médecine légale et la police médicale.

Enfin, la philosophie médicale, l'histoire de la médecine, et la biographie constituent les matières du troisième ou du haut enseignement qui embrassent les études complémentaires ou de perfectionnement.

OBJET DES DIFFÉRENTES BRANCHES DE LA MÉDECINE.

La *méthodologie* a pour objet : 1° de faire connaître les diverses parties de la médecine ; 2° d'initier les élèves aux vastes rapports des sciences médicales ; 3° de les orienter dans les voies pleines d'encombres et d'obstacles qu'ils ont à parcourir pour arriver au terme de leurs efforts, et de leur indiquer les sources à consulter et les méthodes à suivre pour employer leur temps avec économie et avec fruit.

La *bibliographie* est la partie de la médecine qui a pour objet la connaissance des livres (thèses, mémoires, journaux et ouvrages originaux), c'est-à-dire la connaissance de toutes les idées médicales, imprimées ou écrites, qui composent la littérature médicale. Tout ce qui a été écrit dans les sciences médicales fait partie de son ressort, et l'on peut la comparer avec raison aux registres de l'état civil qui enregistrent toutes les naissances et tous les décès ; comme eux, en effet, elle s'ouvre pour tous les noms et elle inscrit tous les titres obscurs ou brillants.

Néanmoins, après une première inspection, après une admission en masse, la bibliographie, commençant, à proprement parler, son œuvre spéciale, revient avec soin sur ces monceaux de livres. Elle les classe, elle épure l'esprit de chacun d'eux ; puis elle fait deux parts : une pour les productions utiles, remarquables, originales ou précieuses ; l'autre pour les livres incomplets, bizarres, indigestes, ridicules ou dangereux. Elle guide ensuite le médecin dans le choix qu'il doit faire parmi tant de livres ; elle lui indique les ouvrages considérables, les éditions de prix et les bonnes traductions. En un mot, elle le met à même de distinguer les œuvres importantes des œuvres vulgaires en lui rappelant sans cesse qu'on fait des livres comme on fait des gens : il y a la bonne et la mauvaise compagnie.

L'utilité de la bibliographie ressort parfaitement d'une pensée très juste émise par Descartes au sujet de la lecture : « La lecture, dit-il, est une conversation soutenue avec les grands hommes des siècles passés, dans laquelle ils ne nous découvrent que leurs meilleures pensées. » Eh bien, puisqu'il en est ainsi, efforçons-nous de choisir les bonnes conversations parmi tant de conversations écrites, et reconnaissons l'utilité et l'importance de la science qui nous guide à ce sujet.

La *pathologie générale* est la science qui traite des maladies et des généralités de la médecine. Sous ce dernier rapport, elle est en quelque sorte la clef de la science médicale : c'est elle qui définit les mots et les termes, qui établit les divisions et les subdivisions des diverses matières de la médecine, qui fait connaître les différentes classifications et qui en donne l'explication et la raison ; enfin, au point de vue le plus élevé, la pathologie générale est, à proprement parler, la philosophie médicale elle-même. Mais laissons parler le professeur Risueno d'Amedor, de Montpellier, car personne n'a donné une idée plus grande et plus philosophique de la pathologie générale.

« La pathologie générale, dit-il, est la science critique et dogmatique de la médecine ; c'est la logique appliquée aux grands faits de la médecine ; c'est la science de tous les rapports de la maladie, et cela dans sa formation primitive originelle, dans son développement successif, continu ou périodique ; dans sa marche lente ou rapide, saccadée ou suivie ; dans sa durée longue, courte, instantanée ou indéfinie ; dans ses mutations, ses substitutions, ses métamorphoses, ses entrelacements simples et complexes ; dans ses terminaisons variées et nombreuses ; dans la multiplicité des éléments qui la composent ; dans les mille et une combinaisons qu'elle affecte comme dans les transformations organiques ou non qui la constituent. »

On entend par *physique médicale*, la physique de l'organisation. Elle a pour objet de nous faire connaître ce qu'il y a de physique dans l'économie animale, c'est-à-dire la mécanique des corps organisés qui, matériels sous quelques rapports, participent nécessairement à ce titre aux lois imposées à la matière. Toutefois la physique médicale fait abstraction de la composition des corps pour ne s'occuper que de leurs propriétés les plus générales. Elle se borne à faire connaître l'action mécanique ou physique que chacune des parties du mécanisme animal exerce sur les autres, ainsi que les lois physiques qui président aux divers mouvements de l'organisme. Ainsi donc, comme nous l'avons déjà dit, il y a dans le corps vivant une mécanique très savante et très compliquée. Il y a des voûtes, des bassins, des leviers, des axes, des poulies et toutes sortes d'instruments de diverses espèces. Eh bien, la physique médicale s'occupe de toute cette mécanique ; elle en examine les détails avec le plus grand soin, et elle cherche à en expliquer les effets.

Mais elle n'en reste pas là : elle fixe les rapports qui existent entre les divers mouvements ; elle constate leur dépendance mutuelle ; elle groupe tous les phénomènes qui en résultent, et elle cherche en dernier ressort à assigner la cause expérimentale de tous ces mouvements et de tous ces phénomènes. Or, c'est par une méthode exactement semblable que dans l'étude des phénomènes matériels astronomiques l'esprit humain est arrivé à la découverte de la gravitation universelle et à la connaissance du fait, principe de l'attraction sur lequel repose toute la physique générale.

En résumé, la physique médicale a pour objet de faire connaître les phénomènes physico-vitaux de l'organisme et le mécanisme indispensable à la conservation de la santé et la guérison des maladies. C'est elle qui nous éclaire sur le mouvement de la lumière à travers les différentes chambres de l'œil, sur la formation de la voix dans le larynx, sur l'état des vibrations sonores de l'oreille, sur le jeu des leviers, sur le ressort et l'élasticité des organes, sur la circulation de mille liquides divers dans les mille canaux vibraux de l'économie ; en un mot, sur tout ce qu'il y a de physique, de mécanique, d'hydraulique et d'hydrostatique dans l'économie et dans la constitution des corps organisés.

On peut sans doute contester certaines applications de la physique à la médecine, on doit même se tenir en garde contre certaines applications outrées ou hyperboliques données par des médecins mécaniciens ; mais cependant, à moins d'être très ignorant ou de mauvaise foi, on ne saurait nier les services nombreux que cette science, tout accessoire qu'elle est et qu'elle doit être, a cependant rendus à la médecine. Et, d'ailleurs, quand elle ne présenterait d'autre avantage que celui de nous mettre à même d'apprécier la différence majeure qui, malgré quelque analogie, existe réellement entre les phénomènes physiques des corps organisés et ceux des corps inorganisés, on devrait encore en profiter. Mais, hâtons-nous de le dire, les services que rend la physique médicale ont incontestablement une plus haute importance.

La *chimie* est la science qui a pour objet la recherche des principes constituants des corps et la connaissance de l'action intime et réciproque qu'ils exercent les uns sur les autres. Elle indique les combinaisons qu'ils peuvent former entre eux et l'action de ces combinaisons sur d'autres combinaisons. En un mot, elle constitue en quelque sorte la physiologie des corps inorganisés. On la divise en chimie minérale, végétale ou animale, selon qu'elle a pour objet les minéraux, les végétaux ou les animaux.

On nomme *chimie médicale* la chimie appliquée à l'étude de l'organisation animale ; on la divise en chimie organique et inorganique. La chimie médicale a pour objet d'indiquer la composition des éléments organiques du corps humain, c'est-à-dire les principes élémentaires des solides, des liquides et des gaz qui entrent dans sa composition. Elle nous fait connaître l'action intime et réciproque de tous ces éléments les uns sur les autres, et elle nous initie aux secrets de l'hématose, aux phénomènes non moins curieux de la chaleur animale et à toutes les métamorphoses qui s'opèrent au sein de l'économie ; c'est par elle que nous arrivons à la détermination des parties constituantes des tissus organisés. C'est elle qui nous met entre les mains le microscope, à l'aide duquel nous saisissons les formes élémentaires de nos organes et des liquides qui en sont la source. Enfin, elle rend les plus grands services à la thérapeutique, au perfectionnement de laquelle aboutissent tous les efforts du médecin.

L'*histoire naturelle* a pour objet la connaissance de tous les êtres et de tous les corps de la nature, dont elle étudie les formes, le caractère extérieur et la structure intime, soit que ces êtres ou que ces corps existent dans l'air ou dans l'eau, à la surface du globe ou dans la profondeur de ses entrailles. Les corps organisés et les corps privés d'organisation font partie de son lot : elle étudie l'organisation et les fonctions de l'organisation, et, quand elle a tout vu, tout examiné, tout apprécié, elle établit des classifications destinées à faciliter l'étude de ces corps en les montrant tous rangés dans un cadre méthodique et dans un ordre essentiellement conforme à leurs analogies.

L'histoire naturelle a été partagée en trois parties principales qui constituent chacune une branche distincte, savoir : la minéralogie, la botanique et la zoologie.

La *minéralogie* a pour objet la description et la classification des corps inorganisés ; l'histoire géologique et géographique des diverses substances minérales, ainsi que la connaissance de l'ancienneté relative des diverses couches du globe et des modifications qui ont été imprimées à sa surface par les volcans et par les eaux.

La *botanique* a pour objet l'histoire, la description et la classification des espèces végétales. Elle comprend : 1° la géographie botanique, qui traite de la disposition des végétaux en groupes particuliers, suivant les diverses parties de la surface de la terre ; 2° l'anatomie et la physiologie végétales, qui font connaître la structure et l'organisation des végétaux, les fonctions exécutées par leurs organes et tous les phénomènes de la végétation.

La *zoologie* est la science qui traite des animaux. Elle les décrit et les classe ; elle embrasse d'une part la géographie zoologique, qui fait connaître la disposition des diverses races d'animaux suivant les différents degrés de longitude et de latitude ; et de l'autre, l'anatomie et la physiologie comparées, qui traitent de l'organisation des animaux et des phénomènes de la vie animale.

Que d'enseignements dans toutes ces sciences qui nous offrent la vérité par tant de courants ! Que de lumières versées par la sublime étude de l'histoire naturelle ! Que de leçons enfin jusque dans le plus simple examen des dernières dépouilles de tous les règnes et de tous les climats ! C'est d'abord la minéralogie... Elle nous montre la nature partout impatiente d'agir et jalouse de créer ; elle nous la présente à l'œuvre, variant au gré de ses admirables caprices, tantôt le nombre ou l'étendue des faces, tantôt l'infini des angles, ou l'élégance des formes, ou l'éclat des couleurs, ou la richesse des nuances. Puis, au milieu de ce laboratoire vivant où tout se résout en merveilles, quel spectacle pour un vrai philosophe ! Quoi de plus ravissant à examiner que la combinaison de mille molécules élémentaires qui s'attirent, se repoussent, se recherchent, s'évitent, s'appellent encore et s'invitent aux prodiges de l'agrégation matérielle, donnant ainsi aux matériaux qu'elles coordonnent les apparences de l'organisation et jusqu'aux attitudes de la vie... Et pour le médecin quelle source d'enseignements ! Elle lui apprend à distinguer les espèces médicinales dont les vertus salutaires à l'économie de notre santé pourvoient aussi à la guérison de nos maux, et elle lui dévoile en même temps le charlatanisme et le mensonge de ces fossiles de luxe et d'ostentation parfaitement inutiles à la médecine, et dont cependant l'ignorance ou l'enthousiasme des premiers observateurs avaient fait des panacées qui n'ont eu en définitive d'autre résultat que d'appauvrir notre thérapeutique toujours si tourmentée !

La géologie n'est pas moins instructive. Elle nous apprend combien les révolutions et les catastrophes de la terre ont influé et influeront encore sur notre constitution, sur notre organisation si impressionnable et si mobile.

La botanique est aussi d'un grand secours à la médecine par les comparaisons qu'elle met à même d'établir et par les inductions fertiles qu'on peut tirer de tous les faits physiologiques et pathologiques qu'elle apporte. Elle est utile encore en ce qu'elle fait connaître l'action salutaire ou nuisible de quelques végétaux, et surtout en ce qu'elle signale les maladies auxquelles les végétaux sont sujets ainsi que les causes qui produisent ordinairement ces maladies, dont quelques unes ont leur source véritable dans l'espèce de domesticité, de luxe ou de débauche à laquelle nous les assujettissons pour nos besoins, pour nos plaisirs ou pour nos caprices! La zoologie nous initie à l'anatomie et à la physiologie des animaux dont l'organisation se rapproche à tant de degrés de l'économie si compliquée du système humain, ce sublime chef-d'œuvre de la création. En effet, asservis comme nous à des besoins impérieux, sollicités par des désirs ardents, agités ou tourmentés par des impressions de mille espèces, les animaux ont, comme nous, aussi de la prévoyance, une grande industrie, et nous dirions volontiers une certaine raison; or, il est presque impossible qu'il ne rejaillisse pas quelque lumière de la comparaison discrète et intelligente qu'un esprit droit et éclairé peut établir entre leur nature et la nôtre : car c'est réellement en opposant les faits d'un certain ordre à ceux d'un ordre différent et en les rapprochant méthodiquement, qu'on finit par faire sortir de leur choc réciproque l'étincelle de quelque vérité ou de quelque application nouvelle. C'est ce qui a fait dire à Fontenelle, à propos de la question qui nous occupe : « Que la mécanique cachée dans une espèce ou dans une structure commune se développait si bien dans une autre espèce, ou dans une structure extraordinaire, qu'on serait tenté de dire, et non sans raison, que la nature, à force de multiplier et de varier ses ouvrages, finit presque toujours par trahir elle-même ses secrets. »

Ne perdons pas de vue cette leçon importante, et rappelons-nous qu'il est du devoir du physiologiste de connaître tous les instruments et tous les rouages de l'organisation partout où il les rencontre, et par conséquent d'examiner avec une attention égale tous les mouvements qui commencent la vie, qui la font circuler et qui l'entretiennent dans l'économie de tant d'êtres divers : sachons bien surtout que c'est parce que toutes les vérités se commandent, s'enchaînent, se lient, s'appellent, se correspondent et conduisent inévitablement les unes aux autres, qu'on ne saurait jamais désespérer de la portée et des lumières de la raison humaine tant qu'il restera sur la terre quelques traces ou seulement quelques germes des bonnes et saines traditions.

L'*anatomie* a pour objet l'étude des parties solides et liquides, dont l'assemblage plastique constitue les différents êtres organisés, à savoir : l'homme, les animaux et les végétaux. C'est la science de l'organisation considérée dans son état matériel. Elle indique le nombre, la forme, la consistance, la texture, la structure, la situation, la direction, les connexions et les rapports de toutes ses parties! Sa sphère est immense ; elle embrasse tout ce qui possède l'organisation, et elle n'a d'autres limites que celles de la vie. Certains auteurs ont cependant voulu l'agrandir encore: ainsi, par exemple, Glisson et Darneus ont pensé que toute décomposition d'un corps même inorganique rentrait nécessairement dans l'anatomie, et partant de cette idée, ils ont voulu donner à la chimie les noms d'*anatomie spagirique*. Mais, hâtons-nous de le dire, ces acceptions forcées n'ont jamais été reçues même provisoirement, et aujourd'hui elles sont complétement oubliées.

L'anatomie a reçu les différents noms de *phytotomie, zootomie* et *anthropotomie*, selon qu'elle a pour objet les plantes, les animaux ou l'homme. On la divise en anatomie générale et spéciale ; on donne aussi à cette dernière le nom d'*organologie* ou simplement de *morphologie*. L'anatomie générale a pour objet la connaissance des tissus et des propriétés générales des solides et des liquides. L'anatomie spéciale s'occupe de la structure et des rapports de chaque organe en particulier.

L'anatomie humaine a pour objet spécial de nous faire connaître l'état d'organisation et la configuration des parties de toute espèce qui composent le corps humain, ainsi que la manière dont toutes ces parties se réunissent, se coordonnent et s'entendent pour entrer en action et accomplir les fonctions qui leur sont dévolues par les lois générales, et qui ont pour but d'assurer la fin à laquelle elles aspirent, fin solennelle et suprême qui n'est, en dernier ressort, que la consommation même de la vie.

L'anatomie ne marche pas seule ou isolée ; mais, pour assurer le succès de ses efforts, elle s'éclaire des dépositions utiles de l'anatomie comparée, de la zootomie avec laquelle elle a des rapports si étroits, que l'on peut dire de ces deux sciences que l'une n'est réellement que le complément de l'autre.

Mais ce n'est point assez de connaître les parties constituantes du corps humain, de savoir ses rouages admirables, ses organes et toutes ses humeurs. Il faut savoir animer cette mécanique sublime; il faut la voir à l'œuvre; il faut l'étudier surtout alors qu'elle exécute les merveilleuses fonctions qui se rattachent à l'usage de toutes ces pièces vivantes. En un mot, il faut avec de l'anatomie savoir faire de la physiologie.

La *physiologie* est la science de l'organisation à l'état d'activité et exerçant normalement les mouvements de la vie; c'est la science des phénomènes et des actes qui sont l'expression et la conséquence des lois vitales; c'est la science des organes en action, c'est l'histoire de la vie en action. Elle embrasse un horizon si vaste et si étendu, que nous sommes obligés de la diviser en plusieurs catégories qui, comme autant de sciences, nous permettent de saisir plus librement le secret de ses jeux. Ces catégories comprennent la physiologie végétale, la physiologie humaine et la physiologie comparée, qui traitent des phénomènes de la vie, considérés chez les plantes, chez l'homme et chez les animaux.

Mais la physiologie générale, qu'on peut définir à juste titre la science de la vie, n'a pas seulement pour objet de nous faire connaître les phénomènes de la santé; elle doit nous indiquer aussi les phénomènes de la maladie, qui, avec ceux de la santé, constituent deux modes généraux d'expression d'un même principe, du principe actif de la vie. La physiologie prend alors le nom de physiologie pathologique, ou pour mieux dire elle constitue la pathologie, qui est la *science de l'homme souffrant et réagissant* en vertu de ses forces vitales conservatrices et médicatrices.

Il y a loin sans doute de cette définition de la pathologie à celle que l'on donne dans la plupart des écoles, mais nous la maintenons, et vous-même vous l'adopterez plus tard, parce que la vérité est plus forte que l'habitude, quand l'habitude est en défaut; et que, pour peu que vous vouliez vous donner la peine d'y réfléchir, vous reconnaîtrez aisément que la physiologie et la pathologie ne sont vraiment que deux manières d'être d'une seule force fondamentale, qui a pour objet de conduire et de régler les mouvements normaux et anormaux de la vie, mouvements dont la connaissance est le propre de l'histoire naturelle de l'homme sain et malade, c'est-à-dire de la physiologie et de la pathologie.

L'*hygiène* est la science qui a pour objet de faire connaître les règles à suivre pour conserver la santé et prévenir les maladies. Elle indique les conditions générales de la santé, qui varient selon les différents états de la vie, selon les divers climats et les degrés de longitude et de latitude, et en raison de toutes les modifications qu'apportent nécessairement l'âge, le sexe, le tempérament, les habitudes, la constitution, les occupations ou les professions. Elle nous apprend à vivre longuement au sein même des ennemis de notre organisation, en nous expliquant : 1° comment le défaut, l'excès ou le mauvais usage des choses indispensables à l'entretien de la vie peuvent faire éclater mille affections qui ruinent notre santé ou qui nous tuent ; 2° comment, au contraire, l'emploi sagement ordonné de ces mêmes agents de tous les règnes peut conserver, affermir ou rétablir notre santé, et la faire durer longtemps. En d'autres termes, l'hygiène est le code des lois de la santé : c'est le *vade mecum* de celui qui veut sentir, agir et jouir prudemment, c'est-à-dire dans la mesure convenable à sa constitution et à son tempérament. On peut dire de l'hygiène qu'elle est la sentinelle de la santé ; mais malheureusement elle n'est trop souvent qu'une sentinelle perdue, ce qui est très regrettable, car elle pourrait arrêter au passage une foule de maux qui viennent nous assaillir, et qui nous conduisent avant le temps au terme où tout aboutit.

L'utilité de l'hygiène a été si bien comprise dans tous les temps, que les anciens, qui personnifiaient et souvent déifiaient tout ce qui était utile et bon, ont eux-mêmes donné à cette science le nom d'*hygie*, qui est celui de la déesse qui présidait chez eux à la santé. C'est aussi parce qu'ils étaient profondément convaincus de l'utilité de l'hygiène qu'ils ont eu recours à l'autorité sacrée de la religion pour inculquer aux premiers peuples les préceptes de cette science, comme il est facile de s'en convaincre en consultant certains règlements qui étaient prescrits et observés autrefois comme des ordres de Dieu.

Mais l'hygiène ne s'occupe pas seulement de l'homme isolément, elle s'occupe de tous les hommes considérés en masse. On est parti de là pour la diviser en hygiène privée et en hygiène publique.

L'hygiène publique a pour objet : 1° d'indiquer l'influence salutaire ou nuisible que l'homme reçoit de l'état social, du mode de gouvernement, de l'état de liberté ou d'esclavage ; 2° de diriger les mœurs, les coutumes et les pratiques religieuses ; 3° de présider à tout ce qui concerne les lois sanitaires, la construction des villes, des promenades, des monuments publics ; 4° de surveiller la pratique des arts et des métiers, le mouvement des armées, les opérations de l'agriculture et du commerce.

La *pharmacie* est l'art qui a pour objet le choix, la préparation et la conservation des substances médicamenteuses. Elle fait l'application des sciences physiques, chimiques et naturelles à la préparation des médicaments et des prescriptions officinales ou magistrales.

Autrefois, alors que tout médecin n'employait, pour le plus grand bien de l'humanité, que des remèdes simples et faciles, la pharmacie était exercée par le médecin lui-même, qui préparait ou faisait préparer sous ses yeux les médicaments qu'il jugeait convenables. C'était l'âge d'or de la pharmacie, mais il ne devait pas durer : les abus se déclarèrent de toutes parts, et une polypharmacie aussi absurde que dégoûtante succéda bientôt à la pharmacie de famille, jusqu'au temps où la chimie ouvrit les yeux aux médecins et aux malades, et parvint enfin à mettre un peu d'ordre dans tout ce désordre.

Aujourd'hui les pharmaciens seuls exercent la pharmacie, et c'est justice, car elle a fait tant de progrès, et les préparations médicamenteuses sont devenues si nombreuses, qu'il serait impossible qu'un seul individu pût remplir avec honneur et habileté les doubles fonctions de médecin et de pharmacien, en supposant même, ce qui n'est pas, que les médecins eussent assez de connaissances pour se livrer à l'exercice délicat d'une branche de la médecine qui constitue un art véritable. Toutefois, si le médecin ne peut pas et ne doit pas exercer la pharmacie, il doit du moins être initié aux connaissances qu'elle embrasse ; et, sous ce rapport, nous répéterons, avec M. le docteur Requin, « que la connaissance de la pharmacie est une introduction indispensable à l'étude et à l'application de la thérapeutique ; que celle-ci sans celle-là marche en aveugle, et court risque de tomber dans l'abandon, et que ce cumul de connaissances pharmaceutiques est indispensable aux médecins jaloux de conserver, dans la réalité, la prééminence que la considération idéale de ce qu'ils doivent être préjuge en leur faveur. » Malheur donc à ceux qui se livrent à la pratique de la médecine sans être préalablement au courant des sciences pharmaceutiques : mille revers les attendent; ils plieront tôt ou tard sous le faix de leur ignorance, s'ils ne succombent au ridicule, cette autre plaie toujours si vive qui dévore et qui tue!

La *matière médicale* a pour objet de faire connaître la puissance et les propriétés des médicaments et des préparations pharmaceutiques. C'est la science qui traite de l'activité et de l'efficacité des remèdes simples ou composés. Pour juger de son importance il suffit de réfléchir que dans une infinité de cas on ne saurait guérir l'affection même la plus simple avec le concours isolé de ces fières auxiliaires qu'on pourrait appeler les sciences académiques de la médecine, à savoir : la physique, la chimie, l'anatomie et la microscopie ; tandis qu'on réussit dans les cas les plus graves quand on connaît les ressources de la nature et la vertu des remèdes préparés, choisis et appliqués suivant les indications et les lois de l'opportunité.

Les minéraux, les végétaux et quelques matières animales, voilà les substances qui prennent ordinairement entre nos mains les noms de médicaments, quand elles ont subi des apprêts et les opérations de la pharmacie. Ce sont là par conséquent les trois sources principales de nos richesses médicales. Cependant nous devons faire observer que la thérapeutique trouve encore une mine féconde et également utile à exploiter dans l'action même des aliments et des boissons qui, indépendamment de leurs qualités alibiles ou nutritives, jouissent encore de vertus médicamenteuses importantes, quand on connaît bien l'art d'en diriger et d'en régler l'emploi ; art difficile, peu répandu, et cependant entrevu par Celse, par Pline et Videlius, qui ont dit : Un aliment convenable et bien choisi est le meilleur de tous les remèdes. Il y a plus de remèdes dans la cuisine que dans la pharmacie.

Que dirons-nous maintenant de cette expression consacrée, la matière médicale, et de ses synonymes, la pharmaceutique et la pharmacologie ? Nous dirons, avec M. Requin, qu'elles sont pleines de confusion ; mais laissons parler le professeur dont nous ne saurions trop recommander l'excellent livre de pathologie médicale. Suivant M. Requin, il y a, par la force même des choses, deux sciences distinctes concernant les médicaments, par la raison qu'il y a deux ordres distincts de savants qui s'en partagent l'étude. Il y a la science des pharmaciens et ensuite la science des médecins. La première a pour objet l'histoire naturelle des médicaments, de leurs propriétés physiques et chimiques, de leurs

diverses préparations et compositions ; la seconde est plus étendue, plus délicate, plus complète. Elle réunit au domaine du
pharmacien un autre domaine, et non contente de connaître les
médicaments en eux-mêmes, elle étudie leur action sur l'économie et elle cherche à approfondir leur emploi thérapeutique. Eh
bien, pour obvier à toute espèce de confusion, M. le docteur
Requin voudrait qu'on adoptât deux mots pour distinguer ces
deux sciences : il propose de nommer *pharmacologie* l'histoire des
médicaments considérés en eux-mêmes, telle que les pharmaciens
doivent la savoir, et de conserver le mot de *pharmaceutique* au
système entier, universel des connaissances relatives aux médicaments. Cette distinction nous paraît aussi judicieuse qu'importante, et nous pensons que les élèves et les maîtres feraient bien
de l'adopter.

La *pathologie* proprement dite nous révèle l'action médicatrice
de la nature, c'est-à-dire les réactions simples, composées ou
compliquées que la nature oppose aux causes morbifiques ou aux
désordres occasionnés par elles ; réactions synergiques ou sympathiques qui résultent des mouvements conservateurs et médicateurs que la force vitale déploie chez tous les êtres qui jouissent
d'un certain degré d'organisation. Ainsi conçue, la pathologie
constitue la science des lois pathologiques, l'histoire naturelle de
l'homme malade, c'est-à-dire de l'homme réagissant contre le mal
ou contre la cause du mal : voilà la définition philosophique de la
pathologie. Ce n'est point ainsi qu'on la définit dans la plupart des
auteurs ; on la présente comme étant simplement la science des
maladies, mais c'est à tort, car on confond ainsi la pathologie
avec la nosologie ; et cette confusion est déplorable en ce qu'elle
est l'expression irrécusable d'une déviation profonde en théorie,
déviation dont les funestes effets se révèlent à chaque instant dans
la pratique.

Que nous apprend à ce sujet la saine philosophie basée sur
l'observation et éclairée par l'expérience ? Elle nous démontre
que dans l'exercice de la médecine nous avons plutôt ou plus
souvent affaire à des malades qu'à des maladies, attendu que les
lésions organiques ou matérielles primitives sont infiniment plus
rares qu'on ne le dit, et que les dérangements fonctionnels ne se
lient pas toujours à des affections organiques, à des altérations
absolues ou arrêtées, mais qu'ils constituent très souvent des
modes particuliers de l'existence organique dont la théorie

appartient à une branche de la médecine, qu'on pourrait appeler la *physiologie pathologique*, si le nom de *pathologie* ne lu iconvenait davantage.

Ainsi donc, pour les vitalistes, la science de la médecine est dans la connaissance expérimentalement acquise de l'action des causes morbifiques sur l'économie et de la réaction des forces médiatrices contre les effets de cette action. Or, en partant de là, nous disons qu'un homme est malade, quand, après avoir éprouvé une impression, une modification quelconque de la part d'une cause morbifique, il réagit contre cette cause ou contre l'impression et la modification produite par elle. En d'autres termes, nous voyons dans toute la maladie un combat entre une cause morbifique produisant primitivement une affection, et la nature médicatrice produisant consécutivement une réaction ; ce qui nous conduit à admettre autant d'affections et de réactions différentes qu'il y a de manières de sentir et de réagir dévolues aux êtres doués de la vie.

Maintenant il nous est facile d'assigner le but que la pathologie se propose : elle tend à nous faire distinguer ce qui est utile de ce qui est nuisible entre tant de phénomènes qui constituent le travail morbide ou le combat de la vie contre les forces destructives de l'organisation. Elle aspire à nous dévoiler ce qui est accidentel, nécessaire, inévitable ou contingent parmi tant de mouvements ou d'états que l'on confond en bloc sous le nom de maladies, et qui ne sont en réalité que l'expression des puissances sentantes et réagissantes de l'économie ; puissances qui constituent par l'ensemble de leur activité la vie tout entière, et partant la santé et la maladie, qui ne sont que des modes particuliers de la vie.

La *nosologie* est la science de l'homme souffrant ou affecté passivement. Elle est, si l'on peut s'exprimer ainsi, l'opposé de la pathologie, que nous venons de définir : La science de l'homme affecté activement. Dans les écoles, on confond, en général, la nosologie et la pathologie ; ou du moins pour beaucoup de professeurs, ces deux sciences sont toute une ; mais on reviendra de cette erreur dès qu'on aura adopté la définition exacte, positive et philosophique que nous avons donnée de la pathologie.

La nosologie a pour objet : 1° la connaissance de l'action simple ou composée que les puissances morbifiques exercent sur l'économie de nos organes et de nos humeurs ou sur l'état de nos fonctions ; 2° la connaissance des lois suivant lesquelles se développent les phénomènes et les états morbides ; 3° la connaissance des dérangements dynamiques et fonctionnels, des altérations matérielles, primitives ou consécutives que les organes ou les humeurs subissent pendant l'état morbide.

C'est encore à la nosologie ou à la science qui traite des affections qu'il appartient de faire connaître la nature ou l'essence des affections. Elle s'efforce du moins d'y parvenir, et dans ce but elle examine successivement les organes ou les humeurs affectés. Elle étudie la structure, la composition, la situation et les rapports des organes, l'économie des humeurs, l'état dynamique et fonctionnel, et enfin l'action directe ou indirecte de toutes les parties de l'organisation les unes sur les autres.

On divise la nosologie en nosologie externe et nosologie interne : la première constitue la science qui a pour objet la connaissance des dérangements externes perceptibles aux sens externes ; la seconde embrasse les dérangements internes, ceux qui ne sont guère perceptibles qu'aux yeux de l'analogie, de l'induction et du raisonnement.

Pour quelques auteurs, les mots *nosologie* et *nosographie* sont synonymes ; nous pensons qu'il faut employer le mot *nosographie* dans le sens de son étymologie, c'est-à-dire pour désigner la branche de la médecine qui a pour objet la description et la classification des maladies, et qu'il est convenable de réserver le mot *nosologie*, qui a un sens beaucoup plus étendu, pour désigner la science qui traite des affections et de leur histoire : *Nosologia seu morborum doctrina*, comme disaient les anciens. A ce titre, l'étiologie, la symptomatologie, la séméiotique physiologique et pathologique feront nécessairement partie des cadres de la nosologie générale, et ce sera avec raison, car on ne saurait établir rigoureusement l'histoire d'une maladie sans décrire successivement sa cause, ses symptômes et les signes qu'on peut tirer de ces symptômes.

L'*étiologie* est la science qui traite à la fois, et des causes qui produisent les effets morbides, c'est-à-dire les faits nosologiques, et des lois qui règlent les mouvements, la succession et les rapports des phénomènes qui en résultent. Or c'est une grande science que celle-là ; car, en médecine, qui connaît la cause connaît l'effet ; qui connaît l'effet connaît la loi, et par conséquent le but et le moyen. On peut donc, sous ce rapport, avancer hardiment que l'étiologie est la racine de la nosologie. Et, en effet, c'est par elle que la nosologie (d'autres diront la pathologie) est ce qu'elle est, et c'est par elle encore qu'on arrive à la raison thérapeutique; d'où nous tirons cette conclusion : que le médecin qui néglige l'étude des causes et qui agit sans cette connaissance préalable est positivement dans la position d'un aveugle qui procède dans les ténèbres et par tâtonnements.

La *symptomatologie* a pour objet la connaissance et l'étude des diverses expressions ou manifestations de l'économie souffrante ou affectée passivement; elle nous fait connaître le langage de la nature malade; elle nous initie au tempérament de ses habitudes, au secret de ses cris; enfin, elle nous apprend à saisir ses moindres inflexions alors qu'elle exprime ses besoins et qu'elle raconte elle-même son histoire.

La *séméiologie physiologique* et la *séméiologie pathologique* se dégagent toutes les deux de la symptomatologie générale, ou, pour mieux dire, c'est la symptomatologie elle-même expliquée et interprétée. La première fait connaître les signes de la santé ou des mouvements normaux; la seconde indique les signes de l'affection ou des mouvements anormaux; enfin, toutes les deux éclairent le médecin sur ce qu'il doit craindre du côté de l'affection, et espérer des ressources de l'art ou des efforts de la nature. Sur elles il établit son pronostic, et à la faveur de ce pronostic il affermit son propre courage, et il se met à l'abri des déceptions et des mortifications qui atteignent celui qui ne sait rien voir ni rien prévoir.

Ce n'est pas que le pronostic soit toujours irrécusable, mais du moins il détermine le médecin à agir même quelquefois avec beaucoup d'énergie; et le malade y trouve son compte, car il est d'autant mieux traité que le médecin est mieux éclairé sur la gravité et l'issue probable de l'affection.

La *thérapeutique générale* (*therapeutice methodus medendi*), est la science qui fait connaître les méthodes, les indications et les règles de traitements applicables aux maladies, ainsi que les principes abstraits de l'opportunité ou de l'occasion. C'est l'art médical en précepte, le flambeau de la pratique, l'esprit de ses lois et la science complémentaire de la médecine. Elle est d'une si grande importance, que sans elle la thérapeutique d'action, ou l'art de traiter les malades, serait impuissante ou dangereuse.

La *thérapeutique proprement dite* (*therapia pars medicinæ curatoria*) est la partie de la médecine qui a pour objet le traitement des maladies. C'est la thérapeutique générale appliquée. Elle repose sur l'observation et l'expérience ; cependant on ne saurait la dépouiller d'un certain raisonnement, car sans cela elle tomberait dans l'empirisme et la routine.

Au point de vue absolu, nous devons définir la thérapeutique : L'art de diriger les forces de la nature, d'administrer les médicaments et de pratiquer les opérations. En un mot, c'est l'art d'employer les moyens à l'aide desquels, la nature aidant, on parvient à guérir les maladies, d'où il résulte que la thérapeutique est diététique, pharmaceutique ou chirurgicale, selon que l'on a recours aux aliments, aux médicaments ou à la main armée du fer ou du feu, pour atteindre de concert avec la nature le but solennel qu'on se propose, c'est-à-dire la guérison des maladies.

La thérapeutique doit chercher ses bases principales dans la connaissance de la sensibilité et de l'irritabilité, considérées dans les diverses parties et dans l'ensemble de l'économie vivante. Mais elle doit chercher aussi à distinguer les aspirations du moral aussi bien que les besoins du physique. Or, pour atteindre ce but, il faut qu'elle descende dans le cœur humain pour écouter ses désirs, ses fantaisies, ses espérances et ses craintes, parce qu'alors elle peut agir avec succès sur les sensations et sur les idées, et tirer un grand parti des mouvements salutaires qui impriment à l'économie de l'être souffrant toutes les consolations tendres, les doux épanchements et les émotions bienfaisantes du sentiment et de la pensée. Nous insistons sur ce noble et puissant attribut de la thérapeutique, parce qu'il donne réellement à la médecine pratique un caractère de grandeur et de supériorité. Enfin, la thérapeutique est la connaissance médicale vers laquelle convergent toutes les autres connaissances, attendu qu'elles tendent toutes au même but et à la même fin, à la guérison des maladies.

Nous devons dire ici en passant, que la thérapeutique manuelle, jointe à la connaissance des lésions externes ou mécaniques, constitue essentiellement le domaine de la chirurgie dont nous aurons bientôt à nous entretenir.

La *posologie* est la branche de la médecine qui traite des quantités médicamenteuses et de la manière de les combiner ; c'est l'art de formuler ou de prescrire l'emploi des médicaments. C'est la partie de la thérapeutique qui considère les médicaments sous le rapport des doses auxquelles on doit les administrer. C'est aussi l'application à la thérapeutique de toutes les notions acquises

en physique, en chimie, en botanique, en matière médicale
et en pharmacie. Sans la posologie, sans cet art auquel, de nos
jours, on exerce si peu les élèves, il n'y a aucun résultat pratique,
ni aucun succès à espérer au lit du malade. Bien plus, sans la
posologie, toutes les sciences médicales avortent au terme, et le
médecin le plus instruit fait naufrage au port, parce qu'il ne sait
ni manier ni administrer les remèdes.

La posologie n'est pas aussi facile à connaître que quelques
esprits veulent bien le supposer. Pour s'en convaincre, il suffit
de songer que, pour prescrire convenablement les remèdes mêmes
les plus simples, il faut : 1° connaître les ingrédients appelés à
faire partie de leur composition ; 2° savoir comment ces ingrédients doivent être traités, préparés et combinés pour jouir de
toutes leurs propriétés médicamenteuses sans en acquérir de
nuisibles ; 3° pouvoir indiquer quand, comment, combien de fois,
à quelles doses et à quelles époques du jour ou de la nuit, les divers médicaments doivent être administrés aux malades.

Définie d'après le sens rigoureux de son étymologie (χεὶρ, *main*,
ἔργον, *œuvre*), la *chirurgie* est, à proprement parler, l'œuvre de la
main. C'est l'art qui instruit la main et qui la dirige dans l'emploi
des moyens mécaniques que réclame le traitement de certaines
affections. C'est ainsi, du moins, que l'ont compris les pères de la
médecine, et c'est en partant de ce principe que Celse a défini la
chirurgie : « L'art d'appliquer méthodiquement la main seule ou
armée d'instruments sur le corps de l'homme, afin de prévenir, de
soulager ou de guérir les affections dont il est frappé. » La chirurgie a donc pour objet l'art de pratiquer les opérations et
d'appliquer les appareils et les bandages suivant certaines règles.
C'est la partie manuelle du traitement des maladies, c'est un des
moyens de la thérapeutique, c'est ce qu'elle contient de mécanique, *quod in therapia mecanicum.*

Telle est l'acception rigoureuse du mot *chirurgie* et la définition exacte de l'art que ce mot représente. Toutefois, nous sommes
loin de cette dénomination historique et classique, et le mot chirurgie est plein aujourd'hui d'acceptions autrement pompeuses
que celles que nous venons de donner. La chirurgie a fait ses
preuves comme elle l'annonce elle-même, et elle consomme, au
sein de ses révolutions, le grand acte de son émancipation.
Ainsi, elle se prélasse sous le nom de médecine opératoire qu'elle
s'est donné, et si elle consent à prendre rang parmi les arts, elle

ne se targue pas moins de constituer une science, attendu, dit-elle, que la théorie qui préside à ses actes a une base scientifique · solidement établie sur des principes généraux déduits de faits constants et nombreux qui assurent ses progrès et légitiment ses prétentions. Nous examinerons plus tard la valeur des titres que la chirurgie s'efforce d'apporter en faveur de sa constitution et de la fusion complète qu'elle voudrait voir établir entre elle et la médecine. Nous contentant de dire aujourd'hui qu'en supposant même que la médecine et la chirurgie pussent à la rigueur constituer une seule et même science, comme le prétendent quelques esprits faciles, elles formeraient du moins des professions distinctes et diamétralement opposées, attendu que chacune d'elles exige des qualités spéciales et différentes de la part de ceux qui se livrent à leur exercice.

Ajoutons qu'il est fort peu rationnel de dire que les affections internes appartiennent à la médecine et les maladies externes à la chirurgie. En effet, nous croyons que trois notions importantes doivent entrer comme éléments dans la distinction à établir entre les affections du ressort de la médecine et celles du ressort de la chirurgie. Ce sont d'abord la connaissance de la cause du mal; en second lieu la connaissance de la nature soit organique, soit vitale du mal. Troisièmement, la connaissance de la nature du traitement que ce mal et sa cause réclament. Ainsi, par exemple, si le mal, ou pour mieux dire si l'affection a été produite par une cause mécanique, par une violence extérieure; si elle est matérielle ou organique, si elle exige une opération, elle appartient nécessairement au domaine chirurgical. Si, au contraire, l'affection a été produite par des causes morbifiques ou pathogénésiques proprement dites, telles que des agents toxiques, ou par des causes humorales ou autres également étrangères aux agents physiques; si elle est de sa nature fonctionnelle ou vitale, si elle réclame surtout un traitement diététique, pharmaceutique ou médical, elle est, au contraire, essentiellement médicale. Enfin, elle est mixte si elle participe à la fois des éléments constitutifs, des affections médicales et des affections chirurgicales.

Cela une fois établi, nous rangeons, parmi les affections chirurgicales, les blessures, les plaies, les brûlures, les dilatations, les compressions, les luxations, les fractures, tous les vices matériels de la substance organique, vices de conformation accidentels ou acquis, qui exigent, pour être traités, l'usage de la main. Puis, par

opposition, nous mettons dans le cadre des affections médicales
toutes les affections vitales ou fonctionnelles déterminées par des
agents toxiques, morbifiques ou pathogénésiques ; tous les départs,
les troubles ou les irrégularités de la sensibilité et de l'irritabilité
qui se lient à d'autres causes que les causes physiques, mécaniques
ou chimiques ; en un mot, toutes les affections qui ne demandent
ni replacement, ni opération, ni pansement : car, en définitive,
c'est surtout le mode de traitement uni à la cause du mal qui
différencie l'affection médicale de l'affection chirurgicale. De
telle sorte que tout ce qui réclame une opération manuelle est du
ressort de la chirurgie, et que tout ce qui réclame la pharmaceutique est du domaine de la médecine.

Ces réserves une fois établies, nous reconnaissons que la
médecine et la chirurgie se touchent de fort près, et que les
affections chirurgicales entraînent aussi souvent des affections
médicales que les affections médicales entraînent elles-mêmes
des affections chirurgicales. Mais ce n'est point un motif pour
conclure qu'elles sont absolument identiques ; au contraire, il
résulte de l'analyse que nous venons de faire que ces deux sciences
sont essentiellement distinctes dans leurs applications, par cela
même qu'elles changent d'objet continuellement et qu'elles tendent sans cesse à se confondre, sans jamais pouvoir y parvenir.
Mais en tout état de cause, nous avouons que la médecine a tiré
un grand parti des vives lumières de la chirurgie, et que les
travaux admirables des célèbres chirurgiens du dix-huitième
siècle, que l'on pourrait appeler le siècle de la chirurgie, ont
puissamment contribué à ses progrès. Nous ajouterons qu'elle
a trouvé de grands enseignements, tantôt dans les mémoires
de la docte compagnie de chirurgie, instituée par Louis XV
sous le nom d'Académie de chirurgie, et au sein de laquelle
on a compté J.-L. Petit, Louis, Lecat, Ledran, Pibrac, Fabre
et Pouteau ; tantôt dans les travaux non moins remarquables
qui ont été publiés par la Société de chirurgie créée par
Desault.

L'*hygiène publique* et la *médecine légale* sont moins des sciences
autonomes que des résultantes heureuses de sciences savamment appliquées. Néanmoins leur portée et leur utilité sont
incontestables, et il suffit de dire qu'elles sont le produit de
la fusion habilement ménagée des sciences physiques, chimiques et naturelles, grossies encore de toutes les autres sciences

médicales, pour indiquer tout le parti que l'on peut tirer de leur enseignement.

La *police médicale* offre aussi sa part de lumières; elle fait connaître les règlements et les lois hygiéniques dont l'exécution est indispensable à la conservation de la santé publique. Elle spécialise, au point de vue de l'ordre, la pratique des chirurgiens, des médecins et des pharmaciens; elle devient, sous ce rapport, la règle de leur discipline et le mobile de leur action. Elle est digne, à ce titre, de figurer dans les archives de la médecine et d'être classée parmi les sciences d'application et de perfectionnement.

L'*anatomie pathologique* constate les altérations matérielles, les aberrations ou les destructions organiques dont l'économie animale peut être atteinte, telles que les variétés de forme, de situation et de nombre que l'œil peut saisir pendant la vie dans les parties externes, ou qui ne sont accessibles qu'après la mort, telles que les modifications organiques produites par l'état morbide, par les progrès de l'âge ou par le fait même de la mort, car la mort a aussi ses effets.

L'anatomie pathologique nous éclaire sur le défaut de développement ou sur les vices de conformation des organes, sur leur état morbide, et leur destruction plus ou moins complète pouvant enrayer à divers degrés les mouvements de la vie et changer leur équilibre. De plus, elle fait de celui qui la possède complétement un homme si habile, que, semblable au physionomiste qui lit sur les traits du visage les passions qui agitent celui qu'il examine, il peut, en plongeant par la réflexion au sein de l'économie, reconnaître dans la profondeur des organes des altérations que d'autres ne sauraient saisir. Mais sachons le bien, les avantages de l'anatomie pathologique sont compensés par de grands dangers. Elle devient suspecte du moment qu'elle veut nous montrer d'une manière absolue la raison et la cause de toutes les maladies dans des altérations primitives des organes; car toutes ces altérations dont on a fait tant de bruit sont plus souvent le produit inévitable du travail morbide que la cause même de ce travail, comme on se plaît à le répéter.

La *philosophie médicale* est la science des méthodes, des principes et des dogmes de la médecine considérée comme science et comme art. C'est la science critique et dogmatique de la médecine. Elle est à l'art médical ce que les fondations sont aux édifices, à savoir la base et le soutien. Sans ses lumières et son contrôle, toute doctrine médicale n'est qu'une utopie. Avec elle, au contraire, le médecin philosophe marche hardiment de principe en principe, et finit en dernière analyse par former de toutes ses connaissances une série d'idées générales et précises qui sont promptement reconnues et accueillies par les plus grands esprits, aussi bien que par les hommes du plus simple bon sens. En un mot, la philosophie médicale est, en dernière analyse, la sagesse même de la médecine.

La philosophie médicale a pour objet la connaissance de toutes les méthodes d'instruction, de toutes les doctrines, de tous les faits vitaux et de leurs rapports. Elle nous fait connaître et juger les méthodes et les moyens d'investigation ; puis elle enseigne les dogmes ou les vérités conquises à la faveur de ces méthodes; enfin son but principal est d'indiquer la manière rigoureuse de philosopher en médecine, c'est-à-dire de chercher la raison des faits médicaux et de les expliquer en les unissant; elle y parvient en rattachant aux faits premiers et derniers les faits intermédiaires à l'aide d'une méthode qui, procédant tour à tour par l'analyse et par la synthèse, remonte successivement des faits simples aux composés, des composés aux compliqués, et redescend ensuite des faits compliqués aux faits composés, et de ceux-ci aux plus simples, c'est-à-dire aux faits élémentaires.

Puis, quand la philosophie médicale nous a fait connaître les méthodes de raisonnement, elle nous indique le principe fonda-mental de la médecine; elle nous explique les lois qui découlent de ce principe, et elle termine en nous exposant les vérités fon-damentales acquises à la faveur de la vraie méthode philoso-phique. C'est donc avec raison que nous avons dit qu'elle ouvre et ferme le haut enseignement, et qu'elle est le premier et le der-nier mot de la médecine, puisque, d'une part, elle indique les règles auxquelles on doit ramener toutes les théories pour les juger, et que, de l'autre, elle complète l'enseignement médical en nous mettant à même de comprendre les divers systèmes, d'ap-précier leur importance et leur influence, et partant de féconder l'œuvre solitaire de la pensée par ce courant d'idées qui naît du rapprochement des opinions.

La philosophie médicale s'étend à tout, et l'on peut dire qu'elle n'est pas exclusivement telle ou telle science, mais l'ensemble de toutes les connaissances et le foyer vivifiant vers lequel elles aboutissent pour être absorbées et systématisées dans une suprême et dernière généralisation. On peut juger de l'utilité de la philosophie médicale par la fin qu'elle se propose ; or, cette fin est immense : elle a en vue l'émancipation et le perfectionnement de la science de l'homme, et elle y tend par quatre moyens : par l'observation, l'induction, la déduction et la généralisation. Par l'observation, qui donne la connaissance du phénomène; par l'induction, qui donne la connaissance de la loi ; par la déduction, qui sert de contre-épreuve à l'induction ; et enfin par la généralisation, qui vivifie tous les faits et les condense dans une vaste unité, dont elle donne logiquement la formule.

L'histoire de la médecine bien comprise n'est autre chose que l'histoire chronologique et critique des divers systèmes qui ont régné en médecine. Elle a pour objet l'étude des doctrines en général et des rapports que ces diverses doctrines ont entre elles, ainsi que la connaissance de leur source, de leur esprit, de leurs tendances et de leur but. Elle est la lumière des temps de la médecine, la source de toute instruction solide, et la règle de toute pratique. Elle nous ouvre, en quelque sorte, tous les siècles et tous les pays, et avec elle nous acquérons promptement une expérience anticipée, que nous chercherions en vain au même degré dans les traditions individuelles des maîtres les plus habiles, souvent trop orgueilleux de leur pratique personnelle tout éphémère !

A la faveur de l'histoire, un bon esprit se surcompose de tous les bons esprits du siècle précédent; il renoue le présent au passé, et il entr'ouvre en quelque sorte l'avenir. C'est l'histoire de la médecine qui nous met à même de nous faire une opinion en médecine, et d'adopter franchement une doctrine avec connaissance de cause. Elle nous montre combien il faut de force, de courage et de persévérance pour faire triompher les vérités nouvelles, et elle nous prouve à chaque instant que les dissentiments des médecins, en fait de doctrine, ne portent guère que sur la partie conjecturale de la médecine, tandis que les bases de la science sont, au contraire, reconnues par la grande majorité des médecins. D'autre part, elle nous apprend à résister aux réformes générales, qui compromettraient les vérités de la science, et elle se montre ainsi essentiellement conservatrice des lois et des principes établis. Elle nous éclaire encore par les erreurs qu'elle nous fait éviter. Elle assure la pureté du langage en conservant et en épurant les expressions reçues; enfin elle épargnerait à bien des gens la peine d'inventer des choses déjà inventées, s'ils savaient l'interroger et l'écouter à temps.

C'est seulement en consultant l'histoire de la médecine qu'on peut retrouver les principes et les germes des vérités établies, principes qui ne sont, en dernière analyse, que les diverses expressions de la nature universelle, dont les manifestations innombrables autant que variées se résolvent toujours dans l'unité. Toutefois, pour arriver à ce résultat, il faut s'attacher à découvrir en quoi tel système est conforme à la vérité, et tend au contraire à s'en éloigner; or, en suivant cette voie, on n'inventera pas la science, parce qu'elle existe toute créée dans le livre de la nature, mais on la trouvera dans les opinions éparses des législateurs de la médecine. Alors on rattachera toutes les vérités de tel système à celles de tel autre et de tous les autres, et l'on approchera d'une solution qu'on aura définitivement obtenue dès qu'on sera parvenu à unir entre eux ou à concilier les divers systèmes, comme les faits qu'ils représentent et dont ils sont l'expression coordonnée s'unissent entre eux et se concilient dans le magnifique système de la nature, qu'on doit se représenter comme une immense unité pleine d'accidents et de variétés.

La *biographie* a pour objet de peindre au vif les hommes arrivés à une célébrité quelconque par leurs vertus ou leurs vices, par leurs talents ou par leurs erreurs, leurs travaux utiles ou dangereux. On peut dire qu'elle est l'histoire en miniature; en effet, rien de ce qui tient aux actions ou aux passions des hommes ne lui échappe. Elle retrace les scènes de la vie intime, et elle peint ainsi l'humanité, qui n'a de valeur que par ses actes.

Le but spécial de la biographie est de nous mettre en rapport avec les hommes qui nous ont précédés, de nous associer à leur existence et de nous initier à leur bonne ou mauvaise fortune en nous montrant le chemin qu'ils ont parcouru, les écueils qu'ils ont rencontrés, les injustices ou les calomnies qu'ils ont essuyées, les succès qu'ils ont obtenus, les causes de leur élévation ou de leur chute.

Tant d'enseignements attesteraient l'utilité de la biographie si elle ne ressortait encore de plusieurs autres avantages que tout le monde saisit; ainsi elle éclaire notre prudence en nous montrant les écueils à côté des triomphes! Elle exalte notre émulation et soutient notre ardeur en étalant aux yeux de notre amour-propre tous les avantages et les honneurs dont jouissent les hommes qui ont su acquérir une valeur personnelle.

Du reste, les anciens, nos maîtres en toute chose, savaient déjà combien les exemples sont plus féconds que les préceptes ; nous en trouvons la preuve dans le soin religieux avec lequel ils recueillaient les moindres particularités de la vie de leurs grands hommes, dans le ton de sublime orgueil avec lequel ils en parlaient, dans le culte presque religieux qu'ils professaient pour eux.

Mais en dehors de ces grands modèles, l'exemple de quelques existences moins brillantes ne doit pas être perdu pour l'instruction des masses ; en effet, il y a à récolter partout pour celui qui sait glaner, et la vie des hommes modestes qui ont répandu les lumières de la science est pleine aussi de leçons admirables et précieuses.

Toutes les branches de la médecine sont étroitement liées entre elles ; toutes aussi concourent à former une science qui absorbe toutes les autres. Or cette science, c'est la science de l'homme, c'est la médecine proprement dite, qui a désormais conquis les sciences accessoires et qui les dirige en souveraine. La connaissance des dépendances des diverses parties de la médecine est très utile. Elle a surtout cela de très avantageux, qu'elle démontre d'une manière irrécusable que les sciences en apparence les plus opposées se touchent en dernière analyse par quelque endroit, se prêtent un mutuel appui, se redressent souvent et s'affermissent toujours les unes par les autres.

On peut grouper toutes les sciences médicales en cinq faisceaux distincts qui forment comme autant de nœuds vitaux qui s'épanouissent pour donner naissance aux produits de l'arbre de la science médicale.

Le *premier faisceau* comprend l'anatomie et la physiologie, qui se tiennent de si près, que l'une sans l'autre ne donne rien ou presque rien. En effet, qu'est-ce que l'anatomie, et à quoi aboutit donc l'énumération minutieuse des diverses parties dont l'économie animale est composée, si la physiologie ne vient animer ces parties et ces rouages et nous indiquer leur usage en nous initiant en quelque sorte au secret de leur ouvrage, de leurs tendances ou de leur fin ? Et réciproquement, quel crédit aurait la physiologie, si nous ne savions déjà cet organisme vivant qui est l'objet de ses savantes discussions, et en quelque sorte le point d'appui,

la base fondamentale de ses démonstrations? Sans la physiologie
l'anatomie ne dit mot, et sans l'anatomie la physiologie bégaye à
peine quelques propositions qui tiennent du roman ; mais du moment que ces deux sciences entrent de concert en action, la lumière
circule avec elles, et l'intelligence saisit rapidement le mécanisme
et le mouvement de cet édifice vivant de la nature, qu'on appelle
l'économie. L'esprit examine d'abord les éléments qui composent
les différentes parties du corps ; il cherche à se rendre compte de
la conformation, de la structure et de la destination de chaque
pièce organique concourant à la formation du mécanisme animal;
il étudie la nature et les propriétés physiques et chimiques des
diverses humeurs qui, avec les tissus et les solides, constituent
l'appareil biotique; et, en dernière analyse, il passe à l'observation des forces radicales qui mettent en mouvement tous ces matériaux, autrement dit, tous ces instruments de la vie. C'est alors
qu'il reconnaît que le jeu de tous ces rouages, quoique entretenu
ou provoqué par les agents physiques et chimiques, est loin cependant d'être le simple résultat de leur action, et par conséquent qu'en dehors des effets qui proviennent des forces physiques et chimiques, il y a beaucoup d'autres effets qui ne sont
pas leur ouvrage et qui sont déterminés par une cause spéciale,
qui est la nature ou la vie agissant et réagissant sur elle-même
par des lois qui lui sont propres.

Ainsi donc, l'anatomie et la physiologie normales commencent
ce que nous appelons le premier faisceau des branches médicales;
toutefois ce faisceau doit être complété par l'anatomie et la physiologie pathologiques, et par l'anatomie et la physiologie comparées, normales et pathologiques, qui forment toutes ensemble
le premier nœud de la médecine, celui qu'on doit livrer tout
d'abord à la curiosité et au courage des débutants.

Le *deuxième faisceau*, ou le deuxième nœud de la médecine, est
formé par la pathologie et la nosologie générales, d'où partent
comme d'une souche commune l'étiologie, la pathogénésie, la
symptomatologie, la séméiologie physiologique et pathologique,
la nosologie externe et interne, et enfin la pathologie proprement
dite ou la science des réactions : toutes ces branches diverses
s'appellent, se correspondent, s'unissent et se complètent ; toutes
remontent l'une vers l'autre pour se confondre définitivement
dans un ensemble parfait, dans un tout absolu et indissoluble.

La thérapeutique générale et spéciale, la pharmacologie, la

pharmaceutique, la posologie, la matière médicale, la pharmacie, la chirurgie et l'art des accouchements, se tiennent également par d'étroites dépendances, et constituent par leurs apports réciproques le *troisième faisceau* des branches médicales.

Le *quatrième faisceau* est formé par la physique et par la chimie, qui sont l'une par rapport à l'autre dans des conditions exactement semblables à celles qui unissent si étroitement l'anatomie et la physiologie ; par l'histoire naturelle et ses congénères la minéralogie, la botanique et la zoologie ; par la médecine légale, enfin par l'hygiène générale et publique, d'où procèdent l'hygiène publique et la police médicale.

Le *cinquième faisceau* se compose des sciences qui embrassent le haut enseignement ou l'enseignement complémentaire. Ce sont : la philosophie médicale, l'histoire de la médecine, la bibliographie et la biographie dont les vives lumières se correspondent et se confondent pour éclairer et vivifier toutes ces parties, nous dirions volontiers tous ces affluents qui forment par leurs apports la science de l'homme ou le code philosophique de la nature humaine.

Il résulte de ces diverses considérations que la médecine n'est tout entière ni dans l'anatomie, ni dans la physiologie, ni dans les sciences physiques et chimiques, ni même dans la chirurgie, mais qu'elle résulte de l'ensemble de toutes ces sciences et de leurs dépendances. Voilà la seule idée qu'on doit se faire de la médecine et la seule aussi qu'on puisse professer. Ainsi donc, il est bien établi que la médecine profite des tributs de toutes les autres sciences, mais que c'est toujours sans jamais se laisser absorber ou dominer par elles, attendu qu'elle est autocrate et autonome, et qu'elle existerait par ses propres forces, alors même que ces auxiliaires n'existeraient pas.

La médecine a végété pendant longtemps, puis elle a progressé et, comme tout ce qui existe, elle a subi certaines révolutions qui ont successivement ouvert et consommé les différentes phases de son perfectionnement. On peut réduire à quatre le chiffre de ses révolutions.

La médecine a commencé du moment que l'on a reconnu qu'il y avait des choses nuisibles et des choses utiles à l'économie de notre organisation. Voilà son début, son premier mouvement. Elle a fait le second quand, à l'aide de l'observation minutieuse et de l'attention réfléchie, elle est parvenue à saisir la marche naturelle des maladies et à constater l'existence et les efforts de la nature médicatrice. Le troisième a eu lieu quand, par l'analyse et par la synthèse, elle a reconnu dans l'état morbide deux ordres de phénomènes essentiellement distincts qui naissent souvent à l'occasion d'une seule et même cause, mais qui ne sont pas pour cela produits par cette seule et même cause ; l'expérience démontrant au contraire que, parmi ces phénomènes que l'on confond trop souvent, les uns sont simplement le résultat de l'action modificatrice que la cause morbifique exerce sur nos solides et sur nos humeurs, tandis que les autres sont organisés et entretenus par la force vitale, par la nature elle-même veillant à sa propre défense ou réparant ses pertes. A dater de cette époque, la science médicale a été expérimentalement formulée, et la saine pratique a été réellement reconnue. Enfin, la médecine a été fixée et réglée comme art, aussitôt qu'on a pu réunir assez de moyens parmi tous ceux que l'expérience indique pour en former une espèce de code qui traite des procédés de la nature et des ressources du médecin.

Telle est la vraie médecine philosophique. Elle consiste dans la fusion intelligente et méthodique de ces deux sources principales, la science et l'art : la science, qui appartient au savant et qui repose sur la généralisation de certains faits qui découlent d'un seul principe qui les domine ; l'art, qui est le partage du praticien et qui s'appuie sur des règles qui ne sont que les principes appliqués de la science établie sur ses véritables bases.

Ces idées déplairont sans doute à ceux qui ont trouvé bon de définir la médecine une science muette : *ars muta*, comme Virgile disait déjà de son temps. Elles déplairont surtout à ces faiseurs de galimatias ou de phébus qui nous la représentent comme une lettre morte ; mais, en définitive, que nous importe tant de mauvaise foi ou d'ignorance ? Nous n'avons ni l'intention ni l'ambition de redresser les incurables, et nous nous contenterons de soumettre nos idées à ceux qui aiment la vérité et qui la recherchent, parce qu'ils l'estiment.

Il semble au premier abord que rien n'est plus facile à saisir que l'ordre à adopter dans l'étude des différentes parties de la médecine, et qu'il suffit, pour se tracer une règle à cet égard, de consulter le programme des cours professés à la Faculté, ou de suivre la table des matières composées par le règlement universitaire à la succession ordinaire des examens. Eh bien, c'est une erreur; il faut au contraire qu'une raison éclairée préside à cette distribution des études, et c'est tellement vrai, qu'il y a toute une branche de la médecine consacrée à ce genre délicat d'initiation. Telle est la méthodologie qui traite spécialement des connaissances médicales, de leurs connexions et de l'ordre à suivre dans l'étude des différentes sciences qui font partie de l'encyclopédie médicale. Il est de fait que cette branche de la médecine est peu cultivée chez nous, mais c'est à tort, et nous ferions mieux d'imiter les Allemands qui ont créé une chaire spéciale pour cette première instruction de l'élève. De plus, il y a dans les universités allemandes des moniteurs qui sont chargés d'aplanir aux élèves les difficultés du début, de leur indiquer l'ordre et la méthode à suivre pour étudier avec fruit les sciences médicales; de leur faire connaître leurs devoirs, de les guider dans le choix des livres; de leur apprendre l'art de recueillir les observations, de les classer et de les généraliser; et enfin, de les orienter dans le dédale de toutes les voies qu'ils ont à parcourir pour arriver au but qu'ils se proposent et qui consiste à acquérir une vaste et solide instruction médicale.

En France, on ne prend pas tant de soins des élèves, on les abandonne à l'aventure, et il n'existe à la Faculté ni chaire de méthodologie, ni chaire de philosophie et d'histoire de la médecine, ni chaire de bibliographie. Tout cela est trop futile et trop vague!... C'est tout au plus si quelques maîtres ont osé aborder par écrit de pareilles questions! Qu'en résulte-t-il? Que l'enseignement languit et dépérit, et qu'au lieu de former de vrais travailleurs, on perd officiellement quatre ou cinq années à faire entrer dans la carrière médicale des hommes qui ne sauront jamais les méthodes. Telle est du moins la règle ordinaire. Il n'y a guère d'exceptions que pour quelques esprits d'élite qui viennent, en quelque sorte, au monde tout armés, et chez qui les heureuses dispositions, la capacité, la volonté, le courage et la persévérance viennent à bout de tous les obstacles.

Jugez de l'embarras du jeune homme qui, animé du désir d'embrasser la plus difficile de toutes les professions, arrive à Paris sans mentor, sans tuteur et sans guide! Les livres, les cours, les hommes, tout est nouveau pour lui; il ne sait choisir entre mille richesses, et Tantale d'un autre genre, il n'ose, bien entendu, toucher à rien. Il se trouve tout d'abord en face d'une affiche qui lui annonce tout simplement une cinquantaine de cours à la fois, tant publics que particuliers : il hésite, il ne sait par où commencer, et naturellement il se présente à tous afin de n'en négliger aucun ; mais il perd ainsi un temps précieux et quelquefois même il passe ainsi plusieurs années dans une pénible et décourageante incertitude. Entre-t-il dans une bibliothèque, son embarras s'accroît encore, et il n'ose choisir un livre parmi tant de productions si diverses ; il sort de la bibliothèque comme il y était entré, et il ne sait de tant d'ouvrages que la reliure et le dos. Veut-il s'abonner à un journal, et c'est une grosse affaire que celle-là, d'autres difficultés se dressent : ce sont mille séductions et mille réclames, et il est bien difficile qu'il ne succombe pas aux charmes de quelque sirène du feuilleton. En un mot, notre nouveau venu fait cent faux pas et mille écoles dans un jour, et au terme des années qui lui sont accordées par sa famille pour obtenir son diplôme, il a dépensé son budget sans avoir complétement profité de toutes les richesses de l'école.

Ce n'est pas qu'on ne puisse trouver quelques bonnes leçons, car nous avons sur ce sujet de précieux documents épars dans des Mémoires et dans des livres que nous devons à Cabanis, à Moreau de la Sarthe, à Platner, à Vordoni, à Vaidy et à M. Prunelle. Ce n'est pas non plus qu'on ne professe nulle part l'histoire de la médecine ; on la professe toujours un peu, et il y a particulièrement à Montpellier un cours sur cette matière, parfaitement fait par M. le professeur agrégé Kuhnholtz. Mais tous ces cours n'ont pas de caractère officiel ; ils n'émanent pas directement de l'autorité ; ils ne sont pas payés, et il en résulte qu'ils ne sont en général ni goûtés, ni écoutés, ni fréquentés, parce qu'en France nous ne trouvons de respect et de dévotion que pour ce qui porte l'empreinte de l'autorité, que pour ce qui vient ou remonte au pouvoir.

Ainsi donc, tant que les chaires dont nous venons de parler ne seront pas légalement instituées et matériellement rétribuées, ce genre d'instruction languira et sera délaissé, et pourtant ces matières ont été professées autrefois avec éclat à Paris même par Lassus, Mahon, Thouret, H. Sue et Moreau de la Sarthe.

En attendant qu'on revienne sur ces lacunes, faisons l'inventaire des sciences médicales, et indiquons l'ordre qui doit présider à l'étude des diverses matières.

Il n'y a point de connaissance humaine qui ne puisse contribuer, soit de près, soit de loin, à éclairer l'horizon de la médecine.

Parmi ces connaissances, les unes appartiennent spécialement à la médecine et assurent définitivement la marche de ses progrès ; les autres sont ce que l'on nomme les sciences accessoires ou auxiliaires. Parmi ces sciences, les unes sont simplement préparatoires, les autres sont définitives ou absolues ; les sciences préparatoires sont ou littéraires ou scientifiques. Les sciences définitives sont exclusivement scientifiques, elles constituent les sciences médicales proprement dites. Les sciences préparatoires sont, pour la partie littéraire, l'histoire générale et l'histoire politique ; et, pour la partie scientifique, l'archéologie et l'histoire naturelle.

Sous le rapport de leur utilité, on peut diviser les sciences médicales en trois catégories, savoir : les sciences indispensables, les sciences nécessaires et les sciences accessoires ; mais il faut reconnaître que ces divisions ou coupures sont assez arbitraires et que nous ne les indiquons que pour reposer l'attention et soulager l'esprit.

Nous rangeons parmi les sciences indispensables celles qui servent de bases à toutes les autres et qui sont comme la racine de la science médicale. Ce sont : la philosophie médicale, la pathologie générale, la nosologie générale, la nosologie interne et externe, l'anatomie générale, l'anatomie normale, l'anatomie pathologique ; la thérapeutique générale, la thérapeutique spéciale, la pharmacologie, la pharmaceutique, la posologie, la chirurgie et l'art des accouchements. Nous rangeons parmi les sciences nécessaires l'hygiène générale, l'anatomie et la physiologie comparées ; l'histoire de la médecine, la bibliographie et la biographie ; enfin nous classons parmi les sciences accessoires la physique et la chimie médicales, la pharmacie et la botanique, auxquelles il faut ajouter l'hygiène publique, la médecine légale et la police médicale qui sont moins des sciences autonomes que des résultantes, que des constitutions scientifiques établies par des sciences appliquées.

Si nous cherchons maintenant à faire une appréciation raisonnée de ces trois catégories de sciences, nous verrons que les sciences que nous appelons indispensables constituent réellement la substance de la science médicale, à tel point que sans elles il n'y a point de médecine, et que celui qui les ignorerait ne devrait jamais être investi du droit d'exercer un art auquel il serait par le fait complétement étranger. Nous verrons que les sciences dites nécessaires complètent l'instruction du médecin, mais qu'elles ne la constituent pas essentiellement; ce qui n'empêche pas que le praticien qui ne serait pas au courant de ces connaissances sentirait lui-même une grande lacune dans son instruction, quelle que soit d'ailleurs sa capacité, et verrait nécessairement et toujours son enseignement rester au-dessous de ses efforts et de son but. Nous reconnaîtrons enfin que les sciences accessoires doivent être considérées comme autant de lumières qui viennent jeter un nouveau jour sur les connaissances médicales proprement dites; mais qu'il faut cependant savoir résister aux charmes de quelques unes et se défendre surtout de toute espèce d'engouement pour elles, car autrement on perdrait promptement de vue la science des maladies et l'art de les traiter, qui doivent toujours être l'objet principal et le but de tous les efforts du médecin.

Il y a du reste, sur ce point, un fait qui mérite encore d'être signalé: c'est que les médecins qui se livrent aux sciences accessoires inspirent en général dans le monde moins de confiance que les praticiens, et que certains confrères peu charitables manquent rarement de grossir les inconvénients qui résultent de cette espèce de pléthore scientifique, afin d'ajouter encore à la méfiance et à l'éloignement du public pour les hommes modestes qui cultivent avec succès les sciences accessoires.

Telles sont les sciences qu'on doit étudier dans les livres ou apprendre dans les écoles de la parole même du maître. Elles sont toutes d'une importance capitale; néanmoins elles resteraient au-dessous de leur enseignement, si elles n'étaient en quelque sorte reprises, recommencées et vivifiées par l'exemple; c'est-à-dire, si d'autres maîtres ne venaient au lit du malade faire l'application de leur enseignement en nous montrant la nature aux prises avec le mal, en nous indiquant son langage, en nous parlant de ses souffrances, de ses écarts, de ses erreurs, et aussi de ses admirables effets médicateurs. C'est dire que toutes les sciences médicales resteraient évidemment au-dessous de leur but, sans l'instruction clinique qui les explique. Ainsi donc, sans la clinique, pas de médecine pratique, et par conséquent pas de médecine; car la médecine, en tant que science utile, n'existe réellement que par l'exercice de l'art, c'est-à-dire que par cette pratique réglée et intelligente qu'on ne peut acquérir qu'au lit des malades, sous les yeux et sous la direction d'un bon professeur de clinique.

On donne le nom de *clinique* (κλίνη, *lit*) à l'enseignement de la médecine fait au lit même du malade par un praticien. C'est à l'école et aux cours théoriques que les élèves apprennent les généralités de la médecine et la science des maladies; c'est à la clinique, c'est au lit des malades qu'ils apprennent à faire l'application de ces généralités et à traiter les maladies. On peut donc considérer la clinique comme la partie technique de la médecine. En effet, elle consiste plus en exercices qu'en préceptes, son véritable objet étant de faire connaître les procédés et les règles de l'art, et d'enseigner cet art sur le malade lui-même, ce qui fait que c'est grâce à son secours qu'en définitive l'élève acquiert ce que l'on nomme l'instruction pratique.

L'enseignement clinique a évidemment précédé l'enseignement théorique. En effet, c'est d'abord au lit du malade que les remèdes ont été essayés; et l'on s'accorde à dire que les Grecs ont été nos premiers maîtres sous ce rapport: ils exposaient leurs malades dans les rues, dans les temples ou sur les places publiques, et chacun était appelé à donner son avis et à traiter les malades comme il l'entendait. Les Asclépiades firent longtemps cette médecine empirique et publique; et Hippocrate lui-même conduisait ses élèves chez les malades pour leur montrer la nature en action, et pour compléter et perfectionner leur éducation en confirmant au lit des malades les idées et les notions qu'il leur avait données dans ses leçons théoriques. Quoi qu'il en soit, l'enseignement clinique magistral ne date guère que du xviie siècle. Ce fut du moins à cette époque qu'il constitua l'art pragmatique; jusque-là il avait été plutôt empirique que dogmatique.

L'enseignement clinique passe généralement pour avoir été professé d'abord à Leyde, en 1601, par Othon Heurnius: et peu de temps après, si ce n'est dans le même temps, à Utrecht, par Guillaume Straton. Quoi qu'il en soit, nous devons reconnaître que ce fut François de Leboé Sylvius qui lui imprima, à Leyde, un caractère élevé, et que Sylvius mérite, sous ce rapport, d'être regardé comme le véritable fondateur de la clinique.

Après Sylvius, les médecins qui cultivèrent avec le plus d'éclat cette branche importante de l'enseignement furent d'abord Boerhaave, qui lui succéda à Leyde; puis Van-Swieten, de Haën, Storck, Stoll et Hildenbrand, à Vienne; Cullen, à Édimbourg; Fouquet, à Montpellier; Desbois, de Rochefort; Corvisart et

Pinel, à Paris. Enfin, à la même époque, Desault créa à Paris la clinique chirurgicale.

Mais ne confondons pas l'enseignement clinique dans lequel la nature vivante donne elle-même ses leçons par la bouche d'un maître éclairé qui anime les résultats de l'expérience et qui les rattache à des principes élevés ; ne confondons pas, disons-nous, cet enseignement pratique et vraiment philosophique avec ce froid et stérile enseignement que tant de médicastres bégayent d'un air capable, alors qu'ils ne savent ni les premiers mots de la science, ni la nomenclature des branches importantes qu'elle embrasse !

C'est à la clinique qu'on voit s'élever, du sein même de toutes les sciences médicales, la médecine, qui n'est pas, comme on l'a dit trop souvent, l'ensemble de toutes les autres sciences, mais qui constitue par elle-même une science absolue. C'est là que l'élève, guidé par le maître, apprend à connaître tous les accidents de notre organisation, si frêle en apparence, et pourtant si puissante. C'est là qu'il la voit tour à tour calme ou furieuse, vagabonde ou réglée, et que, semblable à ces intrépides marins qui apprennent leur métier au milieu des tempêtes, il trouve, lui aussi, ses meilleures leçons dans la tourmente des fonctions humaines. Enfin c'est à la clinique que l'élève saisit ces sublimes vérités de notre art, qui conduisirent Hippocrate à des conclusions admirables auxquelles les travaux de vingt générations n'ont presque rien ajouté.

C'est à la clinique aussi qu'on apprend l'art d'interroger les malades, de les examiner, de recueillir des notes, et avec ces notes de rédiger des observations. Dans ce but, le professeur de clinique appelle successivement leur attention et leur méditation sur la cause du mal ou de l'affection, sur les forces du malade, sur son tempérament et ses ressources vitales, sur les symptômes des maladies, la valeur de ces symptômes et la manière de les convertir en signes ; sur la puissance de la nature et ses ressources innombrables ; sur l'influence des constitutions atmosphériques et médicales ; sur la pathogénésie, la valeur des indications et le choix à faire entre les différentes méthodes de traitement, méthodes naturelle, analytique ou empirique (divisions adoptées et suivies par l'école de Montpellier) ; sur l'opportunité, le choix des remèdes et les règles diététiques ; et enfin sur l'anatomie pathologique, qui doit nous apprendre, non seulement comment ou meurt à la suite de telle ou telle lésion, mais aussi, mais encore, et surtout comment, la nature aidant, on parvient à guérir, à soulager et à rendre plus supportables les affections même les plus graves.

Ainsi donc c'est à la clinique, au lit de la douleur, que l'on apprend à interroger et à examiner les malades, à reconnaître les symptômes, à les grouper suivant leurs rapports, leurs différences et leurs tendances; à les convertir en signes, à pronostiquer les événements heureux ou malheureux; à saisir l'opportunité et les indications thérapeutiques et à juger les méthodes thérapeutiques par leurs effets. Mais ce n'est point seulement à la clinique des pauvres ou des hôpitaux qu'on apprend toutes ces choses, c'est à la grande clinique de l'humanité tout entière, nous voulons dire à la clinique de tous, de toutes les classes et de toutes les professions : car on ne sait bien l'économie souffrante qu'autant qu'on l'a étudiée chez tous les individus qui la composent, c'est-à-dire chez l'artisan et chez le marin, chez l'homme de guerre et le citadin, chez le riche et chez le pauvre; en un mot, chez tout ce qui vit et souffre.

Du reste, pour profiter de toutes les leçons de la clinique, il faut être doué de certaines qualités, sans lesquelles il est complétement inutile de songer à devenir jamais médecin praticien. Il faut avoir d'abord l'amour de son art, un esprit droit, un jugement sain, une volonté constante, une mémoire heureuse et une grande patience. De plus, il faut avoir la faculté de fixer et d'appliquer longtemps son attention sur les sujets les plus abstraits. Enfin, il faut posséder le génie de l'observation, l'esprit de la réflexion et de la généralisation, et, avec eux, un tact fin et pénétrant qui, comme un génie particulier, découvre tout, saisit tout et unit tout.

Le génie de l'observation est une faculté à l'aide de laquelle on parvient à suivre le cours accidentel des choses et l'enchaînement naturel ou heurté des événements qui constituent les grandes scènes de la vie.

L'esprit de réflexion est cette activité patiente de l'esprit, cette faculté de concentration et d'analyse intime qui nous fait descendre au fond des choses pour en creuser les difficultés et les détails, en saisir les rapports, les analogies et les différences, et tirer, au besoin, d'une seule idée, les autres idées qu'elle renferme et qui sont en quelque sorte cachées en elles.

C'est à la faveur de l'esprit de réflexion qu'on devient l'artisan de sa propre fortune intellectuelle, le véritable auteur de ses pensées, et qu'on se distingue du vulgaire qui s'attache par indolence ou par faiblesse aux idées qu'on lui jette sans se préoccuper de leur valeur et de leur portée.

Par l'esprit de généralisation, on entend la faculté de coordonner les faits, de les systématiser et d'en former des généralités ou des dogmes qui sont en dernière analyse les principes de nos principes. Celui qui possède cet esprit, jouit du privilége d'animer à sa volonté les résultats de l'observation, de vivifier tous les germes de la science, et, ce qui est encore plus rare, de penser en grand avec cette hauteur de vue et cette sage indépendance qui constituent le véritable apanage de l'esprit philosophique.

Le tact médical est une sorte d'instinct moral inné, un véritable don de la nature que ne peuvent produire ni la réflexion, ni l'expérience, ni l'étude. C'est une seconde vue très délicate qui aperçoit des choses qu'elle seule peut saisir, et qui trouve sans raisonnement et sans méthode des ressources qu'on ne saurait atteindre avec le raisonnement ou la méthode seulement. Enfin, c'est l'art de frapper juste et de réussir par inspiration.

Ainsi donc, génie de l'observation, esprit de réflexion et de généralisation, tact médical, voilà les facultés et les dons indispensables à celui qui aspire à l'honneur difficile d'ouvrir et de fermer à volonté le livre savant de la nature vivante et de comprendre son langage. Et c'est en vain qu'on posséderait mille autres facultés. On ne serait encore qu'un artiste médiocre si l'on était déshérité des facultés précieuses que nous venons d'énumérer, car il ne suffit pas de commenter des lieux communs au lit du malade et de tourmenter par l'analyse numérique quelques symptômes violents sur lesquels on secoue de grosses vérités passées à l'état chronique de notoriété. Mais il faut faire table rase de toute cette logomachie de théorie muette et cadavéreuse, et s'élever par la pensée jusqu'à la raison des choses, jusqu'à la connaissance de leurs principes et de leur but.

DE L'ORDRE A SUIVRE DANS L'ÉTUDE DES SCIENCES MÉDICALES (1).

Les premiers livres que l'étudiant en médecine doit méditer

(1) Il est bien entendu qu'on modifiera ce plan d'étude en raison de l'ordre de succession imposé par l'université aux examens des élèves.

sont d'abord les ouvrages de méthodologie, de bibliographie et de pathologie générale. Ils lui donneront la première teinture de ses obligations et de ses devoirs, et ils lui feront connaître le sujet, l'objet et le but de la médecine, son esprit, ses principes, ses dogmes, l'immensité de son horizon, la nature des rapports nombreux autant que variés qu'elle entretient avec toutes les autres sciences; les difficultés qu'elle présente, les sacrifices qu'elle impose, la compensation qu'elle réserve, et enfin l'instruction, les talents et les qualités qu'elle exige de la part de ceux qui se dévouent à son culte. En un mot, c'est avec les notions qu'il puisera dans ces premiers volumes qu'il se fera en quelque sorte un régime pour le travail.

L'élève fera marcher de front l'étude de l'histoire naturelle, de la physique et de la chimie, et pendant qu'il s'instruira dans chacune de ces matières en suivant des cours et en lisant de bons ouvrages, il s'exercera souvent dans une pharmacie aux manipulations du laboratoire et de l'officine. Il échappera de la sorte à l'écueil trop fréquent de formuler plus tard des ordonnances inexécutables, ce qui lui vaudrait les sarcasmes des pharmaciens auxquels trop de médecins donnent chaque jour le droit de rire à leurs dépens, et de plaisanter à propos sur le compte de leur débile instruction.

Enfin, pendant cette première année l'élève suivra attentivement les cours d'anatomie et de physiologie. Il fréquentera assidûment les amphithéâtres et les salles de dissection, où il s'exercera à tous les genres de dissection, puis il doublera ses connaissances en consultant ses livres et en revoyant sur des planches, et mieux encore sur des pièces sèches naturelles ou artificielles, les parties qu'il aura déjà touchées ou disséquées dans les amphithéâtres. Il ne saurait mieux faire, dans ce but, que de recommencer en quelque sorte son anatomie sur les *mannequins vivants* du docteur Auzoux.

La seconde année appartient à l'étude approfondie de l'anatomie et de la physiologie normales et pathologiques, mais l'élève aura grand soin de se tenir au courant des connaissances acquises pendant la première année. Ce sera moins dans les livres, sur les planches, sur les pièces sèches ou sur les mannequins, que sur le vivant et sur le cadavre qu'il devra étudier le mécanisme et le jeu de l'organisation. Il fera de l'anatomie et de la physiologie comparée, il étudiera l'art d'appliquer les bandages et les appareils, et de pratiquer les petites opérations; en un mot il fera ce qu'on appelle de la petite chirurgie.

Pendant la troisième année, l'élève s'appliquera spécialement à l'étude de la nosologie interne et externe. Il préparera des pièces anatomiques, il s'exercera sur le cadavre à la pratique des grandes opérations chirurgicales, et il se livrera à l'art des accouchements. C'est aussi durant cette année qu'il étudiera l'hygiène, la médecine légale, la police médicale, la thérapeutique générale, la pharmacie, la pharmacologie, la pharmaceutique et la posologie.

La quatrième année appartient particulièrement aux cliniques et aux matières qui constituent le haut enseignement, à savoir : à l'étude de la philosophie médicale, de l'histoire de la médecine et de la biographie. Pendant cette dernière année, hélas! trop courte de plusieurs autres années, l'élève analysera et méditera les ouvrages originaux de nos grands maîtres, nos modèles éternels. Il reviendra en quelque sorte sur le passé de ses études, et, à la veille d'entamer pour son compte l'exercice si difficile de la pratique libre, il rectifiera et fortifiera sous les yeux du maître les notions qu'il aura puisées dans l'enseignement oral et dans les livres des meilleurs auteurs. Il fera en quelque sorte l'essai de ses forces, il pensera tout haut, il agira devant ses condisciples et devant ses maîtres. Il exposera et défendra au besoin ses théories, ses principes et ses méthodes. Il rendra compte des motifs qui l'entraînent, de ceux qui l'arrêtent et des obstacles qui l'embarrassent. En un mot, il mettra sa science et son art au grand jour, en les faisant réellement passer dans les faits et descendre dans les événements. Il répétera ses manipulations, ses exercices et ses opérations, et insistera surtout sur celles qui sont moins familières ou qui lui paraissent moins faciles. Enfin, il revisera, pour ainsi dire, toute son éducation médicale et chirurgicale; il donnera à ses professeurs l'inventaire de ses connaissances acquises, et il organisera pour lui-même sa conscience et sa religion médicale.

Tel est l'emploi le plus méthodique que l'élève en médecine puisse faire du temps si précieux et si fugitif des quatre premières années consacrées par le règlement universitaire à l'étude si vaste et si difficile de la médecine. Mais pendant tout le cours de ses travaux, depuis le premier jour jusqu'au dernier, il ira chaque matin chercher une sorte d'expérience anticipée aux sources

si fécondes, abondamment ouvertes aux cliniques de toute espèce, aux cliniques médicales et chirurgicales, aux cliniques des
enfants, des femmes, des vieillards et à toutes celles qui ont pour
objet ce qu'on appelle les spécialités, savoir: les maladies des yeux,
les maladies de la peau, les affections vénériennes, etc., etc.

L'élève s'attachera d'abord aux cliniques chirurgicales, attendu
que celui qui a une notion exacte des affections externes possède
déjà une bonne teinture des affections internes. On nous objectera peut-être, et non sans quelque raison, que l'élève de première année ne saurait comprendre tout d'abord la parole profonde du professeur de clinique, parce qu'il manque de certaines
notions théoriques indispensables pour saisir tout ce qu'il y a
d'élevé dans cet enseignement! A cela nous répondrons que ces
difficultés s'usent d'elles-mêmes par la fréquentation assidue des
hôpitaux; et, d'autre part, que l'élève peut trouver auprès de
ceux qui l'ont précédé dans la carrière des renseignements suffisants pour obvier à cet embarras, qui se dissipera naturellement
dès que l'étudiant en médecine, après s'être un peu dégrossi en
feuilletant de bons dictionnaires des termes de médecine, aura
senti la nécessité de s'associer à ses condisciples et d'organiser
avec eux des conférences, c'est-à-dire un véritable enseignement
mutuel.

D'ailleurs, il y a un moyen bien simple de rendre cette première initiation très facile aux élèves : c'est de les classer par
divisions, et d'imprimer à l'enseignement général une direction
uniforme progressive et méthodique. On pourrait, dans ce but,
former trois classes d'élèves destinés à suivre les cliniques? Ceux
de la première classe seraient exercés simplement à observer les
phénomènes les plus apparents des maladies, ceux dont le mode
de succession et de terminaison offrent la marche la plus régulière et la plus constante; ils s'appliqueraient en même temps à
se faire une idée exacte de l'état morbide, et pour cela ils cher-
cheraient à distinguer les véritables principes de cet état, et à
reconnaître comment ces divers éléments finissent par donner
lieu à des affections de plus en plus composées.

Les élèves de seconde année s'attacheraient à étudier à fond
l'état des causes morbifiques sur l'économie, et à distinguer entre
tous les phénomènes auxquels ces causes donnent lieu ceux qui
expriment l'état de l'économie affectée passivement, et ceux qui
dénotent, au contraire, l'effort de la nature réagissant active-

ment et utilement contre la cause morbifique ou contre le mal
occasionné par elle. Ils s'appliqueraient surtout à mettre en pratique l'analyse philosophique, avec le secours de laquelle ils
apprendront promptement à faire la part des véritables états
morbifiques élémentaires, et celle des formes symptómatiques
qui les masquent, et des complications variées qui les enveloppent, ce qui les conduirait au point essentiel, au but final de
toute recherche, à l'indication thérapeutique. Du reste, pour
atteindre ce but, ils devraient s'attacher moins à saisir tel ou tel
symptôme isolé qu'à découvrir la raison ou le but de tel ou tel
groupe de symptômes; et, pour y parvenir, ils feraient beaucoup
moins attention à la prédominance ou à l'extravagance des symptômes, si l'on peut s'exprimer ainsi, qu'à leur durée ou à leur
persistance; beaucoup moins à leur simultanéité d'action qu'à leur
succession progressive; beaucoup moins enfin à leur forme extérieure ou à leur physionomie qu'à leur nature propre, spéciale ou
spécifique, qui est, en définitive, la source de leur véritable indication thérapeutique.

Enfin les élèves de troisième année passeraient de l'observation muette des maladies à l'interprétation théorique des faits
nombreux qui la composent, c'est-à-dire à la systématisation
logique et philosophique, qui consiste dans l'art très délicat de
réduire les faits en principes, de formuler ces principes, et
d'établir sur eux et avec eux la véritable théorie, qui n'est, en
définitive, que la généralisation des observations expérimentalement coordonnées à la faveur du principe qui les explique.

Pour atteindre ce but, ils étudieront les désordres de l'action
vitale ou organique, et les modifications que les moyens thérapeutiques impriment à ces états morbides des liquides ou des
solides. Et, comme chacun de ces désordres peut encore en provoquer un autre ou plusieurs autres plus dangereux que les premiers, ils s'appliqueront à suivre la chaîne de ces désordres, afin
de porter successivement remède à chacun d'eux, suivant les
règles de l'occasion ou de l'opportunité. Ils compléteront leur
œuvre en remontant méthodiquement, par une analyse sévère,
des phénomènes les plus simples aux phénomènes composés; des
phénomènes composés aux phénomènes compliqués; de ceux-ci
à la détermination et à la collection des symptômes; de la détermination et de la collection des symptômes à leur interprétation,
c'est-à-dire à l'établissement synthétique des signes; de l'établis-

sement des signes à la connaissance de la modification organique, vitale, fonctionnelle ou pathologique qu'ils indiquent ; de cette modification à la cause spéciale ou spécifique qui l'a déterminée ; de cette notion de la cause à la notion de la puissance vitale médicatrice particulière à l'individu malade ; et enfin de toutes ces connaissances réunies, les unes relatives à la cause morbifique et à ses effets, les autres relatives à l'organisme réagissant et à ses efforts, à la détermination clinique et expérimentale des moyens thérapeutiques généraux ou locaux qu'il faut employer.

BIBLIOTHÈQUE DE L'ÉTUDIANT EN MÉDECINE ET DU MÉDECIN PRATICIEN.

> Le médecin le plus occupé est un médecin dangereux, s'il ne lit pas.
> (ZIMMERMANN.)

Il nous a paru convenable de donner ici la liste des mémoires, des journaux et des livres qui doivent composer la bibliothèque de l'étudiant et du jeune médecin ; mais notre programme ne sera pas long, d'abord parce qu'il y a peu de bons livres, et ensuite parce que nous croyons qu'il ne faut pas surcharger l'esprit, et qu'en fait d'aliments, ceux de la pensée, comme ceux du corps, demandent à être choisis. Puis, ajoutons, sans être cependant bien médisant, que vouloir parler des ouvrages de certains médecins, très fameux à leurs propres yeux, ce serait tout simplement vouloir traiter de la postérité des eunuques. Et pourtant il est constant que celui qui se targue d'être un homme de science sans jamais avoir écrit sur la science, n'a encore rien fait à cet égard de péremptoire et de décisif pour sa propre réputation, le savoir et le mérite véritable ne se révélant que par la portée de la conception et par la puissance de l'exécution littéraire. Quelle différence, en effet, entre le savoir dire et le savoir écrire ! Cherchez, et vous reconnaîtrez que sur mille individus, tous à peu près savent causer ou deviser, tandis que vous n'en trouverez peut-être pas un qui sache écrire correctement et savamment. C'est que pour peindre un certain ordre d'idées, même les plus simples, pour le faire jaillir et le développer par écrit, il faut, en quelque sorte, le savoir dix fois ; tandis que pour en causer, pour en *niaiser* tout haut ou tout bas, même avec esprit, il suffit de le savoir à peine ou de le sentir un peu. Jugez donc des difficultés qui surgissent, et des conditions qu'il faut remplir pour coordonner des séries d'idées, pour les systématiser et les généraliser en respectant et la lettre, et l'esprit, et la loi philosophique. Et le public le sait bien, car il classe l'auteur du plus mince opuscule au-dessus de l'homme, quel qu'il soit, qui n'a rien produit. Et le public a raison; il est sûr du moins qu'un auteur sait quelque chose et qu'il est susceptible d'application, tandis qu'il n'a sur la valeur de celui qui n'a rien écrit que des données fugitives et sans consistance. Voyez encore avec quel souci, quel embarras, et souvent avec quelle pesante et stérile lenteur, des hommes, d'ailleurs d'un esprit aimable et prompt, parviennent à rédiger quelques lignes d'avis, combien ils suent pour faire un simple rapport, pour coudre ensemble ou pour ajuster littérairement quelques phrases tremblantes et souvent inintelligibles, qui avortent en un chétif mémoire de deux ou trois cents pages. Voyez combien d'autres sont impuissants ou maladroits alors qu'il ne s'agit que de jeter quelque animation dans un simple billet, dans une de ces choses du moment qui portent les cris du cœur ou ses confidences. Cherchez, et vous verrez s'il est donc si facile de mettre à volonté du noir sur du blanc, comme le disent et le ré-pètent naïvement tant de gens qui ne sont ni blancs, ni noirs, ni transparents! Néanmoins abstenez-vous prudemment de pro-duire ou trop tôt, ou trop vite. Et attachez-vous toujours à ne laisser paraître sous votre nom que des choses utiles ou bonnes. Sachez lire surtout avant de produire, et avant de lire, sachez choisir, car vous serez jugés bien des fois sur le simple inventaire de votre bibliothèque, et l'on dira de vous : — Je sais ce que vous êtes et ce que vous valez, car je sais ce que vous lisez et ce que vous goûtez. — Maintenant, après vous avoir exhortés à vous dé-fier des gens qui écrivent mal ou pas du tout, nous devons égale-ment vous prémunir contre l'intempérance de ceux qui ont la démangeaison d'écrire trop vite et à tout propos, car il n'y a pas moins d'écueils à éviter de ce côté que de l'autre. Puis, à la foule qui observe tout, et qui s'étonne de rencontrer tant de mau-vais ouvrages, nous lui répéterons avec notre savant confrère et ami, le docteur Munaret : « Savez-vous pourquoi le catalogue de tel libraire est comme la liste nécrologique de tant de progéni-tures acéphales, malingres, avortées? C'est que leurs parents se sont trop pressés de jouir et de procréer; c'est qu'il faut la virilité de l'expérience pour se faire imprimer. »

Ce qui ressort de tout ce que nous venons de dire, c'est qu'il faut s'attacher à faire un petit choix et un bon choix de livres estimables ; c'est qu'il faut savoir trouver le temps de les lire, de les relire, de les approfondir et de les méditer, afin de s'en approprier la substance et l'esprit par une véritable assimilation ; c'est qu'il faut, d'autre part, s'abstenir autant que possible de lectures étrangères à notre science, d'ailleurs si complexe, attendu que le secret de tant d'ignorance en fait de médecine, parmi les médecins assez cultivés d'ailleurs, n'a d'autre source que l'oubli plus ou moins absolu de ce précepte. En effet, ils lisent beaucoup de tout, mais ils ne lisent pas de médecine, et il en résulte qu'ils savent un peu de tout, mais qu'ils ne savent pas la médecine.

Si vous voulez connaître ce qui a été écrit jusqu'à notre époque sur les sciences médicales, vous pouvez consulter la bibliothèque de Haller, la bibliographie d'Ersel et de Burdach, les deux répertoires de Plouquet, de Ludwig et de Mayer ; mais il vous faudra beaucoup de temps pour dépouiller toutes ces richesses. Et c'est dans le but de vous épargner ce labeur que nous nous sommes décidé à vous donner ici la liste des ouvrages que vous devez vous procurer. Nous pouvons vous guider d'autant plus sûrement dans ce choix, que nous avons lu la plupart de ces livres, que nous en avons analysé un grand nombre, et que beaucoup ont été depuis vingt ans l'objet de notre critique dans divers journaux. Nous vous indiquerons les meilleurs. Quant à certains livres qui n'ont pas de place dans notre catalogue, bien qu'ils portent des noms connus, nous n'en avons pas fait mention, parce que nous ne reconnaissons dans la science d'autre autorité que celle du mérite, et que, dussions-nous en souffrir à l'endroit de nos sympathies les plus vives, nous ne ferons jamais la voie à des productions débiles, éphémères ou caduques.

Cette réserve une fois établie, nous ajouterons qu'il y a beaucoup de livres que nous n'avons pas cités, parce que la nature même du nôtre nous a imposé certaines limites que nous ne saurions dépasser.

I. — Sciences accessoires.

Histoire naturelle, Physique et Chimie.

Person. Éléments de physique. — C'est un excellent manuel.

Bouchardat. Physique, Chimie, Histoire naturelle. — Les petits livres de M. Bouchardat sont gros de science ; il n'y a pas d'abrégés plus complets. Nous ne connaissons rien de meilleur en ce genre.

Coste (de l'Institut). Histoire générale et particulière du développement des corps organisés. — Initiations aux métamorphoses de la matière vivante et

aux premières évolutions de la vie. Livre de haute étude et de savante expérimentation.

II. — SCIENCES MÉDICALES.

*Méthodologie, Bibliographie, Dictionnaire des termes de médecine,
Pathologie générale.*

REUSS (Chr. Ered.). Primæ lineæ encyclopediæ et methodologiæ universæ
scientiæ medicæ. Tubingæ, 1793, in-8. — Livre estimable, eu égard surtout
au temps où il a été écrit.

NIEUHOFF (Bernh.). De ratione studii recte constituenda. — Livre à méditer.

BOERHAAVE (Hermanus). Methodus studii medici emaculata et accessionibus
locupletata. — Livre très peu connu et cependant plein d'excellentes choses.

KUHN (K. Glo.). Bibliotheca medica continens scripta medica ordine methodico
disposita. Lipsiæ, 1794. — Recueil curieux et très bien ordonné.

LANDRÉ-BEAUVAIS. Séméiotique ou Traité des signes des maladies, 3ᵉ édition,
1818, in-8. — Œuvre d'un homme éclairé, consciencieux et profondément
instruit.

DOUBLE. Séméiotique générale, ou Traité des signes et de leur valeur dans les
maladies, 3 vol. in-8, 1822. — Mine fertile à exploiter.

HALLER (Albertus). Bibliotheca chirurgica. Bernæ, 1775, 1 vol. in-4. — Bibliotheca anatomica. Tiguri, 1777, 2 vol. in-4. — Bibliotheca medicæ
practicæ à rerum initiis ad annum 1775. Bernæ, 1788, 4 vol. in-4. — Ce
sont autant de sources de la bonne érudition médicale.

CAPURON (J.) et NYSTEN. Dictionnaire de médecine, de chirurgie et de chimie.
Paris, 1840, in-8. — Ouvrage indispensable.

BÉGIN, BOISSEAU, JOURDAN, MONTGARNY, RICHARD, SANSON et DUPUY. Dictionnaire des termes de médecine, chirurgie, art vétérinaire, pharmacie, histoire naturelle, botanique, physique, chimie. Paris, 1823. — Bon dictionnaire.

CHOMEL (A.-F.). Eléments de pathologie générale, 1 vol. in-8, 3ᵉ édition.
Paris, 1841. — Ce livre ne vaut pas celui de Gaubius au point de vue
dogmatique ; il est plus complet sous d'autres rapports. C'est l'œuvre d'un
des plus grands maîtres de l'art.

KLEIN. Le médecin interprète de la nature, édition de Double, 1809, in-32. —
Parfait modèle à consulter.

III. — ANATOMIE.

LAUTH (Thomas). Histoire de l'anatomie. Strasbourg, 1815, in-4. — Bon
ouvrage, livre d'érudition.

PORTAL (Antoine). Histoire de l'anatomie et de la chirurgie, 7 vol. Paris,
1770. — Ouvrage à lire souvent.

BICHAT (François-Xavier). Anatomie générale appliquée à la médecine et à la
physiologie, 4 vol. in-8. — Cet ouvrage a joui d'une grande et solide réputation ; aujourd'hui même il mérite encore d'être relu et médité.

BOURGERY. Anatomie élémentaire en 20 planches. — Très bon livre.

BOYER (A.). Traité complet d'anatomie, ou Description de toutes les parties
du corps humain, 4ᵉ édition. Paris, 1815, 4 vol. in-4.. — C'est le meilleur
ouvrage que nous ayons dans l'espèce ; il survivra à la plupart des productions du même genre.

Cloquet (J.-H.). Traité d'anatomie descriptive rédigé d'après l'ordre adopté à la Faculté de médecine de Paris, 2 vol. in-8. — Livre classique.

Béclard. Eléments d'anatomie générale, 2ᵉ édition, in-8, 1827. — C'est encore aujourd'hui un livre indispensable.

Jamain. Nouveau traité élémentaire d'anatomie descriptive et de préparations anatomiques, suivi d'un précis d'embryologie, par le docteur A. Verneuil. — Ouvrage précieux, complet, indispensable.

Gaubius. Pathologie (traduction). Paris, 1788. — Cet ouvrage contient les vrais principes de la médecine, mais ils y sont à l'état un peu latent. Il faut déjà savoir un peu réfléchir et méditer pour tirer parti de ce livre qui est, sans contredit, le meilleur que nous ayons même aujourd'hui en fait de pathologie générale. Il est écrit dans l'esprit et d'après les préceptes du vitalisme hippocratique.

Blandin. Traité d'anatomie topographique considérée spécialement dans ses rapports avec la chirurgie et la médecine opératoire. — Livre architecturé avec un soin minutieux. Il est généralement estimé.

Velpeau. Manuel d'anatomie chirurgicale générale et topographique. Paris, 1837. — Traité complet d'anatomie chirurgicale, 2 vol. in-8, 1836. — Ces deux ouvrages d'un grand maître doivent nécessairement faire partie de la bibliothèque de l'étudiant.

Bonet (Théophile). Sepulchretum sive Anatomia practica ex editione H. Mangeti. Lugduni, 1700, 3 vol. in-folio. — C'est le premier monument élevé à l'anatomie pathologique.

Morgagni. De sedibus et causis morborum per anatomen indigatis. Venetiis, 1761, 2 vol. in-folio. — Cet ouvrage est encore plus remarquable que le premier.

Cruveilhier (J.). Anatomie pathologique du corps humain, avec planches. — C'est l'ouvrage le plus complet que nous ayons sur l'anatomie pathologique.

Cuvier (George). Leçons d'anatomie comparée. — Livre estimé.

Marjolin (Jh.). Manuel d'anatomie contenant l'exposition des méthodes les plus avantageuses à suivre pour disséquer, injecter, conserver les parties qui composent le corps humain ; pour procéder à l'ouverture et à l'examen des cadavres et à leur embaumement. Paris, 1815, in-8. — Tout élève en médecine doit avoir ce livre continuellement sous sa main.

Maygrier. Manuel de l'anatomiste, 4ᵉ édition, 1818. — Bon manuel.

<h3 style="text-align:center">IV. — Physiologie.</h3>

Lordat. Conseils sur la manière d'étudier la physiologie de l'homme, 1813, in-8. — C'est l'œuvre d'un des plus grands maîtres de la science et de l'art. C'est un oracle qu'il faut consulter souvent.

Blaud (P.). Traité élémentaire de physiologie philosophique ou Éléments de la science de l'homme, ramenée à ses véritables principes, 3 vol. in-8. — Excellent ouvrage. La pensée s'y montre sous toutes ses formes, et le style y est constamment en rapport avec l'élévation et la profondeur de la pensée. C'est un livre qu'il faut relire souvent.

Richerand. Nouveaux éléments de physiologie, revus et augmentés par Bérard, 3 vol. in-8, 1832. — Livre aimable, agréable, estimable.

Adelon. Physiologie de l'homme, 4 vol. in-8, 1829. — Livre classique et très bien fait, dans lequel débordent toutes les opinions, excepté celles de l'auteur.

Burdach. Traité de physiologie, considérée comme science d'observation, traduit par Jourdan, 1841, 9 vol. in-8. — Livre fort estimé.

Dumas. Principes de physiologie, 2ᵉ édit., 4 vol. in-8, 1806. — Excellent livre.

Bichat (Xavier). Recherches physiologiques sur la vie et la mort. — Magnifique travail.

Nysten. Recherches de physiologie et de chimie pathologique, 1811, in-8, à consulter.

J. Moreau (de Tours). Du haschisch et de l'aliénation mentale, études psychologiques. — Excursion patiente et sage de la raison dans le domaine fantastique de la déraison. Étude analytique et critique des divagations de l'esprit. — Livre original, très instructif et parfaitement écrit.

V. — Pathologie interne.

Clerc. Histoire naturelle de l'homme malade, ou la médecine rappelée à sa première simplicité, 2 vol. in-8. — Livre écrit dans un excellent esprit et plein de philosophie médicale.

Grisolle. Traité élémentaire et pratique de pathologie interne. — Ce livre se recommande par le nom de l'auteur, par cinq éditions et plusieurs traductions étrangères.

Andral. Essai d'hématologie pathologique. — Monument d'observation, de recherches et d'expérimentation ; œuvre d'un des plus savants maîtres de l'école française.

Hufeland. Manuel de médecine pratique, legs d'une expérience de cinquante ans, 1 vol., 1848. — C'est le véritable bréviaire du jeune médecin. Nous ne connaissons pas de meilleur ouvrage de médecine pratique.

Frank (Jean-Pierre). Traité de médecine pratique, 2 vol. in-8, 1842. — Classique pur, rempli de bons préceptes et de règles excellentes à suivre.

Sydenham. Médecine pratique, traduit par Jault, avec des notes par Baumes, de Montpellier, 1816, 2 vol. in-8. — Livre d'or.

Stoll (Maximilien). Médecine pratique et aphorismes traduits par Mahon. Paris, 1809. — Réputation bien méritée.

Bordeu. Œuvres complètes publiées par Richerand. Paris, 1818, 2 vol. in-8. — Les œuvres de Bordeu doivent faire partie de la bibliothèque du médecin hippocratiste ; chaque fragment de ces livres est un chef-d'œuvre.

Dumas. Doctrine générale des maladies chroniques, 2ᵉ édition, 1824, avec des notes par Ronzet et Bérard. — C'est le meilleur ouvrage que nous ayons dans l'espèce. Les noms des auteurs le recommandent suffisamment.

Dumas. Consultations et observations de médecine, in-8, 1834. — Livre profondément pensé.

Cayol. Clinique médicale, in-8, 1833. — Recueil précieux de matériaux choisis qui n'attend que la dernière main de ce savant maître pour former un livre important au point de vue de la doctrine hippocratique et de la haute philosophie.

Martinet. Manuel de clinique, 1837, in-18, 3ᵉ édition. — Ouvrage indispensable.

Fiévée. Mémoires de médecine pratique sur la fièvre typhoïde et son traitemen ; sur la saignée chez les vieillards, sur les maladies de l'utérus, sur la goutte et son traitement spécifique par les préparations de colchique. — Tablettes choisies d'un savant observateur ; expérience écrite d'un esprit pratique aussi juste que rapide.

Gendrin. Traité philosophique de médecine pratique. — Les volumes qui ont paru répondent à la valeur scientifique et pratique de l'auteur.

REQUIN. Éléments de pathologie médicale. — La théorie et la pratique se lient dans cet ouvrage, un des meilleurs que nous possédions. Ecrit avec verve et pureté, on le relit et le consulte toujours avec plaisir et avec fruit. Il résume toutes les opinions de l'Ecole de Paris dans un éclectisme philosophique.

BARTHEZ. Consultations de médecine, suivies de celles de Bouvart, Fouquet, Lorry, Lamure, 1807, 2 vol. in-8. — C'est un modèle d'exposition que le jeune médecin ne saurait avoir trop souvent sous les yeux.

MUNARET. Du médecin des villes et du médecin de campagne, mœurs et science. Œuvre savante d'un charmant esprit, livre pratique, agréable, utile. Philosophie douce et persuasive.

VI. — CHIRURGIE.

JOBERT DE LAMBALLE. Traité de chirurgie plastique ; Traité des fistules vésico-utérines, vésico-utéro-vaginales, entéro-vaginales et recto-vaginales. — Ces deux ouvrages se complètent l'un et l'autre ; ils forment un des plus beaux monuments que la raison médicale conduite par la nature ait jamais élevés à l'humanité. C'est la chirurgie conservatrice réparant l'organisation aux frais de l'organisation, et sculptant pour l'humanité des pièces humaines auxquelles elle laisse les attitudes et les mouvements de la vie. Enfin, dans ce livre, M. Jobert a érigé en règles de l'art les procédés de la nature à l'ensemble desquels il a imprimé le caractère d'une doctrine en les rattachant à des principes.

DESAULT (F.-J.). Œuvres chirurgicales publiées par Xavier Bichat, 3e édition, augmentée par M. Roux. Paris, 1815, 3 vol. in-8. — C'est un de nos meilleurs classiques.

BOYER (A.). Traité des maladies chirurgicales, 4e édition, 1831, 11 vol. in-8. — Ce livre vaut le précédent.

NÉLATON. Eléments de pathologie chirurgicale, 3 vol. in-8. — Excellent ouvrage classique très estimé et très demandé.

JAMAIN. Manuel de petite chirurgie, 1853, 2e édition, 1 vol. gr. in-18 avec 187 figures. — Ouvrage de première nécessité pour les élèves.

PERCY. Manuel du chirurgien d'armée, 1792, in-12. — C'est un bon manuel.

THILLAYE. Traité des bandages et appareils, 3e éd., 1815. — Bon à consulter.

GERDY. Traité des bandages, des appareils et des pansements, 2e édition, 2 vol. in-8 et atlas in-4. — C'est un très bon ouvrage.

SABATIER. De la médecine opératoire, nouvelle édition, publiée sous les yeux de Dupuytren, par Bégin et Sanson, 3e édition, 1832, 4 vol. in-8. — Ce livre contient toute la savante manière d'un de nos plus grands chirurgiens.

VIDAL (de Cassis). Traité de pathologie externe et de médecine opératoire. 3e édition, 1850, 5 vol. — Ouvrage très estimé. Il doit faire partie de la bibliothèque du chirurgien.

VELPEAU. Nouveaux éléments de médecine opératoire avec atlas, 22 planches in-4, 2e édition. Paris, 1839, 4 vol. in-8. — Ouvrage très estimé ; il est indispensable.

PÉTREQUIN. Traité d'anatomie médico-chirurgicale, considérée spécialement dans ses applications à la pathologie, à la médecine légale, à l'obstétrique et à la médecine opératoire. — Ce livre jouit déjà de cette haute et solide réputation qui ne s'attache qu'au vrai mérite. — C'est l'œuvre d'un esprit aussi consciencieux que savant.

ALQUIÉ (Al.). Précis de la doctrine de Montpellier. — Tableau de maître, illustré de science et d'esprit.

Alquié (L.). Cours élémentâire de pathologie chirurgicale, d'après la doctrine de l'école de Montpellier. — Enseignement et application artistique des principes d'une vraie doctrine philosophique.

VII. — Accouchemems.

Capuron. Cours théorique et pratique d'accouchements, 4e édition, 1828, in-8. — Livre parfait dont on ne saurait se passer.

Baudelocque. L'art des accouchements, 8e édition, 1844, 2 vol. in-8.—Livre excellent.

Moreau (F.-J.). Traité pratique des accouchements, 1841, 2 vol. in-8, et atlas in-fol. de 60 planches. — Ce traité renferme d'excellentes choses.

VIII. — Thérapeutique générale.

Ackermann (J.-Chr. Gott). *Institutiones therapiæ generalis.* Norimbergæ, 1794, in-8. — Ce livre, très peu connu, présente un excellent résumé de bons principes généraux.

Ludwig (Christianus). *Institutiones therapiæ generalis.* Lipsiæ, 1754. — C'est un bon ouvrage.

Alibert. Nouveaux éléments de thérapeutique et de matière médicale, 5e édition, 1826. — Parfait ouvrage, écrit dans les vrais principes de la philosophie médicale. Il n'a eu qu'un tort, mais un grand tort, celui de paraître pendant le règne de la doctrine physiologique ou de l'irritation, ce qui a failli le perdre; mais on reviendra plus tard à ce livre, et déjà on commence, parce qu'il faut absolument revenir à ce qui est bon, et que cet ouvrage vaut infiniment mieux que beaucoup de ceux qui ont paru depuis.

Foy. Eléments de thérapeutique et de matière médicale, 1843, 2 vol. — Bon ouvrage que tout jeune médecin doit apprendre et savoir.

Trousseau et Pidoux. Traité de thérapeutique et de matière médicale, 2e édit., 1852, 2 vol. — Livre constamment demandé. L'introduction par le docteur Pidoux est un morceau capital et de très haute portée.

IX. — Matière médicale. Pharmacie. Formulaires.

Barbier. — Traité élémentaire de matière médicale, 4e édit. Paris, 1837, 3 vol. in-8. — C'est un livre classique.

Dieu. Traité de matière médicale et de thérapeutique, 4 vol. in-8. — Livre bien fait, bien compris, complet.

Desbois (de Rochefort). Cours élémentaire de matière médicale, suivi d'un précis de l'art de formuler, nouvelle édition, augmentée par Lullier Winslow. Paris, 1847, 2 vol. in-8. — C'est un livre toujours bon à consulter.

Bouchardat. Manuel de matière médicale, de thérapeutique et de pharmacie, 1846, 1 vol. gr. in-18. — Formulaire magistrale, 5e édition, 1853. — Ce sont des livres indispensables.

Chevalier et Richard. Dictionnaire des drogues simples et composées, 5 vol. in-8. — Excellent ouvrage.

Chevalier et Idt. Manuel du pharmacien, ou Précis élémentaire de pharmacie, 2e édition, 1831, 2 vol. in-8. — La pharmacie est traitée dans ce livre d'une manière vraiment scientifique.

Caventou. Traité élémentaire de pharmacie théorique. 1819, in-8. — Livre à consulter.

Gaubius (Hieronymus David). Libellus de methodo concinnandi formulas medicamentorum. Lugduni Batavorum, 1739, in-12. — Livre très estimé en Allemagne et qui mérite de l'être partout.

Pichler (J.-F.-C.). Methodus formulas medicas conscribendi. Argentorati , 1789, in-8. — A consulter.

Bricheteau, Chevalier et Cottereau. L'art de doser les médicaments tant anciens que nouveaux selon les différents âges , ou Dictionnaire complet de posologie médicale, 1829 , in-8. — Beaucoup de choses en peu de mots. Multa paucis.

D'Avrigni (A.-E.-C.-L.). L'art de formuler, 2e édition , avec une édition latine en regard. 1818. — Livre indispensable au médecin praticien.

Foy. Nouveau formulaire des praticiens , 4e édition, 1844 , 1 vol. in-8. — Indispensable.

Bories. Formulaire médical de Montpellier, 3e édition, 1839, in-12. — C'est un des meilleurs formulaires que nous ayons.

Bouchardat. Annuaire de thérapeutique, de matière médicale, de pharmacie et de toxicologie pour 1853, contenant le résumé des travaux thérapeutiques et toxicologiques publiés en 1852, et les formules des médicaments nouveaux (13e année), 1 vol. gr. in-32 de 320 pages.

Jamain et Wahu. Annuaire de médecine et de chirurgie pratiques pour 1853. — Résumé des travaux pratiques les plus importants publiés en France et à l'étranger pendant l'année 1852 (8e année), 1 vol. gr. in-32 de 320 pages.

Taufflieb. De l'huile de foie de morue et de son usage en médecine (mémoire couronné par la Société médico-pratique), in-8 de 96 pages. — Ouvrage estimé.

<h2 style="text-align:center">X. — Gymnastique médicale.</h2>

Londe. Gymnastique médicale, ou l'Exercice appliqué aux organes de l'homme d'après les lois de la physiologie et de la thérapeutique. — Cet ouvrage n'est pas assez répandu. Il indique une foule de ressources qu'on n'emploie pas assez en médecine.

Fitz-Patrick. Des avantages de l'équitation considérée dans ses rapports avec la médecine. — Livre à lire et à consulter souvent.

<h2 style="text-align:center">XI. — Physique et chimie médicales. Hygiène.</h2>

Pelletan. Traité élémentaire de physique générale ou médicale, 3e édition. Paris, 1838, 2 vol. in-8. — Livre classique, indispensable.

Orfila. Éléments de chimie médicale, 3e édition, 1851, 2 vol. in-8. — C'est notre meilleur ouvrage de chimie médicale ; c'est un modèle d'exposition et de précision ; c'est un livre parfait et l'œuvre d'un des plus grands savants de notre époque.

Richard. Éléments d'histoire naturelle, 4e édition, 1849, 3 vol. — Excellent.

Richard. Éléments de botanique, 7e édition, 1846, in-8. — Classique.

Thouvenel. Éléments d'hygiène publiés par le docteur Menestrel , 1840, 2 vol. — C'est un des meilleurs traités que nous ayons ; malheureusement il n'est pas assez répandu.

Virey. Hygiène philosophique , 1832 , 2 vol. in-8. — C'est un beau travail philosophique.

Levy (Michel). Traité élémentaire d'hygiène, 2 vol. in-8. — Livre indispensable ; plein de science et d'érudition ; il se recommande encore par l'élégance et la vigueur du style.

Foy. Manuel d'hygiène. — C'est un excellent manuel, ou pour mieux dire c'est toute la science de l'hygiène en abrégé.

Orfila. Traité de médecine légale, 4e édition, 1848, 4 vol. in-8. — Livre classique indispensable. — Toxicologie générale, 5e édition, 1852, 2 vol. — Classique ; livre parfait.

ANGLADA. Traité de toxicologie générale. — Très bon ouvrage.

REVEILLÉ-PARISE. Traité de la vieillesse. — Dernier ouvrage d'un esprit éminent qui n'écrivit jamais que le juste et l'honnête et qui a répandu un brillant éclat sur notre littérature médicale. Instruction pratique et philosophique.

Police médicale. Sainte-Marie. Lectures relatives à la police médicale, 1829, in-8. — Livre à consulter.

TRÉBUCHET. Jurisprudence de la médecine, de la chirurgie et de la pharmacie comprenant la médecine légale, la police médicale, 1834, in-8. — Livre à méditer.

XII. — PHILOSOPHIE MÉDICALE ET HISTOIRE DE LA MÉDECINE.

BARTHEZ. Nouveaux éléments de la science de l'homme, 2e édition, 1806, 2 vol. in-8. — C'est un monument gigantesque dont bien des gens ne connaissent que le frontispice : c'est le premier ouvrage des temps modernes élevé à la philosophie médicale ; c'est un livre que tout médecin doit chercher à approfondir ; il regorge de vérités pleines elles-mêmes de mille autres.

LORDAT. Exposition de la doctrine médicale de Barthez, 1818, in-8. — Livre parfait.

BOUILLAUD. Essai sur la philosophie médicale et sur les généralités de la clinique médicale, 1836, in-8. — Il y a d'excellentes choses dans ce livre, mais on attendait mieux de la science et du talent du savant et heureux auteur du Traité des maladies du cœur.

AUBER (Édouard). Traité de philosophie médicale ou Exposition des vérités générales et fondamentales de la médecine. Paris, 1839, in-8. — M. Double, de l'Institut, a dit de cet ouvrage : « C'est un livre écrit dans un bon esprit : voilà de la vraie philosophie médicale. » M. le professeur H. Royer-Collard a dit d'autre part : « Ce livre contient des vues élevées, il se recommande par une bonne discussion et par un style digne du sujet qui y est traité. » (Correspondance.)

DEZEIMERIS. Dictionnaire historique de la médecine, 1836, 4 vol. — Livre généralement estimé.

KUHNHOLTZ. Cours d'histoire de la médecine et de bibliographie médicale, 1837, in-8. — C'est un fort bon ouvrage ; il faut le lire, le relire et le méditer.

RENOUARD. Histoire de la médecine depuis son origine jusqu'au xixe siècle. — C'est un des meilleurs livres qu'on ait écrits sur cette matière d'ailleurs si importante ; c'est l'œuvre d'un écrivain élégant, consciencieux et savant. C'est un livre à conserver et à méditer.

CABANIS. — Coup d'œil sur les révolutions et la réforme de la médecine, 1804, in-8. — C'est un livre à relire souvent, il contient de grandes idées et de hautes vues.

PEYRILLE et DUJARDIN. Histoire de la chirurgie depuis son origine jusqu'à nos jours, 1780, 2 vol. in-4. — A lire.

RICHERAND. Histoire des progrès récents de la chirurgie, 1825, in-8. — A consulter.

ELOY. Dictionnaire historique de la médecine ancienne et moderne, 1778, 4 vol. in-4. — C'est un bon ouvrage.

Biographie médicale annexée au dictionnaire des sciences médicales. — A feuilleter souvent.

XIII. — CLASSIQUES.

HIPPOCRATE. Œuvres complètes , traduction nouvelle par E. Littré, 8 forts volumes, in-8. — Magnifique ouvrage.

GALIEN. Opera omnia, 1625, 5 vol. petit in-folio. — Livre précieux.

FERNEL. Opera medica, 1679, in-folio. — Livre plein de philosophie.

BAILLOU. Opera omnia. Genève, 1762, 4 vol. in-4. — Modèle à revoir et à consulter toujours.

AUBRY. Les oracles de Cos, 1840, in-8. — A consulter.

LEVEILLÉ. Hippocrate interprété par lui-même, 1848, in-8. — Livre excellent.

LEPECQ DE LA CLOTURE. Collection d'observations sur les maladies et les constitutions épidémiques, 1778, 3 vol. in-4. — Livre impérissable.

STAHL. Theorica medica vera, 1831, 3 vol. in-12. — A revoir sans cesse et à méditer toujours.

ZIMMERMANN. Traité de l'expérience avec des notes par Prunelle, 1824, 3 vol. in-8. — C'est un chef-d'œuvre.

BAYLE. Bibliothèque de thérapeutique , ou Recueil des mémoires originaux et des travaux anciens et modernes sur le traitement des maladies et l'emploi des médicaments. Mine féconde et profonde où tout esprit juste et attentif pourra puiser une solide instruction.

PARÉ (Ambroise). Œuvres complètes, avec introduction et notes historiques et critiques, par J.-F. Malgaigne. 3 vol. gr. in-8° à deux colonnes. — C'est le palladium des chirurgiens ; la librairie l'oppose avec orgueil à l'ouvrage de M. Littré. Il fait le plus grand honneur à son auteur ; il fait honneur aussi à l'éditeur M.J.-B. Baillière, qui a eu la pensée libérale d'en doter la France.

LORDAT. De l'insénescence du sens intime.—C'est un ouvrage admirable : il est fait pour l'esprit et pour le cœur ; il est à la fois philosophique, littéraire et religieux ; il appartient de droit à la bibliothèque intime de tous les hommes distingués.

CABANIS. Œuvres complètes. — C'est un bon recueil.

LORDAT. De la perpétuité de la médecine et de l'identité des principes fondamentaux de cette science. In-8. — Ce livre n'a d'égal que les livres du même auteur.

CAIZERGUES. Des systèmes en médecine , et de leur influence sur le traitement des maladies, 1830. — C'est un des meilleurs livres produits par une école qui n'en fournit que de bons ; c'est la philosophie dictant elle-même ses principes et répandant ses lumières.

GOLFIN. De l'occasion et de l'opportunité en matière de thérapeutique, 1839, in-8. — Il y a en fait de science, de principes et de règles, plus à recueillir dans ce petit ouvrage que dans cent gros volumes bien pompeux et bien tassés d'une autre école. C'est la science pure de l'opportunité et de l'indication donnant des règles à la médecine pratique.

BALLY. Typhus d'Amérique, 1844, in-8. — C'est un très bon ouvrage, auquel on n'a pas rendu tous les hommages qu'il méritait.

BERTHE. Maladie de l'Andalousie, 1800. — Monographie admirable, peut-être inimitable.

BARTHEZ et RILLIET. Traité clinique et pratique des maladies des enfants, d'après des observations recueillies à l'hôpital des Enfants malades. — Monographie complète très recherchée et très estimée ; livre indispensable au jeune médecin.

XIV. — Monographies.

Baudens (M.-L.). Clinique des plaies d'armes à feu. — C'est la clinique sous le feu et sous le choc de la bataille ; c'est la consigne du chirurgien d'armée par un chirurgien en chef.

Lorry. Essai sur les aliments. 2 vol. in-12. — Petit livre précieux.

Fouquet. Essai sur le pouls, 1818. — Livre remarquable.

Broussais. Histoire des phlegmasies chroniques, 5e édit., 1838, 3 vol. — Bon livre. C'est le meilleur que Broussais ait produit.

Bérard (Frédéric). Doctrine des rapports du physique et du moral, 1823. — Livre admirable ; mais il n'est pas malheureusement à la portée de tout le monde.

Bérard. Esprit des doctrines médicales de Montpellier. Paris, 1830, in-8. — Très bon ouvrage.

Zimmermann. De la solitude. — C'est un chef-d'œuvre ; il séduit et il charme par une mélancolie douce et friande.

Des Alleurs. Du génie d'Hippocrate, 1824, in-8. — Excellent travail.

Bousquet (J.-B.). Traité de la vaccine et des éruptions varioleuses. — Excellent livre, toujours utile à consulter.

Récamier. Recherches sur le traitement du cancer, 1829, 2 vol. in-8. — Monographie parfaite. C'est l'œuvre d'une de nos plus grandes célébrités médicales.

Reveillé-Parise. Physiologie et hygiène des hommes livrés aux travaux de l'esprit, 3e édit., 1839, 2 vol. in-8. — Beaucoup de science et surtout beaucoup d'esprit.

Sédillot. De l'infection purulente. — Travail consciencieux et opiniâtre élaboré par un des plus savants professeurs de l'école de Strasbourg ; livre très important et très utile.

Landouzy. Traité complet de l'hystérie. — Ouvrage remarquable couronné par l'Académie impériale de médecine et par le public médical ; œuvre d'un esprit distingué. La bonne foi de l'auteur et son respect pour tous les faits lui ont permis d'écrire un bon modèle dans ce genre.

Virey. Histoire naturelle du genre humain, 2e édition, 1825, 3 vol. in-8. — Livre parfait, trop peu consulté. — De la puissance vitale, 1822, in-8. — Excellent ouvrage plein d'idées et de style.

Larrey. Relation médicale de campagnes et voyages, de 1815 à 1840, par M. le baron Larrey. — C'est le travail d'une des plus pures et des plus grandes illustrations médicales ; c'est l'œuvre du premier chirurgien d'armée de l'empereur ; c'est un livre historique que tout médecin français doit avoir dans sa bibliothèque, ne fût-ce que par un sentiment d'orgueil national.

Nous recommandons comme autant d'ouvrages que tout médecin doit avoir dans sa bibliothèque les livres qui suivent et qui sont tous indispensables.

Pour les maladies du système nerveux. Lallemand, Sandras, Louyer et Villermay.

La rage. Trolliet, Chaussier.

Maladies du larynx. Dessessart, Double, Blaud de Beaucaire, Sestier, Trousseau et Belloc.

Maladies de poitrine. Baumes, Portal, Bayle, Laënnec, Corvisart, Gintrac, Amédée, Latour, Andral.

Maladies des organes abdominaux. Hildenbrand, Montègre, Broussais, Portal, Zimmermann, Delaroque, Rœderer, Wagner, Petit et Serres.

Vers intestinaux. Bremser, Cloquet, Brera.

Maladies de la peau. Gibert, Devergie, Alibert, Cazenave.

Maladies des glandes. Bordeu, Hufeland, Larrey, Bérard.

Maladies du sang. Piorry, L'Héritier, Andral, Gavarret, Becquerel, Rodier.

Goutte et rhumatisme. Barthez, Scudamore, Reveillé-Parise, Lartigue.

Fièvres. Stoll, Grimaud, Alibert, Chomel, Dagoumer, Caillaud, Bailly, Caillot.

Sur les fièvres intermittentes. E. Bouyer de Marennes (c'est l'histoire même de la fièvre intermittente prise sur le fait et consciencieusement écrite par un esprit distingué et profond), Bailly de Blois, Boudin, Maillot, Bonnet.

Sales-Girons. La phthisie et autres maladies chroniques de la poitrine traitées par les fumigations de goudron et le medicinal nephta. — Livre d'un auteur aussi consciencieux que savant.

Carrière (Edouard). Le climat de l'Italie sous le rapport hygiénique et médical. — Monographie précieuse, profondément pensée et savamment écrite par un des auteurs les plus purs et les plus brillants de notre époque.

Martin (A.-L.-V.). Manuel d'hygiène à l'usage des Européens qui viennent s'établir en Algérie, in-8, 1847. — C'est l'œuvre d'un esprit sérieux et consciencieux ; c'est un livre très utile à quiconque veut se fixer en Algérie.

Maladies des femmes. Astruc, Capuron, Roussel, Vigaroux, Gardanne, Hamilton.

Maladies des enfants. Baumes, Brachet, Ratier, Capuron, Billard, Berton, Rilliet et Barthez, Bouchut.

Maladies vénériennes. Lagneau, Ricord, Vidal de Cassis. — Le livre de M. Lagneau est classique et sans contredit le plus utile de tous. C'est le conservateur des saines traditions ; en le suivant exactement, le médecin praticien n'aura jamais rien à redouter ni rien à se reprocher ; c'est la longue expérience d'un homme très consciencieux et très savant.

Maladies des artisans. Patissier, Ramazzini.

Maladies hémorrhoïdales. Montègre, Lepelletier.

Gastralgies. Barras. — C'est le véritable antidote du poison dont la plupart des ouvrages sur la gastrite sont infectés.

Onanisme. Deslandes. — C'est un ouvrage très estimé.

Maladies de la matrice. Duparcque, Boivin et Dugès.

Bourdin. Traité de la catalepsie. — C'est un livre excellent, nous ne saurions assez le recommander aux élèves et surtout aux jeunes médecins.

Brierre de Boismont. De la menstruation considérée dans ses rapports physiologiques et pathologiques. — C'est le meilleur ouvrage que nous ayons sur cette matière.

Cerise. Des fonctions et des maladies nerveuses dans leurs rapports avec l'éducation sociale et privée, morale et physique. — C'est l'œuvre d'un esprit distingué, d'un savant de premier ordre, d'un vrai philosophe.

Blaud de Beaucaire. L'art médical. — Il y a des vérités et de grandes leçons dans ce livre.

Barthez. Des maladies goutteuses. — C'est un livre modèle dans lequel la science et l'art marchent de front. En le lisant on devient savant autant que praticien. En un mot, c'est une encyclopédie théorique et pratique. — Traité des fluxions. — Excellente monographie.

Latour (Amédée). Du traitement préservatif et curatif de la phthisie pulmonaire. — Ce livre contient de bons principes ; il indique sous forme de résumé le meilleur traitement à opposer à la phthisie pulmonaire. C'est le *vade mecum* des phthisiques et de ceux qui craignent de le devenir.

Lordat. Traité des hémorrhagies. — Livre inimitable ; on lo réimprimera encore quand beaucoup d'autres nés d'hier seront complétement oubliés.

Fuster. Des maladies de la France dans leurs rapports avec les saisons, ou Histoire médicale et météorologique de la France. — Voilà un de ces livres qui se dégagent tout d'abord de la foule et qui placent tout de suite leur auteur au premier rang. Il plaît surtout aux hommes qui possèdent le vrai sentiment philosophique et qui savent observer et traiter les grandes questions générales.

Longet. Anatomie et physiologie du système nerveux de l'homme et des animaux vertébrés. — Ce livre a été couronné par l'Institut de France et par l'Europe savante. C'est un ouvrage qui convient aux maîtres et aux élèves ; c'est l'œuvre d'un penseur austère et consciencieux.

XV. — Thèses et mémoires.

Lordat. Réflexions sur la nécessité de la physiologie dans l'étude et l'exercice de la médecine, an v, in-8. 68 p. — Excellente thèse, dans toute l'expression du mot. C'est un modèle de genre.

Larrey. Mémoire sur l'adénite cervicale observée dans les hôpitaux, et sur l'extirpation des tumeurs ganglionnaires du cou. — Monographie complète, mémoire à méditer, travail consciencieux et magistral.

Delens (A.-J.-F.). Considérations générales sur l'application de la chimie aux diverses branches de la médecine (dissertation inaugurale). Paris, 18 avril 1811, in-4. — Lisez et relisez cette thèse, je vous la recommande comme un traité *ex-professo* et comme une mine qui a déjà été bien exploitée.

Gasc. Fièvre puerpérale. 12 juillet 1803. — Monographie excellente.

Kuhnholtz. Considérations physiologiques et pathologiques sur le cal. Montpellier, 1817. — C'est un beau travail. Il respire d'un bout à l'autre la bonne philosophie et la saine doctrine.

Broussais. De la fièvre hectique. — C'est un des meilleurs ouvrages de Broussais.

Barre (Louis). Recherches cliniques et philosophiques pour servir à l'histoire de la maladie de Bright. — Voilà une savante collection d'observations. Recueillir ainsi les faits, c'est les créer ; et les classer de la sorte, c'est faire de la philosophie pratique. Nous recommandons cet important travail à tous ceux qui ont l'habitude de la réflexion.

Henrot (H.-A.) De l'anesthésie et de l'hyperesthésie hystériques. Juillet 1847. — C'est un modèle de critique philosophique ; l'indépendance de la pensée s'y montre sous toutes les formes ; elle y est constamment unie à une érudition profonde et de bon aloi. Cette thèse vaut incontestablement un bon livre.

XVI. — Collections académiques et dictionnaires.

Mémoires de l'Académie royale de chirurgie, 1774, 5 vol. in-8. — C'est une mine précieuse bien exploitée et qui cependant contient encore de riches trésors.

Mémoires de la Société royale de médecine, 1789, 10 vol. in-8. — Ce recueil est le digne émule du premier.

Mémoires de la Société médicale d'émulation. — Ces mémoires figurent avec les deux autres au rang des plus beaux monuments que l'art ait produits depuis cinquante ans.

Dictionnaire de médecine, chirurgie, pharmacie, physique, chimie, par Béclard, Cloquet, Chomel et Orfila, 1832, 2 vol. in-8. — Très bon ouvrage.

Dictionnaire des sciences médicales, par Alard, Alibert, Boyer, Chaussier, Cuvier, 1842-1822, 60 vol. in-8. — Aujourd'hui même c'est encore le meilleur dictionnaire que nous ayons.

XVII. — JOURNAUX.

Annales d'hygiène publique et de médecine légale. J.-B. Baillière éditeur. — Excellent recueil.

Annales de chimie et de physique. Victor Masson éditeur. — Également recommandable.

Revue médicale, française et étrangère, journal de la médecine hippocratique. — Ce journal, publié et rédigé par M. le docteur Sales-Girons, sous la direction de M. le docteur Cayol, est le seul journal dogmatique qui paraisse à Paris. C'est la véritable tribune du vitalisme hippocratique. Les rédacteurs de ce recueil ont pour devise : Unité de vues, unité de principes, unité de but.

Gazette médicale de Paris. Docteur Jules Guérin rédacteur en chef. — Recueil savant, remarquable par ses principes, par ses vues, par ses tendances et par la haute littérature qui distingue sa rédaction.

La Gazette des hôpitaux, Lancette française. Rédacteur en chef, M. Fabre.— Conçue avec méthode et rédigée avec talent, elle est l'expression d'un éclectisme hardi et raisonné.

Moniteur des hôpitaux, journal des progrès de la médecine et de la chirurgie pratiques. Rédacteur en chef, M. de Castelnau. — On connaît l'arbre, donc on doit compter sur de bons fruits.

L'Union médicale. Rédacteur en chef, M. le docteur Amédée Latour. — C'est le journal des progrès et la sentinelle des intérêts scientifiques et pratiques, moraux et professionnels. Il doit la vie à la plume artistique et caustique de son rédacteur en chef.

Journal des connaissances médicales pratiques et de pharmacologie, par MM. Baude, Caffe et Vée. — C'est une revue très instructive et parfaitement rédigée.

Bulletin de l'Académie impériale de médecine. J.-B. Baillière éditeur. — C'est le moniteur officiel de l'Académie de médecine.

Journal de médecine et de chirurgie pratiques, par Lucas Championnière. — Recueil estimable.

Archives générales de médecine. Rédacteur en chef, M. Raige-Delorme. — C'est un véritable journal de fond.

Bulletin général de thérapeutique médicale et chirurgicale. Rédacteur en chef, le docteur Debout. — C'est le bulletin de la grande et de la petite pharmacie à l'usage des praticiens.

Journal des connaissances médico-chirurgicales, par M. Martin-Lauzer. — Ce journal est rédigé dans un excellent esprit.

Revue médico-chirurgicale de Paris. Professeur Malgaigne, rédacteur en chef.— Une pareille revue ordonnée et passée par un   maître ne peut être que brillante et émouvante.

La santé universelle, par le docteur Jules   . — C'est le guide des familles, le soutien du cœur et la lumière de to

Annales cliniques de Montpellier. Rédacteur en chef, M. le professeur Alquié, de Montpellier. — Bon rédacteur, bonne rédaction.

L'Abeille médicale. Ce journal butine avec esprit et répand au loin des morceaux de choix.

Tels sont les principaux journaux de médecine qui paraissent à Paris, mais la province a aussi ses oracles, et s'ils sont moins connus et moins répandus, ils ne sont pas moins riches en profonds et solides enseignements. — Nous citerons en première ligne la *Gazette médicale de Montpellier*, admirablement dirigée par M. le docteur Chrestien, professeur agrégé ; la collaboration puissante de ce journal lui constitue, aux yeux des plus éclairés, une bien grande autorité, surtout au point de vue dogmatique. — Nous devons également citer le *Journal de la Société de médecine pratique de Montpellier*, qui est en quelque sorte l'expression de l'art. — Enfin nous recommandons à des titres divers et très importants, la *Gazette médicale de Lyon*, publiée par M. le docteur Barrier. Elle est remarquable par les savants et spirituels feuilletons du docteur Munaret, qui ne le cèdent en rien à ceux de la presse parisienne, la plus heureuse dans ce genre.

Nous citerons encore la *Revue thérapeutique du Midi* ; la *Gazette médicale de Strasbourg* ; le *Journal de médecine de Toulouse* ; le *Journal de médecine de Bordeaux*, et enfin le *Répertoire de pharmacie*, recueil pratique rédigé par M. le professeur Bouchardat.

CHAPITRE V.

DE LA MÉDECINE ENVISAGÉE AU POINT DE VUE DE LA PROFESSION. — DU MÉDECIN ET DU CHIRURGIEN ET DE LEURS DEVOIRS RÉCIPROQUES. — SERMENT D'HIPPOCRATE.

> Le corps médical, par ses conditions d'études, par ses lumières, par ses services, et, ce qui vaut mieux, par son dévouement toujours charitable et souvent héroïque, est une part essentielle et considérable de la société française. Sa constitution importe aux intérêts les plus chers et les plus élevés de l'Etat. (Le comte DE SALVANDY.)

La médecine est cultivée par deux ordres de sujets, par ceux qui cherchent dans la connaissance de l'homme et de ses rapports un aliment indispensable à la philosophie naturelle qui est l'objet de leur étude, et par ceux qui, médecins proprement dits, se destinent à l'art de guérir, c'est-à-dire à l'exercice public de la médecine pratique. On nomme les premiers des érudits, des médecins philosophes (*studio doctor, experientia medicus*). Et, par opposition, on donne aux seconds l'épithète de médecins praticiens ou simplement de médecins. Cette distinction capitale, généralement consacrée depuis longtemps, nous conduit à parler successivement du médecin en général, du médecin philosophe et du médecin praticien.

Avant d'entrer en matière, nous croyons devoir faire connaître l'opinion que Chateaubriand professait sur les médecins : « Considérée sous tous les rapports, disait-il, la classe des médecins ne saurait être trop respectée. C'est chez elle qu'on rencontre le véritable savoir et la véritable philosophie. Dans quelque lieu que vous soyez jeté, vous n'êtes pas seul, s'il s'y trouve un médecin. Les médecins ont fait des prodiges d'humanité. Ce sont les seuls hommes, avec les prêtres, qui se soient jamais sacrifiés dans les pestes publiques, et quels philosophes ont plus honoré l'humanité qu'Hippocrate et Galien. »

Pour le vulgaire, un médecin est simplement un guérisseur patenté chargé de traiter les maladies, d'en arrêter le cours et de les guérir le plus promptement possible. Pour l'homme éclairé, un médecin est un savant dont le ministère tient du sacerdoce, et qui doit, en raison de ses fonctions, rétablir à la fois et la santé du corps et la santé de l'âme. *Mens sana in corpore sano.* De plus, ce ne sont pas seulement des malades que le médecin doit arracher à la douleur ou à la mort, mais il doit veiller encore sur le sort des malheureux qui craignent de survivre à l'objet de leur sollicitude et de leur amour. C'est à lui qu'il appartient de recevoir leurs épanchements, de soutenir et de ranimer leur courage. Voilà la mission qui rend ses fonctions si délicates et si méritantes, et qui exigent de lui des sentiments nobles et une âme élevée. Pour faire tout ce qui constitue l'œuvre du médecin, dit Hippocrate, il faut remplir six conditions : Il faut des talents naturels, une bonne éducation et de bonnes mœurs; il faut avoir étudié jeune et posséder l'amour du travail; enfin, il faut du temps. Les talents naturels viennent en première ligne, parce que si la nature est contraire, tout est inutile; mais si elle est favorable, on parvient à apprendre notre art. Il faut travailler beaucoup et longtemps, afin que la science, devenant comme naturelle, croisse ensuite de jour en jour et porte des fruits.

L'étude de la médecine peut être comparée à la culture des plantes. Notre nature, notre esprit naturel, c'est la terre; les préceptes sont la semence. Commencer de bonne heure, c'est jeter cette semence dans la bonne saison. Les bonnes mœurs sont comme le bon air, qui nourrit la semence et la fait croître. Le travail, c'est l'impulsion qu'il faut donner à la terre pour la rendre fertile; enfin, la longueur du temps, c'est ce qui fortifie, nourrit et mûrit toutes choses. Ceux qui apportent ces six choses dans l'art de guérir en prennent une véritable connaissance. Ils doivent être réputés dans les villes pour de bons médecins de fait et pas de nom seulement. Ils peuvent s'y montrer avec confiance. Mais l'ignorance est un méchant fond pour ceux qui le possèdent, un mauvais trésor dans tous les temps, l'ennemi de la sûreté et de la bonne confiance, la source de l'audace et en même temps de la timidité; car la timidité est la fille de la faiblesse, comme l'audace de l'ignorance (Hippocrate).

On ne devient médecin qu'en vertu d'une vocation franche et soutenue qui exige deux conditions principales, des qualités naturelles et des qualités acquises. Des qualités naturelles, c'est-à-dire de l'esprit, du tact, de la sagacité, de la portée dans les vues, de l'élévation et de la distinction dans la pensée, et surtout de la puissance et de la constance dans la volonté, ce qui est l'attribut d'une nature forte et capable. Des qualités acquises, c'est-à-dire l'habitude du travail, de la réflexion et de la méditation, et partant l'art difficile de penser juste, de généraliser et d'arriver ainsi à des conclusions qui sont autant de principes et de formules scientifiques. La vie du médecin philosophe est pleine de charme et de mouvement; toutes les douces extases du sentiment sont à lui. Il laisse au vulgaire les impressions grossières et les factices jouissances, et il n'aspire qu'aux voluptés de l'intelligence et du cœur, qu'il tempère au gré des circonstances avec le lest de la raison. Ce n'est pas qu'il n'ait aussi ses épreuves et ses misères, mais il sait les supporter. Aussi s'il est pauvre, isolé, oublié, il s'en console, parce qu'il sait que le bonheur parfait est une récompense qu'il ne faut ni chercher ni attendre dans ce monde. Si nous examinons l'existence du médecin praticien, nous la trouvons d'abord bien dorée et toute scintillante à la surface, mais en creusant nous rencontrons de dures misères sous toutes ces fausses paillettes. Le médecin praticien est le martyr des temps modernes, il boit à chaque instant le calice d'amertume, et il le vide jusqu'à la lie! Il est sous le poids d'une responsabilité immense, et pour prix de ses sacrifices, il ne recueille souvent que l'ingratitude et l'injustice du plus grand nombre. Toutes ces épreuves attendent le médecin aux portes mêmes de sa carrière. Élève, il dépense la chaleur et l'audace de ses premières années aux études énervantes de l'anatomie. Il s'enferme vivant dans des tombeaux où il respire la putréfaction, et subit toutes les contagions! Commence-t-il à exercer l'art difficile qu'il a appris au péril de sa vie, c'est en souffrant avec les malades qu'il initie sa sensibilité à la tourmente des maladies, et si malgré tous ses efforts le malade vient à succomber, il le suit encore jusque sur les dalles de l'amphithéâtre, pour arracher à la mort le secret de la vie. Voulez-vous le suivre au milieu de sa carrière, et compter avec lui toutes ses plaies, comptez celles que produisent dans une âme délicate l'ingratitude et l'injustice. S'il perd son malade, c'est sa faute ou tout au moins celle d'un art chimérique, qu'il prétend connaître et exercer, mais qui n'est, en réalité, qu'une fiction. S'il sauve son malade, s'il le guérit, c'est l'effet du hasard ; il n'a, par conséquent, aucun mérite ni aucun droit à la reconnaissance de la famille, car la maladie ne présentait que peu de gravité, et d'ailleurs il est bien reconnu que c'est la nature, et la nature seule, qui guérit les maladies, que le médecin n'est utile que pour la forme ou l'acquit des consciences. Pesez ensuite les déceptions dont il est abreuvé lorsqu'il voit les frelons ignorants lui dérober en bourdonnant le miel de la réputation et lui arracher les bénéfices d'une clientèle à laquelle seul il aurait droit par son instruction et par son talent, et vous reconnaîtrez qu'il n'y a point de profession plus heurtée de chagrins et de mécomptes que celle du médecin.

Il est encore une autre plaie qui tue le médecin honorable, plaie hideuse et dévorante que le monde a commencée, que le monde entretient, et qui semble pour toujours acquise à l'humanité. C'est le charlatanisme ou l'exploitation du penchant déplorable, ou, pour mieux dire, de l'instinct fatal qui pousse la plupart des hommes à vouloir être trompés et à ne goûter que le mensonge. Notre plume se refuse à raconter tant de turpitudes et d'impostures ; et cependant il faut bien qu'on sache que le levain de l'erreur circule si bien dans les veines du public, que c'est presque toujours du côté de l'intrigant éhonté et incapable qu'il se tourne et qu'il s'arrête ; ce qui explique comment tant de sots cousus d'or et chargés de titres promènent insolemment leur ignorance dans de riches véhicules ; tandis que l'abandon, l'obscurité et la misère sont, à quelques exceptions près, l'inexorable partage des praticiens modestes, gens de science et de mérite, qui ont embrassé la médecine par vocation et qui la cultivent avec dignité et avec honneur.

Et pour tant de mécomptes, quelle est donc la compensation du vrai médecin ? Il n'accepte comme telle que celle qui vient de la conscience, et il la trouve surtout dans le sentiment intime et plein de volupté qui naît de l'estime de soi-même et de la satisfaction d'avoir complétement rempli son devoir. Ce simple énoncé indique déjà combien la vie du médecin praticien est grosse de peines et de labeur ; combien le rôle qu'il est appelé à remplir est périlleux et délicat, et combien il impose de courage et d'abnégation. Cependant nous n'en resterons pas là, car nous parlons à des élèves, et nous devons leur ouvrir, en quelque sorte, le cahier des charges de notre profession, et leur faire connaître les devoirs et les obligations du médecin, devoirs et sacrifices auxquels ils ne pourraient se soustraire qu'en restant au-dessous de ce qui leur est prescrit par l'humanité et en manquant à leur mission, une des plus honorables de toutes, puisqu'elle s'élève, par la dignité et l'importance de son objet, jusqu'à la hauteur d'un sacerdoce. Constatons d'abord un fait, c'est que celui qui est né médecin met naturellement et constamment en pratique les préceptes de la sagesse et de la haute raison, c'est-à-dire le mépris de l'argent, la modération, la probité, l'affabilité, la juste appréciation des choses de la vie, l'éloignement de toutes les craintes superstitieuses, et surtout le respect pour la divinité vers laquelle la science le porte toujours et le ramène sans cesse.

C'est un devoir pour le médecin d'être charitable, bienveillant, affectueux, patient, dévoué, délicat, honnête. Il faut qu'il soit instruit et qu'il s'attache à le devenir chaque jour davantage ; car, lorsqu'il s'agit de la vie des hommes, l'ignorance est un crime. Le médecin doit accueillir la vérité sous quelque forme qu'elle se présente, et quelle que soit la main qui l'offre, il faut qu'il ait une foi extrême dans son art et une grande confiance dans ses ressources, car la première condition, pour exercer avec succès une profession, c'est d'y croire ; car, comme l'a dit un médecin philosophe : « Celui qui méprise son art ne peut jamais devenir un grand artiste. Or, pour ce qui regarde particulièrement la médecine, les études en sont si multipliées, qu'il faut assurément de l'enthousiasme pour ses principes, pour s'y dévouer ; les bons praticiens ont tous confiance dans leur profession, et cette confiance contribue beaucoup à leurs succès. » Il est encore du devoir du médecin de se faire une religion médicale avant de débuter dans la pratique, c'est-à-dire d'adopter une doctrine, et partant des principes, des préceptes et des règles qui forment, par leur ensemble, sa philosophie, sa théorie, sa raison médicale. Effectivement, il se heurterait à chaque pas contre des écueils si, avant de se livrer à l'exercice de la méde-

cine, il ne s'était déjà tracé un plan de conduite absolu et général;
s'il n'avait prévu et calculé toutes les circonstances qui peuvent
se présenter dans la pratique; s'il ne s'était imposé pour toutes
les occasions une manière d'être et une loi absolue capable de
faire face à tous les événements. Indépendamment des qualités
que nous avons indiquées, le médecin doit avoir encore de la
portée dans les vues, de l'élévation dans l'esprit, de la dignité et
de la distinction dans le caractère. Il doit savoir se respecter lui-
même, afin de rester calme au milieu des louanges ou des critiques. Enfin il doit posséder le courage civique, cette héroïque et
intelligente puissance de l'âme, supérieure à toute autre, et bien
différente du courage martial, qui a aussi sa valeur, mais qui
n'est bien souvent que la manifestation imprévoyante de la force
physique et l'apanage commun des natures plastiques; car,
comme l'a fort bien dit le professeur Cruveilhier dans un magnifique discours prononcé à une des rentrées solennelles de la
Faculté de médecine, « autre chose est le courage du guerrier,
qui, dans l'enivrement des combats, affronte une mort glorieuse;
autre chose est le courage civique, qui s'expose par le seul sentiment du devoir à une mort sans gloire, dont l'imagination double
encore l'horreur. » Mais aussi, quand le médecin réunit toutes
ces vertus, quand il est à la fois dévoué, éclairé, désintéressé,
religieux, il mérite d'être respecté et honoré entre tous, et il
approche réellement de cette perfection idéale que l'antiquité a
confirmée par la bouche d'Hippocrate dans une poétique comparaison, quand elle a dit du ministre de la médecine : « Vir ille Deo
» æqualis. » Ce qu'il y a de certain, c'est que l'art de guérir a toujours inspiré aux penseurs une si grande idée, qu'au rapport de
Cicéron les philosophes de son temps le regardaient déjà comme
un don du ciel : « Quare eam (medicinam) cœlo delapsam non im-
» merito philosophi prædicant. » Hérophile et Galien ont dit des
médicaments qu'ils étaient les mains des dieux : « Medicamenta
» Deorum manus. » Enfin les livres saints recommandent d'honorer le médecin et de lui céder la place : « Honora medicum, da
» locum medico, » dit l'Ecclésiaste. Et cependant, il faut bien en
convenir, il nous reste peu de choses aujourd'hui de ce noble
héritage de considération et d'honneur légué par nos ancêtres!
Cela tient à ce que, selon l'expression d'Hippocrate : « Il en est
» de beaucoup de médecins comme des acteurs muets du théâtre :
» ils ont la figure, l'habit et le masque de véritables personnages,

» et cependant ils ne le sont pas. » Et malheureusement, aujourd'hui comme du temps d'Hippocrate, nous avons beaucoup de comparses et peu de vrais artistes : « Sic et medici fama quidem » ac nomine multi, re autem ac opere perpauci. » Que faire donc pour reconquérir notre vieille noblesse? Il faut échauffer notre émulation et notre ambition aux grands souvenirs de notre histoire; il faut nous inspirer du génie et de la renommée de ces puissants archiatres, nos premiers maîtres, parmi lesquels nous pouvons citer des philosophes, des héros, des souverains, des pontifes, un chancelier de France (Adam Fumée), des sénateurs et des ministres; il faut, en un mot, marcher fidèlement sur les traces de nos illustres prédécesseurs, et suivre avec eux le sentier de l'honneur et de la justice. Alors, en peu de temps, notre art ressaisira sa vieille et illustre réputation, et l'on dira encore comme autrefois, en parlant des ministres de la santé : « Homines » ad Deos nulla re propius accedunt quam salutem hominibus » dando. »

DU CHIRURGIEN. — VULNERUM MEDICUS.

« Nascuntur medici, fiunt chirurgici. »

Le chirurgien est appelé, comme le médecin, à soigner les malades, à soulager leurs douleurs et à les guérir; mais c'est un guérisseur d'une autre espèce, c'est le guérisseur de l'extérieur. C'est lui qui traite les affections externes, les plaies, les blessures, les fractures, et toutes les lésions qui demandent l'emploi de la main armée du fer, du feu, de l'acier ou des moyens mécaniques : c'est de là que lui est venu le nom de *chirurgien*. En effet, ce nom, formé de deux mots grecs, χεῖρ, *main*, et ἔργον, *œuvre*, œuvre de la main, indique parfaitement la nature des fonctions dévolues au chirurgien. Quant à la chirurgie, la meilleure définition qu'on en puisse donner, même aujourd'hui, c'est encore celle de Celse. La chirurgie, dit-il, est l'art d'employer méthodiquement la main seule ou armée d'instruments sur le corps de l'homme, afin de prévenir ou de détruire certaines affections organiques dont il peut être atteint. Il résulte de cette définition classique que la chirurgie est tout simplement une subdivision de la thérapeutique, qu'elle est ce qu'il y a de mécanique dans la thérapeutique, « quod in therapia mecanicum. » Or, c'est ce qui a déterminé les anciens à considérer la chirurgie et la pharmacie

comme deux branches distinctes de la médecine, qu'ils ont appelées, dans leur langage exact, les *parties ministrantes de la médecine.*

Les devoirs moraux du chirurgien sont les mêmes que ceux
du médecin ; quant aux conditions générales, quelques unes sont
exclusivement nécessaires au chirurgien : c'est ainsi que le médecin n'est jamais trop âgé pour exercer son art, et qu'il ne saurait
être doué d'une trop grande sensibilité, tandis que le chirurgien
doit être jeune et médiocrement sensible; il faut du moins qu'il
ait l'oreille dure à la douleur et aux cris du patient. Selon le précepte de l'école, il faut que le chirurgien soit jeune et ambidextre,
qu'il ait la main ferme et légère, la vue perçante ; il faut que sa
sensibilité soit telle que, décidé à guérir, il commence et termine
l'opération résolûment, en suivant strictement les règles de l'art.
Le chirurgien doit connaître à fond l'anatomie et la physiologie,
puis la physique, la chimie, et même la mécanique. Cette dernière lui suggère des ressources, soit pour la construction des
instruments, soit pour l'emploi des appareils qui servent en chirurgie, et dont il ne saurait tirer tout le parti désirable s'il était
complétement étranger à cet art. Le chirurgien doit s'attacher à
acquérir des formes aimables et de bonne compagnie; il parviendra à l'aide de cette seconde éducation, qui devrait toujours être
la première, et qui lui est quelquefois familière, il parviendra,
disons-nous, à prévenir les classes élevées en sa faveur, et à se
distinguer des gens de toute espèce qui manient comme lui les
instruments.

La médecine et la chirurgie forment-elles deux sciences et deux
arts distincts? ont-elles deux théories? constituent-elles deux
professions? Ces deux professions doivent-elles être réunies ou
séparées, confondues ou isolées? doivent-elles être exercées par
deux ordres de praticiens différents? En d'autres termes, y a-t-il
identité entre la médecine et la chirurgie? y a-t-il deux pathologies différentes : une pathologie externe et une pathologie interne?
Y a-t-il ou doit-il y avoir deux classes de praticiens, c'est-à-dire
des médecins et des chirurgiens, ou simplement des médecins-
chirurgiens, c'est-à-dire des praticiens *in utroque ?* Voilà autant
de questions qui ont été envisagées, traitées et résolues d'une
manière différente, souvent contradictoire, et sur lesquelles, par
cela même, nous croyons devoir insister aujourd'hui. Nous établissons d'abord en principe que la médecine est à la fois une
science et un art; que la chirurgie est également une science et un

art, et que l'une et l'autre se composent de deux parties fondamentales, savoir, d'une partie théorique et d'une partie technique : d'une partie théorique qui est la science pure ou la coordination dogmatique des principes; d'une partie technique qui est la science appliquée, la collection des règles, et l'art proprement dit. Considérées comme sciences et jugées au point de vue le plus élevé de la généralisation philosophique, la médecine et la chirurgie sont identiques, ou tout un. Elles constituent par leur ensemble la science de l'homme sein ou malade. Considérées comme arts et au même point de vue, c'est autre chose. Elles constituent deux arts particuliers qui diffèrent par la nature des affections qui composent leur spécialité, et surtout par la nature des moyens qu'ils emploient pour atteindre leur but qui, au fond, est le même, la guérison.

C'est donc, rigoureusement parlant, dans la pratique et pour la pratique que s'opère la séparation légitime de la médecine et de la chirurgie, qui ne constituent qu'une seule et même science : la science de l'homme? *Oui, et c'est* dans ce sens que le professeur Frédéric Bérard de Montpellier a répété avec une raison profonde que la médecine domine toutes les parties qui la composent, celles-là même qui semblent jusqu'à un certain point se confondre avec elle. La chirurgie, dit-il, offre-t-elle à la médecine sa partie manuelle et mécanique, celle-ci la reçoit avec reconnaissance, mais avec discernement; elle lui prête à son tour les idées qui lui sont propres dès qu'il est question de la lésion des organes en tant qu'animés de la vie; et elle confond, elle combine ces deux ordres de notions, comme la nature elle-même combine et confond les qualités physiques ou les conditions mécaniques avec les propriétés vitales dans la plupart des maladies. Elle s'empresse de lui assigner sa véritable place; elle lui apprend, ou du moins elle lui répète que la chirurgie n'est qu'une partie de la médecine ou même qu'elle ne serait qu'un simple travail mécanique, qu'un véritable métier qui ne le mettrait pas trop loin de celui de mécanicien ou d'horloger, si elle ne s'élevait jusqu'à elle et n'adoptait franchement ses lois, ses principes, ses inspirations. Elle lui rappelle que pendant longtemps elle n'a pas fait une science à part, mais qu'elle n'était qu'une des parties ministrantes de la médecine, qu'une des trois sections de la thérapeutique, et qu'en dernière analyse, le chirurgien n'est qu'un médecin opérant. Elle lui montre que c'est de la médecine qu'elle tire sa gloire et ses succès comme ses doctrines, et que c'est elle qui se charge pour elle et en son nom d'observer les lésions externes en tant que vitales, et elle n'avoue les travaux isolés de celle-ci que quand ils ont été vérifiés par elle ou du moins par son esprit; elle lui répète avec un noble orgueil que si elle l'a tirée de l'état de dégradation où l'avaient placée des préjugés injustes, une civilisation grossière et barbare, et il faut le dire, les lumières bornées de ses adeptes des divers rangs ; si elle l'a associée au haut degré d'estime qu'elle a toujours occupé dans l'esprit des peuples, ce n'est pas pour être asservie ou dominée par elle; enfin, elle lui déclare que lorsqu'elle a confondu naguère les deux branches de l'art, elle ne brisa pas pour cela dans ses mains le sceptre de la science.— En admettant toutes les propositions de Frédéric Bérard, qui sont exactement vraies, nous devons cependant reconnaître, comme nous l'avons fait au commencement de ce chapitre, que la chirurgie constitue également, par l'ensemble de ses vérités, une science très philosophique qui est la science des faits chirurgicaux recueillis à la clinique des affections traumatiques, et généralisés ensuite et formulés d'après les principes, les méthodes et les règles de la philosophie médicale : or, on entend par faits chirurgicaux tous les faits vitaux qui se rapportent à l'ordre des lésions qui exigent pour leur guérison l'emploi des moyens de la chirurgie, cette science qui, mise en action, a reçu aussi le nom de *médecine opératoire*. Ajoutons encore que l'étude des faits chirurgicaux, comme celle des faits médicaux, ramène toujours l'observateur attentif et savant au dogme de l'unité, de la spontanéité et de l'action médicatrice de la force vitale qui est le dogme suprême en médecine et celui qui la domine tout entière.

Il résulte de cette proposition que le génie de la chirurgie est le même que celui de la médecine, et par conséquent qu'il n'y a pour les deux sciences qu'une seule et même théorie générale qui a sa source commune dans le vitalisme hippocratique. Admettons cependant que, bien que la médecine et la chirurgie s'inspirent des mêmes principes, et qu'elles constituent une seule et même science, il est néanmoins indispensable d'admettre une pathologie externe et une pathologie interne, c'est-à-dire une pathologie des faits médicaux et une pathologie des faits chirurgicaux. La médecine et la chirurgie, considérées comme professions, forment-elles deux arts qui doivent être exercés par deux ordres de praticiens ou d'artistes différents? Oui, très certainement; et nous

dirons même que cette séparation est indispensable et fondamentale, attendu qu'elle repose sur la différence qui existe, d'une part,
entre les faits médicaux et les faits chirurgicaux, et de l'autre entre
les différents traitements que réclament ces deux ordres de faits.
Enfin, ce qui rend la séparation de la médecine et de la chirurgie
indispensable au point de vue de l'exercice de l'art ou de la profession, c'est surtout la somme de connaissances de qualités et
et d'aptitude *différentes* que ces deux arts exigent de la part de
ceux qui les embrassent. Elle est si opposée, qu'on dirait presque
qu'il faut une instruction, une éducation et une organisation spéciales pour exercer l'une ou l'autre de ces deux professions également utiles , et qui résultent toutes deux de la connaissance
approfondie des règles et des principes fournis par la science
expérimentale de tous les faits vitaux. Du reste, on peut dire de
la médecine et de la chirurgie, qui dérivent d'une seule et même
science, ce que Lamartinière disait de l'art du pharmacien et de
celui du teinturier, qui proviennent également d'une seule et
même science, de la chimie. « Les théories de l'art du pharmacien et de l'art du teinturier existent, dit-il, dans la chimie, qui
agrandit et perfectionne chaque jour les procédés de ces arts.
La pharmacie et l'art du teinturier constituent néanmoins deux
professions différentes et distinctes quoique résultant de la même
science. Cette dernière circonstance donne souvent au teinturier
et au pharmacien la faculté d'échanger mutuellement leur emploi,
s'ils parviennent à obtenir l'habileté pratique de l'un ou de l'autre. » Eh bien, disons de même, si les études du médecin et du
chirurgien ont été ce qu'elles doivent être, les heureux échanges
dont nous venons de parler pourront également avoir lieu entre
eux sous les mêmes conditions, et la science de l'homme y trouvera naturellement un grand profit.

L'histoire nous apprend que la médecine et la chirurgie, en tant
que professions, ont été tour à tour réunies et séparées, confondues ou isolées. La première séparation a eu lieu dans la
célèbre école d'Alexandrie, et elle s'est maintenue jusqu'au temps
de Galien. La seconde a été ordonnée, en 1163, par le concile de
Tours, qui allégua pour cause que l'Église abhorre l'effusion
du sang. A dater de cette époque, la chirurgie tomba au pouvoir
des laïques et des gens illettrés, et elle perdit bientôt entre leurs
mains vulgaires sa vieille splendeur et son antique célébrité.

Un fait important à signaler, c'est que la médecine et la chirurgie n'ont jamais été confondues qu'aux premières époques de l'art ou dans des temps malheureux pour l'une ou pour l'autre, alors qu'elles penchaient vers la décadence ou qu'elles avaient complétement atteint cet état. Et c'est tellement vrai, que la nature même de leurs rapports nous fournit un indice certain de leur état de prospérité ou de souffrance. Ainsi, elles se séparent quand elles prospèrent; elles se rapprochent quand elles languissent, et leur fusion complète est toujours pour la science de l'homme un temps de ralentissement ou d'arrêt. Voilà ce que nous apprend leur histoire. En effet, tant que la chirurgie moderne a brillé du vif éclat qu'elle devait à la célèbre Académie de chirurgie, à la réputation européenne des J. L. Petit, des Garangeot, des Louis, des Lecat et des Pouteau, à la grande renommée de l'école de Desault, qui a fourni tant d'opérateurs fameux, et qui a porté la chirurgie française à un degré de splendeur encore inconnu aux autres siècles : eh bien, pendant tous ces temps, disons-nous, il y eut une véritable et salutaire séparation entre la médecine et la chirurgie. On comptait de grands médecins et de grands chirurgiens, mais les parts et les honneurs étaient distincts, et chacun ne voulait que son titre qu'il portait avec orgueil. Celui-ci était médecin et celui-là chirurgien. Le public le savait, et tout le monde y gagnait; mais ces temps de prudente et sage séparation n'ont pas duré, et cette ère de prospérité et de célébrité a disparu complétement à la création de l'Académie de médecine actuelle qui embrasse tout et confond tout, la médecine et la chirurgie, la pharmacie et l'art vétérinaire. Il en résulte, qu'il n'y a dans cette Compagnie, ni enthousiasme, ni prestige; on y vit, au jour le jour, de sa petite encyclopédie et de sa petite tranquillité, et l'on s'y morfond dans le sentiment béat d'une véritable satisfaction mutuelle, alors qu'entre de tels hommes il pourrait, avec un peu d'émulation, y avoir tant de mouvement et de gloire. Nous comprenons jusqu'à un certain point que les chirurgiens d'autrefois aient constamment aspiré à réunir la médecine et la chirurgie en une seule et même profession, parce que dans ces temps, déjà anciens, la médecine était seule honorée et puissante; parce que les médecins des premières époques, la plupart ecclésiastiques ou gens de grand état, parvenaient seuls aux canonicats, aux évêchés, aux archevêchés et aux places de conseillers dans les cours souveraines; tandis que les chirurgiens croupissaient dans les régions inférieures, obscures, ignorants et

ignorés, confondus avec les étuvistes, les herboristes, les banda-
gistes, les accoucheurs, les rebouteurs, et tous ces gens des cor-
porations intermédiaires aux médecins gradués et aux docteurs
régents qui absorbaient tous les honneurs. Mais, aujourd'hui que
les chirurgiens, qui jouissent, à juste titre, de toutes les prérogatives des médecins, se remuent et se démènent encore pour
maintenir et affermir ce triste et stérile amalgame de deux professions qui se heurtent, et qui ne peuvent former que des médicastres à deux fins, c'est ce que nous ne saurions ni comprendre,
ni justifier. Remontons donc à cet hermaphrodisme des professions et renonçons pour le grand bien de l'humanité à la séparation favorable de la médecine et de la chirurgie.

Quels seraient les rôles respectifs du médecin et du chirurgien
dans l'hypothèse d'une nouvelle séparation entre les deux professions? Rien de plus simple. Au médecin appartiendraient
d'abord toutes les affections internes, vitales ou fonctionnelles,
et, parmi les affections organiques, celles qui ne réclament que
par exception l'usage des instruments ou l'emploi des appareils,
et que l'on parvient ordinairement à guérir par les moyens
diététiques et les secours de la pharmacie.

Au chirurgien, au contraire, reviendraient toutes les lésions
organiques produites par des causes physiques, mécaniques ou
chimiques, et toutes les affections qui, pour être guéries, demandent l'emploi des instruments et des ressources de la chirurgie.
Au médecin reviendrait encore la guérison de toutes les réactions
et des désordres consécutifs opérés dans les forces vitales par le
fait même des réactions, tandis que le chirurgien s'occuperait spécialement du traitement relatif au déplacement des parties, aux
solutions de continuité, aux compressions, aux dilatations, aux dila-
cérations, aux brûlures, aux fractures et aux luxations. Et cette
division d'attributions aurait encore un grand avantage, celui de
faire ressortir les qualités différentes de ces guérisseurs différents.

Nous l'avons déjà dit, il faut que le médecin ait des formes
bienveillantes; qu'il soit doué d'une sensibilité exquise, d'une
grande douceur, d'une résignation à toute épreuve; qu'il sache
parler au cœur, à l'âme, aux passions; qu'il ait pour toutes les
infortunes des consolations et des secours; qu'il connaisse toutes
les ressources de l'esprit et les secrets du langage, afin de lutter
avec son malade contre toutes les misères factices ou réelles de
la vie. Eh bien, le chirurgien n'a que faire de ces qualités au

même degré; disons plus, il lui faut presque des qualités opposées. En effet, une certaine brusquerie lui convient assez, car une
sensibilité trop vive nuirait à l'exercice de son art qui réclame
plutôt une nature forte, un peu sèche, entreprenante et décidée
à agir promptement et résolûment. Et le malade ne s'en plaint
pas; nous dirons même que l'opération une fois terminée, il est
presque toujours enchanté d'avoir été un peu rudoyé et pris au
vif. En résumé, le médecin doit être doux et patient; le chirurgien, au contraire, doit être inflexible et résolu. Le désir de se
faire une riche et abondante clientèle est un de ceux qui préoccupent le plus le jeune médecin. Cependant une immense clientèle n'est point un bien aussi désirable qu'on peut le supposer.
Voici ce qu'a dit à ce sujet le docteur Reveillé-Parise, cet observateur si judicieux et si vrai. Nous croyons devoir répéter ses
propres paroles dans l'intérêt même du jeune médecin. « Une
grande clientèle, dit-il, est une grande servitude; on y perd incontestablement le premier bien de ce monde, la liberté; et cet
esclavage est d'autant plus dur qu'il est de tous les instants. Je le
dis sincèrement, les courageux confrères qui ont accepté ce fardeau méritent d'être remarqués. Il faut les plaindre, les honorer
et surtout ne pas envier leur sort. Mais quelle vie, mon Dieu!
que celle-là; quelle glèbe à retourner! quel rocher de Sisyphe à
pousser!... N'avoir pas un jour, pas un instant dont on puisse
dire : Il est à moi. Voir passer tout le temps de sa vie, tous les
beaux jours du printemps et de l'été sans avoir goûté le plaisir
de vivre à son heure et à son loisir, d'être à soi et aux siens; se
lever tous les matins avec le même poids à soulever, le même
sillon à creuser; se coucher, se nourrir, se reposer quand on peut,
et toujours avec la certitude de recommencer le lendemain, et
après et sans fin. A moins d'être malade, ne pouvoir échapper à
ses rudes travaux, mais y être attaché, parqué, enchaîné toute sa
vie; avoir perdu le sentiment du bien-être intime du repos, de la
solitude; renoncer aux exquises et pures jouissances de l'esprit et
des arts, ou du moins ne les goûter que par instants et comme
furtivement. Vivre du matin au soir avec les malades, par les
malades et pour les malades qui, à raison de la réputation et de
l'espoir qu'ils en conçoivent, ne vous laissent ni repos ni trêve;
assister sans cesse à des scènes désolantes qui vous brisent ou
qui vous bronzent l'âme et le cœur! Voilà certes un succès dont
la perspective est infiniment plus flatteuse que la possession

elle-même. Non, on ne sait pas assez de quelle somme de patience, de courage et de résignation il faut être doué pour endurer le supplice d'une active et forte clientèle. » Voilà un très sombre, mais très véridique tableau, et c'est en vain qu'on voudrait en adoucir les tons et les couleurs, en étalant les honneurs et les bénéfices de la clientèle, car le même écrivain s'est chargé de répondre à toutes les objections, et sa réplique est péremptoire : « Avec de grandes places, avec une clientèle riche et nombreuse, dit-il, on amasse effectivement de l'argent, beaucoup d'argent. Il n'y a qu'une difficulté, c'est qu'on ne s'en sert pas. On l'accumule à un, à dix, à vingt, à cent degrés ; mais, pour la personne, c'est absolument comme s'il n'était pas. Montaigne nous en avertit : C'est le jouir et non le posséder qui constitue la vraie richesse ; qu'importent donc des millions s'ils ne sont bons que pour eux-mêmes, par une puissance purement intrinsèque et non pour un bonheur réel, évident, incontestable. Je conçois l'argent qui se métamorphose en indépendance, en repos, en plaisirs, en jouissances, en bonnes œuvres ; autrement je nie son pouvoir, et je dis comme Vauvenargues : « Il est faux qu'on ait fait fortune quand on ne sait pas en jouir. »

Nous devons signaler encore aux jeunes médecins un écueil dans lequel ils tombent très souvent, parce qu'ils se laissent entraîner par l'attrait de la renommée et par l'espoir de trouver quelques compensations à certaines épreuves. Nous voulons parler de la manie d'écrire qui arrache tous les jours à la pratique des hommes appelés à y briller, et qui les précipite dans un abîme où mille ambitions s'agitent sans résultat. Que le jeune médecin sache donc bien que le public lui pardonnerait peu ses velléités d'auteur, et que les succès littéraires sont eux-mêmes presque toujours préjudiciables à ceux qui visent à la clientèle. On permet au médecin d'être oisif, ignorant, incapable, mais on ne souffre pas qu'il fasse marcher de front l'art de bien savoir et de bien écrire. C'est ainsi que Stahl, Barthez, Haller, Vicq d'Azyr, c'est-à-dire les meilleurs écrivains de la médecine, n'ont jamais eu qu'une clientèle fort ordinaire. Il est de fait qu'ils ont gouverné, dirigé et régenté les esprits, qu'ils ont fait école et autorité, mais ils sont tous restés pauvres ou sans fortune. Et ces temps d'autrefois sont encore ceux d'aujourd'hui ! En effet, nos plus grands maîtres, ceux qui à l'Institut ou à la Faculté occupent le premier rang par leurs écrits ou par leurs leçons, sont encore ceux qui ont le moins de clientèle ou qui n'en ont pas du tout. Enfin, demandez à nos meilleurs auteurs ce que leur rapporte leur clientèle, et ils vous répondront tous qu'ils la donneraient pour un capital de quelques sous !... Ceci vous explique comment on rencontre tant de talents errants qui, pour ne pas mourir sous le poids de leur capacité qui n'a pas de cours, se débattent en souffrant dans des emplois tout à fait étrangers à leur profession. Vous tous qui débutez dans notre carrière, faites donc votre profit de ces renseignements, et si vous aimez la vie calme et tranquille, fuyez l'encre et le papier ; achetez des livres et n'en faites pas.

Les devoirs moraux du médecin ont été tracés d'une manière si éloquente par Alibert, que nous ne saurions mieux faire que de laisser parler l'illustre professeur. « Que le médecin, dit-il, immole sa vie entière au soulagement de l'humanité, qu'il soit pénétré de respect pour le caractère sacré du malheur, et qu'il se montre compatissant et généreux. Pour soulager une infortune, il faut souvent plus de cœur que de génie : qu'il porte un baume consolateur sur les plaies de l'âme, qu'il cherche du moins à essuyer les larmes lorsqu'il ne peut les étancher. Si l'espoir l'abandonne, que son courage lui reste, qu'il ne cesse de disputer la vie aux dernières atteintes de la mort ; qu'il éloigne tout ce qui peut anticiper les longues heures d'une cruelle agonie ; que ses malades, rassurés par ses discours, quittent avec moins de déchirement le jour inquiet de l'existence. La prudence est une des qualités les plus nécessaires au médecin philosophe : elle réglera la marche souvent trop ardente de son génie, et la rendra plus utile en la dirigeant ; il observera longtemps les faits avant de chercher à les expliquer ; il portera ses décisions avec une sage et religieuse maturité. La dignité de son sacerdoce doit le rehausser à ses propres yeux : il traitera, néanmoins, ses semblables avec cette familiarité noble et touchante qui tout à la fois impose le respect et sollicite la confiance ; il gardera fidèlement le sceau du secret pour celui qui n'aura pas craint de lui confier les effets honteux de ses faiblesses et de ses passions ; il guérira jusqu'aux maux que l'on cache en feignant de les ignorer. Ni le sordide intérêt, ni l'opprobre de la vénalité ne profaneront la sublimité de son art : il ambitionnera des bénédictions et non de l'or ; il portera l'espoir et la consolation dans la cabane du pauvre aussi bien que dans le palais du riche ; il fera le bien au milieu même de l'injustice et des ingrats. Que son âme épurée se tienne constamment exempte de superstitions et de préjugés; qu'il sacrifie jusqu'à sa réputation si le salut de l'homme l'exige; qu'il avoue ses fautes avec candeur; qu'il soit modeste dans ses succès; enfin qu'il respecte Dieu, dont son art lui démontre à chaque instant la toute-puissance et la bonté. » Il est un moyen sûr de mériter cette haute considération, qui est la plus brillante auréole du médecin, c'est de rester constamment fidèle aux devoirs pieusement imposés par Hippocrate dans son magnifique serment, dont nous reproduisons ici le texte.

« Je jure par Apollon, par Hygie, par Panacée, et par les dieux et déesses, que je prends à témoin, que j'accomplirai de tout mon pouvoir, et selon mes connaissances, ce serment tel qu'il est écrit.

» Je regarderai comme mon père celui qui m'a enseigné la médecine; je l'aiderai à vivre et lui donnerai ce dont il aura besoin. Je regarderai ses enfants comme mes propres frères. S'ils veulent apprendre cet état, je le leur enseignerai sans argent ni obligation par écrit; je leur ferai connaître ses principes, je leur en donnerai des explications étendues; je leur communiquerai généralement toute la doctrine comme à mes enfants, à eux et aux disciples qui auront été immatriculés et qui auront prêté le serment suivant l'usage de la médecine, mais non à d'autres que ceux-là.

» J'ordonnerai aux malades le régime convenable, d'après mes lumières et mon savoir. Je les défendrai contre toutes choses nuisibles et injustes. Je ne conseillerai jamais à personne d'avoir recours au poison et j'en refuserai à ceux qui m'en demanderont. Je ne donnerai à aucune femme de remèdes pour la faire accoucher avant son terme. Je conserverai ma vie pure et sainte aussi bien que mon art. Je ne taillerai point les personnes qui ont la pierre; je laisserai cette opération à ceux qui en font profession. Lorsque j'entrerai dans une maison, ce sera toujours pour assister des malades, me tenant pur de toute injustice et de toute corruption avec les hommes et les femmes, esclaves ou libres. Tout ce que je verrai ou j'entendrai dans le commerce des hommes, soit dans les fonctions ou hors des fonctions de mon ministère, et qui ne devra point être rapporté, je le tiendrai secret, le regardant comme une chose sacrée.

» Ainsi puissé-je vivre longtemps, réussir dans mon art, et devenir célèbre dans tous les siècles, comme je garderai ce serment sans en violer un seul article. Si j'y manque et me parjure, qu'il m'arrive tout le contraire. »

CHAPITRE VI.

DE LA PHILOSOPHIE EN GÉNÉRAL. — DE LA MÉTHODE QUI DOIT PRÉSIDER A LA RECHERCHE, A LA VÉRIFICATION ET A LA DÉMONSTRATION DE LA VÉRITÉ. — APPLICATION DE CETTE MÉTHODE A LA MÉDECINE. — DÉFINITION ET OBJET DE LA PHILOSOPHIE MÉDICALE.

> L'application de la méthode de vérification scientifique à la médecine a rationalisé cette science. Elle l'a dégagée des égarements du philosophisme, des entraves du scepticisme, des dangers de l'empirisme, et l'a ainsi placée sur la voie des sciences physiques.   (GOLFIN.)

La philosophie est la science des faits et de leurs rapports. Elle a pour objet de connaître la vérité en toute chose et d'en chercher l'explication. Elle répond à trois sujets différents : Dieu, l'univers et l'homme.

Dans le principe, la philosophie embrassait toutes les connaissances humaines, et elle était en quelque sorte l'ensemble de toutes les sciences. Aujourd'hui elle est simplement la science qui indique les méthodes propres à acquérir des principes et à conquérir des idées dans les différents ordres de faits de la nature qu'une sage prévoyance a répartis de telle sorte, que l'étude de l'univers matériel appartient à la physique et à la chimie ; l'étude de Dieu à la théodicée et à la théologie, l'étude de l'homme à la médecine. Mais il n'y a point de science, à proprement parler, dans des faits isolés et dans des collections éparses. Il faut à ces faits et à ces observations, pour les faire passer à l'état de science, quelque chose qui les anime, qui les vivifie, qui leur serve de base et de soutien ; en un mot, il leur faut un principe dirigé par une méthode. Eh bien, la philosophie est la science des méthodes, et par conséquent la source réelle des autres sciences. C'est elle qui a donné ce caractère à la physique et à la chimie en posant l'attraction et l'affinité comme des principes et en indiquant les lois de ces principes ; c'est elle qui a fait une science de la médecine en formulant le grand fait de la force vitale et les lois de la vie.

Les sciences et les arts ont chacun leur philosophie, car tout se fait dans l'univers en vertu de certains principes et de certaines lois, et découvrir ces principes et ces lois à l'aide des méthodes, c'est faire de la philosophie. Le médecin, l'architecte, le peintre et même l'ouvrier agissent chacun en ce qui les concerne, d'après une méthode et des règles imposées par un principe qui est en quelque sorte le génie de leur œuvre et qui en constitue la théorie. Or, cette théorie est la science et le mobile de leur pratique, et elle prend le nom de *philosophie de l'art*, lorsqu'elle s'applique à des choses d'un ordre très élevé. En résumé, la certitude est le but suprême de la philosophie, et la sagesse est le propre du philosophe. Il ne voit pas par les yeux des autres, mais par les yeux de son esprit. Il ne se soumet point sans examen au joug des écoles, mais il cède seulement aux convictions qui naissent de l'évidence. Enfin, il oppose sa raison à l'usage, et sa conscience à l'opinion.

Le propre de la philosophie est d'indiquer les procédés logiques à l'aide desquels on peut en tout ordre de choses acquérir des idées justes. La philosophie fait connaître ensuite, sous forme de résumé dogmatique, les vérités conquises et formulées à la faveur de la vraie méthode de raisonner. La philosophie pose en principe qu'en toute constitution scientifique il faut grouper les faits par leurs rapports naturels en les rattachant à une cause qui doit être le produit de l'analyse et de la synthèse, le résultat logique du raisonnement et l'expression abrégée des conséquences déduites. Elle ajoute qu'une science est exacte : 1° lorsque tous les faits qui la constituent peuvent se rapporter à un principe ; 2° lorsque ce principe explique tous les faits ; 3° lorsque avec un nom logiquement donné à ce principe, on peut, comme en mathématique, dégager des inconnues et formuler des lois.

Ainsi donc la découverte et l'admission d'un principe sont indispensables pour poser, coordonner et généraliser les faits et fonder une doctrine ou une science. En effet, sans un principe, point de généralisation ; sans généralisation, pas de science ; sans science, pas d'art, et, par conséquent, pas de pratique véritable, mais seulement des tâtonnements et des routines. Du reste, la nécessité des principes généraux a toujours été si bien sentie par les philosophes, qu'à défaut de vrais principes, ils en ont imaginé de fictifs, créant ainsi des hypothèses pour expliquer les faits dont les mobiles leur échappaient. Mais, telle est la loi, et elle est inexorable : il faut, en toute chose, essuyer l'erreur avant d'arriver à la découverte de la vérité ; et il est évident qu'il y a une foule de sottises que nous répéterions encore aujourd'hui, si elles n'avaient déjà été dites par nos devanciers et condamnées par les écoles qui ont pour office d'épurer, de châtier et de discipliner les idées. Or, si l'on veut bien se rappeler que cette critique publique existe depuis plus de deux mille ans, on reconnaîtra que nous devons être mieux éclairés que nos prédécesseurs, et, par conséquent, qu'un bon esprit de notre siècle est, comme l'a fort bien dit de Fontenelle, un esprit composé de tous les bons esprits des siècles précédents.

On désigne, sous le nom d'époque philosophique, un laps de temps durant lequel toutes les théories et les systèmes qui apparaissent présentent un caractère général et comme une physionomie propre qui tiennent à une idée ou à un principe qui règnent despotiquement et qui impriment leur expression à tout ce qui surgit pendant leur durée. Chaque époque philosophique a pour origine l'avénement ou le triomphe d'un principe quelconque généralement adopté. On compte trois grandes époques philosophiques principales, savoir : l'époque de l'observation muette, l'époque des hypothèses, et l'époque de l'induction ou de la recherche des causes expérimentales. En tout ordre de faits, il y a trois choses à acquérir : 1° la connaissance des phénomènes ; 2° la connaissance de la cause de ces phénomènes ; 3° la connaissance de la loi qui les gouverne. On acquiert toutes ces connaissances à la faveur d'une bonne méthode. On donne le nom de méthodes à des moyens artificiels que l'esprit emploie pour arriver à la découverte, à la généralisation et à la vérification des faits et à la démonstration de la vérité. Elles ont pour but de concilier l'économie du temps avec l'exigence du travail, et elles sont, en dernier résultat, comme l'échelle et le soutien de l'intelligence. C'est ce qui a déterminé Bacon à désigner, comme un organe, *organum*, la méthode philosophique considérée dans son ensemble ; et, effectivement, selon la remarque de Laromiguière, on peut la regarder comme un instrument qui fonctionne par rapport à l'intelligence, comme les sens fonctionnent par rapport au corps. On rapporte à trois méthodes les procédés logiques que l'intelligence emploie pour arriver à la découverte de la vérité : ce sont la méthode religieuse, la méthode hypothétique et la méthode scientifique. La méthode religieuse a pour principe, la révélation, la tradition, l'autorité religieuse et la foi. La méthode hypothétique, appelée par Bacon, *anticipatio natura*, est l'œuvre même de l'hypothèse. Elle érige en principe une hypothèse quelconque, une idée préconçue par sentiment, par aspiration ou par émotion; puis, de cette première hypothèse, qui pose en fait ce qui n'est encore qu'en question, elle descend à l'énumération et à la systématisation des faits secondaires qu'elle s'efforce de lier par leurs analogies les plus frappantes, afin de formuler par eux la valeur inconnue exposée dans l'énonciation du problème et contenue dans l'hypothèse. Cette méthode a été suivie par Thalès, Platon, Aristote, Épictète, Descartes. Elle est infidèle et dangereuse sous beaucoup de rapports. La troisième méthode est la méthode expérimentale ou scientifique. Elle consiste à n'admettre comme principe que ce qui est avéré ou démontré par l'observation, l'expérience, le raisonnement ou la conscience. Elle recommande de procéder analytiquement du simple au composé, du composé au compliqué, et de s'élever prudemment des phénomènes aux forces, des forces aux lois, des lois aux causes générales, et de ces causes générales à la cause première fondamentale et absolue, qui est le commencement et la fin de tous les phénomènes qui, ainsi coordonnés et rétablis par la synthèse, constituent la science véritable appuyée sur ses bases inébranlables.

En général, on attribue à Bacon de Vérulam la découverte ou la création de la méthode analytique, perfectionnée depuis par Locke et par Condillac. Mais c'est une erreur, car cette méthode appartient à Hippocrate. Oui, c'est au père de la médecine que la science des idées doit sa théorie, ses procédés, ses méthodes; en un mot, sa philosophie tout entière. Voilà du reste la part qui revient à chacun : Hippocrate a indiqué le principe et le moyen; Platon et Aristote ont formulé les règles; Bacon a tracé la méthode, et enfin Locke et Condillac ont appliqué et vulgarisé cette méthode, qui est devenue, par ses propres avantages, la méthode scientifique par excellence. Ainsi donc, pour être juste, on doit reconnaître que la méthode de Bacon et de Descartes n'est qu'une heureuse application de la grande leçon donnée par Hippocrate et comme l'éclatante confirmation de sa haute philosophie. Tout observateur philosophe, en appliquant son attention à un ordre de faits, se propose nécessairement de connaître les phénomènes propres à cet ordre de faits, de découvrir la cause qui les produit, d'en indiquer la loi, d'en donner la formule et la raison. Il a recours dans ce but à la méthode scientifique, enseignée par la logique, qui est la collection des règles propres à diriger l'intelligence et l'attention dans la recherche et la démonstration de la vérité. On peut établir en principe qu'il y a deux sortes d'observations : l'observation muette et l'observation active.

Par l'observation muette, on se contente de suivre, d'observer et de constater les faits ; par l'observation active, on cherche à se rendre compte de la cause de la loi et du but de ces faits. Quand on a observé les faits et que l'on veut savoir ce qu'ils contiennent et à quoi ils aboutissent, on a recours à la méthode scientifique que Bacon a surnommée avec raison l'*interprétation de la nature*, et l'on emploie successivement l'analyse, la synthèse, l'induction et la déduction, qui est comme la contre-épreuve de l'induction. Par l'analyse on dissèque les faits, si l'on peut s'exprimer ainsi ; par la synthèse on reconstitue les faits que l'on a divisés ; par l'induction on tire de ces faits patiemment observés les principes et les lois générales qu'ils contiennent. Enfin, par la déduction, on contrôle toutes ces épreuves et l'on met le dernier sceau à ses découvertes. Cette progression graduée doit être rigoureuse ; en effet, si l'on débute par l'induction avant d'avoir suffisamment observé, on se perd dans des hypothèses ou des affirmations aventureuses. Et d'autre part, si l'on s'en tient à l'observation muette et passive des faits sans remonter à leurs causes et à leurs lois, sans essayer de les généraliser et de les systématiser à la faveur du principe qui les anime, on reste au-dessous de la raison philosophique qui seule féconde les faits et leur assigne leur portée et leur véritable valeur. L'analyse a pour objet de décomposer en leurs divers éléments les différentes parties d'un tout, phénomène, fait ou discours. Le propre de la synthèse, au contraire, est de reconstituer ce tout et d'en présenter l'ensemble. Par l'analyse on juge mieux les détails ; par la synthèse on connaît mieux l'ensemble. Il faut cependant que l'analyse ne soit ni trop étroite, ni trop vaste : dans le premier cas, elle éclaire imparfaitement l'esprit ; dans le second, elle l'embarrasse. L'écueil de la synthèse est la précipitation. En résumé, l'analyse et la synthèse forment une seule et même méthode, ou, pour mieux dire, ce sont deux procédés ou deux moyens de la même méthode : par l'analyse on remonte du particulier au général ; par la synthèse on descend du général au particulier. Enfin, dans la recherche de la vérité, on commence par l'analyse et l'on finit par la synthèse. Dans la démonstration de la vérité on commence, au contraire, par la synthèse et l'on termine par l'analyse.

Par l'induction on remonte des phénomènes aux causes, des causes aux lois, et des lois au principe de ces phénomènes, de ces causes et de ces lois. L'induction se développe par trois moyens différents, par l'abstraction, la généralisation et la classification. Par l'abstraction, nous isolons les unes des autres, pour les mieux étudier, les qualités inhérentes à un même sujet ou à un même objet. Le mot abstraction se dit à la fois de la faculté d'abstraire, de son exercice et de son produit. C'est une erreur de croire que le mot abstraction est synonyme de difficulté. Rien, au contraire, n'est plus facile à comprendre que ce qui est abstrait. En effet, on embrasse plus facilement telle ou telle qualité d'un objet que cet objet même dans son ensemble, et, en général, plus une idée est abstraite ou séparée des idées qui la surcomposent, plus elle est claire et facile à saisir. Disons mieux, les sciences ne reposent en définitive que sur des abstractions, et elles ne font même qu'abstraire de la nature universelle un certain ordre de faits. Ainsi la géométrie abstrait l'étendue, la physique abstrait le corps, la métaphysique abstrait les forces; et une science qui ne serait pas abstraite serait universelle, et constituerait par conséquent la science même de Dieu.

La généralisation est un procédé par lequel nous étendons à toute une classe de phénomènes ou de faits une notion abstraite qui leur est commune et qui les domine. C'est sur la généralisation que reposent les sciences, et à un tel point, que, sans elle, il n'y a point de sciences proprement dites, mais seulement des amas de faits, des collections d'observations. C'est la généralisation qui anime les faits et qui les vivifie en les rattachant à une loi; et cette loi à un principe, à une volonté, à un ordre préétabli. La généralisation engendre la classification qui nous fait remonter méthodiquement des individus aux variétés, des variétés aux espèces, des espèces aux genres, et, en dernier ressort, des genres aux classes, qui embrassent les genres, les espèces, les variétés et les individus. Le grand avantage des classifications est de soulager la mémoire et d'économiser le temps en limitant le nombre des choses et en les groupant sous des chefs principaux. La déduction est la contre-épreuve de l'induction. Elle consiste à descendre d'une notion générale ou abstraite, c'est-à-dire d'un principe dûment établi aux notions particulières qui y sont contenues. Elle tire successivement d'un premier fait ou d'une première conséquence plusieurs autres faits ou plusieurs conséquences; enfin, elle complète ainsi par une sorte de vérification le travail de l'induction. Tels sont les premiers principes de la philosophie; nous avons cru devoir vous les rappeler, parce qu'ils sont l'âme de toutes les constitutions scientifiques, et qu'on ne saurait établir une science sans les mettre en pratique.

Si maintenant nous voulons savoir quelle est la méthode philosophique qui doit présider à la recherche, à la vérification et à la démonstration des vérités médicales, nous reconnaîtrons que cette méthode est exactement celle que nous venons d'exposer, c'est-à-dire la méthode scientifique vulgarisée par Bacon, et qui appartient de fait et de droit à Hippocrate, son fondateur. Ainsi donc faire de la philosophie médicale, c'est appliquer à la médecine les lois de la philosophie générale; c'est apporter dans son étude les principes et les règles qui la dominent. Enfin, c'est unir les faits vitaux et leurs rapports d'après les termes et les enseignements de la logique et de la méthode inductive et expérimentale. La philosophie médicale, rigoureusement définie, est la science qui préside à ce travail et qui en résulte. Quel est le but de la philosophie médicale? La philosophie médicale a pour but de faire connaître la méthode à suivre pour arriver à la découverte des principes les plus élevés de la médecine considérée comme science et comme art, et d'exposer ensuite les vérités générales et fondamentales conquises à la faveur de cette méthode; vérités qu'elle systématise dans une large synthèse qui est l'expression de la science médicale et qui constitue cette science de *dernière main* que Bacon appelait *philosophia secunda, sive scientia*, et qui doit, selon lui, former, en tout ordre de connaissances, un corps de principes d'une évidence incontestable et d'une vérité pratique. Maintenant connaît-on bien dans les écoles la vraie méthode philosophique, ou du moins en fait-on rigoureusement, religieusement l'application aux sciences médicales? Malheureusement, non; et c'est une grande faute, car en procédant à l'aide de méthodes différentes, on aboutit inévitablement à des conséquences et à des conclusions opposées. Bien plus, il arrive encore qu'à défaut d'une méthode philosophique et surtout unitaire, chaque professeur a sa manière, ses procédés, son système, son langage, et que ses idées, ses opinions, ses classifications, et jusqu'aux dénominations qu'il emploie, diffèrent essen-

tiellement de celles de ses collègues qui professent dans la même
école et qui traitent le même sujet! Or, jugez de l'embarras d'un
malheureux élève qui tombe dans une pareille Babel!... On pré-
viendrait tous ces abus et leurs fatales conséquences en astrei-
gnant tous les professeurs d'une école à vivre de la même vie
scientifique et à coordonner leur enseignement d'après les principes discutés en commun, arrêtés en conseil, et réunis comme
dogmes en corps de doctrine, pour être enseignés ensuite par la
Faculté tout entière. On aurait ainsi, et à cette condition seulement, une véritable école, tandis que nous n'avons guère que des
Facultés qui ont la faculté de ne pas faire école. Nous devons faire
une exception cependant en faveur de l'école de Montpellier,
et c'est précisément cette exception parfaitement reconnue qui a
placé si haut cette école célèbre vraiment digne de ce nom. En
effet, il y a toujours eu unité de principes, unité de vues, unité
de but et unité d'enseignement entre tous les professeurs, alors
que les habitudes et le langage des autres maîtres rappelaient
encore, comme aujourd'hui, le chaos et la confusion. Selon le
professeur Golfin, à Montpellier, on constate les lois générales
ou les rapports nécessaires qui découlent de la nature des choses
ou des faits primitifs, et l'on emploie dans ce but la méthode
mixte préconisée en médecine par Barthez. Elle consiste à fonder
le dogme en médecine sur l'analyse et sur la synthèse des observations, c'est-à-dire sur des séparations de faits qui sont liés entre
eux et qui doivent être distingués, et sur des résultats qu'on forme
de faits séparés et qui sont analogues. Mais laissons parler le
savant professeur ; personne ne saurait donner, en de meilleurs
termes, une idée et plus haute et plus juste de l'école à laquelle il
appartient. « Notre doctrine, dit-il, est l'union systématique,
légitime et harmonieuse de l'ensemble des faits médicaux opérée
d'après les règles de la philosophie expérimentale. Elle a pour
fondement la cause de la vie, quelle qu'elle soit, et pour règles
une méthode dont l'esprit est tout expérimental, parce qu'elle ne
dépasse jamais les limites que les sens et la raison lui ont prescrites. Elle se distingue des autres doctrines, plus ou moins
incomplètes, soit par leur caractère d'exclusion, soit par l'hétéro-
généité de leurs principes, en ce qu'elle est remarquable par l'unité
de sa base et la concordance de ses dogmes qui sont puisés dans
la véritable interprétation de la nature; et l'on sait que l'unité
d'une doctrine est le principe de sa bonté, de son excellence et de

son succès. Elle suffit à toutes les exigences d'un esprit méditatif et juste, et elle est, dans son application à la pratique médicale, le guide le plus assuré que l'on puisse invoquer dans l'état actuel de la science. En effet, la méthode expérimentale qu'elle met sans cesse en exercice repose sur ce solide appui de l'observation, de l'expérience et du raisonnement le plus direct et le plus sévère, d'où toutes les vérités de fait découlent. Elle répète sans cesse que l'on ne doit s'élever à des assertions générales qu'après avoir rassemblé, comparé et combiné le plus grand nombre de faits possibles; que l'on ne doit jamais pénétrer jusqu'à l'essence des choses; qu'on ne doit jamais s'occuper que des liaisons, des rapports des phénomènes ou de leurs lois; c'est par elle qu'on remonte des phénomènes aux causes. On n'y emploie enfin les termes abstraits de forces, de principes, de facultés, que comme des formules génériques à l'aide desquelles on classe les divers faits pour en mieux saisir l'ensemble et les rapports. » En se pénétrant profondément des principes que nous venons d'exposer dans ce chapitre, on recueillera un double avantage : d'abord on se fera en médecine des idées justes et vraiment philosophiques; puis on deviendra, en quelque sorte, l'arbitre de ses propres pensées et de celles des autres, en les soumettant comme à un contrôle sans appel aux procédés de vérification scientifique enseignés par la méthode expérimentale et philosophique.

Si nous appliquons à la médecine théorique la méthode que nous venons d'exposer, nous arriverons à constater qu'entre tous les faits qui composent la science médicale, il n'y en a pas de plus général et de plus élevé que le fait même de la vie, qui domine tous les autres. Nous reconnaîtrons qu'il est réellement le dernier terme auquel l'esprit humain puisse aspirer, et que ces mots, force vitale, forces nerveuse, formatrice, conservatrice et médicatrice, constituent la formule ou l'expression la plus abrégée des idées qu'on peut se faire de l'activité de l'organisme. Nous pressentirons même que toutes les actions vitales seront un jour facilement ramenées aux lois d'une mécanique supérieure, que nous appelons dès actuellement la physique et la chimie vivante; et que réellement admettre, pour expliquer les phénomènes des corps vivants, l'existence d'une force vitale, et même d'un fluide nerveux, c'est procéder comme les physiciens qui désignent sous le nom de fluide électrique l'agent inconnu d'une force qui se manifeste dans la nature par la succession d'un ordre déterminé de phénomènes. Toutefois, disons-le bien, ces idées ne seront complétement reçues en médecine, dans cette science presque universelle qui a pour sujet l'être le plus compliqué de la création, et pour objet l'étude de la nature tout entière, que lorsque les dogmes des sciences physiques seront eux-mêmes universellement acceptés. Mais, en revanche, dès qu'il en sera ainsi, on fera de la médecine une science aussi exacte que toute autre science, et l'on arrivera, dans un temps qui ne saurait être éloigné, à cette certitude médicale qui est encore un objet de doute pour le vulgaire, et toujours un sujet d'intérêt pour les familles. Du reste, nous le répétons encore : en rattachant tous les faits vitaux à l'innervation ou à l'action nerveuse, nous faisons ce que font les physiciens qui rapportent tous les faits physiques à l'attraction, ce que font les chimistes qui rattachent tous les faits chimiques à l'affinité, ce que font enfin les mathématiciens qui soumettent tous les faits géométriques à l'unité, à ce signe collectif et individuel, qui est par sa simplicité et son étendue la plus puissante des expressions abrégées et la formule philosophique par excellence. De plus, la philosophie médicale recommande d'admettre provisoirement autant de causes différentes qu'on reconnaît expérimentalement d'ordres de faits différents pouvant être groupés sous la discipline de causes spéciales différentes. Or nous ne ferons encore ici que mettre à profit cette règle en ramenant à des causes procédant de la force vitale, à la sensibilité et à l'irritabilité, les divers phénomènes que présente l'économie vivante, à savoir : les phénomènes de sensation et les phénomènes de réaction, causés les uns par l'action des agents modificateurs, et les autres par l'action de la nature, c'est-à-dire par l'action de cette force inhérente à l'économie animale, en vertu de laquelle elle réagit à l'occasion des impressions où des modifications qu'elle éprouve. Enfin, maintenant que nous sommes armés d'une méthode et d'un principe, nous pouvons aborder franchement et utilement l'histoire de la médecine, cette science pleine de mille autres, qui n'est en réalité que l'histoire de l'esprit médical et des différents systèmes qui ont tour à tour régné en médecine.

DEUXIÈME PARTIE.

RÉSUMÉ ANALYTIQUE DE L'HISTOIRE DE LA MÉDECINE.

> L'histoire est l'école commune du genre humain ; elle
> est également ouverte à tout le monde ; elle a toujours
> été regardée comme la lumière des temps, la dépositaire
> des événements, le témoin fidèle de la vérité, la source
> de la prudence et la règle de la conduite.　　(ROLLIN.)

CHAPITRE PREMIER.

Première époque.

DE LA MÉDECINE DEPUIS SON ORIGINE JUSQU'A HIPPOCRATE. GÉNÉRALITÉS.

Le mot *histoire* dérive du grec ἵστωρ, qui signifie habile qui connaît, qui recherche, qui observe. L'histoire est le récit d'événements donnés pour vrais et de faits dignes de mémoire. Chaque science a son histoire. Celle de la médecine est le récit des faits qui lui sont propres au double point de vue de la théorie et de la pratique ; elle fait connaître les divers systèmes qui se sont succédé en médecine. Elle a pour objet de diriger les hommes de la médecine en leur montrant dans le passé la pratique heureuse ou malheureuse de leurs devanciers. Son but suprême est d'indiquer le principe sur lequel toute la médecine repose comme sur une base inébranlable, et surtout de montrer tous les faits qui découlent de ce principe s'avançant eux-mêmes vers un but qui est le terme de la science positive. Elle nous indique chaque pas fait sur la route ; elle nous montre chaque découverte apportant son tribut à la construction définitive de l'édifice médical ; enfin, elle nous présente chaque système comme étant la formule d'un ordre absolu de faits méthodiquement poursuivi jusqu'à sa dernière expression.

Il y a trois manières de faire l'histoire d'une science, d'une époque ou d'une nation. La première consiste à présenter les faits historiques et le caractère des réformateurs ou des hommes célèbres sous le jour qui flatte davantage les idées, les passions ou les préjugés de la foule ou du pouvoir.

La seconde expose les faits dans toute leur vérité; elle met les hommes et les choses à leur place par ordre de succession, mais sans classement proprement dit et sans critique, laissant ainsi au lecteur l'embarras et le soin d'apprécier, comme il l'entendra, les temps, les hommes et les choses.

Enfin, la troisième manière, et la meilleure, selon nous, surtout en médecine, est celle qui s'attache d'abord à faire connaître les idées qui ont dominé et qui ont eu dans tous les temps force de dogme; celles qui reviennent continuellement, qui survivent à toutes les autres et qu'on retrouve toujours; puis, qui cherche ensuite dans le triomphe ou dans la chute de ces idées mères le but auquel la Providence veut conduire la science ou l'humanité, afin de rapporter tout à ce but, comme à une nécessité, à une loi, à un ordre suprême. L'histoire de la médecine a des rapports très intimes avec l'histoire des sciences et des arts; et de plus elle se mêle étroitement à la littérature médicale, à cette science des grands modèles qui peint au vif les hommes et les choses de la médecine, et qui a pour objet l'étude philosophique de toutes les parties de l'art d'écrire en médecine et de tous les ouvrages dans lesquels cet art est appliqué.

On se rendra compte de l'utilité de l'histoire de la médecine, en songeant : 1° qu'elle embrasse la connaissance des faits, des temps et des dates, dans le but d'éclaircir les doutes, de dissiper les erreurs, de fixer les époques et d'expliquer les dogmes; 2° qu'elle nous met à même de nous faire une opinion philosophique sur le véritable degré de certitude de la médecine, et qu'elle éclaire, sous ce rapport, notre critique; 3° qu'elle nous montre les vérités médicales dans l'ordre de leur enchaînement, et qu'elle nous présente ainsi la médecine dans toutes ses phases heureuses ou malheureuses; 4° qu'elle appelle et fixe l'attention sur les dogmes de la science, et sur les règles de l'art ; 5° qu'elle met en relief le véritable mérite de chacun, et qu'elle permet ainsi à ceux qui débutent de choisir un maître et une doctrine; 6° qu'elle nous apprend combien il faut de courage, de persévérance et d'opiniâtreté pour faire triompher les idées nouvelles; 7° qu'elle s'oppose aux désertions et aux pas rétrogrades; 8° enfin, qu'elle assigne rigoureusement aux inventions et aux découvertes leur ordre légitime et chronologique, et qu'elle empêche ainsi les ignorances superbes d'inventer pompeusement des choses qui ont déjà été inventées, appréciées ou classées quelque mille ans avant elles.

Les principaux auteurs qui ont écrit sur l'histoire de la médecine sont : au XVIe siècle, Prosper Alpin à Venise; au XVIIe siècle, Bartholin à Copenhague, Leclère à Genève, Freind à Croton, Schulze à Halle; au XVIIIe siècle, Lorry à Crosne, Eloy à Mons, Choulant à Dresde, puis Mahon, Black, Sprengel; enfin, au XIXe siècle, Broussais, Gasté et Renouard à Paris, Bompard à Avignon, et Kühnholtz à Montpellier.

L'histoire de la médecine a été professée à Paris par Lassus, Leclerc, Thouret, Cabanis, P. Sue, Moreau de la Sarthe et Casimir Broussais; à Montpellier par MM. Menard et Kühnholtz.

On peut diviser l'histoire de la médecine en trois grandes époques. On entend par époque un espace de temps empreint d'un caractère général, commun soit aux mouvements ou aux efforts intellectuels, soit aux systèmes qui ont pris naissance pendant cet espace de temps. La première époque de la médecine est celle des temps fabuleux et ténébreux; elle s'étend depuis l'origine de la médecine jusqu'à Hippocrate. La seconde époque est celle des temps de fondation; elle a vu naître la science; elle a commencé avec Hippocrate et elle a fini à la création de l'école de Montpellier. Enfin, la troisième époque est celle des temps de luttes et de perfectionnement. Elle date de la création de l'école de Montpellier, et elle s'étend jusqu'à nous. Ces trois époques nous montrent l'esprit humain travaillant constamment et graduellement sur lui-même; elles correspondent exactement aux trois âges de la vie, aux temps de l'enfance, de la jeunesse et de la maturité.

La médecine a commencé, comme toutes choses commencent, par des essais, par des ébauches et des tâtonnements. Des parents, des amis, des voisins répondirent au premier cri du premier homme souffrant, et la médecine sortit ainsi du cœur de l'homme; et il y eut ainsi des guérisseurs ou des médecins avant même qu'il y eût une médecine; l'instinct et le hasard firent la première éducation de ces premiers apôtres de la nature. Par suite de ces conditions inévitables, il n'y eut, dans les premiers temps de la médecine, ni observation raisonnée, ni expérience, ni critique, ni science, mais seulement un grossier empirisme. Les prêtres et les philosophes s'efforcèrent bien de créer des théories médicales;

mais ils ne furent point écoutés : on aima mieux tout rapporter aux miracles, à la colère des dieux, aux prodiges, aux enchantements, et plein de ces idées, on ajouta foi aux purifications, aux ablutions, aux exorcismes, aux amulettes, aux jugements par les épreuves du feu et de l'eau.

Les Égyptiens croyaient à la prédestination ; cependant, malgré leur fatalisme, ils cultivaient les sciences avec ardeur, et, dans des temps fort anciens, ils avaient déjà des notions assez étendues en botanique. Ils adoraient Osiris, dieu de l'agriculture et de la médecine ; Isis, sœur et femme d'Osiris ; Apollon, fils d'Isis ; Apis, maître d'Esculape ; Sérapis ; Esculape, dont le nom exprime la douceur, la pratique de la bienfaisance et de la charité ; et enfin Hermès (appelé aussi par les Grecs, Mercure Trismégiste), qui composa un livre qui porte son nom et qui renferme toutes les règles auxquelles les prêtres-médecins étaient obligés de se conformer sous peine de mort. Chacune des divinités invoquées par les Égyptiens avait son temple, et, passez-nous l'expression, sa spécialité, comme on dit surabondamment aujourd'hui ! Ainsi Apollon, qu'on appelait aussi Orus, expliquait les signes des maladies ; Isis indiquait en songe des remèdes héroïques pour les enfants. Toutefois les Égyptiens ne se bornaient pas à la pratique des enchantements, mais ils savaient tirer parti des ressources de l'hygiène. Ils recommandaient les lotions, les bains et la propreté en général, et ils défendaient expressément l'usage de certaines viandes.

Moïse et Salomon furent les deux grands maîtres des Juifs. Moïse avait des connaissances très étendues en médecine, en histoire naturelle et surtout en hygiène. Il les tenait, dit-on, des prêtres égyptiens. Il a donné une assez bonne description de la lèpre et des dartres. Il ordonna la séquestration et la purification des lépreux. Salomon est l'auteur d'un formulaire qui renfermait une longue liste de moyens et de remèdes naturels. Ce formulaire fut déposé pendant longtemps dans le temple de Jérusalem où on allait le consulter dans les cas difficiles. Mais les livres ont aussi leur destinée, *habent sua fata libelli* : le formulaire de Salomon fut brûlé par Ézéchias, roi de Judée. Les prêtres juifs, les esséniens, les thérapeutes et les rabbins ne se découragèrent pas. Ils composèrent de nouveaux livres, et ils établirent plus tard une universalité à Sora, en Asie.

Chez les Indiens, la médecine était entièrement livrée aux

brames et aux gymnosophistes. Ces derniers se vantaient orgueilleusement de posséder le secret de procréer les sexes à volonté.
Ils attribuaient la plupart des maladies à l'influence ou à la vengeance des mauvais génies, et ils basaient leur pronostic sur le
cours des astres et sur le vol des oiseaux. Ils attachaient une
importance immense à la connaissance du pouls, et ils ont laissé
sur ce sujet des observations très curieuses pour le temps ; ils
avaient particulièrement recours, pour le traitement des maladies, aux bains, au régime végétal et aux frictions sèches. Cependant ils employaient aussi des médicaments composés ; leurs
principales recettes étaient toutes inscrites dans un formulaire
qu'ils nommaient *Wagadasastir*.

Chez le peuple chinois, si orgueilleux et pourtant si cruellement courbé sous le plus affreux des despotismes, la médecine
des premiers temps consistait en une foule de pratiques superstitieuses. Les Chinois exploraient le pouls et la langue avec un très
grand soin, mais ils en restaient là. Ils rattachaient fatalement
toutes les maladies à la présence des esprits ou des vents. La
pratique des accouchements était exclusivement accordée aux
femmes. Leur thérapeutique était assez compliquée : ils employaient le régime, les bains, les saignées, les ventouses, les
moxas, les cautérisations, l'acupuncture et surtout une certaine
panacée dans laquelle entrait la racine de ginseng, qui jouissait,
à les en croire, des propriétés les plus étonnantes. Enfin, ils
avaient un code médical qui fut longtemps fameux, et qui, selon
Mandarius, avait été composé par Hoang-ti, 230 ans avant l'ère
vulgaire.

La médecine des Japonais ressemblait beaucoup à celle des
Chinois. Les ermites, les sentoïques et les jammabos s'occupaient
seuls de médecine. Malheureusement ils employaient souvent
une foule de remèdes inutiles. C'est ainsi qu'ils croyaient guérir
les malades atteints de la petite vérole en les mettant dans une
chambre tendue en rouge ! Cependant il est juste de faire observer qu'ils traitaient la goutte par le cautère, l'épilepsie par le
moxa, et les phlegmasies des testicules, qui étaient endémiques
chez eux, par l'acupuncture. Ils ont été sous ce rapport nos
précepteurs.

Chez les Scythes, les druides, les eubages et les bardes s'occupaient de médecine. Cependant l'art de guérir appartenait plus
particulièrement aux eubages, qui étudiaient la nature. Les bardes

cultivaient la poésie et l'histoire, et les druides rendaient des oracles au milieu des foréts. La racine de gui était regardée par les Celtes comme une panacée universelle.

Chez les Grecs comme chez les Égyptiens, la médecine fut d'abord exercée par des prêtres et par des héros ; les philosophes s'en emparèrent ensuite.

Les Grecs avaient aussi leurs divinités médicales, entre autres Apollon, Diane et Ilythie : Apollon, dieu du soleil et protecteur de la médecine ; Diane, sœur d'Apollon, adorée à Millet sous le nom de *conservatrice* : elle avait un temple à Éphèse, qui fut brûlé par Érostrate 356 ans avant Jésus-Christ ; Ilythie, l'accoucheuse, que nous retrouverons plus tard chez les Romains, où elle était également adorée sous le nom de Lucine. Parmi les héros grecs qui cultivèrent la médecine, on compte le centaure Chiron, qui était à la fois botaniste, astronome et médecin ; puis Achille, Ulysse, Hercule, Esculape, et enfin Asclépias, qu'on mit au nombre des dieux après sa mort. Parmi les poëtes grecs, on compte Orphée, à qui l'on doit les tables orphiques ; Musée, Mélampe et Hésiode. Ils rendirent tous de grands services à la médecine, car dans ces temps fort anciens, et alors que l'écriture était à peine connue, les formes pieuses et le rhythme harmonieux de la poésie étaient infiniment utiles pour fixer dans la mémoire des vérités naissantes et fugitives applicables aux besoins de tous les jours et de tous les instants. Parmi ces héros, il en est un surtout qui doit nous occuper particulièrement, parce qu'il est généralement regardé comme le père de la médecine et le fondateur de la clinique: nous voulons parler d'Esculape, nommé aussi Asclépias. Esculape est né dans le Péloponèse. Il était fils d'Apollon et de Coronis; il eut pour maître le centaure Chiron. Il traitait les maladies externes par des incisions et des végétaux, et les maladies internes par la diète et la gymnastique. Enfin, il invoquait les dieux dans les cas graves. Après la mort d'Esculape, on lui éleva des temples à Titane, dans le Péloponèse ; à Épidaure, à Cos, et à Pergame, dans l'Asie Mineure.

Tous les temples renfermaient des tables votives placées sous la garde des dieux. Esculape laissa deux filles, Panacée et Hygie. Cette dernière fut adorée comme déesse de la santé. Il eut aussi deux fils, Podalyre et Machaon. Le premier embrassa la médecine, et le second la chirurgie. Ils assistèrent, dit-on, l'un et l'autre au siége de Troie. Après la mort d'Esculape, ses descendants prirent le nom d'Asclépiades. Le plus fameux d'entre eux fut un nommé Hébrus. Peu de temps après, et à l'exemple des prêtres d'Égypte, les Asclépiades formèrent une caste particulière, et ils s'adjugèrent l'exercice exclusif de la médecine et le culte mystérieux du dieu Apollon. Alors toutes les connaissances médicales furent religieusement transmises de père en fils. Plus tard, on les communiqua à quelques étrangers, mais seulement sous la foi du serment. Malheureusement cette innovation fut comme un signe de décadence pour la caste sacrée des Asclépiades.

Enfin, les sciences furent portées de l'Égypte dans le Péloponèse : 1° par les Curètes, sous la conduite de Deucalion ; 2° par les Cabires, sous la conduite de Cadmus. De ce moment, les philosophes s'efforcèrent de pénétrer les mystères que les Asclépiades tenaient secrets. Les écoles et les gymnases furent institués, et le raisonnement s'introduisit d'une manière sérieuse dans l'étude de la médecine.

Pythagore fonda une école à Crotone. Il en devint le chef, et elle prit sous lui le nom d'*Ecole italique*, par opposition à l'école ionique fondée à Milet par Thalès. Pythagore eut bientôt un grand nombre de disciples fameux, entre autres Alcméon, Empédocle, Anaxagore de Clazomène et Démocrite. Alcméon se rendit célèbre par ses connaissances en anatomie et en physiologie, et par ses écrits sur la génération et sur le sommeil. Empédocle se fit également une grande réputation. Selon ce philosophe, il y a dans la nature quatre éléments, le feu, l'air, la terre et l'eau. Il y a dans l'univers deux causes essentiellement agissantes, l'amitié ou l'attraction, la haine ou la répulsion. Le premier tire tout du chaos ; le second y fait tout rentrer. Enfin, toutes les âmes ne sont en réalité qu'une émanation de l'âme générale. On doit encore à Empédocle des observations curieuses sur les épidémies. Anaxagore de Clazomène croyait à l'éternité des atomes ou des corpuscules, et à l'émanation des âmes. Démocrite, natif de Milet, adopta publiquement la théorie des atomes et du vide inventé par Leucippe, et il professa hautement le matérialisme. Enfin, comme toutes les choses de ce monde, l'école de Pythagore s'écroula, et de nouveaux événements se déroulèrent. Les philosophes avouèrent alors qu'ils guérissaient les maladies par des moyens naturels ; et les Asclépiades de Cnide et de Cos renoncèrent, à peu près à la même époque, à la pratique de la médecine sous des formes cachées ou mystérieuses.

Les anciens Romains furent initiés au culte des dieux par les Étrusques et les aruspices. Imitateurs des Grecs, ils leur empruntèrent leurs cérémonies mystérieuses et leurs dieux. Comme les Égyptiens, ils adoraient Isis, Sérapis et Ilythie. Comme les Grecs, ils invoquèrent Pallas, Hygie et surtout Apollon, dont le temple était confié à la garde des vestales ; enfin, ils comptaient parmi leurs divinités propres, Fébris, Fessonia et Prosa. Survenait-il quelque grand événement, ils consultaient les sibylles et les livres sibyllins, qui étaient déposés au Capitole, et qui avaient été confiés d'abord à la garde des deux magistrats qu'on appelait les duumvirs, et plus tard à la garde de dix patriciens nommés à cet effet. Les Romains avaient aussi ce qu'on appelait les Lectisternes: c'étaient des fêtes instituées pour les grandes calamités. Elles consistaient en processions et en repas magnifiques que l'on donnait en l'honneur des idoles. Elles étaient remarquables par la cérémonie du clou, qui consistait à bien enfoncer un clou dans la muraille droite du temple de Jupiter. Si le dictateur réussissait complétement, les dieux devaient se montrer favorables aux Romains.

CHAPITRE II.

Deuxième époque.

DEPUIS HIPPOCRATE JUSQU'A LA CRÉATION DE L'ÉCOLE DE MONTPELLIER.
TEMPS DE FONDATION.

La deuxième époque de la médecine, celle que nous appelons la *période des temps de fondation*, nous offre huit systèmes principaux à étudier, savoir: 1º le naturisme, fondé au siècle de Périclès, 460 ans avant Jésus-Christ, par Hippocrate, contemporain de Socrate, d'Hérodote et de Thucydide; 2º le dogmatisme, fondé par Thessalus de Cos, 300 ans avant Jésus-Christ; 3º l'empirisme, fondé par Acron d'Agrigente et Philinus de Cos, 250 ans avant Jésus-Christ; 4º le méthodisme, fondé 200 ans avant Jésus-Christ par Asclépiade de Pruse en Bithynie, et perfectionné ensuite par Thémison de Laodicée; 5º le pneumatisme fondé au 1er siècle de l'ère chrétienne par Athénée d'Attalie; 6º l'éclectisme, fondé pendant le cours du même siècle par Agathinus de Sparte et Archigène d'Apamée ; 7° le galénisme ou l'humo-risme primitif, fondé par Galien, au II° siècle de l'ère chrétienne ; 8° l'arabisme, fondé au II° siècle par Rhazès et Ali-Abbas.

Cette deuxième époque de la médecine présente à l'état de germe toutes les vérités générales de la médecine, et elle est remarquable en ce qu'elle a réellement présidé et préludé aux progrès véritables de notre science. En effet, ce fut pendant cette époque qu'Hippocrate jeta les bases inébranlables de la médecine-science et qu'il donna, par la création du naturisme, une précoce et profitable leçon de philosophie au genre humain. En effet, on retrouve les prémisses de toutes les connaissances humaines dans les immortels ouvrages d'Hippocrate ; et Bacon, Newton et Montesquieu n'ont réellement fait qu'expliquer et développer dans un magnifique langage les principes professés deux mille ans auparavant par Hippocrate, surnommé à juste titre l'*oracle de Cos* et le *divin*.

LE NATURISME.

Le naturisme est le système médical qui a pour principe, pour soutien et pour lien de sa constitution, le fait principe de la nature médicatrice. Ce système a été établi par Hippocrate ; c'est ce qui fait qu'on le nomme aussi l'hippocratisme, du nom de son fondateur. Pour bien comprendre ce système, il faut se reporter à l'idée même qu'Hippocrate se faisait de la nature en général et de la nature de l'homme en particulier. Il faut savoir surtout ce qu'il entendait par cette expression, *la nature de l'homme*. Hippocrate donnait le nom de *nature* à la force qui pénètre l'économie tout entière et qui préside comme une providence à tous les phénomènes qu'elle présente soit en état de santé, soit en état de maladie. En d'autres termes, la nature de l'homme, pour Hippocrate, c'est l'homme lui-même, sentant, agissant et réagissant. C'est l'homme travaillant en lui-même, et sur lui-même en vertu de ses propriétés vitales. C'est l'ensemble des forces qui régissent les êtres par des lois immuables qui leur sont propres ; c'est la puissance constamment active qui dirige et entretient toutes les fonctions physiologiques et pathologiques. Or, quand on a bien saisi le sens et la portée de cette définition, on est déjà dans le sentier de la lumière et de la vérité, et tous les détails du système se rangent et se coordonnent très facilement dans l'esprit. Voici en résumé les dogmes principaux du naturisme; ils forment comme autant de conséquences du fait principe que nous avons énoncé.

1° Il y a un principe simple dans sa nature, et multiple dans ses effets, qui préside à l'économie des corps vivants, et qui par des lois préétablies y produit tous les phénomènes qu'ils présentent. Ce principe, c'est la nature. Hippocrate l'a nommé ainsi. La nature, dit-il, fait la vie du tout et la vie des parties; elle suffit aux animaux pour toutes choses, et elle sait d'elle-même, sans l'avoir jamais appris, tout ce qui leur est nécessaire ou superflu. La nature est, en réalité, une faculté première ou principale; mais il en est bien d'autres qui dépendent d'elle, et ce sont ces dernières qui gouvernent tout le corps vivant. C'est par elles que la nature attire ce qui est convenable à chaque espèce, qu'elle retient et qu'elle prépare ce qu'elle a attiré; c'est par elle aussi qu'elle sépare ou qu'elle rejette ce qui est inutile ou nuisible, car cette nature est essentiellement providentielle. Enfin, la nature est, selon les cas, formatrice, conservatrice ou médicatrice.

2° La nature s'exprime en chacun de nous par des cris ou des symptômes qui forment son langage. Ces cris intérieurs, c'est-à-dire ces phénomènes et ces symptômes, nous indiquent tantôt qu'elle est suffisante et qu'elle triomphera de la cause morbifique; tantôt qu'elle est trop faible et qu'elle a besoin d'être soutenue ou aidée; tantôt, enfin, que son irrégularité ou ses mouvements désordonnés vont rendre ses efforts pernicieux et qu'elle a besoin d'être réglée et dirigée.

3° La nature a pour excitateurs ou pour soutiens de son action le bien ou le mal que les agents modificateurs font éprouver aux êtres doués de la sensibilité et du sentiment.

4° Dans l'état de santé, la nature est purement formatrice et conservatrice; dans l'état de maladie, elle devient médicatrice. Dans tous les cas, son concours est toujours de première nécessité, car dès qu'elle répugne, on ne peut rien obtenir d'utile ou de bon.

5° On ne saurait établir de principes absolus en thérapeutique, car la nature diffère de la nature comme l'âge diffère de l'âge, et ce qui se fait un jour avec avantage est souvent contraire le lendemain.

6° La maladie proprement dite doit être considérée comme un combat entre la nature médicatrice et la cause morbifique.

Le salut du malade dépend de la force et de la sagesse de la nature.

7° Le but suprême de la nature est de conserver l'homme qu'elle a formé et de le mettre à même de perfectionner son âme.

La théorie de la coction, des crises et des jours critiques, est la conséquence rigoureuse de tout ce que nous venons de dire relativement au pouvoir de la nature conservatrice et médicatrice ; on la retrouve dans tous les livres hippocratiques. Elle y est tantôt isolée, tantôt combinée à d'autres théories, et le plus souvent mêlée à la doctrine des quatre éléments et des quatre humeurs.

D'accord, sous ce rapport, avec les anciens Asclépiades, Hippocrate pensait qu'un grand nombre de maladies ont pour cause la présence d'une matière morbifique au sein de l'économie. Alors, rattachant cette opinion à l'idée qu'il se faisait de la nature médicatrice, il arriva comme de source à établir que la nature de l'homme, en vertu des propriétés actives dont elle est douée, attaque cette matière morbigène ou morbifique née en nous ou hors de nous, qu'elle l'attire, la cuit et la rejette ensuite par diverses émanations qu'elle choisit selon les cas. Ce fut ainsi qu'Hippocrate fut amené à créer le dogme de la coction, et qu'il le compléta ensuite par l'histoire des crises et des jours critiques. La coction s'annonce par le redoublement et l'exaspération des symptômes. Pendant qu'elle se prépare, la fièvre augmente et le malade se trouve ordinairement soit dans un état de surexcitation, soit dans un accablement extrême. Il y a des signes qui précèdent, qui accompagnent et qui suivent ce travail ; le médecin doit les connaître tous. Il faut qu'il sache discerner ceux qui sont bons de ceux qui sont mauvais, et qu'en les voyant, il puisse prédire sûrement l'issue de la maladie. On nomme période critique, la période de temps nécessaire pour la coction de la matière morbigène. On regarde comme salutaires les crises qui ont lieu le troisième, le quatrième ou le septième jour. Le médecin doit s'attacher à ne pas troubler le travail critique par des remèdes inutiles ou intempestifs. Son rôle est d'épier la nature, de la favoriser et de la seconder. Quand la coction est opérée, la nature se débarrasse ordinairement de la matière morbigène en l'expulsant de l'économie au moyen des sueurs, des urines ou de quelques selles abondantes. C'est alors surtout que le médecin doit être attentif à ce qui se passe ; qu'il doit étudier toutes les tendances

de la nature, et examiner les voies qu'elle semble choisir de préférence (*quò natura vergit*) pour évacuer la matière morbifique,
afin de pouvoir la favoriser dans ce travail important, en admi-
nistrant tantôt des sudorifiques, tantôt des diurétiques ou des
purgatifs, selon que la nature tend elle-même à se débarrasser
par des sueurs, par des urines ou par des selles. D'autre part,
quand la coction s'effectue mal ou incomplétement, il faut venir à
son secours par des moyens reconnus propres à seconder le travail de la nature en souffrance. Il est vrai que la coction et les
crises n'ont pas toujours lieu aux jours fixés par Hippocrate;
mais c'est une exception seulement, et si l'on doit en tenir compte,
elle ne saurait néanmoins détruire les vérités générales établies
par le père de la médecine, et constatées, dans tous les siècles,
par les meilleurs esprits et les plus fidèles observateurs, par
Galien, Baillou, Fernel, Sydenham, Stahl, Bordeu, Stoll, Lepecq
de la Cloture, Pinel, Landré Beauvais, et les plus grands maîtres
de la célèbre école de Montpellier.

Ce n'est point ici le lieu de parler de la théorie des quatre éléments et des quatre humeurs, nous dirons seulement qu'elle
s'allie parfaitement à la théorie de la coction et des crises.

En thérapeutique, le naturisme recommande expressément de
faire ordinairement l'opposé de ce qui a produit la maladie, c'est-
à-dire d'opposer le chaud au froid, le froid au chaud, l'humide au
sec, et ainsi de suite, d'après l'axiome général, mais non absolu,
établi par Hippocrate : *Contraria contrariis curantur.* Le naturisme
recommande surtout au médecin de ne jamais sortir du rôle patient, mais délicat, de ministre de la nature.

En résumé, le naturisme a été créé le jour où Hippocrate a découvert le fait qui domine tous les autres faits dans les opérations
ou les fonctions de la vie, le fait qui contient en germe toute la
science et toute la pratique de la médecine; en un mot, le fait
d'une puissance formatrice, conservatrice et médicatrice inhérente à l'organisme, et en vertu de laquelle il sent, réagit, se
développe, se conserve et lutte avec avantage contre toutes les
causes morbifiques et les effets produits par elle. Cette découverte, toute simple qu'elle puisse paraître aujourd'hui, est sans
contredit la plus importante de toutes celles qui ont été faites
dans la science de l'homme, et l'on peut le dire hautement, il a
réellement fallu tout le génie d'Hippocrate pour distinguer l'existence et l'action de cette nature tour à tour active ou paresseuse

au milieu de tous ces phénomènes qui dénotent l'état morbide qui le constituent et le caractérisent.

Le naturisme a été combattu par Thémison et Paracelse; il a été altéré et défiguré par les dogmatiques, les empiriques, les pneumatiques et les éclectiques; il a été défendu et préconisé par Galien, Arétée, Boerhaave, Stahl, Baglivi et Sylvius; mais malheureusement tous ces maîtres de l'art l'ont plus ou moins altéré en le mélant à des théories étrangères à son génie. Ainsi Galien l'a trop souvent défiguré en le surcomposant de toutes les idées d'Aristote; Arétée l'a perdu en le mélant au pneumatisme; Boerhaave l'a écrasé sous toutes ses idées de mécanique; Stahl l'a rendu méconnaissable en le mélant au spiritualisme; Baglivi l'a également altéré en le soumettant au solidisme, et Sylvius l'a défiguré par le mélange de toutes ses idées de chimiatrie. Le naturisme a été adopté et perfectionné par Fernel, Duret, Baillou, Prosper Alpin, Houllier, Sydenham, Bordeu, Barthez, Grimaud, Dumas, Lordat, Fréd. Bérard, Thouret, Pinel et Chaussier. On retrouve l'esprit et les transformations du naturisme primitif dans le pneumatisme de Platon, dans l'animisme de Zénon, dans le néo-naturisme de Galien et d'Arnaud de Villeneuve, dans l'animisme modifié de Van Helmont, de Claude Pérault et de Stahl, dans le spiritualisme de Sauvages, dans l'organisme de Bordeu, dans le vitalisme spiritualisé de Grimaud et de Sèze, dans le vitalisme matérialisé de Dumas; enfin, dans le vitalisme philosophique de Barthez professé avec tant d'éclat et de succès à l'école de Montpellier par MM. Lordat, Bouisson, Golfin, Kühnhotlz, Louis Barre, Dupré, Alquié, Fuster, Quissac.

Le naturisme a été professé à Paris, par Astruc au collége de France, par Thouret à l'école de médecine, et par de Mercy dans des cours particuliers.

DU DOGMATISME.

A l'hippocratisme succéda le dogmatisme. Thessalus et Dracon, fils d'Hippocrate, et Polybe son gendre, passent généralement pour les fondateurs de cette doctrine. L'observation et l'expérience furent par les dogmatiques violemment bannies de la science; on n'eut plus recours qu'au raisonnement sans principes ni méthodes, ou, pour mieux dire, qu'à l'abus du raisonnement, pour expliquer non seulement la cause, mais encore l'essence des maladies. Les dogmatiques rassemblèrent tous les dogmes philosophiques, ils essayèrent de les coordonner ; puis la physique de Platon, le stoïcisme de Zénon et la théorie des nombres de Pythagore vinrent combler la mesure de ce gigantesque assemblage dont il serait impossible de déduire une doctrine régulière et raisonnable.

Thessalus et Dracon eurent pour sectateurs célèbres Diogène, Philiston, Eudoxe, Chrysippe, Dioclès, Proxagore et la plupart des philosophes qui cultivaient la médecine comme une des branches les plus importantes de la philosophie générale. Plus tard, les principes des dogmatiques furent accueillis à l'école d'Alexandrie, et de là ils se répandirent de toutes parts. On peut même avancer qu'on en retrouve le germe partout, attendu que c'est réellement par des raisonnements hardis, par des analogies forcées et par des fausses applications des dogmes empruntés aux sciences physiques et chimiques que les différents chefs de sectes, fatalement entraînés par une mauvaise dialectique, ont presque toujours procédé quand ils ont voulu fonder ou perfectionner une doctrine. Quoi qu'il en soit, il ne nous reste plus aujourd'hui des anciens dogmatiques que le souvenir des luttes ardentes qu'ils ont soutenues contre les empiriques et de l'acharnement qu'ils ont apporté dans ces querelles de la pensée naissante. Nous renvoyons à Celse ceux qui voudraient se faire une idée complète des sectateurs de ces deux systèmes qui furent si longtemps fameux.

DE L'EMPIRISME.

L'empirisme est un des plus anciens systèmes qui aient existé. Il remonte aux premiers temps de la médecine, à ces époques d'observation muette où les malades étaient exposés dans les carrefours et dans les rues, et recevaient de chaque passant les secours qu'il plaisait à chacun de leur donner sur la foi de quelques souvenirs suspects. Tel fut l'empirisme primitif ; quant à l'empirisme magistral, c'est-à-dire aux principes de l'empirisme érigés en doctrine, il eut d'abord pour fondateur Acron d'Agrigente en Sicile, et ensuite Philinus de Cos, et Sérapion d'Alexandrie, tous les deux disciples d'Hérophile. Ce furent eux qui l'établirent sur ses bases doctrinales, qui le firent connaître et qui propagèrent ses principes.

Ennemis jurés de toute espèce de théorie, les empiriques

proscrivirent entièrement le raisonnement et ne voulurent admettre d'autre guide en médecine que l'expérience absolue, fatale, inaltérable... *Faciamus experimentum in anima vili*, disaient-ils. Ils avaient à leur sens assez de science, s'ils connaissaient la logique, la dialectique, la rhétorique et surtout l'astrologie ! Dans leur pratique médicale ils s'attachaient à distinguer les accidents qui tiennent radicalement à la maladie de ceux qui ne lui sont qu'accessoires ; ils considéraient comme le premier devoir du médecin de garder un fidèle souvenir de tous les faits empiriques. Ils donnaient le nom de *théorème* au souvenir des observations, et ils tiraient leurs observations de trois sources principales, savoir : du hasard, des essais et de l'imitation ou de l'analogie. Enfin, ils appuyaient toute la médecine sur l'histoire, l'observation et l'analogie ; et ce fut cette triple base que Glaucias, un des plus fameux d'entre eux, nomma plus tard le *trépied de l'observation*.

Pendant les beaux jours de cette doctrine on vit plusieurs princes s'occuper de médecine, entre autres Attale Philométor, dernier roi de Pergame, et Mithridate III, roi de Pont.

Ce fut durant le règne de l'empirisme que la médecine et la chirurgie, pratiquées jusqu'alors chez les Grecs par les mêmes individus, furent séparées en trois branches distinctes : la diététique, la pharmaceutique et la chirurgie. La diététique appartenait au médecin : il réglait la diète et le régime, et traitait les maladies internes. La pharmaceutique regardait le pharmacien ; c'était lui qui pansait les ulcères, les tumeurs et les plaies, et qui préparait les remèdes. Enfin, la chirurgie, ou la partie manuelle de l'art, était exercée par le chirurgien, qui pratiquait seul les opérations, mais toujours sous les yeux et sous la responsabilité du médecin.

Cet état de choses dura fort longtemps. On disait alors de la médecine qu'elle consistait dans l'exercice distinct de trois points, à savoir : « Au conseil, selon les préceptes de l'art, pour les maladies intérieures ; au rasoir pour les affections extérieures ; et enfin en la confection des potions et des médicaments pour la généralité. » En résumé, c'est faire acte de justice que de dire que les empiriques ont largement apporté leur part de bons offices à la médecine. En effet, ils ont décrit une foule de symptômes avec une très grande exactitude ; et ils ont mieux établi que les disciples des autres sectes les bons et les mauvais effets des médicaments (*juvantia et lædentia*).

On compte parmi les empiriques les plus renommés : 1° Biblas, à qui l'on doit plusieurs ouvrages sur la pharmacie ; 2° Héraclide de Tarente, disciple de Mantias, qui passe pour avoir fait des recherches très importantes sur les propriétés des substances végétales, minérales et animales, et à qui l'on doit un livre intitulé *Nicolas;* 3° Nicander, également fameux par un ouvrage en vers, intitulé *Theriaca.*

Tout semblait, au début, présager un brillant avenir à l'empirisme ; il en fut autrement : on le vit s'affaiblir progressivement, et la pente fut si rapide, qu'au temps de Galien les empiriques n'étaient plus regardés que comme des vendeurs de drogues et des charlatans qui ne méritaient ni considération ni crédit.

DU MÉTHODISME PRIMITIF, OU DE LA THÉORIE ATOMIQUE ET CORPUSCULAIRE D'ASCLÉPIADE.

On retrouve les racines philosophiques de ce système (qui enfanta le méthodisme proprement dit) dans les doctrines philosophiques de Leucippe, de Démocrite et d'Épicure. La secte empirique, quoique un peu ébranlée, dominait encore à Alexandrie au temps où Rome, qui avait senti la nécessité d'associer la culture des arts libéraux aux travaux de la guerre, devint le théâtre d'une révolution médicale très importante. Cette révolution fut opérée par Asclépiade de Pruse en Bithynie, qui arracha ainsi la médecine à la dégradation dans laquelle l'avait plongée, à Rome, un certain Archagatus, chirurgien de profession, que les Romains avaient surnommé *le bourreau,* à cause des tortures de toute espèce qu'il faisait éprouver à ses malades. Il employait si souvent le fer et le feu, dit Pline, et il coupait et brûlait ses malades avec une telle cruauté, qu'il devint odieux aux Romains qui l'avaient d'abord bien accueilli, et lui avaient donné une boutique avec le titre de *guérisseur des plaies.*

Cette version sur le compte d'Archagatus n'est pas la seule ; quelques auteurs soutiennent qu'il fut comblé d'honneurs et de présents à ses débuts à Rome, mais qu'il se montra si hautain et surtout si ingrat, que Caton lui-même, qui regardait l'ingratitude comme un crime infâme, excita contre lui les hommes marquants de Rome, qui le chassèrent honteusement de la ville, et ordonnèrent de fermer les temples de la médecine, prétendant que les Romains, qui s'étaient bien passés de médecins jusqu'au temps d'Archagatus, sauraient bien s'en passer encore.

Les choses en étaient là, quand Asclépiade parut et jeta les premiers fondements du méthodisme, qui prit les proportions d'un véritable système sous la main puissante de Thémison de Laodicée.

Asclépiade de Pruse en Bithynie se fit médecin, après avoir professé pendant un certain temps la rhétorique et l'éloquence ; il passa d'abord quelques années à Alexandrie; il vint ensuite à Athènes, et il finit par se fixer définitivement à Rome, à peu près au temps de Pompée.

Asclépiade débuta par blâmer publiquement la conduite et la pratique d'Archagatus ; puis, profitant du moment où Lucrèce venait de faire revivre la doctrine d'Épicure, il substitua la philosophie corpusculaire de Démocrite, adoptée par Érasistrate, à la philosophie simple et naturelle d'Hippocrate, qui reposait sur l'observation, l'expérience et le raisonnement, soutenant que le devoir du médecin était de combattre toutes les maladies sans compter sur les efforts lents et incertains de la nature. Plus tard, il se posa orgueilleusement en réformateur, et tournant en ridicule l'expectation et le dogme des jours critiques, il dit hautement que la thérapeutique d'Hippocrate n'était, en définitive, qu'une patiente méditation sur la mort.

Toute la théorie médicale d'Asclépiade reposait sur ce principe : 1° qu'exactement semblable aux corps inertes, le corps est composé d'atomes qui s'accrochent, et que les atomes ou corpuscules, en s'appliquant les uns aux autres, forment des pores au travers desquels circulent de nouveaux corpuscules; 2° qu'il résulte de cette condition anatomique que tout, dans l'économie, roule sur la juste proportion des pores avec les atomes ou corpuscules qui doivent la traverser, de telle manière que s'il vient à s'établir un vice de rapport entre les uns et les autres, soit en plus, soit en moins, de volume ou de diamètre, la santé s'altère et la maladie commence.

Partant ensuite de ces idées de pores et d'atomes, de passages étroits ou longs, Asclépiade fit une application rigoureuse de ces principes à la médecine. Il professa : 1° que la santé dépend de la juste proportion des pores avec les atomes, auxquels ils doivent donner passage; 2° que la maladie résulte de la disproportion qui survient entre les pores et les atomes; 3° que toutes les maladies doivent être rapportées à trois conditions ou états principaux, savoir : à l'étroitesse des pores, à la trop grande largeur des pores, au défaut de proportion des corpuscules circulants. Enfin, en partant toujours de ces principes, il faisait consister presque toute sa pratique médicale dans l'art de maintenir l'équilibre des mouvements et de rétablir une juste proportion entre les atomes et les pores qu'ils doivent parcourir.

Asclépiade recommandait la diète, la gymnastique, le vin, les frictions et les moyens naturels. Il avait sur certaines affections des idées singulières. Il prétendait que la fièvre et la douleur étaient produites par des corpuscules qui s'arrêtent dans les pores et y forment des obstructions, et que l'hydropisie était causée par la dilatation et le relâchement des pores. Les moyens thérapeutiques qu'il employait méritent aussi d'être rapportés. Avait-il affaire à une fièvre, pendant trois jours il empêchait le malade de dormir, et durant ce temps il lui refusait toute espèce d'aliments solides et liquides, tout, jusqu'à l'usage de l'eau ! Mais, en revanche, à l'expiration des trois jours, il accordait au malade à peu près tout ce qu'il voulait, en partant de ce principe que le devoir du médecin est de guérir les malades *sûrement*, *promptement* et *agréablement* (*tutò, citò et jucundè*). S'agissait-il d'affections nerveuses, il prescrivait des bains et des frictions. Il faisait coucher les malades dans des lits suspendus dans lesquels on les agitait jusqu'à ce qu'ils s'endormissent. Il prescrivait aussi la navigation ; contre les obstructions, il employait l'eau de mer mêlée au vin. Contre la constipation opiniâtre, il ordonnait des lavements froids et souvent répétés. Enfin, il fut le premier qui établit la division des maladies en maladies aiguës et en maladies chroniques.

Asclépiade exerça longtemps la médecine avec honneur et succès avant de songer à écrire. Ce ne fut qu'à la fin de sa carrière qu'il se décida à publier quelques ouvrages dans lesquels il essaya de démontrer la solidité des principes qu'il avait avancés et soutenus avec tant d'éloquence dans ses leçons. Ce qu'il y a de certain, c'est qu'il sut se faire aimer et estimer. Et c'est bien de lui que Pline a dit : « Universum prope humanum » genus circumegit in se non modo quam si cœlo amissus adve- » nisset. »

On cite, parmi les disciples les plus distingués d'Asclépiade, Nicron d'Agrigente ; Arctorius, qui fut le médecin et l'ami d'Auguste ; Nicoratus, connu par un traité assez curieux *sur la cata- lepsie ;* et enfin Thémison de Laodicée, qui vécut soixante-cinq ans

environ avant J.-C., et que l'on regarde généralement, et à juste
titre, comme le fondateur du méthodisme proprement dit.

DU MÉTHODISME.

Thémison de Laodicée exerça la médecine à Rome sous le
règne d'Auguste. Il adopta franchement la doctrine corpusculaire des pores larges et étroits, et la division générale des maladies en maladies aiguës et en maladies chroniques, division présentée et soutenue par Asclépiade, son maître. Mais, tout en
adoptant ces principes, Thémison s'appliqua particulièrement à
en rendre la théorie plus simple et la pratique plus méthodique,
bien persuadé qu'il ne pouvait rien y avoir, en médecine, au-
dessus d'une méthode concise et à la portée de tout le monde.
Ce fut, dit-on, à cause de cette méthode que cette doctrine fut
appelée le *méthodisme*, et que les médecins qui en suivirent les
principes reçurent eux-mêmes le nom de *méthodistes*.

Selon Thémison, la médecine repose sur un très petit nombre
de principes. C'est, disait-il, une méthode évidente qui conduit à
faire connaître avec précision et clarté ce que les maladies ont
de commun entre elles. La recherche des causes est inutile, il
suffit de faire attention aux analogies et aux rapports communs
des maladies. Toutes les maladies peuvent être rapportées à
trois classes : 1° au *strictum*, ou au genre resserré; 2° au *laxum*, ou
au genre relâché; 3° enfin au *mixtum*, ou au genre mixte, qui participe à la fois du resserrement ou du relâchement. La première
classe, *morbi strictura*, comprend l'épilepsie, la catalepsie, la
léthargie et la plupart des affections que nous appelons nerveuses.
La seconde, *morbi solutiones*, embrasse les affections avec humeur,
telles que le choléra, le flux cœliaque, le flux hémorrhoïdal,
la passion cardiaque, les hémorrhagies. Enfin la troisième classe
renferme la pleurésie, la pneumonie et les inflammations en
général. Thémison attachait une importance particulière aux
différentes phases des maladies; il distinguait soigneusement le
commencement, l'accroissement, l'état et le décroissement, afin
d'appliquer à chacun de ces temps de la maladie un traitement
méthodique tout à fait indépendant de toutes les considérations
de saison, d'âge ou de tempérament qu'il appelait des considérations routinières.

Il soutenait que les maladies parvenues à l'état d'accroissement exigeaient un autre traitement que celles qui commencent ou qui touchent à leur fin. Il appelait ces convenances *rapports tempo. raux*, et ces rapports temporaux étoient pour lui comme autant de sources d'indications qui devaient diriger le médecin dans le choix de la méthode curative.

Cependant, tout en prescrivant l'étude des causes occultes si vantée par les dogmatiques, Thémison voulait qu'on étudiât les causes immédiates et prochaines des maladies. Elles seules, dit-il, nous font connaître la nature des maladies et nous mettent sur la voie du traitement qui leur convient. Or, nous devons ici le reconnaître, ce point de doctrine aurait très certainement acquis beaucoup de gloire à Thémison, s'il ne fût tombé dans une erreur profonde en réduisant toutes les causes prochaines des maladies au *laxum* et au *strictum*, et en ne tenant compte ni des considé-rations générales, ni des indications tirées de l'âge, du sexe et d'une foule de conditions importantes.

Ce qui nous frappe surtout dans cette doctrine, c'est que Thé-mison, en rattachant les maladies au reserrement ou au relâche-ment des pores, a réellement posé les premières bases de la mé-decine, qu'on appelle encore aujourd'hui la médecine organique. Effectivement, en faisant connaître les causes matérielles d'une infinité d'affections morbides ; en rattachant méthodiquement les phénomènes et les symptômes des maladies à des altérations organiques ; enfin, en démontrant la nécessité de rapporter tous les phénomènes vitaux, physiologiques et pathologiques, à des conditions organiques, c'est-à-dire à l'état anatomique des parties, il a réellement créé le solidisme, le mécanicisme, l'anatomisme et même la doctrine dite physiologique ; et partant, Borelli, Boer-haave, Prosper Alpin, Baglivi, Cullen, Brown et Broussais, qui passent généralement pour les fondateurs de ces systèmes, n'ont fait en réalité qu'appliquer et développer les idées conçues et professées bien des siècles auparavant par Thémison de Laodicée.

Thémison puisait les indications thérapeutiques dans les con-ditions matérielles ou anatomiques des organes, dans le *strictum* ou le *laxum* des parties. Il fut le premier qui employa les sang-sues en médecine : il les faisait appliquer aux tempes dans les affections aiguës du cerveau. Il prescrivait l'eau froide en grande quantité et souvent ; enfin, il passe pour l'inventeur d'un purga-tif particulier composé d'aloès et de safran, désigné sous le nom d'*hiera picra*.

Les méthodiques étaient en général très heureux dans leur pratique, et on le conçoit aisément, quand on songe qu'ils avaient particulièrement recours aux ressources de l'hygiène et à des moyens thérapeutiques très simples, qu'ils employaient encore (malgré leur doctrine opposée à ces principes), sous la réserve expresse des droits de la nature.

Ils conseillaient aux malades qui étaient atteints d'affections chroniques, de se coucher de bonne heure, de se lever matin, de prendre des distractions agréables, de marcher en plein air, de manger peu et de choisir leurs aliments et leurs boissons parmi les substances les plus naturelles. Ils opposent les aliments relâchants aux maladies par tension, et les aliments toniques aux maladies par relâchement. Enfin dans les maladies les plus graves, ils se contentaient le plus souvent de prescrire des bains, des lavements, des lotions, des fomentations, quelquefois des toniques, plus rarement des purgatifs, et dans les cas extrêmes des saignées locales.

Cette nouvelle doctrine, qui réduisait l'étude de la médecine à si peu de chose, et pour l'exercice de laquelle il suffirait de saisir les rapports communs des maladies, attira à Thémison de nombreux adeptes, parmi lesquels on cite d'abord Proculus et Eudoxe, qui furent ses disciples particuliers; puis Antonius Muza, Celse, Thessalus de Tralles, Soranus d'Ephèse, Cœlius Aurelianus et Andromaque, qui ajoutèrent tous à la réputation et aux principes du maître.

Antonius Muza se distingua particulièrement par sa pratique; il passe pour avoir mis en vogue les bains froids. Mais ce qui mit le sceau à sa réputation et le rendit cher aux Romains, ce fut la guérison d'Auguste, qu'il opéra assez promptement dans des conditions difficiles. César le combla de présents, et lui donna l'anneau d'or.

Celse, qui fut tout à la fois rhéteur, philosophe et médecin, publia des ouvrages qui lui valurent le surnom de Cicéron des médecins.

Cœlius Aurelianus se rendit également recommandable par ses écrits: il a laissé un traité sur la goutte, un essai sur la catalepsie et un ouvrage sur la rage.

Andromaque, médecin de Néron, n'est guère connu que par la thériaque dont il est l'inventeur; mais cette composition, qui fut pendant longtemps préparée exclusivement dans le palais des rois, lui valut une telle réputation, qu'elle lui mérita le titre d'*archiâtre*, qu'il n'eût très certainement jamais obtenu par sa science seulement. L'archiâtre du palais tenait, sous les empereurs romains, le second rang dans l'empire; il était exempt de toute espèce d'impôts et il jouissait des plus grands priviléges.

Enfin, de tous les disciples de Thémison le plus fameux, sinon par sa science, du moins par sa forfanterie, ce fut, sans contredit, Thessalus de Tralles. Il débuta par blâmer vertement tout ce qui avait été fait ou écrit par les médecins des autres sectes; puis, après avoir ajouté quelques préceptes à ceux déjà consacrés par Thémison; après avoir proclamé les avantages thérapeutiques d'une abstinence de trois jours au début de toutes les maladies, méthode qu'il appelait *cyclique*; après avoir inventé la métasyncrèse, qui consistait à changer par un régime empirique l'état des pores de la partie malade, il se *proclama* lui-même le vainqueur des médecins, se targuant orgueilleusement d'avoir rendu l'étude de la médecine si facile et si simple, qu'on pouvait désormais l'apprendre très aisément dans le court espace de six mois!... Prétention aussi ridicule qu'insensée, follement renouvelée de nos jours par Broussais et ses imitateurs faciles. Quoi qu'il en soit, Thessalus a joui à Rome d'une très grande réputation, ce qui prouve le peu de cas que l'on doit faire de la vogue et de l'estime élastique et niaise que le peuple de toutes les classes accorde si gratuitement aux charlatans de tous les étages.

Au rapport de Pline, jamais individu ne parut en public accompagné d'un si grand cortége (cortége ou amas d'ânes, comme on a dit plus tard en parlant de ses disciples). Il écrivit tant d'ouvrages, que, selon le même historien, il faudrait six mois au moins pour les lire. Galien soutient que Thessalus ne parvint aux honneurs que par des bassesses, et qu'il se fit auprès des grands un marchepied de ses turpitudes.

Pendant que le méthodisme jouissait encore de tout son éclat, on vit surgir plusieurs sectes rivales. Ce fut d'abord l'épisynthétique ou la ramasseuse, fondée par Léonide d'Alexandrie; puis la pneumatique, qui eut pour chef Athénée; et enfin l'éclectique, qui fut créée par Agathinus, de Sparte.

Nous avons insisté sur le méthodisme (qui du reste a réellement régné depuis Jules César jusqu'au temps des empereurs Commode et Sévère et au delà), parce que cette doctrine a souvent reparu sur la scène médicale sous des noms différents, et que dernièrement encore elle était en vogue dans nos écoles ; car, comme nous l'avons déjà dit, Brown et Broussais n'ont réellement fait que rhabiller le méthodisme de Thémison, et leur dichotomisme n'est en définitive que le *laxum* et le *strictum* renouvelé des Grecs.

LE PNEUMATISME.

Ce système fut fondé par Athénée, d'Attalie en Cilicie, peu de temps après la mort de Thémison et pendant que le méthodisme était encore en vogue. Athénée ne fit qu'appliquer à la médecine le système philosophique de Zénon de Citium, fondateur de la secte des stoïciens ; ou, pour mieux dire, il essaya d'élever l'édifice de la médecine sur le dessin et d'après les principes de ce système.

Au lieu de regarder les atomes et les pores comme l'unique base des corps terrestres et de l'organisation, Athénée soutint que tous les corps étaient pénétrés d'un *pneuma* ou principe immatériel qui en est à la fois l'animateur et le soutien. Ce pneuma est l'esprit par excellence, il est doué de facultés pleines elles-mêmes de qualités diverses. La santé et la maladie sont l'œuvre du pneuma qui dirige les mouvements du cœur et celui des artères ; la santé est le produit du bon état du pneuma. La maladie survient dès qu'il souffre ou qu'il reçoit quelque atteinte. Enfin, Archigène et ses sectateurs, qu'on appelait les pneumatiques ou les spirituels, ne considéraient point comme éléments le feu, l'eau, l'air et la terre ; mais ils regardaient comme tels les qualités de ces quatre substances, c'est-à-dire le chaud, le froid, l'humide et le sec. Tels furent les principes généraux des pneumatiques qui comptèrent parmi eux des hommes très recommandables, tels que Agathinus de Sparte, Hérodote, Erasistrate et Arétée, le sévère Arétée qui se fit plus tard éclectique et dont les livres ont été surnommés par Hoffmann les *monuments d'or*. Du reste, on doit reconnaître que, malgré les hypothèses et les subtilités dont les pneumatiques ont encombré leur doctrine, ils ont cependant ajouté de bonnes choses à la science de leurs prédécesseurs, et qu'ils ont décrit avec beaucoup d'exactitude et de sens une foule de maladies alors peu connues.

On retrouve les souches philosophiques du pneumatisme non seulement dans les ouvrages de Zénon, qui regardait le pneuma comme l'âme du monde, mais encore dans les écrits de Platon et d'Aristote. En effet, Platon avait longuement parlé d'une supstance aérienne et immatérielle dont il avait vraisemblablement puisé l'idée dans les livres d'Hippocrate, où l'*enormon*, ou la cause du mouvement, joue un si grand rôle et remplit une si large place ; et, d'autre part, Aristote avait réellement donné une idée plus complète encore de ce pneuma en décrivant le mécanisme à l'aide duquel il s'introduit dans le système sanguin par les voies pulmonaires.

Ce qu'il y a du moins de certain, c'est que Zénon et Athénée en créant le pneumatisme médical furent réellement les fondateurs de l'animisme généralement attribé à Stahl, et qui n'est au fond qu'une brillante interprétation du naturisme d'Hippocrate dont Virgile a donné une pompeuse définition, lorsqu'il a dit dans son magnifique langage : « Totamque infusa per artus Mens » agitat molem et magno se corpore miscet. »

DE L'ÉCLECTISME.

L'éclectisme a été fondé par Archigène d'Apamée, qui exerçait la médecine à Rome du temps des empereurs Domitien, Nerva et Trajan. Archigène conçut l'idée de former une doctrine modèle en rassemblant ce qu'il trouverait de meilleur entre tous les principes enseignés par les sectes rivales dogmatiques, empiriques et pneumatiques ; préludant ainsi aux habitudes des faiseurs de nos jours qui, en fait de créations, n'arrivent qu'à des mosaïques qu'ils composent avec efforts des débris mêmes enlevés à tous les systèmes de philosophie ou autres ! Il parvint en partie à son but, mais sa doctrine, véritablement composée de morceaux rapportés et mal assise sur des ruines, s'écroula avec fracas comme un château de cartes !

Apprécié à sa juste valeur, l'éclectisme ne constitue ni un système, ni une doctrine proprement dite, mais seulement une méthode ou une manière générale d'étudier les faits, de les choisir et de les coordonner. Or cette méthode ne fut point inventée par Archigène, mais il en retrouva le modèle dans la secte choisissante fondée par Potamon à Alexandrie, sous le règne des Ptolomée. En effet, pendant que la philosophie grecque était livrée à la faconde des rhétéurs et des sophistes qui se vantaient publiquement de soutenir avec le même avantage le pour et le contre en toute question, Potamon eut l'heureuse idée de choisir au milieu de cette foule de systèmes, d'hypothèses et de théories ce qu'il y avait entre toutes de plus vrai et de plus vraisemblable, et d'en former un résumé méthodique et un corps de doctrine. Potamon réussit dans cette entreprise, et sa manière de procéder réellement bonne, comme moyen d'investigation et de composition, fit promptement fortune dans le monde savant. Beaucoup d'hommes éclairés l'adoptèrent, et on les nomma les *éclectiques*, du nom même de la méthode qu'ils professaient. Ce fut à cette époque qu'Archigène, qui voyait avec douleur toutes les imperfections des diverses doctrines médicales et qui avait d'ailleurs l'intime conviction qu'aucune théorie exclusive ne pouvait expliquer d'une manière satisfaisante tous les phénomènes de la vie, s'efforça d'appliquer à la médecine la méthode de Potamon, et créa ainsi l'éclectisme médical. Ce système, plus prudent que brillant, ne valut pas à Archigène une grande renommée; cependant il fut proclamé le conciliateur des partis ; il fut bien vu des philosophes et il se fit quelques disciples fort distingués, parmi lesquels on cite Philippe de Césarée, et Arétée, de Cappadoce.

L'éclectisme médical, que l'on peut regarder comme le beau idéal de la médecine, est, dans l'esprit de bien des gens, un ensemble de vues et de principes choisis; la quintessence de tous les systèmes et comme la doctrine par excellence; c'est du moins ce que disent, au premier abord, ceux qui jugent les choses par impression et qui parlent sans réflexion; mais ils sont dans une erreur grossière, car l'éclectisme n'est rien moins que tout cela. En effet, comment peut-on avoir l'idée de former un tout homogène avec des éléments hétérogènes? Comment veut-on rapprocher méthodiquement et logiquement des principes qui se heurtent ou qui se détruisent? comment pourrait-on enchaîner, dans une synthèse rigoureuse, des dogmes positivement opposés? Tenter un pareil travail, c'est tout simplement essayer l'impossible. Or, ce que l'on peut faire, c'est de coordonner sous la discipline inexorable d'un fait primordial, ou d'un principe qui a force de loi, tous les faits apportés par les divers systèmes, qui ont tous en définitive quelque chose de vrai. Mais par cela même que l'on soumet à la rigueur d'un fait-principe tous les faits secondaires épurés par les divers systèmes, on cesse de faire de l'éclectisme; on fait, au contraire, de l'*absolutisme*, si l'on peut parler ainsi, car toutes ces idées choisies dans tous les systèmes rentrent en dernier ressort sous la subordination absolue du fait-principe qui les discipline et qui les explique.

L'éclectisme a, comme toute espèce de choses, ses avantages

et ses inconvénients; c'est ce qui explique pourquoi il a reparu tant de fois sur la scène médicale, sans avoir jamais pu y régner d'une manière absolue.

L'éclectisme, ou pour mieux dire la méthode éclectique, peut être d'une grande ressource, dans un temps comme le nôtre, où l'on remet en question les vérités les mieux établies et le plus généralement reconnues; dans un temps où la logomachie est accueillie de toutes parts; où l'on discute gravement sur des propositions oiseuses, sur des mots creux ou sonores; dans un temps, enfin, où l'on voudrait réduire mesquinement toute la science médicale à quelques notions organiques, anatomiques ou thérapeutiques, sous le dangereux prétexte de serrer le raisonnement, et d'éloigner du foyer de la science ce que l'on nomme très sottement des abstractions.

Sous d'autres rapports, la méthode éclectique est dangereuse aussi et pleine d'écueils. Elle paralyse la verve; elle refroidit l'enthousiasme; elle sème le désordre et quelquefois l'anarchie jusque dans les convictions; enfin, elle conduit au scepticisme, et c'est un grand malheur, car avec cette manie desséchante de ne vouloir admettre que ce qui est palpable aux sens extérieurs, on est souvent entraîné à rejeter des révélations instinctives qui sont effectivement au-dessus des moyens de vérification matérielle, mais qui ne sont pour cela ni moins précieuses, ni moins vraies, parce qu'elles se rattachent aux inspirations intimes et providentielles qui viennent du cœur, de la conscience ou de la raison.

Choisissons donc, mais attachons-nous à bien choisir; en un mot, soyons éclectiques avec goût et discernement. Tenons-nous toujours à une égale distance des extrêmes. Et en observant ce précepte, depuis longtemps si ancien, nous acquerrons le secret de parler juste et d'agir sagement, quoique éclectiques, et nous éviterons ainsi le désagrément de déraisonner aujourd'hui avec celui-ci et demain avec celui-là, ce qui arrive constamment à ceux qui se fient trop facilement aux propos de l'éclectisme et qui s'abandonnent ingénument à ses façons.

Après plusieurs siècles perdus pour la science de l'homme, il était bien temps qu'un génie transcendant se montrât et rendît enfin à la médecine son premier lustre et sa splendeur. Il était bien à désirer que la médecine, tristement assoupie depuis six cents ans, se réveillât définitivement pour rentrer dans les voies de la raison en revenant aux leçons de la nature, cette source de toutes lois, dont elle n'aurait jamais dû s'écarter. Cette heureuse révolution s'opéra, Galien parut ; il remit à flot la médecine hippocratique, et lui imprima un éclat qu'elle n'avait point eu à son origine. Cependant, il faut le reconnaître, la médecine acquit alors une parure nouvelle, plutôt qu'une richesse véritable, et les dogmes d'Hippocrate perdirent véritablement de leur force et de leur pureté sous la main de Galien, tout en prenant un caractère plus séduisant, et peut-être même plus systématique.

Claude Galien, le plus illustre des médecins anciens après Hippocrate, était fils de Nicon, architecte célèbre, homme instruit et fort opulent. Galien fut tout ensemble médecin, chirurgien et pharmacien ; car, dans son livre des antidotes, il nous apprend qu'il avait un magasin de drogues (*officina*) dans la voie Sacrée, magasin qui fut brûlé sous le règne de l'empereur Commode, dans l'incendie qui réduisit en cendres le temple de la Paix et plusieurs autres édifices. Élevé par son père, qui prit soin de former son esprit et son cœur, il puisa, dans ce commerce délicat et sûr de l'éducation paternelle, un goût prononcé pour les sciences, un vif amour pour l'étude et un profond respect pour les grands maîtres, et surtout pour Aristote, dont il se montra constamment le disciple et l'admirateur. Il se livra d'abord à l'étude des sciences, à la culture des lettres, des mathématiques et de la philosophie, et quand il eut apprécié, jugé, épuisé l'esprit des différentes sectes, il adopta les principes graves et sévères de Zénon et des stoïciens et la philosophie d'Aristote. Ce fut alors que sa vocation pour la médecine se révéla ; il n'eut qu'une seule idée, celle de devenir médecin. Il parcourut, dans ce but, toutes les écoles de la Grèce et de l'Égypte, afin de puiser la science à sa source. Il s'arrêta à Alexandrie, qui était alors le sanctuaire des sciences et le rendez-vous de tous les savants ; il étudia, commenta tous les auteurs, et, lorsqu'il se fut fait une doctrine de toutes leurs doctrines, et qu'il se sentit en état d'exercer la médecine avec connaissance de cause et avec succès, il revint à Pergame, sa ville natale, où il exerça pendant deux ans environ. Une révolution terrible vint l'arracher à ses habitudes douces et austères, et il se rendit dans la ville des Césars, où l'attendaient la célébrité et la fortune, et, avec elles aussi, les épreuves, les injustices et tous les dégoûts réservés à ceux qui ont le tort impardonnable d'avoir du mérite et quelque bonheur.

Galien avait à peine trente ans lorsqu'il vint à Rome ; il se con-cilia promptement l'estime et l'affection des chevaliers. Il sut plaire au consul Bœthus, au préteur Sergius Paulus, et même à Sévère. Mais, comme nous l'avons déjà dit, de cruels retours l'attendaient ! Sa supériorité et son bonheur lui firent beaucoup d'ennemis, même parmi ses confrères ; et il eut à subir tous les outrages et les noires calomnies. Enfin, après avoir lutté long-temps et courageusement contre ses détracteurs qui furent assez puissants pour faire fermer son cours d'anatomie, où l'on arrivait en foule de tous les pays ; fatigué, harcelé, abreuvé d'amertume, il se décida à quitter la capitale du monde, et il reprit tristement le cours de ses pérégrinations.

Galien passa ainsi cinq années à voyager : mais, au bout de ce temps, cédant, avec raison, aux sollications de ses amis et aux vives instances de Marc-Aurèle et de Lucius Vérus, il revint à Rome.

Les médecins étaient alors divisés en plusieurs sectes ; il y avait des dogmatiques, des empiriques, des méthodistes, des pneumatiques et des éclectiques. Galien se déclara contre toutes ces sectes à la fois, et les traita toutes avec un égal mépris. Fi-dèle aux leçons de la nature, Hippocrate fut le seul maître dont il accepta les dogmes et suivit les préceptes. Il s'attacha à com-menter les écrits du père de la médecine, et il apporta dans ce genre de travail toutes les ressources que purent lui fournir son esprit éclairé, son érudition prodigieuse et son ardente imagina-tion. Galien savait beaucoup, mais la manie de vouloir tout expli-quer l'entraîna au delà des bornes de la sagesse, et on le vit à regret s'aventurer à plaisir dans une foule d'hypothèses qui souil-lèrent sa doctrine et faillirent compromettre sa réputation.

Ainsi donc, Galien commença bien et finit mal : cependant il est juste de dire qu'il répandit les idées les plus sages sur les forces de la nature médicatrice, sur les affinités morbides, sur la nature et les crises des maladies, et que ses ouvrages, qui ont été pendant longtemps regardés comme des oracles, renferment réellement des vérités de premier ordre. Il eut encore un autre mérite, celui d'employer toute la puissance de son esprit et l'au-torité de son nom à ramener les médecins dans la bonne voie, et à leur montrer la supériorité des écrits d'Hippocrate sur tous ceux qui sortaient des mains de ses adversaires. Disons-le donc, Galien eût certainement égalé Hippocrate, si avec moins d'imagination et d'indépendance il eût ignoré la philosophie d'Aristote. En effet, avec un esprit moins enthousiaste et moins libre, Galien se serait contenté de commenter Hippocrate et de perfectionner sa doctrine, tandis qu'entraîné par la fougue de son imagination, il ne put se résoudre à remplir un rôle qu'il regardait à tort comme secondaire ; et il s'égara sur la route.

Quelques partisans fanatiques de Galien ont voulu en faire l'émule d'Hippocrate ; c'est un tort, car Hippocrate n'a jamais eu de rivaux, et Galien lui-même, dont tout le monde connaît la superbe, eût très certainement repoussé un semblable parallèle. On peut dire à sa louange qu'il a toujours montré, pour le père de la médecine, une admiration qui allait jusqu'à la vénération, et qui avait sous ce rapport quelque chose de religieux et de sacré. En comparant ces deux hommes illustres, on peut établir ainsi la part de chacun : Hippocrate possédait au suprême degré le génie de l'observation patiente, du raisonnement méthodique et de la généralisation prudente. Il observait d'abord, il raisonnait ensuite, puis il généralisait sagement. Galien au contraire, esprit brillant mais audacieux, impatient et rapide, généralisait sans délai et bâtissait en l'air des théories et des systèmes sur un petit nombre de faits encore incomplets et souvent saisis au vol. Attentif et judicieux, Hippocrate suivait pas à pas les procédés de la nature qu'il aimait à prendre sur le fait ; il l'épiait, l'interrogeait et l'imitait ; Galien procédait plus hardiment : ennemi du joug, il ne pouvait supporter la résistance, il marchait toujours en avant et sur son chemin il assujettissait violemment les faits à l'idée qu'il en avait conçue tout d'abord. En un mot, Galien expliquait les faits par des hypothèses, tandis qu'Hippocrate se contentait d'observer les phénomènes de la nature sans les expliquer. Tous les deux étaient animés du zèle le plus ardent et des intentions les plus pures ; tous les deux voulaient agrandir l'horizon de la science, mais cette noble ambition n'avait d'autre mobile chez Hippocrate que l'amour de son art et le plus grand bien de l'humanité, tandis que chez Galien elle semblait être subordonnée au besoin de la gloire et à la soif de la renommée. Les révolutions ont respecté la doctrine d'Hippocrate, elles ont anéanti la médecine de Galien.

Reconnaissons maintenant que Galien associait aux immenses ressources d'un génie supérieur des connaissances excessivement variées et qu'il avait pour ainsi dire approfondi le système encyclopédique de son temps. A l'exception de la physique et de la chimie, il n'y a aucune partie de la médecine qui n'ait été traitée par Galien. Il a écrit sur la matière médicale, sur la composition des remèdes, sur l'anatomie, et ses œuvres nous offrent le tableau le plus complet que l'antiquité nous ait laissé du corps humain et de ses fonctions. Il y traite des os, des ligaments, des cartilages, des muscles, de la peau, du cerveau, du cœur, des nerfs et de leurs membranes, de l'estomac, des intestins, du foie et de sa vésicule, de la rate, des reins, du pancréas, de la vessie, des organes de la génération dans les deux sexes. En physiologie, Galien a traité des mouvements du cœur, de la systole et de la diastole, et il semble ne pas avoir ignoré la petite circulation. Ses ouvrages, qui, la plupart, ont été brûlés dans l'incendie du temple de la Paix, lui avaient conquis une réputation immense et vraiment méritée. Quant à sa doctrine, nous pouvons dire, par anticipation, qu'elle a régné sans partage jusqu'à la fin du seizième siècle.

Signalons ici un fait assez curieux : c'est qu'il arrive bien souvent que celui qui affecte d'ignorer ou d'estimer peu les écrits de Galien ne fait bien souvent qu'exprimer en d'autres termes des pensées dont il a puisé le germe dans les dissertations de cet auteur. En résumé, il est certain que Galien a souvent abusé des définitions et des divisions, et qu'il faut beaucoup de persévérance pour suivre jusqu'au bout le raffinement de logique et tout ce déluge de mots qui abondent dans ses livres ; mais en définitive, s'il est reconnu, et tout le monde est d'accord sur ce point, que l'on ne doit juger les grands hommes que relativement aux lumières du siècle où ils ont vécu, nous devons avouer qu'on n'a pas été juste envers le médecin de Pergame. En effet, la plupart de ses vues sont sublimes, et l'on peut dire que si elles n'ont pas eu le même succès que celles de Bacon, cela tient à ce que, pour en arriver là, il fallait que le genre humain eût acquis encore seize siècles de maturité.

Après avoir honorablement exercé la médecine sous les empereurs Antonin-le-Pieux, Marc-Aurèle, Commode et Pertinax, Galien retourna dans sa patrie sous le règne de Caracalla, et il y mourut sous celui de Septime Sévère. Pergame, sa ville natale, reconnaissante des services qu'il lui avait rendus, et fière aussi d'avoir donné le jour à un si grand génie, lui fit élever une statue et frapper des médailles ; l'une d'elles le représente debout, tenant à la main un long bâton blanc, sorte d'attribut accordé par l'antiquité aux grands philosophes.

DU GALÉNISME.

Imbu de la philosophie d'Aristote, Galien prétendait que les corps organisés, comme tous les corps de la nature, étaient composés de quatre éléments ou principes possédant eux-mêmes quatre qualités principales. Les quatre éléments étaient le feu, l'eau, la terre et l'air. Et les quatre qualités de ces quatre éléments étaient le chaud, l'humidité, le sec et le froid. Enfin, les quatre éléments et leurs qualités constituaient la première trame de toutes les parties du corps ou de l'économie animale.

Selon Galien, le corps animal est composé de trois parties distinctes, savoir : de parties solides, de parties liquides et d'esprits ou de moteurs. Galien était, sous ce rapport, pafaitement d'accord avec Hippocrate qui avait admis de parties contenantes ou des solides, des parties contenues ou des liquides, et, enfin, des forces ou des esprits, εὐϱμῶντα, *impetum facientes*. Galien appelait *parties* ce que nous appelons les solides, et il divisait les parties en parties similaires et parties organiques. Les parties similaires ont cela de particulier qu'elles sont toujours et en tout semblables à elles-mêmes dans leurs dernières molécules. Elles comprennent les os, les ligaments, les membranes, les veines, les artères, les nerfs, la graisse, les glandes et la chair. Les parties organiques ou composées sont formées de la réunion de toutes ou de presque toutes les parties similaires. Galien les appelait aussi les parties instrumentales, parce qu'il les regardait comme des rouages ou des instruments destinés à exécuter les mouvements, les travaux et les fonctions de la vie. L'œil, l'oreille, la main, le pied, le cœur, les intestins, l'estomac et les viscères appartiennent aux parties organiques ou instrumentales.

Galien admettait quatre humeurs principales : le sang, la pituite, la bile jaune et la bile noire ; le sang est le liquide par excellence et la source de toutes les humeurs ; la pituite comprend tous les fluides séreux et muqueux ; puis, dans chacune de ces humeurs prédominent telle ou telle des qualités primitives des éléments. Ainsi, le sang est une humeur chaude et humide ; la bile jaune est une humeur chaude et sèche ; la pituite est froide et humide ; la bile noire est froide et sèche. Enfin la plupart des maladies dépendent primitivement ou consécutivement de l'excès, du défaut ou de l'altération de ces quatre humeurs fondamentales et de leurs qualités cardinales.

Galien admettait trois sortes d'esprits : les esprits naturels, les esprits vitaux et les esprits animaux. Les esprits naturels consistent dans une vapeur subtile qui se dégage du sang qui se forme lui-même dans le foie; ils se rendent au cœur ou ils se combinent à l'air et donnent ainsi naissance aux esprits vitaux qui se changent dans le cerveau en esprits animaux.

Ces trois espèces d'esprits sont la source de trois facultés correspondantes qui existent en puissance dans les organes où ils se forment, et qui deviennent ensuite les mobiles de leur action. Ces trois facultés sont : la faculté naturelle, la faculté vitale et la faculté animale qui produisent des actions naturelles, des actions vitales et des actions animales.

La faculté naturelle a son siége dans le foie; le foie préside à la digestion, à la nutrition et à la génération. La faculté vitale réside dans le cœur qui, par la voie des artères, répand partout la chaleur et la vie. Enfin, la faculté animale, la plus importante des trois facultés, a son siége dans l'encéphale; elle est la source du sentiment et du mouvement; elle est présente à tous les points de l'économie par le moyen des nerfs; elle gouverne tout.

Galien admettait encore en chaque action naturelle, vitale et animale plusieurs sortes d'actions; des actions internes et des actions externes : les actions *internes* de la faculté naturelle produisent la sanguification et la digestion; les actions *externes* de la faculté naturelle donnent lieu à la circulation veineuse et partant à la présentation du sang à tous les points de l'économie ayant pour objet l'accroissement de l'individu et la propagation de l'espèce.

Les actions internes de la faculté vitale font naître les passions violentes, celles-ci ont leur foyer dans les viscères; les actions externes de la même faculté vitale déterminent le mouvement et la pulsation des artères et la distribution du sang artériel dans toutes les parties.

Enfin, les actions externes de la faculté animale président aux sensations et aux mouvements musculaires, tandis que les actions internes de la même faculté ont pour objet de produire l'exercice des fonctions intellectuelles, d'où résultent l'imagination, le jugement et le raisonnement.

Puis, au-dessus de ces trois facultés primordiales et d'une série de facultés secondaires inhérentes comme des propriétés vitales aux différentes parties du corps, Galien plaçait en dernier ressort une première force, une force-mère, qui est la source et l'âme de toutes les facultés, et comme la vie elle-même dans son essence et dans son principe, cette puissance, cette force, qui domine toutes les autres : c'est la nature, comme disait Hippocrate.

Galien possédait en anatomie des connaissances très étendues, eu égard au temps où il vivait. Il a dépassé sur ce point Erasistrate et Hérophile, et il a laissé divers ouvrages fort précieux même aujourd'hui. Il est le premier qui ait disséqué des muscles et qui ait fait connaître leur forme, leur situation et leur direction. Toutefois il n'a guère disséqué que des singes, car les lois de Rome défendaient de toucher aux morts, et ce n'était que par exception ou par fraude que les médecins pouvaient se procurer les cadavres des voleurs tués sur le grand chemin ou des hommes tombés sur le champ de bataille. A Alexandrie même, à l'exception de l'ostéologie, toutes les autres parties de l'anatomie étaient démontrées sur des animaux et particulièrement sur des singes. Les connaissances de Galien en physiologie, en pathologie et en séméiologie, étaient bien restreintes et souvent pleines de subtilités et d'erreurs. Mais nous devons reconnaître que ses erreurs mêmes ont excité la curiosité des observateurs, qu'elles ont été utiles sous ce rapport, et qu'elles ont même servi la science indirectement. Continuateur d'Erasistrate et d'Archigène, Galien s'est livré avec beaucoup de zèle et d'application à l'étude du pouls. C'est, dit-il, dans la connaissance du pouls que le médecin puise les meilleures instructions, et l'état du pouls doit toujours lui servir de guide. Le pouls est tantôt simple, tantôt composé, long, large, élevé, fréquent ; tantôt véhément ou lent ; faible ou mou ; dur, inégal, intermittent ; tantôt enfin dicrote ou à deux pulsations, ondoyant, tremblant, convulsif. Eh bien, toutes ces variations sont comme autant de signes et de sources d'indications ; elles dépendent de différentes causes parmi lesquelles l'âge, le sexe, le tempérament et les changements dans les six choses non naturelles jouent un rôle très important. Du reste, on se fera une idée des recherches de Galien sur le pouls, en songeant qu'il a écrit dix-sept livres sur ce sujet. Galien s'est montré aussi instructif et aussi fécond dans les instructions qu'il nous a données relativement aux divers états et changements de l'urine, ainsi qu'aux indications et aux présages qu'on peut tirer de cette excrétion pendant le cours des affections et des maladies. La santé, selon Galien, dépend de l'harmonie et du tempérament des quatre humeurs et des quatre qualités qui leur sont propres. Tant que ces humeurs

se tempèrent les unes les autres, et que la proportion naturelle
des parties similaires est maintenue; tant que les humeurs conservent une juste température et des qualités douces, l'économie
jouit de toutes ses ressources ; elle est en pleine santé et alors les
fonctions organiques s'exécutent suivant les lois de leur constitution normale; mais au contraire dès que le désordre se met dans
les éléments, et que les qualités de ces éléments viennent à changer; dès qu'une humeur ou les humeurs viennent à pécher soit
par défaut, par excès, soit par qualité ou par proportion, l'équilibre
est rompu, l'intempérie commence, et en passant des parties similaires aux parties organiques elle entraîne nécessairement le
trouble des fonctions, alors la maladie se déclare tantôt peu à peu
et tantôt tout à coup. La santé existe dans toute sa plénitude,
lorsqu'il y a un rapport complet et un équilibre parfait entre les
éléments, les qualités élémentaires, les humeurs, les esprits, les
solides similaires et les solides organiques. C'est en partant de
ces principes que Galien a établi la série des tempéraments. Il en
admettait quatre principaux, savoir : le tempérament sanguin, le
tempérament phlegmatique, le tempérament bilieux et le tempérament mélancolique. Chacun de ces tempéraments est chaud ou
froid, sec ou humide, selon que l'une ou l'autre de ces qualités
élémentaires prédomine sur les trois autres. Il divisait ensuite
ces tempéraments en quelque sorte primitifs en d'autres tempéraments plus composés qui résultent de la combinaison de deux
qualités élémentaires réunies ; ainsi, par exemple, il admettait un
tempérament chaud et sec; un tempérament chaud et humide;
un tempérament froid et humide et un tempérament froid et sec.
Enfin il admettait encore qu'en dehors des tempéraments normaux
simples ou composés, il pouvait arriver qu'un individu eût en
quelque sorte un tempérament particulier et propre à lui-même.
Il désignait ce genre particulier de tempérament sous le nom
d'idiosyncrasie, et il prétendait que l'idiosyncrasie résultait de la
modification apportée aux tempéraments ordinaires par certaines
dispositions particulières ou propres à l'individu. Toutefois la
différence des tempéraments et leur éloignement du type naturel
ne constituait pas une maladie, mais seulement une disposition à
la maladie, et tout individu en cet état est encore réputé bien portant malgré l'altération de son tempérament, tant que l'intempérie qui domine n'est pas assez puissante pour empêcher le jeu des
parties. Galien admettait aussi une constitution neutre : c'était

un état intermédiaire à la santé et à la maladie, un véritable état d'indisposition, et comme un état de transition entre l'état de la santé florissante et l'empêchement des parties qui est le commencement de la maladie. On lira avec fruit dans les livres du médecin de Pergame les signes de cette constitution neutre et ceux de la bonne et de la mauvaise constitution du corps.

La maladie, selon Galien, est un état contre nature dont la principale condition est de nuire à l'exercice des fonctions. C'est une des positions anormales du corps qui empêche premièrement et par elle-même que ses parties ne s'acquittent de leurs fonctions et ne remplissent leur action. Voilà la définition générale que nous devons à Galien ; mais elle n'est pas la seule qu'il ait donnée. Il dit, dans son *Traité de la différence des symptômes*, que la maladie consiste dans la surabondance, la pénurie ou l'altération des humeurs, modifications vicieuses, qui se rattachent toutes au désordre de leurs éléments ou de leurs parties. Or, sous ce rapport, Galien est complétement rentré dans les idées d'Aristote, son maître, qui avait défini la maladie : Le désordre des éléments dont l'harmonie constitue la santé.

Considérées sous ce point de vue, les maladies sont, pour Galien, ou sanguines, ou bilieuses, ou pituiteuses, ou atrabilaires, selon que l'une ou l'autre de ces humeurs agit comme cause de ces maladies soit par excès, soit par défaut ou par qualité, ou par vice de circulation ou de mouvement. Elles réclament, par conséquent, des moyens curatifs différents. Aussi, tantôt il faut atténuer les humeurs ou les délayer, tantôt il faut les augmenter ou les épaissir, les rafraîchir ou les échauffer, les purifier ou les évacuer selon les cas. Il y a pour cela deux médications différentes et spéciales ; celle qui emploie les remèdes doués de la propriété de purifier les humeurs et de les ramener à l'état normal sans provoquer d'évacuations, et celle qui met en usage les remèdes qui évacuent les humeurs viciées ou surabondantes.

Galien recommande d'établir une distinction fondamentale entre l'affection et la maladie. L'affection consiste dans une viciation intime, générale et directe de l'économie animale qui semble comme pénétrée d'un vice ou d'un principe humoral morbide qui infecte toute la masse animale solide et liquide. La maladie, au contraire, n'est que la manifestation de cet état profond et caché, de cette viciation qui mine et détruit l'économie. En d'autres termes, la maladie est un mode particulier, local et phénoménal

de l'affection, qui elle, au contraire, constitue foncièrement un état
morbide général. Soit, par exemple, une maladie cancéreuse. Elle
présente un état général et un état local : l'état général, c'est la
viciation humorale, c'est la diathèse cancéreuse, c'est le vice ou
l'état cancéreux, c'est l'affection ; l'état local, au contraire, c'est
le cancer manifesté, c'est le cancer en évidence, c'est la maladie.
Enfin l'affection reste souvent en puissance au sein de l'économie
sans manifester précisément sa présence ; mais, du moment qu'elle
détermine un ensemble de réactions, elle constitue alors ce que
Galien appelle la maladie proprement dite.

Galien, imitateur d'Hippocrate sous ce rapport, divisait les maladies en maladies épidémiques, endémiques, sporadiques, aiguës,
chroniques, bénignes et malignes. Il admettait de plus trois ordres
de maladies : le premier ordre comprenait les maladies des parties
similaires ; le second comprenait les maladies des parties organiques ; le troisième ordre, enfin, embrassait les maladies qui sont
communes aux parties similaires et aux parties organiques. Les
maladies du premier ordre consistent en une intempérie des parties similaires ; cette intempérie existe avec ou sans matière.
L'intempérie avec matière a lieu quand la chaleur naturelle,
augmentée ou diminuée, est entretenue par une humeur morbide ; l'intempérie sans matière existe quand la température
normale d'une partie est altérée indépendamment de la présence
d'une humeur morbide.

Le second ordre de maladies comprend toutes les irrégularités
dont les parties organiques peuvent être atteintes, soit par rapport à leur forme, à leur volume ou à leur nombre, soit par rapport
à leur situation, à leur union ou à leur séparation contre nature.

Enfin le troisième ordre renferme toutes les blessures et toutes
les plaies produites par les agents physiques ou chimiques, par le
fer ou par le feu. Il rangeait encore dans cette catégorie les solutions de continuité qui ont lieu par incision, par meurtrissure ou
rupture.

Galien admettait encore une intempérie simple et une intempérie composée, une intempérie égale et une intempérie inégale ;
mais nous ne le suivrons pas dans ces distinctions subtiles qui
tiennent à la trempe aventureuse de son imagination.

Galien attachait la plus grande importance à l'étude des causes
morbifiques. Ce sont elles, disait-il, qui nous font connaître la nature véritable et en quelque sorte individuelle de chaque mala-

die, car toute maladie est nécessairement contenue dans sa cause, comme chaque effet est contenu dans son principe.

Galien divisait les causes des maladies en causes externes et internes, manifestes ou évidentes, non évidentes ou cachées.

Parmi les causes externes, il rangeait six choses qu'il appelait non naturelles ; ce sont elles qui président à la conservation de la santé, quand on en fait un usage raisonnable, et qui produisent au contraire les maladies quand on en abuse ou qu'elles sont de mauvaise qualité. Ces six choses forment encore aujourd'hui six classes principales, que nous désignons en bloc sous le nom de matière de l'hygiène. Ce sont : l'air, les aliments et les boissons, le repos et le mouvement, le sommeil et la veille, les rétentions et les excrétions du corps, les passions de l'âme et les mouvements de la pensée.

Il admettait deux sortes de causes internes : la cause antécédente et la cause conjointe. La cause antécédente n'est reconnaissable que par le raisonnement : elle consiste presque toujours dans le vice des humeurs qui pèchent ou par excès, ou par défaut, ou par cacochymie. La cause conjointe s'estime par les forces du malade.

L'état des humeurs est une source féconde en causes de maladies. Toutes les humeurs sont sujettes à la pléthore. La pléthore est tantôt générale et tantôt locale. Elle est générale quand elle existe dans toutes les humeurs ; elle est locale quand elle consiste dans l'abondance d'une seule humeur.

Il y a deux sortes de pléthore : la pléthore par rapport aux vaisseaux (*ad vasa*), et la pléthore par rapport aux forces (*ad vires*).

La pléthore aux vaisseaux a lieu lorsque les vaisseaux, artères ou veines, réservoirs ou conduits, semblent ne pas pouvoir contenir les liquides qu'ils charrient. La pléthore aux forces a lieu lorsque le malade, en raison de sa constitution, ne peut supporter une faible quantité de liquides ou d'humeurs.

Il y a cette différence entre la pléthore sanguine et les autres espèces de pléthore, bilieuse, pituiteuse ou mélancolique, que le sang qui constitue la pléthore sanguine peut se trouver en surabondance dans l'économie, sans altérer la qualité des autres humeurs ; tandis que la pituite, l'atrabile ou la bile, venant à l'emporter en quantité sur les autres humeurs, infectent tous les liquides et jusqu'au sang, qui ainsi altéré peut produire consécutivement la cacochymie générale.

11

Toutefois les humeurs peuvent encore être dans un état de cacochymie uniquement par la dégénération de leurs qualités primitives. Enfin, la cacochymie résulte aussi de ce que, sous l'action de certaines causes morbifiques, les humeurs deviennent ou plus chaudes ou plus froides, ou plus sèches ou plus humides, ou plus douces ou plus salées, ou plus âcres ou plus aigres qu'elles ne le sont dans l'état normal. Chaque affection primitive des humeurs a ses caractères particuliers qui la décèlent. La pléthore sanguine, humide et chaude, se reconnaît aux signes suivants: on a le teint chaud, animé, ardent, le pouls fort, la respiration difficile et courte, la tête chaude et le corps chargé d'embonpoint; on tombe facilement en état d'assoupissement, on est tourmenté par des rêves durant lesquels on croit voir des lumières ou du feu. Enfin, ces signes prennent encore plus de consistance si le sujet mène une vie sédentaire, s'il mange et boit beaucoup, s'il est très sanguin, s'il a éprouvé la suppression de quelque évacuation habituelle.

La cacochymie bilieuse, chaude et humide, se reconnaît à la couleur jaune de la peau et des yeux, à l'enduit ocreux de la langue, à l'amertume de la bouche, au besoin continuel de boire frais, au dégoût, aux nausées dont se plaint le malade, à l'irascibilité de son caractère, enfin et surtout, aux évacuations bilieuses qui ont lieu par haut et par bas. Les causes qui prédisposent à cet état sont un tempérament sec et chaud, les veilles, les passions et l'action soutenue d'une température très élevée.

La cacochymie pituiteuse, humide et froide, se reconnaît à l'alanguissement général de l'individu souffrant, qui est ordinairement très sensible au froid; il a la peau pâle et froide, le pouls faible, lent et mou, l'urine abondante et décolorée; enfin, il est sujet aux pertes blanches, aux flux séreux, aux catarrhes et aux tumeurs œdémateuses.

Cet état de cacochymie pituiteuse est favorisé par un séjour prolongé dans des lieux bas, humides et mal éclairés, par une nourriture végétale et crue, par des boissons aqueuses et abondantes.

Enfin, les signes qui annoncent la cacochymie mélancolique, froide et sèche, sont des flatuosités, des borborygmes, un état ordinaire de constipation ou de diarrhée continuelle, un appétit insatiable et dépravé, des insomnies continuelles ou des rêves effrayants. Les chagrins, les passions, les excès et une mauvaise nourriture prédisposent extraordinairement à cet état. Galien signalait encore comme autant de causes matérielles des maladies, le changement ou l'altération dans la disposition, la grandeur, la figure et la situation des parties organiques, et, à l'exemple d'Hippocrate, il répétait que l'introduction de l'air dans les vaisseaux sanguins était la cause la plus commune des affections nerveuses.

Galien entendait par cause conjointe celle qui est le plus étroitement liée à la maladie, celle qui la provoque directement et qu'on appelle de nos jours la *cause prochaine.*

Galien définissait le symptôme, une affection contre nature qui dépend de la maladie et qui la suit comme l'ombre suit le corps. Il admettait trois sortes de symptômes : 1° ceux qui proviennent d'un vice de sécrétion ; 2° ceux qui se rapportent aux excrétions troublées ; 3° ceux qui tiennent à l'empéchement des parties.

Selon Galien, le signe est ce qui fait connaître une affection inconnue et comme enveloppée dans les symptômes. Il y a deux sortes de signes, les signes diagnostiques et les signes pronostiques. Les signes diagnostiques sont ceux qui caractérisent la maladie ; on les divise en signes pathognomoniques et en signes adjoints ou incertains. Les signes pathognomoniques sont ceux qui caractérisent exactement la maladie et la dénotent irrévocablement ; les signes adjoints ou incertains sont ceux qu'on rencontre dans une infinité de maladies et qui ne sont pas absolus dans l'espèce. Les signes diagnostiques se tirent, selon Galien : 1° de l'essence même de la maladie ; 2° de la cause ou des causes de la maladie ; 3° des symptômes ; 4° des dispositions particulières de chaque individu.

Les signes pronostiques sont ceux qui dénotent la durée et l'issue probable de la maladie. On les tire : 1° des formes et de la nature de l'affection ; 2° de la constitution régnante ; 3° de l'état de la saison ; 4° du malade lui-même, de l'état de ses forces, de son âge, de son tempérament, de ses habitudes, et de sa constitution physique et morale.

Galien insiste beaucoup dans ses ouvrages sur la nécessité de localiser les maladies. Rien n'est plus important, dit-il, que de connaître l'organe affecté ou malade, autrement dit le siége de l'affection. Fidèle aux préceptes d'Hippocrate sur les sympathies, Galien recommande d'analyser avec un soin scrupuleux tout ce qui compose l'état morbide avant de se prononcer sur la nature de cet état ; il recommande surtout de n'en venir aux moyens thérapeutiques qu'après avoir anatomiquement établi la part de

l'état idiopathique et celle de l'état symptomatique concomi-
tant ou sympathique. La connaissance que l'on a de l'état des
différentes fonctions du corps à l'état normal est la source même
du diagnostic, et le dérangement des fonctions indique l'état morbide de l'organe dérangé. Ainsi une digestion laborieuse et longue
indique que l'estomac est affecté ; une grande difficulté d'uriner
indique l'obstruction de la vessie ou la lésion des dépendances de
l'appareil urinaire ; l'altération persistante du pouls est souvent
le signe d'une affection du cœur ; enfin, le défaut de mouvement
de certaines parties indique parfois une affection des nerfs.
D'autre part, les fonctions peuvent être dérangées par la sympathie qui règne entre certains organes : c'est ainsi , par exemple,
que le vomissement dépend souvent d'une affection des reins, et
qu'il n'est alors qu'un effet sympathique. Or ceci mérite de fixer
l'attention du médecin, car les remèdes qu'on opposerait dans ce
cas à une prétendue affection de l'estomac deviendraient non
seulement inutiles, mais dangereux.

En dépit du proverbe trop follement répété : Hippocrate dit oui,
et Galien dit non, nous soutenons que la thérapeutique de Galien
était, dans la majorité des cas, parfaitement conforme à celle
d'Hippocrate, dont il admettait du reste et d'une manière absolue
la doctrine des crises et des jours critiques. La santé , disait-il,
doit être conservée par ce qui a du rapport avec elle ; et la maladie, qui est en réalité quelque chose de contraire à la nature, la
maladie doit être combattue par ce qui lui est contraire. Ainsi
donc, comme nous venons de le faire observer, Galien rentrait
complétement dans les vues d'Hippocrate, qui a formulé cet
axiome : *Contraria contrariis curantur.*

Le premier devoir du médecin est de prévenir les maladies, et
son premier effort doit être de chercher à les guérir lorsqu'elles
se déclarent malgré le sage emploi des moyens de l'hygiène.
Pour prévenir les maladies, il faut fuir ou détruire les causes qui
les produisent : tel est le premier dogme, le dogme par excellence.
Galien a composé plusieurs livres sur le régime et les diverses
modifications qu'on doit lui faire subir, suivant l'âge du malade et
la saison de l'année, suivant l'état de santé ou de maladie. Les
nombreux écrits de Galien sur cette matière peuvent être considérés avec ceux d'Hippocrate comme les véritables souches des
ouvrages d'hygiène les plus modernes. Dans les règles qu'il donne
relativement à la conservation de la santé , il s'étend longuement

sur les ressources que présentent l'exercice, l'usage ordinaire des bains, les frictions et les évacuations. Il recommande la promenade en voiture ou sur une litière, les bains suspendus, la navigation, l'exercice de la voix, la déclamation et le chant. Il donne ensuite d'excellentes instructions sur la manière de régler et de graduer les différents exercices. Personne ne s'est plus occupé que Galien des indications et des contre-indications. Et aujourd'hui même on ne peut qu'admirer encore les préceptes qu'il a tracés à ce sujet, ainsi que les conseils qu'il donnait de son temps aux gens de lettres.

Redoublez de sobriété, leur disait-il, à la suite des veilles ou des études forcées; promenez-vous en plein air; prenez des bains plutôt frais que chauds; usez d'aliments de facile digestion; tenez-vous le ventre libre; prenez souvent des bains de pieds, et si tout cela ne suffit pas, faites-vous saigner. D'après ces préceptes, avant d'entreprendre le traitement d'une maladie, il faut examiner et peser en quelque sorte les diverses circonstances et tirer ensuite de leur opposition l'indication thérapeutique. Ces circonstances, on les trouve dans la considération attentive de l'âge, du sexe et du tempérament du malade, et particulièrement dans l'examen de l'état de ses forces et de ses habitudes. Il faut avoir égard aussi à l'importance de l'organe affecté; car il y a des organes nobles et des organes secondaires. Le cerveau, le cœur et le poumon sont les trois organes les plus importants. En tout cas et en tout événement, c'est la maladie, cause elle-même de tous les symptômes, qui doit fixer tout d'abord les vues et l'attention du médecin; c'est contre elle et c'est surtout contre la cause qui l'a produite qu'il doit principalement diriger ses moyens et employer ses remèdes. L'art tout entier est dans ce précepte. Le médecin doit s'attacher ensuite à saisir l'indication; or, l'indication, suivant les termes de Galien, c'est l'insinuation de ce qu'on doit faire par rapport à quelque chose qui existe soit dans cette chose, soit hors de cette chose. Ainsi, par exemple, relativement aux maladies, Galien puisait l'indication dans la nature même de l'affection et dans l'état du sujet malade. Relativement à l'affection, il examinait la cause de cette affection et ses symptômes, qu'il analysait avec un soin minutieux. Relativement au sujet, il examinait sa constitution, son tempérament et ses forces qu'il envisageait sous tous les rapports et sous toutes les faces.

Galien était un grand partisan de la saignée, il l'employait très

souvent; quelquefois même il la faisait répéter jusqu'à la défaillance du malade. Cependant il ne la prescrivait jamais avant
d'avoir mûrement réfléchi à toutes les indications et à toutes les
contre-indications. Il avait recours à la saignée pour détruire la
pléthore ou les accidents produits par elle. Il l'employait rarement chez les enfants au-dessous de quinze ans, et il avait toujours soin de proportionner l'évacuation sanguine à l'état de leur
tempérament et surtout de leurs forces. Il vaut mieux, disait-il, se
tromper dans l'espèce plutôt par défaut que par excès; et certes
il avait bien raison. Galien employait aussi les sangsues, les sca-
rifications et les ventouses scarifiées; il ouvrait les veines jugu-
laires, et pratiquait même l'artériotomie dans les cas graves et
pressants. A l'exception de la thériaque et de l'opium qu'il prescrivait pour procurer le sommeil, calmer les douleurs et arrêter
les évacuations excessives, Galien employait fort peu de remèdes
internes; et cependant il s'est beaucoup occupé de la nature des
aliments, de celle des médicaments, ainsi que de leurs effets.
Selon lui, toutes les propriétés des médicaments dépendent de
leurs qualités élémentaires, le chaud, le froid, l'humide et le sec;
de plus, il y a des degrés pour chacune de ces qualités, de sorte
qu'un aliment ou un médicament peut être froid ou chaud au
premier, au deuxième ou au troisième degré, et que sous ce rapport il répond aux qualités froides ou chaudes de la maladie: d'où
il résulte que contre une maladie chaude ou froide à l'un de ces
quatre degrés, on doit employer un médicament doué de qualités
opposées au même degré de chaud ou de froid.

Tel est le système de Galien; c'est, sans contredit, un des plus
fameux qui aient jamais paru : il a pendant plusieurs siècles
rempli le monde entier de ses préceptes. Du reste, il a partagé cet
honneur avec l'hippocratisme, dont il n'est au fond que la continuation, et c'est même ce qui explique la faveur dont il a joui en
Europe, en Asie et en Afrique pendant un espace de plus de treize
cents ans.

Si nous cherchons à analyser le galénisme, nous trouverons
que c'est un mélange de vitalisme, de solidisme et d'humorisme.
Il tient au vitalisme par les idées d'Hippocrate dont il n'est que le
développement. En effet, que sont les facultés vitales auxquelles
Galien rapporte comme à leurs causes la plupart des phénomènes
vitaux, si elles ne sont les forces mêmes de la vie découlant de
cette force principe qu'Hippocrate appelait *nature*, ενορμον, et que

nous désignons aujourd'hui sous les noms de *force vitale*, *force nerveuse*, *force électro-vitale*. Enfin, épurons encore le langage de Galien, et nous retrouverons, sous des expressions ébauchées, les propriétés vitales de Bichat, et toutes ces choses que nous nommons *fonctions animales et organiques*, *forces digestives*, *assimilatrices*, *musculaires*, etc.

Le galénisme tient au solidisme par tout ce que Galien a écrit avec tant de verve sur les parties similaires et sur les parties organiques; ou pour mieux dire, le solidisme a ses racines dans le système de Galien, qui est aussi le véritable point de départ de la médecine organique et anatomique.

Enfin, on retrouve encore dans le galénisme la véritable souche de ce vieil humorisme qui, venu de Thalès, a régné dans les temps les plus anciens, d'abord sous des noms plus ou moins obscurs, puis sous les termes pompeux de médecine des Arabes, d'alchimie, de chimiatrie, d'iatro-chimiatrie, etc. Ce qu'il y a de certain, c'est que Galien, parfois très obscur, se montre toujours très lumineux lorsqu'il développe ses vues hardies sur les humeurs et le rôle qu'elles jouent dans l'économie; et c'est ce qui l'a fait surnommer le *père de l'humorisme*.

DE L'ARABISME, OU DE LA MÉDECINE DES ARABES.

Après la mort de Galien, la science médicale se laissa absorber par la philosophie mystique de Zoroastre, et elle devint bientôt un tissu grossier de théories absurdes. L'art médical, frappé du même coup, dégénéra en pratiques superstitieuses, malgré les efforts combinés d'Oribase, d'Aétius, de Paul d'Égine et d'Alexandre de Tralles, qui firent tout ce qui dépendit d'eux pour soutenir la dignité et l'honneur de la médecine grecque.

Au XII° siècle, l'Italie, justement effrayée de l'irruption des peuples du Nord, devint un pays à peu près perdu pour les sciences. Mais heureusement, pendant qu'elles languissaient sous le plus beau ciel du monde, Alexandrie leur offrit l'hospitalité et devint ainsi le centre des sciences et des arts. Disons plus, Alexandrie servit réellement de patrie aux sciences et aux lettres jusqu'au temps où les Sarrasins, après avoir soumis l'Égypte et incendié le plus beau monument de l'antiquité, la bibliothèque des Ptolémées, détruisirent aussi cette fameuse école d'Alexandrie, et chassèrent avec une sorte de fureur les philosophes et les médecins qui l'illustraient! Cependant, quelques ouvrages de médecine échappèrent à ce vandalisme, par suite de l'intérêt instinctif que les hommes même les plus stupides portent secrètement à la science qui a pour objet de guérir les douleurs ; et aussi, comme quelques uns le prétendent, à cause de l'idée généralement répandue à cette époque, que les livres contenaient le fameux secret des alchimistes, c'est-à-dire l'art de faire de l'or à volonté.

Plus tard, les Arabes reconnurent tout ce qu'avait d'humiliant la position d'un peuple dépourvu de lumières ; ils se mirent à l'œuvre, et ils recueillirent de toutes parts et avec le plus grand soin les débris de tant de richesses inconsidérément et brutalement détruites par les barbares. Ce fut alors que les sciences et les lettres vinrent se naturaliser chez eux. On éleva des écoles publiques à Antioche, et bientôt les lumières de la médecine se répandirent sur toutes les provinces de l'empire sarrasin. Bagdad devint le séjour des califes et le centre de toutes les connaissances. Almamon fit de grandes dépenses pour enrichir la bibliothèque et la remplit promptement de plusieurs milliers d'ouvrages précieux. Les livres d'Aristote furent ceux qui inspirèrent aux Arabes le plus vif enthousiasme. Rien ne convenait mieux, en effet, à la trempe aventureuse de leur esprit que les abstractions bizarres de la métaphysique péripatéticienne. Les écrits de Galien furent aussi l'objet de leur admiration ; ils les traduisirent avec beaucoup de soin et les commentèrent ensuite de mille manières. Quoi qu'il en soit, les progrès des Arabes furent, en général, d'une lenteur remarquable, particulièrement en ce qui concerne la médecine ; et l'on peut dire qu'ils l'ont plutôt défigurée et corrompue que perfectionnée.

Les Arabes se firent une médecine en partie de la philosophie d'Aristote, et en partie de l'humorisme de Galien surcomposé de préceptes populaires et de pratiques superstitieuses. Rhazès fut le fondateur de cette oligarchie pseudo-scientifique. Plus tard, Avicenne ajouta encore à l'œuvre du maître, en combinant ce grossier humorisme avec un spiritualisme vague et bâtard, et l'on donna à cet étrange amalgame le nom pompeux de *médecine des Arabes.* Cette médecine s'introduisit en Europe du temps des croisades. Et les Juifs, qui étaient alors les seuls qui entendissent la langue arabe, furent naturellement les premiers qui la communiquèrent aux Italiens et aux Siciliens.

On ne saurait trouver dans la médecine des Arabes la précieuse simplicité de la doctrine d'Hippocrate ; l'humorisme même de Galien n'y est que confus et défiguré ; enfin on y chercherait en vain ce génie médical qui est à la science ce que le goût est aux arts.

Les Arabes étaient en général beaucoup plus partisans des hypothèses que de l'observation calme et patiente; c'est pourquoi ils n'atteignirent guère que le second plan ; on peut même dire que leur véritable place fut plutôt au milieu des compilateurs et des commentateurs qu'au sein des auteurs hardis et originaux. Néanmoins Mésué, Hali-Abbas, Rhazès, Avicenne et Averroès furent certainement des médecins très remarquables : Rhazès est le premier qui ait décrit la petite vérole et la rougeole. Les médecins arabes ont réellement imprimé un mouvement favorable à la pharmacie ; ils ont introduit dans la pratique les purgatifs doux appelés minoratifs, et ils ont enrichi la matière médicale d'une foule de compositions chimiques.

Vers le commencement du xvie siècle, un prince, ami des lettres, Frédéric II, roi de Danemark, protégea et encouragea les savants, les gens de lettres et les médecins. Par son ordre les ouvrages arabes furent traduits en latin ; on éleva des universités et le fameux collége de Salerne fut rétabli. Ce collége, sur l'origine duquel on n'est pas entièrement d'accord, resta dans une véritable obscurité jusqu'au moment où l'on vit paraître le fameux poëme diététique attribué à Jean de Milan, et qui porte encore le nom d'école de Salerne (*Schola salernitana*).

Cet ouvrage, assez digne de son siècle, obtint cependant une certaine réputation. Il fut commenté par Arnaud de Villeneuve, médecin justement recommandable par son esprit, par son érudition, et surtout par ses connaissances en astronomie et en astrologie judiciaire. Ce qui ne l'empêcha pas de perdre tout son crédit en un seul jour, pour avoir eu le malheur de survivre à la prédiction qu'il avait faite de la fin du monde déjà et tant de fois faussement annoncée.

Durant la longue époque que nous venons de signaler, les ouvrages des Arabes formèrent à eux seuls le code sacré des médecins, qui prirent, à cause de cela, le nom d'*arabistes*. L'observation fut répudiée ; les hypothèses les plus hardies furent accueillies et accréditées ; on théorisa sur tout et à l'occasion de tout ; on entassa sans choix et l'on accumula sans réflexion les remèdes et les arcanes. Enfin l'esprit humain subit à sa honte tous les genres d'excentricité et d'extravagance. Telles furent les véritables souches de cette polypharmacie dégoûtante qu'on vit si longtemps en vogue parmi le vulgaire et parmi les médecins. Tels furent aussi les commencements de l'astrologie judiciaire et de la magie, ces sources impures de toutes les sottises qui eurent crédit en médecine pendant le XVIe et le XVIIe siècle.

CHAPITRE III.

Troisième époque.

DEPUIS LA CRÉATION DE L'ÉCOLE DE MONTPELLIER JUSQU'A NOS JOURS. TEMPS DE LUTTE ET DE PERFECTIONNEMENT.

La troisième époque de la médecine est celle des temps de luttes scientifiques, de rénovation et de perfectionnement. Pendant sa durée, l'Europe entière présenta un spectacle admirable : les sciences, les lettres, les arts, l'industrie, rivalisèrent d'efforts, et une vie nouvelle sembla circuler de toutes parts dans toutes les sources de l'esprit humain.

Dix-huit systèmes sont venus pendant cette époque contribuer, par leurs apports, au développement de l'édifice médical. Ce sont : 1° l'empirisme de l'école de Montpellier ; 2° l'alchimie, la cabale et l'astrologie judiciaire, dont Paracelse fut le fondateur au XVe siècle ; 3° l'iatro-chimie, fondée, par Van Helmont, au XVIIe siècle ; 4° la chimiatrie de le Boë Sylvius ; 5° l'hippocratisme de Sydenham ; 6° l'iatro-mathématicisme de Borelli ; 7° le solidisme de Baglivi ; 8° l'anatomisme de Théophile Bonet ; 9° l'animisme de Stahl ; 10° le mécanico-dynamisme d'Hoffmann ; 11° l'iatro-mécanicisme de Boerhaave ; 12° le physiologisme de Cullen ; 13° l'organo-dynamisme de Haller et de Bordeu ; 14° la médecine philosophique de Barthez ; 15° la doctrine physiologique de Brown ; 16° l'organo-vitalisme de Bichat ; 17° la doctrine de l'irritation de Broussais ; 18° l'homœopathie d'Hahnemann.

Avant d'aborder l'étude de chacun de ces systèmes, nous croyons devoir jeter un coup d'œil rapide sur l'état de la médecine considérée au triple point de vue de la profession, de la science et de l'art pendant la durée de ces trois époques qui marquent, en quelque sorte, les différents temps de son développement.

Au point de vue de la profession, la médecine a été d'abord une simple routine, un grossier empirisme; puis une jonglerie, un métier; et, enfin, un état, un sacerdoce, une profession libérale, la première de toutes par le but qu'elle se propose et par les sacrifices et l'instruction qu'elle exige de la part de ceux qui l'embrassent sérieusement.

Au point de vue de la science, la médecine a constamment présenté le tableau d'une tourmente, durant laquelle les vérités médicales les mieux établies par le père de la médecine ont été battues comme un vaisseau livré sans gouvernail à la fureur des vents. Cependant la vraie doctrine est toujours sortie pure et triomphante de toutes ces luttes, et le naturisme hippocratique, qui seul repose sur un principe, qui suffit aux conditions de la science et de l'art, est toujours revenu de siècle en siècle plus éclatant que jamais à la surface des doctrines, comme si tant de révolutions et de combats n'avaient eu pour objet que de l'épurer et de le perfectionner! Telle est du moins la réflexion qui se présente aux esprits attentifs et réfléchis. Ce qu'il y a de très certain, c'est qu'en méditant profondément sur les principes du vitalisme hippocratique, on est naturellement entraîné à reconnaître que la médecine est infiniment plus avancée, comme science, qu'elle ne l'est comme art. Il est de fait que cette conclusion est diamétralement opposée à celle qui est généralement répandue dans le monde et parmi les médecins, mais elle cessera de l'être le jour où les savants, mieux éclairés sur les véritables principes de la médecine, s'attacheront scrupuleusement à en faire la morale de leur enseignement et la règle de leur pratique.

Au point de vue de l'art, la médecine a éprouvé tous les genres de vicissitudes; elle a subi le joug de toutes les philosophies et de toutes les sciences, et cela devait être, puisque l'art, dans tous les genres, n'est jamais que le produit plus ou moins heureux des théories appliquées. Néanmoins, au milieu de toutes ces perturbations, elle a fait aussi de notables progrès qu'on peut, en quelque sorte, suivre ou retrouver dans les définitions mêmes qu'on a données d'elle aux diverses périodes de son existence, car chacune de ces définitions est véritablement l'expression de son état à telle ou telle époque. Ainsi, par exemple, au début, avant la science et avant l'art, lorsque la médecine ne consistait que dans la notion du rapport existant entre certains groupes de symptômes et quelques remèdes qui passaient à tort ou à raison pour avoir la propriété de faire cesser ces symptômes; durant ce temps, on définissait la médecine l'art de guérir les maladies : c'était alors l'époque de son enfance, elle ne s'occupait encore que de l'homme souffrant.

Plus tard, la philosophie, qui embrassait l'universalité des connaissances humaines, éclaira de ses lumières les premiers apôtres de la médecine ; elle leur apprit qu'avant de chercher à guérir les maladies de l'homme, il fallait savoir ce que c'est que l'homme malade, et qu'avant d'étudier l'homme malade, il fallait étudier l'homme sain ou bien portant. L'anatomie et la physiologie furent créées, et ces sciences, qui ont pour objet l'étude du mécanisme et du dynamisme de l'homme, prirent aussitôt leur place parmi les branches les plus importantes de la médecine naissante. La physique et la chimie vinrent apporter aussi leurs tributs, et mille trésors versés par elles agrandirent considérablement l'horizon de la médecine. Dès lors on reconnut qu'au sein même des divers milieux où l'homme est plongé, il trouve pour sa constitution et pour sa santé des agents utiles et des agents nuisibles, des choses salutaires et des choses pernicieuses. On fit de nombreuses expériences : on examina l'action des divers corps de la nature les uns sur les autres ; puis, l'action de tous ces corps sur l'homme, et, enfin, l'action de l'homme sur l'homme lui-même ; puis, à la faveur de l'observation, de l'expérience et du raisonnement, des principes furent découverts, des règles de plus en plus nombreuses furent sagement établies, et peu à peu la collection méthodique et raisonnée de ces principes et de ces règles constitua, en se développant, une nouvelle branche de la médecine qui reçut le nom d'*hygiène*, et devint promptement une des plus solides assises de la science et de l'art.

Bientôt, et par un enchaînement bien naturel, cette conquête de l'esprit humain sur lui-même et sur la nature nécessita un second changement dans la définition de la médecine, l'ancienne ne suffisant pas au nouvel état des connaissances médicales. On dressa l'inventaire de toutes les notions acquises, et d'un commun accord on définit la médecine, la science qui a pour objet l'étude de la nature, la conservation de la santé et la guérison des maladies. Tels furent le second temps de la médecine et le tribut de sa jeunesse déjà savante.

On fit alors comme une halte, et les esprits les plus sévères se contentèrent pendant longtemps de cette définition. Mais l'esprit humain, qui, lui aussi, grandit et mûrit, devint chaque jour plus

exigeant ; il sentit qu'il fallait élargir encore l'horizon de la médecine. Et le génie de Barthez combla bientôt cette dernière lacune.

La médecine fut définie par lui, la science de l'homme sain et
malade, et l'on ne fait que développer la pensée du maître en
disant qu'elle est la science de la vie et qu'elle a pour objet de
conserver la santé, de guérir les maladies, d'améliorer l'espèce
humaine, de perfectionner l'esprit de l'homme et de rendre son
âme véritablement digne de l'objet élevé en vue duquel elle a été
formée.

Cette définition paraîtra peut-être bien ambitieuse au premier
abord, mais elle sera mieux appréciée lorsque les temps de la
vraie philosophie seront arrivés, et, croyons-le bien, ils ne sont
pas aussi éloignés qu'on le suppose. En effet, on a beau répéter
que les secrets de la nature sont impénétrables, nous disons, nous,
qu'ils sont impénétrés et qu'ils seront pénétrés, puisque déjà
l'agent de la nature est connu. Cet agent, c'est l'électricité. Tirons
donc de cette conquête tout ce qu'elle renferme, et les destinées
philosophiques de toutes les sciences s'accompliront. On reconnaîtra qu'il n'y a dans le monde matériel créé par Dieu qu'une
seule cause et qu'une seule loi ; que toutes les sciences sont sœurs
et découlent de la même source. Enfin, que dans l'univers l'unité
de principe règle partout la variété d'action et l'unité de loi.

Quand on aura logiquement enchaîné toutes les conséquences
qui dérivent de ces principes, il n'y aura plus qu'une seule science ;
l'esprit humain sera pour toujours affranchi de ses doutes et de
ses labeurs ; il possédera tous les faits de la science positive ; en un
mot, il connaîtra la vérité et il bénira l'auteur de toutes choses
de lui avoir ménagé une aussi haute destinée.

EMPIRISME DE L'ÉCOLE DE MONTPELLIER.

L'empirisme fut le premier système qui s'établit à l'école de
Montpellier, fondée au xie siècle par des médecins arabes et juifs,
et érigée en faculté par une bulle du cardinal de Conrad. La philosophie n'intervint que faiblement dans les théories de cette
école naissante, qui devint plus tard la première du monde. On
discutait peu, on généralisait à peine, mais on observait avec
soin et l'on expérimentait toujours ; enfin, les malades furent en
quelque sorte les premiers livres de cette école, qui découvrit des
remèdes très précieux, et se distingua constamment par les cures
merveilleuses qu'elle opéra.

DE L'ALCHIMISME.

Albert le Grand, Roger Bacon, Arnaud de Villeneuve, Raymond Lulle et Basile Valentin, préoccupés de l'alchimie, ou de l'art de faire de l'or avec des métaux, avaient depuis longtemps songé à faire entrer la chimie dans la médecine, et à établir entre ces deux sciences une espèce d'association ; quelques uns d'entre eux avaient conçu même l'espoir plus chimérique encore d'obtenir par les moyens de la chimie une panacée universelle, c'est-à-dire une drogue assez fameuse pour guérir toutes les maladies et prolonger la vie au delà du terme ordinaire. Paracelse accueillit toutes ces idées avec enthousiasme, et sur ce sujet il dépassa si bien tous ses prédécesseurs, qu'on le surnomma le *prince de l'alchimie.*

En sa qualité d'inspiré, Paracelse professa un souverain mépris pour toutes les connaissances acquises par l'étude et l'observation ; il détruisit de fond en comble toute la doctrine de Galien, et il ne s'attacha qu'à faire ressortir les nombreux avantages que la médecine devait retirer un jour de son union avec l'alchimie. Bientôt la science d'Hippocrate fut altérée de mille manières, et dans ses principes et dans son langage, et on la remplaça par un tissu d'hypothèses absurdes qui tinrent lieu de dogmes et de préceptes. Cependant la chimie sortit peu à peu de l'alchimie, et elle cessa d'être confondue avec cette prétendue science d'Hermès dont Harris avait donné avec esprit cette judicieuse et satirique définition : *Ars sine arte, cujus principium est mentiri, medium laborare, finis mendicare,*

Paracelse adopta sur l'archée les idées de Basile Valentin, son maître. Basile Valentin désignait sous ce nom, ἄρχη, *archée*, le principe ou la cause première de toutes choses. L'archée était pour lui l'agent universel, le principe de vie et la cause de toutes les scènes admirables qui se passent dans l'univers. Paracelse accueillit ces idées sans réserve, et il s'attacha avec un soin extrême à en faire l'application spéciale à la science de l'homme, à la médecine. Ce fut peut-être le meilleur côté de son système, car nous retrouvons dans ses écrits beaucoup d'idées d'Hippocrate, exprimées seulement dans d'autres termes, et à ce point qu'il suffirait souvent de remplacer le mot *archée* par le mot *nature*, pour rentrer complétement dans les principes du père de la médecine. Selon Paracelse, l'archée est un génie qui préside dans l'estomac aux opérations chimico-vitales qui constituent la digestion. C'est ce génie, d'ailleurs plein de caprices, qui sépare encore dans le ventricule ce que les aliments renferment de bon ou de mauvais. Ce maître de l'estomac, comme il l'appelle lui-même, a une tête et des mains ; il change le pain en sang, et produit toutes les m é tamorphoses qui ont lieu dans la nature chimique des humeurs. Enfin, l'archée est constamment en rapport avec le système planétaire, et par son intermédiaire l'homme est toujours ce que sont les astres ; de là les rapports de l'univers avec l'homme ou du macrocosme avec le microcosme.

Aux quatre éléments d'Hippocrate et aux humeurs cardinales de Galien, Paracelse substitua trois éléments chimiques : le sel, le soufre et le mercure, auxquels il ajouta plus tard le principe tartareux. Paracelse admettait cinq classes de maladies, qui provenaient, selon lui, de cinq puissances actives qu'il appelait *êtres*. Ces maladies étaient les maladies de l'être puissant, celles des astres et des vices naturels, les affections frénétiques et les empoisonnements. Mais toutes ces maladies n'inquiétaient nullement Paracelse ; il se vantait de posséder un remède universel, qu'il appelait *quintessence*, au moyen duquel, sans se préoccuper des causes et des signes des maladies, il les guérissait toutes en peu de temps. Paracelse a fait à la médecine l'application de l'harmonie des constellations ; il a créé la théorie astrale et le système des cures magnétiques. Il est le premier qui ait mis en vogue la foi en certaines paroles médicatrices, qui a elle-même précédé la croyance à l'efficacité des attouchements, que les rois de France et d'Angleterre pratiquaient sur les scrofuleux et les épileptiques en prononçant ces paroles : *Rex tangit te, Deus sanat te*. Enfin, ce fut ce fougueux Paracelse qui, en déversant l'outrage sur tous ses rivaux, s'écriait d'une voix frénétique : Arrière, grec, latin, arabe !... et faisait brûler publiquement les ouvrages des hommes célèbres dont le mérite l'offusquait. Néanmoins il est juste de dire que Paracelse a enrichi la matière médicale des remèdes les plus héroïques. C'est lui qui a introduit en médecine l'usage du mercure, de l'antimoine, du soufre, du fer et de plusieurs médicaments inconnus ou peu répandus. Cependant, malgré tous ces titres à la reconnaissance, il est probable que la médecine de Paracelse serait restée dans l'oubli, si elle n'eût été reprise plus tard par Van Helmont, qu'on peut regarder comme le véritable auteur de l'iatro-chimie.

IATRO-CHIMIE.

On donne le nom d'*iatro-chimie* à un système fondé par Van Helmont et qui résulte de la combinaison des principes d'Hippocrate sur la nature et de ceux de Basile Valentin sur l'archée avec un système nouveau de chimie organique. Ce système a servi de souche aux doctrines de Stahl, de Bordeu et même de Bichat.

Après avoir combattu les principes de Galien que Paracelse avait plutôt tournés en ridicule que discutés, Van Helmont substitua au jargon de son prédécesseur un langage plus convenable et plus épuré.

Comme Hippocrate et comme Platon, Van Helmont croyait à une force active et universelle qui est l'âme du monde et qui le remplit, qui anime la matière et qui lui communique le mouvement. Cette force il la nommait *archée*. Elle était aussi la cause de tous les phénomènes vitaux, elle les produisait en agissant sur les ferments. Selon Van Helmont, l'archée, ou le principe de vie, est un être actif et intelligent, essentiellement distinct, comme principe, des forces mécaniques et chimiques. C'est l'archée qui donne à la matière ses dispositions et ses formes, et qui, en raison de ses idées éternelles, maintient les molécules de toutes ces formes dans ce mouvement continuel qui est l'expression de la vie. C'est lui qui, de l'orifice supérieur de l'estomac où il a son siége, préside en souverain à toutes les fonctions de l'économie animale. Sans l'archée, la médecine ne peut rien; elle est impuissante, et l'art véritable consiste à prendre ses ordres, à imiter ses procédés, à l'aider ou à le ramener dans sa voie habituelle quand par hasard il s'en écarte. Au-dessous de cet archée général, il y a toute une légion d'archées subalternes actifs et intelligents. Ce sont les blas, qui résident dans chaque viscère et sont tenus d'exécuter les ordres de l'archée général et de diriger les fonctions des divers organes, comme autant de ministres dirigent les affaires de leurs départements respectifs. Enfin du concours harmonique de tous ces archées secondaires ou blas dirigés par l'archée féodal, résulte le mouvement général de la vie, qui est la cause active des admirables métamorphoses dont la matière animale est l'objet.

Tant que les archées subalternes demeurent dans le respect et l'obéissance; tant que les blas dirigent avec intelligence et avec soin les affaires qui leur sont confiées, tout va bien, l'harmonie de l'ensemble se soutient et la santé est florissante. Mais si un des archées éprouve un caprice, ou de la mauvaise humeur ; s'il est l'objet d'une résistance sérieuse de la part des organes soumis à ses ordres ; enfin s'il s'acquitte mal des fonctions qui lui sont dévolues, la santé se dérange et l'affection commence. Alors l'archée supérieur se fâche et s'emporte, car il est sujet à la colère ; il rassemble toutes ses forces, il réunit tous ses inférieurs et il entretient pendant un temps plus ou moins long une tourmente qui est, à proprement parler, la maladie, c'est-à-dire l'effort de la nature médicatrice contre la cause morbifique.

Van Helmont signala le premier l'action puissante de l'estomac sur les autres organes. Il fut aussi le premier qui fit connaître l'existence des forces épigastriques. Chaque organe, dit-il, quoique subordonné à l'ensemble du système, a pourtant sa sensibilité particulière et des qualités propres qui le distinguent des autres organes. L'art du médecin consiste à diriger d'abord l'action du principe central ou de l'archée supérieur, et à exciter ensuite l'action des archées inférieurs, mais il faut pour cela qu'il sache quand on doit provoquer leur ardeur et quand on doit au contraire réprimer leurs caprices ou arrêter leur fougue. Indépendamment de l'archée, esprit subtil et invisible répandu de toute part dans la nature et dans les divers corps de la nature, esprit que l'on peut considérer comme l'étincelle de vie, sinon la vie elle-même, Van Helmont admettait encore dans les corps d'autres principes qu'il appelait *ferments*. C'est en agissant sur les ferments, dit-il, que l'archée allume la vie, qu'il préside au développement successif de l'organisation, et qu'il entretient tous les phénomènes qui en sont la conséquence, le résultat et la loi. Suivant Van Helmont, l'archée existe dans la semence avant la fécondation, et il s'en sert comme d'un ferment pour allumer la vie et entretenir les phénomènes merveilleux qui la caractérisent.

Van Helmont fut le premier qui fixa l'attention des physiciens sur la nature des fluides aériformes ; il prouva que ces fluides différaient des vapeurs et de l'air, et il leur donna le nom de *gaz* qu'ils portent encore aujourd'hui. Cet esprit inconnu jusqu'à présent, dit-il, qui ne peut ni se maintenir au sein des vaisseaux, ni se manifester sous une forme visible, je l'appelle du nom de *gaz*. Les fluides élastiques émanent, selon lui, des solides et des liquides, et ils alimentent la flamme qu'Aristote et ses disciples

regardaient comme un quatrième élément de la matière. Malheureusement Van Helmont surcomposa son système de toutes les
théories chimiques, et il altéra ainsi le caractère de sa doctrine si
bien conçue jusqu'alors dans l'esprit du vitalisme.

Après avoir associé la doctrine de l'archée à celle des agents
chimiques, Van Helmont déclara que les maladies aiguës provenaient d'un acide qui coagulait toutes les humeurs et qu'on
ne pouvait chasser du corps que par les sudorifiques et les remèdes alcalins. Il soutint aussi que d'autres maladies avaient
pour cause la prédominance des alcalis dans la masse des humeurs et du sang ; et, une fois engagé dans ces théories, les alcalis
et les acides, les sels et les ferments qui existaient, selon lui, dans
chaque partie du corps, usurpèrent bientôt la place qu'avaient
occupée les quatre humeurs dans le système de Galien. Enfin, la
doctrine des crises et des jours critiques ne fut plus, à l'entendre,
que le fruit de la pusillanimité. Il basa toute sa pratique médicale
sur une foule de données hypothétiques, et l'activité de la médecine vint remplacer, comme il le dit lui-même, l'oiseuse expectation des tendances douteuses de la nature.

Les idées de Van Helmont sur la nature des maladies méritent
d'être connues. En les débarrassant de leur couleur poétique et
fantastique, on retrouve en elles la souche des théories vitales les
plus modernes ; et il est bien certain que le pneumatisme, l'animisme, le dynamisme d'Hoffmann et le vitalisme de Barthez n'ont
pas eu d'autres sources, et que c'est aux mêmes courants que
Bordeu et Bichat ont puisé leurs grandes idées.

La maladie, véritable réalisation d'une idée, n'est autre chose,
selon Van Helmont, qu'un plan de campagne plus ou moins
compliqué que le maître-archée (*potestas monarchalis*) conçoit,
entreprend et exécute à l'occasion soit d'un ennemi de l'économie, soit de la rébellion d'un des blas ses vassaux. C'est une lutte
ou un combat engagé entre l'archée et un agent morbifique, ou bien
entre l'archée supérieur et un ou plusieurs des archées inférieurs trop indolents, inquiets ou révoltés ; c'est quelquefois aussi
le combat de l'archée contre une altération matérielle produite
par un agent morbifique. Dans tous les cas, si dans cette lutte
l'archée supérieur est digne de lui-même, s'il sait employer ses
forces et les diriger avec art sur les points atteints ou menacés, il
triomphe du mal ; et alors l'ordre et l'équilibre se rétablissent
dans l'organisme ; mais s'il agit trop vite ou trop lentement, s'il

abuse maladroitement, sans tactique et sans art, des moyens puissants qui sont en son pouvoir, enfin s'il adopte un mauvais plan d'attaque ou de combat, il perd sa cause et il compromet l'économie tout entière. Bientôt alors une première faute est suivie d'une seconde, puis d'une troisième, et l'organisme court à sa perte, à moins que le médecin attentif et éclairé n'intervienne à temps et ne rétablisse l'ordre en remettant l'archée dans sa voie et en dirigeant ses efforts vers un but sagement arrêté.

Cette doctrine est au fond exactement semblable au naturisme. Elle en diffère seulement en ce que Van Helmont nomma *archée* ce qu'Hippocrate avait nommé *nature*. De plus, Van Helmont donna à ses archées des attributs que nous retrouvons sous d'autres noms dans des systèmes modernes et particulièrement dans celui de Bichat, qui traite à fond des propriétés vitales.

Malgré les abus que Van Helmont a introduits dans la médecine, malgré le crédit dangereux qu'il a donné à quelques unes des folies de Paracelse, il n'est pas moins digne cependant d'occuper un rang distingué parmi les auteurs célèbres. En effet, on doit le considérer comme le précurseur de la chimie pneumatique et le véritable fondateur de la chimie organique qu'on s'efforce de remettre à flot aujourd'hui. Il a écrit de belles pages sur les propriétés que possède le suc gastrique de dissoudre les corps les plus durs et jusqu'à des fragments de verre. Les instructions qu'il nous a laissées sur le sang sont encore aujourd'hui très précieuses. Il a eu aussi le mérite de faire sortir de l'histoire fantastique de l'archée, l'histoire plus complète de la force vitale dont il indique, dans des termes seulement trop poétiques, les diverses manières et les modes infinis. Enfin, pour peu qu'on soit juste, on conviendra qu'on retrouve dans les écrits de Van Helmont le germe des idées régnantes sur la sensibilité des organes et sur l'existence des fonctions animales et organiques. Enfin, il est certain qu'il reconnaissait dans l'économie animale deux ordres de mouvements, les mouvements volontaires et les mouvements involontaires, ainsi que le prouve le paragraphe suivant que nous lui empruntons :

« Duplex blas in nobis, unum nempè quod naturali motu, alterum verò voluntarium quod per internum velle sibi motor existit. »

En résumé, la doctrine de Van Helmont est une de celles qui ont exercé le plus d'empire sur les esprits et elle est devenue assez promptement la source de deux systèmes, la chémiâtrie et l'animisme, qui ont joué plus tard un grand rôle dans l'histoire de la médecine.

DE LA CHÉMIATRIE OU DE L'HUMORISME DE LE BOÉ SYLVIUS.

Jusqu'au temps de Roger Bacon et d'Albert le Grand, la chimie, ou l'art hermétique, ne fut guère cultivée que dans l'espoir d'arriver au terme du grand œuvre, c'est-à-dire à la découverte de la pierre philosophale, ou tout au moins d'une panacée universelle capable de changer la nature de l'homme, de guérir les maladies et de prolonger la vie infiniment au delà des limites ordinaires. Plusieurs chimistes perdirent leur raison et leur fortune dans ces folles entreprises ; cependant ils firent sur la route quelques découvertes précieuses, et leurs successeurs, en grimpant en quelque sorte sur leurs épaules, parvinrent à la longue à tirer parti des faits acquis par eux au prix de tant de travaux et de recherches. Roger Bacon, Arnaud de Villeneuve et Basile Valentin avaient bien essayé de réunir et de coordonner tous ces faits épars, mais ils avaient échoué dans leur entreprise, et ce ne fut guère que sous Van Helmont que la chimie reçut sa première constitution scientifique. A cette époque tous les travaux éprouvèrent une nouvelle et heureuse direction, et les découvertes se multiplièrent à l'infini. Glauber et Brandt créèrent la chimie médicale, et Bacon de Vérulam ouvrit d'un seul coup la porte de toutes les sciences en faisant connaître les lois de la philosophie expérimentale et inductive. Sous de tels auspices, les sociétés s'organisèrent de toutes parts et les préceptes de Bacon y furent mis en pratique. Enfin, peu de temps après, ils reçurent un nouvel appui des leçons mêmes d'Isaac Newton qui, en continuant l'œuvre de ses prédécesseurs, apprit au monde entier, qui l'avait oublié, qu'il fallait en toute science rapporter les phénomènes divers qui la composent à un certain nombre de lois générales qui ne sont en définitive que l'expression d'un fait de premier ordre et d'une première loi.

Durant cette salutaire agitation des esprits, Becker et Geoffroy se signalèrent à l'envi ; Becker, en expliquant, au moyen de trois éléments, l'action des corps les uns sur les autres ; Geoffroy, en rapportant tous les phénomènes de l'action chimique à une propriété unique, qu'il désigna sous le nom d'*affinité*. Dans le même temps, d'autres chimistes, entraînés par le mouvement des esprits, essayèrent de faire l'application des théories chimiques à la science médicale. Déjà Paracelse avait préludé dans ce genre, en s'efforçant d'élever une théorie physiologique d'après les vues et selon les principes des alchimistes. Van Helmont avait augmenté ces hypothèses de Paracelse, de tous les ferments chimiques dont nous avons parlé. Enfin, Sylvius de Le Boé voulut couronner l'œuvre de ses prédécesseurs, et, dans ce but, il créa cette médecine humorale, cette médecine allemande, que nous connaissons tous sous le nom de *Chémiâtrie*, et que quelques uns rapportent à Sennert, ce fameux et diffus écrivain surnommé le Galien de l'Allemagne, tandis que d'autres l'attribuent à Corneille Van Hogheland, l'ami de Descartes.

Selon Sylvius, tout est chimie dans l'économie animale. C'est aux ferments de Van Helmont qu'il faut rapporter tous les mouvements de la vie, enfin, l'action chimique est la véritable source de tous les phénomènes que présente l'économie animale dans l'état de santé et dans celui de maladie. L'élément vital et tous les principes actifs résident exclusivement dans les liquides de l'économie ; les solides au contraire sont muets et presque insensibles ; leur office est de contenir les liquides qui sont à la fois les éléments et les causes de la vie. Telle est l'idée culminante sur laquelle repose toute la chémiâtrie, et c'est en la développant que Sylvius, le fondateur de cette doctrine, est arrivé à formuler, à titre de dogmes, les propositions suivantes : La digestion bien comprise est une fermentation opérée à l'aide d'un ferment, elle a lieu par le fait du mélange de la salive avec le suc pancréatique et avec la bile. Le chyle n'est autre chose que l'esprit volatil des aliments chimiquement analysés. Les esprit vitaux ont beaucoup d'analogie avec l'esprit-de-vin. Ils se forment dans l'encéphale par une véritable distillation. Le sang est la source et comme l'océan des humeurs. La réaction seule des molécules des liquides les unes sur les autres produit les différentes humeurs ; elles se séparent du sang, ou elles se mêlent à lui, sans que les solides prennent la moindre part à ces métamorphoses continuelles. Les mouvements mêmes du sang ont pour moteurs et pour régulateurs, l'effervescence du fluide volatil huileux, de la bile et de l'acide dulcifié de la lymphe. Ces principes dans leur rencontre produisent dans le cœur une fermentation puissante, qui développe la chaleur vitale et liquéfie le sang. Quand le sang a atteint ce dernier état, il pénètre dans les tissus en vertu de ses affinités et des lois chimiques. Enfin, le lait se forme dans les mamelles par l'afflux d'un acide très doux, quichange en blanc l'humeur rouge du sang. Quant à la bile, elle n'a pas sa source dans le foie, mais elle préexiste toute formée dans la masse du sang.

La pathologie de Sylvius était exactement calquée sur les principes de physiologie humorale que nous venons d'exposer. L'âcreté était pour lui la cause prochaine et générale de toutes les maladies. Il admettait deux sortes d'âcreté, l'âcreté acide et l'âcreté alcaline qui engendrent toutes les maladies, qu'il rapportait à deux classes. La première classe renfermait toutes celles qui étaient produites par l'âcreté acide ; la seconde toutes celles qui étaient déterminées par l'âcreté alcaline, puis chacune de ces classes offrait plusieurs variétés qui dépendaient de la nature de l'âcreté principale. Enfin Sylvius rapportait toutes les différences qui existent entre les maladies, soit aux modifications produites par les opérations chimiques des ferments qui président aux fonctions de l'économie, soit aux modifications occasionnées par les âcretés principales qui agissent toujours à la manière des causes morbifiques. Ainsi donc, pour Sylvius toute la pathologie consistait dans l'histoire des ferments et des âcretés, et le plus grand médecin était celui qui résolvait avec le plus de succès ces deux grandes questions fondamentales.

Follement contempteur des vrais principes de l'art, Sylvius méprisait les grands modèles et ne suivait en rien les préceptes de ses devanciers. Pour lui, toutes les ressources de la thérapeutique étaient dans la chimie, et il soutenait publiquement que toutes les maladies sans exception devaient être traitées par les réactifs chimiques, les seuls remèdes sur lesquels on pût compter. Il ne tenait compte ni de l'âge, ni du sexe, ni de la constitution, ni du tempérament de ses malades, ni de leurs habitudes ou de leur profession. Il n'attachait non plus aucune importance aux conditions météorologiques et atmosphériques, aux influences de la saison ou du climat, aux constitutions épidémiques ou médicales ; mais, la tête farcie des théories humorales, il procédait toujours chimiquement, les mains pleines de drogues et de remèdes. En un mot, tous ses efforts avaient pour objet de traiter chimiquement la nature chimique des maladies, c'est-à-dire d'opposer les acides aux alcalis, les alcalis aux acides, et d'abuser en tout état de cause, des sels, des élixirs et des panacées. Néanmoins, malgré tout ce qu'elle avait d'extravagant et d'absolu, la chémiâtrie se répandit promptement en Europe. Les Allemands furent les premiers qui l'accueillirent. Willis l'introduisit en Angleterre. Chirac s'efforça de la donner à la France, mais il rencontra là un vigoureux athlète, Riolan, qui, à la tête de la Faculté de médecine de Paris, s'opposa de toutes ses forces à cette dangereuse invasion, et défendit avec courage les principes d'Hippocrate et de Galien dont il se faisait honneur d'être le continuateur.

Sur ces entrefaites, les travaux anatomiques de Vésale, de Dubois, d'Eustache, de Fallope et de Fabrice d'Aquapendente jetèrent sur la chirurgie un éclat qui rejaillit bientôt sur la médecine : Stahl et Boerhaave parurent presque en même temps : le premier créa le système de l'animisme ; le second fonda le mécanico-dynamisme. Tous ces événements portèrent à la chémiâtrie une terrible atteinte, et bientôt elle s'écroula tout à fait par suite des idées auxquelles donnèrent lieu la philosophie de Bacon et la découverte de la grande circulation.

Guillaume Harvey, né en 1578 à Folkstone, dans le comté de Kent, en Angleterre, passe généralement pour avoir découvert la grande circulation du sang ; cependant, si l'on en croit quelques critiques, il n'aurait fait que vulgariser des idées déjà entrevues ou connues même avant lui. Il aurait été mis sur la voie par les travaux de l'infortuné Michel Servet, sur la circulation pulmonaire ; ou bien, il aurait été guidé par quelques écrits de Galien sur la petite circulation. Enfin, certains historiens soutiennent qu'il a continué l'œuvre de Fabrice d'Aquapendente, son maître, professeur à Padoue, tandis que d'autres affirment, au contraire, qu'il a copié André Césalpin, auteur célèbre dans la littérature italienne, qui a décrit d'une manière presque conforme à celle des anatomistes modernes les canaux destinés à la circulation du sang, ainsi que les valvules des artères et du cœur dont il a également bien assigné l'usage et l'importance.

Quoi qu'il en soit, l'honneur de la découverte est aujourd'hui universellement rapporté à Guillaume Harvey, et c'est justice, car ce fut lui qui démontra le fait autant par un grand nombre d'expériences que par une infinité d'arguments irréfragables. Guillaume Harvey fit connaître, pour la première fois, ses idées en 1619, mais, par un excès de prudence, il se défia lui-même d'une théorie qui était complétement en désaccord avec les théories reçues, et il eut la modestie et l'admirable courage de recommencer ses travaux et de renouveler ses épreuves pendant neuf ans. Enfin, en 1628 il soumit définitivement sa découverte au jugement et à la critique du monde savant. Il s'appliqua d'abord à démontrer que les artères ne sont pas destinées à charrier dans le corps l'esprit aérien ou le *pneuma*, comme les anciens le soutenaient; mais qu'elles ont, au contraire, pour objet de conduire et de répandre le sang rouge dans la profondeur de l'économie. Puis, quand il eut bien assis cette proposition fondamentale, il expliqua le mécanisme de ce mouvement du sang en se fondant particulièrement sur l'analogie des vaisseaux pulmonaires avec les autres vaisseaux sanguins.

Cette grande découverte fit à la fois un peu de bien et beaucoup de mal! En effet, elle dissipa quelques ténèbres et porta le dernier coup à l'humorisme exclusif et à la chémiâtrie de Sylvius, mais en revanche, elle augmenta la manie des systèmes et la rage des expérimentations souvent, hélas! si déplorables et presque toujours pleines de danger. On vit des gens de toute espèce ne plus songer qu'à trouver le moyen de faire couler le sang plus librement, de détruire sa viscosité, et même de le refaire de toute pièce. En un mot, le corps humain fut traité comme une machine stato-hydraulique, pourvue d'un grand nombre d'instruments de mécanique, et l'on répéta à l'envi que le bon état du corps et la conservation de la santé dépendaient exclusivement de la libre circulation du sang. Passant alors de ces théories à leur application, on soutint qu'on ne pouvait guérir les maladies qu'en inondant les malades de boissons délayantes, incisives ou rafraîchissantes; ou bien, en les soumettant au traitement continu des saignées coup sur coup. Telle fut aussi la source de ce misérable délire qui semble revenir de plus belle et qui consiste à verser le sang par torrents et sans crainte! Telle fut encore la déplorable origine de la transfusion, de sanglante mémoire, dont la jugulante pratique coûta si souvent ou la vie ou la raison à ceux qui se soumirent niaisement à son œuvre homicide.

Disons maintenant, et pour rentrer dans notre sujet, qu'il y a dans la chémiâtrie de Sylvius une faute qui engendre et qui explique toutes les autres, à savoir, l'identité qu'on a voulu établir entre les phénomènes vitaux et les phénomènes chimiques. Cette identité, qui n'est que le produit d'une comparaison forcée, forme un écueil contre lequel la philosophie des meilleurs esprits est venue souvent se briser ; aussi verrons-nous bientôt que les mécaniciens et les physiciens, en partant de ce faux principe, ont échoué comme les chimistes aux portes de la raison.

Oui, sans doute, la physique, la chimie et la mécanique peuvent nous venir en aide d'une manière très avantageuse dans la recherche des propriétés générales des corps et de certains effets généraux de la matière animale. Oui, sans contredit, elles peuvent répandre de vives lumières sur la composition des machines vivantes et sur le jeu de certaines opérations physiques ou chimiques qu'elles exécutent. Mais jamais aucune de ces sciences appliquée et interprétée isolément, ne pourrait à elle seule soutenir l'édifice entier de la médecine, aucune d'elles ne saurait donner une idée complète du principe constitutif de la vie et de la cause première des phénomènes prodigieux autant que variés qui en dépendent. Il y a donc dans les actes de l'économie animale de la physique, de la chimie, de la mécanique; mais cette physique, cette chimie, cette mécanique sont *vivantes*, si l'on peut s'exprimer ainsi; et, à ce titre, elles opèrent vitalement au sein d'organes sentants et réagissants, qui surcomposent d'une électricité vitale les mouvements et les combinaisons ordinaires de l'électricité produite par les corps inorganisés. Il en résulte que pour connaître la vie et ses admirables mystères, et arriver à la notion capitale et fondamentale du principe vital et des lois qui président aux métamorphoses continuelles qui résultent de leur action, il faut absolument étudier l'univers tout entier et la vie dans ses effets les plus simples et ses mouvements les plus compliqués. Et dans ce but il faut appeler toutes les sciences à son secours, mais il faut aussi se rappeler toujours que la science de la vie les absorbe toutes et rend raison de toutes, de telle sorte que la physique ou la chimie des corps inorganisés n'est réellement, à bien prendre, qu'une dépendance de la physique et de la chimie des êtres organisés, c'est-à-dire de la science qui a pour objet le magnétisme universel qui est tour à tour la cause, l'état et l'effet de tous les phénomènes de la nature.

Quoi qu'il en soit, les chimistes ont fourni à la médecine des remèdes bien précieux. Elle leur doit l'éther sulfurique, la pierre infernale, le précipité rouge; plusieurs sels purgatifs, tels que le sel de Glauber, le sel cathartique amer, le sel polychreste et la crème de tartre. Elle leur doit encore les antimoniaux et les mercuriaux qui servent de bases à une foule de préparations plus ou moins composées, telles que l'émétique, le soufre doré d'anti-

moine, le kermès minéral, le calomélas, le sublimé corrosif, etc.
Mais à côté de ces avantages, ils ont apporté aussi leur mauvaise
part. Ainsi tous ces chimistes bouffis d'orgueil et comme enivrés
de quelques succès obtenus dans le traitement des affections
vénériennes ou cutanées, contre lesquelles l'art antique avait plus
ou moins échoué avant eux, ces chimistes, disons nous, ne crai-
gnirent pas de persuader au crédule public que tout ce que les
anciens avaient dit, professé ou écrit sur les maladies et leur traitement n'était qu'un fatras de redites inutiles et mensongères, et
qu'on pouvait sans toutes ces choses d'une prétendue science
guérir parfaitement les maladies à l'aide de la chimie, de ses panacées et de ses arcanes. Quelques uns même soutinrent qu'ils
possédaient un élixir souverain à l'aide duquel ils pouvaient rendre l'homme immortel, ou du moins prolonger sa vie jusqu'au
terme atteint autrefois par les patriarches antédiluviens.

Par une conséquence naturelle, l'analyse des différentes humeurs devint le point de départ de la médecine et la pierre de
touche de toutes les maladies dont le creuset seul devait faire
connaître les causes et les états. De ce moment, les chimistes
égalèrent en imposture les astrologues les plus téméraires, et
toute la thérapeutique, en reposant sur un amas d'hypothèses
chimiques, ne fut plus que l'œuvre muette des alambics et des
cornues.

On ne peut disconvenir d'autre part que la chimie n'ait enrichi
l'hygiène d'une foule de procédés plus simples et plus économi-
ques, pour préparer nos aliments et nos boissons; pour purifier
nos habitations, ou nos hôpitaux, ces vastes foyers de maladies et
de mort; qu'elle n'ait mis entre nos mains des ressources puissantes contre l'infection et la contagion; et qu'elle ne nous ait
indiqué les moyens propres à découvrir les sophistications que la
cupidité fait subir aux aliments et aux remèdes; en un mot,
qu'elle n'ait considérablement augmenté la part de la matière
médicale et de la pharmacie. Mais tous ces services, que nous
sommes les premiers à reconnaître, ne justifient pas les efforts de
ceux qui veulent en faire la base et le principe de la médecine.

Répétons-le donc, la chimie peut certainement jeter de vives
lumières sur la médecine, mais il faut pour cela qu'elle soit employée philosophiquement et à la manière de Fourcroy. Ce chimiste célèbre ne dérogea jamais aux lois d'une méthode sévère,
dans l'application qu'il essaya de faire de la chimie à la physio-

logie et à la médecine. Il se garda bien surtout d'élever l'édifice de la médecine sur les bases des théories chimiques, mais il se contenta de faire la part de la chimie, dans les phénomènes de l'économie animale. Il prouva que la digestion, la chylification, la métamorphose du sang dans l'organe pulmonaire, la vaporisation des fluides et la solidification des liquides, sont autant d'opérations qui ont la plus grande analogie avec les opérations chimiques, mais il n'essaya jamais d'expliquer par cette science, les phénomènes propres de la vie qui dépendent d'une physique et d'une chimie vivantes, si l'on peut s'exprimer ainsi. Cependant, pour être juste, nous devons déclarer que les fautes et les erreurs de Sylvius, l'auteur de la chémiâtrie et le promoteur de toutes les applications qu'on a voulu faire de la chimie à la médecine, ont été rachetées par le service éminent que cet homme, d'ailleurs très distingué, a rendu à la médecine en créant l'enseignement clinique, qui a porté si haut la réputation et la gloire de l'école de Leyde. Il est même à regretter que Sylvius ait été moissonné si jeune (à cinquante-huit ans), car il aurait pu servir utilement la science dans la carrière nouvelle qu'il venait d'ouvrir.

Pendant que la chémiâtrie régnait encore, René Descartes, non satisfait d'avoir dissipé les ténèbres du péripatétisme, et débarrassé la philosophie de la poussière des écoles, voulut encore opérer une révolution complète dans toutes les sciences et il porta d'abord la main sur la médecine. Il remplaça les qualités aristotéliques par les fausses lois du mouvement, et par une foule de principes gratuits et arbitraires sur la matière subtile. Il assigna aux maladies des causes notoirement fausses ou idéales, et il prétendit expliquer tous les phénomènes de l'économie animale au moyen du rôle qu'il faisait jouer aux atomes. Il soutenait que le corps animal, semblable aux corps inertes, était anatomiquement formé de corpuscules et de pores qui laissent circuler dans l'intérieur de leur masse, de nouveaux atomes ou corps corpusculaires; en un mot, Descartes remit sur la science médicale l'ancienne doctrine de Démocrite et d'Épicure, toute renouvelée des Grecs et habillée à la mode de la nouvelle philosophie, dont elle prit en quelque sorte les livrées.

Régis, Bentekoé, Blanchard et Waldschmidt, se prononcèrent en faveur de cette doctrine; mais ils furent peu écoutés, et ils ne purent soutenir longtemps les théories vacillantes du maître. En effet, pendant que Descartes et ses sectateurs agitaient l'Europe par leurs idées nouvelles, et que de vaines et futiles hypothèses cherchaient à usurper l'autorité de la médecine traditionnelle, l'Angleterre produisit un homme de génie qui, en offrant un guide sûr aux médecins déjà égarés sur la route, eut le bonheur d'élever un rempart contre les erreurs du siècle; nous voulons parler de Thomas Sydenham.

Quand Sydenham parut, le véritable esprit d'observation médicale était à peu près perdu, et toute la médecine était ou mécanique ou chimique. Sydenham attaqua de front les préjugés régnants et les combattit avec ardeur. Intimement persuadé que le seul moyen de débarrasser la médecine des erreurs grossières qui l'encombraient, consistait à s'attacher purement et simplement à l'observation patiente et docile de la nature, en laissant au génie de la postérité le soin d'en tirer des principes théoriques généraux, il suivit fidèlement le plan expérimental tracé par Hippocrate, et, en ce qui concerne l'art ou la pratique, il se renferma dans un empirisme raisonné qui, comme un instinct précieux, lui tint lieu de tout.

Au lieu d'entasser les unes sur les autres une foule d'observations indigestes, comme avaient fait ses prédécesseurs et comme le font encore aujourd'hui beaucoup de praticiens, ou bornés ou stériles, qui au fond ne comprennent rien à ce qu'ils font, parce qu'ils ne savent ni abstraire, ni généraliser, ni systématiser, Sydenham s'appliqua particulièrement à animer les résultats de l'observation et à les ériger en principes et en dogmes. Au lieu de s'attacher aux hypothèses des mécaniciens et des chimistes, il étudia patiemment la marche de la nature, et il chercha à surprendre le secret de ses admirables mouvements. La nature se prêta à ses desseins, et, après un long et opiniâtre travail, il présenta à l'Europe un vaste système de médecine-pratique solidement établi sur l'observation, l'expérience et le raisonnement.

La thérapeutique de Sydenham opéra une véritable révolution dans la médecine-pratique. Les chimistes traitaient alors la plupart des maladies par les cordiaux, les esprits ardents, les sudorifiques, les excitants et les alexipharmaques. Sydenham prouva que cette méthode était souvent dangereuse et quelquefois meurtrière. On abusait surtout de ces remèdes dans le traitement des affections aiguës. Sydenham démontra qu'il était fort imprudent d'agir ainsi, surtout au début des maladies, et il conseilla d'avoir recours, au contraire, aux boissons délayantes, aux bains, aux saignées, en un mot, à la méthode antiphlogistique. On combattait la petite vérole, la scarlatine et la rougeole par les sudorifiques et les excitants. Sydenham prouva que cette méthode avait été plus fatale à l'humanité que les batailles les plus sanglantes, et il recommanda de traiter ces maladies par les émollients et par les délayants. Il ne fut pas écouté d'abord, mais sa doctrine se fit jour par le succès et elle reçut ultérieurement la sanction des plus savants médecins de l'Europe.

Quoi qu'il en soit, le plus beau titre de gloire de Sydenham est tout entier dans les livres qu'il nous a laissés sur les épidémies et les constitutions médicales. Hippocrate avait ouvert en maître cette large voie d'observation ; Baillou, après plusieurs siècles perdus pour cet enseignement, avait élargi encore les données de cette médecine aussi vaste que profonde ; Sydenham couronna dignement l'œuvre admirable de ses prédécesseurs. Il fit connaître les lois générales des constitutions atmosphériques, et il indiqua successivement la nature des constitutions épidémiques, l'espèce d'empire qu'elles exercent sur les maladies particulières, la manière dont elles se comportent dans leurs successions, dans leurs rapports et leur enchaînement avec les constitutions atmosphériques ; le traitement particulier qu'elles exigent et toutes les modifications qu'il faut donner aux modes de traitements ordinaires. En un mot, Sydenham imprima une véritable consistance à la science des constitutions médicales que Stoll, Bordeu et Lepecq de La Cloture cultivèrent ensuite avec tant de succès et tant d'éclat.

Sydenham, qu'on peut regarder comme le restaurateur de la medecine hippocratique, ne fut pas moins recommandable par ses qualités que par sa vaste instruction. Il possédait toutes les vertus du médecin, et ce fut au concours de tous ces avantages qu'il dut l'estime de ses concitoyens et le surnom d'Hippocrate anglais qu'on lui donne encore aujourd'hui.

Durant le temps que nous venons de parcourir on vit paraître et tomber plusieurs systèmes ; l'Allemagne reçut les erreurs d'une secte d'illuminés qui, sous le nom de *Rose-Croix*, se vantaient publiquement de guérir toutes les maladies par la foi et par l'imagination ; la France donna naissance à une société à peu près pareille ; et tandis que Robert Fludd professait en Angleterre toutes les chimères de l'astrologie, l'Écossais Macwel, disciple de Fludd et précurseur de Mesmer, développait la théorie du magnétisme animal et expliquait les cures sympathiques par la communication des esprits qui adhèrent à tout ce qui se dégage du corps humain.

MATHÉMATICISME OU MÉCANICISME DE BORELLI.

Au siècle brillant de Bacon, de Galilée, de Descartes et un peu avant l'animisme de Stahl, les sciences mathématiques et physiques prétendirent donner la solution de tous les phénomènes de l'économie animale. La vie fut regardée par Borelli et ses sectateurs comme une manière d'être de la mécanique; et ces novateurs ne se contentèrent pas de rattacher pour les expliquer toutes les opérations de la vie aux lois de la statique et de l'hydraulique, mais ils prétendirent encore soumettre le jeu de toutes ces opérations à la rigueur du calcul.

Les chimistes avaient déjà compromis leur doctrine par l'exagération de leurs principes, Borelli lui porta le dernier coup en publiant son bel ouvrage *De motu animalium*, dans lequel il expliqua tous les mouvements musculaires par les lois de la statique. Quelques uns prétendent que Borelli fut amené là par l'heureuse application qu'il avait faite antérieurement des principes de la statique à la théorie du mouvement des animaux. D'autres soutiennent qu'il fut mis sur la voie par les expériences de Sténon qui avait en quelque sorte préludé à ce genre d'explication en démontrant qu'à l'occasion des simples déviations qui ont eu lieu dans les angles des muscles, il se passe des changements notables dans leurs mouvements et dans l'action de la fibre.

Quoi qu'il en soit, le système de Borelli est tout simplement un mélange du système de Descartes, qui soutient que les animaux ne sont que des automates ou des machines perfectionnées, et du système de Sylvius, qui explique toutes les maladies par les lois de la chimie appliquée et par les altérations des humeurs.

Selon Borelli, l'état de santé est le produit du mouvement des fluides proportionné à la réaction des solides. Le dérangement de cet équilibre, de quelque manière qu'il arrive, constitue l'état de maladie. On ne doit chercher la cause et le siége des maladies que dans les altérations primitives des solides ou des liquides. On trouve les principales causes de maladies, soit dans les modifications vicieuses de la tonicité, de l'élasticité ou de la contractilité des solides, soit dans les altérations de densité, de fluidité, de vélocité ou de direction des fluides.

Borelli passe, dans l'esprit de quelques auteurs, pour avoir entrevu le premier le *principe de l'attraction*, qui devait plus tard immortaliser Newton. Selon Borelli, la digestion est une opération entièrement physique ; l'estomac de l'homme est tout à fait semblable à celui des oiseaux ; il jouit d'une force triturante dont on peut évaluer la force à celle d'un poids de treize cents cinquante livres. Le cœur est un organe musculaire qui possède une force énorme. Les mouvements que les poumons opèrent sont entièrement passifs : le fluide nerveux, mêlé au sang, produit à lui seul le mouvement musculaire. L'âcreté du fluide nerveux, en irritant le cœur, occasionne la fièvre. La thérapeutique de Borelli repose sur toutes ces données mécaniques, hydrauliques et chimiques. Le grand art consiste à rendre aux solides leur degré normal et naturel de tonicité, d'élasticité et de force ; à maintenir libre et facile le parcours des divers fluides ; à prévenir les dépôts ou les engorgements qu'ils pourraient former en s'amassant ; à délayer ou à épaissir le sang selon qu'il est surchargé de parties rouges, ou dissous dans une sérosité trop abondante ou morbide ; à atténuer ou à épaissir la lymphe ; à régulariser la circulation des liquides et à les maintenir dans une bonne température.

Cette doctrine a été favorisée : 1° par l'engouement qui régnait alors pour les sciences physiques et mathématiques ; 2° par la découverte de la circulation assimilée d'abord aux phénomènes de l'hydrostatique ; 3° par les travaux remarquables de Sanctorius, enfin et surtout par la philosophie de Descartes, renouvelée d'Épicure et d'Asclépiade, qui prétendait expliquer tous les phénomènes vitaux par la figure et le mouvement des atomes.

A Borelli succéda Laurent Bellini, médecin de Florence, tout à la fois poëte, physicien et géomètre. Initié aux sciences mathématiques par Borelli et à l'anatomie par Malpighi, il voulut expliquer tous les phénomènes vitaux, physiologiques et pathologiques par les lois de la mécanique et de l'hydraulique. Et, sous ce double rapport, il dépassa encore son maître en extravagance et en exagération. Il définit le corps humain un ensemble de machines mises en mouvement par des fluides et tendant toutes à la production d'un même effet. Pour lui, la différence que les vaisseaux présentent dans leurs diamètres tient simplement à la courbure des vaisseaux sécrétoires et à la variété des angles sous lesquels ils se séparent des artères. Il explique, par les lois de la chimie, l'action et le mouvement des humeurs. Enfin, il attribue l'inflammation et la fièvre à l'altération des mouvements du cœur, produisant elle-même la stagnation et l'épaississement du sang dans les vaisseaux capillaires.

Après Bellini, vint Bernouilli ; il appliqua à la physiologie et à la pathologie, le calcul différentiel et intégral, ainsi que la théorie des courbes qu'il venait de découvrir, et, à l'aide de ces moyens, il eut la prétention d'expliquer le mécanisme et le jeu de l'économie animale.

Pitcairn (le maître de Boërhaave), Cole et Kiel, adoptèrent le système iatro-mécanique de Borelli, de Bellini et de Bernouilli, et ils l'augmentèrent encore considérablement. Suivant Cole, le système nerveux lie vitalement toutes les parties du corps. Ce système produit un fluide qui est le fluide nerveux : ce fluide pénètre tout le corps, et il se meut exactement d'après les lois de la mécanique et le rapport des parties. Kiel surcomposa encore de la théorie de l'attraction le système iatro-mécanique, déjà augmenté du calcul des logarithmes, et à la faveur des formules que Newton venait d'indiquer, il expliqua le mécanisme des sécrétions et une foule de mouvements vitaux. Enfin, Thomson, Pambersten et Robinson, appuyèrent de leur suffrage ce gigantesque système, dans lequel tous les instruments ordinaires de la physique, à savoir, les leviers, les coins, les poulies, les canaux, les filtres, les cribles, les colonnes, les couvercles et les poutres, trouvèrent, sans exception, leurs analogies parmi les organes du corps humain. De ce moment, les artères et les veines ne furent plus regardées que comme des canaux élastiques ouverts au cours des liquides ; les muscles furent présentés comme des ressorts destinés à communiquer au corps tous ses mouvements ; et l'économie tout entière fut représentée comme une vaste machine pourvue d'appareils destinés à des usages absolument mécaniques.

Ce système fut parfaitement accueilli en Angleterre ; nos voisins d'outre-Manche, qui s'étaient déjà montrés très enthousiastes du système de Newton, n'hésitèrent pas à croire qu'on pourrait, à la faveur de toutes ces idées et de ces applications nouvelles, imprimer à la médecine une certitude égale aux sciences physico-chimiques. L'Allemagne fit également un bon accueil au système iatro-mécanique et mathématique ; cependant Brendel, Schreiber et Krugel lui firent subir quelques modifications. Quant à la France, elle résista d'abord ; mais, au bout d'un certain temps, Sauvages, le célèbre médecin de Montpellier, adopta certains

principes de ce système, et il finit par se les approprier si bien
qu'il les mêla à quelques dogmes de l'animisme et présenta plus
tard cet ensemble comme étant une doctrine à lui.

Il n'est point étonnant que le système iatro-mécanique ait été
accueilli avec enthousiasme et qu'il ait joui pendant longtemps
d'une grande faveur. Il parle aux sens, et c'est là, sans contredit,
un immense avantage. Mais cependant il ne faut pas se laisser
trop entraîner par les séductions de ces conducteurs souvent très
téméraires. Certes, il est bien démontré que le mécanisme de
l'économie animale est en partie subordonné aux lois de la statique et de l'hydraulique pour les mouvements qu'exécutent les
solides et les liquides considérés comme rouages. Mais il faut
tenir compte aussi d'un élément immense, de l'élément vital qui
pénètre tous ces rouages et qui fait qu'ils sont animés ou vivants
comme les forges de Vulcain. Du reste, on ne saurait donc être
trop circonspect dans ses comparaisons ni trop se défier de la
manie dangereuse de soumettre les actions vitales, même les plus
physiques, à la rigueur mathématique du calcul.

Le système de Borelli et des mécaniciens n'a pas été cependant
sans utilité pour la science médicale : il a détruit ce que la chémiâtrie avait d'exagéré ; il a mieux fait ressortir la part que jouent
les solides dans le mécanisme de l'économie animale ; il a sim-
plifié la thérapeutique jusqu'alors trop chimique ; il a fixé l'attention sur l'action nerveuse ; enfin il a ouvert la voie aux recherches
qui ont été entreprises dans le but de démontrer l'action puissante que les lois générales du monde physique exercent sur
l'économie, ainsi que les rapports merveilleux qui existent entre
les phénomènes vitaux et les phénomènes électriques.

DU SOLIDISME.

Après l'avénement de la physique expérimentale dans le monde
philosophique, et sous l'action directe du système des premiers
mécaniciens, on vit paraître un nouveau système, le *solidisme*.
Ce système expliqua tous les phénomènes physiologiques et pathologiques par les contractions de la fibre animale. D'après ce
système, les solides s'emparent des matériaux nutritifs, les éla-
borent et en forment des liquides qui sont ensuite absorbés par
les organes qui s'en assimilent les principes. Quant aux liquides,
ils sont passifs et les solides seuls sont actifs. Enfin, tout dans

13

l'économie animale dépend des solides ; eux seuls sont affectés ou du moins sont primitivement affectés.

Baglivi passe généralement pour le fondateur du solidisme ; cependant il est juste de dire qu'avant Baglivi, Glisson, professeur à Cambridge, avait jeté les premières bases de cette doctrine dans un ouvrage intitulé : *De ventriculo et intestinis ;* ouvrage dans lequel le professeur anglais accorde à la fibre animale une force motrice qu'il appelle *irritabilité* et à laquelle il rapporte comme à leur cause tous les mouvements de l'économie, ainsi que les forces diastaltiques et péristaltiques. Quelques critiques vont plus loin ; ils soutiennent et non sans raison que le solidisme, professé avec succès par Baglivi, par Marini et Pacchioni, n'est en définitive que le méthodisme de Thémison rajeuni et surcomposé des théories du siècle, avec cette différence que les nouveaux solidistes, Baglivi en tête, reconnaissaient, avec Hippocrate, que le mécanisme animal ou l'agrégat matériel est pénétré d'une force vivifiante qui anime tous les rouages et discipline tous les mouvements. Quoi qu'il en soit, les idées de Glisson mieux appréciées, et les découvertes de Newton en physique contribuèrent à imprimer au nouveau solidisme une vogue qui se répandit par toute l'Europe ; car il est bien certain que cette doctrine, qui n'est au fond qu'une généralisation hardie du principe dichotomique des méthodistes, s'est propagée jusqu'à nous tout en subissant le joug et les vicissitudes de la philosophie régnante.

Voici les principes généraux du solidisme tels que Baglivi les a fait connaître dans son beau traité *De fibrâ motrice*.

Le corps humain est un cercle qui n'a ni commencement ni fin. Néanmoins, si l'on veut étudier les mouvements des parties qui le composent, on découvre bientôt les principaux moteurs de cette machine merveilleuse. Il y en a deux, le cœur et les membranes du cerveau, qui deviennent également le centre des mouvements oscillatoires des nerfs, des membranes proprement dites et de toutes les parties membraneuses. Le cerveau et le cœur sont les deux organes qui impriment le mouvement aux fibres et aux solides. Dans ce but, ils envoient à travers les vaisseaux les fluides propres à faire entrer les fibres et les solides en contraction. Ces fluides sont le sang et le fluide nerveux. Toutefois le cœur est sous la dépendance du cerveau ; car, pour remplir ses fonctions, il a besoin des muscles et de la pression atmosphérique, tandis que la dure-mère, sans employer de secours étrangers, transmet au loin et dans toutes les parties membraneuses les oscillations qui lui sont propres.

Baglivi compare les dents à des ciseaux, l'estomac à une bouteille, les artères et les veines à des tuyaux hydrauliques, le cœur au piston d'une pompe, les viscères à des cribles, le thorax à un soufflet, et enfin, l'économie tout entière à une machine hydrostatique.

La santé résulte de l'harmonie parfaite du cœur et du cerveau. La maladie est la conséquence nécessaire de la cessation de cette harmonie. C'est dans le désordre des mouvements diastaltiques et péristaltiques que le médecin doit chercher et trouver la cause de toutes les affections qui tiennent sans exception aux lésions des fonctions de la fibre. Quant aux fluides, ils sont purement passifs ; ils circulent dans l'économie au hasard et sans résistance, en raison seulement de l'impulsion qu'ils reçoivent des solides. Ils ne peuvent pécher que par leur épaississement ou leur ténuité, et ces deux altérations de consistance en plus ou en moins dépendent absolument des organes fibreux qui concourent à leur formation. Enfin, dans l'économie animale, tout est soumis à la puissance et à la contractilité de la fibre.

C'est sur ce canevas mécanique que Baglivi a brodé sa pathologie, qui n'est comme nous l'avons déjà dit, que le développement de l'ancien méthodisme ou de la doctrine de la contraction et du relâchement des organes. On a dit à ce sujet, que la médecine de Baglivi n'était que de la mécanique appliquée : c'est possible, mais c'est du moins de la mécanique vivante, car c'est de la mécanique réglée par les principes du vitalisme hippocratique. En effet, Baglivi était un des plus grands admirateurs d'Hippocrate, et fidèle aux préceptes du père de la médecine, il suivait les règles qu'il avait tracées. Pour lui la médecine consistait dans l'observation, l'expérience et le raisonnement, et surtout dans l'observation des faits médicaux et des moyens de la nature médicatrice. C'est particulièrement dans son *Traité de médecine pratique*, qu'il expose avec un grand luxe d'érudition et de style, les immenses avantages de la médecine d'observation, ainsi que les causes qui ont nui aux progrès de la vraie méthode ; il en compte six, savoir : le mépris que l'on professe pour les médecins de l'antiquité ; les fausses opinions et les préjugés auxquels on est attaché comme à des idoles ; les mauvaises comparaisons ; l'abus des inductions ; les lectures faites sans choix et sans discernement ;

l'interprétation mal entendue des auteurs et la manie de créer des systèmes; enfin, la désuétude de la langue aphoristique.

Baglivi n'a pas écrit de livre particulier sur la pathologie, mais il a basé sur un grand nombre d'observations, une foule de préceptes généraux relatifs à la médecine pratique. Il a donné sous la forme aphoristique des préceptes et des règles importantes sur le pronostic et le traitement des maladies. Il recommande entre autres d'être excessivement circonspect dans l'administration des purgatifs et des excitants, au début des affections aiguës, et surtout des fièvres éruptives, attendu 'que la matière morbifique étant encore dans un état de crudité, on ne saurait l'évacuer dans cet état sans compromettre la situation et quelquefois même la vie des malades. Il faut, disait-il, observer toujours la marche de la maladie et la tendance des efforts de la nature (*quò natura vergit*), afin de les seconder s'ils sont salutaires, et de les combattre s'ils sont contraires. Il insiste ailleurs sur l'importance du régime diététique, et sur les cures extraordinaires qu'on obtient par le moyen des spécifiques quand on sait les manier habilement. Il recommande surtout d'employer peu de remèdes. Il en faut peu, dit-il, si la maladie est susceptible de guérison, et ils ne pourraient que hâter le moment fatal si la maladie est nécessairement incurable. En effet, c'est en abusant des remèdes et en les prodiguant sans mesure et discernement, que le médecin se met en quelque sorte du côté de la maladie contre le malade ; et c'est ainsi que les maladies s'aggravent et dégénèrent en une foule d'altérations que le médecin ignorant prend pour les effets même du mal, alors qu'elles ne sont que l'œuvre de son imprudence et le produit de ses folles prescriptions.

Si nous cherchons à apprécier l'influence que le solidisme de Baglivi a exercée sur l'état de la médecine, nous reconnaîtrons, 1° qu'il a affranchi la science médicale des théories galéniques et de la chémiâtrie de Sylvius; 2° qu'il a ramené les esprits à la véritable observation, en faisant refleurir les dogmes de la médecine hippocratique; 3° qu'il a ouvert la voie aux grandes découvertes en physiologie, et qu'il a sous ce rapport préparé les admirables travaux de Haller sur l'irritabilité.

Le solidisme a été à son début parfaitement accueilli en Angleterre, en Hollande et en Allemagne. Il a eu plus de peine à pénétrer en France; cependant Chirac, Dodart et Sauvages lui ont emprunté quelques vues et ils sont devenus ainsi les premiers apôtres de l'école mécanico-dynamique à jamais fameuse entre autres titres, par l'application qu'elle a faite des formules de Newton à la médecine.

ANATOMO-PATHOLOGISME.

L'anatomie pathologique, longtemps réduite aux faits épars consignés dans les ouvrages de Plater et de Bartholin, et aux observations presque insignifiantes publiées par Vésale et Fernel, s'est enfin dégagée de ses entraves et montrée au grand jour vers les dernières années du dix-septième siècle. Théophile Bonet fut, sinon le fondateur, du moins le promoteur de cette nouvelle science, qui plus tard donna naissance à la médecine anatomique. Il rassembla et coordonna tous les faits d'anatomie pathologique recueillis par ses prédécesseurs et par ses contemporains, et il composa de toutes ces pièces un ouvrage très remarquable, auquel il donna le nom de *Sepulchretum anatomicum.*

Dès que le travail de Théophile Bonet fut connu, la pathologie cessa de reposer sur la surabondance ou sur la dégénération des humeurs élémentaires et de leurs qualités cardinales, et elle prit pour bases l'altération des tissus et la dégénération des organes.

En poursuivant cette voie, on parvint à découvrir les causes matérielles de quelques affections, de celles surtout qui dépendent de lésions internes capables d'occasionner la mort. Alors, Théophile Bonet, trop confiant dans ses premiers travaux, osa se vanter lui-même de révéler par le scalpel les causes cachées de toutes les maladies du corps humain. *Omnium humani corporis affectuum causas reconditas revelans.* Il conçut ensuite l'idée de rattacher les symptômes aux altérations organiques appréciables après la mort. Et sur les rapports généralisés des uns et des autres, il fonda un corps de doctrine qui constitue ce que nous croyons pouvoir appeler la médecine anatomique..!

Morgagni ajouta encore aux travaux de Théophile Bonet sur l'anatomie pathologique, et publia sur ce sujet un bel ouvrage, intitulé : *De sedibus et causis morborum per anatomen indagatis.* Cette publication du célèbre médecin de Padoue marque pour nous la seconde époque de l'anatomie pathologique. Elle a été cultivée depuis et avec éclat par Meckel, Hunter, Mascagni, Corvisart, Bayle et Laënnec, et par Bichat, qui l'a fécondée encore de toutes les ressources de son génie.

Quelques critiques représentent Théophile Bonet comme un

compilateur vulgaire et sans goût. Ils ont tort : Bonet fut, au contraire, un auteur intelligent, judicieux et original, et cet hommage lui a été rendu par le célèbre Haller, qui a dit de lui : « Industrius collector, neque propriis destitutus adnotationibus. » La vérité est que Théophile Bonet a constamment mêlé les richesses de son propre fonds aux idées et aux travaux de ses devanciers.

La médecine anatomique est pleine de dangers. Elle substitue l'observation muette du mort ou du cadavre à l'observation active de l'homme vivant et réagissant, et, par une conséquence funeste, elle prescrit de rechercher, avant tout, le siége des maladies, alors qu'il est démontré, par la saine raison, que les maladies n'ont pas de siége, et que ce mot n'est applicable qu'à certaines conditions matérielles en quelque sorte exceptionnelles, ou tout au plus à des altérations de texture que les fonctions pathologiques produisent dans les parties solides ou liquides de l'économie animale.

Sur cette fausse route on a perdu de vue l'activité propre de l'organisme qu'Hippocrate présentait sous les noms de nature conservatrice et médicatrice, comme étant le principe et la fin de toute la médecine, *principium et fons medicinæ;* on a confondu les maladies avec les altérations matérielles ou les dégénérations des organes qui n'en sont que les produits éventuels, les résultats ou les conséquences. Enfin, on a perverti et corrompu le langage médical, et l'on est arrivé d'erreurs en erreurs jusqu'à l'anéantissement complet de la thérapeutique. Il est piquant, du reste, de savoir comment les médecins anatomistes procèdent ordinairement, afin de ne jamais les imiter. Voici ce qu'ils font : un cadavre étant donné, ils l'ouvrent, le creusent, le vident et le microscopisent; puis, quand ils ont découvert une induration, une ulcération ou une tumeur, ils l'étreignent avec enthousiasme, ils la décrivent avec complaisance et ils en montrent à la foule ébahie les énormités et les raretés. Ils groupent ensuite autour de ces descriptions tristement pittoresques, les symptômes nombreux de toute espèce qu'ils ont pu observer pendant la vie; puis, arguant magistralement des lésions matérielles comme causes aux lésions fonctionnelles, comme effets, ils posent dogmatiquement en principe irréfragable que les lésions matérielles constituent à la fois la cause, l'état et le siége de la maladie, et que les symptômes en bloc ne sont que les manifestations phénoménales de cet état morbide dont la gravité est toujours en rapport exact avec l'étendue ou la profondeur du désordre matériel ou anatomique.

Ainsi donc, s'il est bien reconnu que l'anatomie pathologique a rendu des services importants à la médecine en jetant quelques lumières sur le diagnostic et le pronostic des maladies, en faisant connaître le mode de formation des fausses membranes, en apprenant à distinguer, malgré la conformité de leurs symptômes, des affections fort différentes sous le rapport des organes qu'elles intéressent, et en prouvant que des maladies, en apparence très différentes, à en juger par les symptômes, sont au fond parfaitement identiques, il est bien prouvé aussi qu'elle a contrébalancé tous ces avantages : 1° par l'application forcée qu'elle a voulu faire de quelques découvertes anatomiques, à la médecine tout entière dont elle a altéré les principes et corrompu le langage; 2° par l'idée qu'elle a eue de substituer l'observation de la nature morte à celle de la nature vivante; 3° enfin, par la manie de rapporter, d'une manière absolue, à des dégénérations organiques, une foule de phénomènes anormaux qui ne sont, en réalité, que l'expression de fonctions pathologiques, parfois salutaires, quand on n'entrave pas leurs mouvements, par les manœuvres imprudentes, par des remèdes incendiaires ou mal administrés. On se fera une idée des incertitudes et des doutes auxquels les médecins, purement anatomo-pathologistes, sont continuellement exposés, si l'on veut bien se donner la peine de réfléchir qu'indépendamment des altérations ou des modifications produites par le travail ou l'état morbide, il y a des lésions qui sont le résultat pur et simple des progrès de l'âge, qu'il y en a qui tiennent au départ de la vie, et qui sont les suites mêmes de la mort; qu'il y en a d'autres qui consistent en de simples défauts de conformation, nullement dangereux pour la vie, dont les instruments se suppléent très facilement. Enfin, qu'il y en a beaucoup qui, comme l'exhalation abondante d'une lymphe coagulable, comme le gonflement partiel du système organique, comme l'injection des vaisseaux sanguins, et comme la gangrène elle-même, dans certains cas, ne sont, en réalité, que des modifications utiles, que des productions nécessaires, organisées par la nature médicatrice pour lutter contre la violence des puissances morbifiques ou pour remédier aux désordres qu'elles ont produits.

A toutes ces considérations majeures, nous en ajouterons encore

une qui nous semble dominer toutes les autres, c'est qu'une altération organique, quelle qu'elle soit, a toujours été produite par
quelque chose, par une cause morbifique quelconque, ou par
certaines conditions qui agissent à la manière des causes morbifiques ; et qu'il en résulte nécessairement qu'une altération organique n'est jamais primitive dans la véritable acception du mot,
mais qu'elle est seulement secondaire, ce qui prouve qu'au-dessus
des lésions organiques, causes secondaires de phénomènes ultérieurs, il y a des causes primitives qui engendrent tous les désordres, et que c'est par conséquent du côté de ces causes primitives
que l'attention du médecin doit se porter d'abord.

Maintenant, et en nous appuyant sur ces données, nous disons
qu'il faut user sobrement des lumières de l'anatomie pathologique ; qu'il ne faut jamais perdre de vue que la vie rend seule
raison de la vie ; et, enfin, qu'il faut retenir toujours, comme un
fait dûment établi, que l'anatomie pathologique se réduirait à
peu de chose, si la médecine ne venait, par la physiologie, ranimer
les organes éteints, et les rappeler, par la pensée, à la série de
phénomènes qu'ils ont éprouvés et manifestés.

DE L'ANIMISME.

Lorsque Stahl parut, la médecine était le jouet des théories
mécanico-chimiques, et les médecins se divisaient en deux camps.
Les uns, avec Borelli, Keel et Pamberston, s'obstinaient à expliquer tous les mouvements de la vie par les lois de la mécanique ;
les autres, avec de Le Boé Sylvius s'efforçaient de donner à la
médecine une base toute chimique.

Dans cet état de choses, Stahl qui, de concert avec Becker dont
il était l'élève, avait déjà changé la face de la chimie et porté
dans cette science les lumières de la philosophie, Stahl s'efforça
d'opérer en médecine une révolution semblable, en ramenant
tous les faits à un fait primordial, à un principe absolu assez fécond pour expliquer les phénomènes de la santé et ceux de la
maladie. En poursuivant ce travail, il fonda l'*animisme*. On
nomme ainsi le *système* qui représente l'âme comme étant la cause
immédiate de tous les phénomènes physiques et moraux et qui a
pour base cette idée fondamentale. Quelques auteurs soutiennent
que Stahl ne fit que développer les idées philosophiques de Descartes et de Malebranche ; d'autres, et Haller est de ce nombre,
prétendent, au contraire, que Stahl puisa sa doctrine dans les essais

de Claude Perrault, ce savant distingué, physicien, architecte et médecin, à qui nous devons la magnifique colonnade du Louvre. Il est difficile de se prononcer sur cette question, mais ce qu'il y a de certain, c'est que l'animisme, tel qu'il existe, est bien et dûment l'œuvre de Stahl.

Stahl s'appliqua d'abord à faire ressortir les erreurs grossières dont la doctrine des mécaniciens et des chimistes était entachée; puis, remontant en quelque sorte aux idées de Van Helmont, il substitua à l'archée de ce fougueux réformateur l'existence d'une âme raisonnable qu'il présenta comme la source de tous les mouvements vitaux. C'est moins, selon Stahl, la structure et le mécanisme des organes qu'il faut étudier, que les forces, le jeu, les tendances et le but de ces organes en action, car la philosophie des causes finales est également applicable à la médecine; et le meilleur moyen d'assurer le perfectionnement de cette science est de mettre sur le second plan les études de la physique, de la chimie et même de l'anatomie; attendu que la matière organisée est entièrement passive et qu'elle ne doit sa force et son activité apparentes qu'à la présence d'un principe immatériel qui veille sans cesse sur elle pour la diriger et pour la conduire. Ainsi donc Stahl avait parfaitement compris que le premier devoir du vrai philosophe est de séparer de la multiplicité des observations et des faits les idées générales ou principes; et, en partant de cette donnée philosophique, il s'était franchement appliqué à ramener la médecine aux faits généraux qui lui appartiennent et qui peuvent seuls fournir des lumières véritables sur la nature de l'homme malade et sur les moyens de le guérir. Malheureusement Stahl perdit bientôt la voie qu'il s'était lui-même tracée, et il finit par s'égarer dans les méandres d'une métaphysique subtile qui faillit compromettre la réputation et la fortune de sa doctrine, d'ailleurs si élevée et si pure.

Partant de ce principe reconnu par tous les bons observateurs que l'économie animale est pénétrée d'une force radicale en vertu de laquelle elle résiste à l'action des causes morbifiques et répare le mal occasionné par elles, Stahl fut amené, comme de source, à établir en principe que l'âme de l'homme est ce dieu inconnu, *Deus ex machinâ,* qui préside à la conservation de son enveloppe matérielle, et qui règle l'économie de ses mouvements organiques et moraux, en vertu de certaines facultés dont elle est douée; facultés, les unes intellectuelles dont elle a conscience; et les

autres corporelles qu'elle sent, mais dont elle n'a pas conscience.
Du reste, Stahl ne fit sous ce rapport que développer les pensées
de plusieurs pères de l'Église et notamment de saint Augustin qui,
dans une lettre sur l'âme, intitulée *De quantitate animæ*, avait
cherché à expliquer l'union de la matière et de l'esprit d'après des
lois essentielles à la nature de l'homme vivant; ce qui plus tard
détermina Descartes à aborder aussi cette question dans un travail qu'il intitula : la *Doctrine de l'alliance.*

Selon Stahl, l'âme est un être immatériel et intelligent qui a la
faculté d'acquérir des idées et de diriger d'après les lois éternelles
tous les mouvements et toutes les opérations du corps qui n'existe
que par elle et pour elle et qui ne pourrait sans son secours ni
sentir, ni se mouvoir, ni vivre. L'âme possède en virtualité plus
de science infuse que nous ne saurions en acquérir par l'observation et par l'étude; cependant il lui arrive parfois de se tromper, mais c'est très rare, et c'est chez elle une erreur passagère
qui tient à la dégradation morale dont elle a été frappée après le
péché dont elle expie encore la faute.

Physiologiquement parlant, l'action de l'âme s'exerce sur l'é-
conomie tout entière dont elle anime et dirige le mécanisme.
C'est elle qui digère dans l'estomac, qui respire dans le poumon
et qui pense dans le cerveau. Si nous remarquons des différences
dans les opérations des organes, il faut en rapporter la cause à la
texture et à la structure des différentes parties, car ce sont les
conditions différentes de constitution et d'organisation qui modifient l'âme et lui font éprouver les appétits ou les caprices que
nous sommes à même de remarquer. Voici donc l'âme soumise à
certains égards aux conditions du mécanisme et par conséquent
matérialisée par Stahl. Oui, mais hâtons-nous de le dire, ce ne
fut pas l'intention du célèbre médecin de Halle, et la preuve c'est
qu'ayant reconnu plus tard l'ambiguïté de ses termes et le vague
de ses expressions, il revint honorablement à une sorte de rési-
piscence et il mit un soin tout particulier à distinguer : 1º Une vie
naturelle ou du corps qu'il appelait l'activité de l'âme dans le
corps et à laquelle il rattachait tous les phénomènes de la vie organique; 2º une vie spirituelle fondée sur les rapports de l'homme
avec Dieu; 3º une vie primaire ou essentielle qui est l'existence
de l'âme en tant qu'esprit.

Quant à l'organisme (dont Stahl semble cependant avoir entrevu l'activité, à en juger du moins par quelques passages de sa

dissertation de *Motu tonico*), c'est un mécanisme passif dépourvu de toute force propre, mais disposé de manière à exercer les fonctions de la vie dès l'instant où il est mis en mouvement par l'âme intelligente qui est la source et le soutien de tous les phénomènes vitaux. En résumé, on peut ramener toute la philosophie médicale de Stahl aux principes fondamentaux que voici :

1º Il y a au sein de l'économie animale une cause active et générale qui dirige tous les mouvements vitaux. Cette cause qu'Hippocrate avait reconnue et nommée nature, ἐνορμῶν, c'est l'âme elle-même : elle est immortelle, raisonnable et intelligente.

2º Tous nos organes, toutes nos parties sans exception sont pénétrées de cette cause active et vivifiante, mais toutes la modifient en raison de leur texture et de leur structure. Et c'est à ces modifications qu'apportent les conditions matérielles qu'il faut rapporter les manières diverses de sentir et d'agir que présentent les différentes parties de l'économie animale.

3º La médecine est la science qui a pour objet la connaissance des divers modes d'exercice de la cause-âme ou du principe immatériel par lequel le corps vit et résiste aux causes nombreuses de destruction qui l'environnent. Elle nous apprend à agir avec connaissance de cause et avec art tantôt sur tel ou tel système d'organes, tantôt sur le système entier des forces de l'économie, et toujours dans le but de maintenir ou de rétablir l'équilibre des parties et l'harmonie de l'ensemble. La pathologie de Stahl est entièrement calquée sur sa physiologie. Toute maladie consiste dans un trouble particulier qui s'opère dans l'économie toutes les fois que l'âme, qui est l'agent immédiat de tous les mouvements et de tous les changements vitaux, vient elle-même à négliger les affaires de son gouvernement ou à subir momentanément les atteintes violentes d'un ennemi, c'est-à-dire d'une cause morbifique. On voit que sous ce rapport Stahl ne fait que redonner cours sous un autre nom aux idées de Van Helmont qui a fait de l'histoire fabuleuse de l'archée l'histoire véritable des principaux phénomènes de la vie. La pléthore des humeurs et la pléthore sanguine en particulier doivent, selon Stahl, être considérées comme les causes générales et en quelque sorte universelles des maladies. La veine porte, par ses engorgements passifs est le foyer principal de nos maladies, et elle mérite sous ce rapport le surnom de porte des maladies, *malorum porta...* Il arrive quelquefois que l'âme dirige sur un organe le sang surabondant qui l'opprime, mais que l'organe, n'étant point assez fort pour s'en débarrasser, succombe dans un temps plus ou moins long sous cette exubérance de forces. C'est ce qu'on voit souvent dans la phthisie pulmonaire : le poumon succombe parce qu'il est étouffé... Enfin, dans la majorité des cas, la surabondance des humeurs est la cause prochaine des maladies, si elle ne constitue pas l'affection même.

Avec de pareils principes en physiologie et en pathologie, la thérapeutique de Stahl ne pouvait guère être que très peu active, aussi consistait-elle simplement en quelques émissions sanguines aidées d'un régime hygiénique et favorisées, dans des cas encore exceptionnels, par l'emploi de quelques purgatifs légers. Du reste, toute la thérapeutique de Stahl se trouve à l'état de principes dans ses admirables écrits, intitulés : *Dissertatio de therapiâ; Dissertatio de affectibus incurabilibus; Dissertatio de medicinâ sine medico; De autocratiâ naturæ; Ars sanandi cum expectatione.* Dans tous ces mémoires qui valent des livres par l'immensité des choses qu'ils contiennent, Stahl revient sans cesse sur l'autocratie de la nature et sur la puissance de cette souveraine qu'il appelle l'*âme.* Elle veille sans cesse à la conservation de la machine qu'elle anime et elle guérit toutes nos maladies; elle emploie dans ce but la fièvre et les hémorrhagies. Jamais, dit-il, la fièvre ne tend à une fin pernicieuse; mais son but est toujours d'expulser la cause morbifique ou de réparer le désordre causé par elle. Quant aux hémorrhagies, elles doivent être considérées comme des évacuations utiles produites par des mouvements toniques organisés par l'âme intelligente dans un but de guérison, et l'on doit, dans la majorité des cas, les respecter.

La doctrine de Stahl a été vivement attaquée à son début par Frédéric Hoffmann, qui a su cependant conserver à l'égard de l'auteur toutes les convenances que son mérite et sa haute position commandaient. Elle a été défendue aussi par des hommes très recommandables, entre autres, par Mead, Gaubius et Sauvages.

Les œuvres de Stahl, dont l'énumération seule remplirait huit ou neuf pages, sont considérées à juste titre comme le bréviaire et le *vade mecum* du médecin théoricien. Elles sont à la science ce que les œuvres de Sydenham sont à l'art, le produit délicat d'une méthode pure et élevée; de plus, elles ont l'avantage d'être rédigées dans des vues parfaitement conformes à celles du père de la médecine. On n'y rencontre pas ces riens pompeux dont les livres de médecine plastique regorgent ordinairement et qui sont plus propres à occuper les esprits minutieusement oisifs, qu'à satisfaire la curiosité active des penseurs ; mais on y trouve de brillantes et de savantes discussions sur un sujet qui domine comme principe la médecine théorique et pratique, c'est-à-dire sur l'autocratie de l'âme considérée comme puissance absolue et providentielle.

Tels sont les dogmes principaux de l'animisme professé par Stahl, surnommé avec raison le Platon de la médecine. Si nous cherchons maintenant à le caractériser, nous reconnaîtrons que si la simplicité et la portée des vues constituent réellement le caractère distinctif d'un grand système, celui de Stahl a véritablement sous ce double rapport la prééminence sur tous les autres, attendu qu'un seul principe le domine, et qu'un petit nombre de propositions déduites de ce principe suffisent pour en lier toutes les parties et assurer ainsi l'harmonie de l'ensemble.

La doctrine de Stahl a été en général assez mal comprise ; elle a été aussi plus ou moins défigurée autant par ses critiques que par ses admirateurs, ce qui tient au vague et à l'ambiguïté du mot *âme* qui revient sans cesse dans les écrits du maître et qui jette une grande obscurité dans les esprits.

Stahl a affranchi la médecine de l'empire absolu des théories physiques et chimiques. Il a rajeuni le système des forces vitales ; il a fait ressortir toute l'importance et la nécessité d'un premier principe dans la science ; enfin il a continué l'œuvre d'Hippocrate et élucidé les systèmes de Van Helmont et de Paracelse.

D'autres ne trouveront peut-être en lui qu'un fauteur de théories métaphysiques ou nébuleuses ; nous soutenons contre eux qu'aucun auteur n'a mieux vu et surpris la nature dans ses admirables évolutions ; et nous ajoutons que les lumières qui brillent sans cesse sur le vitalisme moderne, remontent en partie aux sources ouvertes par ce grand génie, soit qu'elles résultent des idées qu'il a si éloquemment professées, soit qu'elles proviennent de l'impulsion hardie qu'il a donnée aux esprits, et dont le choc se perpétue encore au grand profit de la science et de l'humanité.

L'animisme de Stahl a régné sous les couleurs propres du maître jusqu'à la moitié du xviiie siècle. A cette époque, il a été commenté et modifié par plusieurs auteurs, entre autres, par

Ernest Platner, professeur à Leipsick. Enfin, aujourd'hui même c'est encore l'esprit de Stahl que nous retrouvons au sein de l'école de Montpellier, dont les maîtres toujours illustres ne font que développer, en les fortifiant, les grandes pensées d'Hippocrate, de Paracelse, de Van Helmont, de Stahl et de Barthez.

MÉCANICO-DYNAMISME D'HOFFMANN.

Le célèbre Frédéric Hoffmann, professeur à Halle, est l'auteur de ce système qu'on désigne aussi sous le nom de *solidisme*. Selon Frédéric Hoffman, le corps humain est une machine très compliquée dans laquelle s'exécutent des mouvements d'une mécanique supérieure, et la vie elle-même n'est que le produit de l'organisation mise en mouvement par des lois dévolues à la matière organisée. Ce système, qui ressemble beaucoup à celui que Baglivi a exposé dans son beau traité *De fibrâ motrice et morbosâ*, a par le fait ses premières racines dans des théories beaucoup plus anciennes ; il remonte incontestablement au méthodisme de Thémison, que Prosper Alpin avait déjà essayé de rajeunir et de mettre en vogue. Cependant nous devons dire qu'il y a cette différence très remarquable entre le système-d'Hoffmann et celui de Thémison, qu'avec Hippocrate, Hoffmann admettait que le corps est gouverné par une force vive dont les fonctions ne peuvent être connues que par l'observation des mouvements vitaux, tandis que Thémison, d'accord sur ce point avec Épicure, son maître, prétendait au contraire que le corps vit et se gouverne par la seule et propre énergie de ses atomes constituants.

Hoffmann et son école posent en principe que la vie et ses phénomènes se passent dans les solides (*solidum vivens*), et que les modifications éprouvées par les liquides ne sont que le résultat et le produit des actions exercées par les solides. Voilà ce qu'on trouve à chaque page dans les nombreuses dissertations d'Hoffmann et particulièrement dans son ouvrage intitulé : *Medicina rationalis systematica*.

Frédéric Hoffmann soutient que l'économie animale exerce les fonctions qui lui sont propres en vertu de propriétés dévolues à la matière organisée ; propriétés ou forces de cohésion, de résistance et de tonicité dont l'activité réside essentiellement dans la puissance d'un *éther sécrété par le cerveau* et porté dans toutes les parties de l'organisme par un appareil organique très compliqué. Cet éther est pour lui la cause primordiale et efficiente de tous les mouvements vitaux. C'est lui qui anime tous les organes, et chacun d'eux cesse d'exercer ses fonctions du moment où il ne reçoit plus l'éther vivifiant et animateur. C'est ainsi que la vue et l'ouïe se perdent par le retrait du fluide nerveux. Toutefois Hoffmann se garde bien d'imiter les médecins mécaniciens qui prétendaient soumettre les phénomènes de la vie aux rigueurs sté- riles du calcul ; il regarde, au contraire, l'application des sciences physiques à la médecine comme impossible et erronée. L'âme est, selon Frédéric Hoffmann, une substance toute différente de l'éther. Elle est le principe de la conscience et la source du rai- sonnement. Elle est effectivement unie au corps, mais elle en diffère essentiellement, et l'éther seul est la cause de la vie. En un mot, Frédéric Hoffmann fait dépendre la vie de l'organisation et nullement du principe spirituel qui habite momentanément cette organisation et que l'on appelle l'âme. Du reste il faut lire ses ouvrages pour voir avec quel soin délicat il a tracé la ligne qui sépare la religion de la médecine. Tout le monde connaît la fa- meuse proposition de M. de Bonald : « L'homme est une intel- ligence servie par des organes. » Eh bien, c'est à Frédéric Hoffmann que cette grande pensée doit être rapportée comme à son auteur, car c'est lui qui, le premier, a exprimé cette belle idée dans la définition qu'il a donnée de l'esprit et du corps, et parti- culièrement dans la part qu'il a faite à la médecine relativement à l'action qu'elle peut exercer sur le corps et sur l'esprit. Il dit, d'abord : « Quòd sit mens, sive substantia intelligens et liberè agens, unita cum corpore organico artificiosissimè contracto, vivo. » Puis il ajoute, et c'est là que nous retrouvons en substance la définition de M. de Bonald : « Neque verò mens est subjectum medicinæ, quia est naturæ indivisibilis et immutabilis, adèoque in eam directè medicina non ullam habet potestatem ; sed subjec- tum medicinæ est vivum corpus, quod *mentis tantisper instrumen- tum est*, ejusque operationibus inservit. »

La vie, selon Hoffmann, est le mouvement circulatoire du sang et des humeurs, produit et entretenu par l'impulsion du cœur et des artères, par l'action vigilante du cerveau, par les contractions de la dure-mère et par les vibrations des méninges. Considéré en lui-même, le mouvement vital est un mouvement élastique de dilatation et de rétrécissement, d'expansion et de resserrement. Indépendamment de l'action qu'il accordait à la circulation, Hoffmann admettait encore un autre mouvement fondamental de la vie, à savoir : la systole et la diastole des méninges qui poussent l'éther ou le fluide nerveux (car Hoffmann emploie aussi cette expression) dans toutes nos parties, qui se trouvent ainsi pénétrées de mouvement. Par suite de ces propositions, toutes les fonctions animales sont rapportées au mouvement de la fibre et l'ordre entier des sécrétions est présenté par Hoffmann comme dépendant du diamètre des vaisseaux, de la ténuité de la fibre et de la force de ses mouvements.

La maladie est une grande mutation dans l'ordre des mouvements, des solides et des liquides. Le tumulte qui en résulte consiste dans l'accélération ou dans le ralentissement du mouvement vital, qui peut être altéré dans sa totalité ou seulement dans ses parties. Dans tous les cas, le désordre a toujours une tendance qu'il faut examiner, tendance au rétablissement de la santé, ou à d'autres maladies, ou à la mort. Le spasme et l'atonie sont les deux modes principaux d'altération du mouvement. Il y a spasme dans une partie, quand ses mouvements sont convulsivement accélérés; il y a atonie lorsque les mouvements sont languissants et faibles. Le spasme est universel ou local. Il en est de même de l'atonie. La plupart des maladies ont leur siége dans l'estomac ou dans les premières voies. Les causes principales des maladies sont les spasmes des solides et du genre nerveux, la pléthore des humeurs ou du sang, les embarras des premières voies, les passions, les venins et le vicieux emploi des six choses appelées par Galien non naturelles. Les parties nervoso-membraneuses et nervoso-musculaires sont toujours celles qui ont le plus d'affinité pour les causes morbifiques. La manie, l'épilepsie, la mélancolie, les convulsions, les vertiges, n'ont souvent d'autres causes que l'embarras des premières voies, et la preuve c'est que les vomissements et les purgations triomphent presque toujours de ces affections, quand on sait les employer suivant les règles de l'art.

Suivant Hoffmann, la fièvre est une contraction spasmodique de tout le système nerveux, jointe à une lésion de toutes les fonctions. Elle a pour cause formelle et fondamentale une irritation qui porte les fluides vitaux, de la périphérie au cœur et des gros vaisseaux aux parties intérieures, jusqu'à ce que la systole du cœur et des artères étant augmentée, les liquides soient repoussés dans les vaisseaux de la circonférence. Ce mouvement se perpétue jusqu'à ce que le spasme cessant, les excrétions se rétablissent.

La fièvre est une affection qui mérite à juste titre d'être appelée universelle; elle agite le genre nerveux, trouble les fonctions, altère le rhythme du cœur, dérange le cours des humeurs et du sang, et pervertit même jusqu'à l'esprit.

Hoffmann recommande d'étudier à fond l'anatomie et la pathologie, comme étant les seules bases solides de la médecine; il recommande aussi d'étudier la chimie dont il faisait le plus grand cas, mais il ne la présente que comme pouvant éclairer utilement la médecine sur la nature et la propriété des substances employées comme aliment ou comme médicament.

Hoffmann avait une confiance raisonnée dans la puissance de la nature médicatrice. Il disait qu'il ne fallait pas trop compter sur elle, mais qu'il fallait cependant savoir y compter assez. Sans abuser de la saignée, il l'employait avec succès dans une foule de maladies; il connaissait toutes les ressources de l'hygiène, et comme il était très habile dans l'art d'employer la méthode diététique, il guérissait beaucoup de maladies par la diète, le repos, l'exercice et l'eau froide. Pourtant il avait une grande confiance dans les diffusibles, et quelquefois même il prodiguait une fameuse liqueur minérale dont il était l'inventeur, et qui porte encore son nom; mais il était si bien privilégié de la nature, que son tact et son bon sens pratique le ramenaient toujours au foyer de la prudence, et que l'on peut dire que ses prescriptions étaient l'expression formulée du savoir et de la raison.

Le système d'Hoffmann, présenté et professé par lui avec une grande clarté, s'est promptement répandu dans toute l'Europe. Il est devenu la source des principes qui ont fait pendant longtemps la fortune scientifique de l'école d'Édimbourg, et il est entré plus tard dans le système encyclopédique de l'école de Montpellier, grâce aux modifications que lui ont fait subir Bordeu, Venel et Lamure. Le système d'Hoffmann est un admirable travail de coordination : nulle part on ne trouve une théorie mieux liée et mieux soutenue; nulle part on ne voit un accord plus parfait entre les principes et l'application, entre les préceptes et les règles; en un mot, c'est un véritable monument scientifique. Puis, en disant au monde savant que le corps, en tant que corps, est une machine soumise aux lois d'une mécanique supérieure, le génie de Frédéric Hoffmann a réellement formulé une de ces grandes vérités qui illuminent la raison humaine, et qui la conduiront au terme de la vérité quand elle sera assez forte et assez indépendante pour marcher d'un pas assuré dans les domaines de la physique animale expérimentale.

IATRO-MÉCANICISME DE BOERHAAVE.

Hermann Boerhaave est le fondateur d'un système ainsi nommé, parce qu'il repose sur ce principe, que le corps de l'homme est une machine animée. Avant de se livrer à l'étude de la médecine, Boerhaave avait déjà cultivé toutes les sciences ; il était également versé dans la philosophie, les mathématiques, la physique, la chimie et la botanique, pour laquelle il avait éprouvé, de jeune âge, un goût particulier. Cette vaste érudition, en imprimant à son esprit une trempe vigoureuse, le rendit exigeant et difficile. Il apporta ces dispositions heureuses dans l'étude de la médecine, et il ne se contenta pas, comme tant d'autres, de théories mesquines et incomplètes. Il étudia, analysa et commenta les auteurs de tous les temps et de toutes les sectes ; il s'attacha aux modèles dans tous les genres, et il s'efforça d'élever ensuite un véritable monument scientifique en coordonnant les vérités apportées par les représentants et les maîtres de toutes ces sciences, vérités qui constituent par leur ensemble l'encyclopédie de l'esprit humain.

Boerhaave s'appliqua à coordonner les doctrines des vitalistes, des solidistes, des humoristes, des physiciens et des chimistes. Mais il s'attacha surtout à ramener la médecine à sa simplicité primitive comme science et comme art.

Partout il recommande expressément l'étude de la nature, et partout il cite les dogmes du père de la médecine comme des dogmes purs et immuables et comme des chefs-d'œuvre. Mais, malheureusement, il se laissa déborder par les théories physiques et mécaniques, et ce ne fut qu'après avoir épuisé en ce genre tous les essais, qu'il revint enfin aux principes philosophiques du vitalisme hippocratique.

Complétement imbu des principes de la physique, de la mécanique et de la chimie, et trop confiant dans les procédés absolus des sciences mathématiques, Boerhaave fut naturellement entraîné à ne voir dans les fonctions du corps vivant que des propriétés et des actions faciles à apprécier par les lois de la physique et de la chimie. Tel fut aussi le point de départ de ces idées médicales ; mais il reconnut bientôt que le corps tout entier est pénétré de forces et de facultés actives, et cette seconde instruction imprima à sa théorie naissante une physionomie nouvelle et plus imposante.

Quoi qu'il en soit, on peut considérer l'iatro-mécanicisme de Boerhaave comme l'expression systématique et la coordination raisonnée de toutes les connaissances humaines appliquées à la médecine, et cela devait être ; car, comme nous l'avons déjà dit, Boerhaave était l'homme de toutes les sciences. Il s'était livré à la physique et aux mathématiques par vocation, à la théologie par état, à la chimie par curiosité, à l'histoire naturelle, à la botanique, par une sorte d'entraînement ; et il en résulta que toutes ces sciences s'emparèrent de lui comme il s'était emparé d'elles, se combinèrent dans son esprit par leurs affinités réciproques, et le conduisirent naturellement à ériger sur un vaste plan le corps de doctrine le mieux combiné et le plus complet qui ait paru depuis Hippocrate. On y retrouve les vues larges et fécondes du père de la médecine sur la nature médicatrice ; on y retrouve l'atomisme d'Épicure et de Descartes, l'humorisme de Galien et des arabistes, le solidisme de Thémison, de Bellini et de Pitcarne, le chimisme de Van Helmont, la chimiatrie de le Boë Sylvius : tout cela organisé et coordonné avec un art qui fait de la médecine un ensemble important et grandiose.

Selon Boerhaave, la fibre qui compose tous les organes est douée d'une force radicale de cohésion qui la rend apte à céder dans une mesure convenable à l'impulsion des liquides, et lui permet de réagir contre ces liquides. La santé dépend de l'état normal de cette force radicale. Vient-elle à pécher par excès ou par défaut, l'état morbide en est le résultat immédiat et nécessaire. L'augmentation de la force radicale produit la rigidité ; la diminution de cette force produit la faiblesse ou le relâchement. La faiblesse de la fibre a lieu tantôt par l'effort même des liquides circulants, tantôt parce que le mouvement vital est trop augmenté. Le relâchement de la fibre tient à un défaut d'élasticité qui lui permet de s'allonger sans se rompre par une impulsion quelconque. La faiblesse de la fibre est une source d'accidents de toute espèce ; elle détermine la dilatation et la rupture des vaisseaux, le défaut de réaction de ces vaisseaux sur les fluides, et enfin la stagnation et l'extravasation des liquides contenus dans ces vaisseaux. La rigidité de la fibre produit encore d'autres altérations, savoir : le rétrécissement des vaisseaux, les résistances trop considérables, et enfin les obstacles à la circulation. Toutes les parties solides de l'économie sont su-

jettes à des affections analogues aux altérations de la fibre organique et constituante. D'autre part, l'acidité et l'alcalinité des
humeurs agissent aussi comme des causes d'affection, mais elles
sont déjà par elles-mêmes de véritables affections. L'économie
est exposée encore à une dégénération glutineuse spontanée et à
certaines acrimonies qui provoquent et entretiennent de grands
désordres au sein de l'organisme. Enfin, le point le plus curieux
du système pathologique de Boerhaave est, sans contredit, sa
théorie de l'inflammation par obstruction et erreur de lieu ; mais
pour en avoir une idée complète, il faut consulter l'auteur lui-
même. C'est donc dans les ouvrages de Boerhaave qu'il faut étudier cette théorie qui repose au fond sur une pure hypothèse, sur
l'existence des vaisseaux décroissants.

Selon Boerhaave, l'erreur de lieu a pour cause l'augmentation
du mouvement circulatoire, qui occasionne consécutivement l'accroissement de la chaleur, le dégagement des parties aqueuses
du sang, l'épaississement de cette humeur, la dilatation des
troncs vasculaires, l'afflux d'un liquide plus consistant dans les
vaisseaux capillaires, et enfin l'introduction des globules rouges
dans des vaisseaux qui n'admettent communément que des
parties séreuses.

L'obstruction des vaisseaux dépend tantôt de l'erreur de lieu
du sang, tantôt du rétrécissement des vaisseaux, tantôt de l'augmentation de volume des molécules fluides qui y abondent, tantôt
enfin du rétrécissement produit par la rigidité de la fibre.

La thérapeutique de Boerhaave était parfaitement en rapport
avec ses vues théoriques. Il recommandait de suivre les leçons
de la nature, les préceptes de l'hygiène, et d'employer tous les
moyens reconnus bons pour combattre la rigidité ou la laxité de
la fibre, le défaut ou l'excès de mouvement circulaire, la viscosité
spontanée, la ténuité morbifique, l'obstruction des vaisseaux et
les altérations acrimoniales.

Pour se faire une idée du système encyclopédique de Boerhaave, il faut lire et méditer ses ouvrages. Nous recommandons
ses instituts de médecine et ses aphorismes de médecine pratique
qu'Hippocrate lui-même n'aurait pas désavoués ; ses discours sur
les moyens d'arriver à connaître la vérité dans les sciences physiques ; ses recueils intitulés : *Methodus discendi medicinam; De
honore medici et servitute.* On peut considérer ce dernier mémoire
comme son testament scientifique.

Les *Instituts* de Boerhaave sont divisés en cinq livres qui comprennent : la physiologie, la pathologie, la séméiotique, l'hygiène et la thérapeutique ; ils renferment aussi une excellente histoire philosophique de la médecine au point de vue de la science et de l'art. Ses *Aphorismes* présentent un bon résumé de la science des anciens et des modernes. Dans son traité *De comparando certo in physicis*, il indique le meilleur moyen d'arriver au terme de la vérité : c'est de se contenter de l'autorité et des dépositions des faits et de la raison, sans avoir recours à des opinions hypothétiques. Dans son discours *De honore medici et servitute*, il fait connaître toute sa foi médicale ; enfin, dans son discours intitulé : *Methodus discendi medicinam*, il trace avec une grande supériorité de vues l'ordre que tout élève préparé aux sciences médicales par une éducation libérale doit rigoureusement suivre dans ses études. Ce discours a toujours servi de modèle aux médecins allemands qui se sont occupés de méthodologie et qui ont écrit sur ce sujet.

Reconnaissons maintenant que si, dans le cours de sa carrière médicale, si vaste à la fois, et si bien remplie, Boerhaave s'est laissé un peu déborder par ses doctrines mécaniques, il est cependant toujours revenu aux principes immuables et vrais de l'hippocratisme, comme l'attestent ses instructions dans lesquelles il recommande à ses élèves d'épier sans cesse les mouvements de la nature médicatrice, de les favoriser et de les imiter au besoin. Si nous cherchons à établir un parallèle entre Stahl et Boerhaave, nous reconnaîtrons que ces deux génies de la médecine moderne appartiennent au petit nombre d'esprits d'élite que la nature semble former à des rares intervalles pour opérer de grandes révolutions, et pour exercer un pouvoir souverain sur les idées de leurs contemporains. Stahl et Boerhaave méritent d'être placés tous les deux sur la même ligne, mais ils diffèrent essentiellement sous certains points de vue : ainsi Boerhaave possédait à un degré éminent l'art délicat de réunir sous des traits généraux les faits épars et isolés ; Stahl, au contraire, génie original et créateur, jouissait du rare talent de soumettre avec exactitude la science tout entière à la discipline d'un fait principe. Or, en partant de ces données, on peut considérer le système de Boerhaave comme une machine très artistement compliquée que beaucoup de puissances animent et mettent en mouvement ; tandis que celui de Stahl apparait comme un ensemble de parties admirablement soumises à l'action d'un seul moteur ou d'un seul principe. En un mot, le système de Boerhaave est l'œuvre de l'attention aidée de tous les secours de l'industrie; et celui de Stahl est le produit du génie toujours guidé par la raison et quelquefois emporté par l'imagination.

En résumé, Boerhaave, en creusant toujours la voie ouverte par Borelli, Baglivi et Hoffmann, a été le véritable promoteur d'une série de travaux entrepris par des médecins que nous appelons *physiciens*, parce qu'ils rapportent tous les phénomènes vitaux à des conditions matérielles, physiques ou chimiques, et qu'ils soutiennent qu'il n'y a dans l'univers qu'une seule et même loi pour le monde organique comme pour le monde inorganique. Certains esprits repoussent ces doctrines parce qu'elles blessent leurs principes religieux et alarment leur foi; ils ont tort, car sans entamer ici une discussion qui trouvera sa place ailleurs, nous soutenons que ces principes n'atteignent en rien la morale religieuse. En effet, il est évident qu'il y a une grande différence entre la force vitale qui préside aux mouvements périssables de l'économie, et qui en assure l'équilibre, et l'âme humaine qui vit *temporairement* au sein du corps en raison de rapports établis par la volonté de Dieu, dont nous devons respecter les décrets, sans jamais chercher à les pénétrer.

SYSTÈME DE BORDEU, OU ORGANO-PHYSIOLOGISME.

Nous voici arrivés à une des époques les plus fameuses de la médecine, au temps où Bordeu, qu'on peut regarder comme le fondateur de l'école organo-physiologique, publia ses importants travaux et dégagea la vraie physiologie du naturisme qui l'enveloppait.

Avant Bordeu, l'observation directe de l'organisme vivant et réagissant était sinon complétement abandonnée, du moins très négligée. On avait, à quelques exceptions près, perdu de vue les grandes idées d'Hippocrate sur ce sujet. En revanche, on appuyait la science médicale sur quelques principes généraux de mécanique, et toute la sagacité des novateurs s'épuisait à faire ressortir les rapports souvent imaginaires et toujours exagérés de ces principes mécaniques avec les mouvements vitaux considérés d'une manière vague et générale. Stahl, à la vérité, s'était élevé avec une grande vigueur de pensée et de raison contre l'application abusive et forcée des sciences physiques et chimiques à la science de l'homme, mais il s'était lui-même laissé entraîner trop loin, et il avait, à cause de cela, cessé d'être écouté. Bordeu parut sur ces entrefaites : il fit la part de tous les systèmes ; il classa comme ils devaient l'être le mécanisme, la chimie et l'animisme. Puis, continuant la réforme commencée par Sauvages, il créa un système mixte qui fut comme la transition entre les théories métaphysiques et mécaniques d'une part, et les théories dynamiques de l'autre, qui conduisent elles-mêmes à la doctrine des propriétés vitales. Van Helmont avait, dans un langage allégorique, formulé de grandes idées physiologiques sur les sympathies qui unissent les organes entre eux et qui les placent en quelque sorte sous la dépendance du centre épigastrique. Bordeu féconda hardiment ces aperçus profonds, et dans des termes plus sévères et plus scientifiques il développa les idées de Van Helmont sur la vie propre des organes.

Selon Bordeu, l'essence de la vie animale est tout entière dans le sentiment et dans le mouvement. Toutes les fonctions naturelles et vitales participent de cette double source, et c'est à ces deux grandes facultés générales de sentir et de réagir qu'il faut en définitive rapporter toutes les fonctions. Cependant le domaine de la sensibilité est beaucoup plus étendu que celui de la mobilité, car la mobilité est subordonnée à la sensibilité, et tous les phénomènes de l'animalité peuvent y être également rapportés. La sensibilité a son siége partout où il y a des nerfs, néanmoins elle a pour foyers principaux, et en quelque sorte pour pôles, la tête et *la partie* moyenne du corps attenant le cœur, le diaphragme, l'estomac et les intestins. C'est de la sensibilité que dérive la faculté en vertu de laquelle les corps vivants ont conscience de leur propre existence et de celle des objets extérieurs qui ont quelques rapports avec eux. L'action de cette sensibilité est des plus étendues : elle dirige toutes les fonctions ; elle conduit le mouvement morbide ; elle règle l'action des remèdes ; elle varie et se modifie dans toutes les parties qu'elle unit, de telle sorte que liées entre elles par un intérêt commun et à peu près comme les membres d'une république, chacune travaille à son profit et concourt ainsi à la conservation de l'ensemble. Cette sensibilité est commune à l'homme et aux animaux, mais elle est éclairée et relevée dans celui-ci par l'action de l'âme qui le place naturellement à la tête de tous les êtres de la création.

La sensibilité et la mobilité sont des propriétés primitives

inhérentes à la fibre animale; elles constituent les attributs caractéristiques de la matière vivante.

Bordeu a préludé à la division de la contractilité en contractilité organique et contractilité animale, car il a dit que sous la
dépendance du cerveau et des nerfs il se formait deux ordres de
mouvements vitaux : le mouvement tonique et le mouvement
musculaire. Il y a, dit-il, dans chaque partie du corps une action
particulière ; de l'harmonie de toutes ces actions réunies résulte
la santé, de leur dérangement résulte au contraire la maladie.
Toutefois chaque organe, ainsi que chaque individu, possède en
quelque sorte une vie individuelle, ce qui fait que la santé est toujours un état purement relatif. Tous les organes n'ont pas la
même importance. Il y a trois foyers principaux auxquels tous
les autres sont subordonnés ; ce sont : le cerveau, le cœur et le
centre épigastrique. Ils forment le triumvirat de la machine humaine ou le trépied de la vie.

Néanmoins nos organes ne seraient rien sans les nerfs et le
fluide nerveux, qui leur donnent le sentiment et la vie, comme
Willis l'a démontré dans son beau travail sur le système nerveux.

Du reste, ces idées de Bordeu et de Willis ont pris aujour-
d'hui plus d'importance encore, grâce aux travaux et aux leçons
de Reil, de Mascagni, de Bogros, de Humboldt, de Lobstein, de
Fodéré, de Durand de Lunel : il n'est question, dans les écrits de
ces savants, que de l'agent nerveux, de l'éther nerveux, de l'atmosphère nerveuse, des conduits nerveux et de l'accumulation
du fluide nerveux.

Bordeu soutient que la différence des tempéraments est le
produit de certaines manières d'être déterminées par l'action des
organes qui prédominent chez tel ou tel individu, et il ajoute
que le moral de l'homme, comme son physique, dépend de cette
même influence prépondérante.

Il a rappelé l'attention sur les anciennes divisions longitudi-
nales et latérales des anciens. Il considère l'homme et les animaux
des espèces supérieures comme étant partagés dans le sens de
leur longueur en deux systèmes, l'un supérieur et l'autre inférieur,
qui ont entre eux des différences et des rapports nécessaires établis de telle sorte, que les parties du même côté se communiquent de haut en bas et en ligne droite : ainsi, par exemple, l'épaule,
le foie et la jambe droites ; ainsi l'épaule, la rate et la jambe gau-
ches. Puis il considère encore chaque individu comme un être

double dans le sens de sa largeur, et formé de deux moitiés égales et symétriques adaptées l'une à l'autre, et cependant séparées par une ligne médiane verticale qu'il appelle *raphé général*.

Parmi les parties du corps, les unes agissent toujours de concert; les autres, au contraire, ne peuvent jamais agir ensemble. Enfin, il y en a qui semblent destinées à remplacer l'action de celles qui n'agissent pas. On retrouve dans ces idées de Bordeu l'origine de la théorie des sympathies, professée plus tard par le célèbre Barthez.

Bordeu a donné du corps une définition curieuse : il se réduit, dit-il, à un amas de substance muqueuse et albumineuse qui n'est, en dernière analyse, que l'extrait des aliments diversement travaillés. Cette substance, déposée comme un tissu spongieux en couches, lames et cellules, forme le tissu muqueux et cellulaire, dans lequel s'attachent, s'implantent et se nourrissent toutes les parties fibrillaires et nerveuses, et les productions ou les allongements de tous les vaisseaux, qui ne sont eux-mêmes que des tuyaux ou des glandes cellulaires plus ou moins spongieuses et criblées d'une innombrable quantité de voies où s'insinuent les humeurs. On a suivi dans ce tissu cellulaire les esquisses ou les dessins des départements organiques ; l'état des forces qui se contre-balancent, et qui maintiennent l'équilibre nécessaire aux mouvements si diversement variés dont le corps vivant est continuellement agité. Ces mouvements sont dus aux efforts continus de la sensibilité, et ils sont provoqués et entretenus par les variations de l'atmosphère et par les agents physiques et moraux. Le corps tremble, frémit et s'agite continuellement jusque dans ses parties les plus déliées, et les mouvements sont sans cesse réglés par la sensibilité, qui dirige toute la machine par des lois fort différentes de celles qui président aux mouvements des corps sans âme. Enfin, on peut suivre dans le tissu cellulaire les divers torrents d'humeurs, qui, comme les nuages de l'atmosphère, forment les amas, les courants, les dépôts et les congestions.

Bordeu est l'auteur d'une partie très importante de la médecine, nous voulons parler de l'art sphygmique, auquel il a imprimé une vie nouvelle. En effet, jusqu'au temps où il publia ses recherches sur le pouls, cette source d'indications n'avait été que d'un faible secours à la médecine, malgré les observations d'Hippocrate et d'Hérophile et les travaux de Galien ; mais à dater de cette époque elle prit un grand essor. Bordeu s'inspira des travaux de ses prédécesseurs, particulièrement des publications de Nihel, médecin anglais, et des recherches de l'ingénieux Solano, médecin espagnol, et il publia sous le titre de *Recherches sur le pouls*, un livre fameux qui devint en peu de temps l'objet de critiques et d'éloges également exagérés.

Dès que cet ouvrage fut connu, le pouls, qui n'avait offert jusque-là que des indications générales, devint en quelque sorte la boussole du médecin. A l'aide du pouls, consulté avec attention, le médecin se prononça non seulement sur l'état de force ou de faiblesse du malade, mais il prédit, pour ainsi dire, la solution et le genre de solution de la maladie. Et saisissant habilement les intentions de la nature et ses tendances, il désigna même jusqu'au siége de l'évacuation critique.

Selon Bordeu, le centre épigastrique est de toutes les parties de l'économie la plus sujette aux affections morbides. La plupart des affections peuvent être rapportées à des irritations, à des spasmes, à des atonies. Toutes les maladies débutent par un état de malaise et de trouble, le plus ordinairement accompagné d'un état d'irritation ; puis, à cette première période, en succèdent deux autres, savoir : la période de coction et la période d'excrétion, durant laquelle la nature choisit l'émonctoire le plus propre à expulser la matière morbifique qui est la véritable cause de l'affection. Quant aux affections chroniques, elles ne diffèrent des affections aiguës que par la lenteur et l'irrégularité de leur marche et par l'imperfection des crises.

En fait de thérapeutique, Bordeu suivait tous les préceptes d'Hippocrate. Comme lui et comme Stahl, il croyait à la puissance de la nature médicatrice. En un mot, il était expectateur. Cependant il prétendait que, pour guérir une maladie chronique, il fallait la changer en aiguë et la réduire aux éléments les plus simples.

Bordeu a démontré : 1° Que le solidisme ne doit pas être établi sur l'état purement mécanique de l'organisme animal, mais sur la connaissance expérimentale des propriétés vitales inhérentes à chaque organe considéré isolément comme un des instruments vivants de la mécanique animée ; 2° que lorsque les humeurs sont altérées dans les maladies, ce qui a lieu très souvent, elles ne subissent pas de modifications identiques avec la putréfaction des liquides privés de la vie, mais seulement des modifications vitales comme celles des solides. Enfin, Bordeu a indiqué les sympathies qui existent entre les diverses parties de l'économie, et il a montré comment un organe, étant modifié ou lésé, l'affection qu'il éprouve retentit, en quelque sorte, dans toute l'économie, en raison de la solidarité qui enchaîne tous les rouages de l'organisme.

En recommandant l'étude de la nature médicatrice et en rétablissant le naturisme sur ses véritables bases, Bordeu a revivifié la médecine hippocratique et resserré la chaîne qui liait l'école de Montpellier à l'école de Cos; chaîne qui, sans se rompre précisément, s'était plus d'une fois relâchée, comme l'a fort bien fait observer Frédéric Bérard. De plus, en remettant en honneur les dogmes de l'hippocratisme dont les hypothèses des mécaniciens avaient éloigné les esprits, Bordeu a ouvert la voie de perfectionnement dans laquelle la médecine a marché sous les auspices et la conduite des hommes considérables que l'école de Montpellier a constamment fournis.

Ainsi donc Bordeu a fixé l'attention des esprits sur les lois vitales qui, mieux étudiées, plus approfondies et réellement comprises, ont donné naissance à la doctrine physiologique. On peut donc le considérer, sous ce rapport, comme le promoteur de la physiologie organique envisagée, non pas comme elle l'a été au point de vue des éléments anatomiques, mais au point de vue plus élevé et plus philosophique de la considération des forces vives, radicales, qui animent chaque organe et qui lui donnent une manière propre de sentir et de porter au loin son action.

L'influence que Bordeu a exercée sur les esprits est immense. C'est lui qui a guidé les physiologistes dans les recherches qu'ils ont faites sur l'irritabilité. Haller lui-même a largement profité de ses vues; et bien que Backius, médecin de Rotterdam, Bohnius, professeur à Leipsick, et Glisson aient, antérieurement aux travaux de Bordeu, publié quelques essais sur l'irritabilité, il n'est pas moins vrai que ce fut lui qui féconda leurs idées par les lumières qu'il répandit sur les conditions et les lois du mécanisme animal. Enfin, Bordeu a fait pour Bichat ce que Bichat a fait plus tard pour Broussais : il a ouvert la voie et placé les jalons; et il est bien démontré aujourd'hui que les vues physiologiques de ces deux réformateurs appartiennent réellement à Bordeu, dont la vie trop rapide a été cruellement enrayée par de terribles injustices et de grands malheurs.

MÉDECINE PHYSIOLOGIQUE DE CULLEN.

Pendant que Bordeu employait toutes les ressources de son talent à perfectionner la science médicale, une réforme plus grande se préparait et éclata. Elle était inévitable, car partout où il y a des faits nouveaux, partout où de nouvelles observations apportent de nouvelles vérités, on est bien forcé de corriger ou de modifier la théorie régnante et de la subordonner aux principes qui découlent de ces faits.

Cullen fut le véritable auteur de cette révolution médicale; toutefois nous devons reconnaître qu'elle avait été préparée par ses prédécesseurs. En effet, si nous ouvrons les fastes de la science, nous reconnaîtrons que la doctrine physiologique avait été entrevue par les meilleurs observateurs du xviiie siècle, et que Cullen avait été mis sur la voie et guidé dans ses recherches par les travaux de Bordeu, de Haller, de Willis, de Boerhaave et de Whitt. Ainsi Bordeu posa pour ainsi dire la première base de cette doctrine en fixant l'attention du monde savant sur les effets merveilleux de la sensibilité qui coordonne les mouvements organiques et qui les dirige. D'autre part, il n'est pas moins évident que la théorie du célèbre Haller sur l'irritabilité et les controverses ardentes dont elle fut l'objet devinrent, par les recherches et les expériences qu'elles provoquèrent de part et d'autre, la source des connaissances les plus lumineuses et les plus exactes.

Cependant ces réserves une fois établies, nous devons dire aussi que la plupart des auteurs qui ont traité ces questions ont presque toujours fini par gâter leur ouvrage en s'efforçant de donner à leur théorie un caractère d'inflexibilité entièrement opposé au génie de la science médicale : c'est ainsi que Willis, après avoir attribué la plupart des maladies à la lésion des nerfs, en est venu, à force d'explications et d'hypothèses, à détruire ou à faire oublier tout ce qu'il y avait de bon dans son système. C'est encore ainsi qu'Hoffmann, après avoir parfaitement démontré la part active que jouent les nerfs dans la production des phénomènes physiologiques et pathologiques, a compromis le sort de ses doctrines en les surcomposant d'une philosophie vague et souvent incohérente. Enfin, Boerhaave lui-même ne sut échapper au torrent, et c'est très regrettable, car il aurait certainement atteint le but, si, plus fidèle observateur d'une maxime philosophique qu'il

exposait dans ses leçons et qu'il mettait rarement en pratique :
« Attachez-vous à être simple dans vos théories, car la simplicité est le cachet de la vérité, » il eût consacré tout son talent à
développer ses idées sur le système nerveux qu'il désignait
comme étant la source du sentiment et du mouvement; et si,
partant de ce principe, il en eût logiquement tiré des conséquences plus étendues et plus rigoureuses.

En résumé, c'est au célèbre professeur d'Édimbourg, c'est à
Cullen que revient la gloire d'avoir fait la plus heureuse application des lois de l'action nerveuse à la pathologie, et d'avoir érigé
sur cette base un corps de doctrine si lumineux et si philosophique, qu'il a acquis en fort peu de temps l'approbation et l'admiration de l'Europe entière.

Ennemi juré des hypothèses, Cullen se borna à comparer les faits
entre eux et à en tirer les conclusions qui en dérivent directement. Jamais il ne se prononça sur la simple autorité des opinions,
et chaque fois que la comparaison des faits fut insuffisante pour
lui fournir un résultat logique, il eut le courage d'avouer avec candeur l'imperfection de la science ou de l'art. Voilà la véritable
cause et la cause honorable de cette continuelle vacillation entre
le doute et l'assertion, qu'on rencontre si souvent dans ses
ouvrages. Enfin, Cullen s'est distingué par l'ordre qu'il a su mettre
dans le développement de ses principes, et surtout par le sage et
philosophique emploi qu'il a fait de la méthode analytique.

Rejetant d'abord les théories de Boerhaave sur la fibre élémentaire et sur les altérations chimiques des liquides, Cullen adopta
franchement les principes généraux d'Hoffmann, et il s'appliqua
à les développer et à en étendre judicieusement l'application.
Pour lui, toute la physiologie doit reposer sur la connaissance de
l'action nerveuse; et, partant de ce principe, il recommanda
d'étudier toujours la force nerveuse et les lois de cette force qui
imprime le sentiment et le mouvement à l'organisme. Puis, par
une conséquence rigoureuse, il appuya toute la pathologie sur la
physiologie de l'action nerveuse. Enfin, persuadé que les phénomènes de l'économie animale, ceux de la sensibilité et de l'irritabilité, se rattachent tous à cette action, il présenta les phénomènes de la vie comme étant identiques dans leur source et
dépendant tous de la force vitale. Par la même raison, la santé
et la maladie ne furent pour lui que des modes divers de l'action
nerveuse, qui doit elle-même son existence à la présence d'un

fluide exactement semblable au fluide électrique, et qui a reçu à cause de cela le nom de *fluide nerveux.*

Poursuivant son œuvre, il prétend que le spasme et l'atonie sont les causes organiques du plus grand nombre des maladies, et que la faiblesse est le commencement de la fièvre et de beaucoup d'affections. Cullen a constamment fixé l'attention des médecins sur la cause prochaine ou efficiente des maladies, et sous ce rapport il s'est distingué de la plupart de ses prédécesseurs, qui ne se sont guère préoccupés que des causes éloignées ou prédisposantes, ainsi que des symptômes sans nombre qui précèdent ou accompagnent les maladies. Admirons-le donc d'avoir procédé ainsi, car il est bien certain que la connaissance de la cause efficiente est de la plus haute importance en médecine, tandis que la recherche des causes éloignées plonge trop souvent le médecin dans une foule de suppositions qui, au lieu de répandre quelque clarté sur la nature des maladies, ne font au contraire que couvrir cette question des plus épaisses ténèbres. Cullen tirait ses indications curatives de la présence ou de l'absence des signes de réaction; il était hippocratiste sous ce rapport. Il s'éleva toujours contre l'abus que l'on faisait des toniques et des médicaments excitants dans les affections aiguës.

Les principes généraux de Cullen furent à peine répandus, que des changements immenses et salutaires s'opérèrent dans toutes les parties de l'art de guérir. De ce moment, la physiologie, qui avait eu tant à souffrir des théories chimiques et des explications mécaniques, fut naturellement entraînée à étudier, au point de vue de l'action nerveuse, les grandes fonctions qui se montrent chez les êtres vivants, et le système nerveux devint le principal et le plus noble objet des méditations du médecin.

La pathologie, la séméiologie et la thérapeutique s'inspirèrent aussi de ces grandes études, et elles en retirèrent bientôt les meilleurs avantages. Les pathologistes rayèrent beaucoup d'acrimonies humorales du cadre des affections, et ils s'attachèrent à distinguer les troubles des puissances motrices et à classer les maladies d'après leurs causes prochaines, méthode bien capable de relever le crédit de la nosologie regardée alors par beaucoup de savants comme un pompeux étalage de distinctions vagues et incohérentes. Les séméiologistes redressèrent les erreurs accréditées par le peuple des médecins; ils rejetèrent avec raison l'examen minutieux des symptômes insignifiants, et ils ne dirigèrent plus leurs vues que sur les véritables signes des maladies et sur les causes immédiates de la destruction ou de la mort. Enfin les thérapeutistes ne cherchèrent plus leurs ressources dans l'aventureux emploi de certains médicaments prétendus infaillibles, mais ils employèrent seulement des remèdes capables d'opérer des changements favorables dans l'économie en modifiant selon les règles de l'art les conditions physiologiques et pathologiques de l'état dynamique.

La doctrine de Cullen a fortement ébranlé l'humorisme; elle a sous ce rapport rendu un très grand service à la science. Toutefois cette doctrine n'a pas atteint le degré d'importance auquel elle aurait pu prétendre : d'abord parce que Cullen n'a pas posé assez de principes, ni assez étendu l'application de ceux qu'il a formulés; et ensuite parce que son scepticisme a été cause qu'il s'est égaré lui-même dans une foule d'idées vagues, incertaines et stériles, parmi lesquelles le lecteur attentif chercherait en vain des dogmes et des points d'appui véritables. On reproche encore à Cullen d'avoir émis trop souvent sur le compte de ses prédécesseurs et de ses contemporains des réflexions défavorables. Et c'est une grande faute, car alors même qu'on n'accorderait aux idées d'un auteur d'autre valeur que celle de pure opinion, il faut bien reconnaître qu'il arrive souvent que les opinions que l'on rejette tout d'abord deviennent plus tard, grâce aux progrès du temps, des vérités de fait dont on tire judicieusement d'excellents principes. Ainsi donc le véritable critique, le critique judicieux et sage, est celui qui, également éloigné d'un respect superstitieux pour les anciens et d'un enthousiasme faux ou intéressé pour les modernes, compare avec impartialité les uns et les autres, rend hommage à qui de droit, et sait mettre à contribution et à profit les lumières de tous les temps et les découvertes de tous les siècles.

En résumé, on peut dire que si la doctrine de Cullen n'a pas fait école précisément, elle a du moins envahi l'Europe, où elle s'est naturalisée, grâce aux modifications que d'illustres interprètes lui ont fait subir.

VITALISME DE BARTHEZ.

Citer Barthez, ses principes et ses doctrines, c'est nommer le chef de la médecine philosophique et faire connaître la doctrine de Montpellier, déjà fameuse au XIIIe siècle, puisque au rapport

de Césarius on la désignait à cette époque comme la métropole
de l'art : « Monspesulanus ubi fons est artis medicinæ. » Quand
Barthez parut, la physiologie existait à peine comme science,
malgré les efforts de Stahl, de Lacaze, de Bordeu et de Haller, et
il en résultait que la médecine hippocratique, altérée par toutes
sortes d'applications forcées de la physique, de la chimie et de la
mécanique, languissait oubliée dans une sorte de stérilité. Barthez
sentit le besoin de la ranimer, et il y parvint. Élève de Magnol,
d'Haguenot et de Fizes, il sut profiter de leurs lumières. Déjà
Bordeu avait prouvé que la science de la vie n'est pas une branche de la physique ou de la chimie, mais qu'elle forme une science
à part, et qu'on doit l'étudier dans toute la série des êtres vivants.
Barthez acheva ce que Bordeu avait commencé, et il couronna
l'œuvre de son prédécesseur. Il s'efforça de faire de la médecine
une science exacte, et dans ce but il coordonna tous les faits recueillis avant lui ; puis, après avoir dégagé les faits principes de la
multiplicité des autres faits, il appuya son édifice scientifique sur
la connaissance expérimentale des lois qui président au développement et à la succession des phénomènes de la vie ou de la
force vitale représentée elle-même comme le fait principe de la
science médicale. Or, comme on le voit, déjà la plus grande gloire
de Barthez fut de transporter dans les habitudes de la médecine
les méthodes de Bacon, qui ne sont, au fond, que les méthodes
d'Hippocrate. Ainsi donc Barthez fut le créateur de la philosophie
médicale, qui n'est, en définitive, que la médecine posée sur ses
bases fondamentales, c'est-à-dire sur le fait principe qui contient
tous les effets et qui les domine.

Après s'être bien pénétré de l'esprit des grandes méthodes
exposées dans le *Novum organum* et dans l'*Instauratio magna*,
méthodes léguées par Bacon à la postérité studieuse pour éclairer
tous les sentiers de la science ; après s'être fortement imbu de la
philosophie inductive qui recommande d'observer d'abord tous
les faits, de s'élever ensuite du connu à l'inconnu, des phénomènes aux lois, des lois aux forces qui les dominent, et de ces
forces à la force unique qui les dirige ; après avoir franchement
adopté cette philosophie qui n'ajoute rien à ce qu'elle découvre
et qui n'est en toute chose que l'expression sincère de la vérité,
Barthez s'attacha à réduire la médecine à des rapprochements de
faits bien observés, à des analogies simples et étendues, et enfin
à des lois spéciales indiquées par ces analogies et qui permettent

de condenser logiquement tous ces faits, d'en tirer des principes, et de formuler ensuite, par une généralisation philosophique, les dogmes fondamentaux qui découlent de ces principes.

Barthez ne se contenta pas de créer la philosophie de la mé-decine-science, il voulut créer aussi la philosophie de la méde-cine-art. Et il fonda la science des indications et des méthodes thérapeutiques, qui est à la pratique ce qu'est la tactique elle-même à l'art militaire. De plus, il compléta le méthode analy-tique entrevue par Sauvages, et il mit de l'ordre dans la phy-sique des corps vivants, rendue très lumineuse dans son bel ouvrage intitulé : *Nouvelle mécanique des mouvements de l'homme et des animaux*. Enfin, il érigea en principes ou en dogmes les maximes vagues de la médecine pratique.

Barthez s'appliqua surtout à étudier les phénomènes qui se passent dans les corps organisés vivants; il les isola de tous les phénomènes étrangers, quoique semblables en apparence, il en rapporta l'action à des facultés spéciales, et en dernière analyse il rattacha toutes ces facultés spéciales à une cause première et absolue dont il avoua ne connaître ni la nature ni l'essence, et qu'il nomma le *principe vital*, pour se conformer à l'idée d'Aristote, comme nous le verrons plus tard.

Selon Barthez, la philosophie médicale a pour objet la recherche des causes vitales et des lois qui président à leur action. Elle classe les faits et les généralise; elle seule peut et doit créer la vraie science médicale. Expliquer un phénomène, c'est démontrer que les divers temps qu'il présente se suivent dans un ordre ana-logue à l'ordre de succession d'un autre phénomène plus familier, et par conséquent mieux connu. Toute action physiologique ou pathologique suppose une force qui la produit; il faut d'abord remonter à cette force, puis examiner ensuite les conditions vitales et organiques dans lesquelles l'action de cette force s'exerce, ainsi que les lois qui président à la manifestation de son action. Cette méthode est la meilleure; en la suivant, on donne une place com-mode à tous les faits, même à ceux que l'avenir cache dans son sein. Tout système de physiologie qui ne se complète pas par la classification philosophique des faits pathologiques, et dont on ne peut tirer des préceptes de médecine pratique conformes aux données de l'observation, est par cela même défectueux et incom-patible; car, pour procéder logiquement dans la science de la vie, il faut observer les faits vitaux, les rapprocher, les comparer et les classer suivant leur ordre naturel de succession et de manifestation.

Barthez nous a légué les propositions suivantes, comme autant de préceptes : 1° L'état particulier de chaque science doit y faire admettre un certain nombre de causes expérimentales qui correspondent à la comparaison analytique des phénomènes propres à chacune de ces sciences. 2° Il est également nuisible à la marche des sciences de trop étendre le nombre de ces causes ou de le trop restreindre. 3° Dans toute science naturelle, les hypothèses qui ne sont pas déduites des faits propres à cette science, mais de faits empruntés à une science étrangère, sont contraires à la bonne méthode de philosopher. 4° C'est en déterminant le nombre respectif des faits bien observés qui se rapportent à chaque cause générale ou faculté expérimentale dûment établie qu'on parvient à découvrir les lois secondaires de cette cause. 5° On proclame l'existence générale d'une cause, mais on ne dit rien sur la nature de cette cause, ni sur son mode d'action. Tout ce que l'on sait, tout ce qu'on avance, c'est que cette cause agit. On étudie cette cause dans ses propres effets, et l'on essaie de déterminer ensuite les lois de ses effets. 6° Dans la recherche des lois secondaires d'une cause ou force expérimentale, on doit employer le nom de cette faculté préférablement à tout autre. Ainsi on doit employer le mot *sensibilité* lorsqu'on étudie les lois de cette propriété, quoiqu'on ne sache pas ce que c'est que la sensibilité, et que cette dénomination ait un sens vague et indéterminé. Tous les mots de ce genre n'indiquent rien par eux-mêmes ; ils n'expriment, ou plutôt ils ne signalent que la cause inconnue des phénomènes connus. Ce sont des moyens artificiels de classification ; ils ne doivent avoir d'autre sens que celui que leur donnent les faits eux-mêmes : ces mots remplissent les mêmes fonctions que les $\times$ dans les mathématiques.

Quant aux causes, nous ne pouvons guère les étudier qu'à travers leurs effets. Ainsi l'expérience ne saurait bien souvent nous faire connaître en quoi consistent les causes en elles-mêmes. Tout ce que nous pouvons faire, c'est de constater les effets ou les résultats de ces causes ; l'ordre de succession des phénomènes qu'ils présentent, et les lois auxquelles ces phénomènes se montrent soumis. En un mot, une cause est ce quelque chose parfois d'inconnu pour nous, qui fait cependant que tel ou tel phénomène connu est produit, et vient toujours à la suite de ce quelque chose.

Il y a dans l'homme trois sortes de phénomènes à observer : des phénomènes physiques, des phénomènes vitaux et des phénomènes moraux. Ces trois ordres de phénomènes différents sont produits par trois ordres de causes différentes, savoir : les phénomènes physiques par des causes physiques ; les phénomènes vitaux par des causes vitales, et les phénomènes moraux par des causes morales, qui dérivent toutes de la cause suprême de l'âme. Puis, chaque ordre de phénomène produit par ces causes distinctes entre pour un tiers, comme élément, dans la physiologie et la pathologie, qui ont la philosophie pour base.

Barthez rapportait à la structure des organes la station, la progression et les phénomènes physiques que présentent les corps organisés ; il attribuait à la force vitale les sensations, les contractions, la digestion, la nutrition et les fonctions organiques. Enfin, il rattachait la perception, l'intelligence et la conscience à une cause morale, à l'âme proprement dite. Le système des forces vitales se compose de forces sensitives et de forces motrices, provenant de l'esprit de vie, qui, par des lois qui lui sont propres, soutient pendant un temps plus ou moins long le corps organisé qu'il anime. Les forces vitales diffèrent essentiellement des forces physiques : ces dernières sont isolées et indépendantes ; les forces vitales au contraire se correspondent, s'unissent et se lient de manière à ne former qu'une sorte d'unité. En partant de ces considérations, Barthez crut ne devoir admettre qu'une cause unique de la vie, et il donna à cette cause le nom de principe vital ; mais il eut grand soin de dire que ce nom n'indiquait que la cause quelle qu'elle fût de la vie, et qu'on pouvait le remplacer par tout autre, par un de ceux-ci, par exemple : cause de la vie, puissance vitale, force vitale, être vivant, système vivant. Du reste, ce mot principe vital, qu'on a tant et si amèrement reproché au célèbre professeur de Montpellier, Barthez ne l'a point inventé ; on le trouve dans les écrits de Platon, d'Érasistrate et de Galien, et Barthez, loin de prétendre à l'honneur de l'avoir créé, rappelle au contraire qu'il avait été employé autrefois par Aristote.

Déjà les stoïciens admettaient dans l'homme une âme raisonnable et une âme non raisonnable, qu'ils appelaient le *principe vital*, et ils soutenaient que l'organisme était tout ensemble le corps, le principe vital et l'âme. Mais, sans remonter jusqu'aux stoïciens, on retrouve dans Bacon cette distinction entre le principe vital et l'âme pensante. « L'homme, dit-il, a deux âmes : l'une raisonnable et qui lui vient de Dieu ; l'autre, irrationnelle, produite par la matière et qui lui est commune avec les bêtes. Cette dernière âme est la véritable cause des phénomènes vitaux : c'est une substance corporelle atténuée et rendue invisible par la chaleur ; elle tient de la nature de l'air, dont elle a la mollesse pour recevoir des impressions ; elle tient de la nature du feu, dont elle a la force pour propager au loin son action. Cette substance a dans les animaux parfaits son siége principal dans la tête. Elle parcourt les nerfs, et elle s'entretient par le sang spiritueux des artères. »

Selon Barthez, on ne saurait décider si le principe vital est un principe matériel ou métaphysique ; s'il a une existence distincte de celle du corps et de l'âme, ou s'il n'est qu'une simple modalité de la substance organisée. Cependant il doit être conçu par des idées distinctes de celles que l'on a des attributs du corps et de l'âme. Toutefois, voulant éviter l'écueil de ses prédécesseurs qui avaient abusé du mot *âme*, en l'employant pour désigner la cause de plusieurs phénomènes qu'ils ne pouvaient expliquer, ni par les lois de la physique ou de la chimie, ni par celles de la mécanique, ni par celles de l'irritabilité, Barthez ajoute formellement : « On manque aux règles de la vraie et saine méthode philosophique, lorsqu'on assure que l'âme seule produit dans l'homme la pensée et les mouvements vitaux. Cependant on ne doit point affirmer qu'il soit impossible que la suite des temps n'amène la connaissance de faits positifs, qui sont ignorés aujourd'hui, et qui pourront prouver que le principe vital et l'âme pensante sont essentiellement réunis et confondus dans un troisième principe plus général. »

Barthez regardait tous les phénomènes vitaux, physiologiques ou pathologiques, comme étant produits par le principe vital. Tous les phénomènes vitaux, dit-il, se rattachent comme à leurs causes, soit à la sensibilité, soit à la motilité, qui dérivent du principe vital. Les liquides, comme les solides, sont doués de la faculté de sentir et d'agir. La chaleur vitale ne dépend ni du froissement des parties, ni du mouvement chimique, mais du mouvement tonique des molécules vivantes. La respiration sert à modérer la chaleur vitale et à ramener la température du corps au degré normal de constitution. Or, toutes ces choses se font par l'activité du principe vital. Barthez regardait les sympathies comme des suites contingentes de l'action vitale qui les occasionne, et il appelait *synergies* toutes les sympathies qui sont la suite nécessaire d'une action vitale, physiologique ou pathologique. Il y a sympathie lorsque l'affection d'un organe occasionne sensiblement et fréquemment une affection correspondante dans un autre organe sans que cette succession puisse être rapportée au hasard ou à l'action mécanique réciproque des organes. Il y a synergie lorsque plusieurs organes agissent de concert dans le but d'opérer l'accomplissement d'une fonction. Les sympathies et les synergies dérivent de la liaison qu'ont entre elles les forces vitales, sensitives et motrices.

La définition que Barthez nous a laissée de la maladie est, sans contredit, l'expression la plus heureuse et la plus large de la haute philosophie qu'il professait. La maladie, dit-il, est l'œuvre du principe vital, c'est une sorte de fonction propre à l'état morbide qui, comme les fonctions de l'état physiologique, a un but utile et consiste dans un concours d'actions harmoniques régies par des lois. Cette définition, qui contient en germe toute la philosophie de la médecine pratique, a été une source féconde à laquelle les meilleurs esprits ont puisé. Nous devons à Barthez les méthodes thérapeutiques. Il désigne par méthodes thérapeutiques, les divers plans de traitement que l'on doit opposer aux maladies. Il y a trois sortes de méthodes thérapeutiques : la méthode naturelle, la méthode analytique et la méthode empirique. Le médecin doit nécessairement adopter une de ces trois méthodes, et il se laisse diriger en cette occasion par une autre science, par la science des indications, qui est, selon Barthez, la philosophie même de la médecine pratique.

Lorsque les mouvements vitaux se développent et s'enchaînent d'une manière favorable, le médecin emploie la méthode naturelle : elle consiste à seconder la tendance salutaire de la nature, en maintenant habilement ses efforts dans leurs limites naturelles. Lorsque les mouvements vitaux prennent, au contraire, une fausse direction, lorsqu'ils ne tendent pas à la guérison, lorsque les efforts de la nature sont défectueux ou incomplets, le médecin a recours à la méthode analytique. Alors il s'efforce de découvrir les affections essentielles ou élémentaires qui, par leur réunion, constituent l'action morbide, et il attaque chacun de ces éléments par des moyens proportionnés à leur force et à leur importance. Enfin, lorsqu'une affection, très composée, se refuse à l'analyse, ou bien encore lorsque tous les moyens qu'on a employés jusque-là ont échoué, le médecin a recours à la méthode empirique. Elle consiste dans l'emploi des spécifiques: on nomme ainsi des médicaments qui guérissent la maladie en vertu de certains rapports d'affinité directe qu'ils ont soit avec le mal, soit avec la cause du mal. Barthez a compté, parmi ses disciples, les hommes du premier mérite, Grimaud, Dumas, Lordat, Frédéric Bérard. Ces législateurs de la médecine moderne ont établi, avec lui, une école qui régnera bientôt sans partage. L'esprit de cette école est toujours expérimental, lors même qu'il s'élève aux sublimités de la philosophie transcendante. Mais il est en même temps essentiellement pratique et toujours dirigé vers les progrès d'une science qui aspire à formuler les dernières vérités expérimentales. Tous les dogmes du vitalisme se lient entre eux sous la discipline du fait initial qui les domine, et, semblables aux meilleurs gouvernements qui font entrer dans leurs formes les éléments les plus opposés, l'école de Montpellier, comme le dit Pétiot, fait reposer sa doctrine non pas sur un seul ordre de faits, mais sur l'ensemble de tous les faits physiologiques, pathologiques et thérapeutiques. En d'autres termes, ce n'est pas seulement dans des considérations isolées d'anatomie, de physiologie, de physique, de chimie, d'humorisme, de spiritualisme ou d'organicisme qu'elle puise les matériaux de ses principes, mais elle les cherche et elle les trouve dans tous les systèmes sans exception et dans toutes les considérations fournies par les diverses branches de la science de l'homme.

DOCTRINE DE L'INCITATION, OU SYSTÈME PHYSIOLOGIQUE DE BROWN.

Pendant que Barthez professait à Montpellier les vérités de la médecine hippocratique et créait de fait la vraie philosophie médicale, une autre doctrine, sortie d'Écosse, où elle n'avait pu s'établir sous la main de son auteur, se répandit en Allemagne, où elle avait été importée par un certain Christophe Girtanner, qui s'efforça, mais en vain, de la présenter comme lui étant propre. Cette doctrine est celle de Jean Brown l'Écossais. Quelques circonstances favorisèrent, dit-on, son avénement. On cite, entre autres, la chute des doctrines mécaniques, physiques et chimiques, dont l'insuffisance et les vices nombreux avaient fait oublier momentanément les principes de Stahl, d'Hoffmann et de Boerhaave.

Le brownisme, qu'on a surnommé aussi le système de l'incitation, est incontestablement un des plus simples qui aient jamais paru. Son auteur, le célèbre professeur d'Édimbourg, réduisait toute la physiologie aux divers modes d'action d'un seul et même *principe* qu'il nommait l'*incitabilité*. Il rattachait l'*étiologie* à deux causes fondamentales : aux puissances incitantes et débilitantes externes et internes; la *pathologie* à deux états morbides : à l'état sthénique et à l'état asthénique; la *thérapeutique* à deux ordres de médicaments : aux stimulants et aux débilitants. Or, en partant de ces principes, il ne fallait ni études préliminaires, ni anatomie, ni physiologie, ni philosophie : en revanche, on recherchait avec soin à quelles causes sthéniques ou asthéniques l'affection devait être rapportée, et la thérapeutique consistait à prescrire des stimulants quatre-vingt-treize fois sur cent, et des débilitants dans des proportions mathématiquement inverses. L'économie animale, comme l'économie de tous les êtres vivants, est pénétrée d'une force active à laquelle elle doit la sensibilité et le mouvement dont elle est douée. On ne connaît ni la nature, ni l'essence, ni l'origine de cette force, mais ses effets sont réglés par des lois qu'il est facile de saisir et qui sont immuables. Cette force, selon Brown, c'est l'incitabilité : elle distingue la matière animale et végétale de la matière minérale, c'est-à-dire la matière vivante de la matière morte; tous les êtres organisés lui doivent leur aptitude à vivre, et c'est par elle qu'ils exécutent les fonctions qui constituent l'attribut de la vie.

Quelle que soit la nature de cette force active et radicale; qu'elle dépende d'un fluide électrique, comme le disait Cullen, ou d'un fluide nerveux qui tantôt augmente, tantôt diminue, toujours est-il qu'elle est la vie elle-même et que c'est elle qui, en animant les organes, les met à même d'exciter les phénomènes physiologiques et pathologiques qui constituent les grandes expressions de la vie.

Selon Brown, tout être vivant possède une certaine dose d'incitabilité, mais cette dose varie chez les divers individus au gré de mille circonstances. L'incitabilité a son siége dans la substance médullaire du cerveau et des nerfs ainsi que dans la fibre musculaire. Plus elle est abondante, plus l'animal est susceptible d'agir sous la pression des impulsions qu'il reçoit des incitants ou des causes excitatrices de l'incitabilité.

L'incitabilité est une propriété générale une et indivisible dans tout l'organisme; néanmoins elle resterait dans l'inaction, si elle

n'était mise en mouvement par les puissances incitantes qui agissent sur elle en vertu d'une véritable affinité. L'incitabilité mise en
jeu par les puissances incitantes produit l'incitation. Et l'incitation bien comprise est en dernier résultat la vie tout entière.
Ainsi donc, selon Brown, la vie est un résultat; c'est le résultat
de l'action des incitants sur l'incitabilité, et elle ne se soutient
qu'à cette condition. L'incitabilité se consume et se dissout par
l'action des incitants; elle s'accumule et elle augmente, au contraire, par le ralentissement d'action des incitants. Brown a
constaté cet ordre de faits, et il est arrivé à expliquer tous les
phénomènes vitaux physiologiques et pathologiques par l'accumulation et la consommation alternatives de l'incitabilité. Enfin,
la mort n'est, selon lui, que l'effet nécessaire de la consommation
entière de l'incitabilité.

Ainsi donc Brown rapporte tous les phénomènes de l'économie
à la vitalité; et l'incitabilité, les incitants et l'incitation constituent en quelque sorte le trépied de sa doctrine : l'incitabilité est
l'étoffe de la vie; les incitants en sont les soutiens et l'aliment.
Voici du reste une image empruntée au docteur Christie, qui rendra encore plus sensible la théorie de Brown.

Représentez-vous d'abord un foyer établi sur un gril tout couvert de charbon qu'on renouvelle à mesure qu'il s'épuise, au moyen
d'un tuyau fixé au fond de la cheminée; figurez-vous ensuite ce
charbon peu combustible, comme étant alimenté par l'action
soutenue de plusieurs courants d'air dirigés sur le foyer par un
soufflet à plusieurs tubes, et vous aurez le tableau de la vie. En
effet, le gril représente l'organisme ou le mécanisme animal; le
charbon représente la matière de la vie ou l'incitabilité; le tuyau
fixé sur la cheminée représente la faculté inhérente à tous les
corps vivants de reproduire l'incitabilité incessamment usée
et incessamment renouvelée; le soufflet à plusieurs tubes et à
plusieurs courants d'air représente les différents incitants qui
mettent en jeu l'incitabilité vitale; enfin la flamme qui s'élève
dans le foyer sous l'action de toutes ces forces est l'image de la
vie et le produit des incitants sur l'incitabilité.

On appelle *puissances incitantes* tous les agents capables de déterminer l'exercice des facultés du corps. Ces puissances sont
externes ou internes. Parmi les puissances externes, Brown cite
d'abord l'air, les aliments et les boissons. Il range parmi les puissances internes le sang et les fluides, les contractions musculaires,

les mouvements péristaltiques, et enfin la pensée et les passions, qui sont le résultat de l'action cérébrale.

Les incitants sont généraux ou locaux. Les incitants généraux incitent directement tout le système ; les incitants locaux incitent seulement telle ou telle partie et n'agissent sur l'ensemble de l'organisation que d'une manière secondaire. Mais, en dernière analyse, tous les incitants agissent de la même manière, et il en résulte qu'il n'y a qu'une sorte d'incitation ; que toute action prétendue spécifique est identique avec toute autre, et que la spécificité est une fiction. Il peut se faire que les puissances incitantes dirigent plus particulièrement leur action sur un organe que sur un autre en raison de ses sympathies ou de sa puissance naturelle ; mais il ne saurait y avoir de différence que dans le degré et jamais dans la qualité. L'incitation est toujours proportionnée à la force de l'incitant. Si l'action des incitants est en rapport harmonique avec la somme d'incitabilité dévolue à l'économie, la santé est le produit de cet équilibre harmonique ; si, au contraire, l'action des incitants pèche par excès ou par défaut, il y a dans le premier cas épuisement de l'incitabilité ou faiblesse indirecte ; il y a dans le second accumulation de l'incitabilité ou faiblesse directe. L'état de santé et celui de maladie ne sont pas d'une nature différente, mais ce sont deux effets ou deux modes différents du même principe d'action de l'incitabilité. L'opportunité aux maladies est un état intermédiaire entre la santé et la maladie. Il n'y a que deux causes générales de maladies, savoir : une incitation trop forte et une incitation trop faible. Il n'y a pas de causes spécifiques de maladies. Cependant il y a des affections organiques purement locales produites par des causes vulnérantes, toxiques ou venimeuses, et il y a aussi des altérations organiques qui résultent de certaines affections, telles que la gangrène, le squirrhe et l'anthrax. Il y a deux sortes de maladies générales : les maladies sthéniques et les maladies asthéniques. La disette de sang ou l'anémie est la cause débilitante la plus active ; la pléthore sanguine est, au contraire, l'incitant le plus puissant de l'économie. Il y a quatre sortes d'inflammations, deux sthéniques et deux asthéniques. Une sthénique générale et une sthénique locale, une asthénique générale et une asthénique locale. L'inflammation sthénique générale est un état commun à la partie enflammée et au reste du corps ; l'inflammation sthénique locale consiste dans un vice organique ou dans une solution de continuité. On ne doit jamais oublier qu'une inflammation locale ne s'étend jamais au delà de son foyer si la partie est peu sensible ; mais qu'elle se répand, au contraire, dans toute l'économie où elle simule une maladie générale, si la partie enflammée est un organe essentiel à la vie et très sensible, comme le cerveau, l'estomac et les intestins. Enfin, une affection primitive locale ne produit une inflammation générale qu'autant qu'elle coïncide avec une diathèse inflammatoire ou sthénique. Elle dégénère souvent en typhus quand la diathèse est faible ou asthénique. Selon Brown, il faut, dans l'exercice de la médecine, avoir moins égard au nom des maladies et à leur classement méthodique qu'à l'intensité de l'incitation dans chacune d'elles ; il faut peu compter sur les symptômes, parce qu'ils sont trompeurs, mais il faut avoir égard à la nature de l'opportunité sthénique ou asthénique qui a précédé la maladie. On juge de l'état actuel de l'incitation dans une maladie par la prédisposition et l'opportunité assez fidèlement indiquées par les habitudes antérieures du sujet. Il ne faut étudier que ce qu'il y a de nécessaire en anatomie, et il faut bien se rappeler que l'autopsie et l'examen du malade n'indiquent rien sur l'origine d'une maladie générale. La plus grande difficulté dans la pratique est de bien saisir la juste proportion des incitants qui, eu égard à la constitution individuelle, ne doivent être ni trop forts ni trop faibles. C'est toujours graduellement et avec ménagement qu'il faut diriger l'action des puissances incitantes ; c'est aussi graduellement et avec une grande prudence qu'il faut les réduire.

Le médecin, appelé au lit du malade, a deux choses à considérer : 1° si la maladie est générale ou locale ; 2° si elle est sthénique ou asthénique. On doit, dans les affections sthéniques, avoir recours au repos du corps et de l'esprit, aux vomitifs, aux purgatifs doux et à la saignée. Dans les affections asthéniques on emploie, au contraire, les incitants en commençant par les plus diffusibles. Le plus actif de tous les diffusibles est l'opium : il excite toutes les facultés physiques et morales ; il chasse le sommeil et produit un état de veille plein de puissance et de gaieté. Le vin et les liqueurs spiritueuses sont aussi d'excellents incitants. On favorise leur action par un air pur, un sommeil modéré, par une bonne nourriture animale, par l'exercice du corps et de l'esprit, et par toutes les passions réparatrices.

Tels sont les deux modes de traitement préconisés par Brown ;

ils formaient toute sa thérapeutique. Quant à leur application, elle doit être subordonnée au rang que les maladies occupent dans l'échelle de l'incitation. Quelle que soit l'opinion qu'on se fasse du brownisme, on est forcé de reconnaître que l'auteur de ce système a rendu d'immenses services à la médecine. C'est Brown qui, le premier, en formulant scientifiquement les rapports des incitants et de l'incitabilité, a véritablement appliqué à la pathologie la plus grande loi physiologique qui ait jamais été entrevue. Brown se targue dans ses ouvrages d'avoir le premier considéré le corps humain comme un tout indivisible dans l'état de santé et dans celui de maladie. Il y aurait là, sans doute, matière à discussion ; toutefois nous devons admettre, pour être justes, qu'en rapportant tout dans l'homme à la vitalité et en présentant l'action vitale comme la seule cause de tous les phénomènes de la santé et des maladies, Brown a réellement continué l'œuvre d'Hippocrate, et qu'il a ramené ainsi aux saines doctrines les esprits qui se laissaient entraîner au delà du raisonnable par les pompeuses promesses de la physique et de la chimie.

Ainsi donc la doctrine de Brown a son bon côté, lorsqu'on la réduit à ce qu'elle vaut et qu'on renonce à la présenter abusivement comme l'expression d'une règle absolue identique et applicable à tous les cas ; mais vouloir restreindre à deux formes exclusives toutes les affections qui frappent l'humanité, et n'admettre pour les guérir que deux méthodes curatives, c'est insulter au bon sens, à la vérité, à l'expérience et aux règles les mieux établies de la médecine pratique. En un mot, c'est rendre dangereux par ses principes un art qui ne l'est que trop souvent par l'étendue et la complication du sujet qu'il comporte, par l'ignorance et l'inhabileté des artistes qui l'exercent.

On ne saurait dire précisément où Brown a puisé la première idée de son système, mais on en retrouve les racines dans le *strictum* et le *laxum* de Thémison, d'Asclépiade et des méthodistes, et plus près de nous, dans les écrits de Frédéric Hoffmann qui faisait consister la vie dans le mouvement, et les maladies dans les vices du mouvement. Enfin, certains auteurs prétendent que Brown n'a fait que développer les idées de Cullen, son maître, qu'il modifia ensuite, d'après le conseil de Hunter.

Ce qu'il y a de certain, c'est que le système de Brown fut parfaitement accueilli à son début en Angleterre, en Allemagne, en Espagne et en Italie, où il trouva de célèbres partisans et de très

ardents défenseurs, parmi lesquels on cite Moschati et Solinghi.
Quant à la France, elle le reçut froidement, malgré l'appui que
lui prêtèrent Bertin et Fouquier, et il devint plus tard l'objet de
vives attaques dirigées par Pinel, qui s'attacha à démontrer qu'il
était infidèle et vicieux à beaucoup d'égards. Néanmoins on retrouve les traces du brownisme dans les théories de Rasori et de
Thomasini ; et il est certain que les Allemands l'ont combiné, les
uns avec le mysticisme (Roeschland), les autres avec le chimisme
(Reil), d'autres enfin avec le naturisme (Kilian et Troxler).

Un des plus grands reproches qu'on puisse faire à Brown, c'est
d'avoir confondu dans une seule expression (l'incitabilité) deux
facultés bien différentes, savoir : la sensibilité qui est la source
du sentiment, et l'irritabilité qui est la source du mouvement. En
effet, comme l'a fort bien dit le docteur Coutanceau, après les
belles expériences de Haller, on ne saurait confondre sous la
même dénomination la sensibilité et l'irritabilité qui peuvent bien
n'être que deux modifications du même principe de vie, mais qui,
ayant une manière d'agir différente et présidant à deux ordres
distincts de phénomènes vitaux, doivent à cause de cela être
étudiées isolément, sinon dans leur nature inconnue, du moins
dans leurs effets, quand on veut apporter quelque exactitude
dans l'exposition systématique des actions propres à l'animalité.

VITALISME DE BICHAT.

Préparé par de fortes études en anatomie et en physiologie,
Bichat, disciple de Marc-Antoine Petit, un des plus beaux génies de
la chirurgie moderne, essaya de faire passer dans la médecine cette
clarté et cette méthode qui avaient jeté tant d'éclat sur ses travaux en anatomie et en physiologie. Obligé de choisir entre toutes
les doctrines qui se disputaient alors l'empire de la science, il se
prononça en faveur du vitalisme hippocratique, et il adopta sans
réserve les préceptes de Chaussier qui voulait qu'on étudiât exclusivement les lois de la vie dans les êtres vivants, et indépendamment de toute application physique, mécanique et chimique. Partant de ces principes, Bichat conçut le projet d'établir un système
complet de médecine basé à la fois sur les phénomènes de la vie,
sur l'anatomie et la physiologie, sur la distinction des tissus, sur
la connaissance des sympathies, sur l'observation des effets locaux et généraux des médicaments, et enfin sur les altérations
organiques trouvées après la mort et offertes par l'autopsie. Puis,

pénétré des idées de Bacon et de Newton, il essaya de faire pour les sciences médicales ce que ces deux grands génies avaient déjà réalisé pour les sciences physiques; toutefois, en marchant sur la trace de ces illustres devanciers, il se garda bien de confondre ces deux sciences dans une sorte d'unité ou d'identité. Il voulut, au contraire, qu'on établît catégoriquement la part et la portée de l'une et de l'autre, et qu'on laissât à chacune son génie et son indépendance. « Comme les sciences physiques, dit-il, ont été perfectionnées avant les sciences physiologiques, on a cru éclaircir celles-ci en y associant les autres; on les a embrouillées, c'était inévitable; car appliquer les sciences physiques à la physiologie, c'est expliquer par les lois des corps inertes les phénomènes des corps vivants : or voilà un principe faux; donc toutes les conséquences seront nécessairement fausses. Puisqu'il en est ainsi, laissons à la chimie son affinité, à la physique son élasticité, sa gravité, et n'employons pour la physiologie que la sensibilité et la contractilité. J'en excepte cependant les cas où le même organe devient le siége de phénomènes vitaux et physiques, comme l'œil et l'oreille, par exemple. »

Après s'être livré avec ardeur à l'anatomie, avoir étudié et pratiqué la chirurgie sous Marc-Antoine Petit et sous Desault, et après avoir fait un grand nombre d'expériences sur les animaux vivants, et professé avec distinction l'anatomie pathologique encore naissante, Bichat jeta le germe de sa philosophie médicale dans plusieurs mémoires qu'il présenta à la Société d'émulation dont il fut un des fondateurs. Puis il publia son *Traité des membranes*, ses *Recherches sur la vie et la mort* et son *Anatomie générale*, c'est-à-dire autant de livres qui resteront dans la science comme des monuments de son immortel génie.

Suivant Bichat, les sciences physiologiques se composent de deux ordres de connaissances : de la connaissance des phénomènes vitaux et de celle des rapports qui existent entre les phénomènes vitaux et les propriétés vitales qui en sont les causes directes.

En partant de ces vues, Bichat rattacha tous les phénomènes vitaux physiologiques et pathologiques à la nature particulière des tissus dans lesquels ils se manifestent, et il forma de tous les actes de la vie soumis ainsi à des propriétés vitales un système physiologique très méthodique.

Analyser avec précision les propriétés des corps vivants; mon-

trer que les phénomènes physiologiques se rapportent définitivement à ces propriétés considérées dans leur état naturel; que
tous les phénomènes pathologiques dérivent de leur augmentation, de leur diminution ou de leur altération; que tout phénomène thérapeutique a pour but leur retour au type naturel dont
ils s'étaient écartés, voilà la doctrine de Bichat peinte par lui-
même.

Bichat forma d'abord des séries de faits dépendants des propriétés vitales dont jouissent les divers tissus de l'économie; puis
pour lier et coordonner ensuite toutes ces séries de faits, il les
soumit, comme à leur cause première, à l'action d'un principe
permanent de réaction ou, pour mieux dire, à l'action directe
d'une force unique inhérente à la matière organisée, qu'il sup-
posa répandue à diverses doses dans les différents tissus de l'économie et à laquelle il donna le nom de *force vitale.*

Après avoir posé comme un axiome le grand fait de la force
vitale, Bichat, descendant pour ainsi dire de cette idée principe
à ses conséquences, chercha parmi les phénomènes vitaux ceux
qui se présentaient comme les plus généraux, et les ayant découverts, il désigna sous le nom de propriétés vitales, les forces
telles quelles qui les produisent. Il en admit quatre, savoir : la
sensibilité et la contractilité organiques, la sensibilité et la contractilité animales. Ce sont ces forces qui président, dans les organes, à tous les phénomènes de la sensibilité et de la locomotion,
et à tous ces goûts et à tous ces dégoûts qu'on rapporte à l'instinct.
Enfin, dans cette théorie, tous les actes de la vie sont méthodiquement classés en deux grandes divisions qui comprennent ceux
qui sont propres à la vie organique, ou de nutrition, et ceux qui
appartiennent à la vie animale ou de relation.

Pour Bichat, la force vitale est le principe même de la vie et
la cause de tous les phénomènes qui la caractérisent. La sensibilité est la faculté en vertu de laquelle l'économie sent ou perçoit
l'action des stimulants; la contractilité est la faculté par laquelle
l'économie impressionnée ou modifiée par les stimulants réagit
contre eux. Les propriétés vitales dérivent de ces forces et des
divers tissus de l'économie; elles sont tellement inhérentes aux
corps vivants qu'on ne peut les concevoir sans elles.

En effet, supposez qu'ils en soient tout à coup privés, et à
l'instant même tous les phénomènes de la vie s'arrêteront et
la matière seule existera. Le chaos n'était que la matière sans

propriétés. Pour animer l'univers, Dieu le pénétra de gravité, d'élasticité, d'affinité, d'électricité ; puis, à une partie des êtres créés il donna en partage la sensibilité et la contractilité. En ré-sumé, selon Bichat, la sensibilité et la contractilité sont les causes de tous les phénomènes qu'on observe dans les corps organisés. Il aime à répandre cette idée et il la reproduit souvent dans ses ouvrages sous différentes formes. Le rapport des propriétés comme causes avec les phénomènes comme effets, est, dit-il, un axiome presque fastidieux à répéter aujourd'hui en physique, en chimie et en astronomie. Si mon ouvrage établit un axiome ana-logue dans les sciences physiologiques, il aura rempli son but. Le chimiste rapporte tous les phénomènes qu'il observe à l'affi-nité; le physicien voit partout dans la science la gravité, l'élasti-cité, l'électricité. Dans les sciences physiologiques, au contraire, on n'a pas encore remonté, d'une manière générale au moins, des phénomènes aux propriétés dont ils dérivent... La digestion, la circulation, les sensations ne rappellent point au physiologiste l'idée de la sensibilité ou de la contractilité, comme le mouvement d'une montre rappelle au mécanicien que c'est l'élasticité qui est le premier moteur de ce mouvement; comme la roue d'un mou-lin et celle de toute machine que l'eau met en jeu en coulant, rappelle au physicien la force de gravité.

Déjà avant Bichat, Sanchez, Aristote et beaucoup de natura-listes avaient divisé les fonctions vitales en deux classes : l'une comprenant les fonctions relatives à l'entretien du corps, et l'au-tre, les fonctions qui mettent l'homme en rapport avec la nature. Bichat adopta, développa et popularisa cette division. Il admit des appareils propres aux fonctions de nutrition et des appareils particuliers aux fonctions de relation, puis il divisa la vie en vie animale et en vie organique. Il y a, dit-il, deux classes d'êtres, deux classes de propriétés, deux classes de sciences.

Les êtres sont ou organisés ou inorganisés; les propriétés générales sont ou vitales ou non vitales; les sciences sont ou phy-siques ou physiologiques. La physiologie animale, la physiologie végétale et la médecine, composent les sciences physiologiques; l'astronomie, la physique et la chimie, composent les sciences phy-siques. Ces deux classes de sciences ont uniquement rapport aux phénomènes; deux autres classes relatives aux formes extérieures et intérieures, à la description par conséquent, leur correspon-dent : ce sont la botanique, l'anatomie et la zoologie, pour les corps organisés, et la minéralogie pour les corps inorganisés. Les fonctions qui mettent l'homme en rapport avec les objets extérieurs ont pour instruments des organes doubles ou symétriques dont l'action est intermittente. Les fonctions qui accomplissent le travail de la nutrition ont pour instruments des organes non symétriques, qui agissent d'une manière continue. Tout ce qui est relatif à l'entendement incombe aux organes de la vie de relation ; tout ce qui est relatif aux passions appartient aux organes de la vie de nutrition. Les propriétés vitales qui président à ces deux ordres de fonctions sont latentes ou évidentes. La vie animale est obtuse dans le fœtus, elle se perfectionne par l'éducation ; la vie organique domine chez le fœtus, elle n'a pas besoin d'éducation. Selon Bichat, toute théorie exclusive de solidisme ou d'humorisme est un contre-sens pathologique, comme une théorie dans laquelle on mettrait uniquement en jeu les solides ou les liquides en serait un physiologique.

Tout en faisant résider les propriétés vitales dans les solides, Bichat a soin cependant de faire observer que tous nos fluides sont pénétrés de vie. » Dire ce qu'est cette vitalité des fluides, cela est évidemment impossible, s'écrie-t-il, mais son existence n'est pas moins réelle. Cependant le chimiste qui veut analyser les fluides n'en a que le cadavre, comme l'anatomiste n'a que celui des solides qu'il veut disséquer. Observez en effet que dès que le principe de vie a abandonné les fluides, ils tendent aussitôt à la putréfaction, et se décomposent comme les solides privés de leurs forces vitales. Lui seul empêche donc ce mouvement intestinal, qui sans doute entre pour beaucoup dans les altérations dont les fluides sont susceptibles. Le sang jouit pour ainsi dire des rudiments de la sensibilité organique ; suivant que la vie qu'il possède le met plus ou moins en rapport avec les autres fluides, il est plus ou moins disposé à se combiner avec eux et à les pénétrer de cette vie qui l'anime. Quelquefois il repousse longtemps les substances qui lui sont hétérogènes. Qui ne sait si la vitalité des fluides n'influe pas sur leurs mouvements. C'est plus que probable. Il est difficile à croire que des fluides purement inertes pussent, s'ils se trouvaient seuls dans des vaisseaux animés par la vie, y circuler comme des fluides vivants. De même, des fluides animés par la vie ne pourraient point se mouvoir d'eux-mêmes dans des vaisseaux qui en seraient privés. La vie est donc également nécessaire dans les uns et les autres. »

Toutes les maladies consistent en une lésion des propriétés vitales de la sensibilité ou de la contractilité, d'où il résulte que les maladies sont d'autant plus nombreuses, que les corps organisés sont doués d'un plus grand nombre de propriétés vitales. Les causes de maladie existent en nous et hors de nous; elles portent leur action sur les solides et sur les fluides. Les fluides sont souvent le véhicule de la matière morbifique; ce sont particulièrement les fluides destinés à la composition des organes qui apportent la maladie aux solides, tandis que les fluides destinés à la décomposition emportent plutôt la maladie: c'est par eux que s'opèrent les crises.

Bichat divise les maladies en deux grandes classes: la première classe comprend celles qui troublent spécialement la vie animale; la seconde classe embrasse celles qui altèrent particulièrement la vie organique. Bichat ajoute : « Je dis particulièrement; car tel est l'enchaînement des deux vies, que l'une ne peut guère être altérée sans l'autre. » Ainsi les fièvres qui troublent la vie organique occasionnent des transports cérébraux qui agitent la vie animale, et de même les affections cérébrales primitives troublent sympathiquement la circulation et la respiration. Bichat divisait encore les maladies en maladies organiques et maladies vitales: il entendait par maladies organiques celles qui altèrent le tissu des organes, et par maladies vitales celles qui laissent ce tissu intact. Il divisait encore les maladies en maladies aiguës et en maladies chroniques. Enfin il voulait qu'on établît une différence entre les maladies qui sont indépendantes de tout principe inhérent à l'économie et celles qui proviennent d'un principe morbifique qui, vénérien, scrofuleux, scorbutique, cancéreux ou dartreux, a son siége dans l'économie et y attaque alternativement les divers organes ou la masse du sang.

Bichat essaya d'opérer une réforme profonde dans la matière médicale et dans la thérapeutique. On retrouve la plupart de ses essais sur ce double sujet dans la thèse de M. Pairier, où ils sont parfaitement systématisés. « On dit que la pratique de la médecine est rebutante; je dis plus, s'écrie Bichat, elle n'est pas, sous certains rapports, celle d'un homme raisonnable quand on en puise les principes dans la plupart de nos matières médicales. En effet, à quelles erreurs ne s'est-on pas livré dans l'emploi et la dénomination des médicaments? On créa des désobstruants quand la théorie de l'obstruction était en vogue; les incisifs naquirent quand celle de l'épaississement des humeurs lui fut substituée; quand il fallut envelopper les âcres, on créa les inviscants et les incrassants. Ceux qui ne virent que relâchement ou tension des fibres dans les maladies, que le *laxum* et le *strictum*, employèrent les astringents et les relâchants ; enfin les rafraîchissants et les échauffants furent mis en usage par ceux qui eurent spécialement égard dans les maladies à l'excès ou au défaut de calorique. »

Bichat pose en principe que tout médicament, même un cataplasme, modifie les propriétés vitales, et que nous n'agissons jamais que par et à travers la sensibilité de nos organes. Tout médicament a pour but de ramener les forces vitales au type naturel dont elles s'écartent dans les maladies. Dans les inflammations, il y a exaltation de la sensibilité organique et de la contractilité insensible; il faut diminuer cette exaltation par les cataplasmes, les fomentations et les bains locaux. Il blâme la théorie de ceux qui ne voient dans les maladies que force ou faiblesse, et ne reconnaissent d'autres agents thérapeutiques que les fortifiants et les débilitants. Enfin il recommande expressément d'administrer les médicaments *un à un*, afin de mieux étudier les effets locaux, généraux et sympathiques qui échappent ou se confondent lorsqu'on administre plusieurs médicaments à la fois.

Bichat poursuivait avec ardeur ses recherches sur l'action des médicaments, lorsqu'une mort prématurée l'enleva en quelques jours à la science et à l'humanité. Il succomba, durant l'enfantement d'une pathologie et d'une thérapeutique anatomico-physiologiques.

Quoique vitaliste, Bichat se livra avec beaucoup d'ardeur aux travaux d'anatomie pathologique, et il est juste de dire qu'en fécondant cette science alors toute nouvelle, il contribua beaucoup aux succès dont elle a joui plus tard. Malheureusement il se laissa déborder par elle.

Selon Bichat, l'anatomie pathologique comprend non seulement les dérangements organiques qui arrivent lentement et comme des conséquences des maladies chroniques, mais elle embrasse encore toutes les altérations que nos parties peuvent éprouver à quelque époque qu'on examine leurs maladies. L'anatomie pathologique se compose de deux grandes parties : la première fait connaître l'histoire des altérations communes à chaque système, quel que soit l'organe à la structure duquel il concourt et la région qu'il occupe ; la seconde comprend l'examen des maladies propres à chaque région ou à tel ou tel organe. Plus tard, Bichat, se laissant entraîner par son imagination , agrandit encore les domaines déjà trop vastes de l'anatomie pathologique. «Otez, dit-il, certains genres de fièvre et d'affections nerveuses, tout est presque alors en pathologie du ressort de l'anatomie pathologique.» Ces paroles ont eu un grand retentissement, et elles fermentent encore dans la tête de bien des gens qui se croient médecins parce qu'ils exercent imperturbablement la médecine. Quoi qu'il en soit, à dater de cette époque, on confondit plus que jamais les maladies avec les dégénérations organiques qui n'en sont que les résultats éventuels et les conséquences. Alors l'anatomie et la chirurgie étouffèrent la médecine, et elles conquirent une sorte de prééminence dont elles jouissent encore dans l'esprit de ceux qui les regardent comme les bases de la médecine. Erreur singulière et pleine de dangers pour l'humanité, qui paie toujours de son sang les sottises homicides des systématiques.

La doctrine de Bichat diffère de celle d'Hippocrate , de Van Helmont, de Stahl et de Barthez en ce que, au lieu d'attribuer les phénomènes de la vie à la nature, à l'âme, à l'archée ou au principe vital ayant puissance de cause absolue , elle les rapporte à certaines propriétés dont les unes appartiennent aux tissus et les autres à une force qui pénètre toutes les parties solides et liquides de l'économie, et qu'on ne saurait confondre avec les forces physiques et chimiques.

Sans vouloir diminuer en rien le mérite de Bichat, nous pouvons dire qu'il a puisé une grande partie de ses idées dans les œuvres de Bordeu, de Barthez et de Pinel. En effet , on retrouve le fond de ses vues sur les membranes dans le *Traité du tissu muqueux* de Bordeu ; et il est certain qu'il a trouvé de précieux matériaux dans le livre intitulé : *Nova doctrina de functionibus corporis humani*, ouvrage dans lequel Barthez examine successivement toutes les fonctions et indique dans chacune le rôle que joue le principe vital, et celui que l'on doit attribuer à la structure organique, à l'influence mécanique ou chimique et à l'âme. Enfin Bichat rend lui-même hommage au génie de Pinel dans son *Traité des membranes,* où l'on trouve cette phrase que nous reproduisons textuellement : «Pinel a établi un judicieux rapprochement entre la structure différente et les différentes affections des membranes. » C'est en lisant son ouvrage que l'idée de celui-ci s'est présentée à moi, quoique cependant plusieurs résultats s'y trouvent, comme on le verra, très différents de ceux qu'il a énoncés.

VITALISME HIPPOCRATIQUE DE PINEL.

Pinel appartient à l'histoire par son génie éminemment philosophique, par la profondeur de son esprit observateur et par son magnifique talent d'écrivain. Pendant vingt ans il a rempli le monde de ses productions scientifiques et il a été le chef de l'école médicale française. Pinel a entrepris la tâche difficile de régénérer la médecine antique et de lui imprimer une trempe nouvelle. Il a essayé de lui appliquer une méthode d'enseignement analogue à celle des autres sciences, et il a eu pour but principal, selon ses propres expressions, de présenter les descriptions purement historiques du cours entier des maladies et les notions abstraites de la pathologie générale. On trouve toutes les idées médicales de Pinel dans sa nosographie philosophique, belle et grande composition scientifique qui a obtenu six éditions, et qui, pendant un demi-siècle, a servi de guide aux élèves et de code médical à l'Europe savante. Pinel a fixé l'attention des esprits sur l'utilité de l'observation et de l'expérience ; il a préconisé l'analyse philosophique des phénomènes morbides, et démontré la nécessité de revenir, dans l'intérêt de la science, à l'exactitude et à la sévérité du style aphoristique trop négligé en France surtout. Il a revivifié les principes de la doctrine hippocratique, remis de l'ordre dans le chaos de la pyrétologie et admirablement tracé l'histoire des phlegmasies après les avoir méthodiquement classées ; il a démontré l'analogie qui existe entre les inflammations et les hémorrhagies, et il a localisé une partie des fièvres tout en respectant la doctrine des fièvres essentielles générales ou primitives. Enfin, il a parlé le premier de la distinction qu'il fallait faire entre les divers tissus, question capitale dont Bichat a su tirer plus tard un si grand parti.

Pinel est un des médecins qui ont le plus contribué à affranchir la thérapeutique des théories chimiques qui l'encombraient et qui arrêtaient ses progrès par une espèce de superfétation. Pinel connaissait toute l'utilité de l'expectation dans les maladies ; il savait que c'est moins de l'action des remèdes que d'une méthode éclairée que l'on doit espérer la guérison des maladies, et il recommandait surtout de donner une bonne direction au régime, persuadé que dans une foule de cas les moyens hygiéniques et diététiques sont bien préférables aux agents pharmaceutiques.

Pinel s'est constamment opposé à l'abus incroyable que l'on faisait des purgatifs et des saignées en démontrant combien ces moyens, excellents dans quelques circonstances, pouvaient devenir dangereux dans des mains audacieuses ou malhabiles. Malheureusement Pinel, qui avait déjà trop accordé à l'école anatomique, se laissa bientôt déborder par elle, et il servit malgré lui la cause exagérée de l'anatomie pathologique dont les procédés d'investigation et les méthodes ont si promptement envahi la pathologie et altéré la thérapeutique. Néanmoins, malgré ces défauts, on peut dire que c'est de l'école de Pinel que sont sortis les meilleurs médecins de Paris, et presque tous ceux qui, de concert avec les médecins de l'école de Montpellier, soutiennent encore avec honneur la gloire de la médecine française.

DOCTRINE DE BROUSSAIS.

La médecine française était humorale par ses principes, et brownienne par sa thérapeutique, lorsque Broussais jeta les bases d'une nouvelle doctrine dans un ouvrage qu'il publia en 1816, sous le titre modeste d'*Examen des doctrines médicales*. C'est dans ce livre que le monde entier a connu que Broussais a formulé les principes de sa doctrine. Elle repose sur l'étroite union de la physiologie, de la pathologie et de l'anatomie pathologique. Et elle a reçu de son auteur le titre pompeux de *doctrine physiologique*. Néanmoins les critiques éclairés l'ont désignée sous le nom de *doctrine de l'irritation*, qui lui est resté.

Selon Broussais, tous les phénomènes de la vie ont pour causes l'irritabilité et la chimie vivante. L'irritabilité est la faculté qu'ont tous les corps organisés de sentir et de se mouvoir. La chimie vivante est la force de composition en vertu de laquelle toutes les parties de l'économie se forment et se continuent. Elle a sa source dans une force radicale qu'on pourrait appeler la force plastique. L'irritabilité a son siége dans les organes des sens et dans les tissus ; mais toutes ces parties de l'économie ne jouissent pas de l'irritabilité au même degré. Elle ne manifeste son existence que sous l'influence des irritants. Enfin, de l'action des irritants sur l'irritabilité résulte l'irritation. L'âge, le régime, les habitudes, les dispositions individuelles, le climat et la saison impriment de grandes modifications à l'état de l'irritabilité. La diffé-

rence des tempéraments et des idiosyncrasies dépend également
de la dose d'irritabilité dévolue à chaque organe ou à chaque
tissu.

Pour entrer en action, l'irritabilité a besoin d'être provoquée par
des irritants ; mais il est essentiel que ces irritants agissent dans
une mesure convenable. Si l'action des irritants était trop forte,
elle déterminerait un état particulier que Broussais appelle spécialement l'irritation ; si, au contraire, elle était trop faible, elle
occasionnerait un état complétement opposé au premier, et que
Broussais désigne sous le nom de *débilité*, ou simplement d'*asthénie*. L'auteur est parti de là pour diviser toutes les maladies en
irritations et en maladies asthéniques. Les irritants agissent de
différentes manières sur l'irritabilité, soit directement, soit sympathiquement. Dans les deux cas, ils produisent l'irritation, mais
l'irritation prend différents noms en raison des différentes parties qui
sont irritées. Soufferte d'abord par les nerfs et bornée à ces organes,
l'irritation constitue les névroses de tout genre. Parvenue au système capillaire sanguin, elle prend le nom d'irritation sanguine ;
elle est alors inflammatoire ou hémorrhagique ; dans le premier
cas, on a affaire à une inflammation, et dans le second à une hémorrhagie ; si, au lieu de se porter sur les vaisseaux rouges,
l'irritation attaque les vaisseaux blancs, il en résulte une subinflammation ; enfin, si l'irritation des vaisseaux rouges accompagne
l'engorgement indolent des glandes et des vaisseaux blancs, il y
a irritation ou inflammation mixte.

Qu'est-ce que l'irritation, et que doit-on entendre par ce mot
sur lequel repose toute la doctrine pathologique de Broussais ?
Nous ne connaissons pas de mot qui, dans les écrits du maître,
dans ceux de ses élèves et de ses disciples, ait été employé dans
une acception plus vague. Qu'on l'examine dans les livres ou dans
les bulletins de l'école physiologique, le mot *irritation* exprime
tantôt le résultat de l'action pure et simple des irritants sur l'irritabilité, tantôt la surexcitation ou l'exaltation des forces de la vie,
tantôt la congestion, qui est le produit de cet état de surexcitation,
tantôt le premier degré de l'inflammation, tantôt enfin l'inflammation elle-même ? Cette épaisse et tortueuse synonymie nous a
singulièrement embarrassé à nos débuts dans la carrière, mais
nous nous sommes convaincu depuis que les chefs et les apôtres
de la nouvelle doctrine n'y regardaient pas de si près ; qu'ils
n'étaient pas mieux fixés que nous sur le sens rigoureux de cette

appellation principe, et qu'ils n'y attachaient même pas une bien grande importance. Nous avons donc passé outre, pensant qu'il y aurait trop de mauvaise grâce à nous montrer plus exigeants sur la matière que les fondateurs eux-mêmes de la doctrine.

Au demeurant, le mot *irritation* nous semble, d'après les idées de Broussais, devoir exprimer le plus souvent l'état des organes irrités ou enflammés. Dans cette hypothèse il serait synonyme du mot *inflammation*. Ce qu'il y a de certain, c'est que *c'est en* considérant l'*inflammation* dans tous les tissus, et en partant des phénomènes nombreux, liés entre eux par leurs rapports physiologiques, que Broussais a posé les principes de sa doctrine.

Ma théorie, s'écrie-t-il, est fondée sur les travaux de Bichat, qui m'ont toujours servi de guide. Elle consiste à étudier l'irritation dans les divers tissus et à découvrir les sympathies par lesquelles ils s'enflamment; enfin, à reconnaître et à constater les influences de chaque modification capable de produire ou de guérir les maladies, non pas sur l'incitabilité ou sur la force vitale considérée d'une manière générale et collective, mais sur celles de chaque appareil ou de chaque tissu en particulier.

Selon Broussais, l'irritation est l'état morbide qui a lieu dans un organe surexcité. Elle peut être déterminée : 1° par l'action trop énergique des stimulants; 2° par l'action sympathique qu'un organe exerce sur un autre organe; 3° par la soustration des stimulants habituels à un organe; 4° par la diminution de l'irritation dans un ou plusieurs organes. La nature de l'irritation dépend de l'état d'irritabilité des organes, et surtout de l'intensité des irritants. Il en résulte qu'elle n'est pas la même dans tout l'organisme, et que la force et la faiblesse peuvent exister chez le même individu. Ainsi les maladies ne sont pas générales, et il peut arriver qu'un ou plusieurs organes languissent quand d'autres sont surexcités. Une fois développée sur un point, l'irritation est immédiatement transmise aux autres tissus, en vertu des sympathies qui lient tous les organes et qui jouent dans l'économie un rôle très important. Les membranes muqueuses gastro-intestinales, le cerveau et le cœur sont, de tous les organes, ceux qui reçoivent le plus promptement et le plus vivement l'impression sympathique. De leur irritation commune résulte l'état fébrile caractérisé par un malaise général, des douleurs vagues, l'altération de la circulation, le trouble des fonctions digestives et sécrétoires, et la diminution des forces musculaires. Il y a des sympathies de relation et des sympathies organiques ; les unes et les autres constituent l'état morbide et les symptômes de la maladie; les organes qui, par leur nature, provoquent le plus de sympathies sont aussi les plus exposés à la réaction sympathique des autres organes. Voilà pourquoi la muqueuse intestinale est affectée dans presque toutes les maladies aiguës. Enfin, l'étendue et l'activité des symptômes sont subordonnées : 1° à l'intensité de l'irritation; 2° à sa durée ; 3° à la nature du tissu affecté ou irrité ; 4° à la somme de vitalité propre à l'organe irrité.

Toute la médecine doit reposer sur l'anatomie et la physiologie, et le médecin doit toujours avoir en vue l'état des organes souffrants. Mais ce n'est pas assez de savoir quel est l'organe malade, il faut savoir encore pourquoi il est malade, comment il est malade et de quelle manière il est possible de faire qu'il ne le soit plus. Pour cela, il faut rallier les symptômes autour des organes souffrants; il faut chercher l'organe dont la souffrance dérange l'harmonie des fonctions, ainsi que les modificateurs sous l'influence desquels cet organe est devenu malade? Enfin, dit Broussais, il faut rattacher tous les symptômes à des altérations organiques, car l'altération organique est la cause de l'affection et les symptômes ne sont que les effets produits par elle.

L'irritation de la membrane muqueuse gastro-intestinale est le point de départ de presque toutes les affections. Apprenez à connaître les nuances multipliées de la gastro-entérite et les sympathies protéiformes d'un estomac irrité, et vous serez sur la voie des meilleures indications en médecine. Bien plus, on peut dire que l'histoire des inflammations muqueuses du canal digestif est réellement la clef de la pathologie. Étudiez donc avant tout la sensibilité de l'estomac et les relations sympathiques de ce viscère avec tous les autres organes de l'économie, car le phénomène de l'irritation gastrique est le lieu commun de toutes les souffrances. Si l'on se trompe si souvent en médecine, c'est que la plupart des médecins ne portent leur attention que sur des symptômes, sur des groupes de symptômes ou sur l'ordre de succession de ces symptômes, alors qu'il faudrait la porter sur les organes souffrants, dont les symptômes ne sont que le cri.

Toute maladie consiste dans l'irritation de l'estomac. Arrêtez donc votre attention sur le grand phénomène de l'irritation de l'estomac; puisque c'est lui qui fait souffrir, qui engorge, qui désorganise en même temps qu'il convulse et qu'il fait délirer.

subordonnez bien tout le reste chaque fois que l'ordre des faits vous en impose l'obligation.

L'irritation offre, dans sa marche, trois types différents, savoir: le type continu, le type rémittent et le type intermittent. Cependant il ne faut pas oublier que la différence des types ne change nullement la nature des irritations, et qu'elles sont toutes identiques à la forme près.

L'irritation revêt plusieurs formes, savoir : 1º l'irritation sanguine, qui comprend les inflammations, les hémorrhagies et les subinflammations ; 2º l'irritation nerveuse qui comprend les différentes espèces d'affections nerveuses.

Des irritations sanguines.

Il y a deux sortes d'irritations sanguines : 1° les irritations inflammatoires, autrement dit les inflammations ; 2° les irritations hémorrhagiques, c'est-à-dire les hémorrhagies. L'irritation sanguine ou l'inflammation proprement dite consiste dans toute exaltation locale des mouvements organiques assez considérable pour troubler l'harmonie des fonctions, et pour désorganiser le tissu où elle est fixée. Il y en a de deux espèces : l'inflammation des capillaires rouges et celle des capillaires blancs; cette dernière a reçu le nom de *subinflammation*.

L'inflammation a pour caractères ordinaires, la rougeur, la chaleur, la douleur et la tuméfaction des tissus. Cependant l'inflammation peut exister indépendamment d'un ou de plusieurs symptômes, sans cesser pour cela d'être une véritable inflammation. Ainsi la douleur, qui ne manque jamais dans l'inflammation des séreuses, est très rare au contraire dans celle des muqueuses, et, d'autre part, les convulsions et le délire qui remplacent la douleur dans les irritations très violentes prouvent également que l'absence de la douleur n'exclut pas l'existence de la phlegmasie.

Ces réserves une fois établies, on doit reconnaître que l'inflammation produit des effets qui varient en raison des tissus ou des organes différents qu'elle affecte. Dans les vaisseaux capillaires sanguins, épais et doués de beaucoup d'énergie, elle a pour caractères la douleur, la tuméfaction, la rougeur et la chaleur. Dans les vaisseaux capillaires sanguins moins énergiques et de peu d'épaisseur, elle offre encore de la tuméfaction et de la rougeur, mais on voit bien souvent manquer la chaleur et la douleur; dans les vaisseaux capillaires blancs la tumeur seule est constante; enfin, dans le tissu cellulaire l'inflammation donne naissance à des endurcissements de divers aspects.

L'inflammation exerce sur les fonctions une action qui varie en raison de son intensité. Les irritations sanguines phlegmoneuses sont accompagnées de malaise et de fièvres, et quelquefois d'une altération profonde des fonctions nerveuses avec lésion des sécrétions. Dans les irritations lymphatiques il y a peu de fièvre et très peu de troubles sympathiques; mais si elles se prolongent, elles donnent souvent lieu à des dérangements dans les sécrétions séreuses et lymphatiques, et l'on voit paraître des hydropisies.

L'inflammation se termine par délitescence, par résolution, par suppuration ou par la gangrène. Elle se termine par délitescence ou résolution : 1° quand la cause irritante a cessé d'agir avant que l'inflammation ait atteint un très haut degré d'intensité; 2° lorsqu'on a soumis la partie enflammée à l'action des substances astringentes ou sédatives ; 3° lorsque l'organe enflammé a développé une irritation sympathique supérieure à la sienne; 4° lorsqu'avant l'apparition de la phlegmasie il en existait une autre, ou plus forte ou plus faible, mais qui alors par le jeu des sympathies a repris des forces nouvelles ou même supérieures. La suppuration est le but de l'inflammation: quand le pus est rejeté au dehors, tout le travail morbide s'arrête; quand au contraire il est versé à l'intérieur, il entretient l'irritation des tissus et perpétue les accidents. La gangrène est déterminée par l'excès même de l'inflammation; par la compression ou l'étranglement des parties enflammées, ou par l'action de certains principes délétères. Il arrive quelquefois que tout en perdant de leur intensité et en devenant obscurs, les symptômes ou phénomènes inflammatoires se prolongent au delà de leur temps ordinaire. Les inflammations constituent dans ce cas ce qu'on appelle les inflammations chroniques. Cependant Broussais admettait aussi des inflammations chroniques primitives. Nous sommes forcé d'avouer ici que nous ne comprenons guère cette appellation, car pour nous une inflammation chronique primitive est tout simplement une inflammation qui n'est pas chronique, autrement dit une inflammation chronique qui ne l'est pas.

Les altérations qu'éprouvent les tissus atteints de phlegmasie chronique dépendent de la structure du tissu enflammé ainsi que du degré et de l'ancienneté de l'irritation. Quand les organes sont riches en capillaires sanguins et en tissu cellulaire, la tumeur inflammatoire persiste et passe à l'état d'induration. L'hépatisation, les callosités et l'épaississement constituent également les formes secondaires de l'inflammation chronique.

Quand l'inflammation chronique dure longtemps, la rougeur et la chaleur disparaissent, le sang pénètre avec peine dans les parties malades, les vaisseaux blancs s'irritent et s'engorgent, et ce tissu prend une consistance homogène de couleur blanche indolente, dans laquelle se développent des tubercules, des mélanoses et des squirrhes, qui finissent par se ramollir et se liquéfier, et qui détruisent alors par l'ulcération les parties qui en sont le siége.

Des subinflammations.

Il y a deux sortes de subinflammations, les unes primitives et les autres consécutives. Les subinflammations primitives sont fort rares : on nomme primitives celles dans lesquelles l'inflammation a débuté par les vaisseaux blancs. Les subinflammations consécutives sont fort communes, elles sont le résultat des irritations sanguines. Lorsque l'irritation des vaisseaux blancs est déclarée, elle entraîne presque immédiatement l'irritation secondaire et sanguine des tissus adjacents. Ainsi, dans les bubons vénériens, l'irritation primitive a certainement son siége dans les vaisseaux lymphatiques ou dans les glandes, mais elle se propage en un instant aux vaisseaux capillaires sanguins et au tissu cellulaire qui unit tous ces vaisseaux.

Broussais, loin de regarder les tubercules, les squirrhes, les cancers et les scrofules comme des entités morbides, considérait au contraire toutes ces désorganisations comme des produits nécessaires de l'inflammation chronique. Il soutient qu'il n'y a point de maladies héréditaires proprement dites, et qu'on n'apporte pas au monde le germe inné ou préexistant de telle ou telle maladie, mais qu'on naît seulement avec une disposition et une aptitude à contracter certaine maladie plutôt que toute autre. Si l'on voulait, dit-il, remonter jusqu'à la nature des causes qui ont donné naissance aux dégénérations organiques, on verrait qu'elles se rattachent à des irritations primitives développées sous l'influence des stimulants de toute espèce. Ainsi la phthisie pulmonaire et la dégénérescence tuberculeuse qui la dénote sont presque toujours la suite ou le produit d'un catarrhe pulmonaire très intense ou de quelque rhume passager, mais très fréquent. Voici comment les tubercules se développent. D'abord les tissus glanduleux, affectés de phlegmasie chronique, deviennent durs; ils changent de couleur et passent au gris ; alors, si la résolution ne se développe pas, il s'amasse et il se dépose au centre de la glande et de ses parties extérieures une matière blanche et inodore, qui est, à proprement parler, le tubercule à l'état de coction; enfin, l'irritation se propage aux vaisseaux de la partie désorganisée, enflammée, ulcérée. La suppuration devient abondante, les sympathies se développent, la fièvre hectique paraît, et une mort prochaine est le résultat de ce désordre.

Broussais admet, avec les auteurs, des cachexies cancéreuses et tuberculeuses, mais par ces mots il désigne seulement l'ensemble des désordres sympathiques produits par les dégénérations consécutives et par l'inflammation chronique. C'est avouer très naïvement qu'ils ne tiennent pas les véritables cachexies des auteurs.

Des hémorrhagies.

L'hémorrhagie est une des formes de l'irritation, ou, pour mieux dire, c'est l'irritation elle-même parvenue au système capillaire sanguin. Toutes les hémorrhagies sont actives, quelle que soit d'ailleurs la force du sujet. Il y a des hémorrhagies avec faiblesse, mais jamais par faiblesse. L'état dynamique des sujets met seul une différence dans l'intensité des symptômes. Les ecchymoses et les pétéchies ne sont pas des hémorrhagies passives; ce sont des résultats qui se lient à l'irritation des organes; il en est de même des flux hémorrhoïdaux et des taches scorbutiques, qui ne proviennent ni de la faiblesse ni de l'asthénie, mais de l'altération du sang. Il faut employer les saignées générales dans les hémorrhagies précédées du *molimen hæmorrhagicum* et les saignées locales dans les hémorrhagies passives. Enfin, si la débilité ou l'épuisement du malade s'opposait à l'emploi des moyens antiphlogistiques, il faudrait employer la méthode révulsive, qui est aussi héroïque dans le traitement des hémorrhagies que *dans celui* des inflammations.

Des névroses.

L'irritation nerveuse est de toutes les irritations celle qui paraît la première, parce que de tous les organes les capillaires nerveux sont les premiers qui ressentent l'influence des stimulants. Si l'irritation nerveuse est concentrée dans le tissu des nerfs, elle y excite un désordre qui consiste dans une surexcitation qui se répand immédiatement dans les viscères importants au moyen des sympathies. Cet état pathologique peut entraîner la plupart des phénomènes généraux de l'irritation, et même déterminer la mort avant que l'irritation sanguine ou fluxionnaire se soit développée. On donne le nom de *névroses actives* à ce genre de névroses, et l'on nomme *névroses passives* celles qui proviennent de la diminution ou de l'abolition de l'irritabilité.

La cause des névroses est l'irritation déterminée par l'action immédiate ou sympathique des stimulants. Il y a deux sortes de névroses, les névroses essentielles et les névroses symptomatiques; mais ces dernières sont bien plus nombreuses. Les névroses essentielles sont celles qui se développent sous l'influence d'une impression morale ou d'une stimulation sympathique reçue par le cerveau ; les névroses symptomatiques doivent toujours leur existence à l'irritation. Elles succèdent à l'inflammation ou à la subinflammation du centre sensitif. Aussitôt que l'irritation nerveuse se concentre dans les ramuscules des nerfs, la sensibilité y devient plus vive et plus active, les fluides y abondent de toutes parts et il survient une phlegmasie chronique. C'est ainsi que la plupart des névroses se transforment à la longue en phlegmasies chroniques, et que la manie, l'épilepsie et la catalepsie finissent souvent par produire des céphalites et des apoplexies. En résumé, il est rare que les névroses ne soient pas accompagnées d'un mouvement fluxionnaire et suivies de l'inflammation des tissus. Elles tiennent de fort près aux inflammations, aux subinflammations et aux lésions organiques, et l'on ne saurait apprendre à les connaître qu'en étudiant à fond l'irritation des viscères et toutes les nuances diverses de l'inflammation.

Les meilleurs remèdes à employer contre les névroses essentielles sont : la sobriété, les adoucissants, un léger exercice et les antispasmodiques. Quant aux névroses symptomatiques, elles cèdent, en général, aux antiphlogistiques et aux révulsifs combinés.

Thérapeutique générale de la doctrine de l'irritation.

Pas d'expectation; elle est la cause de toutes les désorganisations de tissu. Il faut combattre les irritations dès leur début, et ne jamais compter sur les crises, qui sont l'effet et non la cause de la cessation des affections morbides dans lesquelles on les observe. On ne doit s'arrêter dans le traitement de l'irritation que lorsqu'elle a cédé, ou du moins lorsqu'on a la certitude qu'elle va bientôt céder aux moyens qu'on a employés contre elle. Ce n'est pas la perte de sang qui prolonge la convalescence, ce sont les points d'irritation qui restent encore dans les viscères et qui s'y maintiennent par l'emploi des stimulants et les prétendus toniques. Les irritations sanguines, les irritations nerveuses et les irritations lymphatiques ou subinflammations sont toutes au fond de la même nature; c'est dire que toutes, sans exception, réclament le même traitement.

Les accidents symptomatiques qui accompagnent les irritations locales ne demandent pas ordinairement de traitement spécial; elles cessent avec l'irritation qui les a produites. La première chose à faire dans le traitement de l'inflammation, c'est d'enlever ou de détruire les causes productrices de l'irritation; mais, du moment que l'irritation est développée, il faut la combattre. On a recours au repos du lit, au repos de l'organe malade, à la diète et aux moyens antiphlogistiques, aux saignées générales et locales, aux boissons mucilagineuses, aux lavements émollients, aux cataplasmes et aux topiques adoucissants. On a recours aussi aux irritants appliqués sur le siége même de l'irritation; enfin on emploie les spécifiques quand il y a lieu. Les saignées locales doivent être employées contre les irritations membraneuses; les saignées générales sont rigoureusement indiquées contre les irritations des organes parenchymateux.

Il y a entre les saignées générales et les saignées locales cette grande différence que les premières n'agissent sur les tissus irrités que par la déperdition de sang qu'elles produisent, tandis que les secondes, outre cette action déplétive, exercent encore une action révulsive. Quant aux stimulants locaux, ils font cesser l'irritation morbide en produisant une autre irritation sur un point plus ou moins éloigné de celui qui a été primitivement affecté ou irrité; leur mode d'action s'appelle révulsion, et ils prennent eux-mêmes le nom des moyens révulsifs.

Les révulsifs concourent avec les débilitants au traitement des irritations; ils deviennent la ressource exclusive du médecin, quand les antiphlogistiques ont échoué. On fait ordinairement précéder les révulsifs de l'emploi des débilitants; mais dans les maladies aiguës, où le danger est très pressant, on les applique tout de suite. Dans tous les cas, la partie où on les pose ne doit pas être en rapport sympathique avec l'organe malade. Les révulsifs combattent efficacement les irritations chroniques, surtout quand elles sont apyrétiques. S'il arrivait que les topiques irritants augmentassent l'irritation, il faudrait non seulement combattre l'irritation locale secondaire, mais encore l'irritation primitive dont on se proposait d'obtenir la guérison par la révulsion. Règle générale : dans toute application de révulsifs, il faut bien se garder de développer des sympathies nuisibles. Broussais recommande expressément de ne jamais employer de stimulants à l'intérieur dans les maladies aiguës. On n'obtient de crises, dit-il, que dans les maladies traitées par les stimulants. Elles n'ont jamais lieu à la suite du traitement antiphlogistique sagement administré. Or, les crises sont inutiles ; elles sont ordinairement le produit d'une irritation révulsive déterminée par des agents perturbateurs qui ont porté leur action sur d'autres parties que celles qu'on avait directement stimulées. Dans ce cas, elles ne font pas de mal, et voilà pourquoi elles ont paru utiles.

De l'asthénie.

L'asthénie est l'état d'un organe dans lequel l'énergie de l'action vitale est au-dessous du degré nécessaire à l'entretien normal de la fonction qu'il exerce et à l'accomplissement de sa nutrition. L'asthénie a pour cause : 1° la soustraction partielle ou totale des stimulants qui mettent en jeu l'excitabilité des tissus ; 2° l'irritation d'une autre partie. L'asthénie de l'estomac est la plus redoutable de toutes, à cause des rapports nombreux qu'entretient cet organe avec tous les autres organes, et de l'asthénie qu'il peut produire sympathiquement dans le cerveau et dans le cœur. Enfin, la partie débilitée peut réagir, et cette réaction est alors suivie d'une irritation. La faiblesse dépend souvent de la concentration de la vitalité dans une autre partie : voilà pourquoi le premier sentiment qu'un malade éprouve au début de sa maladie est celui de la faiblesse ; c'est pour la même raison que la gastro-entérite grave est accompagnée de la prostration des forces, et que l'exagération des forces musculaires est presque toujours suivie de la débilité de la muqueuse de l'estomac.

La débilité est rarement générale, car l'irritation et l'asthénie se rencontrent très souvent ensemble chez le même individu. L'asthénie ne se transmet pas à la manière de l'irritation, mais elle s'étend d'un organe à un autre, par la cessation de l'influence sympathique qu'exerçait la première sur le second.

Le traitement de l'asthénie est fort simple : il faut remonter à la nature de la cause de l'asthénie, et l'on n'a plus à choisir qu'entre deux indications. Quand l'asthénie se déclare à la suite de la soustraction des irritants, il faut rendre à l'organe qui en a été privé ses stimulants naturels, quelquefois même il faut recourir à des stimulants plus énergiques, que l'on dirige sur l'organe dont l'asthénie primitive a entraîné l'asthénie secondaire. Quand, au contraire, l'asthénie est le produit d'une irritation violente, développée sur un organe qui a de grandes sympathies avec les autres organes, il faut d'abord faire cesser immédiatement cette irritation par des antiphlogistiques, puis stimuler ensuite l'organe débilité, en ayant bien soin de ne pas ajouter par un traitement imprudent à l'intensité de la première irritation.

De la fièvre essentielle.

Selon Broussais, dès qu'un tissu est pris d'inflammation, il communique cet état à la membrane muqueuse gastrique, et il accélère les contractions du cœur. Il en résulte que dans la majorité des cas, la gravité du mal tient plutôt à la gastrite secondaire qu'à l'inflammation primitive.

Cette proposition conduisit Broussais à en formuler une autre, qui a une large part dans sa doctrine, dont elle constitue véritablement une des bases fondamentales. La voici telle qu'il l'exprime : « La muqueuse gastro-intestinale est affectée dans toutes les maladies sans exception, qu'elle le soit primitivement, consécutivement, ou par voie de sympathie. » Comme on le voit, ce principe a pour résultat de détruire d'un seul coup la classe entière des fièvres essentielles des auteurs. De plus, il est la souche des propositions suivantes que Broussais et ses sectateurs ont établies comme des axiomes. 1° Toute fièvre qu'on ne peut judicieusement rapporter à une irritation locale ou à une phlegmasie est nécessairement une gastro-entérite simple ou compliquée, et par conséquent les différents ordres de fièvres admis par les auteurs ne sont en réalité que les formes variées que peut revêtir la gastro-entérite. 2° Toutes les fièvres essentielles se composent : 1° d'un ou de deux symptômes prédominants et en quelque sorte spéciaux, qui forment le caractère distinctif de la maladie ; 2° de phénomènes qui sont communs à toutes et que l'on groupe autour des prémiers. 3° La fièvre inflammatoire est une gastro-entérite déclarée chez un sujet robuste et sanguin, chez qui les phénomènes sympathiques consistent particulièrement dans la réaction vive et puissante du cœur et des vaisseaux sanguins. 4° La fièvre bilieuse est une gastro-entérite développée chez un individu bilieux, dont le système hépatique réagit vivement. 5° La fièvre nerveuse est également une gastro-entérite développée chez des individus faibles, cacochymes et lymphatiques. 6° Les fièvres contagieuses sont des gastro-entérites compliquées d'une phlegmasie du cerveau et produites par des agents toxiques. 7° Les fièvres intermittentes et rémittentes sont des gastro-entérites périodiques. 8° Le délire, les convulsions, la manie, l'apoplexie et les autres irritations du cerveau, prennent presque toujours leur source dans l'inflammation aiguë ou chronique des voies digestives. 9° La goutte dépend d'une gastro-entérite; la fièvre d'incubation des phlegmasies éruptives est aussi une gastro-entérite. Enfin, on doit rattacher encore au même état morbide l'hépatisation, l'arthritis, les névroses de l'estomac et même le squirrhe de ce viscère.

Toutes ces propositions démontrent que la négation de l'essentialité des fièvres et leur localisation dans le tube digestif sont réellement la base de la doctrine de Broussais. Voici du reste quelques extraits qui vont compléter ce que nous avons à dire du système de ce fougueux novateur.

Il y a beaucoup de cas, dit-il, où les maladies commencent par les fluides. C'est alors par les fluides qu'il faut les attaquer.

L'économie est sujette à une foule de vices organiques, tels que les défauts de conformation, les adhérences contre nature, le développement imparfait ou exagéré de certaines parties, le défaut ou l'existence insolite de quelques organes, les déplacements, les divisions et les solutions de continuité. Il y a des causes spécifiques, mais il n'y a pas d'irritations spécifiques, et la preuve, c'est que les irritations prétendues spécifiques rentrent toutes dans la classe des irritations ordinaires, et qu'elles sont soumises aux mêmes lois vitales.

Broussais n'admettait d'autres classifications possibles des maladies que celles qui ont pour bases l'anatomie et la physiologie. Toutes les classifications, dit-il, qui tendent à nous faire considérer les maladies comme des êtres particuliers sont défectueuses, et un esprit judicieux est sans cesse, et comme malgré lui, ramené vers la recherche des organes souffrants. L'anatomie pathologique n'est pas une science proprement dite, mais seulement une branche de la médecine, un simple complément de la pathologie. Elle a eu trop souvent pour résultat d'imprimer à la médecine une marche rétrograde : elle ne doit avoir désormais d'autre but que de compléter l'histoire des maladies. « J'avouerai, dit-il, que je n'ai jamais pu comprendre quel intérêt pouvaient présenter les altérations des organes considérées indépendamment des symptômes des maladies. En y réfléchissant bien, il m'a même semblé que cette espèce d'étude menait directement à l'ontologie, puisqu'elle tend à séparer les organes des signes extérieurs de leur souffrance. En effet, étudier les organes altérés sans faire mention des symptômes des maladies, c'est comme si l'on considérait l'estomac indépendamment de la digestion ; les muscles, sans s'occuper de la locomotion ; l'appareil sanguin, sans parler de la circulation. Donc je regarde cette méthode comme une suite de l'ancienne médecine qui fut d'abord empirique, parce qu'on était réduit à l'observation des symptômes, et qui devint bientôt ontologique, parce qu'on rassembla les symptômes en différents groupes qui reçurent chacun une dénomination et présentèrent l'idée d'une maladie indépendante des organes dont elle exprimait la souffrance. Cette méthode, je le sens, était nécessitée par l'impossibilité de se procurer l'ouverture des cadavres ; mais lorsque cette ouverture fut autorisée par les lois, on devait naturellement s'attendre à voir tous les efforts des médecins se réunir pour rattacher les symptômes aux organes, sauf à réformer les groupes que l'on avait fait autrefois, s'ils ne représentaient pas avec exactitude les souffrances de ces mêmes organes. »

Broussais recommande de détruire immédiatement l'irritation et les sympathies morbides ; d'opposer à ces états les antiphlogistiques et les révulsifs ; de n'employer à l'intérieur que des émollients, et de ne jamais faire usage d'un médicament avant de connaître l'état de l'organe sur lequel il doit porter son action.

En résumé, trois grands principes dominent et constituent la doctrine de Broussais, à savoir : 1° l'irritation représentée comme la cause, l'état ou la fin de la plupart des maladies ; 2° la localisation des fièvres essentielles et leur ralliement à la classe des inflammations ; 3° la substitution de la méthode antiphlogistique à la méthode stimulante, et la simplification du traitement pharmaceutique.

On ne peut douter que la doctrine de Broussais n'ait apporté quelques modifications heureuses dans la pratique de la médecine. Elle a fixé l'attention sur les lois de la vie qui doivent toujours être le premier objet de l'étude du médecin. Elle a ramené les esprits à l'hippocratisme, en établissant une sorte de transition entre l'anatomie pathologique et le vitalisme, mais en revanche elle a aussi causé beaucoup de mal. Elle a fait perdre de vue l'activité propre de l'organisme; elle a ruiné la thérapeutique et la matière médicale en réduisant tout l'art de guérir à une seule médication; enfin elle a détruit la pathologie elle-même en confondant sous un seul état morbide toutes les affections de l'économie, voire même les affections spécifiques. Toutefois il faut reconnaître que les excès et les abus sont venus des disciples plutôt que du maître, et que beaucoup d'entre eux, parfaitement ignorants de la science médicale que Broussais avait imprudemment réduite à des proportions très mesquines, ont finalement poussé les préceptes à des conséquences pratiques que l'illustre réformateur était fort éloigné de prévoir, et qu'il a constamment blâmées quand il a été à même de pouvoir le faire.

Nous devons ajouter encore que Broussais est revenu sur beaucoup de points de sa doctrine, et que son système des derniers temps ne ressemblait guère à celui qu'il avait exposé en 1816 dans son fameux *Examen des doctrines*. C'est ainsi, par exemple, qu'en parlant de l'irritation, c'est-à-dire du fait culminant de sa doctrine, il dit lui-même, dans la troisième édition de son *Examen des doctrines :* « J'ai soutenu que la plupart des maladies dépendaient de l'irritation, mais je n'ai pas prétendu qu'elles en fussent toutes le résultat. Et d'ailleurs notre doctrine n'est point intitulée la *doctrine de l'irritation* mais la *doctrine physiologique :* ainsi elle repose nécessairement sur toutes les modifications que peut éprouver la vie, et non pas seulement sur son exaltation, quoique celle-ci soit incomparablement la plus fréquente. »

Après une pareille déclaration de la bouche même de l'auteur de la doctrine physiologique, nous n'avons qu'une chose à dire : c'est que Broussais était essentiellement vitaliste, et que son système, jugé à fond et sans prévention, doit être mis au nombre des doctrines qui aboutissent à l'hippocratisme.

Quelques auteurs ont prétendu que Broussais avait puisé ses théories physiologiques dans les œuvres de Cullen, de Bordeu et de Bichat; ses théories pathologiques dans les ouvrages de Brown, de Pujol et de Prost; ses idées thérapeutiques dans les écrits de Screta, de Valsalva, de Verna et de Hecquet. D'autres ont dit bien haut que sa doctrine n'était en définitive qu'une immense et indigeste compilation. Nous laissons à la lie des critiques l'ignominieuse responsabilité d'une pareille accusation; et nous disons : A quelques uns peut-être, à beaucoup sans doute, l'impuissance facile d'une honteuse et sèche compilation; mais à Broussais, homme de pensée et de génie, d'autres moyens et d'autres ressources. Broussais a fait comme ses prédécesseurs et comme tous les hommes d'une immense portée : il a lu et beaucoup lu; il a vu, observé, médité, combiné; puis, artisan de ses propres vues et de ses jugements, il a senti les proportions de ses combinaisons, et il en a formulé les principes avec cette vigueur de trait et de coloris qui caractérise les esprits vraiment supérieurs.

Résumé et parallèle des deux doctrines de l'incitation et de l'irritation.

Doctrine de Brown.

1. L'incitabilité est la source de tous les phénomènes vitaux physiologiques et pathologiques.

2. L'incitation est le produit des incitants sur l'incitabilité, c'est la vie elle-même en exercice.

3. De l'état normal ou anormal de l'incitabilité dérivent, avec des nuances différentes, la santé et la maladie.

4. Quatre-vingt-dix-sept fois sur cent les maladies sont asthéniques.

5. Il y a des maladies primitives générales.

6. Il n'y a point d'idiosyncrasies.

7. Le défaut d'incitation est la cause la plus commune des maladies.

8. La diathèse inflammatoire est la cause de toutes les inflammations locales.

9. Il peut y avoir des maladies sthéniques sans inflammation véritable : exemple, la phrénésie.

10. L'état du pouls ne tient pas à l'état local, mais à l'état général.

11. Une maladie locale ne peut déterminer une maladie générale à moins d'une diathèse inflammatoire.

12. Si la diathèse est sthénique, il en résulte un typhus.

13. La lenteur et l'embarras de la circulation sanguine déterminent l'inflammation asthénique.

14. La force et la faiblesse ne peuvent coexister chez le même individu.

15. Il n'y a point de spécifiques.

16. On guérit les maladies au moyen des incitants, par la réplétion des vaisseaux et par les toniques.

17. L'expectation est très souvent une condition importante en face des maladies.

Doctrine de Broussais.

1. L'irritabilité est la source de tous les phénomènes vitaux, physiologiques et pathologiques.

2. L'irritation est le produit des irritants sur l'irritabilité, c'est la vie elle-même en action.

3. De l'état normal ou anormal de l'irritabilité dérivent, avec des nuances différentes, la santé et la maladie.

4. Quatre-vingt-dix-sept fois sur cent les maladies sont sthéniques.

5. Il n'y a pas de maladies primitivement générales; toutes les maladies sont primitivement locales.

6. Il y a des idiosyncrasies.

7. L'irritation est toujours la cause et la seule cause des maladies.

8. Il n'y a pas de diathèse proprement dite; ce que l'on nomme ainsi n'est que le jeu des sympathies provoquées par une inflammation ou par une irritation locale.

9. Toutes les maladies sthéniques sont inflammatoires.

10. L'état du pouls dépend de l'état local; c'est cet état qui, en raison de son intensité, provoque les mouvements sympathiques des autres organes.

11. Ce sont les affections locales qui produisent les affections générales.

12. Il n'y a point de faiblesse générale, il y a seulement concentration des forces.

13. L'afflux du sang produit toujours des maladies sthéniques.

14. La force et la faiblesse coexistent toujours chez le même individu.

15. Il y a des spécifiques.

16. On guérit les maladies au moyen des délayants, par l'évacuation des vaisseaux, par les émissions sanguines, par les antiphlogistiques.

17. Point d'expectation ; elle est la cause de toutes les désorganisations. Il faut attaquer immédiatement la maladie et ne s'arrêter que lorsqu'elle a cédé aux moyens qu'on a dirigés contre elle, ou au moins quand on est sûr qu'elle va bientôt céder à ces moyens.

Enfin, la juste mesure ou la proportion dans l'application des moyens thérapeutiques est, pour les deux auteurs de la doctrine physiologique, la grande difficulté pratique, avec cette différence cependant que Broussais craignait autant de surexciter l'organisme que Brown craignait, au contraire, de ne le pas exciter assez.

DE L'HOMOEOPATHIE.

L'homœopathie n'est à proprement parler ni une doctrine, ni un système, mais simplement une méthode thérapeutique qu'on s'est promptement efforcé d'élever aux proportions d'un système. Le docteur Samuel Hahnemann raconte qu'il fut mis sur la voie de sa découverte à la suite d'une expérience qu'il fit sur lui-même en 1790. Il reconnut qu'au moyen du quinquina, il pouvait à volonté se donner une fièvre intermittente franche et bien caractérisée. Partant de cette observation, qu'il répéta plusieurs fois non seulement sur lui-même, mais encore sur d'autres personnes également bien portantes, il pensa que les maladies, au lieu d'être traitées par les contraires, selon l'ancien précepte, *contraria contrariis curantur*, pourraient l'être, peut-être avec plus d'avantage, par les semblables. Alors il posa en principe qu'il fallait opposer aux maladies des agents capables de déterminer ces mêmes maladies, si elles n'existaient pas déjà. Et il établit comme base de sa médecine cet axiome qui contient réellement tous les autres, à savoir, que les semblables doivent être combattus par les semblables (*similia similibus curantur*). Enfin, il donna à cette nouvelle méthode, qu'il décora du titre de doctrine, le nom d'*homœopathie*, formé de deux mots grecs, πάθος et ὁμοῖος, *maladie semblable*, qui réunis expriment assez bien le but que cette méthode se propose.

Avant Hahnemann, Hippocrate et Stahl avaient déjà exprimé ce fait, que parfois les agents qui causent le mal le guérissent aussi ; mais ni l'un ni l'autre n'avaient songé à édifier sur cette observation, ni un système, ni une doctrine, ni même une méthode thérapeutique. Hippocrate avait dit simplement dans son traité *De locis in homine :* « Les maladies viennent quelquefois par les semblables et les choses qui ont causé le mal le guérisent. » Stahl avait dit de son côté : « La règle admise en médecine de traiter les maladies par des remèdes contraires ou opposés aux effets qu'ils produisent (*contraria contrariis curantur*) est souvent fausse ; je suis persuadé que beaucoup de maladies cèdent, au contraire, aux agents qui déterminent une affection semblable. » Mais, Hahnemann seul éleva cette observation à la hauteur d'un principe, et construisit sur ce fait une méthode thérapeutique. Voilà pourquoi il est regardé, et à juste titre, comme le fondateur de l'homœopathie. Hahnemann doit être classé parmi les médecins vitalistes ; il croit aux efforts de la nature, et dans une foule de cas ses principes se rapprochent beaucoup de ceux de l'hippocratisme. Pour guérir d'une manière certaine et durable les affections auxquelles l'économie est sujette, il veut que dans chaque maladie on choisisse pour médicament celui qui aurait la propriété de provoquer chez un sujet bien portant une affection semblable à celle qu'on se propose de guérir. Telle est la loi. Ainsi, dit-il, les purgatifs guérissent le flux de ventre ou le donnent ; l'huile de ricin guérit les coliques venteuses et les provoque ; le quinquina guérit les fièvres intermittentes et les produit ; le thé fait cesser les battements de cœur et les occasionne, etc. C'est en vertu de ce principe qu'on emploie les cantharides contre la gonorrhée récente, le soufre contre les dartres, le suc de persil contre les dysuries, la rhubarbe contre la diarrhée, le fer, l'alcool et l'eau-de-vie contre les brûlures, les spiritueux contre les inflammations et les contusions. Les médecins, en employant ces moyens, agissent empiriquement, mais ils guérissent leurs malades, et ils guérissent parce qu'ils ont recours à des remèdes qui produiraient incontestablement ces maladies-là, si elles n'existaient pas déjà.

Selon Hahnemann, les maladies sont des altérations spirituelles et dynamiques de la vie. Elles sont le produit d'une sorte de mélange entre les symptômes de l'affection proprement dite et ceux qui résultent de l'action des remèdes employés pour les combattre. Il n'y a de véritables maladies chroniques que celles qui proviennent d'un miasme chronique. Ce miasme est l'effet de la gale, d'où il résulte que la gale est la seule cause fondamentale des affections chroniques. Pourtant la syphilis et la sycose ont aussi leur miasme. En présence des maladies, il faut savoir attendre, car l'impatience du mieux et l'exagération du mal sont souvent la cause de nos défaites; il faut savoir se contenter d'un petit nombre de médicaments, attendu que rien n'est plus propre à compromettre le succès d'un traitement que l'empressement et la manie de changer de remèdes sans indication et sans raison.

Quand le besoin d'agir est indiqué et que l'on veut trouver un remède sûr, efficace, capable de guérir promptement et sûrement; un remède, enfin, véritablement spécifique et similaire, c'est moins à l'ensemble des symptômes morbides minutieusement recueillis qu'il faut avoir égard qu'à l'ensemble des phénomènes vitaux produits par l'action des médicaments, qui doit répondre exactement à la nature de l'état morbide dont les symptômes sont l'expression. Comme Hippocrate, Hahnemann recommande de ne jamais employer plus d'un remède à la fois.

Règle générale. Il faut choisir un médicament capable de provoquer chez un individu en état de santé une maladie semblable à celle qu'on se propose de guérir; mais il faut que ce médicament, capable de provoquer l'ensemble des symptômes le plus semblable à la totalité des symptômes de la maladie, soit doué en même temps d'une énergie supérieure à celle de la maladie. La quotité de la dose dépend de l'homœopathicité du remède. Si nous pouvions, dit Hahnemann, toujours trouver le spécifique le plus similaire dans chaque cas individuel, il serait complétement indifférent d'employer telle ou telle dilution, depuis le quinze-centième jusqu'à la teinture première, et de la donner en substance ou seulement en respiration. On doit, en général, employer la troisième dilution en respiration; mais la dose qui convient le mieux dans toutes les affections chroniques est celle d'un à deux globules imbibés de la plus haute dilution.

Ce qui étonne surtout lorsqu'on étudie l'homœopathie, c'est la petite dose, c'est la dose infinitésimale à laquelle on emploie les médicaments homœopathiques : de là mille railleries à propos des infiniment petits et des impondérables ; de là mille ridicules dont on cherche à couvrir les homœopathes ! On serait plus prudent et surtout plus avare de critiques, si l'on voulait bien se rappeler qu'un atome de pus variolique suffit pour inoculer la variole à des milliers de sujets, et qu'une femme atteinte de syphilis peut à elle seule infecter toute une ville. Du reste, Hahnemann a pris sur lui-même de répondre à ses détracteurs.

« Peu importe, dit-il, que l'atténuation aille jusqu'au point de paraître impossible aux médecins vulgaires dont l'esprit ne se nourrit que d'idées matérielles et grossières. Qu'ils apprennent des mathématiciens qu'en quelque nombre de parties qu'on subdivise une substance, chaque portion contient cependant encore un peu de substance; que, par conséquent, la plus petite parcelle qu'on puisse imaginer ne cesse point d'être quelque chose et ne devient pas rien. Qu'ils apprennent des physiciens qu'il y a des puissances immenses qui n'ont pas de poids, comme la lumière et la chaleur, et qui par conséquent sont infiniment plus légères encore que le contenu médicinal des plus petites doses de l'homœopathie. Qu'ils pèsent, s'ils le peuvent, les paroles outrageantes qui provoquent une fièvre bilieuse, ou la nouvelle foudroyante de la mort d'un fils qui tue une tendre mère à l'instant même. Qu'ils touchent pendant un quart d'heure seulement un aimant capable de porter cent livres, et les douleurs qu'ils en ressentiront leur apprendront que des influences impondérables peuvent aussi produire sur l'homme les effets médicinaux les plus violents. Que ceux d'entre eux qui sont d'une complexion faible se fassent appliquer au creux de l'estomac, pendant quelques minutes seulement, l'extrémité du pouce d'un magnétiseur qui a fixé sa volonté, et les sensations désagréables qu'ils éprouveront les feront bientôt repentir d'avoir voulu mettre des bornes à l'activité de la nature. »

Un point de doctrine très important à bien retenir, c'est qu'à chaque division ou dilution le médicament homœopathique acquiert un nouveau degré de puissance par le frottement ou la secousse qu'on lui imprime. « C'était, dit Hahnemann, un moyen inconnu avant moi de développer les vertus inhérentes aux médicaments; l'expérience m'a forcé de réduire à deux le nombre des secousses dont auparavant je prescrivais dix à chaque dilution. Quant à la répétition des doses, elle doit être considérée non pas comme une règle fondamentale, mais au contraire comme une exception à la règle, et c'est par conséquent avec beaucoup de prudence et de réserve qu'il faut y revenir. »

Bien que la thérapeutique homœopathique paraisse très simple au premier abord, elle est cependant hérissée de difficultés; Hahnemann lui-même en fait l'aveu. « Il y a, dit-il, mille difficultés dans la pratique de l'homœopathie. Elles tiennent au choix du médicament, au mode de préparation et d'administration. »

En résumé, l'homœopathie réduite à ce qu'elle doit être, c'est à-dire à une méthode thérapeutique, ne nous semble pas devoir être jugée aussi sévèrement qu'elle l'a été ; nous soutenons même qu'elle peut apporter sa part d'utilité à la médecine, et qu'il y aurait de l'imprudence et de l'injustice à repousser systématiquement ses services.

DE L'HYDROSUDOPATHIE.

Nous répéterons, au sujet de l'hydrosudopathie et du magnétisme, ce que nous avons déjà dit relativement à l'homœopathie, savoir : qu'elles ne constituent pas des doctrines médicales, mais seulement des méthodes thérapeutiques. En effet, les fauteurs de ces essais scientifiques sont partis simplement de l'observation restreinte de quelques faits pratiques isolés, pour élever sur ces données incomplètes des théories exactes seulement à l'endroit de ces faits, mais qui ne sauraient répondre à toutes les conditions de la médecine, qui met à contribution toutes les connaissances humaines sans jamais se laisser dominer ou absorber par aucune d'elles. En d'autres termes, prétendre guérir exclusivement par les moyens de l'hydrosudopathie ou du magnétisme, c'est oser l'impossible et vouloir fonder la médecine tout entière sur les bases fournies par la pratique de l'hydrosudopathie ou du magnétisme ; c'est tout uniment aboutir à l'absurde.

Ces réserves une fois établies sur ces deux systèmes en butte parfois à des critiques aussi passionnées qu'injustes, nous devons reconnaître avec la même impartialité que l'hydrosudopathie et le magnétisme fournissent quelquefois à la thérapeutique des armes très puissantes qu'on ne saurait trouver réellement ailleurs. En conséquence, nous allons dire quelques mots de ces deux grandes méthodes, de ces deux auxiliaires de la thérapeutique générale, qui embrasse en définitive toutes les méthodes, tous les moyens et tous les plans généraux de traitement.

L'hydrosudopathie a été fondée par un paysan de la Silésie autrichienne, nommé Priessnitz. Ce fut en 1829 que cet homme, originaire de la petite ville de Treiwalsan, et complétement étranger aux sciences médicales, éleva son établissement à Graefenberg, sur le sommet d'une haute montagne, toute baignée d'un air pur et éminemment vital. Depuis cette époque, si l'on en croit les apôtres de cette nouvelle doctrine, Graefenberg est devenu un lieu de miracles, où tout au moins l'hôpital des incurables du monde entier.

La méthode de Priessnitz consiste à traiter toutes les maladies par l'eau froide, la sueur, le régime et l'exercice. A la vérité, bien avant Priessnitz on avait employé l'eau froide dans les maladies, d'après les préceptes d'Hippocrate et de Galien, de Hahn, de Giannini, de Pomme, de Cyrillo. On avait aussi préconisé les effets salutaires des sudorifiques; mais jamais ni le froid ni la sueur n'avaient joué un pareil rôle dans la thérapeutique; jamais on ne les avait mis à contribution d'une manière aussi exclusive. Priessnitz est donc le véritable fondateur de la méthode hydrosudopathique. Ce qui lui appartient surtout, c'est la manière de provoquer la sueur sans le secours d'aucun remède; c'est l'art de l'entretenir à volonté selon les circonstance et selon les cas. Il fut amené à ce résultat par l'observation, aidée de la réflexion et du raisonnement. Il avait remarqué que les gens de campagne se guérissaient facilement d'une foule de maladies en se faisant suer abondamment; il fit de ce fait la base même de sa théorie : l'eau devint le principal agent de sa thérapeutique, et la sueur fut regardée par lui comme le produit critique et salutaire d'un traitement bien dirigé. Voilà, d'après un de ses historiens, le docteur Munde, comment il fut amené à la découverte de sa méthode. « Déjà quelques blessures légères guéries avec de l'eau froide avaient singulièrement fixé son attention, lorsqu'un accident très grave, mais qui devait tourner au profit de ses semblables, l'atteignit et fit de lui forcément un hydrosudopathe. A la rentrée des foins, il fut frappé à la figure d'un coup de pied de cheval, qui le renversa, et le chariot, en lui passant sur le corps, lui brisa deux côtes; on le ramena privé de connaissance. Appelé pour lui donner des soins, un chirurgien de Freywelden déclara qu'il ne succomberait pas, mais qu'il ne serait plus propre désormais à aucun travail. Ce triste pronostic affligea le jeune Priessnitz. Il résolut de se guérir lui-même, et voici comment il s'y prit. Son premier soin fut de remettre en place ses deux côtes, ce à quoi il réussit en appuyant fortement le bas-ventre contre l'angle d'une chaise de bois et retenant sa respiration de manière à enfler la cage de la poitrine. Cette opération douloureuse eut tout le succès qu'il en attendait. Les côtes une fois replacées dans leur état normal, il fit appliquer des serviettes mouillées sur les parties souffrantes, il but beaucoup d'eau froide, mangea peu, et se tint dans un repos absolu; deux jours après il était en état de sortir, et au bout d'un an il put reprendre ses travaux.

» L'étonnement que produisit cette cure lui fournit de fréquentes occasions de conseiller le même traitement à ses voisins, et de le mettre en pratique tant sur les animaux que sur l'homme. De cette manière il acquit bientôt sur les propriétés de l'eau, et sur la manière de l'employer, assez de connaissances pour rendre beaucoup de services dans son voisinage, ce qui lui valut promptement quelque réputation. On ne tarda pas à l'appeler de tous les côtés, et chaque jour sa maison s'emplissait de riches et de pauvres qui venaient lui demander leur guérison.

» A force de voir des maladies de tout genre, qui s'offraient à son œil observateur et à son esprit d'investigation, il acquit une connaissance assez étendue de leur nature, ainsi que l'art de les connaître à leurs symptômes. Réduit à l'eau pour tout remède, la tête vide de toute théorie, et n'ayant pour guide que la voix de la nature, qui lui parlait d'autant plus clairement que l'art n'en pouvait étouffer le cri, il découvrit les *inconvénients de la diète* et du régime appliqués au traitement ordinaire de la plupart des maladies, et il trouva dans l'application multipliée de l'eau le moyen de remédier à tous les maux. »

Selon Priessnitz, toutes les maladies qui ne sont pas produites par l'infraction aux règles de l'hygiène ou par des causes extérieures sont le résultat de l'action de mauvais sucs ou d'humeurs nuisibles qui se forment dans l'économie et la modifient vicieusement. Partant de ce principe, tous ses efforts ont pour objet d'expulser les mauvais produits et de les remplacer par des bons. Or il emploie dans ce but l'eau, l'air, l'exercice et la diète. Plusieurs causes engendrent les mauvais sucs; ce sont : les aliments de mauvaise qualité, les boissons échauffantes, l'excès dans le boire et le manger d'ailleurs de bonne qualité, le défaut d'exercice, les passions vives et surtout la suppression de la transpiration. Une règle fondamentale, c'est de maintenir l'économie dans un état de force et de vigueur à l'aide d'un bon régime, souvent dicté par l'instinct, cette voix profonde et sûre de la nature; c'est de détruire la matière morbifique ou de la pousser vers la peau au moyen de la transpiration, en obéissant en quelque sorte au précepte de la nature, qui elle-même pousse les impuretés au dehors sous la forme de furoncles ou d'abcès.

Le grand remède et le remède souverain, c'est l'eau froide employée à l'intérieur et à l'extérieur. On boit de douze à trente verres d'eau froide par jour. On l'emploie à l'extérieur sous toutes les formes : ainsi, en bains généraux ou partiels, en demi-bains, en manuluves et en pédiluves, en bains de siége, en douches, en lavages, en fomentations. Souvent même on applique l'eau froide sur le corps tout en sueur. On favorise l'action de l'eau en mettant le corps en contact avec l'air frais qui est le premier élément de la vie. L'eau agit en vertu de deux propriétés importantes : d'abord par sa propriété dissolvante, ensuite par l'action excitante qu'elle exerce à la peau où elle appelle les matières morbifiques. Elle a, de plus, la propriété d'exciter l'appétit sans affaiblir le corps. Mais, pour que l'hydrosudopathie produise tous ses effets, il faut que celui qui se soumet à son action remplisse lui-même des conditions importantes. Il faut qu'il ait une grande confiance dans le traitement qu'on lui fait subir, une constance inébranlable et une soumission entière aux règles qu'on lui impose. Il faut surtout qu'il soit doué d'une grande patience ; car, selon l'expression de Priessnitz, on n'expulse pas aussi facilement du corps une maladie ou un principe de maladie qu'on évacue un locataire qui ne paie pas son terme. Le régime joue un grand rôle dans l'hydrosudopathie, où il constitue un des plus puissants auxiliaires du traitement. Priessnitz permet une alimentation assez abondante, mais il veut qu'elle soit froide ; il interdit même la soupe aux personnes dont l'estomac est faible ou délicat. L'eau froide est la seule boisson permise ; le vin, la bière, les liqueurs stimulantes, le chocolat et le café sont expressément défendus : ils ne pourraient que nuire à des individus entretenus par le traitement dans un état continuel d'exaltation. Priessnitz recommande aussi de faire de longues excursions à travers des sentiers difficiles, surtout par un temps sec et froid. On doit se promener trois ou quatre heures par jour lorsque le temps est beau ; quand il est pluvieux ou mauvais, on supplée à la promenade par une sorte de gymnastique. C'est ainsi, par exemple, qu'on s'exerce à scier ou à fendre du bois. L'exercice est indispensable pour remplacer la chaleur que fait perdre l'énorme quantité d'eau froide que l'on boit. Dans tous les cas, il ne faut jamais essayer de se réchauffer en s'approchant du feu, ce serait se mettre en opposition avec l'esprit du traitement. Il faut éviter aussi de passer brusquement du froid au chaud, surtout après le bain ou la douche. Les vétements ne doivent pas non plus être trop chauds, c'est de son propre fonds que l'on doit tirer toutes ses ressources... Quant aux moyens de provoquer la sueur, quant à la méthode de

Priessnitz proprement dite, nous renvoyons pour cela aux ouvrages qui ont été écrits *ex professo* sur cette matière.

En résumé, l'hydrosudopathie est une méthode qui offre au praticien éclairé et prudent une foule de ressources puissantes. Il serait ridicule, sans doute, de vouloir en faire une panacée universelle, mais il ne serait pas moins absurde de la rayer des cadres de la thérapeutique.

DU MAGNÉTISME.

Bien que le magnétisme ne constitue pas une doctrine médicale, il doit néanmoins trouver sa place ici, en raison des ressources puissantes qu'il fournit parfois à la médecine. En effet, l'histoire nous apprend que, dans tous les temps et chez tous les peuples, il a existé des hommes qui se sont livrés avec ardeur à la pratique du magnétisme, et qui ont avec son aide opéré des cures si extraordinaires, qu'on les eût volontiers regardées comme des miracles.

Le magnétisme était pratiqué dans l'Inde par les brames; les Égyptiens l'exerçaient aussi dans les temples d'Isis, d'Osiris et de Sérapis. Enfin, c'est incontestablement dans la science du magnétisme, qui, du reste, a servi de base à la plupart des religions païennes, que les prêtres de ces diverses religions ont puisé les éléments de la puissance théocratique qui a parfois pesé si lourdement sur les peuples et sur les gouvernements. C'est par les cures merveilleuses qu'ils obtenaient, qu'ils sont parvenus à subjuguer la raison non seulement des classes pauvres et ignorantes, mais encore des classes riches et cultivées. Du reste, les prêtres se gardaient bien de divulguer cette partie de leur science; ils en faisaient, au contraire, un mystère, soit dans leur intérêt pécuniaire, soit pour accréditer par des prodiges la puissance de leurs dieux. Ils étaient si jaloux de leurs connaissances, que les uns mouraient en emportant avec eux leur secret, tandis que les autres ne le confiaient à leurs affidés qu'après de longues initiations et sur la foi du serment. Enfin, de l'avis de tous les écrivains, cette médecine sacrée constituait la meilleure et la plus importante partie de la science des Égyptiens.

Si les détracteurs du magnétisme, si certains membres-bornes des sociétés savantes, magnifiquement ignorants et pompeusement débiles, savaient mieux, ou même savaient un peu ce que c'est que le magnétisme, ils cesseraient de clabauder avec tant d'impertinence contre une science qu'ils ne comprennent pas, et qui finira par les écraser tôt ou tard sous le poids même du ridicule qu'ils s'efforcent de soulever contre elle.

Le magnétisme a pour objet de nous faire connaître l'action intime et réciproque que les êtres animés exercent les uns sur les autres. Il nous enseigne jusqu'où peut s'étendre la puissance de la volonté, car l'action magnétique bien jugée n'est, en réalité, que l'extension du pouvoir qu'ont tous les êtres vivants d'agir sur les organes qui sont soumis à leur action. Enfin, le magnétisme nous éclaire sur nos facultés médicatrices et sur les moyens de les employer à guérir ou à soulager les maux de nos semblables, en dirigeant sur eux, par notre volonté, le principe qui nous anime.

Mesmer, disciple de Macwel, fut le premier qui développa scientifiquement la théorie du magnétisme animal, et qui expliqua les cures magnétiques par la communication des esprits qui se dégagent du corps humain. L'imposition des mains, l'électricité du regard et de la parole, le toucher, les frictions, les pressions, les passes et l'insufflation, constituent les procédés magnétiques, c'est-à-dire les moyens à l'aide desquels nous augmentons et nous dirigeons la faculté vitale médicatrice en vertu de laquelle nous exerçons une action intime et salutaire sur les êtres animés et sur nos semblables. La première condition pour magnétiser, c'est de vouloir magnétiser; car, nous l'avons déjà dit, c'est la volonté qui dirige et qui soutient l'action de l'agent magnétique, c'est-à-dire l'action du fluide nerveux qui opère tous les phénomènes magnétiques. La seconde condition, c'est d'avoir une grande confiance dans ses propres facultés, dans ses forces magnétiques. La troisième condition, c'est d'avoir affaire à un sujet confiant et résigné. Enfin, il faut autant que possible qu'il y ait entre celui qui magnétise et celui qui se fait magnétiser cette sympathie active qui existe entre toutes les parties d'un corps organisé, et qui est aux êtres animés ce que l'affinité est aux êtres inanimés.

La faculté magnétique existe chez tous les hommes, mais tous ne la possèdent pas au même degré. Elle se développe en nous par l'exercice et par l'habitude. Le magnétisme n'exerce ordinairement qu'une action assez faible sur les personnes qui jouissent d'une santé parfaite. D'autre part, beaucoup de personnes qui se disent insensibles au magnétisme ne le sont véritablement que parce qu'elles n'ont pas encore rencontré le magnétiseur qui leur convient. Le magnétisme a essentiellement pour but de développer les forces médicatrices et de seconder les efforts de la nature; il donne de la force et du courage. Il faut bien se garder d'exercer le magnétisme par curiosité, par amusement, et surtout dans le dangereux espoir de produire des effets singuliers. Le magnétisme est un don de Dieu, il nous l'a confié pour être utile à nos semblables ; nous ne devons par conséquent le pratiquer qu'avec une grande pureté d'intention et un recueillement tout religieux. Quant aux lois qui président aux divers modes d'action de cette faculté précieuse, il faudrait un second Newton pour en formuler le code. Abstenons-nous donc et attendons ; mais, en attendant, exerçons-nous à diriger ce pouvoir naturel, et ne repoussons pas la doctrine qui a pour objet de nous éclairer sur la nature et les attributs d'un agent qui dénote l'existence d'un mode particulier d'actions électriques inhérentes à la matière animale.

Étudions pratiquement le magnétisme, consultons les livres de Puységur et Deleuze, qui ont porté les procédés magnétiques à un très haut degré de perfection. Mais surtout ne tournons ni le dos ni la raison au magnétisme, parce que les phénomènes qu'il produit nous semblent au premier abord extraordinaires ; car, sachons-le bien, la nature n'enfante que des faits ordinaires, et l'extraordinaire ne donne ordinairement que la mesure de notre ignorance ou de notre incapacité. Cicéron disait déjà de son temps à ce sujet : « Quelque phénomène qui se présente à vous, il est de toute nécessité que la cause en soit dans la nature; quelque étrange qu'il vous paraisse, il ne peut être hors de la nature : cherchez-en donc la cause et tachez de la trouver si vous pouvez. Si vous ne la trouvez pas, tenez pour constant qu'elle n'en existe pas moins, parce qu'il ne peut rien se faire sans cause. Et toutes ces terreurs ou ces craintes que la nouveauté de la chose aurait pu faire naître en vous, repoussez-les de votre esprit en considérant qu'elles viennent de la nature. » N'oubliez pas non plus que la plupart des savants sont sujets à une espèce d'immobilité qui a sa source dans un profond sentiment de satisfaction, d'amour-propre repu qui les porte à nier et à repousser les faits qu'ils ne connaissent pas ou qui ont été découverts par des hommes nouveaux. Enfin, cherchez vous-même la vérité, et elle apparaîtra à votre constance opiniâtre.

Parmi les faits du magnétisme, il en est un qui domine tous les autres, et que nous devons signaler ici, c'est le somnambulisme. Le somnambulisme est une existence agrandie, mais c'est une existence interne et concentrée, si l'on peut s'exprimer ainsi, et celui qui la possède est éminemment actif, quoiqu'il ait l'air profondément absorbé et comme endormi.

Cet état diffère essentiellement de l'état de veille et de sommeil; il forme en quelque sorte une condition spéciale.

Tout ce que le somnambule a lu, vu, entendu, imaginé pendant sa crise, il l'oublie entièrement lorsqu'il revient à son état ordinaire, et ce qu'on peut faire de mieux, c'est de ne pas l'en instruire. Pendant l'action il s'exprime mieux que de coutume, et il a plus d'esprit et plus de raison que dans l'état de veille; enfin il se développe en lui un sens nouveau, qui est comme le centre des autres et qui l'éclaire sur sa conservation. Le somnambule est soumis à l'influence de celui qui le magnétise et cette influence peut lui être utile ou funeste selon la volonté du magnétiseur. Le somnambule acquiert pendant la crise des facultés qu'il n'avait pas. Ainsi il jouit de la vue à distance et de la faculté de prédire l'avenir : toutes choses que nous devons indiquer ici, mais sur lesquelles nous nous garderons bien d'insister parce qu'elles n'entrent pas dans le plan que nous nous sommes imposé. Disons seulement que le somnambulisme était connu et exploité dans l'Inde bien avant l'expédition d'Alexandre le Grand. En effet, on lit dans un ouvrage qui traite des mystères en usage parmi les Brames que, par une pratique commune appelée Matricha-Marhon, les Indiens savaient obtenir une nouvelle sorte de vie. Selon l'auteur de cet écrit, les Indiens de ces temps reculés considéraient la région épigastrique comme le siége habituel de l'âme. Ils promenaient leurs mains depuis cet endroit du corps jusqu'à la tête, ils pressaient, ils frottaient quelques nerfs qu'ils supposaient correspondre à ces différentes parties et ils prétendaient qu'en agissant ainsi, ils transportaient l'âme au cerveau. Or le Brame qui avait subi cet effet pensait que son corps et son âme étaient réunis à la divinité dont il faisait lui-même partie !

Quelque surprenants que soient les phénomènes du somnambulisme, quelque variables qu'ils nous paraissent et quelque soit l'agent de ces phénomènes, sur la nature duquel on est encore loin d'être parfaitement d'accord, nous devons apporter une grande attention à leur examen et nous garder surtout de les rejeter quand nous ne les avons pas vus, sous le banal prétexte qu'ils nous paraissent inexplicables. En effet, nous sommes si loin de connaître les merveilles de la nature, qu'il serait absurde de nier l'existence de certains phénomènes uniquement parce qu'ils sont inexplicables dans l'état actuel de nos connaissances. La prudence en décide autrement : elle veut, d'accord avec l'expérience et la raison, que nous examinions les phénomènes extraordinaires avec une attention et une constance d'autant plus grandes qu'ils nous paraissent plus étonnants et plus difficiles à admettre. On peut dire aujourd'hui que le magnétisme est destiné à reproduire presque à volonté des phénomènes vraiment incompréhensibles jusqu'alors et qui cependant se manifestent sans cesse depuis que le monde existe. On peut soutenir qu'en ajoutant d'autres faits aux faits déjà si nombreux de la physique, ou, pour mieux dire, qu'en agrandissant sa sphère et en la surcomposant d'une nouvelle physique, d'une physique animale, le magnétisme animal fera disparaître une foule de préjugés et d'erreurs et donnera un jour le dernier mot de ces enchantements et de ces maléfices que des imaginations ardentes et pusillanimes ont attribués à des esprits, à des lutins ou à des causes surnaturelles.

Pendant trop longtemps la pratique du magnétisme a été fatalement livrée au ridicule, faute d'avoir été examinée et jugée sous son véritable point de vue. Elle a été durement repoussée par quelques esprits avec un dédain superbe et systématique. Mais aujourd'hui l'horizon de cette science s'éclaircit, elle commence à se débarrasser des entraves qui l'étreignaient; on se livre de toutes parts aux applications de sa théorie, et le temps n'est pas très éloigné où, malgré des résistances opiniâtres et intéressées, l'étude du magnétisme deviendra l'objet des méditations et des travaux des hommes les plus éclairés dans les sciences physiques. Que ses destinées s'accomplissent, et nous le verrons absorber toutes les autres branches de la science médicale. Il nous montrera la source de ces faux miracles qui, de tout temps, en imposèrent à la plèbe et servirent d'aliment à son insatiable superstition. Enfin, il nous dévoilera l'origine de tous ces prodiges faciles que les prêtres des faux dieux opéraient autrefois dans le but très coupable d'extorquer la confiance des hommes trop crédules et de s'approprier leurs richesses.

Quelle que soit l'opinion que l'on ait d'ailleurs du magnétisme, on ne saurait refuser de reconnaître que tous les êtres animés exercent les uns sur les autres une certaine influence, et que parmi eux ceux qui, par leurs facultés, occupent le sommet de l'échelle, sont véritablement doués d'un sentiment instinctif et souvent irrésistible, qui leur donne à chaque instant et comme à leur insu la connaissance de ce qui est utile ou nuisible à leur conservation et, qui plus est, la faculté merveilleuse de développer et d'augmenter le pouvoir qui naît de cette connaissance par des procédés dont on retrouve la source dans la médecine occulte ou hynoscopique des premiers hommes.

Or, nous le demandons aux hommes vraiment éclairés, en méditant sérieusement sur la nature de cet instinct qui *pique en dedans* tous les êtres animés, n'est-on pas irrésistiblement porté à croire qu'il dérive de cette âme universelle qui d'un souffle de vie anime tous les corps ; qui, fluide ou esprit, pénètre toute la nature et remplit l'univers d'une activité perpétuelle ? Ce pouvoir instinctif se retrouve dans tout ce qui existe, il lie entre eux les êtres des trois régions de la nature, comme disaient les anciens. Chez l'homme et chez les animaux la matière est gouvernée par l'intelligence et par l'instinct ; chez les végétaux il n'y a plus que des instincts, mais ces instincts sont plus sûrs. Enfin, chez les corps de la matière inorganisée, les affinités, les attractions et les répulsions règlent seules le *choc des molécules.*

En résumé, toute la nature est pénétrée de vie et chaque corps en possède assez pour agir selon ses affinités, ses instincts ou sa volonté réglée d'avance par la volonté suprême. Ainsi donc à l'homme l'intelligence pour mobile et pour guide ; aux végétaux et aux animaux l'instinct ; aux corps inorganiques l'affinité et l'attraction. Voilà la gradation de cette chaîne admirable dont les anneaux unissent le ciel à la terre. Grâce à son intelligence, l'homme prend connaissance de l'univers tout entier, et par la force de la pensée, guidée par la conscience, il s'élève jusqu'à la connaissance de l'être qui a tout créé. Par leur instinct les animaux choisissent le terrain qui leur convient, ils cherchent le ruisseau qui les nourrit et le rayon de soleil qui les vivifie ; et certains végétaux eux-mêmes, avec leurs vrilles rameuses qui leur servent de bras et de mains, s'attachent pour la vie aux rameaux qu'ils préfèrent. Enfin, en vertu de leurs affinités réciproques, les molécules de la matière inorganique s'attirent et se repoussent et elles finissent par former des masses qui obéissent dans leurs oscillations aux lois éternelles de l'attraction. Ainsi donc, une loi suprême entretient le mouvement au sein de tout ce qui est et la vie coule à plein bord dans l'univers comme un fluide éternel.

Du reste, pour comprendre le fait-principe de l'existence universelle, pour s'élever philosophiquement jusqu'à l'idée d'une puissance générale universellement répandue et imprimant le mouvement à toute la matière conformément aux lois d'une harmonie constante, il faut avoir préalablement acquis une grande habitude de l'observation, de la réflexion et de la méditation ; il faut savoir lire dans le livre de la nature, formé de toutes sortes de textes, les uns d'une espèce et les autres de l'autre, que l'ignorance repousse et que la sagesse rassemble avec amour et s'efforce d'expliquer : alors l'énigme du monde devient facile, et l'on saisit son dernier mot. Mais combien peu connaissent le grand livre de la nature, et combien peu sont réellement philosophes ou seulement physiciens ! Voilà la cause de cette stérile oligarchie qui déclasse tout et glace tout, quoique la lumière déborde et afflue de toute part.

Comment, tout vit dans l'univers, toutes les parties s'appellent et se correspondent, tous les corps exercent les uns sur les autres une action intime et élective, et l'homme au milieu de tous ces êtres, serait seul fatalement déshérité de cette féconde et précieuse prérogative d'activité....! Comment, le chef-d'œuvre de la création resterait impuissant et muet au sein de ce concert d'expressions ! Non, tel n'est point son lot ; la raison et la justice s'y opposent. Puis, elle ne serait pas soumise aux lois d'une mécanique supérieure, cette admirable machine animale, dont les plus beaux monuments de l'art offrent à peine de faibles modèles....! Et elle ne serait pas pénétrée d'électricité ardente cette substance essentiellement vivante, dont la matière se transforme à l'infini et présente à chaque instant le spectacle certain d'une éternelle métempsycose ! La raison répugne à une pareille interprétation et nous admettons la proposition contraire ; nous en attestons les frémissements de la pulpe, l'électricité des sens et les foudres de la parole.

Étudions donc les phénomènes que présentent les corps organisés, et nous y retrouverons de la physique et de la chimie, mais de la physique et de la chimie vivantes, ce qui justifie le nom de propriétés vitales qu'on a donné aux sources actives de ces phénomènes, pour les distinguer de celles qui président aux mouvements analogues chez les êtres inorganisés et que l'on désigne, à cause de cela, sous les noms de *propriétés physiques et chimiques.*

Cette distinction est capitale et fondamentale, car, en bonne philosophie, il faut admettre autant de causes différentes qu'il y a de groupes d'effets différents. Or, il y a une différence si marquée et si profonde entre les propriétés vitales et les propriétés physiques, également réglées par des lois, qu'elles sont constamment à l'égard les unes des autres, dans un véritable état de lutte et d'antagonisme : ce qui apparaît surtout après la mort; alors que le corps, privé de ses propriétés actives, passe tout entier sous l'empire absolu des lois physiques, qui le désagrégent, le dissocient et le réduisent par la putréfaction à ses derniers éléments.

Et que ce matérialisme fugitif de la vie n'inquiète et ne chagrine personne ; car, comme nous le verrons dans le chapitre consacré à la nature de l'homme, il y a vraiment un hiatus immense entre la physique du monde et la physique vivante proprement dite, et ce hiatus est encore dépassé de toute la hauteur de la raison divine, lorsque de la force électrique qui préside aux phénomènes physiques et de la force vitale qui préside aux phénomènes vitaux, on s'élève par la pensée à la contemplation ascétique de la force morale qui, de la conscience humaine, s'élève par la foi jusqu'à Dieu, où toutes les perfections se retrouvent.

En effet, matérialiser par l'électricité animale les phénomènes purement vitaux et les reporter tous au magnétisme, c'est faire de la physique transcendante ; mais cette science toute mécanique n'a rien à voir dans celle du cœur ou de la raison, qui *vit de sa vie* propre au sein de la physique vivante par un mystère que la religion nous indique, mais qu'il appartient à Dieu seul de connaître.

Ainsi donc, sans déroger aux principes religieux, on peut admettre que la vie animale dépend de l'électricité vitale, comme la vie morale dépend de l'âme qui est nous (nous pensant, jugeant et voulant), tandis que notre appareil physique, notre revêtement, notre corps, est à nous et n'est pas *nous*. En effet, l'âme, ou la personnalité humaine, habite le corps, mais elle ne le constitue pas. Elle lui est unie temporairement par les liens les plus étroits, mais elle ne lui appartient pas. Au contraire, elle le domine et elle le dirige, quand elle vit de la vie qui lui est essentielle et propre.

Maintenant, et après ces considérations que nous avons cru devoir exposer ici, pour ne laisser aucun doute sur nos principes, nous dirons que toutes les sciences réputées exactes aujourd'hui, ont commencé par des ébauches : qu'ainsi la physique des Brachmanes se réduisait à quelques notions d'optique et de fantasmagorie ; que l'astronomie a commencé par l'astrologie et que la chimie n'était encore que de l'alchimie il y a trois cents ans. Eh bien, il en a été de même pour le magnétisme animal ; il a eu aussi ses temps fabuleux, mais ses destinées s'accomplissent, et nous touchons à l'époque où il prendra sa place à la tête de la physique animale, et donnera physiquement la solution d'une foule de problèmes réputés physiologiques. Attachons-nous donc à l'étude des phénomènes magnétiques dans l'immense échelle des êtres ; mais procédons lentement, sagement et dans cette recherche défions-nous également des enthousiastes et des détracteurs : les uns se laissent séduire par des demi-jours et se contentent d'expériences suspectes, entreprises sans méthode et sans critique ; les autres, trop souvent entraînés par des intérêts personnels, se prononcent systématiquement contre les procédés du magnétisme sans les avoir suffisamment examinés et ils en contestent les effets parce qu'ils ne les connaissent pas. Évitons ce double écueil, et ne demandons au magnétisme que ce qu'il peut nous donner. Il peut seconder les efforts de ceux qui cherchent dans les ressources de notre propre nature les moyens de guérir les maux qui frappent l'humanité. Employons-le délicatement dans ce but, et seulement comme un complément de l'art médical qui a pour objet suprême la thérapeutique naturelle. En agissant ainsi, nous agirons sagement selon la nature et selon la loi ; mais défions-nous toujours des faux apôtres, car en fait de magnétisme, comme en fait de religion, il y a de mauvais ministres et des ministres infidèles.

CHAPITRE. IV.

NOTICES HISTORIQUES ET CRITIQUES SUR LES PRINCIPALES ÉCOLES ,
POUR SERVIR DE COMPLÉMENT A L'HISTOIRE DE LA MÉDECINE.

« Multa paucis. »

DES DOCTRINES MÉDICALES, SIÈCLE PAR SIÈCLE.

On compte en médecine vingt-six doctrines ou systèmes, savoir:
Le naturisme, nommé aussi l'hippocratisme, fondé par Hippocrate, cinq siècles avant l'ère chrétienne ; le dogmatisme, fondé par
Thessalus de Coš quatre siècles avant l'ère chrétienne ; l'empirisme, fondé par Acron d'Agrigente, Philinus de Cos et Sérapion
d'Alexandrie, trois siècles avant l'ère chrétienne ; l'atomisme d'Asclépiade de Pruse en Bythinie, et le méthodisme de Thémison,
fondés deux siècles avant l'ère chrétienne; le pneumatisme, fondé
par Athénée d'Attalie, au Ier siècle de l'ère chrétienne ; l'éclectisme, fondé par Agathinus de Sparte et Archigène d'Apamée, au
Ier siècle de l'ère chrétienne ; le galénisme, surnommé le péripa-
téticisme, fondé par Galien, au IIe siècle de l'ère chrétienne ; l'arabisme, fondé par Rhazès et Avicenne, au Xe siècle ; l'alchimie, la
cabale et l'astrologie judiciaire, fondées au XVe siècle, par Paracelse ; l'helmontisme, fondé par Van Helmont, au XVIIe siècle ; la
chémiâtrie, fondée par François de Le Boé Sylvius, au XVIIe siècle ;
l'iatro-mathématicisme, fondé par Borelli, au XVIIe siècle ; le solidisme, fondé par Baglivi, au XVIIe siècle ; l'anatomisme, ou le cadavérisme, fondé par Théophile Bonet, au XVIIe siècle. On compte au
XVIIIe siècle : l'animisme, ou la doctrine médico-physiologique,
fondé à Halle, par Stahl ; l'iatro-mécanicisme, fondé à Leyde, par
Boërhaave ; le mécanico-dynamisme, fondé à Halle, par F. Hoffmann; la doctrine physiologique ou le système névroso-dynamique
de Cullen ; la doctrine de l'irritabilité ou le système physiologique de Haller ; le système de l'irritation ou la doctrine physiologique de Brown ; le vitalisme organique de Bordeu ; le vitalisme ou
la doctrine philosophique de Barthez. On compte au XIXe siècle: le
vitalisme de Bichat; le contro-stimulisme de Rasori ; le système de
l'irritation ou la doctrine physiologique de Broussais; l'homœopathie de Hahnemann.

ÉPOQUES DE LA FONDATION DES PRINCIPALES ÉCOLES DE MÉDECINE.

La médecine a passé successivement de Crotone à Rhodes, de Rhodes à Cnide, de Cnide à Cos, de Cos à Athènes, sur la base des philosophes ; d'Athènes à Alexandrie, d'Alexandrie à Rome, lorsque les Romains eurent conquis la Grèce et l'Orient ; de Rome à Bagdad, Cordoue, Tolède, Grenade, après la chute de l'empire Romain, au ve siècle ; de Bagdad à Salerne, de Salerne à Montpellier, de Montpellier à Paris, de Paris en Angleterre, en Allemagne, en Prusse, en Russie et en Égypte, à Abou-Zabel près le Caire.

On compte onze écoles principales de médecine, savoir :

L'école Italique, fondée à Crotone par Pythagore, cinq cents ans avant Jésus-Christ ; l'école de Rhodes, fondée en Asie, par les fils de Podalyre ; l'école de Cnide, fondée par Euryphon ; l'école de Cos en Ionie, fondée par Hippoloque ; l'école d'Athènes, fondée par des philosophes réunis ; l'école d'Alexandrie, fondée par les Ptolémées et par Hérophile et Érasistrate ; l'école de Bagdad, fondée par des Arabes ; l'école de Salerne, fondée par Constantin l'Africain et Jean de Milan ; l'école de Montpellier, fondée au xie siècle, par des médecins arabes et juifs, et érigée en faculté en 1220 par une bulle du cardinal de Conrad ; l'école de Paris fondée en 1220 par Pierre de Limoges ; l'école de Strasbourg, fondée en 1538.

A ces écoles nous devons ajouter les vingt-quatre universités suivantes, savoir :

L'université de Padoue, fondée en 1221 ; celles d'Oxford, en 1249 ; de Cambridge, en 1257 ; de Bologne, en 1295 ; de Pise et de Gênes, en 1339 ; de Prague, en 1348 ; de Vienne, en 1356 ; de Pavie, en 1361 ; de Leipsick, en 1409 ; de Glasgow, en 1454 ; de Fribourg, en 1456 ; de Kœnigsberg, en 1544 ; de Iéna, en 1558 ; de Wilna, en 1576 ; d'Édimbourg, en 1580 ; de Dublin, en 1591 ; de Saint-Pétersbourg et d'Abo, en 1640 ; de Halle, en 1694 ; de Breslaw, en 1702 ; de Gœttingue, en 1737 ; de Moscou, en 1755 ; de Tubingue, en 1775 ; de Berlin, en 1810.

ÉCOLE DE CROTONE.

L'école de Crotone a été fondée par Pythagore cinq cents ans avant Jésus-Christ. Les pythagoriciens vivaient en commun et portaient tous le même costume. Le silence était prescrit aux

néophytes pendant deux, trois ou cinq ans, selon leurs dispositions. Pythagore lui-même se soumettait à la règle. On prétend
qu'il s'enferma dans un souterrain où il demeura pendant sept
ans. Pythagore soutenait que l'univers était composé de trois
parties : 1° d'une intelligence suprême ; 2° d'une force motrice ;
3° d'une matière sans intelligence, sans forme et sans mouvement. Tous les phénomènes supposent ces trois principes.
Pythagore avait observé dans les phénomènes une liaison de
rapports et une fin générale, et il attribuait leur enchaînement
et la formation de toutes les parties du monde à l'intelligence
suprême qui, seule, a pu diriger la force motrice et établir des
rapports et des liaisons entre toutes les parties de l'univers.
Pythagore recommandait expressément à ses élèves de ne jamais
se mêler de politique. C'est pour cela qu'il leur disait souvent :
« Abstenez-vous des haricots. » On a commenté ce précepte de
diverses manières, mais la vérité est que Pythagore entendait
défendre par là toute politique à ses disciples. En effet, les votes
se faisaient alors en déposant dans l'urne un haricot blanc ou
noir ; or, en défendant à ses disciples de toucher aux haricots,
Pythagore leur défendait de voter, et par conséquent de prendre
part à la politique. Le fait de la métempsycose ou de la transmi-
gration de l'âme d'un corps dans un autre, était le dogme principal de la philosophie de Pythagore ; il l'avait emprunté, dit-on,
aux Égyptiens et aux brachmanes. Il se complaisait à présenter sa
doctrine sous des formes toutes symboliques. Les pythagoriciens
ne pratiquaient jamais d'opérations sanglantes ; la gymnastique,
la magie et quelques remèdes externes étaient les seules ressources auxquelles ils avaient recours. Aristote et Architas de
Tarente passent généralement pour les plus fameux disciples de
Pythagore.

ÉCOLES DE RHODES, DE CNIDE ET DE COS.

On n'a que de bien vagues notions sur ces écoles fondées par
les fils de Podalyre. Cependant on sait que les médecins de l'école
de Cnide étaient exclusivement empiriques, et qu'ils n'avaient
pour tous les maux que des recettes très compliquées qu'ils employaient sans la moindre science, et seulement par analogie ou
par imitation. Cependant, on doit leur rendre cette justice qu'ils
prenaient note de tous les symptômes même des plus indifférents
en apparence et qu'ils excellaient réellement dans l'art de les

observer et de les classer. Chrysippe et Eudoxe se distinguèrent particulièrement sous ce rapport. On doit à Euryphon le livre des *Sentences cnidiennes*, ouvrage fameux pour cette époque.

L'école de Cos, qui passe, à juste titre, pour la métropole de la médecine, a pris naissance en Ionie, dans une ravissante partie de la Grèce, chantée autrefois par Homère. L'école de Cos fait orgueilleusement remonter son origine jusqu'à Esculape, mais il est de fait qu'elle ne fut réellement constituée, comme école, par Hippoloque, que l'an trois mille cinq cent du monde. Ses fondateurs se vantaient d'avoir puisé leur doctrine dans le grand livre de la nature et de l'avoir augmentée et perfectionnée par leurs rapports avec les Asclépiades d'Égypte. Ce qu'il y a de certain, c'est que l'école de Cos a réuni, comme dans un foyer commun, les lumières de tous les siècles qui l'avaient précédée, et qu'elle a répandu de vives clartés sur ceux qui lui ont succédé. A Cos, les disciples se liaient avec leurs maîtres par un serment solennel, et les maîtres étaient pour eux l'objet du plus grand respect. On exigeait de la part du néophyte une vocation prononcée, des mœurs irréprochables et des talents naturels, parce qu'on voulait avant tout des hommes dignes de la profession médicale, que l'on considérait comme un sacerdoce. Aussi les disciples de ce temps-là se mettaient à l'œuvre sans courir, par l'intérêt, après le métier ; et les maîtres professaient pour l'honneur et la dignité de l'art et par amour pour l'humanité. Ils faisaient leurs cours en langue aphoristique, et, pour former des praticiens habiles, ils se faisaient suivre de leurs disciples au lit du malade et complétaient ainsi l'enseignement de la science par celui de l'art. Les élèves étaient pendant longtemps auditeurs passifs ; et on ne leur confiait le soin absolu des malades que lorsqu'ils avaient donné des preuves d'une instruction et d'une habileté suffisantes. L'esprit de la doctrine de Cos était éminemment dogmatique. On partait de ce principe que l'observation raisonnée et dirigée vers la connaissance des lois vitales est la source même de toutes les vérités médicales. Toute la doctrine de Cos, qui était un ensemble de vitalisme, de solidisme et d'humorisme, reposait comme sur sa base sur deux principes fondamentaux qu'on retrouve à chaque page dans les écrits des maîtres, à savoir : sur l'autocratie de la nature, et sur sa puissance formatrice et médicatrice.

Aux *Sentences cnidiennes* publiées par Euryphon, l'école de Cos opposait avec orgueil le livre des *Coaques*, composé par ses plus illustres maîtres. L'école de Cos se glorifiait aussi d'avoir produit le traité des Fractures, celui des Articulations, celui des Frictions, et le traité *De humoribus*, qui était comme le programme de toutes les questions de clinique. Le livre des *Coaques* était, comme l'indique son nom, *Co-acta* (faits en commun), l'ouvrage de plusieurs auteurs. Ainsi, les matériaux étaient toujours sur le métier ; ils formaient des fragments d'attente auxquels on ajoutait successivement d'autres fragments. On fortifiait les observations anciennes par des observations nouvelles ; puis, on revoyait le tout, on le corrigeait, on l'épurait, et quand on avait longtemps médité sur la valeur et la portée des faits, on formulait en dernier ressort la loi de tous ces faits. C'est ainsi qu'on faisait autrefois les traités généraux, et c'est ce qui a fait dire, avec une parfaite raison, que la voix d'Hippocrate n'était pas la voix d'un seul homme, mais la voix d'un grand nombre de siècles, et comme l'expérience accumulée de plusieurs âges. Beaucoup des livres de Cos ont été ou détruits, ou perdus, mais il en reste encore quelques uns. Quant à l'esprit de cette école, nous le retrouvons à l'état de perfectionnement dans le vitalisme hippocratique, qui en est la continuation.

ÉCOLE D'ALEXANDRIE.

L'an du monde 3681, et 323 ans avant Jésus-Christ, Alexandrie devint, sous les Ptolémées (Soter, Philadelphe, Évergète), la capitale du monde et le sanctuaire des sciences, des arts et du commerce. La médecine occupa sa place dans cet institut célèbre (Museon) qui constitua bientôt une véritable université. L'école médicale fut créée par Hérophile et Érasistrate, et elle acquit une si grande réputation, qu'il suffit pendant longtemps de dire que l'on appartenait à l'école d'Alexandrie pour faire concevoir de soi une très haute opinion. A Alexandrie toutes les connaissances qui dérivent de l'organisation remplacèrent les notions métaphysiques. On cherchait les causes les plus subtiles dans les propriétés les plus grossières de la matière ; et, tandis que d'autres écoles s'épuisaient à la recherche des analogies métaphysiques, l'école d'Alexandrie ne tenait compte que des circonstances et des conditions physiques. Avant elle, tout était esprit ; avec elle, tout devint matière. C'est très certainement de l'école d'Alexandrie qu'est sorti le matérialisme médical, et par conséquent le cadavérisme, l'anatomisme, l'anatomo-pathologisme et l'organi-

cisme qui en dérivent. Hérophile, de Chalcédoine, passe généralement pour le fondateur de l'anatomie. Nous lui devons la découverte du système nerveux. Enfin ce fut sous le règne des
Ptolémées qu'on permit pour la première fois aux médecins
d'ouvrir des cadavres humains.

Quoique fondateur de l'école anatomique, Érasistrate était
réellement animiste. Il rattachait comme cause à un *pneuma* tous
les phénomènes physiologiques et pathologiques du corps humain. La théorie du *pneuma* fut à cette époque pour l'école
d'Alexandrie ce que devint plus tard la circulation du sang pour
l'école mécanique. Néanmoins, malgré toutes ces tendances vitalistes, Érasistrate renversa la doctrine humorale des anciens et il
prétendit que dans les maladies il ne fallait tenir compte que de
la lésion des solides. Érasistrate se fit un nom très célèbre à la
cour de Séleucus Nicanor, pour avoir reconnu, à l'agitation du
pouls d'Antiochus Soter, l'amour que celui-ci éprouvait pour
Stratonice, sa belle-mère. La cause du mal une fois reconnue, la
maladie fut bientôt enrayée et Érasistrate reçut de Séleucus cent
talents pour cette cure importante. Érasistrate réduisait toute la
thérapeutique à des moyens très doux, tels que la diète, la tisane
et quelques purgatifs légers. Il proscrivait entièrement la saignée qu'il remplaçait par la ligature des extrémités du corps. Les
médecins d'Alexandrie étaient de très habiles dialecticiens; ils
s'attachaient surtout à définir avec un très grand soin les expressions et les termes qu'ils employaient. Ce fut du temps d'Hérophile
et d'Érasistrate que la médecine, la chirurgie et la pharmacie,
exercées jusqu'alors dans tous les pays par les mêmes sujets, furent séparées en trois branches distinctes, qui reçurent les noms de
diététique, de *pharmaceutique* et de *chirurgie*. La diététique fut con-
fiée au médecin. Celui-ci réglait la diète, prescrivait les remèdes,
formulait les doses des médicaments, et traitait exclusivement
les maladies internes. La pharmaceutique, ou la rhizotomie, constitua l'art du pharmacien : il fut chargé de panser les plaies et
les ulcères, et de traiter les humeurs. Enfin, la chirurgie devint
la pratique exclusive du chirurgien et lui seul eut le droit de pratiquer les opérations. Cette première séparation des diverses
branches de la médecine eut lieu à l'école d'Alexandrie 300 ans
avant J.-C. Plus tard, ces trois branches se reconstituèrent, mais
elles furent de nouveau séparées. Cette deuxième séparation eut
lieu à Rome du temps de Galien. Enfin, après avoir encore tenté

de se réunir, elles furent dissoutes une troisième fois ; et cette dernière séparation s'opéra au moyen âge, en 1163, par suite de l'ordre que le concile de Tours intima aux prêtres de ne se livrer à aucune opération sanglante, par cette raison que l'Église a horreur du sang : *Abhorret Ecclesia a sanguine*. A dater de ce moment, les chirurgiens se séparèrent des médecins et ils se répandirent de toute part sous le nom de *circulatores*, jusqu'au temps où Guy de Chauliac et Ambroise Paré imprimèrent à la chirurgie une grande impulsion et un véritable éclat.

Il y avait à Alexandrie un institut de médecins entretenu aux frais de l'État ; les membres de cette compagnie se réunissaient dans la salle de musée au château de Bruchium, qui était également le siége d'une bibliothèque fameuse, créée 282 avant J.-C., et augmentée depuis par Ptolémée Philadelphe, qui la dota pour sa part de deux cent mille volumes. La bibliothèque d'Alexandrie a été détruite trois fois. La première fois par Jules César, que les rigueurs de la guerre obligèrent à incendier la flotte d'Alexandrie. Le feu se communiqua à la bibliothèque, et plus de quatre cent mille volumes devinrent en peu de temps la proie des flammes ! Reconstituée bientôt par la munificence de Marc-Antoine et de Cléopâtre, elle fut détruite par l'ordre d'Omar, premier calife, dans la guerre qu'il entreprit contre Ali, que Mahomet avait désigné pour son successeur. Enfin, elle fut détruite la troisième fois par Ammon, vice-roi d'Égypte, qui poussa le vandalisme au point de faire chauffer les bains publics avec ces riches collections de la première bibliothèque du monde.

ÉCOLE DE SALERNE.

L'école de Salerne, qui a valu à la ville de Salerne le surnom de Cité hippocratique, *Civitas hippocratica*, est la première université qui ait été fondée en Europe. On s'y rendait de toutes les parties du monde pour y étudier les sciences, et la médecine surtout y jouissait d'une grande célébrité. Selon quelques écrivains, l'origine de l'école de Salerne remonte au viie siècle ; selon d'autres, elle ne date que du xiie. Voici le produit de nos recherches à cet égard.

L'école de Salerne ne fut que la continuation de l'école du mont Cassin, *créée en* 528, par saint Benoît, *dirigée* par des moines fort instruits, et illustrée par Constantin l'Africain, qui s'y était retiré pour y étudier les travaux des médecins grecs et arabes.

Ce fut Robert Guichard, prince de la Pouille, qui, après s'être rendu maître de Salerne, dans le royaume de Naples, y transféra l'école du mont Cassin. Celle-ci prit alors le nom d'*école de Salerne*, et elle acquit chaque jour un développement et un éclat que la guerre sainte augmenta encore en attirant dans son sein grand nombre de gens illustres.

L'école de Salerne est surtout fameuse par les sentences et les maximes qu'elle a données sur l'art de se bien porter et d'éviter les maladies.

Les maximes de l'école de Salerne, écrites en vers latins léonins, renfermaient, dans le principe, 1239 vers, et formaient un poëme diététique, que l'on attribue encore à Jean de Milan, un des maîtres les plus fameux de cette école. Quelques historiens soutiennent, au contraire, que Jean de Milan ne fit que mettre en vers des maximes et dogmes recueillis par lui sur les tables de l'école de Salerne, où elles avaient été inscrites par ses prédécesseurs, et qu'il entreprit ce travail à la suite d'une consultation qu'il donna à Robert, fils de Guillaume le Conquérant, qui, blessé au siége de Jérusalem, alors qu'il n'était encore que duc de Normandie, était venu à Salerne pour y entendre les savants maîtres de l'école et leur demander leurs soins. Ce qu'il y a de certain, c'est qu'il dédia son poëme à Robert, roi d'Angleterre. On rapporte à ce sujet que Robert, ayant consulté les médecins à l'occasion d'une fistule qu'il avait au bras droit, on lui répondit qu'il ne guérirait de cette affection qu'autant qu'on sucerait cette fistule, qui était le résultat d'une plaie produite par une arme empoisonnée. Robert refusa de compromettre la vie de qui que ce fût pour son salut; mais sa femme, qui l'aimait tendrement et qui avait eu connaissance de cette consultation, suça sa plaie pendant qu'il dormait, et parvint ainsi à le guérir sans éprouver elle-même la plus légère indisposition.

Plus tard, vers la fin du xiii° siècle, Arnaud de Villeneuve, professeur de l'université de Montpellier, composa pour le roi d'Aragon, un traité spécial d'hygiène qu'il intitula : *Regimen sanitatis ad inclytum regem Aragonum.* Cet ouvrage, qui ne manque pas de mérite, n'est au fond qu'un commentaire heureux du poëme diététique de Jean de Milan. Enfin, Gilles de Corbeil, médecin de Philippe-Auguste, a mis en vers et publié aussi les maximes de l'école de Salerne.

On ne compte pas moins de cinq traductions françaises du

fameux poëme aphoristique, mais il y en a plusieurs qui ne méritent même pas la peine d'être lues. La meilleure est celle que Levacher de la Feutrie publia en 1779 : on y trouve quelques aperçus sur le café, les liqueurs et le cidre, qu'on chercherait en vain dans la souche modèle, et par une raison bien simple, c'est que ces produits de l'art n'existaient pas du temps des fondateurs de l'école de Salerne.

L'école de Salerne a compté aussi des maîtres célèbres dans l'enseignement oral. On cite Berthier, Garioponthus, Cophon et les deux Platéarius, comme ayant professé avec éclat dans un laps de cent ans environ, à savoir de 1040 à 1140.

D'après les règlements de l'école, il fallait pour être reçu médecin avoir étudié pendant sept ans au moins. On répondait alors publiquement aux questions qui étaient faites sur les livres de Galien et d'Avicenne, et si l'expérience était reconnue satisfaisante, on recevait l'anneau d'or qui confirmait le droit d'exercer. On était moins exigeant pour le grade de chirurgien : on le donnait à quiconque prouvait qu'il avait étudié l'anatomie pendant deux ans.

Y avait-il des docteurs à l'école de Salerne ? Non, il n'y en avait pas, quoi qu'on dise. Ce titre a été conféré pour la première fois en 1230, dans l'université de Paris, et il a été donné ensuite par l'université de Bologne, en 1295.

Dans ces premiers temps, le titre de docteur équivalait à celui d'une chevalerie militaire et constituait une véritable illustration. Les temps sont bien changés et le prestige est bien déchu ; mais tout cela est parfaitement réparable. Il suffit pour rendre au doctorat son autorité et son éclat, de le prendre au sérieux et de ne le conférer qu'à ceux qui s'en rendent dignes par des études et des épreuves importantes. Le mot *docteur* veut dire *enseigneur*, eh bien, qu'on ne l'accorde qu'à ceux qui ont assez étudié et assez appris pour enseigner eux-mêmes magistralement, et l'on reconstruira ainsi une véritable noblesse, celle de la science et de la sagesse, la plus noble de toutes aux yeux de la raison.

HISTOIRE DE LA FACULTÉ DE MÉDECINE DE PARIS.

L'histoire de toute école comporte deux parties distinctes, une partie historique et une partie scientifique. La première embrasse ce qui a trait à la fondation de l'école, à son développement, à sa constitution organique (statuts, décrets, ordonnances, etc.). La seconde résume ce qui est principe, dogme, règle appliquée, science et art. Nous allons étudier l'école de Paris à ce double point de vue.

Première partie ou partie historique.

L'enseignement de la médecine à Paris remonte à l'an 800 de l'ère chrétienne, au temps de l'école Palatine, fondée par Charlemagne. La médecine faisait partie à cette époque des études élevées dont l'ensemble formait ce que l'on appelait alors le *quadrivium*, et, à ce titre, elle avait déjà son enseignement spécial.

Après la destruction des écoles Palatines, les sciences se réfugièrent dans les monastères. Elles y vécurent comme elles l'entendirent : cessant d'être soumises à une règle commune. Les maîtres ne subirent plus aucune discipline, ils n'eurent d'autres titres que ceux qu'ils se donnèrent, et chacun put se livrer à la médecine sans aucun examen préalable. Cet état de choses était plein de dangers; l'abbé de Sainte-Geneviève le comprit, et, pour prévenir tout événement, il réunit les maîtres et il leur soumit un projet de statuts qu'il avait préparé d'avance.

Ce projet fut adopté à l'unanimité, et les écoles monastiques furent créées, grâce au concours intelligent des chefs d'école et de l'évêque. Aux écoles monastiques on vit succéder, en 1170, une société qui prit le nom d'Études de Paris. C'était une espèce d'institut fondé, d'après les ordres de pape Alexandre III, par les archevêques de Reims et de Rouen, et le cardinal Saint-Chrysogone. Les maîtres de cet institut furent répartis en compagnies diverses; on leur donna un chef, des magistrats, une discipline et le droit d'enseigner. On créa des grades qui ne purent être conférés qu'après des épreuves plus ou moins sérieuses. En un mot, l'enseignement fut établi sur des bases régulières, et comme la Société des études de Paris embrassait tous les genres de connaissances, on lui donna le nom d'*Université*. Quelques années après, les élèves qui suivaient les cours de l'Université furent divisés, en raison des divers pays d'où ils venaient, en quatre classes ou nations, et l'on vit : la nation de France, la nation de Picardie, la nation de Normandie et la nation d'Angleterre, qui prit plus tard le nom de nation allemande.

Quelques auteurs prétendent que l'Université a été créée par Charlemagne. C'est une erreur. Elle a été fondée sous Louis VII dit le Jeune, par Pierre Lombard, maître des sentences. Et elle a pris le nom d'Université en 1250, sous Louis IX, dit saint Louis. Du reste, elle n'a jamais été plus florissante que sous Charles VI : on l'a proclamée alors la *fille aînée* des rois de France, et elle jouissait à ce titre des plus grands priviléges.

En 1270, les différentes sections enseignantes de l'Université se constituèrent en facultés distinctes indépendantes les unes des autres. Chaque faculté eut son doyen et conféra ses grades. Le doyen était à la fois le chef de la faculté (*caput facultatis*), le vengeur de la discipline (*vindex disciplinæ*), et le gardien des lois (*custos legum*). Le titre de doyen fut d'abord accordé au maître le plus âgé de la compagnie; mais, en 1281, le décanat fut décerné à l'élection, et les fonctions de doyen devinrent temporaires. En 1272, sous le règne de Philippe III, et sous le décanat de Pierre de Limoges, la Faculté de médecine se sépara de l'Université, et elle commença véritablement à vivre d'une vie puissante et indépendante. Elle se composa de l'universalité des docteurs, et tous furent appelés, à tour de rôle, à professer et à prendre part aux actes publics et aux examens des élèves. Les médecins furent alors exemptés de toute charge et impôts, en vertu des priviléges accordés à l'Université, priviléges que chaque roi de France reconnaissait à son avénement au trône. A dater de cette époque, la Faculté de médecine de Paris prit un sceau particulier; elle eut aussi sa masse. On nomme ainsi un bâton armé d'une masse d'argent qu'un huissier, appelé à cause de cela *massier*, porte devant elle dans les grandes cérémonies. La masse est un symbole d'autorité. On la porte devant le chancelier de France, le recteur de l'Université, les facultés assemblées et les cardinaux.

En 1331, Philippe de Valois confirma plusieurs règlements adoptés par la Faculté, sous le nom de *statuts*. Elle ouvrit et composa des registres qui reçurent le nom de *Commentaires* (*Commentarii*); le plus ancien de ceux qui restent est de 1384. Presque tous les médecins de cette époque étaient ecclésiastiques; quelques uns parvinrent aux plus hautes dignités de l'Église. On cite entre autres Guillaume d'Aurillac et Nicolas Ferveham qui devinrent évêques; et Gerbert, Sylvestre II, Jean et Pierre d'Espagne qui furent élus papes. Jusqu'en 1505, la Faculté de médecine n'eut pas de local à elle. Les actes se passaient chez les maîtres, et les grandes réunions de régents, dont le nombre ne s'élevait guère au delà de soixante-douze, avaient lieu dans l'église des Mathurins ou à Notre-Dame ; les cours étaient faits par des bacheliers, au quartier Saint-Jacques, rue du Fouarre, près la place Maubert. C'était aussi rue du Fouarre que se réunissaient les élèves de la Faculté des arts. Il n'y avait point alors de bancs pour les élèves ; ils s'asseyaient sur du foin ou sur de la paille. En 1505, la Faculté de médecine entra en possession d'une école, ou, pour mieux dire, d'un local qui avait été préparé pour elle au bourg de la Bucherie, par les soins et la munificence de Jacques Desparts, chanoine de la cathédrale, et premier médecin de Charles VII (1). Enfin, en 1667, la Faculté quitta la rue de la Bucherie, et elle transporta sa bibliothèque et son enseignement aux anciennes écoles de droit, rue Saint-Jean-de-Beauvais. La Faculté avait pour patron saint Luc l'évangéliste, qui avait été médecin, et elle ne manquait jamais de célébrer dignement sa fête. Le mercredi, jour consacré à Hippocrate, était aussi pour elle un jour heureux.

L'ancienne Faculté conférait trois ordres de degrés : le baccalauréat, la licence et le doctorat.

Pour être admis candidat au baccalauréat en médecine, il fallait être âgé de vingt-cinq ans au moins ; posséder un diplôme de maître ès arts ou en philosophie ; présenter un certificat de quatre années d'étude à l'Académie, et déclarer par serment qu'on n'était pas marié.

Une fois admis candidats au baccalauréat, les élèves faisaient un stage de deux années, pendant lequel ils étudiaient l'anatomie, la physiologie, la matière médicale, l'hygiène, la physique et la chimie. Ils étaient tenus aussi, pendant ces deux années, d'assister aux leçons et aux consultations des docteurs, de suivre la visite des médecins de l'Hôtel-Dieu, et de prendre note des argu-

---

(1) Vers le milieu du XVIᵉ siècle, François Iᵉʳ créa le Collège royal, connu aujourd'hui sous le nom de Collège de France. La médecine trouva sa part dans cette nouvelle institution. Une chaire particulière fut consacrée à son enseignement, et le professeur eut pour office : 1° de lire les pères de la médecine grecque ; 2° de discuter la légitimité de leurs ouvrages ; 3° de recueillir des variantes ; 4° de rétablir les textes. L'amphithéâtre de médecine a bien changé d'aspect et de caractère depuis cette époque. Ce n'est plus aujourd'hui un sanctuaire de conservation, c'est une arène d'expérimentation très utile sans doute et d'une grande portée scientifique, mais détournée cependant du but de son institution, qu'il aurait fallu respecter, tout en modifiant avec le progrès les matières de la tradition.

mentations qni étaient soutenues à la Faculté. Lorsque les candidats avaient rempli ces différentes formalités, ils étaient admis à la supplique, c'est-à-dire au droit de demander à être interrogés. Alors on leur faisait subir une série d'épreuves qui duraient huit jours, et quand ils avaient satisfait aux questions qui leur étaient adressées par les examinateurs, ils étaient bacheliers en médecine. Six mois après, ils soutenaient deux thèses, une sur la physiologie, l'autre sur l'hygiène, et s'ils étaient reconnus capables, ils étaient nommés bacheliers-maîtres.

A dater de ce moment, ils suivaient les hôpitaux, ils faisaient entre eux des conférences dans lesquelles ils s'exerçaient à l'argumentation, ils ouvraient des cours publics, et au bout de deux années ainsi employées ils prenaient le titre de bacheliers émérites. Ils étaient autorisés alors à présenter une seconde supplique, à l'effet d'être interrogés sur la pratique, et à la suite de cet examen ils recevaient la licence, qui constituait le second degré ou le deuxième grade en médecine.

Les bacheliers étaient obligés de lire dans les écoles, et de commenter les auteurs classiques. Pour devenir émérites, ils s'exerçaient à l'enseignement dans une maison située rue du Fouarre; ils furent autorisés ensuite à ouvrir des cours aux collèges de Bagneux, de Justinien, de Presle et de Boncour. Enfin, pendant les deux années qui devaient s'écouler entre le baccalauréat et la licence, ils choisissaient parmi les docteurs-régents un conducteur d'études qui leur donnait des conseils pour les leçons qu'ils avaient à faire. Les examens pour la licence duraient huit jours, et depuis trois heures jusqu'à six. Avant d'être admis à recevoir la licence, les bacheliers devaient s'engager par serment, et même par un acte passé devant notaire, à ne jamais exercer la chirurgie, ou quelque opération que ce fût de petite chirurgie, en vertu de ce règlement de la Faculté, *almæ Facultatis*: « Par est conservare puram integramque dignitatem ordinis medici.» Les bacheliers émérites recevaient la licence tête nue et à genoux; c'était le chancelier qui la leur donnait. Une fois reçus licenciés, ils avaient le droit d'exercer et d'enseigner la médecine, non seulement à Paris et dans toute la France, mais encore dans tous les pays où dominait la religion catholique: « Hic ubique terrarum. » De plus, ils étaient réputés docteurs des universités autres que celle de Paris. Les licenciés pouvaient aspirer ensuite à un autre grade ou degré, à celui de maître-régent, *magister actu re-*

gens, qui leur donnait voix délibérative à l'école. Ils devaient, dans ce but, se soumettre à un nouvel acte, que l'on appelait *actus pas-tellariæ*, et qui consistait dans une sorte d'argumentation entre le président et le licencié, qui, après ce dernier examen, était défi-nitivement agrégé au corps.

Vers la fin du xve siècle, le titre de docteur-régent fut substitué à celui de maître-régent. Pour l'obtenir, le licencié devait pré-senter une dernière supplique au doyen et à la Faculté. Le doyen admettait la supplique et fixait le jour de la cérémonie du doc-torat, qui avait lieu avec une grande pompe. Cette dernière épreuve consistait dans un acte que l'on appelait *vespérie*, parce qu'il avait lieu le soir. Le président adressait d'abord au candidat plusieurs questions sur les généralités de la science. Ils discutaient ensuite sur quelques points litigieux. Puis le président terminait la séance en adressant au récipiendaire un discours latin, dans lequel il lui rappelait la dignité et l'importance de la profession médicale, ainsi que les devoirs nombreux qu'elle impose. Quel-ques jours après, le récipiendaire était invité à se rendre à la Faculté; là, après avoir prêté trois serments solennels devant la Faculté assemblée, il recevait l'accolade et le bonnet de docteur. Le nouveau docteur était aussitôt inscrit au tableau des docteurs-régents, mais il était classé parmi les jeunes, car il y avait encore alors deux ordres de docteurs; savoir : les jeunes ou les nouveaux reçus, et les anciens, ainsi nommés après dix années de doctorat et d'exercice.

Le titre de docteur donnait voix délibérative au chapitre de la Faculté, et droit à tous les priviléges et honneurs. Le jeune doc-teur était obligé de s'engager par serment à ne jamais se mêler d'affaires commerciales, mercantiles ou industrielles. Le grade de docteur était, en ce temps-là, comme un titre de noblesse, qui témoignait à la fois d'une bonne éducation première, d'une grande probité et d'une instruction aussi variée que choisie (1).

(1) Il y avait autrefois auprès des rois et en faveur de leurs premiers médecins une dignité suprême que la révolution a engloutie ; nous voulons parler de la di-gnité d'*archiatre*. Nous en dirons ici quelques mots, non par un sentiment d'or-gueil posthume, mais parce que nous sommes très convaincu que tous ces privi-léges d'honneur, dont on a ricané trop bourgeoisement depuis cinquante ans, ont ajouté beaucoup à la haute considération et à la splendeur de ceux qui en jouissaient, splendeur dont les derniers reflets sont encore ce qui relève le plus aujourd'hui les sujets dégénérés de ces magistratures déchues. Et d'ailleurs, qu'on le sache bien, tout ce qui anoblit oblige. Or, il n'y a point de profession qui soit plus

Tous les membres de la Faculté étaient égaux entre eux et participaient aux prérogatives et aux droits de la Faculté. Ils s'inspiraient et se perfectionnaient mutuellement, et ils se partageaient à tour de rôle les fonctions de l'administration et les fonctions du professorat. Enfin, tous étaient liés par un esprit de corps qui, en fortifiant leurs doctrines, alors pleines d'unité, donnait réellement à la Faculté de médecine de ces premiers temps un éclat et une activité qu'on chercherait en vain dans les écoles qui lui ont succédé.

On comptait, au commencement de 1792, dix-huit facultés de médecine et quinze collèges de médecine qui avaient comme les facultés le droit d'enseigner la médecine, mais non celui de conférer les grades. Les facultés les plus célèbres étaient celles de Paris, de Montpellier, de Strasbourg, de Toulouse, de Besançon, de Perpignan, de Caen, de Reims et de Nancy ; les collèges de médecine les plus renommés étaient ceux d'Amiens, d'Angers, de Bordeaux, de Dijon, de Lille, de Lyon, d'Orléans, de Rennes et de Tours. La loi du 18 août 1792 détruisit du même coup toutes ces facultés et tous ces collèges. On délivra alors sans examen et sans exception des lettres patentes de médecin à quiconque en demanda, jusqu'en 1794, époque à laquelle on créa trois écoles de santé, savoir : à Paris, à Montpellier et à Strasbourg ; les élèves reçurent alors le nom d'*élèves de la patrie*, on les paya et

digne que la nôtre d'être anoblie, mais qui exige aussi de la part de celui qui l'exerce un dévouement plus général et plus absolu.

Archiatre veut dire chef ou prince des médecins. Le titre d'archiatre remonte au 1er siècle de l'ère chrétienne. Andromaque, médecin de Néron, passe pour avoir été le premier qui ait obtenu cette dignité. Toutefois ce titre n'a reçu une constitution légale et n'est devenu une qualité civile avec privilèges et prérogatives qu'à la translation du siège de l'empire romain à Constantinople. En 326 et sous Constantin, les médecins attachés à sa personne reçurent le nom d'*archiatres*, *archiatri sancti palatii*. Plus tard, les archiatres furent reconnus aptes à parvenir aux deux degrés de la comitive impériale, et ils prirent alors le titre de *comes archiatrorum*, comte archiatre. La formule du brevet de comte archiatre était conçue dans les termes les plus pompeux. Elle relatait, entre autres, que le comte archiatre servait le monarque à titre de supériorité.

Au commencement de la monarchie française, les premiers médecins des rois obtinrent le titre d'*archiatres*, et ils le conservèrent jusqu'à la révolution. Marc Miron, médecin de Charles IX et de Henri III, fut le premier que le roi de France honora du titre de *comes archiatrorum*.

D'Aquin et Fagon prirent aussi le même titre, mais il était alors dépouillé des honneurs attachés à la comitive impériale.

On donne encore aujourd'hui le titre d'*archiatre*, dans quelques cours du Nord, aux premiers médecins des rois.

ils furent soumis à un régime militaire. A peu près à la même époque, et sur la demande de Thouret et de Fourcroy, l'ancienne faculté de Paris, devenue l'école de santé, entra en possession du local qu'elle occupe encore aujoud'hui, et qui n'est autre que l'ancien collége de chirurgie, bâti par l'architecte Gondoin, d'après les ordres de Louis XVI qui en posa la première pierre. La nouvelle école eut pour directeur Thouret, pour président Sabatier, et pour secrétaire Lallemant. Le directeur fut chargé d'expliquer la doctrine d'Hippocrate et de faire l'histoire des cas rares. Thouret s'acquitta de cette double tâche avec un grand succès. Il fit aussi, mais en vain, tout ce qu'il put pour faire créer alors une chaire de philosophie médicale. En 1796, l'Institut national de France fut institué, et Hallé, Pinel, Sabatier et Pelletan furent à juste titre appelés dans son sein. En 1797, l'école de santé prit le nom d'*Ecole de médecine*, et Thouret fut nommé directeur de cette nouvelle école, d'où sont sortis Dubois, Boyer, Manoury, Lhéritier, Lallemand, Bichat, Béclard, Dupuytren, Richerand et Petit, de Lyon. L'école d'accouchement et l'école pratique furent également fondées en 1797 par Peyrille, Boyer, Dubois, Baudelocque et Chaussier. En 1799, le professeur Corvisart inaugura les salles de clinique. En 1803, l'école de pharmacie fut créée. A la même époque, les examens furent rétablis et l'on créa l'ordre des officiers de santé. Enfin, le 12 novembre 1803, un arrêté du gouvernement enjoignit aux professeurs des écoles de médecine de porter un costume dans l'exercice de leurs fonctions, savoir : un grand costume pour les cérémonies publiques, un petit costume pour les leçons et assemblées particulières de l'école. Le même arrêté accorda à tous les docteurs en médecine le droit de porter le petit costume dans tous les cas où ils se trouvent invités à quelque cérémonie publique, où ils prêtent serment, font ou affirment un rapport en justice. Ces dispositions sont encore en vigueur aujourd'hui (1).

En 1808, l'école de médecine cessa d'appartenir à la juridiction du ministre de l'intérieur et elle passa sous les ordres du grand

---

(1) Grand costume de professeur : Robe de satin cramoisi avec devants de satin noir; cravate de batiste tombante; toque de soie cramoisie avec un galon d'or; chausse cramoisie de soie bordée d'hermine. — Petit costume de professeur et costume des docteurs en médecine : Robe noire d'étamine avec devants de soie cramoisie; chausse cramoisie de soie bordée d'hermine; toque de soie cramoisie avec un galon d'or; cravate de batiste tombante.

maître de l'Université. Elle fut soumise alors au régime universitaire comme les lycées et les écoles secondaires, et elle reprit le
nom de *Faculté*. Telle fut la conséquence de la création de l'université impériale promulguée le 10 mai 1806. Il est à remarquer
qu'il n'y eut plus entre cette nouvelle université et l'ancienne
qu'une similitude de noms. En effet, l'ancienne université jouissait d'immenses priviléges que le pouvoir lui-même jurait de
respecter. La nouvelle, au contraire, n'avait aucun privilége et
n'était réellement auprès des facultés que l'organe des décrets du
pouvoir. En 1814 et 1815, l'école de médecine de Paris fournit à
l'État des canonniers et des tirailleurs. Elle fut licenciée en 1822
et réorganisée en 1823.

Malgré ses priviléges et sa puissance, l'ancienne faculté de médecine régna rarement sans partage. Elle eut toujours pour rivales sur le seuil de la science quelques sociétés savantes qui
cherchèrent à partager avec elle les honneurs et la gloire de la
médecine. Parmi ces rivales nous devons citer : 1° La chambre
royale de médecine, créée en 1631 sous Louis XIII par Théophile
Renaudot, médecin de Montpellier et fondateur de la *Gazette de
France*, le premier journal qui ait paru. 2° L'Académie royale de
chirurgie, fondée en 1737 sous Louis XV par Mareschal et de
La Peyronie. C'est de cette école, qui se donna pour maître Jean-
Louis Petit, que sortirent Quesnay, Morand, Louis, Ledran,
Garengeot, Lafaye, Pibrac, Fabre, Lecat, Sabatier, Goulard,
Daviel, Pouteau, Cosme, Lamotte, Antoine-Petit, Sue, Percy, et
beaucoup d'autres chirurgiens célèbres qui portèrent haut et
loin la renommée et l'éclat de la chirurgie française. 3° L'école
pratique, créée par de la Martinière, premier chirurgien de
Louis XVI. 4° La Société royale de médecine, fondée en 1776 par
Lassonne, premier médecin du roi Louis XVI, et par Vicq d'Azyr,
qui, après avoir jeté les bases d'une nouvelle constitution de la
médecine, demanda en 1790, à l'Assemblée nationale, de rappeler la médecine à l'état d'unité et de simplicité où elle était du
temps d'Hippocrate. 5° La Société d'émulation, fondée en 1796
par Bichat et Dupuytren. 6° La Société philomatique, créée en
1798. 7° La Société de médecine, créée en l'an VIII par le ministre
de l'intérieur. 8° L'Académie royale de médecine, fondée par
Portal en 1820, sous le règne de Louis XVIII, et destinée à remplacer à la fois l'ancienne Académie de chirurgie, la Société royale
de médecine et la Société de médecine, dont les bulletins, com-

mencés en 1804, ont cessé de paraître du moment que cette compagnie nouvelle est entrée en exercice.

En résumé, l'ancienne faculté de médecine a été éclipsée par la chambre royale de médecine, qui l'a été ensuite par l'Académie de chirurgie. Plus tard, la Société royale de médecine et la Société de médecine ont marché de pair avec l'Académie de chirurgie. Enfin, l'Académie royale de médecine a succédé à l'Académie de chirurgie, à la Société royale de médecine et à la Société de médecine, sans avoir jamais pu parvenir jusqu'ici à les faire oublier.

Nous avons donc une Académie officielle de médecine, mais nous n'avons plus ces controverses savantes qui donnaient à la science tant de vie et de mouvement. Nous n'avons plus ces rivalités imposantes et graves, qui surgissaient du choc animé de l'amour-propre et des opinions. Toutes ces luttes honorables, toutes ces choses fécondes et grandes qui stimulaient magnifiquement l'émulation, se sont éteintes à la création de l'Académie, et cette nouvelle compagnie n'en conserve guère que le souvenir dans ses archives. Certe, l'Académie de médecine sera toujours une assemblée d'honneur et un grand conseil, grâce aux hommes de science et de mérite qui la composent. Mais c'est une assemblée de mages qui, n'ayant plus rien à défendre ni rien à espérer, paraît condamnée par sa quiétude même à une déplorable immobilité. On cherche bien de temps en temps à passionner son zèle et à ranimer le feu sacré, mais c'est en vain qu'on galvanise cette masse capricieuse et distraite, la chaleur s'y perd le plus souvent, et elle ne produit que de légers soulèvements qui se montrent et s'arrêtent à sa surface, comme des brins d'herbe apparaissent et meurent sur la pierre des tombeaux.

Partie scientifique.

Les premiers livres de la Faculté de Paris furent de simples registres qu'on désignait sous le nom de *Commentaires;* le plus ancien de ceux qui ont été épargnés par le temps porte la date de 1395. Jacques Desparts, chanoine de la cathédrale de Paris et premier médecin de Charles VII, donna à la Faculté naissante plusieurs manuscrits précieux, un Abrégé alphabétique des maladies et des remèdes, un volume sur le régime, et enfin un catalogue général des médicaments internes et externes. Telle fut la souche de la bibliothèque encore existante.

La Faculté de médecine fit venir de la bibliothèque de l'Escurial (Cordoue) plusieurs traductions d'Hippocrate et de Galien. Elle se procura aussi les Préceptes diététiques de l'école de Salerne, l'Anatomie d'Hérophile, la Botanique de Dioscoride, les livres de Rhazès et d'Isaac, et le Traité des urines de Théophile, disciple de Galien.

Tout l'enseignement de la première Faculté avait pour objet la connaissance de ces divers traités, qui étaient fidèlement expliqués et commentés par les maîtres et par les bacheliers.

Plus tard, la Faculté fit encore l'acquisition de quelques ouvrages importants; on cite parmi les plus fameux : la Concordance de Jean de Saint-Amand ; la Concordance de Pierre de Saint-Flour ; le livre de Galien *De usu partium ;* les Médicaments simples de Mézué; la Médecine pratique de Mézué; le Traité de la thériaque d'Andromaque ; l'Antidotaire d'Albucasis ; l'Antidotaire clarifié de Nicolas Mirepse ; et enfin le fameux *Totum continens* de Rhazès, qui constitua pendant longtemps le plus beau joyau de la Faculté. Jean Avis, doyen de la Faculté, en 1471, rapporte à ce sujet que Louis XI, ayant voulu posséder une copie du Rhazès pour sa bibliothèque particulière, députa près de la Faculté de médecine Jean Ladriesse, président de la cour des comptes, à l'effet de demander à la docte compagnie de lui prêter son Rhazès. La surprise et l'inquiétude furent grandes parmi les membres de la Faculté; ils s'assemblèrent plusieurs fois au bénitier de Notre-Dame, pour délibérer sur cette grosse affaire, et enfin après bien des discussions et des péroraisons, il fut décidé qu'on ne confierait le fameux livre que sous bonne caution : c'est-à-dire après dépôt fait de douze marcs d'argent et d'un billet de cent écus d'or, souscrit par un riche bourgeois nommé Malingre, qui répondrait du roi. Les conditions furent acceptées, le livre fut prêté, et au bout d'un an on rendit fidèlement et le Rhazès et les gages d'or. Ceci se passait au XVe siècle.

La Faculté n'eut pas d'autres livres jusqu'à Fernel. Ils lui suffisaient, ils contenaient toute la science de ces temps-là, et le génie et la patience des plus capables n'avaient d'autre objet que de s'exercer à les lire, à les comprendre, à les commenter et à les réciter. Les médecins de la Faculté ne connaissaient que le dogme et la parole écrite, et ils s'élevaient avec indignation contre tous ceux qui osaient attaquer ces pures traditions. La découverte de l'imprimerie changea cet état de choses. La médecine, comme les sciences et les arts, prit un nouvel essor, et peu à peu le Faculté, secouant le joug de la scolastique, devint enfin l'artisan de ses propres pensées. Elle essaya même d'appliquer les méthodes et les principes des sciences physiques et chimiques à la médecine, mais ses tentatives sous ce rapport furent toujours infructueuses.

Quoi qu'il en soit, la Faculté de médecine prit successivement une constitution scientifique, grâce aux leçons et aux travaux de Fernel, Houllier, Duret, Baillou, Guy Patin, Riolan, Hecquet, Ambroise Paré, J.-Louis Petit, Fabre, Lecat, Mareschal, de La Peyronie, Antoine Petit, Portal, Pinel, Vicq d'Azyr, Bichat, Béclard, Corvisart, Laënnec, Bayle, Chaussier, Cabanis, Roussel, Alibert, Thouret, Désault, Dupuytren, Broussais, Landré Beauvais, et beaucoup d'autres qu'il serait trop long d'énumérer ; mais ce qui a souvent manqué à cette constitution, et ce qui lui manque encore aujourd'hui, c'est l'homogénéité.

En effet, à la Faculté de Paris il n'y a point de doctrine générale, unitaire et absolue. Chaque professeur a la sienne, et la philosophie de l'école est de n'en pas avoir. Puis, comme il n'y a pas de chaire de philosophie médicale, la science des méthodes y est inconnue, et il en résulte que l'enseignement manque à la fois de solidité, de grandeur et d'éclat, parce qu'il est dépourvu de direction, de base, de principes et de critique. On y recueille des faits et beaucoup de faits, mais comme on ne s'attache pas à les généraliser, ils s'éteignent avant qu'on puisse les rattacher à des lois fondamentales.

Comme il n'y a pas de chaire d'histoire, on ne remonte guère au passé, ou, pour mieux dire, on n'y remonte pas du tout. On se borne à proclamer le résultat d'une expérience toute personnelle, étriquée, caduque et infidèle.... Tout se réduit là, et c'est à peine si les élèves connaissent une seule doctrine parmi toutes celles qui ont régné despotiquement ; or comme la médecine n'est en définitive que l'ensemble coordonné des diverses vérités apportées par chaque doctrine, il s'ensuit naturellement que les élèves ne savent rien ou presque rien en fait de science médicale. Ils ne connaissent ni l'ordre, ni la succession, ni la coordination des faits scientifiques. Ils sont hors d'état de juger si les nouvelles choses qu'on leur propose sont réellement des progrès ou simplement des pas rétrogrades ; ils ne sauraient indiquer dans la série des âges les faits de la médecine s'avançant naturellement et progressivement vers un but commun. Enfin, pour eux, la médecine date d'hier ou d'aujourd'hui; il n'y a ni religion médicale, ni famille médicale, mais chacun sent et agit à sa manière, selon sa force, dans toute son indépendance et dans sa liberté (1).

Comme il n'y a pas de chaire de doctrine hippocratique, il n'y a pas d'enseignement dogmatique et traditionnel; par conséquent on étudie au jour le jour le système du professeur en vogue, et l'on ne se doute même pas qu'il existe une médecine scientifique, source de tout art et de toute pratique dont les bases ont été posées il y a deux mille ans par le génie d'Hippocrate.

Comme il n'y a pas de chaire pour l'exposition et l'interprétation des cas rares, on ne sait plus les cas rares, on n'y croit plus; on jette un voile épais sur les faits les plus curieux de l'ordre physiologique et pathologique, et l'on met, comme on dit, la lumière sous le boisseau.

Comme il n'y a pas de chaire de bibliographie médicale, les élèves ne savent à quel auteur s'adresser, et ils se fourvoient à chaque instant par cette raison qu'en fait de livres, comme en fait de gens, il y a aussi la bonne et la mauvaise société.

Enfin, comme il n'y a ni chaire de méthodologie, ni chaire de biographie médicales, les élèves ne savent par où commencer, ni par où aller, ni par où finir, et ils ignorent la véritable influence que chaque homme célèbre a exercée sur son siècle. Enfin, sevrés de tous les enseignements utiles qui découlent de la vie anecdotique et savante des intelligences d'élite, ils perdent les biens les plus profitables aux jeunes gens, c'est-à-dire les grands exemples et les grands modèles.

En résumé, ce qui fait défaut à la Faculté de Paris, c'est le haut enseignement; mais le mal est parfaitement réparable, puisqu'il ne tient qu'au pouvoir de le compléter, et que le pouvoir a à cœur toute œuvre de haut et légitime perfectionnement.

D'autre part, comme l'anatomie descriptive, l'anatomie pathologique et toutes les autres anatomies sont enseignées à la Faculté de Paris avec un grand luxe de matière et d'exhibition; il en ré-

---

(1) Depuis que nous avons écrit ce paragraphe, M. le professeur Andral, chargé du cours de pathologie et de thérapeutique générales à la Faculté de médecine, a fait entrer l'histoire de la médecine dans le programme de son enseignement; il a rendu de la sorte un service signalé aux élèves, et l'école elle-même ne peut être que fière et reconnaissante de l'initiative généreuse que le savant encyclopédiste a prise dans cette circonstance.

sulte que les élèves abondent dans les *sentiers vicinaux* de la science proprement dite, et qu'ils sont de première force sur le cadavérisme.

Puis, comme il n'y a pas deux professeurs qui soient exactement d'accord sur les principes de la science et de l'art, il s'ensuit naturellement que les élèves sont eux-mêmes indécis sur les bases d'une science dont la condition fondamentale est de reposer sur l'unité de vues, l'unité de principes et l'unité d'application.

Ainsi s'expliquaient la confusion et la cacophonie qui font de l'enseignement actuel un chaos qui arrête les esprits positifs sur le seuil du sanctuaire.

Il y aurait un moyen certain de remédier à ces inconvénients pleins de périls, ce serait de créer des chaires nouvelles, et d'abord, et surtout, de convoquer un congrès médical, et de le charger de fixer dogmatiquement les principes de la science et de l'art.

Qu'on fasse dans ce but un appel honorable à tous les hommes de la médecine. Que tous soient conviés des plus petites localités comme des plus grands centres de population, pourvu qu'ils soient capables, diligents, sincères, et l'on pourra consommer l'œuvre de la régénération scientifique.

Il suffit de soumettre au savant aréopage le programme des différentes doctrines qui se disputent l'empire de l'opinion médicale avec ordre de les étudier, de les analyser et de les comparer dans leurs principes, dans leurs conséquences et leurs applications. Ce travail, une fois accompli, l'assemblée se répartirait en autant de sections qu'il y aurait de doctrines représentées dans son sein, et alors une discussion sérieuse, une argumentation complète s'engagerait entre les rapporteurs de chacune de ces sections ; puis, après le débat, l'assemblée tout entière se prononcerait sur la valeur de chacune de ces doctrines, et fixerait par un vote la suprématie de celle qui lui aurait paru l'emporter sur toutes les autres. Alors cette doctrine, revue et perfectionnée dans son ensemble, et posée ensuite par les efforts de tous sur sa base véritable, serait l'objet définitif d'une dernière élaboration qui, par un travail synthétique, l'immatriculerait en autant de principes qui seraient enseignés par toutes les écoles sous l'autorité du dogme et de la loi.

C'est ainsi que procéda au moyen âge saint Benoît de Nursia, fondateur de l'ordre des Bénédictins. Les associations religieuses

suivaient en Occident des règles différentes. Saint Benoît les soumit toutes aux mêmes principes et à la même discipline, et sa
règle, quoique très sévère, fut approuvée par saint Grégoire et
suivie par toute l'Église latine. Grâce à cette énergique constitution, l'ordre des Bénédictins devint célèbre et il rendit les plus
grands services à la religion, à l'humanité et aux lettres. Les nouveaux apôtres portèrent la foi aux barbares, reculèrent les limites de la civilisation, et transmirent à l'Europe entière les
chefs-d'œuvre de l'antiquité grecque et romaine.

HISTOIRE DE LA FACULTÉ DE MÉDECINE DE MONTPELLIER.

Partie historique.

Nous allons parler d'une école qui a brillé parmi les plus célèbres, de l'école de Montpellier dont l'histoire a été pendant
longtemps l'histoire même de la médecine en Europe. Le plus
simple énoncé de ses principes et de ses travaux nous donnera
d'elle une grande idée, et nous reconnaîtrons que ceux qui la dé-
nigrent sont, ou des ignorants qui ne la connaissent pas, ou des
gens de mauvaise foi qui se font une loi de la calomnier.

L'école de Montpellier a été fondée dans le courant du XIe siècle
par des médecins arabes et juifs, peu de temps après l'établissement de l'école de Salerne. Toutefois elle n'a reçu sa constitution
définitive qu'en 1220, époque à laquelle le cardinal Conrad,
légat du pape, lui donna des règlements, et ordonna qu'à
l'avenir nul ne pourrait prendre de grades en médecine, ni
exercer la profession de médecin, s'il n'avait préalablement subi
plusieurs examens en présence de l'évêque assisté de quelques
professeurs. Plus tard, Louis VIII adressa, au palais épiscopal,
la formule d'un serment de fidélité aux lois du royaume, avec
ordre exprès aux professeurs de le faire prêter aux licenciés et
aux docteurs avant de leur conférer aucun grade. Enfin, dans le
courant de l'année 1289, les diverses facultés de Montpellier
furent soumises à une discipline commune, et érigées en Université par Philippe le Bel. L'ordre royal qui portait cette création
fut immédiatement confirmé par une bulle du pape Nicolas III.
Le personnel de la Faculté de médecine fut d'abord peu nombreux. Un chancelier et quatre docteurs-régents le composèrent
en entier. Gilles de Corbeil, médecin de Philippe-Auguste, Henri
de Guintonia (1239), Pierre Guazanhain (1260), Arnaud de Ville-

neuve (1295), et Girard de Solo (1300), passent, à juste titre, pour les plus anciens maîtres de la Faculté de médecine de Montpellier. Bientôt les professeurs de cette faculté s'élevèrent contre les prétentions du clergé, et ils s'efforcèrent de contre-balancer son influence par l'autorité royale, auprès de laquelle ils réclamèrent avec instance la rectification de leurs droits et de leurs priviléges. Philippe VI de Valois leur rendit pleine et entière justice, et le roi Jean, pour honorer leur compagnie, ordonna qu'un bedeau porterait, à la tête de la Faculté, une masse d'argent en témoignage de sa puissance et de son rang. Il est bon de rappeler qu'à cette époque la Faculté de médecine de Montpellier fournissait déjà des médecins aux rois et aux papes qui tenaient alors leur siége à Avignon. Le pape Urbain V fit bâtir, pour les médecins, un collége qu'il appela le Collége des Douze. Il créa deux chaires et donna aux professeurs le droit de porter la robe rouge. Louis XII et François I⁰ʳ augmentèrent encore les priviléges de la Faculté. Henri IV créa deux nouvelles chaires : l'une d'anatomie et de botanique, qui fut donnée à André du Laurent, et l'autre de chirurgie et de pharmacie, qui fut occupée par François Ranchin. De plus, il chargea Richer de Belleval de faire construire un jardin des plantes. Ce jardin a été, pendant longtemps, le plus beau de l'Europe. Dans le courant du xviiᵉ siècle, il s'éleva, à l'occasion de Renaudot, docteur de Montpellier, une querelle très vive entre les médecins de Paris et ceux de Montpellier ; les uns et les autres défendirent avec une sorte d'acharnement les prérogatives et les droits de leur école. Néanmoins Renaudot, quoique compatriote et ami du cardinal de Richelieu, perdit sa cause, et le parlement déclara solennellement qu'il fallait être docteur de la Faculté de médecine de Paris pour exercer la médecine dans la capitale. Cet arrêt ne fit que surexciter la colère des deux partis : Courtaud, Magdelain et Isaac Carquet, médecins de Montpellier, entrèrent en lice avec Guillemeau, Guy Patin, René Moreau et Riolan, et l'on vit de part et d'autre couler à flots et les sarcasmes et les menaces. Quoi qu'il en soit, et en dépit du fameux arrêt du parlement, il y eut toujours des médecins de Montpellier attachés à la cour. De plus, Louis XIV se montra fort généreux pour l'école de Montpellier. Il la gratifia de deux chaires nouvelles ; il lui donna un démonstrateur de chimie, et il ordonna aux professeurs, aux agrégés et aux docteurs de se réunir pour former une sorte d'université, une faculté particulière entièrement distincte des autres facultés, tout en restant sous la discipline académique de l'évêque, qui était de droit chancelier de toutes les facultés. La Faculté de médecine prit, à dater de cette époque, le nom d'Université de médecine de Montpellier, et elle se distingua aussitôt des autres facultés par des règlements et une discipline particulière. Par suite de cette nouvelle organisation, la Faculté vit encore augmenter son personnel. Il se composa de huit professeurs ou dignitaires, dont un chancelier, un doyen et deux procureurs; l'évêque remplissait de droit les fonctions de chancelier. A cette condition près, l'Université de médecine composait réellement un corps à part et tout à fait indépendant. Dans le principe et aux termes du règlement, la place de chaque professeur titulaire était mise au concours, après sa mort; mais il y eut tant d'abus et d'injustices, que l'autorité fut obligée plusieurs fois d'intervenir et d'ordonner aux juges du concours de mettre plus d'équité dans l'appréciation des épreuves. Enfin, au bout d'un certain temps, les mêmes abus s'étant reproduits plus violents que jamais, le concours, cette immense et orgueilleuse déception, fut aboli.

Tels sont les points les plus importants de l'histoire de la Faculté de Montpellier jusqu'en 1793, époque à laquelle elle passa comme les autres facultés et toutes les sociétés savantes sous le niveau révolutionnaire.

Partie scientifique.

Au point de vue scientifique, l'histoire de la Faculté de médecine de Montpellier embrasse deux grandes époques : la première s'étend depuis sa fondation jusqu'à Barthez ; la seconde, depuis Barthez jusqu'à nous.

Les principes de l'école de Montpellier ne sont que la continuation progressive, la conséquence pratique et l'exécution achevée des grandes vues indiquées par l'école de Cos... *Olim Cous, nunc Monspeliensis Hippocrates*, comme l'a fort bien dit Frédéric Bérard. Ses premiers livres furent les livres mêmes de la nature, c'est-à-dire l'observation patiente et réfléchie des grands faits de la nature vivante, bien portante ou malade. Ses premiers maîtres furent de sages empiriques plus ou moins éclairés, mais toujours très prudents et quelquefois heureux. Bientôt la doctrine d'Hippocrate et de Galien, combinée à la matière médicale des Arabes, devint pour ces premiers médecins un code et une religion qui les ramena toujours à l'observation de la nature si vantée par le père de la médecine, et qui doit en définitive absorber les meilleures veilles du médecin.

Ces premiers hommes de la médecine s'occupèrent avec un soin particulier de la description des maladies. Parmi les médecins les plus fameux de l'école de Montpellier dont l'enseignement verbal ou écrit a fait école, nous devons citer Gilles de Corbeil, qui a laissé un livre fort estimé, intitulé : *De virtutibus medicaminum*. Arnaud de Villeneuve, dont les formules et les recettes pharmaceutiques ont formé pendant longtemps le Codex des médecins. Blaise Ermengaud, médecin de Philippe IV, à qui on doit une traduction latine des Cantiques d'Avicenne avec les Commentaires d'Averroès, et un traité sur l'asthme, intitulé : *Regimen de asthmate*, et attribué à tort à R. Moyse. Ermengaud était si habile en fait de diagnostic que Gariel a dit de lui : « Apollinari » laude claruit Ermengaudus Monspeliensis, qui ex solo vultus in-» tuitu genus et tempus morborum eorumque paroxysmos divina-» ret : quare in illustrium virorum cœtum transcriptus est. » Bernard de Gordon (1307), véritable ministre de la nature et auteur de plusieurs ouvrages, entre autres d'un traité sur les crises et les jours critiques : *De crisi et criticis diebus atque prognosticandi ratione;* d'un ouvrage intitulé : *Lilium medicinæ*, qui enseigne la manière de traiter toutes les maladies ; d'un traité de thérapeutique intitulé : *De decem ingeniis seu indicationibus curandorum morborum.* Gordon est aussi l'inventeur de *trochisques* qui portent son nom et que l'on a employés pendant longtemps contre l'ulcère des reins et de la vessie. En 1360, Guy de Chauliac, le véritable restaurateur de la chirurgie : il a laissé des livres classiques dans lesquels il y a d'exellents préceptes sur le grand art des précautions; on lui doit aussi une très minutieuse description d'une peste qui a fait de grands ravages dans le XIV° siècle. Jacques Sylvius, ou Dubois, qui, de Montpellier, vint à Paris où il fut le premier démonstrateur d'anatomie. En 1566, Rondelet, renommé par ses vastes connaissances en histoire naturelle. En 1584, Joubert, qui a écrit avec un égal succès sur toutes les branches de la médecine, et à qui nous devons le livre intitulé : *Erreurs populaires au fait de la médecine et du régime de santé.* Cet ouvrage, dédié à Marguerite de France, première femme de Henri IV, a été imprimé dix fois dans l'espace de six mois, et il a eu au moins quinze éditions. La plus estimée est celle de

Rouen; elle est de 1601. En 1609, André du Laurens, dont le *Traité d'anatomie* résumé en quelque sorte tous les travaux anatomiques des anciens médecins de Montpellier. Nous ferons observer à cette occasion que c'est à tort que l'on reproche à la Faculté de Montpellier de dédaigner l'anatomie. Loin de là, l'école de Montpellier a toujours cultivé et professé cette science avec un soin particulier; mais, à la vérité, elle n'a jamais voulu lui accorder de suprématie sur les autres branches de la médecine.

Du reste, notons-le bien, ce fut à Montpellier que l'anatomie humaine fut d'abord enseignée, grâce à Henri IV, qui dota la Faculté d'une chaire d'anatomie. Enfin, Sylvius, qui le premier professa l'anatomie à Paris, était de Montpellier, d'où il avait été appelé pour enseigner cette science dans la capitale. En 1655, Lazare Rivière publia sur la médecine un livre qui a été pendant longtemps le bréviaire des professeurs. On cite encore les deux Bauhin, Richer de Belleval, Chicoyneau et Magnol, dont les livres sur l'anatomie et la botanique ont obtenu le plus grand succès. Matte père et fils, et Arnaud Fonsorbe, démonstrateurs de chimie. Chirac et Astruc, dont l'enseignement en physiologie, en chirurgie et en pharmacie, a été pendant longtemps européen. Imbert Haguenot, Lamure et Venel, dont les titres sont connus de tout le monde. Enfin, Pierre de Lisbonne, devenu archevêque de Prague, cardinal et pape. Claude Moulins, premier médecin de Louis XI. Adam Fumée, médecin de Charles VII, de Louis XI, de Charles VIII, et qui, grâce à son mérite, fut nommé garde des sceaux. Il était à la fois poëte, médecin, mathématicien et historien. Louis XI, qui l'estimait beaucoup, le chargea plusieurs fois de négociations fort délicates, et en 1492 Charles VIII lui confia les sceaux de France, qu'il conserva jusqu'à sa mort, qui eut lieu en 1494. Michel Nostradamus; François Rabelais, auteur de l'histoire de Gargantua et de Pantagruel; Jean Chapelain, médecin de Henri II; Pierre Milon, médecin de Henri IV; Jean Hervard, médecin de Louis XIII; François Vautier, et Antoine d'Aquin, médecin de Louis XIV; Charles de Barbeyrac, médecin du cardinal de Bouillon; Raymond Vieussens, à qui nous devons un Traité de névrologie.

Plus près de nous, nous citerons Sauvages, de Lacaze et de Bordeu, qui ont puissamment contribué à la gloire de l'école de Montpellier. Sauvages, qu'on peut citer comme un véritable encyclopédiste, fut le premier en Europe qui attaqua de front le mécanicisme. Il mit tous ses efforts à ramener les esprits, égarés dans le champ des hypothèses, à l'observation pure des phénomènes et des faits qui, logiquement systématisés, fournissent à la médecine des corollaires aussi sûrs qu'utiles ; il prouva l'utilité des théories ; il démontra que les causes sur lesquelles on appuie les théories doivent être rigoureusement expérimentales. Il fit comprendre tous les avantages de la médecine clinique et la nécessité de rattacher la science à une seule théorie. Il modifia l'animisme de Stahl ; il essaya de le combiner au mécanicisme, et en le présentant ainsi sous un jour nouveau, il ouvrit la voie au vitalisme de Bordeu et de Barthez. On doit à Sauvages un Traité de nosologie, qui est incontestablement le plus fameux qui ait paru dans ce genre. Lacaze est, à proprement parler, l'auteur de la physiologie. En effet, il l'a rendue véritablement expérimentale, en fixant le génie de l'observateur sur l'observation même de ce qui se passe en nous dans l'état de santé et dans l'état de maladie. Malheureusement il se laissa entraîner au delà de ses principes, et gâta son ouvrage en mêlant aux faits de l'observation les hypothèses les plus arbitraires, puisées un peu partout, et particulièrement dans les idées mécaniques du temps. Lacaze a encore servi la science en faisant apprécier l'importance de l'étude attentive des agents extérieurs sur l'économie vivante, agents que les anciens semblaient avoir écartés du champ de l'observation en leur donnant le nom de choses non naturelles.

Bordeu compléta l'œuvre de Sauvages et de Lacaze, et il fit faire un pas immense à la science. D'abord il continua la réforme importante entreprise par Sauvages et Lacaze ; puis il renversa le mécanicisme qu'ils avaient ébranlé, et il appela l'attention des savants sur l'observation directe des phénomènes vitaux, physiologiques et pathologiques. Mais tandis que Sauvages n'envisageait les forces de la vie que dans les phénomènes qui les expriment, et dans la cause première et intelligente qui les régit, Bordeu les considéra en sus dans les organes d'où elles dérivent, dans les rapports qu'elles ont entre elles et dans les modifications qu'elles présentent dans les divers systèmes de l'économie. Continuateur de Van Helmont, il féconda les aperçus profonds de ce grand génie sur la vie propre des divers organes et sur leur influence particulière dans l'état de santé et de maladie. Enfin, en dernière analyse, il subordonna tous les actes de l'économie animale à la sensibilité modifiée, selon lui, dans chaque organe à qui elle donne pour ainsi dire une vie spéciale. En d'autres termes, Bordeu signala la sensibilité et la motilité comme des propriétés radicales, comme des forces propres à la fibre animale, et partant comme des attributs caractéristiques de la matière vivante, qui nonobstant reçoit de l'âme ses plus hautes facultés. Les idées de Bordeu vivent encore dans ses écrits, et on les retrouve dans les livres de ses disciples, Robert Fouquet et Desèze. De plus, Bordeu a été le promoteur de la médecine organique, et l'on doit le regarder aussi comme le fondateur de la physiologie organique, non pas précisément telle qu'elle a été présentée sous le rapport des éléments anatomiques et des propriétés isolées inhérentes aux tissus organiques, mais sous le point de vue beaucoup plus vaste et plus philosophique de la considération des forces vives qui donnent la vie aux organes, qui les rendent sensibles et mobiles et aptes par conséquent à remplir la grande fonction de la vie. Bordeu a sous ce rapport ouvert la route à Bichat. En effet, en suivant ses traces et en matérialisant en quelque sorte les idées de Van Helmont, Bichat nous a donné une histoire complète des tissus primitifs. Il a prouvé que chaque tissu était partout identique, et qu'il présentait partout les mêmes propriétés vitales et les mêmes sympathies. Il a montré comment tous les tissus élémentaires, en se combinant entre eux, forment nos différents organes. Enfin, il a prouvé que les tissus simples pouvaient être malades isolément, qu'ils excitaient alors des sympathies particulières, et que le devoir du médecin était de chercher à découvrir les organes souffrants et de rattacher tous les symptômes à la lésion de ces organes. Bichat, inspiré par Bordeu, a donc combiné la pathologie à la physiologie et ouvert à son tour la voie que Broussais a parcourue ensuite en répandant sur la médecine un si vif et si fugitif éclat.

En résumé, Bordeu a ramené les esprits à l'hippocratisme, qu'il a *perfectionné*, et il a resserré scientifiquement la chaîne qui liait l'école de Montpellier à l'école de Cos. Telles ont été, par ordre de succession et jusqu'à Bordeu, les idées médicales de l'école de Montpellier. Ainsi donc, et pour nous résumer encore, l'observation et l'empirisme d'abord, puis l'empirisme raisonné ; et successivement le naturisme d'Arnaud de Villeneuve, l'animisme de Gordon, de du Laurens, de Rivière, de de la Chambre, l'animisme modifié et le nosologisme de Sauvages, et enfin la doctrine organo-physiologique de Bordeu : telle fut aussi la série non interrompue de professeurs célèbres, d'auteurs excellents et de praticiens habiles qui ont agrandi la médecine au point de vue de la science et de l'art. De leur concours il s'est formé une école justement célèbre par le grand nombre de savants qu'elle a produits et par l'énorme quantité de bons ouvrages qui sont sortis de son sein. Ce qui distingue surtout cette école, c'est la foi qu'elle a en elle, c'est sa fidélité religieuse aux principes de la médecine. En effet, alors que toutes les autres écoles médicales se laissaient envahir par le torrent impétueux des sciences physiques et chimiques, l'école de Montpellier a su défendre le fond de ses principes théoriques et pratiques, et elle est restée constamment attachée aux dogmes impérissables qui l'ont toujours dirigée dans les voies de l'observation de la nature agissante et réagissante. Aussi on l'a toujours vue s'avancer prudemment dans le sillon tracé par le père de la médecine, et faire chaque jour quelques pas en avant dans cette voie de la vérité. Et, notez-le bien, cette marche méthodique et progressive a pour cause essentiellement efficace le commun accord de ses membres, qui, tous animés du même esprit et partant tous du même point pour arriver au même but, se sont toujours efforcés d'associer leurs idées, d'enchaîner leurs travaux, et de les coordonner d'après les principes et les instructions d'Hippocrate. Enfin, à Montpellier, tout jusqu'à la cérémonie du doctorat, tout jusqu'à l'acte de triomphe, comme on l'appelait autrefois, contribuait à resserrer les liens de confraternité scientifique qui doivent réunir les disciples d'une même école dans une seule et même communion de principes et de vues. On présentait au récipiendaire les ouvrages d'Hippocrate, en l'exhortant à se bien pénétrer des maximes qu'il contient ; on lui répétait que tous les principes qu'il avait puisés au sanctuaire, il les retrouverait dans ce livre sacré ; puis, on lui remettait l'anneau de docteur, et on lui faisait prêter le serment d'Hippocrate, cette solennelle expression de sentiments si élevés et si nobles qui résume en quelques mots tout ce que la charité, le sacrifice et la vertu peuvent enfanter.

L'ère nouvelle de l'école de Montpellier date incontestablement de l'apparition de Barthez dans son sein et de la publication de ses œuvres immortelles. En effet, Barthez, en appliquant avec prudence les méthodes philosophiques de Bacon à l'étude, à la vérification et à la constitution de la médecine, a donné à cette science une nouvelle impulsion et créé en quelque sorte sa philosophie. On peut ajouter que le mot *principe vital* à l'aide duquel il a formulé le grand fait de la vie est devenu entre ses mains comme l'épée d'Alexandre ; car, à la faveur de ce mot, il a pour ainsi dire tranché le nœud gordien de la médecine, comme jadis Hippocrate, avec le mot *nature*, qui est absolument identique, a fondé aussi la philosophie de la médecine pratique en créant les méthodes naturelles, analytiques et empiriques qui éclairent d'une triple lumière les épaisses ténèbres de la médecine pratique.

Après Barthez vint Grimaud. Ce fut un des plus ardents défenseurs de l'animisme. Fidèle aux principes de Stahl, il rattachait tous les phénomènes vitaux et moraux à un seul principe, à l'âme. Il essaya d'augmenter la doctrine de Barthez; mais il ne fit réellement que la spiritualiser. Dumas parut ensuite. Il adopta, pour l'étude de l'homme, les méthodes et les préceptes de Bacon et de Barthez; mais, au lieu de considérer, avec ce dernier, les propriétés vitales comme les facultés du principe vital (ou de la force vitale) d'où elles découlent, il les rattacha, ainsi que la vie, à l'organisation, c'est-à-dire au tissu, à la matière, à la substance propre des organes; puis, après avoir ainsi matérialisé la vie, il rattacha toutes les maladies à des lésions organiques agissant comme causes. Que dirons-nous de Bérard? — Frédéric Bérard, qu'on met, à juste titre, au nombre des maîtres de l'école de Montpellier, a été aussi un des plus savants médecins de l'Europe. Les services qu'il a rendus à la science sont immenses. Il a coordonné et mis en relief les travaux de ses prédécesseurs; il a exposé avec une merveilleuse lucidité le caractère et l'esprit des différentes doctrines médicales; il a fait ressortir les immenses avantages de la philosophie médicale, et il a montré la médecine dans tout son jour après l'avoir dégagée des fausses richesses qui altéraient et obscurcissaient sa pureté. Enfin, il a écrit, sur les rapports du physique et du moral, un livre qui suffirait seul à sa réputation.

Quoiqu'il soit très difficile et fort délicat de parler des contemporains, nous ne pouvons traiter de l'école de Montpellier sans faire mention d'un de ses membres les plus célèbres, de M. le professeur Lordat, qui est généralement regardé comme l'âme de cette école et la personnification la plus brillante de son esprit, de sa pensée et de sa parole. M. Lordat s'est constamment proposé de ramener les esprits aux sages et prudentes habitudes d'un éclectisme philosophique, et en s'efforçant toujours de faire prédominier le dogme de l'unité vitale et morale, il a imprimé à la science de l'homme un caractère élevé qui la ramène, comme autrefois, aux proportions nobles et pures d'un véritable sacerdoce. M. le professeur Lordat regarde l'économie animale comme étant composée d'un mécanisme et d'un dynamisme ; et il pose expressément en principe que la science de l'homme a pour objet l'étude de l'agrégat matériel et des causes actives qui animent cet agrégat : c'est-à-dire, l'étude de l'élément matériel ou corporel et l'étude de l'élément métaphysique ou spirituel. Puis, d'accord en cela avec saint Augustin, qui reconnaissait dans l'homme trois parties distinctes, le corps, l'esprit et l'âme, il admet également en nous trois éléments, savoir : l'*agrégat* matériel, la *force* vitale et la *puissance* psychique ou le *sens* intime. Selon l'illustre professeur, la force vitale et la puissance psychique sont toutes deux de l'ordre métaphysique, mais elles ne sont pas de même nature. La force vitale est périssable et susceptible de caducité, la puissance psychique ne l'est pas ; elle est, au contraire, essentiellement perfectible. Enfin, les causes de l'ordre métaphysique sont, selon M. Lordat : 1° la force vitale des végétaux, des bêtes et de l'homme ; 2° l'instinct, l'intelligence et la raison ou le sens intime !

Mais ce n'est point assez d'indiquer sommairement les principes du maître, on nous saura gré de donner ici une sorte de résumé de l'enseignement de M. le professeur Lordat, enseignement qui sert en quelque sorte de programme à l'école de Montpellier.

M. le professeur Lordat adopte en philosophie le baconisme newtonien, autrement dit la méthode inductive expérimentale. Il pose en principe qu'il faut reconnaître autant de causes différentes qu'il y a de groupes d'effets différents, et que dans la recherche des causes il faut aller jusqu'à la puissance où il n'y a plus de parties, où il n'y a qu'unité ; enfin, jusqu'à la source où Hippocrate arrivait par la pensée, ἐν τῷ ἀμερεῖ. Il y a deux ordres de causes qui agissent dans le monde, savoir : 1° des causes physiques, nécessaires, infaillibles, aveugles, qui opèrent *ratione entis* ; 2° des causes métaphysiques, autonomes, spontanées, contingentes, toujours poussées vers un but, et qui agissent *ratione moris*. La physiologie est la connaissance de toute la nature humaine, considérée comme cause de tous les faits hygides et morbides de la vie. Elle mérite à ce titre le nom d'*anthropologie*. L'an-

thropologie a pour objet trois ordres de faits. Les faits de l'ordre
physique, de l'ordre vital, et de l'ordre intellectuel ou noologique.
Hippocrate avait dit : Le corps animé diffère du corps inanimé
par la présence d'une cause qui opère le phénomène temporaire
de la vie. Cette cause vivifiante, c'est l'ἔνορμων. Elle joue un grand
rôle dans l'économie, mais il ne faut pas la confondre avec une
autre cause qui vit avec elle, mais qui n'est pas elle : avec l'intelligence, avec le γνώμη, qui est l'âme immortelle et responsable. Et
cette connaissance expérimentale du dynamisme humain avait
été la base de la médecine depuis Hippocrate jusqu'au milieu du
xviie siècle, où elle fut ébranlée par les écrits de Descartes.
M. Lordat, à l'imitation de Barthez, fait prévaloir dans son enseignement l'*idée* d'Hippocrate, et il est secondé dans cette grande
entreprise par toute l'école de Montpellier. Suivant M. Lordat,
l'homme est composé d'un agrégat matériel et d'un dynamisme.
Le dynamisme de l'homme est double; il se compose d'une force
vitale et d'une force intellectuelle, qu'il appelle le sens intime. La
force vitale unit l'agrégat matériel au sens intime. La doctrine de
l'alliance de ces deux puissances est l'objet solennel de l'enseignement didactique de Montpellier. La vie est le phénomène temporaire qui se passe depuis le premier moment de l'existence de
l'agrégat matériel jusqu'à l'extinction du principe animateur
renfermé dans cet agrégat. La force vitale, c'est l'esprit de vie d'où
découle tout le pouvoir zoologique ; le principe d'intelligence, c'est
le sens intime, c'est le γνώμη. L'homme est engendré; et *non fabri-
qué, non manufacturé :* « Genitum, non factum, consubstantiali
»patri. » L'homme offre bien l'image d'une instrumentation, mais
quelque chose meut cette instrumentation, et ce quelque chose,
c'est l'*esprit* de vie, c'est la *force* vitale. Ainsi il y a dans l'homme
un domaine et un propriétaire double : le domaine, c'est l'agrégat
matériel, c'est l'organisation ; le propriétaire double, c'est la force
vitale et l'âme pensante, qui exécutent de concert le grand phénomène de la vie. Mais une âme pensante ne peut résider dans un
agrégat matériel que lorsque celui-ci est vivant et agissant. La force
vitale y pourvoit. Son premier acte est d'animer l'agrégat matériel ;
son second soin est de se former des serviteurs fidèles, des organes,
des instruments. Quand tout est disposé suivant l'ordre de la nature,
l'âme entre en fonctions au sein du corps qu'elle anime, et l'homme
est libre. La dualité du dynamisme est parfaitement démontrée par
M. Lordat, et la doctrine de l'alliance des deux puissances de la

vie devient, par son enseignement, une source profonde de vérités. La force vitale agit sans le savoir, et cependant elle va droit
à un but déterminé, au but de sa nature; elle surmonte l'obstacle,
elle répare ses pertes, elle entretient et soutient la maison de
l'esprit. Le sens intime, au contraire, n'a dans la matière que des
aptitudes, et il ne parvient à savoir certaines choses que par
l'étude, l'expérience et une lente réflexion. La force vitale s'épuise
et s'éteint avec les années; la force intellectuelle, au contraire, se
perfectionne avec le temps. Mais elle ne vieillit pas, elle ne périt
pas, elle *disparaît*, elle est immortelle. La science est la mère de
l'art; les faits sont les aliments de l'âme : l'âme suffisamment
nourrie engendre la science, et la science façonne les faits en art.
Enfin, l'anthropologie est toute la science de la médecine. La
thérapie en est l'art, et l'intimité hiérarchique de l'anthropologie
et de la thérapie constitue le premier précepte didactique de
l'école de Montpellier. Tel est l'esprit de la doctrine scientifique
de Montpellier; quant à la pratique médicale des maîtres de
Montpellier, le bel ouvrage de M. le professeur Golfin sur la
pharmacodynamie peut être considéré comme la plus haute et
la plus fidèle expression de leur manière artistique. Là, sur cette
terre médicale qui a vu naître et fleurir les méthodes thérapeutiques de Barthez, tout se fait d'après les lois, les procédés et les
règles de la nature en action, prise pour guide et pour modèle, et
il en résulte que dans ces contrées la médecine, toujours bienfaisante, jouit encore de cette grande renommée qui lui valut le
surnom d'*art salutaire* que la sagesse et la reconnaissance des
nations lui donnèrent autrefois.

En résumé, l'école de Montpellier ainsi constituée par de grands
maîtres, auxquels se rattachent par leur enseignement et par
leur pratique tous les professeurs et tous les médecins de la cité
hippocratique; l'école de Montpellier, disons-nous, représente
dans le passé comme dans le présent une université médicale qui
a sa philosophie, son esprit, ses méthodes. Sa philosophie consiste à classer méthodiquement les faits que présente l'économie
vivante dans l'état de santé et dans l'état de maladie, à les coordonner en raison de leurs ressemblances ou de leurs différences
réelles ou sensibles, en étudiant attentivement ces faits en eux-mé-
mes, et non pas dans des analogies physiques ou chimiques, et à
les rattacher enfin comme à leur dernière raison à un fait principe qui les domine et les explique tous, parce qu'il les produit. La

philosophie médicale de Montpellier prescrit en outre d'étudier expérimentalement les lois qui président aux actes de cette cause initiale, source véritable de tous les phénomènes vitaux, physiologiques et pathologiques. L'esprit de l'école de Montpellier est à la fois expérimental et philosophique, et son système dogmatique est constitué de manière à admettre tous les phénomènes physiologiques et pathologiques, et toutes les indications thérapeutiques. Il tend surtout à réunir sous une seule et même forme théorique les résultats sagement combinés de l'observation et de l'expérience. Enfin, on peut dire de la doctrine médicale de Montpellier, qu'elle est, en dernière analyse, l'union méthodique et systématique de tous les faits médicaux, opérée d'après les principes et les règles de la philosophie baconienne.

Pour les médecins de l'école de Montpellier, la science de l'homme est l'ensemble des faits vitaux réduits en lois générales. La vie est la cause et non le fait, ou le résultat de l'organisation, et cette cause, quelle qu'elle soit, préexiste à l'organisation. L'école ne se prononce pas sur la nature de la vie. C'est simplement pour elle une cause inconnue dans son essence, et produisant des effets très connus, réglés par des lois appréciables, par l'observation et le raisonnement. En un mot, la vie n'est qu'un fait généralisé et la somme de tous les faits absorbée dans une sorte d'unité.

L'école de Montpellier associe le solidisme à l'humorisme. Elle admet des affections anatomiques et des affections humorales, des affections générales et des affections locales, et elle tient compte à la fois des forces radicales et spéciales ; enfin, elle est animée d'un grand esprit de conciliation et d'éclectisme ; mais, tout en choisissant les faits, elle les coordonne constamment, et son œuvre principale est de les rattacher toujours aux principes de la doctrine mère, au vitalisme, qui, bien compris, constitue la science méthodique des forces vitales, de leurs rapports et de leurs lois. L'école de Montpellier a continué les travaux idéologiques de l'école de Cos : elle a fixé et généralisé des idées jusque-là vagues et isolées ; elle a systématisé les vues des praticiens les plus célèbres ; elle a réduit en lois des principes que tout le monde suivait avec ou sans connaissance de cause ; elle a donné des formes absolues à des principes généralement admis ; elle a popularisé une doctrine qui est l'expression scientifique et artistique la plus élevée des plus grands maîtres de la science et de l'art ; enfin elle a constitué une école, et c'est de cette école et de celle d'Édimbourg que sont sortis les médecins les plus célèbres de tous les temps et de tous les pays. Ce qui assure encore à l'école de Montpellier la reconnaissance et l'admiration des générations présentes et futures, c'est l'heureuse et sage application qu'elle a su faire des méthodes baconienne et newtonienne à la science des êtres vivants ; c'est sa constitution comme corps savant et comme école ; c'est le consentement unanime de ses maîtres toujours unis scientifiquement et toujours d'accord sur les dogmes fondamentaux de la science et de l'art. En d'autres termes, c'est par son puissant enseignement dogmatique ; c'est par l'esprit général de ses méthodes philosophiques et l'unité de ses principes ; c'est par la recherche, la vérification et la coordination de tous les principes de la médecine-science et de la médecine-art ; c'est par la recherche historique des vérités médicales et par la haute et savante critique des doctrines générales, que la Faculté de médecine de Montpellier s'est toujours montrée à la tête des autres facultés, et qu'elle a constamment influé sur la marche de la science médicale dont elle a scellé les vérités, augmenté les lumières et assuré les progrès.

Et qu'on le sache bien, l'opinion que nous énonçons est celle des esprits le plus haut placés dans la magistrature des sciences. Ce sont des hommes d'État, des ministres qui ont rendu solennellement à l'école de Montpellier cette justice que nous ne faisons que répandre aujourd'hui. Tous ont reconnu que la supériorité de son enseignement avait pour cause sa philosophie et les travaux auxquels elle s'est constamment livrée pour perfectionner la science du dynamisme humain, et tous ont répété que les cours de Montpellier étaient les seuls qui offrissent dans les doctrines un ensemble parfait et une unité réelle et féconde.

Enfin, un grand maître de l'Université a dit, en parlant de cette école : « Que la Faculté de Montpellier conserve donc son esprit particulier, son esprit à part, ce qui fait que l'Europe sait ce que c'est que l'école de Montpellier. Cette considération si forte, si légitime, nous l'acceptons pleinement. Enfin, qu'on sache bien qu'il y a quelque part dans le monde une école qui, à côté des éléments physiques de la science, s'occupe aussi des intérêts d'un autre ordre ; qui a su, avec une admirable supériorité, sans cesser de former des médecins, faire des philosophes, des hommes qui ont toujours rattaché à la nature insensible la nature sensible et palpable, et les choses humaines et terrestres aux choses supérieures et divines. » Et le ministre qui a dit cela, c'est un esprit éminemment supérieur, c'est M. le comte de Salvandy, toujours présent quand il s'agit de nous, et dont chacun doit conserver un souvenir intime pour tout le bien qu'il a fait à notre profession, d'une manière si digne, si éclairée, si chevaleresque et si noble.

Continuons donc l'œuvre de Bordeu et de Barthez, et dans ce but attachons-nous à faire connaître, dans les termes les plus simples, toutes les lois de la vie et particulièrement les lois vitales médicatrices. Nos devanciers ne se sont guère occupés que des causes et des symptômes des affections; occupons-nous des phénomènes et des lois de la réaction. A nous donc la science de ces admirables réactions vitales par lesquelles les malades échappent à la violence du mal; à nous la science de l'action médicatrice de la nature. C'est sur ce vaste et salutaire terrain de l'homme réagissant et se guérissant par les lois de sa propre nature que nous appelons la génération laborieuse qui se presse dans les sentiers de la médecine. Qu'elle soit attentive à notre voix sincère; et maintenant qu'elle sait comment on meurt et comment la nature nous tue; qu'elle apprenne à l'école traditionnelle comment la nature nous guérit et nous sauve. Ce nouveau champ est plein de richesses; descendons-y tous, et bientôt nous acquerrons une bonne renommée par des grandes et utiles découvertes.

HISTOIRE DE LA FACULTÉ DE STRASBOURG (1).

La Faculté de médecine de Strasbourg a la même origine que ses deux sœurs; les Facultés de Paris et de Montpellier. Cinq années de révolution avaient détruit tout ce qui existait encore de l'ancienne université de Strasbourg, qui avait toujours été une université allemande et protestante. Elle datait du XVIᵉ siècle, c'est-à-dire du temps de la réformation. La Faculté de médecine, qui en faisait partie, avait toujours joui d'une grande renommée;

(1) Cette notice n'est point de nous. Séparé depuis vingt-cinq ans de la Faculté de Strasbourg, dont nous avons suivi les cours alors que nous étions attaché à l'hôpital militaire de cette ville, nous nous sommes adressé à une notabilité scientifique, à un professeur éminent pour obtenir de son obligeance quelques notes sur l'origine, l'enseignement et l'esprit de la Faculté. Or, nous avons reçu de notre savant confrère un travail si méthodique et si complet, que nous avons pensé devoir le faire insérer textuellement dans l'intérêt du lecteur.

Dʳ Ed. A.

elle était au niveau des écoles philosophiques et juridiques qui étaient fréquentées par tout ce que l'Allemagne et même la Russie avaient de plus distingué en fait d'hommes politiques et scientifiques. Après l'annexion de l'Alsace à la France, Strasbourg, qui est encore resté pendant quelque temps ville libre, continuait à professer en allemand et en latin, et même après la reddition de cette capitale de l'Alsace, rien n'avait été changé dans l'enseignement, parce que Strasbourg, par capitulation, avait conservé ses principaux priviléges de ville libre. La révolution de 89 fit bientôt cesser une anomalie si étrange et incorpora définitivement l'Alsace à la France, en traitant cette province comme toutes les autres qui faisaient partie de la République.

Trois écoles de médecine seulement furent créées par l'arrêté du 23 frimaire an III. Paris, Montpellier et Strasbourg obtinrent le privilége de les posséder. Strasbourg, situé à la frontière qui était alors le théâtre sanglant de nos guerres avec l'étranger, était une ville désignée par sa position et par son antique renommée universitaire, où une école destinée à former de bons médecins d'armée devait être érigée. Cette ville offrait d'ailleurs toutes les ressources nécessaires : de beaux hôpitaux civils et militaires, des amphithéâtres de cours, des cabinets d'anatomie et d'histoire naturelle, des bibliothèques considérables. On ne s'occupait guère alors de la santé du public en général, mais les défenseurs de la patrie avaient un trop grand besoin des secours de l'art sur le champ de bataille et dans les hôpitaux pour les oublier. D'ailleurs plus de six cents chirurgiens attachés au service des armées avaient péri sans être remplacés. Cette détresse fut signalée à la tribune par Fourcroy, et le 14 frimaire de l'an III parut la loi sur les écoles de santé de la République.

Le nombre des professeurs et adjoints de l'école de Strasbourg était fixé à douze, plus le directeur et le conservateur des collections. Les chaires étaient distribuées de la manière suivante : anatomie et physiologie (Lauth, Bérot adjoint), botanique et matière médicale (Hermann, Gorey adjoint), hygiène et pathologie (Tourtelle, Lombard adjoint), clinique interne et thérapeutique (Coze, Rœderer adjoint), chirurgie et accouchements (Flamant, Barbier adjoint), chimie médicale (Nicolas, Hecht adjoint). L'école s'ouvrit le 21 pluviôse par un discours de M. Lorenty, directeur. Mais dès les premiers pas on fut arrêté par le mauvais vouloir des autorités locales, qui refusèrent de livrer les amphithéâtres,

et ne voulaient pas permettre aux professeurs et aux élèves l'entrée des hôpitaux civils et des bibliothèques. Profondément dé-
goûtés, plusieurs des membres de l'école se retirèrent volontairement. On délivrait, en attendant de meilleurs temps, des certificats
d'aptitude après des examens incomplets. Ce ne fut qu'en l'an VIII
qu'on commença à procéder à des examens réguliers. Cinq thèses
furent présentées en cette année, et six en l'an IX. A partir de ce
moment seulement l'école était définitivement instituée.

Le personnel de l'école de santé était composé de médecins et
de chirurgiens militaires auxquels on avait reconnu du mérite.
Deux seulement des anciens professeurs de la Faculté, celui
d'anatomie (Lauth) et celui de matière médicale (Hermann), y
furent incorporés. Le personnel fut en partie renouvelé pendant
le consulat, et lors de la création de l'Université de France et de
l'érection des écoles spéciales en facultés, en 1809, les adjoints
devinrent professeurs, et les chaires furent dédoublées. C'est
alors seulement que l'enseignement devint complet et que l'école
prit une véritable importance. En 1814, la Faculté fit l'acquisition
de Fodéré, qui fut nommé à la suite d'un brillant concours, mode
de nomination établi par l'empire, et aboli de nouveau après la
restauration. En 1815, le nombre des chaires était réduit à onze,
par la mort de M. Villars, professeur de botanique; en 1819,
Cuvier fit établir une chaire d'anatomie pathologique pour
Lobstein, anatomiste distingué, depuis longtemps attaché à l'é-
cole. En 1821, à la suite de la retraite de M. Rochard, M. Coze
fils fut chargé du cours de pharmacie et de chimie pharmaceutique. En 1828, l'agrégation fut instituée à la Faculté, et les premiers titulaires furent nommés par le gouvernement.

En jetant un coup d'œil rétrospectif sur ce que l'on peut appeler l'ancienne Faculté, c'est-à-dire l'école de médecine pendant
les trente premières années de ce siècle, on voit que l'enseignement s'est insensiblement perfectionné dans toutes ses parties.
La physiologie, cette base de l'édifice médical, était professée par
un homme d'un grand savoir et d'un excellent jugement, un con-
disciple de Richerand, un élève de Bichat, par Bérot. Sa physiologie était positive, mais il ne séparait nullement les propriétés
vitales des organes, et reconnaissait un ressort supérieur qui met
la matière en mouvement. L'anatomie était décrite avec talent
dans l'ancienne Faculté; son représentant dans la nouvelle,
Lauth, possédait à fond la matière. La pathologie interne, un

instant professée par Tourtelle, était devenue en 1801 le partage d'un médecin de l'armée d'Italie, ami et traducteur de Spallanzani, Tourdes, qui continua cet enseignement jusqu'au moment de sa retraite en 1844. La chirurgie était enseignée par Caillot, un élève de Desault et de Boyer. Coze était chargé de la clinique médicale. Lobstein, qui le remplaça en 1821 et continuait en même temps l'enseignement de l'anatomie pathologique, était sur le point de former école, lorsque la mort l'enleva en 1835. Il faisait jouer un grand rôle au système nerveux et au fluide nerveux, dont il a cherché à démontrer l'existence. Pour lui, il y avait des désordres fonctionnels et des maladies organiques ; son *Anatomie pathologique*, publiée en 1829, le prouve. L'art des accouchements était exposé par Flamant, qui a occupé sa chaire pendant quarante ans. Ses leçons ont eu assez de retentissement pour qu'il ne soit pas nécessaire d'en parler plus au long. Nestler avait remplacé Villars dans la chaire de botanique et a passé pour un botaniste distingué.

Vers 1830, les professeurs de l'école spéciale de médecine et de la première Faculté, arrivés la plupart à un âge très avancé, payèrent successivement leur tribut à la nature, et aujourd'hui le personnel est entièrement renouvelé. Plusieurs des nouveaux professeurs ont même déjà succombé, à un âge où l'on pourrait espérer qu'ils jetteraient de l'éclat sur le corps auquel ils appartenaient. Tels sont Goupil et Alexandre Lauth : le premier, professeur de médecine légale ; le second, professeur de physiologie. M. Bégin, pour lequel une chaire avait été créée en 1835, s'est retiré en 1840, pour occuper un des premiers postes de la chirurgie militaire.

Aujourd'hui la Faculté est composée de quatorze professeurs et six agrégés. Deux seulement des professeurs titulaires sont d'une nomination antérieure à 1830, MM. Coze et Ehrmann. L'anatomie est enseignée par M. Ehrmann, successeur de Lauth. Depuis la mort de Lobstein (1835), on a joint à cette chaire celle d'anatomie pathologique. M. Küss est chargé de la physiologie depuis la mort d'Alexandre Lauth. La pathologie et la thérapeutique générales sont exposées par M. Stœber ; cette chaire est de création récente. La pathologie interne et la clinique médicale sont enseignées alternativement par MM. Forget et Schütyenberger, successeurs de Lobstein et de Tourdes (le père) ; la pathologie et la clinique externes successivement par MM. Sédillot et Rigaud. La médecine opératoire est démontrée par M. Marchal (chaire créée il y a quelques années). L'obstétrique et la clinique d'accouchement sont dévolues à M. Stoltz, successeur de Flamant. M. Tourdes (Gabriel) est chargé de la médecine légale; M. Rameau, de l'hygiène. MM. Coze, Caillot et Fée, professent la pharmacie et la matière médicale, la chimie et la botanique.

Il existe, en outre, à la Faculté d'autres enseignements qui ne figurent pas sur les programmes de Paris et de Montpellier ; ce sont: 1° celui des maladies des yeux ; 2° celui des affections cutanées ; 3° celui des maladies des enfants. M. Stœber est chargé de la clinique des maladies des yeux. Ce professeur a fait une étude spéciale de ces maladies, ce dont fait foi son Manuel, publié en 1834. Celle des maladies cutanées et syphilitiques est faite alternativement par M. Stœber et par M. Marchal. Les maladies des enfants sont confiées à M. Tourdes. Enfin, le professeur de physiologie, M. Küss, a une clinique des vieillards.

Autrefois l'administration des hôpitaux n'avait abandonné à la Faculté que le premier étage d'un bâtiment mesquin, au fond d'une cour, pour y établir les cliniques. On y était évidemment trop à l'étroit, et l'enseignement pratique en souffrait beaucoup. Ce n'est que depuis vingt et quelques années que, grâce au doyen Caillot, mais surtout à son successeur, M. Coze, la Faculté s'est établie dans le grand hôpital, et aujourd'hui elle a à sa disposition tous les services (moins deux salles de médecine desservies par des médecins pris en dehors de la Faculté) d'un hôpital général dont la population de malades est de plus de 800 âmes, et le mouvement considérable. Cet hôpital acquiert de plus en plus d'importance par l'augmentation toujours croissante de la population de la ville et l'agrandissement des hospices.

Le musée d'anatomie pathologique a été le premier établi en France. Enrichie successivement par les soins des professeurs et des chefs des travaux anatomiques, notamment de Lobstein et d'Alexandre Lauth, cette collection est aujourd'hui une des plus belles de l'Europe, et bien au-dessus de celle de Paris, qui est, à la vérité, de création plus récente. La bibliothèque de la Faculté, riche surtout en littérature étrangère, est une des plus complètes de ce genre.

Les moyens d'instruction médicale sont donc largement développés à Strasbourg, et la ville offre à la jeunesse studieuse toutes les occasions possibles de faire de bonnes et de fortes études.

L'école supérieure de pharmacie tient aujourd'hui un rang distingué parmi les écoles de France; la chimie et la toxicologie y
sont particulièrement bien cultivées. Il y a aussi peu de cabinets
d'histoire naturelle qui puissent rivaliser avec celui de la ville.
Enfin, Strasbourg est, après Paris, la seule ville de France où toutes les facultés se trouvent réunies.

Si l'on se demande quels sont les ouvrages capitaux que la
Faculté de médecine a produits depuis son institution, on voit
qu'elle ne brille pas par le nombre des publications, mais peut-
être par la solidité des principes qui y sont exposés. Il n'est
cependant aucune partie de la science sur laquelle les professeurs
de la Faculté n'aient écrit. Un seul s'est distingué par le grand
nombre de ses productions : c'est Fodéré, le créateur de la médecine légale en France. Ce vénérable professeur, vivant plus de la
vie intellectuelle que de la vie pratique, a peut-être fait gémir la
presse trop souvent, mais qui oserait nier la valeur de ses productions? L'*Anatomie pathologique* de Lobstein, le premier essai
moderne de ce genre, n'a pu être achevée avant la mort de son
auteur; mais le premier volume, renfermant l'anatomie pathologique générale, fait voir dans quel esprit sage et éclairé il aurait
été terminé. Lobstein a publié plusieurs mémoires considérables
de médecine pratique. Sa belle monographie sur le grand nerf
sympathique mérite une mention particulière. Qui ne connaît
les travaux des Lauth père et fils, en anatomie et en physiologie;
de Tourdes père, Forget, Stœber, en médecine; de Bégin et Sédillot, en chirurgie; de Flamant et Stoltz, en accouchements et
maladies de femmes; de Tourtelle, en hygiène; de Masuyer, en
chimie; de Villars, Nestler et Fée, en botanique, etc.?

La Faculté de Strasbourg a-t-elle adopté une doctrine médicale particulière; se distingue-t-elle, sous ce rapport, des Facultés
de médecine de Paris et de Montpellier?

Tout ce qui est sorti de l'école de Strasbourg n'est pas empreint du même esprit. La raison en est fort simple. La Faculté
de Strasbourg s'est recrutée partout, à Paris, à Montpellier et à
Strasbourg. Les élèves de Paris ont apporté les idées organi-
ciennes : le matérialisme parisien; ceux de Montpellier ont timidement exposé les doctrines extra-scientifiques et métaphysiques
du Midi. L'école de Strasbourg, formée par les professeurs recru-
tés sur les lieux, n'a pas d'opinion exclusive. Un peu plus poly-
glotte que celles de Paris et de Montpellier, elle professe géné-

ralement une doctrine mixte, c'est-à-dire ce qu'elle croit vrai. Comme l'abeille, elle butine partout, et forme, de ce qu'elle a recueilli, un seul tout, et n'adopte l'exagération d'aucune école. Elle n'est pas matérialiste, car elle ne croit pas que l'arrangement des organes suffise pour expliquer leur action, et que les maladies ne consistent que dans le dérangement des rouages de la machine humaine. Elle n'est pas spiritualiste, car elle considère l'intégrité de la machine comme une nécessité pour le jeu régulier de ses rouages. Elle reconnaît une matière animée, qui, pour manifester son existence, a besoin de deux éléments, l'un matériel, l'autre insaisissable, et elle pense que le dérangement de la matière peut provenir de deux sources : d'un dérangement du ressort qui l'anime, et du défaut d'harmonie des organes. On appellera peut-être cela de l'*éclectisme ;* pour la plupart des membres de la Faculté de Strasbourg, c'est une vérité.

On peut dire que la Faculté de l'Est résume dans son enseignement les doctrines de Paris et de Montpellier, qu'elle ne les admet exclusivement ni les unes ni les autres. Nous devons à la vérité de dire qu'elle penche cependant plus vers l'organicisme parisien que vers le nébulisme de Montpellier. Elle aime voir clair, le plus possible. Le voisinage de l'Allemagne a moins d'influence qu'on ne pourrait être tenté de le croire sur l'enseignement de la Faculté ; ce qui tient à ce qu'une partie des professeurs ne lisent pas dans la langue d'outre-Rhin, et que l'autre partage trop le positivisme français pour se laisser entraîner à ce que l'Allemagne a de trop hypothétique.

NOTICE SUR LES CLINIQUES.

La clinique (κλίνη, lit) est la démonstration de la médecine au lit même du malade. On fait remonter le premier enseignement clinique à l'établissement des hôpitaux à Alexandrie et à Bagdad, mais la clinique est beaucoup plus ancienne ; en effet, Hippocrate se faisait accompagner de quelques disciples, qu'il laissait chez les malades pour exécuter ses ordres et lui rendre compte de ce qui pourrait se passer pendant son absence. Or, l'enseignement qu'il leur donnait sur lieu était un véritable enseignement clinique. C'était encore de la clinique que les anciens faisaient lorsqu'ils exposaient les malades sur la voie publique, comme cela se pratiquait chez les Égyptiens, chez les Babyloniens et chez les Grecs, au rapport d'Hérodote, de Strabon et de Plutarque.

Enfin, les vers de Martial à Symmaque prouvent assez, non seulement l'existence, mais encore l'état de la clinique dans ces temps reculés.

> Languebam, sed tu comitatus protinus ad me
> Venisti centum, Symmache, discipulis.
> Centum me tetigere manus aquilone gelatæ;
> Non habui febrem, Symmache, nunc habeo.

Que cette dure leçon ne soit pas perdue, même aujourd'hui, et que nos rudes percuteurs veuillent bien se rappeler que les lois de l'humanité bien entendues exigent impérieusement qu'on ait, même dans les plus petits détails, les plus grands et les plus constants égards pour les malheureux qui viennent avec confiance chercher des secours dans nos hôpitaux.

Voici, par ordre de création, le tableau des principales cliniques: Première clinique, fondée en 1185, à l'école de Salerne, par Garioponthus; deuxième, en 1578, à Padoue, par le professeur Albert Bottoni; troisième, en 1578, à Utrecht, par Guillaume Straten; quatrième, en 1658, à Leyde, par François Sylvius de le Boë, auquel Boërhaave succéda en 1714; cinquième, en 1715, à Rome, par Lancisi, à l'hôpital du Saint-Esprit; sixième, en 1720, à Edimbourg, par Monro, Home, Whytt, Cullen, Bell et Duncan; septième, en 1753, à Vienne, Van Swieten; nommé par Marie Thérèse, et qui eut pour successeurs de Haen, Storck, Stoll, Hildenbrand; huitième, 1770, à Pavie, par Borsieri, Tissot, J.-P. Frank, Hildenbrand, Scarpa; neuvième, en 1787, à Halle, par Ch. Reil; dixième, en 1794, à Paris, par Desbois de Rochefort, Corvisart, Le Roux, Dubois, Petit-Radel; dixième clinique chirurgicale, à Paris, par Desault, Boyer, Pelletan, Dupuytren (notons, cependant, qu'avant cette époque il y avait déjà en France une sorte d'enseignement clinique dans les hôpitaux militaires); onzième, en 1801, à Montpellier, par Haguenot, Baumes, Fouquet, Pétiot; douzième, en 1805, à Barcelone, par Salva; treizième, à Pétersbourg, par J.-P. Frank; quatorzième clinique, en 1805, à Wilna, par J. Frank.

Aux doctrines médicales dont nous avons parlé il faut ajouter celles qui occupent en ce moment l'esprit méditatif et un peu extatique de l'Allemagne. Les voici telles que nous les trouvons énumérées dans un fort beau travail que nous devons à la plume consciencieuse et savante de M. le docteur S.-J. Otterbourg:

1° École de l'histoire de la nature; 2° école anatomique et doctrine des crases; 3° doctrine des mues (*mauser-theorie*); 4° doctrine de l'irritation spinale; 5° école de Rademacher ou dogme de l'expérience médicale; 6° méthode de thérapeutique spécifique; 7° hydrothérapie. L'examen de ces écoles ou doctrines démontre d'une manière péremptoire que l'Allemagne est constamment entraînée par deux tendances principales bien propres l'une et l'autre à assurer la marche du progrès artistique. La première a pour objet une étude incessante du diagnostic des états morbides. La seconde consiste dans des efforts nombreux, toujours dirigés vers la thérapeutique. Nous ne saurions trop recommander à nos lecteurs de méditer l'ouvrage du docteur Otterbourg; ils y trouveront des idées neuves et fécondes, et ils se sentiront parfaitement disposés à reconnaître avec l'auteur que les écoles dont il nous entretient ont contribué au perfectionnement de l'art de guérir en Allemagne; qu'elles ont porté la science dans les rangs des simples praticiens, et fait jaillir la lumière là où planaient jadis l'obscurité et l'erreur. De ces principes à l'application particulière des doctrines allemandes il n'y a guère qu'un pas; mais il faut le faire très prudemment et sous la réserve expresse de l'esprit hippocratique.

NOTICE SUR LA CHIRURGIE.

La chirurgie a eu, comme la médecine, ses temps fabuleux : Chiron, Ulysse, Achille, Patrocle, Machaon et Podalyre, qui étaient, dit-on, au siége de Troie, furent les chirurgiens de ces premiers temps. On divise l'histoire de la chirurgie en six grandes époques : la première époque s'étend depuis Hippocrate jusqu'à Celse, au Ier siècle de l'ère chrétienne; la deuxième époque depuis Celse jusqu'à Guy de Chauliac, au XIVe siècle; la troisième époque depuis Guy de Chauliac jusqu'à Ambroise Paré, au XVIe siècle; la quatrième époque depuis Ambroise Paré jusqu'à l'établissement de l'Académie de chirurgie en 1731; la cinquième depuis l'établissement de l'Académie royale de chirurgie jusqu'à Desault (1770); et la sixième époque depuis Desault jusqu'à Boyer, en 1800. Saint Louis, François Ier et Louis XV, ont été les patrons et les bienfaiteurs de la chirurgie. Saint Louis a fondé le premier collége de chirurgie, à la sollicitation de Jean Pitard (au XIIIe siècle). Louis XV a fondé le deuxième collége de chirurgie et l'Académie royale de chirurgie à la demande de Mareschal et de la Peyronie. Les grands chirurgiens de diverses nations qui ont illustré leur

patrie sont, parmi les Grecs: Erasistrate, Gorgias, Sostrate;
parmi les Romains: Celse, Asclépiade, Arétée; parmi les Arabes:
Albucasis et Sérapion. A partir du XIIIe siècle au XIXe, l'histoire
proclame Jean Pitard, Guy de Chauliac, Jean de Vigo, Bérenger
de Carpi, Fallope, Ambroise Paré, Pigray, Fabrice de Hilden,
Scultet, Mauriceau, A. Louis, J.-L. Petit, Hunter, Garengeot,
Bell, Desault, Pibrac, Fabre, Lecat, Sabatier, Percy, Sue, Béclard, Larrey, Boyer, Dupuytren, Richerand.

SOUCHES PHILOSOPHIQUES DES PRINCIPALES DOCTRINES MÉDICALES.

On peut rapporter toutes les doctrines philosophiques à quatre
systèmes principaux dont on retrouve les traces dans la plus
haute antiquité. Ces quatre systèmes sont: 1° le matérialisme,
fondé par Thalès; 2° le spiritualisme, fondé par Pythagore; 3° le
scepticisme, fondé par Gorgias et Pyrrhon; 4° l'éclectisme, fondé
par Potamon. Quatre écoles ont professé ces systèmes, savoir:
1° l'école ionienne, fondée par Thalès et Anaxagore, le matérialisme; 2° l'école italienne, fondée par Pythagore, le spiritualisme;
3° l'école éléatique, fondée par Xénophane, le scepticisme;
4° l'école sophistique, fondée par Gorgias, l'éclectisme. Thalès
s'efforça de substituer un système de physique aux anciennes
cosmogonies poétiques. Le caractère distinctif de l'école ionienne
fut de chercher dans un principe unique et matériel l'explication
de l'univers. L'eau était, selon Thalès, le principe de toutes
choses. Anaximène et Diogène d'Apollonie appartinrent à cette
école. Pythagore, ainsi nommé parce qu'il ne prononçait jamais
que des oracles aussi vrais que ceux d'Apollon Pythien, Pythagore représentait la divinité comme la source de toute chose, et
l'âme humaine comme une émanation de l'âme divine répandue
dans l'univers. Il considérait la science des nombres comme la
clef de toutes les explications. Il eut pour disciples Empédocle et
Timée. Son école était située à Crotone, dans la grande Grèce, au
midi de l'Italie. Xénophane s'attacha à rechercher la cause et
l'essence des choses; ses disciples se divisèrent en métaphysi-
ciens et en physiciens. On compte parmi les premiers Parménide,
Mélissus, Zénon, et parmi les seconds Leucippe et Démocrite.
Gorgias se vantait de soutenir avec un égal avantage le faux et le
vrai, le pour et le contre. Ses disciples se faisaient une industrie
de la parole, et lui-même passait pour le plus habile des dialecticiens. C'est de l'école de Gorgias qu'est sorti le scepticisme qui

ne croit ni aux sens, ni à la raison, et qui soutient qu'il n'y a rien de réel, rien qui puisse être connu et véritablement défini.

Dans les premiers temps de la science, les questions philosophiques ne s'agitaient que dans l'école et ne se répandaient pas au delà du sanctuaire. Thalès et Pythagore ouvrirent la route de l'émancipation intellectuelle et de l'indépendance. Socrate parut: il prêcha la morale et la vertu, et il ramena les esprits dans les voies de la raison que le scepticisme leur avait fait perdre. Il eut pour disciples Platon et Aristote. Le premier professa le spiritualisme, et le second le matérialisme; mais ni l'un ni l'autre ne furent exclusifs dans leurs enseignements (1). Le temps de la scolastique arriva, tout alors fut imposé d'autorité par la théologie. Enfin, au xviie siècle, Descartes et Bacon ramenèrent les esprits à l'indépendance. Descartes préconisa la méthode psychologique ; Bacon recommanda, au contraire, la méthode inductive ou scientifique. L'un et l'autre favorisèrent la méthode expérimentale. En résumé, toutes les doctrines médicales peuvent être rapportées à trois souches principales qui leur ont pour ainsi dire servi de racines ; ce sont : 1° le matérialisme, le spiritualisme et le scepticisme, qui ont produit l'organicisme, le vitalisme et l'éclectisme.

Les différentes formes du matérialisme ont été professées par Thalès, Leucippe, Démocrite, Aristote, Épicure et Lucrèce. De ce matérialisme philosophique sont sortis le solidisme et l'humorisme. Le solidisme est représenté par l'atomisme d'Asclépiade de Pruse, le méthodisme de Thémison de Laodicée, l'iatro-mathématicisme de Borelli, le solidisme de Baglivi et l'anatomisme de Th. Bonet. L'humorisme est représenté par le galénisme et l'arabisme, par l'alchimisme de Rhazès, d'Ali-Abbas et de Paracelse, par la chimiatrie de le Boë Sylvius. Le spiritualisme de Pythagore, de Zénon et de Platon a donné naissance au naturisme d'Hippocrate, au pneumatisme d'Athénée, à l'archéisme de Van Helmont, à l'animisme de Stahl et de Claude Perrault, au vitalisme de Barthez. Enfin, le septicisme de Gorgias a produit toutes les doctrines vagues, incertaines, indécises, flottantes, qui, empiriques ou sceptiques, peuvent être rapportées toutes à un faux éclectisme !

---

(1) Platon fonda l'école platonicienne, ou Académie, ainsi nommée du jardin d'Académus, où il enseignait sa doctrine. Aristote fonda l'école péripatéticienne, ainsi appelée parce qu'il professait en marchant et que ses disciples philosophaient en se promenant avec lui. Zénon professait sous un portique (στοὰ), et de là est venu le nom de *stoïciens*, donné à ses disciples.

TROISIÈME PARTIE.

PRINCIPES GÉNÉRAUX DE LA SCIENCE MÉDICALE,

COMPRENANT

LES ÉLÉMENTS DE LA PATHOLOGIE GÉNÉRALE.

> Un chêne antique s'élève : l'œil en voit de loin les
> feuillages ; il approche, il en voit la tige, mais il n'en
> aperçoit pas les racines ; il faut percer la terre pour
> les trouver.   (MONTESQUIEU.)

CHAPITRE PREMIER.

DE LA SCIENCE EN GÉNÉRAL, DE LA SCIENCE MÉDICALE ET DE L'ART MÉDICAL.

> Tout le monde demeure d'accord qu'il est important
> d'avoir dans l'esprit plusieurs axiomes ou principes qui,
> étant clairs et indubitables, puissent nous servir de base
> pour connaître les choses ; ce- principes sont les fonde-
> ments et la lumière des sciences.   (CONDILLAC.)

Le mot *science* vient du latin *scientia*, qui dérive de *scire*, savoir, être instruit. Il signifie *notion certaine* et évidente d'un ordre de choses acquises par la connaissance de la cause, qui domine comme principe cet ordre de choses. Une science est une collection systématique de faits qui découlent d'un fait initial dont l'existence doit être logiquement et expérimentalement constatée. En d'autres termes, toute science repose sur la connaissance d'un fait de premier ordre , ou d'un principe fondamental à l'aide duquel on systématise un certain nombre de vérités, soit contingentes, soit nécessaires, qui dérivent de ce principe, dont elles sont les conséquences rigoureuses. On entend par principe un premier fait, un fait qui contient tous les autres, et au delà duquel la raison n'a plus ni prise, ni soutien, ni aliment. Tout principe est générateur, et cela doit être, puisque c'est lui qui commence et qui domine toute la généralisation ; on a donc bien fait de le nommer principe, puisque principe et commencement sont synonymes. C'est à l'aide des principes qu'on arrive à la découverte des choses : le principe est le levier de la vérité et le soutien de ses conséquences. Tout système repose sur un principe, et n'est en réalité que la disposition méthodique des divers éléments d'une science classés de manière à se soutenir mutuellement, et à s'expliquer les unes par les autres. Ainsi donc on nomme principes les vérités qui expliquent les autres vérités, et dans chaque science chacune de ces vérités se résout dans la vérité du premier fait ou du fait initial et absolu, ce qui revient à dire que chaque science a son principe. Il résulte de là : 1° qu'une science est découverte quand son principe est découvert ; 2° qu'une science est faite quand on a formulé les conséquences de ce principe, et la loi qui les enchaîne. Ainsi, pour établir un système, il ne suffit pas d'en connaître le principe ou le premier fait, mais il faut connaître encore tous les faits secondaires et la loi de leurs rapports. En résumé, une science bien faite n'est autre chose qu'un système bien fait. Tout système se compose d'un principe et de conséquences, et les bons systèmes ne diffèrent des mauvais qu'en ce que ces derniers reposent sur des principes faux, ou sur des faits secondaires, qui par cela même qu'ils sont faux ou secondaires, ne constituent pas des principes.

Enfin, tout est système dans la nature, tout jusqu'à l'homme dont l'ordonnance est le prototype de tous les systèmes. Et cependant l'homme n'est qu'un point dans l'univers ! mais, comme l'a dit Pascal, l'univers ne comprend pas l'homme, tandis que l'homme comprend l'univers. Ainsi donc il faut d'abord un principe pour établir une science ; ce principe est indispensable, c'est de lui que tout dépend : telle est la loi. En effet, passez en revue toutes les sciences, et vous reconnaîtrez qu'elles reposent toutes sur un principe qui a été dégagé de la multiplicité et de la variété des faits propres à cette science, et que ce fait est réellement entre tous les faits le plus général et le plus élevé, en un mot le fait-principe. Les mathématiques ont pour point de départ l'unité algébrique, signe à la fois collectif et individuel qui est incontestablement de toutes les formules la plus abrégée et la plus étendue. Puis de l'unité algébrique découlent comme de leurs principes générateurs l'addition et la soustraction, qui sont les deux méthodes générales du calcul. De même, toute religion véritable a pour principe l'amour de Dieu et du prochain, et de l'amour du prochain et de l'amour de Dieu découlent la charité et l'humilité, qui sont là source de toute morale. D'autre part, la soumission à la loi est le principe vital, le soutien et le lien de toute société humaine régulièrement constituée, et de ce principe, l'obéissance passive, découle la discipline qui est la sauvegarde de toute société, et la loi suprême de tout pouvoir sagement et fortement organisé. Enfin, pour prendre des exemples dans le ressort même de nos études : sur quoi repose comme science toute la physique du monde, si ce n'est sur le fait-principe de la force électrique réglant elle-même par une loi éternelle tous les phénomènes de l'attraction? Sur quoi repose toute la chimie, si ce n'est sur la force chimique conduisant également tous les phénomènes de l'affinité? Enfin sur quoi reposeraient donc toute la physiologie, toute la pathologie, toute la médecine, si, fidèles aux préceptes d'Hippocrate et de Barthez, nous ne l'établissions sur le fait-principe de la force vitale disciplinant par les lois de l'innervation tous les phénomènes de la sensibilité et de la contractilité, dont l'économie vivante est l'éternel théâtre ?

Tous ces exemples témoignent surabondamment de la nécessité des faits-principes, déjà démontrés par l'histoire de tous les temps qui nous répète que les premiers savants, chez tous les peuples, s'évertuèrent toujours à chercher les premiers moteurs ou les agents généraux ; c'est-à-dire les causes, les puissances ou les principes assez féconds pour expliquer les grands phénomènes de la nature, soit en partant de ces principes pour descendre aux phénomènes ou aux faits, soit en partant des phénomènes ou des faits pour remonter à ces principes. Voilà l'origine et le secret de tous ces faux dieux inventés ou créés par l'impatience et l'ignorance de nos prédécesseurs si avides d'expliquer le mouvement des corps, les vicissitudes réglées des événements et la marche du monde. C'est ainsi que la philosophie a pris naissance! Elle a commencé du moment où l'on a généralisé les faits élémentaires en les rapportant tous au plus petit nombre de causes évidentes. Ainsi donc, en toute chose, l'homme, dont l'esprit est assez puissant pour classer les faits d'après leur ordre naturel de causalité, de succession et de coordination, est incontestablement le fondateur de la science, et s'il parvient à leur assigner une cause unique, il en a découvert le système. Socrate, Hippocrate, Newton, furent des esprits de cette forte trempe. Socrate a fondé les sciences morales sur le vrai principe de la sociabilité, sur l'amour du prochain et la charité; Hippocrate a établi les sciences médicales sur le principe de la nature formatrice, conservatrice et médicatrice;

enfin, Newton a créé les sciences physiques et chimiques sur le principe de l'attraction et de l'affinité. Socrate, Hippocrate et Newton sont donc, à ce titre, les précepteurs du genre humain.

Toute science n'existe réellement et complétement qu'autant que tous les détails qui la composent peuvent se rapporter au principe de cette science, et que de ce principe on peut redescendre à tous les détails ; c'est-à-dire qu'autant qu'avec des termes convenus, précis et acceptés, on peut, comme en mathématique, dégager des inconnues, les saisir et les lier. Toutefois les termes convenus ne doivent être que les dérivés absolus d'un fait-principe expérimental résultant rigoureusement des opérations de l'analyse et en étant à la fois l'expression la plus vraie et la formule la plus abrégée. Il résulte de là que les sciences ne sont que des chaînes particulières formées de propositions identiques, appuyées successivement les unes sur les autres, et toutes ensemble sur une proposition fondamentale qui est l'expression et la formule d'une idée sensible et vraie pour tout le monde. Il en résulte encore qu'on doit les considérer comme des théories liant ensemble plusieurs faits et les rattachant tous de principe en principe jusqu'à un dernier principe qui est le régénérateur de tous les autres.

C'est donc sur la généralisation que reposent les sciences ? Et comme l'a dit Laplace avec une raison profonde : « Si l'homme s'était borné à recueillir des faits, les sciences ne seraient encore qu'une nomenclature stérile, et jamais il n'eût connu les grandes lois de la nature ; c'est en comparant les faits entre eux, en saisissant leurs rapports, et en remontant ainsi à des phénomènes de plus en plus étendus, qu'il est enfin parvenu à découvrir ces lois toujours empreintes dans leurs effets les plus variés. » Mettons à profit le conseil et la leçon de Laplace. Partons, en médecine, d'un fait unique, du fait-principe général et fondamental, découvert par Hippocrate, et expliquons, à la faveur de ce principe, le mouvement vital et organique, ses différences, ses variétés, c'est-à-dire toutes les fonctions physiologiques et pathologiques, la vie, la santé, la maladie et la mort. En un mot, faisons, pour le monde organique, ce que l'on a fait pour le monde inorganique ; admettons l'existence d'une force vitale, comme on admet l'existence d'une force électrique, et à la faveur de ce mot, *force vitale*, qui désigne la cause inconnue de l'innervation, c'est-à-dire d'une foule de phénomènes connus, expliquons tous les phénomènes

que présente le corps vivant tant en santé qu'en maladie.
Nous marcherons ainsi dans la bonne voie, dans la voie philosophique, car nous procéderons exactement comme les physiciens et les chimistes qui désignent sous le nom de force ou de
puissance électrique, la force qui se manifeste dans la nature par
l'apparition d'un ordre déterminé de phénomènes parfaitement
calculables. Nous serons alors des savants au même titre que les
physiciens, que les chimistes et les mathématiciens, qui ne suivent
pas d'autre méthode; puis nous ferons ainsi de la science de
l'homme une science exacte, et nous arriverons à cette certitude
médicale qui a été trop souvent un objet de doute et de raille-
rie pour les gens du monde, et un sujet d'inquiétudes pour les
familles.

Une science établie d'après les vues que nous venons d'exposer serait, en toute vérité, la liaison philosophique et la raison
des faits : elle serait, selon l'expression de Montaigne, l'ensemble
coordonné des choses hautes et basses, premières, dernières et
moyennes, qui appartiennent à tel ou tel ordre de connaissances humaines. Et tel est en définitive le propre de la science,
car elle n'a pas pour but, comme on l'a dit à tort, l'explication
raisonnée de faits, mais la coordination des faits-principes, afin
de leur rendre leur application plus facile et leurs vérités plus
simples et plus accessibles. Et vraiment, ce serait une singulière
philosophie que celle qui n'aurait d'autre prétention ou d'autre
résultat que d'énumérer arithmétiquement les faits, sans se
mettre en peine de les lier entre eux. Une pareille méthode n'abou-
tirait qu'à des ébauches; car, sans la généralisation, les plus belles
observations demeurent éternellement stériles, et l'expérience
elle-même, si pleine d'enseignement, ne fournit jamais que des
inductions vagues, que des probabilités sans conséquences, que
des excentricités ruineuses. M. le professeur Requin l'a dit avec
raison dans son exellent *Traité de pathologie médicale :* « La science
ne naît qu'avec la généralisation des faits particuliers. Il faut
comparer ces faits entre eux; il faut rapprocher les faits analogues,
en abstraire ce qu'ils ont de commun et de fixe au milieu de la
variabilité des circonstances accessoires, et par là poser un principe, un aphorisme, ou comme on aime à le dire aujourd'hui, un fait
général. Voilà véritablement l'œuvre scientifique; voilà comment
procèdent les grands observateurs, les Hippocrate, les Sydenham,
les Corvisart, les Morgagni, les Laënnec. Mais, à côté de la générali-

sation légitime et sage qui s'appuie sur des faits nombreux et qui ne s'élève pas plus haut que la nature de ces faits ne le comporte, ne laissons pas se glisser l'assertion aventureuse qui, sur le concours fortuit d'un petit nombre de cas semblables, érige en règle l'exception ; ne laissons pas prendre pied à l'usurpation de l'esprit de système qui ne s'empare d'un fait vrai, mais vrai seulement dans de certaines limites, que pour le généraliser outre mesure et le convertir ainsi en erreur ; ne laissons approcher l'hypothèse qu'à condition de l'accepter pour ce qu'elle vaut et non pour une vérité démontrée. » Si maintenant nous reportons nos regards sur la médecine, nous reconnaîtrons qu'elle réunit toutes les conditions d'une science, et que, loin de former exclusivement une pratique comme quelques uns le soutiennent, elle constitue au contraire une science véritable, savoir : la science des faits vitaux et de leurs rapports. En effet, elle est basée sur l'observation, appuyée sur l'expérience, sanctionnée par le raisonnement, et, de plus, ses principes se rapportent tous à un lien commun, à une cause de premier ordre, c'est-à-dire au fait-principe de la force vitale expérimentalement élevé aux proportions imposantes d'un fait initial ou générateur.

Il importe beaucoup de ne pas confondre la science médicale avec l'art médical. Car, si l'art médical n'est que la science sagement appliquée, et si l'on peut à la rigueur, sans la science médicale, imiter quelques uns des procédés de la nature, on ne saurait du moins jamais acquérir sans elle une grande habileté dans la pratique, par cette raison qu'elle est la lumière des rapports et la source de toutes les vérités physiologiques, pathologiques et thérapeutiques. D'autre part, s'il est constant que la science médicale existe indépendamment de l'art médical, il n'est pas moins bien établi que la connaissance de l'art est indispensable au médecin, et même que le médecin n'est réellement praticien ou guérisseur qu'autant qu'il est initié aux procédés de l'art et aux difficultés de ses règles. Nous en tirons cette conséquence qu'il faut que le médecin se livre avec une ardeur soutenue d'abord à l'étude des principes, des méthodes, des indications et des lois de la médecine, c'est-à-dire à l'étude de la science médicale, et ensuite à l'étude des règles par lesquelles la pratique est dirigée, c'est-à-dire à l'étude de l'art médical.

Qu'est-ce qu'un art? Tout art consiste dans l'application méthodique et raisonnée des principes généraux établis par la science qui domine les faits propres à cet art. En d'autres termes, un art n'est autre chose qu'une science appliquée.

A ce titre, la médecine, qui est une science, est aussi un art : c'est l'art de guérir ou de traiter les maladies ; c'est la connaissance des règles, des procédés, des moyens et des remèdes, dont l'application opportune peut le mieux écarter les difficultés ou les obstacles que la nature rencontre dans son zèle ou dans ses efforts à combattre les causes morbifiques ou les désordres occasionnés par elles. Cet art est fort délicat, fort étendu et très compliqué ; il exige mille connaissances diverses, et par-dessus tout la connaissance parfaite de la pathologie, qui est pour nous l'*histoire naturelle de l'homme malade*, c'est-à-dire la science de l'organisme réagissant en vertu de ses lois de conservation et de médication. L'art médical exige nécessairement, pour atteindre le but et la fin qu'il se propose : 1° la connaissance de la matière médicale, qui est la science des propriétés des choses médicinales ou médicamenteuses ; 2° la connaissance de la botanique, de la pharmacie et de la chimie, qui enseignent l'art de choisir, de récolter, de préparer et de combiner les médicaments ; 3° la connaissance de la posologie, qui donne des préceptes et des règles pour doser les médicaments ; enfin, la connaissance de la thérapeutique générale qui domine elle-même toutes ces connaissances, et qui est tout ensemble la science des principes, des indications, de l'opportunité et l'art de diriger les forces et les ressources de la vie. Nous devons aussi faire observer que tout art qui n'est pas rigoureusement le produit d'une science appliquée est un art sans principe, ou pour mieux dire une routine, de même que toute connaissance qui n'est pas susceptible d'être théorisée n'est pas une science, mais simplement une fiction, une utopie. En résumé, l'art médical en action, c'est l'habileté du médecin essayant d'imiter ou de continuer l'œuvre de la nature, cherchant elle-même, suivant les circonstances et les conditions fortuites, à combattre les causes morbifiques et à réparer le mal occasionné par elles ; œuvre admirable à laquelle se rattachent en dernier ressort, et comme à leur fin, la plupart des phénomènes qui caractérisent l'état morbide.

Voilà l'art médical : c'est ainsi que l'ont compris les plus grands maîtres, Hippocrate, Galien, Stahl, Hoffmann, Zimmermann, Boerhaave ; et c'est en adoptant leurs vues, qu'on peut hardiment soutenir cette proposition fondamentale, que la raison des siècles a déjà sanctionnée et reconnaîtra toujours, savoir : que la vraie médecine est celle qui, étant fondée sur la connaissance de la force médicatrice de la nature, respecte toujours dans ce qu'elle entreprend l'importante loi de la vie et la spontanéité de ses actes ; que la vraie médecine ne se regarde pas comme l'agent absolu de la guérison, mais seulement comme l'instrument de la puissance vitale s'exerçant par des lois qui lui sont propres. Voilà le seul art véritable ; il a pour bases les lois éternelles de la nature, et il est en quelque sorte l'ordre de Dieu lui-même. Quant au but qu'il se propose, quant aux limites qui lui appartiennent, voici ce qu'en a dit un des plus célèbres médecins de l'Allemagne, Hufeland : « Quelquefois, en éloignant la cause existante, l'art peut faire cesser la maladie et rendre inutile la médication interne : ainsi en enlevant un corps étranger, en débarrassant l'économie d'un principe vénéneux ou d'une trop grande accumulation de matière gastrique. Les forces de la nature sont quelquefois si exaltées et si impétueuses, qu'elles peuvent nuire à la guérison ou léser de nobles organes ; l'art intervient, et en les réduisant au degré d'action nécessaire, il prévient des accidents dangereux et opère même quelquefois la guérison de la maladie. La nature peut manquer de forces suffisantes pour opérer le travail médicateur, l'art relève les forces du malade par des moyens sagement appropriés, et rend ainsi la guérison possible. L'art éloigne aussi les obstacles qui entravent la marche naturelle de la guérison ; quelquefois il seconde la nature dans les combats qu'elle livre à certaines affections. Enfin, il existe des principes morbides et des états particuliers qui résistent aux forces seules de la nature : ainsi le virus syphilitique, les lésions mécaniques. Ici ce n'est que l'art qui peut guérir, ou en dirigeant ses médicaments contre le principe vénéneux, ou à l'aide de moyens mécaniques et chimiques. »

Cette double question de la science et de l'art ayant déjà été traitée par nous, avec les développements qu'elle exige, dans notre *Traité de philosophie médicale*, aux articles intitulés de *la médecine-science* et *la médecine-art*, articles auxquels nous renvoyons nos lecteurs, nous nous contenterons d'ajouter ici que non seulement la théorie est indispensable au médecin qui veut exercer son art avec connaissance de cause, mais encore qu'en fait de théories il y a des hypothèses qui, puisées dans un certain ordre de phénomènes et d'après certaines règles, peuvent elles-mêmes devenir d'un grand secours à l'art médical en lui prêtant de la

force, alors qu'il n'a plus pour appui que l'analogie et l'induction.
Assurément cette manière de généraliser par inspiration est excellente pour systématiser provisoirement une foule d'aperçus
qui s'échapperaient de la mémoire. Cependant il faut en user
avec une grande prudence et en ayant toujours présentes à l'esprit ces paroles de Zimmermann : « L'hypothèse ne peut être employée que comme une règle de fausse position, c'est-à-dire
comme un moyen de recherche qui aura toujours besoin de vérification, ainsi qu'il arrive au lit du malade où le médecin vérifie
par le traitement les suppositions qu'il est obligé de faire pour
entreprendre la cure rationnelle de l'affection. »

En résumé, les principes de la science médicale se composent
de toutes les vérités apportées par les différentes branches de la
médecine. Ils en sont l'expression, la substance et l'esprit, et de
leur application méthodique résulte l'art de guérir, autrement dit
l'*art médical*. En conséquence, faire connaître les différentes
branches de la médecine et développer les vérités qui dérivent du
fait-principe, c'est véritablement enseigner les principes généraux
de la médecine ; or c'est ce que nous allons essayer de faire. Nous
adopterons pour cette exposition les grandes divisions établies
par les auteurs, mais nous les disposerons autrement et nous les
compléterons par des considérations de nature à éclairer l'aspect
et l'économie de leur constitution. Et d'abord qu'on le sache bien,
l'anatomie, la physiologie, la chimie, la physique et la botanique
font partie de la science médicale, mais elles ne la constituent
pas ; elles lui servent seulement d'introduction et d'appui. Il en
est de même de la pharmacie, de la posologie, de la matière médicale et de la pharmacie, qui se relient à la science médicale,
mais qui ne spécifient que l'art médical. Or, ce qui constitue la
science médicale, ce sont les sciences qui ont un rapport intime,
direct, absolu, avec l'histoire générale des maladies ; ce sont les
connaissances qui dérivent de cette histoire ou qui s'y rattachent ;
ce sont, en un mot, les sciences qui ont pour objet spécial et essentiel ce qui a trait exclusivement à l'économie souffrante et
réagissante, et ce qui caractérise les conditions, les phases et les
indications de ce double état de l'organisme. Voilà l'ordre que
nous suivrons dans l'exposition des différentes branches de la
science médicale. D'abord, et à titre de prolégomènes, nous parlerons de la nature en général, de la nature médicatrice, de la force
vitale et de l'instinct ; de la nature de l'homme et de ses facultés ;

de la vie et des lois vitales. Nous traiterons ensuite de la pathologie et de la nosologie générales ; de la nosologie ou de l'état morbide ; de l'étiologie ; de la pathogénésie ; de la symptomatologie, de la séméiologie ; de l'action morbide et des affections considérées à tort comme des maladies ; de l'action médicatrice ; de la maladie, de la nomenclature des maladies ; de la nature, de l'essence et du siége des maladies ; de la classification des maladies, de la marche naturelle des maladies, de la terminaison des maladies ; du diagnostic, du pronostic et de l'anatomie pathologique ; de la thérapeutique et des lois vitales médicatrices.

CHAPITRE II.

DE LA NATURE. — DE LA NATURE MÉDICATRICE ; DE L'INSTINCT ET DE LA FORCE VITALE.

> « Nec aliud natura, aliud sapientia dixit. »
> (PARMÉNIDE.)

Le mot *nature* dérive du mot chaldaïque qui signifie *feu*. Or, le feu, que les anciens désignaient sous l'épithète de *calidum innatum*, était pour eux la source de la vie et la cause de toutes choses. Chez les Grecs, le mot qui correspondait à celui de nature, était φύσις qui dérive de φύω, *je produis*. Ainsi la nature était pour eux aussi une cause active et productive, et l'objet continuel d'un culte spécial. Le mot *nature* est pris dans des acceptions différentes. Tantôt il désigne la puissance créatrice de l'univers : *natura naturans*. Tantôt il exprime l'ensemble des êtres ou le système des corps que Dieu a créés : *natura naturata*. On l'emploie encore pour exprimer l'ordre perpétuel qui préside au mouvement de l'univers. Enfin, pour une secte de philosophes, la nature c'est l'âme du monde, c'est la force diffuse dans toute la matière de l'univers pour la reproduction générale des corps.

Ainsi donc le fait d'une cause première et productive a de tout temps frappé les esprits, et pour désigner cette cause universelle et essentiellement active, on a créé différents noms qui, en dernière analyse, sont tous synonymes. Ainsi c'est pour désigner la cause qui préside à tous les mouvements organiques et vitaux qu'Hippocrate a créé le mot *nature* ; et c'est dans le même but que Crollius a imaginé son *astrum internum ;* que Michel Alberti a inventé son *principium energoumenon;* que Van Helmont a créé son *archée,* et que Stahl et Claude Perrault ont invoqué la puissance de l'âme. Ainsi donc, nature, âme, principe vital, archée, tous ces mots sont synonymes, et il en est de même de ces expressions : δύναμις πλεκτική, δύναμις ζωτική, ἀρχὴ κινητικὴ καὶ γεννητικὴ, employés tour à tour par Empédocle, Galien et Aristote, et qui toutes désignent, en dernière analyse, une force active, inconnue dans son essence, mais parfaitement connue par ses effets. Plus tard, et c'est un progrès, on a substitué au mot *nature,* les mots *force vitale, puissance vitale, action nerveuse,* et tous nos livres sont pleins aujourd'hui d'expressions synonymes, telles que celles-ci : *principium vitale* (Duret et Barthez), *vis invita, vis vitæ* (Robert Whytt), *substantia energetica naturæ* (Glisson), *impetum faciens* (Boerhaave), *incitabilité* (Brown), *irritabilité* (Haller et Broussais). En résumé, le mot *nature* est synonyme de force vitale, puissance vitale, mots qui expriment le grand fait de la vie et le principe qui est la source des phénomènes physiologiques et pathologiques, qui les domine et qui est le terme au delà duquel il n'y a plus d'explication. C'est dans ce sens que le mot *nature* a été compris par Hippocrate qui a posé la science médicale sur ses véritables bases le jour où, après avoir découvert l'activité bienfaisante de la nature dans les maladies, il a signalé la puissance de cet agent qui réagit contre tout ce qui trouble l'état du corps ou ses fonctions. Mais qu'est-ce donc que cette nature, que ce *primum movens et existens,* dont l'histoire est si vaste et remplit en quelque sorte tous nos livres de médecine ? Quelle est cette nature dont le fait est le premier de la science et l'archétype de toutes nos théories médicales? Quelle est cette cause première de tant de causes secondes subdivisées à l'infini, et sources elles-mêmes de mille effets qui, dans le cercle de la vie, forment autant de causes qui recommencent des phénomènes dont la fin se confond avec le commencement? Qu'est-ce enfin, médicalement parlant, que cette nature constamment agissante dont l'homme est incessamment pénétré ? La nature est la source de tous les phénomènes physiologiques et pathologiques; c'est elle qui répare nos forces et qui se soulève contre tout ce qui trouble nos fonctions. Elle est si puissante que les médecins ont trouvé dans ses effets des ressources qu'ils n'avaient ni prévues, ni obtenues. Elle est formatrice par excellence; elle est conservatrice tant qu'elle ne préside qu'à l'entretien ou à l'harmonie du corps; elle devient médicatrice du moment qu'une cause morbifique tend à troubler l'équilibre qui doit régner entre les parties. La nature, c'est la force plastique et régénératrice qui refait tout ou partie des organes lésés ou détruits ; c'est la chaleur vivifiante qui pénètre notre économie ; c'est l'agent invisible (*quid ignotum*) qui rend toutes nos parties irritables et sensibles, et qui préside à toutes nos fonctions physiologiques et pathologiques. C'est ainsi du moins que l'ont toujours compris les plus grands médecins de tous les temps, Fernel, Houillier, Baillou, Duret, Sydenham, Baglivi, Lepecq de la Cloture. Tous ont enseigné que la nature de l'homme suffit à tout et que le vrai médecin est celui qui sait l'imiter au besoin. Et de ces données générales sont sortis certains axiomes ou dogmes qu'on trouve dans les livres des plus grands philosophes médecins et dont voici le texte : Il y a un homme intérieur qui gouverne l'homme extérieur, c'est-à-dire ces muscles, ces chairs que l'anatomiste sépare, mais dont il ne trouve plus le moteur (Sydenham). Il y a en nous une nature incomparable qui fabrique des viscères par sa propre science et qui les répare (Duret). Il y a en nous une force propre, organisatrice, savante, sans instruction acquise, qui veut, qui dirige nos forces vitales indépendamment de notre libre arbitre, ou même souvent contre nos volontés particulières. Elle coordonne nos membres ; elle établit entre eux des rapports sympathiques même autrement que par l'intermédiaire des nerfs ; elle distribue la nourriture en tout lieu de l'organisation ; elle est présente par tout et, au moyen de cette conspiration universelle, elle aperçoit aussitôt le mal dans une partie ; elle s'y recueille, pour ainsi parler, afin de combattre, d'expulser la cause nuisible à l'intégrité de l'économie (Virey).

Cette force vigilante qui maintient avec tant de sollicitude la vie des créatures leur indique le plus souvent par des impulsions salutaires ce qui est favorable à la santé et à la guérison des maladies, comme le prouve manifestement l'instinct des animaux. Ainsi la nature est médicatrice des maux : elle cicatrise les plaies, soude les os rompus, ferme les ulcères, débarrasse les premières voies ou les autres parties de l'économie par des évacuations nécessaires, le vomissement, les excrétions, les sueurs, l'expectoration, les hémorrhagies spontanées. La nature nous indique encore les aliments les plus utiles et rejette les superflus, et les substances nuisibles ingérées. Il faut écouter sans cesse ses décisions : *Nec aliud natura, aliud sapientia dixit.* La nature ne se borne pas au bien présent; il est manifeste qu'elle prévoit l'avenir, surtout dans la propagation des espèces : ainsi elle prépare d'avance tout ce qui est nécessaire pour la formation de nouvelles créatures; elle remplace par des germes tenus en réserve les dents et les ongles qui tombent, comme elle remplace les pinces cassées des écrevisses, les œufs enlevés aux oiseaux, les fleurs prématurément coupées. La nature sait protéger l'existence de ses créatures et particulièrement des germes; de là viennent l'instinct des mères et les soins prodigieux qu'elles prennent d'échauffer, d'allaiter leurs petits et de les garantir au péril de leur vie. La nature aspire à l'unité, à l'union, à la génération, à l'amour, à tout ce qui est plaisir; tout ce qui est douloureux ou pénible lui est contraire. La formation des créatures, le plus auguste de ses ouvrages, a lieu par la plus ardente des voluptés; l'accroissement, la conservation qui s'opèrent au moyen des nourritures sont déterminés par le plaisir de manger. Toute action naturelle, capable d'entretenir ou de reposer la santé, est accompagnée ou suivie de plaisir : ainsi l'accouchement, débarrassant la mère d'un pesant fardeau, lui cause un épanouissement intime de joie lorsqu'il est terminé et efface aussitôt toutes ses douleurs; ainsi le vomissement, qui dégage l'estomac, procure un soulagement agréable; ainsi toutes les évacuations nécessaires deviennent un agrément. Il en est encore de même de la guérison; dans les convalescences, on se sent renaître avec joie. Par une raison semblable, tout ce qui se fait avec plaisir et selon la nature donne la vie, la beauté, etc. C'est pour cela que les œuvres de génie ne s'opèrent pas sans une grande volupté mentale. Ainsi s'explique la joie d'Archimède sortant nu de son bain en s'écriant: Εὕρηκα, je l'ai trouvé.

Étudions donc cette nature, cette force conservatrice qui est la vie elle-même; étudions ses appétits, ses instincts, ses voies. Tâchons de ne rien ignorer de ce qui la concerne; approfondissons autant que possible l'effet de ses ressources organisantes et guérissantes sur des sujets soustraits dans ce but à la déplorable action des remèdes violents et à la tourmente des médications perturbatrices. Enfin, étudions sans prévention cette faculté intime et providentielle par laquelle chaque être vivant, chaque individu est gouverné volontairement ou involontairement. Il y a tant d'enseignements et de si précieux enseignements dans le grand fait de la nature providentielle et médicatrice, qu'il a donné lieu par la coordination scientifique des vérités qu'il enseigne à une véritable doctrine médicale qui a sa philosophie, ses procédés, ses méthodes et son langage. Cette doctrine, c'est la doctrine créée par Hippocrate et continuée par Galien, Stahl, Sydenham et les plus grands médecins de tous les siècles; c'est la théorie des causes finales appliquée à la médecine. Cette doctrine se perpétue comme le génie des arts par une espèce de feu sacré qui s'alimente d'inspiration et de sentiment. Vous la voyez briller comme une étoile dans les écrits des hommes anciens et modernes qui ont le plus illustré la philosophie et la pratique de notre art; vous la trouvez dans les œuvres de Zénon, d'Arnauld de Villeneuve, de Claude Perrault, de de Sèze, de Grimaud, de Barthez, de Bérard, et dans les ouvrages de MM. Récamier, Lordat, P. Blaud, Caizergues et Golfin.

De tout temps, les plus grands philosophes se sont attachés à découvrir le fait-principe entre tous les faits importants. C'est ainsi qu'Empédocle et Parménide s'occupèrent moins de l'étude de l'univers que de la cause première qui préside à tout et qui gouverne tout.

Hippocrate était pénétré de ces idées quand il a dit : Il est aussi nécessaire de connaître les forces du corps que la nature de ses affections, afin de s'assurer de celles qui l'emportent; et s'il survient quelque chose de divin dans les maladies ($\tau\grave{o}$ $\theta\epsilon\tilde{\iota}o\nu$), il faut en étudier à fond la Providence. Quant à ceux qui, partisans aveugles-nés du hasard éternel, ne veulent admettre en toute chose que la puissance des rencontres et l'intelligence des chocs, et qui nient avec une opiniâtreté follement systématique l'évidence palpable et l'irrécusable philosophie des causes finales, nous leur dirons : Vous prétendez contester un but, une fin, une destinée à l'harmonie des choses; vous voudriez effacer des dogmes de la science la théorie inébranlable des causes finales. Eh bien, dressez vos sens et votre raison sur le spectacle imposant de la nature; examinez les mondes, contemplez l'univers; voyez tout près de vous avec quel art chaque espèce se gouverne et aspire fatalement à un but réglé d'avance; voyez toute la science qu'elle possède sans jamais l'avoir apprise; comptez vous-même ces problèmes si bien résolus des plus grands mystères. Examinez une patte, un poumon, une aile; étudiez-les avec attention, revenez-y encore et dites-nous si ces organes vivants ne sont pas faits pour remplir un but final, et même avec un art si merveilleux, qu'on est forcé de reconnaître qu'une providence a formé tous ces rouages si délicats et si fidèles ! Voyez aussi avec quelle sûreté de résultat chaque système entre en action, comme un appareil, pour subvenir aux besoins de ses propres intérêts ou des intérêts de l'ensemble. Examinez jusqu'où la force radicale qui anime ces rouages tend d'elle-même à leur conservation, à leur réparation, et vous reconnaîtrez, avec les vrais disciples de la nature, qu'il y a une intelligence suprême, une volonté éternelle qui dirige l'univers dans ses mouvements, dans ses créations et dans ses admirables métamorphoses. Attribuez telle force active ou expansive que vous voudrez à la matière, et jamais elle ne composera, je ne dis pas un homme, mais seulement un œil avec toutes ses tuniques dont chacune est différemment tissue et fabriquée ! Il faut que les unes soient opaques pour former une chambre obscure, sphérique et noircie à l'intérieur ; d'autres, transparentes pour que les rayons de lumière les traversent ; il faut que l'iris se resserre ou se dilate à propos pour n'admettre que tel cône de rayons ; que l'humeur aqueuse de la chambre antérieure, que la lentille du cristallin et que l'humeur vitrée de la chambre postérieure soient placées à des distances respectives si bien calculées, si parfaitement en rapport pour réfranger les rayons lumineux, qu'il n'y manque rien, afin que les images arrivent correctement et se peignent sur la rétine. Dire ensuite comment de telles impressions se transmettent au cerveau par des nerfs optiques entrecroisés, et comment de deux images même renversées dans nos yeux nous ne voyons cependant qu'un seul objet droit, cela est par trop inexplicable pour nous : ne traitons que de choses plus palpables. Comment le hasard devinera-t-il encore qu'il faut garantir l'œil au dehors de ce qui peut le blesser ; lui donner des paupières qui le recouvrent, des sourcils qui l'abritent, des cils pour écarter les insectes ou d'autres petits objets ; enfin, une pupille dilatable ou contractile involontairement, afin de n'être ni aveuglé d'un trop grand jour, ni plongé dans de trop épaisses ténèbres. Ce n'est pas tout, il faut approprier cet œil au milieu qu'habite l'animal ? Comme le poisson doit vivre dans l'eau, il est certain que l'humeur aqueuse devenait inutile à la chambre antérieure de son œil. Il fallait que la forme de son cristallin corrigeât la trop grande réfraction des rayons lumineux passant à travers un milieu dense comme l'eau. Ce n'est donc plus un cristallin lenticulaire ; il est renflé comme un pois, en sphère presque ronde, et par ce moyen, imaginé et exécuté avec la plus rare précision, le poisson distingue parfaitement les objets sous l'eau, ce que ne pourrait faire l'œil de l'homme. Mais le cétacé tantôt plongé sous les eaux, tantôt respirant à leur surface, avait besoin de voir en ces deux circonstances : aussi ses yeux, comme on vient de le découvrir, sont entourés de deux muscles constricteurs qui tantôt allongent le globe de l'œil en le pressant et tantôt le laissent revenir en sa forme sphérique, afin de changer la distance proportionnelle de chacune des humeurs, et de les mettre à la portée convenable, selon que l'œil reçoit la lumière à l'air ou sous l'eau. De même, dit Virey, l'oiseau destiné à s'élancer dans un milieu rare et subtil, comme l'air des hauteurs de l'atmosphère, devait, au contraire du poisson, avoir un œil tout autrement conformé : aussi la chambre antérieure est fort bombée pour contenir de l'humeur aqueuse ; son cristallin, au lieu d'être sphérique, est au contraire plus aplati que celui de l'homme et selon les lois les plus savantes de l'optique. Mais ce qu'il y a de non moins particulier et de merveilleux, c'est que les oiseaux de nuit ont leur œil entouré de pièces osseuses capables de le serrer et de l'allonger, suivant la nécessité, pour voir de nuit. De plus, la vue de l'oiseau est presbyte en volant, parce qu'il est obligé de considérer les objets de loin ; puis quand il est perché sur un arbre, par exemple, il faut qu'il puisse voir d'assez près ce qui l'entoure, et qu'il reprenne alors une portée de vue plus courte. Pour obtenir ce résultat, il faut tantôt reculer le cristallin et tantôt l'avancer, comme on tire plus ou moins les tubes d'une lunette d'approche, afin de considérer à diverses distances les objets. Aussi la savante nature a placé dans l'œil de l'oiseau, de la rétine au cristallin, un muscle transparent en losange, nommé la *bourse;* il recule ou laisse avancer cette lentille pour produire, au besoin de l'animal, telle ou telle portée de vue. Nous pourrions citer encore les yeux immobiles et à facettes des insectes, les yeux articulés des crustacés. S'il fallait ajouter d'autres faits à de si merveilleux exemples, nous apporterions ceux plus étonnants encore des organes sexuels si bien appropriés d'avance avec une prévoyance infinie à la propagation de la vie. S'il y a jamais eu dessein prémédité et manifeste, c'est bien là qu'il est impossible d'en douter, non plus que dans toute la conformation des animaux en chaque espèce selon sa destination et ses besoins. Ainsi donc c'est la nature qui veille sur nous et qui pourvoit d'avance et toujours à tous nos besoins. C'est elle qui nous forme, nous conserve et nous guérit. Nous revenons souvent sur ce fait, parce qu'il est le premier et le dernier de la médecine, parce qu'il est le fait capital, celui sur lequel toute la médecine repose.

On ne saurait nier l'existence de la nature médicatrice ; elle a ses lois, son but et sa fin. Et cela se conçoit, car, de même qu'il y a pour l'économie des éléments de destruction, de même il doit y avoir aussi dans l'économie des éléments de conservation. Appelez cette nature force vitale, ou esprit de vie, donnez-lui tel ou tel nom que vous voudrez, mais du moins reconnaissez qu'elle existe, car tout le démontre et le prouve. C'est elle qui assimile à notre corps les éléments assimilables, et qui rejette ceux qui seraient dangereux ou superflus. C'est elle qui cicatrise les plaies, qui régénère les os et refait chez quelques animaux des organes tout entiers ; qui, dans toutes les espèces, s'efforce de repousser les causes du mal, de réparer ses effets, et de rétablir l'équilibre par des insurrections d'organes qui coopèrent par synergie au rétablissement de la santé. Du reste, les plus grands médecins ont si bien reconnu la puissance et l'action bienfaisante de la nature médicatrice, que tous ont proclamé qu'elle est souveraine dans les maladies. Hippocrate dit formellement que la nature de l'homme gouverne sa propre organisation ; et Galien, qui est venu six cents ans après, répète à son tour que la nature agit sagement d'elle-même, sans instruction et sans science, et que si le chirurgien possède l'art de réunir artistement les parties fracturées ou lésées, c'est la nature seule qui établit la cicatrisation et qui consolide le cal. Enfin, Ambroise Paré a modestement formulé les mêmes pensées quand il a dit, dans des termes pleins d'une simplicité éloquente : « Je le *pansai*, et Dieu le *guarit*. » Nous revenons toujours sur ces propositions, parce qu'elles sont l'expression des principes les plus élevés de la médecine, et qu'en dehors de la vérité qu'elles énoncent, il n'y a que des hypothèses plus ou moins dangereuses, tandis qu'avec elles tout est lumière dans notre science. En effet, c'est en les commentant et en les développant que les Stoll, les Duret, les Baillou, les Sydenham, ont consolidé les fondements de l'art et mérité d'être désignés par tous les hommes éclairés comme les dignes continuateurs d'Hippocrate. Mais la nature n'est point énergique ou salutaire au même degré chez tous les individus. Il y a des gens chez qui elle est constamment incertaine et inhabile ; d'autres, chez qui elle est mal réglée et mal arrêtée ; quelques-uns, enfin, chez lesquels elle réagit trop ou trop longtemps. Dans ces différents cas, la nature est en défaut, mais c'est par exception, et il serait par conséquent fort peu philosophique de tirer une conclusion absolue d'un fait éventuel et isolé. Ce que l'on peut dire, c'est que la nature est sujette à des écarts, à des erreurs, à des départs, à des aberrations ; c'est qu'il arrive quelquefois qu'elle ne se détermine à rien, qu'elle s'épuise ou qu'elle s'égare. Mais, encore une fois, il y a loin de ce fait exceptionnel à cette assertion erronée et fausse, trop souvent mise en avant par quelques contempteurs de la doctrine d'Hippocrate, à savoir : que la nature n'agit pas, qu'elle agit mal, qu'elle conspire à notre perte, et qu'il faut la combattre, l'opprimer ou la juguler. Du reste, si l'on veut se faire une idée de l'opinion des plus grands maîtres sur la puissance de la nature médicatrice, on peut consulter Sydenham, Zimmermann et Hufeland. Voici ce que dit Sydenham : « Hoc potissimum » incumbit medico ut naturæ conatus effrenes coerceat, languidos » excitet, inordinatos dirigat. » Et plus loin il ajoute : « Morbus » nihil aliud est quam naturæ conamen morbificæ exterminatio- » nem in ægris salutem omni ope molientis. » Zimmermann fait entendre sur le même sujet un langage empreint d'une très haute et très forte raison : « La nature, dit-il, toujours attentive à la conservation de ses productions, semble quelquefois faire des efforts singuliers, et trouver en elle-même des ressources que ni le régime ni la main des hommes ne trouveraient jamais. Si l'on était attentif à profiter de ces heureux mouvements, on retrouverait fréquemment en soi des forces plus que suffisantes pour s'opposer à ce qui peut nuire et devenir funeste ; mais, comme on méconnaît ces mouvements, on est aussi dans le cas d'ignorer ses ressources et ses propres forces. On se contente de sentir qu'on est malade ; on consulte un médecin et l'on meurt, parce qu'on ne s'adresse le plus souvent qu'à des gens qui ne pensent que par habitude et ne voient les choses que telles qu'on les leur a dites. C'est surtout dans les animaux que l'on remarque ces ressources infinies de la nature, qui conserve toujours dans la brute son caractère et ses prérogatives. Pourquoi n'en ferait-elle pas autant chez nous si nous la laissions agir avec prudence. On en peut voir des exemples dans différentes collections nosologiques. Les forces que l'homme peut opposer à l'action des causes morbifiques se trou-

vent dans la réparation des pertes en général; dans la réunion et
la consolidation de ce qui a été déchiré ou rompu ; dans la séparation de ce qui est vicieux, et particulièrement dans la suppuration, dans l'excrétion de ce qui est nuisible, soit par des voies
ordinaires, soit par des voies extraordinaires ; quelquefois dans
la fièvre, dans l'aide et le concours des parties compatissantes,
dans le régime de vie, dans l'habitude, dans le tempérament,
dans certaines singularités de la nature; enfin, dans l'empire de
l'âme sur le corps. »

Hufeland nous dit : « Toute maladie donne lieu à une activité
relative de la nature qui tend à changer et à corriger l'état anormal et rend seule la guérison possible. Relativement aux maladies visibles à l'œil ou chirurgicales, personne ne saurait en douter. Tout chirurgien avoue que ce n'est pas lui qui guérit une
fracture, une blessure, un abcès, mais que c'est la nature elle-
même, par ses admirables opérations d'exsudation, d'agglutina-
tion, de suppuration, de séparation et de régénération des parties.
Le chirurgien se borne à diriger convenablement ces différents
actes et à éloigner les obstacles. Il en est de même des maladies
internes soustraites à nos sens dans leurs rapports intimes, avec
cette seule différence que nous ne voyons plus de nos propres yeux
les actes variés de la guérison, les changements qui s'opèrent, la séparation des parties mortes, leur régénération et leur rétablissement dans un parfait équilibre. Ce travail se retrouve non seulement
dans les maladies aiguës, où la vie est surexcitée, mais encore dans
les maladies chroniques ; seulement il se fait moins promptement
et d'une manière moins décisive. Dans les affections légères, nous
voyons chaque jour le rétablissement s'opérer sans les secours de
l'art. Nous observons même des guérisons spontanées dans les maladies les plus graves. Il n'existe aucune maladie, depuis la fièvre
inflammatoire la plus violente jusqu'à la peste putride, depuis la
suppression jusqu'à l'excès des sécrétions et des excrétions,
depuis les affections dynamiques jusqu'aux dyscrasies, que la
nature seule ne puisse parvenir à guérir. Que fait donc l'art par
la cure des maladies? Dans les inflammations, nous saignons,
nous diminuons les forces, et par là nous croyons avoir guéri.
Mais nous avons tout simplement enlevé l'obstacle, c'est-à-dire
l'excès de sang et de surexcitation; nous avons mis ainsi la nature
à même d'opérer complétement la véritable guérison interne, ce
qui doit toujours avoir lieu pour que notre cure réussisse. Nous

croyons sincèrement produire la guérison, quand, dans les fièvres nerveuses et adynamiques, nous soutenons les forces; mais nous n'avons fait que rendre plus énergique la puissance curatrice de la nature, au point qu'elle peut alors se livrer aux actes extérieurs nécessaires au rétablissement. La guérison directe des maladies par les remèdes appelés spécifiques est encore l'œuvre de la nature. En effet, le médicament ne fait que heurter l'organisme, mais la réaction qui suit bientôt et l'amélioration qui survient ne s'opèrent que par les efforts intérieurs de la nature. Et par conséquent, l'homœopathie elle-même, qui se croit si supérieure à la nature, nous fournit justement la meilleure preuve de ses ressources et de sa puissance; car elle n'est rien autre chose qu'une méthode consistant à guérir au moyen de spécifiques; et, en choisissant les remèdes qui développent des symptômes analogues à ceux de la maladie, elle agit précisément sur l'organe malade lui-même, réveille la réaction de la nature dans cette région, et amène le développement de la médication interne qui guérit la maladie. La puissance médicatrice de la nature peut aussi opérer la guérison dans les syncrasies, même là où l'organisme est infecté d'un poison spécifique. Est-il besoin de rappeler tous ces individus atteints du virus syphilitique qui se rétablissent sans aucun médicament et même sans l'usage du mercure que certains médecins bannissent à dessein du traitement. Et dans la syphilis constitutionnelle, où le virus a pénétré profondément tout l'organisme, à quoi servirait le mercure sans le concours de cette puissance médicatrice interne qui d'abord opère la séparation de la matière vénéneuse et du médicament qui lui a été opposé; qui ensuite produit dans les humeurs saines une régénération nécessaire à la guérison complète; qui replace dans une voie normale les sécrétions spécifiquement altérées, et restaure les parties désorganisées. Combien de fois ne voyons-nous pas que tout usage du mercure sous les formes les plus variées est inutile tant que, par une nourriture substantielle et des moyens fortifiants, nous ne portons pas dans les constitutions affaiblies les forces vitales au degré d'énergie nécessaire pour que les opérations internes de guérison puissent s'effectuer, et même pour que le mercure agisse convenablement. La puissance médicatrice de la nature se révèle encore à nous dans ces phénomènes étonnants que souvent elle fait naître d'une façon tout à fait inattendue; dans ces changements, ces crises, ces transformations, ces métastases qui tout à coup mettent un terme ou font prendre une autre direction à une maladie grave et longue qui avait résisté à tous les moyens de l'art. Tel malade que la veille nous croyions voué à une mort certaine est pris dans la nuit d'une sueur abondante, et le lendemain, de bonne heure, nous le trouvons hors de tout danger. Nous avons à traiter une maladie aiguë très grave, nous lui opposons vainement tous nos moyens : tout à coup un abcès se forme extérieurement, et la maladie est jugée. Oui, ce qui doit faire décerner une couronne à la puissance médicatrice de la nature, c'est son triomphe sur les méthodes de traitement les plus différentes, les plus opposées et souvent les plus irrationnelles. Ne voyons-nous pas journellement les gens de la campagne guérir sans aucun remède, et même en dépit du traitement le plus absurde? Et quant au traitement médical proprement dit, depuis longtemps je suis pleinement convaincu que la plus grande partie des guérisons ont été opérées avec l'assistance du médecin, mais très peu par son seul secours. »

Il résulte de ces observations judicieusement recueillies par les grands maîtres de l'art, qu'il y a une foule d'indispositions, d'états morbides, d'affections, de maladies, qui sont favorables, nécessaires, utiles, et qui assurent en quelque sorte une santé relative et parfois une grande longévité : ainsi, par exemple, il est certain que l'on contracte avec le temps une certaine habitude de se porter mal, qui vaut mieux en définitive qu'une santé trop robuste, qu'une santé de chêne, passez-nous l'expression, qui se brise sous le vent des causes morbifiques. Il est également démontré que ces affections de bonne nature, si l'on peut s'exprimer ainsi, préservent souvent les êtres faibles et débiles, les roseaux de l'espèce humaine, d'une foule d'affections qui moissonnent en quelques jours les plus vigoureuses constitutions. En un mot, il est prouvé que ces indispositions si redoutées sont très souvent des garnisaires qui s'établissent chez nous à nos dépens, mais qui, par une sorte de compensation, défendent l'entrée de nos possessions à des ennemis beaucoup plus dangereux. Ce serait peut-être ici le cas d'énumérer la série de mouvements prophylactiques, conservateurs et médicateurs, que la nature déploie à des degrés plus ou moins marqués dans toutes les maladies; mais nous avons déjà traité cette question dans notre livre de philosophie médicale, et nous renvoyons à cet ouvrage ceux qui voudraient avoir plus de détails sur cet important sujet. Maintenant que nous avons suffisamment appelé l'attention sur le fait irréfragable de la nature médicatrice et de sa puissance dans les maladies, nous devons, pour épuiser cet important sujet de doctrine, parler des écarts et des erreurs de la nature, car il est parfaitement démontré qu'elle est sujette à des mouvements, qui trop violents ou trop indolents, ou dirigés sur des parties peu convenables, deviennent aussi dangereux et quelquefois plus dangereux que les causes morbifiques, et constituent des aggravations ou des complications dont le résultat est de prolonger la maladie et quelquefois même d'occasionner la mort. Dans ces circonstances trop communes, il est du devoir du médecin prudent et éclairé de ne pas rester spectateur oisif de l'état morbide, mais de régler les mouvements de ces phénomènes ; de réprimer les plus violents, d'exciter ceux qui sont languissants, et d'imprimer une direction convenable à ceux qui s'écartent de la bonne voie. Nous devons recommander encore au jeune médecin de ne point s'alarmer trop vite, à la vue de certains mouvements qui trompent le vulgaire, et qui sont loin de pouvoir entraîner les conséquences que l'ignorance seule peut redouter. En effet, beaucoup de ces tourmentes organiques, si redoutables en apparence, ne sont en réalité que l'expression consommée de lois établies, s'opérant médicalement dans un but final et thérapeutique, que le médecin hippocratiste prévoit toujours et sollicite souvent. Ajoutez encore que l'homme malade, comme l'homme qui se porte bien, est le jouet continuel de mille vicissitudes qui ont toutes sortes de prises sur lui, et qui impriment à ses réactions mêmes des modifications fâcheuses. Mais ces modifications n'ont rien d'effrayant, et quand au lieu d'être éphémères elles durent plus longtemps, on ne doit pas s'en alarmer, car il n'y a pas de victoire qui ne coûte du sang, et cependant l'État ne périt pas. Ajoutons que cette tourmente des fonctions, si redoutable aux yeux de quelques gens malhabiles, est très souvent une condition nécessaire et comme un travail indispensable aux mouvements des crises. En effet, il faut parfois que l'économie soit soumise durant quelque temps à un certain mouvement d'orgasme, pour que la coction se fasse. Aussi quand ce mouvement fluxionnaire ou nerveux vient à manquer, il n'y a point de crise salutaire, la nature s'épuise et le malade succombe. Sous son influence, au contraire, les mouvements décoctoires ont lieu, et la guérison s'opère tantôt à la suite d'un flux de sang, tantôt par des sueurs générales ou partielles, tantôt par des évacuations alvines, et toujours par des lois choisies par la nature qui dirige les mouvements médicateurs avec un art et une prévoyance admirables. Il est encore à remarquer que pendant la réaction, un mal plus fort arrête constamment un mal plus faible, ce qui tient à ce que la cause morbifique ou l'affection attirent sur un point les forces de la vie, dont le concours est nécessaire pour opérer une action durable : de là sans doute ces perturbations apparentes, ces insurrections partielles ou générales qui font explosion pendant le cours d'une affection locale d'ailleurs bien caractérisée et qui la jugent définitivement; de là encore tous ces efforts des divers systèmes qui viennent comme des alliés ou d'utiles auxiliaires offrir le concours de leurs moyens aux organes menacés ou affectés. Quoi qu'il en soit, les moyens que la nature oppose aux maux qui l'affectent sont très souvent des maux qu'il faut dans d'autres circonstances classer parmi les véritables affections : ce sont tantôt des convulsions qui mettent un terme à des réactions fébriles trop violentes, tantôt de violents accès de fièvre qui font cesser des convulsions, ou des vomissements qui enlèvent une forte migraine comme par enchantement; ou bien encore des exanthèmes, des sueurs, des évacuations alvines, des débordements de bile, des flux hémorrhoïdaux ou séreux qui jugent favorablement et définitivement des maladies internes qu'on croyait au-dessus de tous les secours de l'art. Enfin, il arrive aussi qu'une salivation opiniâtre ou de violents paroxysmes de rhumatisme ou de goutte mettent un terme heureux à des affections nerveuses intolérables et réputées incurables.

Il est à remarquer que la nature a, suivant les individus, des voies particulières qu'elle choisit de préférence pour opérer plus sûrement la guérison. Les poumons et le foie occupent le premier rang sous le rapport de l'énergie parmi les organes éliminatoires. Ainsi s'agit-il d'agents toxiques introduits dans l'économie par les voies respiratoires, les poumons leur opposent presque toujours une barrière insurmontable, et les éléments de mort sont bientôt neutralisés et expulsés soit par une exhalation, soit par une expectoration abondantes. S'agit-il, au contraire, de substances nuisibles introduites dans les voies digestives avec les aliments ou les boissons, le foie remplace le même office que les poumons : il divise ces substances nuisibles, il les enveloppe dans une sécrétion bilieuse abondante, il les noie en quelque sorte et les pousse au dehors. Enfin lorsque les poumons et le foie n'opèrent qu'à moitié la neutralisation ou l'expulsion des principes morbifiques, ceux-ci pénètrent dans le torrent des humeurs, mais ils éprouvent aussi de ce côté de grandes résistances ; les réactions s'organisent, et, par de véritables inflammations des humeurs ou du sang, elles produisent du pus, des abcès ou des dépôts qui se chargent des matières morbifiques et les entraînent au dehors, comme nous en avons des exemples dans les fièvres éruptives, dans la rougeole ou dans la variole, où la maladie ne cesse qu'autant que le principe morbifique décomposé ou brûlé par la fièvre est rejeté au dehors.

Tous les faits que nous venons d'énumérer sont démontrés par une foule d'observations recueillies avec le plus grand soin par les praticiens les plus éclairés et les plus consciencieux. Et la doctrine d'Hippocrate que nous professons n'est elle-même que l'ensemble coordonné de tous ces faits. Du reste, si la pratique médicale n'est pas à Paris essentiellement et universellement gouvernée par les principes de la doctrine d'Hippocrate, la pratique chirurgicale semble, en revanche, vouloir s'engager franchement dans cette voie. « C'est une grande faute, dit M. Leroy d'Étiolles, que de procéder résolûment à l'opération des fistules à l'anus, et de négliger de s'enquérir si cette fistule n'est pas un émonctoire nécessaire, et s'il ne résultera pas de sa guérison, ce qui s'observe assez fréquemment, l'explosion prochaine d'une phthisie pulmonaire mortelle. » « Les affections cancéreuses, dit M. Amussat, font encore le désespoir des chirurgiens : s'ils extirpent les tumeurs suspectes sur une région, une ulcération de même genre se reproduit bientôt sur la place même, ou dans le voisinage, ou sur un autre point. Une nouvelle ablation n'a pas des effets plus heureux, car l'affection ne tarde pas à reparaître de nouveau, et toujours avec un degré croissant d'exaspération ; les organes dépérissent, l'infection cancéreuse se développe de plus en plus, et les malades succombent en définitive par les progrès de cette affection. Il n'en est pas de même quand on livre la tumeur suspecte aux ressources de la nature. Sans doute alors les forces médicatrices ne parviennent pas toujours à vaincre cette affection redoutable, mais au moins la maladie reste stationnaire, ou si elle marche, ses progrès sont si lents, qu'on a vu souvent bien des personnes vivre jusqu'à un quart de siècle et au delà avec des tumeurs cancéreuses. Ainsi, d'une part, accélération de la maladie après l'opération et terminaison funeste à peu près certaine ; d'un autre côté, progression lente des symptômes, et possibilité de pousser fort loin sa carrière malgré la présence d'une affection cancéreuse, quand on l'abandonne à elle-même. » Le mémoire d'Auguste Bérard (professeur de la faculté de Paris) sur l'irrigation par un courant d'eau froide dans le traitement des plaies nous offre encore de grandes et de fécondes instructions sur la puissance de la nature médicatrice. Réduire de plus en plus la part faite à l'acier ; accroître sans cesse au contraire l'intervention des forces naturelles de la vie ; placer en elles toute la confiance que la physiologie bien comprise nous apprend à leur accorder, et s'en faire un auxiliaire lent, mais sûr, de la guérison par une disposition savamment calculée des parties malades, voilà, dit-il, les vrais principes. Auguste Bérard est le premier qui, dans les fractures de la jambe, ait osé faire lever les malades dès le troisième jour ; il leur ordonnait de marcher avec des béquilles et les arrachait ainsi à tous les dangers qu'entraînent quarante jours de séjour au lit. Voyez, s'écrie son historien, voyez, comme le chirurgien s'efface pour faire place à un opérateur plus habile que lui : c'est à la nature qu'il laisse le soin de réparer des désordres qu'elle saura bien maîtriser ; seulement le chirurgien lui en donne le temps en préservant de toute atteinte la santé générale du malade. Il favorise son action en maintenant intactes les fonctions de nutrition dont le concours est si nécessaire. Il la favorise encore en procurant ces alternatives d'exercice et de repos indispensables au maintien de l'intégrité des fonctions du système nerveux. La vie, c'est le mouvement ; le repos, c'est la mort. Vraie pour l'ensemble des êtres, cette maxime l'est encore pour les parties les plus ténues de leur organisation. Ce mouvement moléculaire incessant par lequel tous nos tissus tendent à se modifier, tous nos liquides à se déplacer, à changer de composition intime, ce mouvement moléculaire, caractère de la vie, ne s'arrête qu'avec elle. Or, quand il s'agit de réunir des os brisés, des chairs divisées, des tissus en lambeaux, la main du chirurgien aura rempli sa tâche, si elle est parvenue à s'emparer de ce mouvement moléculaire créateur, à le maintenir dans une voie réparatrice, à l'empêcher de produire des végétations gourmandes qui gênent la marche de la guérison et qui souvent la rendent impossible à jamais. Dans la guérison rapide d'une plaie par première intention, cette force régénératrice, ce mouvement moléculaire incessant de nos tissus, montrent toute leur puissance. Dans l'ankylose d'une articulation fracturée elles font voir tout leur danger ; dans les vastes foyers de suppuration qui affaiblissent et emportent si souvent le malade, elles montrent une de leurs déviations les plus communes. Auguste Bérard cherchait à prévenir ces déviations, à écarter ce danger, à s'emparer de cette force. Après avoir fait connaître toutes les ressources de la nature médicatrice, nous devons ajouter que s'il est hors de doute que nulle guérison ne saurait avoir lieu sans le concours ou le secours de la nature, il n'est pas moins solidement établi que toute guérison est préparée, favorisée, souvent accélérée, quelquefois même rendue seulement possible par les ressources et les procédés de l'art. Il résulte de là qu'il est de la plus haute importance en médecine de savoir établir en toute maladie les limites et la portée de l'agent morbifique : celles de la nature et celles de l'art. Eh bien, l'art a pour objet d'enlever la cause du mal, de la neutraliser ou de la détruire. Il agit aussi en augmentant, en diminuant ou en réglant, suivant les diverses circonstances, l'économie des forces vitales et la mesure de leur emploi. Enfin, il éloigne les obstacles qui contrarient la guérison et fait naître et durer les conditions qui lui sont favorables.

On a, dans ces derniers temps, substitué au mot *nature* cette expression, *force vitale*, qui désigne la cause des phénomènes vitaux, physiologiques et pathologiques. Et cette expression est devenue ensuite pour les médecins ce que ces autres termes, *forces électriques* et *forces chimiques*, sont elles-mêmes pour les physiciens et les chimistes, c'est-à-dire les derniers mots de la science. Les études, ainsi dirigées, ont produit de très précieux résultats : on s'est attaché à reconnaître, par l'analyse de la nature, la source, les propriétés et l'action de la force qui nous anime ; on a eu recours à la méthode de vérification scientifique, à l'observation, à l'expérience, à l'analogisme, à l'induction et à la généralisation, et l'on est arrivé de la sorte à des solutions très satisfaisantes, qui en promettent d'autres plus concluantes encore. Qu'est-ce que la force vitale ? La force vitale est la vie elle-même dans son essence et dans tous ses mystères ; c'est l'organisme en puissance et en substance. Du reste, pour avoir une idée de la force vitale, il faut l'étudier dans toute la série des êtres animés qui la possèdent, dans les plus simples comme dans les plus compliqués, depuis le ciron jusqu'à l'homme. Mais, hâtons-nous de le dire, on ne peut aborder avec fruit une question aussi délicate et aussi difficile qu'autant qu'on a préludé à ces sortes de recherches par l'étude de la nature inorganique ou du monde matériel qui nous montre la vie sous un autre aspect, mais non sous un aspect moins élevé ou moins curieux. L'histoire naturelle peut être considérée sous ce rapport comme une science préliminaire tout à fait indispensable. Elle nous ouvre les portes de la nature vivante, et ses révélations constantes nous apprennent que dans une pareille question toute théorie qui n'embrasserait pas la totalité des phénomènes de la vie partout où ils existent, à quelque faible degré que ce soit, dans la pierre, dans le polype, comme dans le mammifère, ne serait, en réalité, qu'un essai éphémère, qu'un tâtonnement, qu'un simple apprentissage. La force vitale est le principe et l'agent de la formation et de la génération. Elle agit dans un but marqué d'avance et d'après des lois préétablies. C'est elle qui constitue notre tempérament, nos qualités, nos facultés. Selon Galien, elle consiste en esprit et elle sait fabriquer les instruments nécessaires pour parvenir à ses fins. Elle est plastique lorsqu'elle pourvoit au développement, à la nutrition, à l'accroissement, ou à la régénération des organes; son action s'étend jusqu'aux parties les plus déliées de l'économie. Elle assure ce qui lui est utile, elle repousse ce qui lui est nuisible; elle est toujours la sauvegarde de l'économie. La vie en tant que principe comburant, est tout entière dans la force vitale; car vivre, c'est en définitive consommer ses forces vitales, son fluide nerveux, son électricité, sa propre substance, substance qu'on reçoit en naissant et que l'on peut ensuite épargner ou gaspiller à sa guise. En effet, tout être organisé, tout végétal, tout animal apporte en venant au monde une dose plus ou moins considérable de vie, de fluide nerveux, c'est-à-dire de force vitale, de *vis vitæ*, comme disaient les anciens. Et dans tous ces êtres chaque partie de l'organisme est en quelque sorte approvisionnée de ce fluide de vie dans des proportions exactement en rapport avec l'importance même des fonctions qu'elle doit remplir. Il en résulte que la sage et intelligente économie dans l'emploi de la force vitale est aussi nécessaire à la conservation de la santé et de la vie que la bonne administration des deniers de l'État l'est elle-même à la conservation et à la prospérité de la force publique. Soyons donc économes et non avares cependant de notre force vitale. Sachons que plus nous en dépenserons follement, moins il nous en restera; mais sachons aussi qu'elle demande à être employée avec une certaine libéralité, et que le trop-plein de fluide nerveux devient, par son excès, aussi à charge à la santé que le trop-plein

de cette chair coulante qu'on a nommée le sang. Reconnaissons
encore que nous sommes exposés à des pléthores et à des anémies
nerveuses, aussi bien qu'à des pléthores 'et à des anémies sanguines. Ainsi, quand notre sensibilité s'émousse, s'appauvrit ou
s'éteint, réparons-la par le repos, par le sommeil, par une bonne
nourriture, par un air pur et salubre, et même par les douces ab-
sorptions du plaisir qui, elles aussi, sont éminemment réparatrices. Quand, au contraire, notre sensibilité s'exalte ou devient
trop irritable, calmons-la par des bains tièdes ou froids et par les
moyens qui provoquent la réaction sanguine ou la pléthore, dont
l'effet est de tempérer et de guérir les insurrections nerveuses.
Enfin, retenons encore que chez tous les êtres de la nature organique, la force vitale suit constamment une proportion décrois-
sante depuis le moment de la naissance jusqu'au dernier terme de la
décrépitude, et qu'on prolonge seulement la vie en ne la dépensant
qu'avec prudence et mesure. En est-il de même du sens intellectuel, s'affaiblit-il avec les années ? Voilà une question pleine
d'intérêt, en ce que sa solution tranche en quelque sorte le grand
problème de la différence des forces, en démontrant que le sens
intellectuel, au lieu de s'affaiblir avec les années, devient, au
contraire, plus fort, plus rapide et plus capable. Voici ce que dit
à ce sujet le savant bibliothécaire de la Faculté de médecine de
Montpellier, M. le docteur Kühnholtz, dans ses commentaires sur
la différence que M. le professeur Lordat établit entre le principe
vital et le principe intellectuel. « Pour que la puissance vitale et
la puissance intellectuelle ne fussent qu'une première subdivision
d'un seul et même principe, il faudrait, ce nous semble, qu'à
toutes les époques de la vie le développement des facultés vitales
et celui des facultés morales et intellectuelles fussent rigoureusement proportionnés, c'est-à-dire qu'ils se présentassent constamment l'un et l'autre au même niveau. Or, on connaît l'histoire des
enfants célèbres, celle des gladiateurs de jadis et des porte-faix
ou des forts de halle d'aujourd'hui, celle des gens de cabinet, des
hommes de lettres méritant ce titre, et des savants qui s'occupent
de science toute leur vie. Les enfants célèbres, vrais *crétins sous
le rapport vital*, s'affaiblissent, se détériorent rapidement, et meurent jeunes, précisément à l'époque où leur intelligence atteint
l'apogée du développement prodigieux dont elle était susceptible.
Chez les gladiateurs et chez les forts de halle, l'intelligence, on le
sait, est toujours en raison inverse du développement du corps,

des fonctions vitales et des forces physiques. En temps de guerre des gens de lettres et beaucoup de savants seraient d'assez pauvres défenseurs de la patrie ; au lieu de mourir en présence de l'ennemi, les armes à la main et en vendant chèrement leur vie, ils ne peupleraient très probablement que les dépôts, les hôpitaux et les ambulances. On sait, enfin, que chez les hommes qui ont consacré toute leur vie à la culture des sciences, le domaine intellectuel s'accroît d'autant plus que le domaine vital se détériore davantage. C'est là ce qui a déterminé M. le professeur Lordat à comparer d'une manière aussi vraie qu'ingénieuse la cause vitale à un fuseau dont la forme se renfle d'abord pour diminuer ensuite, en s'amincissant de plus en plus jusqu'à ce que sa pointe se casse quand on cesse de vivre ; tandis que la cause intellectuelle lui a toujours paru, au contraire, ressembler à une paraboloïde ayant sa partie étroite en bas et dont la base située en haut va s'élargissant de plus en plus jusqu'au moment où la mort arrive. » Depuis ce travail de M. Kühnholtz, M. Lordat a publié un livre infiniment remarquable sur l'*insénescence du sens intime*; c'est à ce travail admirable de pensée et de style que nous renvoyons ceux qui auraient à approfondir les questions de haute philosophie. Ajoutons, d'autre part, et pour rentrer dans notre sujet, que la force vitale est inhérente à l'économie, qu'elle est intimement liée à nos organes, et qu'elle est disposée de manière à être accessible à l'action de l'âme qui lui imprime nécessairement une foule de modifications. Puis, sous son influence et par son action, les solides s'agitent et se meuvent, les liquides entrent en circulation, toute l'économie s'ébranle, et de tous ces mouvements divers où les phénomènes se combinent, se modifient et s'harmonisent, résulte définitivement l'état dynamique de l'organisation dont la vie est la sublime expression. La force vitale, ou pour mieux dire le principe vital, a reçu chez les anciens différents noms en raison des facultés différentes qu'ils crurent trouver en lui. Ils le nommèrent πνεῦμα, tant qu'ils virent en lui un souffle créateur, un éther producteur ; ils le nommèrent θερμὸν, lorsqu'ils le considérèrent comme le principe ou la cause de la chaleur animale. Ils lui donnèrent le nom d'ἐνορμῶν, quand ils virent en lui la source du mouvement. Enfin, ils l'appelèrent φύσις, ou nature, lorsqu'ils eurent reconnu qu'il était le mobile de toute la machine qu'il gouverne ; et comme cette idée de premier moteur était pour quelques uns inséparable de l'idée d'intelligence, ils lui donnèrent aussi le nom de ψυχή, âme, pour désigner son essence impérissable. Du reste, appelez ce principe comme vous voudrez ; appelez-le θερμὸν, ἐνορμῶν, πνεῦμα, φύσις, ψυχὴ, nature, esprit, instinct, providence, âme, mais reconnaissez son existence ; convenez qu'il existe, qu'il agit, et qu'il faut par conséquent donner un nom à cette force, à ce cri intime, à cette voix de conservation qui résonne à tout moment dans notre économie menacée.

On doit regarder la force vitale comme la véritable source de l'instinct. On nomme ainsi cette sagesse, cette prévoyance, cette providence interne qui nous *pique* en dedans, si l'on peut s'exprimer de la sorte ; cette lumière latente qui gouverne et dirige les animaux dans leurs besoins, dans leurs désirs et dans leurs efforts de conservation et de guérison. C'est l'instinct qui fait que l'enfant qui vient de naître se jette de lui-même sur le sein qui doit le nourrir, et opère la succion avec un art qu'il n'a jamais appris et qui consiste à faire le vide ; chose plus difficile à obtenir qu'on ne le suppose ordinairement, et qui échouerait très souvent, si notre science s'avisait de prescrire des règles magistrales à cet égard. C'est l'instinct qui guide nos sens à notre insu, et qui leur apprend à distinguer ce qui est utile et ce qui est nuisible. C'est lui qui soutient toutes ces industries dont le travail des animaux nous offre sans cesse l'irrécusable témoignage. Il est de fait que l'instinct ne parle pas d'une manière aussi spontanée, aussi intime et aussi appréciable chez l'homme que chez les animaux ; mais c'est notre faute et celle des embarras et des obstacles que lui suscitent fatalement nos préjugés, notre éducation et nos raisonnements : embarras et obstacles qu'une raison forte peut écarter ou faire taire.

Ce qui fait que nous sommes moins attentifs, moins dociles, moins accessibles à la voix sérieuse de l'instinct, c'est que nous sommes habitués à ses tons ordinaires, et qu'il faut, pour que nous les sentions réellement, qu'ils soient accidentellement accentués par quelque insurrection violente, par quelque tourmente dangereuse ou menaçante ; alors nous écoutons cette voix intime, nous lui obéissons et nous nous en trouvons bien. L'instinct est l'auteur véritable de cette tendance de la nature, de ces inspirations savantes, de ces voies d'élection que le père de la médecine a si bien définies le *quò natura vergit*. Or, le médecin n'a rien de mieux à faire, en présence des mouvements de réaction, que d'étudier les tendances de *lieu ;* des mouvements épuratoires, que de suivre leur marche, que de les diriger vers les voies les plus propices, selon l'âge, le sexe et le tempérament du malade, selon le climat et la saison, selon les enseignements fournis par la constitution médicale qui imprime, elle aussi, un tempérament spécial à l'affection morbide. Mettons donc au nombre des principaux dogmes de la médecine hippocratique celui qui constate la puissance de la nature instinctive et qui nous recommande de ne jamais déranger l'ordre et les mouvements de cette puissance par une médication intempestive ou trop active; et aussi de ne pas s'effrayer de la tourmente ordinaire qui précède ou qui accompagne le travail salutaire de la nature, travail annoncé tantôt par des irritations, et tantôt par des spasmes qui cèdent aussitôt que la nature a rempli son objet et son but. Et vraiment l'instinct est parfois si éloquent et si puissant, qu'on serait tenté de le considérer comme une seconde vue, comme une espèce de révélation : c'est ainsi qu'il donne des pressentiments et des avertissements qui opèrent des prodiges, lorsqu'on sait les suivre et les respecter. Du reste, une chose très remarquable, c'est que malgré son efficacité intelligente, l'instinct semble néanmoins étranger à l'intelligence, ou du moins former un esprit à part. En effet, c'est chez les individus les plus obtus, chez les idiots et les stupides qu'on est surtout à même d'observer la puissance de l'instinct, et c'est très certainement pour cela qu'ils meurent rarement de maladies, mais plutôt à la suite d'imprudences ou de violences. Acceptons donc cette lumière irraisonnée de l'instinct, si puissante chez les animaux et chez les hommes qui n'ont pas dégradé ou ruiné leur nature par une instruction vicieuse; préférons cette voix naturelle à ces vaines et stériles études qui nous éloignent des lois de la vie pour nous précipiter dans les ténèbres. Écoutons son langage modeste plutôt que la rhétorique brillante des passions imprudentes qui, sorties d'une fausse science, traînent avec elles des maximes qui ne peuvent être que spécieuses, par cela même qu'elles reposent sur de faux principes. C'est en vain qu'en arguant de quelques erreurs de l'instinct, on voudrait contester sa puissance; ces erreurs viennent presque toujours de nous, et ce qui nous perd, c'est notre imagination, cette folle du logis qui porte le trouble sur tous les points, qui désorganise les forces médicatrices, qui arrête ou suspend les mouvements salutaires, et va quelquefois jusqu'à susciter les plus fortes et les plus grandes révolutions dans l'économie. Nous n'en finirions pas si nous voulions énumérer tous les effets de l'instinct, nous nous contenterons d'en indiquer quelques uns. C'est l'instinct qui oblige notre pupille à se resserrer sous l'impression d'une trop vive lumière et à se dilater, au contraire, dans l'obscurité ; c'est l'instinct qui nous fait désirer ardemment et rechercher, pendant le cours des maladies, certains aliments ou certains remèdes que nous ne saurions supporter dans tout autre cas ; c'est lui qui nous inspire un dégoût insurmontable pour les choses que nous aimons le mieux, alors que nous nous portons bien. Enfin, l'instinct est la cause de ces déterminations subites et de ces inspirations audacieuses ou désespérées qui, lorsque nous les écoutons, nous sauvent, comme par miracle, d'une perte certaine, alors que toutes les ressources de la science ou de l'art étaient restées muettes ou impuissantes. En un mot, l'instinct est cette providence qui gouverne la machine, et qui assure, malgré nous, l'équilibre et le mouvement nécessaire de son jeu organique : voilà pourquoi sa puissance et sa sagesse ont toujours été reconnues et respectées par les plus grands médecins. Voilà pourquoi les Stahl, les Bordeu, les Sydenham, n'osaient rien entreprendre de grand en thérapeutique, sans avoir consulté d'abord les tendances de la nature et les avertissements de l'instinct.

Les effets de l'instinct sont toujours spontanés, ils sont le fait de la loi de conservation qui préside aux mouvements vitaux et organiques. Il est à remarquer qu'ils sont souvent en opposition avec le raisonnement qui est le fruit ordinaire de l'intelligence, et qu'ils opèrent en général par des élans, des désirs, des appétits, et des aversions qui se dérobent au calcul et aux approximations du jugement. Enfin, cet instinct qui nous guide si bien dans les cas les plus difficiles et les plus périlleux est surtout remarquable et efficace chez les enfants, chez les sots, chez les idiots et même chez les fous. On serait tenté de croire que l'intelligence, l'imagination et le jugement le tyrannisent et paralysent son action. Ce qu'il y a de certain, c'est que les événements qui aliènent mentalement la connaissance semblent au contraire augmenter les ressources de l'instinct, et que le délire et surtout les évanouissements prolongés que l'on redoute tant dans le monde, et dont on s'alarme si vivement, sont au contraire comme des trèves, comme des armistices ou des temps de faveur pendant lesquels la nature se recueille, pour donner à l'instinct l'énergie indispensable pour sauver l'économie du danger qui la menace. Tirons de là une autre conséquence, c'est que l'instinct conservateur aime le silence, c'est qu'il a besoin de toute son indépendance pour opérer utilement, c'est que le concours de l'intelligence le contrarie, et qu'il agit mal quand il est distrait.

Quel est le siége de l'instinct? L'instinct n'a pas de siége proprement dit, il est répandu partout ; cependant beaucoup de physiologistes regardent le plexus solaire, ou du moins le système nerveux ganglionnaire, comme étant le siége exclusif de l'instinct. Ce qu'il y a de positif, c'est que lorsqu'on s'écoute vivre ou sentir, on s'aperçoit que c'est des profondeurs de l'arbre nerveux ganglionnaire que s'élancent par irradiations, les impulsions spontanées, les élans puissants, et tous ces entraînements très savants, quoique irréfléchis, qui portent les sens aux gravitations du cœur, à l'amour, à l'amitié, à la haine et aux scènes délicates ou ardentes qui en dérivent.

Le dogme de l'unité vitale est un des dogmes les plus importants de la médecine ; il a été reconnu par les meilleurs et les plus anciens observateurs : par Hippocrate et Galien, chez les anciens; par Barthez et Lordat, dans les temps modernes. Répétons-le donc avec eux, l'unité de la force vitale est, pour le vrai médecin, un fait-principe, un fait de premier ordre, la source et l'expression de mille autres ; ce dogme peut être regardé comme le point de départ de la physiologie et de la thérapeutique d'Hippocrate, et il forme un des traits les plus caractéristiques de ses ouvrages légitimes. En effet, Hippocrate a dit à plusieurs reprises : « Le principe de tout est le même ; il n'y a aussi qu'une fin, et la fin et le principe sont un. La matière est à la fois une et infiniment variée. Il n'y a qu'un but, qu'un effort. Tout le corps participe aux mêmes affections, c'est une sympathie universelle. Tout est subordonné à tout le corps, tout l'est aussi à chaque partie, et chaque partie concourt à l'action de chacune d'elles; en un mot, la vie tout entière n'est qu'une grande et même fonction. C'est donc en vain qu'on voudrait arguer de la diversité des actions de la force vitale contre le fait incontestable de son unité. Ces manifestations diverses sont des effets immédiats produits par les organes et les appareils d'organes qui reçoivent leur existence de la force vitale et qui la réfléchissent en quelque sorte comme les divers tissus réfléchissent les diverses couleurs. Mais la force vitale est une malgré toutes ces apparences, seulement elle subit une modification pareille à celle que le fluide lumineux subit lui-même en

traversant les divers corps de la nature. Comme lui elle est dé-
composée en nuances variées par les divers milieux qu'elle pénètre, et il en résulte que chaque appareil vital modifie la force
vitale sans être réellement la cause essentielle, mais simplement
l'occasion de toutes ces manifestations pleines d'illusions pour les
gens mal instruits. Pour plus de détails sur l'existence incontestable de l'unité de la force vitale, nous renvoyons nos lecteurs à
un travail excessivement remarquable, publié sur ce sujet dans la
Revue médicale par un homme dont la médecine s'honore, par un
de nos plus savants médecins, par M. le docteur Blaud, médecin
en chef de l'hôpital de Beaucaire, qui justifie complétement cette
assertion d'un des écrivains les plus célèbres de la médecine, à
savoir : que les plus grands praticiens se forment presque toujours dans les plus petites villes. En effet, ce ne fut pas à Athènes,
mais à Cos qu'Hippocrate pratiqua la médecine. Et de même
Stahl, Bordeu, Zimmermann, Lieutaud, Tissot, exercèrent longtemps dans de petites villes avant d'aller porter dans les capitales
toutes les lumières de leur génie.

Quelle est la source de la force vitale? On a assigné à la force
vitale des sources bien différentes. Gordon et du Laurens la regardaient comme une manière d'être de l'âme, et ils préparèrent par
leurs leçons l'animisme de Stahl qui repose sur cette affirmation.
Plus tard, Glisson signala l'irritabilité musculaire et la sensibilité
nerveuse comme les causes essentielles et même comme les sources de la vie. Brown et Darwin suivirent à peu près les mêmes
errements : pour eux l'excitabilité et l'irritabilité étaient les causes
de tout le système. Enfin, Broussais parut, et l'irritation produite
par l'action des irritants sur l'irritabilité devint pour son école la
source et la fin de tous les phénomènes vitaux. Que dirons-nous
de toutes ces théories? Qu'elles ne sont que des déguisements,
que des expressions d'un fait secondaire au-dessus duquel il y a
un fait-principe, le fait de la force vitale existant par elle-même
et constituant comme force vitale le principe de la sensibilité et
de l'irritabilité : et pour faire connaître toute notre pensée, nous
ajoutons que le fluide nerveux est la source radicale de la faculté de sentir et d'agir dévolue à tous les animaux.

Telle est aussi l'opinion du docteur Blaud, de Beaucaire; il regarde la force vitale comme matérielle et ayant son siége dans
l'appareil encéphalique; c'est, à son avis, un véritable fluide
électro-vital qui circule de toutes parts dans l'organisme, d'où il

émane primitivement et dont il renouvelle en quelque sorte l'animation. Quelque hardie que cette proposition puisse paraître à certains physiologistes, elle est digne d'être maintenue et consacrée comme une vérité, aujourd'hui surtout que l'identité du fluide nerveux et du fluide électrique est reconnue par des hommes très éminents, par MM. Prévost, Dumas, Matteucci, Julia de Fontenelle, Fozembas, Davy, Magendie, Becquerel, Gondret, Dutrochet, Durand (de Lunel), et enfin par M. Emangard, au livre duquel nous empruntons les propositions suivantes : 1° Les nerfs sont de véritables conducteurs organiques ; 2° l'électricité doit en être considérée comme l'agent ou le principe moteur ; 3° ils offrent, comme l'appareil organique, deux ordres de courants bien différents et bien distincts ; 4° l'un de ces courants, destiné aux fonctions de la sensibilité et de l'intelligence, se porte des sens internes et externes au cerveau ; l'autre, destiné aux fonctions nutritives et locomotives, se dirige au contraire du cerveau, ou, si l'on veut, de la moelle épinière aux différentes parties du système musculaire et du vaste appareil capillaire sanguin. Ainsi, qu'on appelle le fluide nerveux comme on voudra, qu'on l'appelle fluide électrique, fluide galvanique ou impondérable, biotique, comme disait Broussais, il constitue toujours une matière, et cette matière est évidemment l'agent intime des phénomènes de l'innervation, le foyer, la source et le soutien de la vie. On lira avec fruit à ce sujet deux mémoires de Lecat : l'un publié en 1753, *Sur l'existence et la nature du fluide des nerfs*, mémoire qui fut couronné à Berlin ; l'autre qui parut en 1765 sous ce titre : *Traité de l'existence du fluide des nerfs.*

Nous insistons beaucoup sur ces propositions, parce que nous les croyons fondamentales, et peut-être aussi parce qu'il y a longtemps que nous les professons (voyez notre *Mémoire sur l'état morbide*, p. 8 ; voyez notre livre sur les *Généralités de la médecine*, p. 39 et 50). Du reste, cette idée de matérialiser la force nerveuse n'est pas nouvelle ; on en retrouve les traces dans les ouvrages d'Hoffmann et de Barthez. En effet, le célèbre professeur de Montpellier, voulant opposer ses théories à celles de Stahl, le fondateur de l'animisme, a dit formellement : « Le principe vital agite et meut les parties vivantes ; les organes et les humeurs jouissent de forces actives particulières, et la force qui les produit toutes, c'est la force vitale ; enfin les organes vivants jouissent de forces sensitives et motrices, et c'est d'après les faits qu'il faut étudier ces forces dans leurs rapports et dans leurs conditions organiques. » Or, nous le répétons, on ne saurait se faire une idée de ces forces agissantes qu'en les supposant matérielles, car il est évident que pour agir il faut être, et que pour être il faut avoir une substance, et qu'on ne peut exister dans ce monde sans être physiquement quelque chose de saisissable et de palpable.

Mais que cette conclusion n'alarme la foi de personne, car elle ne s'adresse qu'à certains principes de l'être vivant; et pour nous-même, nous déclarons que spiritualiste dans le sens le plus religieux, nous mettons une différence immense entre la force vitale et la force intellectuelle, toutes les deux matérielles, comme l'électricité, et la *force morale* qui, par un mystère au-dessus de nos sens terrestres, dérive de source divine et forme l'attribut le plus délicat de l'âme immortelle.

CHAPITRE III.

DE LA NATURE DE L'HOMME ET DE SES FACULTÉS.

L'homme est une intelligence servie par des organes.
(DE BONALD.)

La nature de l'être est ce qui le fait, ce qu'il est par son type originel, sa substance corporelle et virtuelle et ses facultés. Il y a deux manières de se faire une idée de la nature de l'homme : la première, c'est de remonter aux sources et de consulter les textes, les opinions et les définitions : telle est la méthode scientifique; la seconde, c'est de descendre dans sa propre conscience, de s'étudier et de se juger soi-même aux rayons de cette lumière intime, qui, selon l'apôtre saint Jean, illumine tout homme: « Lux vera » quæ illuminat omnem hominem venientem in hunc mundum. » C'est la méthode psychologique.

En fait de sources, la première, la plus pure et la plus sûre, c'est la Bible; or, voici ce qu'enseigne la Genèse au chapitre II, verset 7 :

« Le Seigneur Dieu forma donc l'homme du limon de la terre, » (*e limo terræ*), et il répandit sur son visage un souffle de vie (*et* » *inspiravit in faciem ejus spiraculum vitæ*), et l'homme devint vivant » et animé (*et factus est homo in animam viventem*). »

Ainsi, aux termes de la Genèse, l'homme est une dualité composée du limon de la terre et du souffle de vie, autrement dit de terre et d'esprit.

Après le livre de Moïse, le livre d'Hippocrate, περὶ φύσεως ἀνθρώπου, est sans contredit celui qui jette le plus de lumière sur cette grande question. Suivant le père de la médecine, l'homme est un ensemble de parties contenantes, de parties contenues et d'extraordinaires. Les parties contenantes, *contenta*, *partes moventes*, constituent les solides; les parties contenues, *continentia*, *partes motæ*, forment les liquides; les esprits ou extraordinaires, *enormonta*, *spiritus influi*, sont ce qu'on appelle les impondérables. Dans cet appareil vivant, dit Hippocrate, les solides font office de rouages, *instrumenta*; les liquides alimentent les rouages, et les extraordinaires, *impetum facientes*, donnent l'impulsion et la direction à l'ensemble et mettent le tout en mouvement. Mais ni les solides, ni les liquides, ni les esprits, ne composent exclusivement l'animal vivant: il est le produit de l'union, de la combinaison et du mouvement des solides, des liquides et des esprits, *euntes in circulum*. Enfin, selon Hippocrate, l'esprit gouverne sa propre maison, et il n'y a dans l'économie qu'un seul effort et qu'un seul consentement : *consensus unus, conspiratio una*. Ainsi, selon Hippocrate, la nature de l'homme se compose d'un agrégat matériel et d'un dynamisme, *enormon*, qui anime cet agrégat. Mais le dynamisme est double, et il y a une grande différence entre les esprits ou *enormonta*. L'un est périssable et l'autre ne l'est pas. Il désigne le premier sous le nom de φύσις, nature: c'est l'esprit de vie, le principe actif de tous les phénomènes et de tous les mouvements. Il donne à l'autre le nom de γνώμη: c'est le principe de l'intelligence, c'est l'intelligence pure, c'est ce que nous appelons l'*âme*. Telle est en physiologie l'idée-principe du dynamisme de l'homme. On peut la résumer en disant que le corps vivant diffère du corps inanimé par la présence d'un double principe qui opère en lui le phénomène de la vie et de la pensée.

Après Hippocrate et par ordre chronologique, viennent Platon et Aristote, ces deux disciples fameux de Socrate. Platon, qu'on appelait le Cygne de l'Académie et que l'on a depuis surnommé le Divin, Platon enseignait que l'homme est composé de matière et d'âme, et que cette âme est elle-même composée de deux parties, l'une corporelle et périssable, l'autre incorporelle, spirituelle et immortelle. Il admettait également trois principes dans l'univers: Dieu, la matière, et l'idée, substance incorporelle.

Aristote, disciple de Platon, continua l'œuvre de son maître;
mais par une inspiration singulière et dans le dessein religieux de
faire Dieu encore plus grand, il lui ôta la providence. Dieu c'est
l'ordre par excellence, c'est l'éternelle bonté, c'est le bien suprême
auquel l'univers est attaché, mais c'est l'*immobile pensée*. Dieu se
pense lui-même et ne fait rien; la nature au contraire ne pense
pas et fait tout, *ratione entis*. Cependant Dieu seul possède l'éternité, l'immutabilité, l'immatérialité. Toutes les formes de la vie
se ramènent à deux chefs principaux: au mouvement et à la pensée. Tout être se définit par sa forme, et c'est dans la forme et
dans l'acte que réside la nature des êtres. La nature est à la fois
un principe de mouvement, de translation, d'accroissement ou
d'altération dans un sujet qui est ce qu'il est par lui-même et non
accidentellement. La nature est la forme ou l'essence, l'acte, le
but, la fin et le principe du mouvement; mais l'âme est aussi la
forme et l'essence des êtres, leur fin et le principe de mouvement
qui se produit en eux. La forme et la nature des êtres ne sont
donc qu'une seule et même chose, et par conséquent la nature
d'un être animé est en définitive sa forme. Dans le système d'Aristote, le mot forme est le synonyme de cause active ou motrice.
Le corps est matériel, il lui faut un principe qui lui donne l'essence et l'unité; ce principe, c'est l'âme. En s'unissant au corps,
l'âme le complète, le rend un et vivant. Elle est l'entéléchie, c'est-
à-dire la forme achevée de ce corps, qui, avant d'être pénétré par
elle, n'avait la vie qu'en puissance. « Anima est forma corporis
» viventis in potentia. » Bien qu'Aristote s'étudie à confondre en
un seul principe la nature et l'âme, il est forcé lui-même de les
distinguer dans ses explications. Ainsi on peut voir qu'il reconnaissait en tout être une nature, ou un principe actif, organisa-
teur et moteur, et un principe intelligent et appréciateur, qui est
l'âme proprement dite, ce qui prouve que notre vie morale a deux
principes, la nature et la pensée, comme il le dit lui-même dans
sa *Métaphysique*. L'âme comprend deux puissances: la puissance
scientifique et la puissance logistique; la première s'adresse à ce
qui est nécessaire, et la seconde à ce qui est contingent. La puissance scientifique de l'âme comprend: 1º l'intellect pur ou l'entendement; 2º la science. L'intellect contemple l'éternel directement, la science ne le saisit bien que par la démonstration. L'âme
ne se confond pas tout entière avec la nature. La nature n'est pas
plus séparable du corps que la forme n'est séparable de la ma-

tière. L'intellect au contraire n'a point d'organe et n'est attaché à aucun; il peut se séparer du reste de l'être, comme l'éternel se sépare du périssable. L'intellect vient du dehors; quand il réside dans l'homme il y est comme une substance à part. L'homme est formé d'une matière, d'une force ou cause active et d'un intellect; lorsqu'il meurt, la matière se détruit, et la force active se dissout: mais l'intellect survit à l'une et à l'autre; il n'est sujet ni à la corruption ni à la mort; il est immortel, il est divin, puisque par essence Dieu est l'intelligence pure et l'intelligible lui-même. (*Métaphys.*, XII.)

Ainsi, selon Aristote, l'homme est composé : 1° d'une substance corporelle ; 2° d'une forme ou principe actif, entité substantielle et périssable; 3° d'un intellect impérissable. La nature de l'homme c'est l'homme même; l'intellect est plus qu'humain. Sans la nature l'intellect n'arriverait pas à l'acte, mais la nature ne meut pas l'intellect, ne le produit pas et n'est pas la source de ses pensées; l'intellect c'est le principe divin lui-même descendu dans l'humanité. Les Pères de l'Église, qui traitent de la nature de l'homme, ne se sont guère occupés que de son dynamisme. Selon les uns, ce dynamisme est double; selon les autres, il est simple ou unique. Selon saint Thomas d'Aquin, le sublime docteur, l'ange de l'école, il n'y a dans l'homme qu'une âme douée seulement de deux puissances distinctes : par une de ses facultés elle anime et vivifie le corps; par l'autre elle comprend et raisonne. Cette âme intellectuelle de son essence suffit à tout, à la vie végétative, sensitive, instinctive et intellective.

« Cum anima non ut motor tantum, sed ut forma uniatur corpori,
» impossibile est in uno homine esse duas animas, per essentiam
» differentes; sed una tantum est anima intellectiva, quæ vege-
» tativæ et sensitivæ et intellectivæ officiis fungitur. Dicunt aliqui
» quod in nobis aliud est spiritus et aliud anima, ponentes sic
» duas animas in homine : unam scilicet quæ animat, perficit et
» vivificat corpus; aliam vero habens intellectum quo intelligi-
» mus. Sed hæc sunt reprobata in dogmatibus Ecclesiæ. Unde
» sciendum quod hæ non differunt secundum essentiam, sed se-
» cundum potentiam. »

Selon saint Paul, au contraire, le moral de l'homme est complexe, c'est une dualité. Saint Augustin reconnaît dans l'homme le corps, l'esprit et l'âme. Pour prouver l'immortalité de l'âme, et à son occasion, il pose en principe qu'il y a dans l'homme une âme irraisonnable et périssable, et une âme raisonnable et impérissable. De plus, il admet trois ordres de causes de vie. La première est commune à l'homme et aux animaux ; c'est par elle que tout animal croît, se conserve et engendre son descendant. La seconde est l'âme irrationnelle qui met les animaux et l'homme à même d'éprouver des sensations et d'exécuter certaines actions en rapport avec ces sensations. La troisième cause de vie est l'âme raisonnable ; elle est propre à l'homme, elle le spécifie et elle se caractérise par ses œuvres, qui sont les arts, les lettres et les sciences. Enfin, l'âme humaine est susceptible de quatre degrés de perfection, qui consistent dans la manière de sentir et de comprendre le beau, le bon, le divin, et d'apprécier un état particulier de béatitude qui appartient exclusivement et à titre de supériorité aux âmes qui possèdent l'éternelle paix. En résumé, les pères de l'Église grecque reconnaissaient la distinction établie par Platon entre l'esprit et l'âme : « Non est idem mens et anima : » aliud est enim quo vivimus, aliud quo cogitamus. » Et, en effet, il est bien différent de vivre et de penser par l'esprit, ou de vivre et de penser par le cœur (le cœur ici c'est l'âme, c'est la conscience); et c'est dans ce sens que le prophète Jérémie a dit, avec une raison profonde : « Desolatione desolata est omnis terra, » quia nemo est qui recogitet corde. »

Toutes ces opinions sur la nature de l'homme régnèrent sans conteste jusqu'au temps de Descartes, époque à laquelle ce célèbre émancipateur de la pensée arriva à cette conclusion, que le corps est uni à une intelligence divine, raisonnable et impérissable ; mais que le corps en tant que substance agit en vertu de propriétés physiques et organiques, sans avoir besoin d'une force distincte ou étrangère, détruisant ainsi le principe même de la doctrine d'Hippocrate qui admet dans l'homme une nature active subordonnée à l'âme raisonnable ; nature inférieure par conséquent, et qu'il regardait comme un chaud fort actif muni d'éther (éther, ἀεὶ, θέω), ainsi nommé, parce qu'il est dans son essence de se mouvoir toujours. L'avénement du cartésianisme fut pour les idées médicales et psychologiques une source de déviations et d'erreurs. Le principe hippocratique fut oublié, dénigré ou repoussé, et les écoles se séparèrent en sectes rivales. Les unes, avec l'école de Paris, promulguèrent avec éclat le nouveau système ; les autres, avec l'école de Montpellier, luttèrent avec énergie contre cette étrange usurpation, et défendirent comme un patrimoine la philosophie d'Hippocrate et la tradition légitime. Néanmoins l'étude de l'instrumentation fut dogmatiquement posée comme le point de départ de la science médicale, et tout dans l'économie animale fut rapporté comme cause ou comme effet à l'état absolu de l'organisation. Enfin, entre ces deux sectes rivales on vit surgir une secte moyenne qui, en admettant que pour le médecin tout est matériel et commence aux organes, reconnut cependant qu'au-dessus de l'organisation et du jeu des organes il existe une cause spirituelle, une âme dont l'essence est inconnue et se dérobe à tout examen. Cet éclectisme complut aux méticuleux faciles ; on l'adopta, et il régit encore la plupart des médecins de notre temps. Ainsi tous, à quelques exceptions près, reconnaissent pour base de la médecine le point de départ anatomique, mais parmi eux les uns regardent l'organisation comme la cause première absolue et directe de tous les effets, tandis que les autres ne la considèrent que comme une cause secondaire relative et indirecte. Pendant le paroxysme du cartésianisme, Backius, Glisson, Bohnius, Haller et Blumenbach publièrent sur l'irritabilité, la sensibilité, la contractilité, la plasticité et la force vitale (*nisus formativus*), une foule de travaux qui eurent pour résultat de prouver qu'il se passe au sein de l'économie des phénomènes vitaux réglés par des lois qui diffèrent essentiellement de celles qui président aux phénomènes physiques. Mais aucun de ces savants investigateurs n'eut la pensée philosophique de rapporter toutes ces forces à une puissance, à une cause unitaire dont elles ne sont que les causes secondes, les facultés et les effets.

C'est alors que Barthez fit paraître son bel ouvrage *de la science de l'homme*, où tout conspire à démontrer la dualité du dynamisme humain. Les vrais ressorts de notre organisation ne sont pas, dit-il, ces muscles, ces artères, ces veines que l'on décrit avec tant d'exactitude et de soins, mais il réside des forces intérieures dans les corps organisés qui ne suivent pas les lois de la mécanique grossière que l'on a imaginée et à laquelle on voudrait tout réduire. Ces forces vitales se rattachent toutes comme dépendances à une cause unique que je nommerais le *principe vital*, principe qui a les rapports les plus intimes avec une cause supérieure et morale qui est l'âme proprement dite. «Du reste, ajoute-t-il, ce nom de *principe vital* n'indique, à mon sens, que la cause, quelle qu'elle soit, de la vie, et l'on peut le remplacer, si l'on veut, par les autres mots : cause de vie, puissance vitale, être vivant, système vivant et même par un X algébrique. » Le livre de Barthez produisit une grande sensation à l'école de Montpellier, dans le midi de la France et dans un grand nombre d'universités étrangères. Mais sa doctrine ne prévalut pas à Paris. Elle trouva même sur le seuil de l'école une puissante individualité, Cabanis, qui, en opposition avec ses principes, proclama hautement que l'homme n'est que substance ; que cette substance est à la fois matière et ouvrier ; que le mécanisme anatomique est tout ensemble cause efficiente de la vie bestiale et de la vie humaine ; et enfin, que le moral de l'homme n'est qu'un point de vue de son physique. Cabanis fut suivi, dans cette voie, par Bichat et par Broussais. Et, de nos jours, beaucoup de médecins sont encore les sectateurs attardés et les petits descendants de cette forte pépinière de grands hommes ! Pourtant l'idée d'Hippocrate n'a point succombé sous les coups de tant d'athlètes vigoureux. Elle a souffert sans doute ; elle a été plus ou moins étouffée ou menacée, mais elle a toujours trouvé des défenseurs fidèles, surtout dans l'école de Montpellier, où elle a été reprise dans ces derniers temps avec autant de vigueur que de précision et d'éloquence par M. le professeur Lordat.

Suivant notre célèbre maître et ami Récamier, la nature de l'homme est complexe. C'est un tabernacle vivant qui sert temporairement d'asile à un esprit. Cet esprit, c'est le moral sentant, pensant et jugeant. Il se compose d'éléments d'essence éminemment opposée, savoir : d'un principe organique inhérent au corps, et d'un principe hyperorganique indépendant et libre, qui ne saurait, en aucune façon, être soumis à la nature. Ainsi il y a dans l'homme deux puissances : une puissance physiologique ou animale, et une puissance physiologique ou spirituelle ; l'une caractérise l'homme physiologique, et l'autre, l'homme moral créé à l'image de Dieu. Enfin, dans cet admirable office de l'être, l'homme physiologique n'est qu'un animal humain, associé à une puissance spirituelle et presque divine qui s'en sert, comme l'œil se sert d'une lorgnette, et l'oreille d'un cornet acoustique (Récamier, *Conférences intimes*).

Selon M. Lordat, la constitution humaine se compose de trois éléments distincts, savoir : d'un agrégat matériel, d'une force vitale instinctive, et d'un esprit ou âme pensante, seule capable d'intelligence. M. Lordat insiste, comme sur un point capital et

propre à son école, sur ce fait que le dynamisme humain se compose de deux puissances essentiellement distinctes, qui ne sont
pas deux facultés d'une même cause unitaire, mais qui sont, au
contraire, deux puissances essentielles et séparées dans la nature
du pouvoir humanitaire. M. Lordat invoque, à l'appui de cette
séparation de la nature humaine en trois principes, la consécra-
tion du sens intime des Pères de l'Église et des livres saints. Il
prouve aussi qu'elle est inscrite dans les chefs-d'œuvre de l'art,
et il nous la montre dans le tableau de Michel-Ange représentant
la *création*, et dans un bas-relief du père Raffel, célèbre jésuite,
qui a pour objet la fabrication des hommes par Prométhée. Procédant aussi par l'étude analytique des expressions employées
par la Bible dans la peinture qu'elle nous fait de la création, il démontre encore que les mots *gaphar, nephrec* et *nechameh* dénotent
positivement l'existence de trois principes en l'homme. Ainsi le
mot *gaphar* (*pulvis, humus*) indique la substance brute et matérielle
dont la créature a été faite. Le mot *nephrec* (*anima per quam corpus
vivit*), véritable synonyme de nature, ou force vitale, s'applique
également à la brute et à l'homme, et représente l'esprit de vie.
Enfin, le mot *nechameh* (*spiritus Deï vitam et sapientiam probans*)
n'est employé qu'en parlant de Dieu et de l'homme, et il désigne
l'âme raisonnable et immortelle, véritable envoyée de Dieu auprès
duquel elle doit retourner.

En analysant l'esprit de ces différentes définitions de la nature
de l'homme, on peut les rapporter aux quatre expressions suivantes : 1° L'homme est une substance corporelle ; cette substance
est à la fois matière et ouvrier ; elle forme les organes dont elle
a besoin, et la vie est le produit brut de cette organisation (Cabanis et l'école matérialiste qui remonte à Épicure, et qui, en principe, adopte avec lui cette formule : *Tangere enim et tangi, nisi
corpus, nulla potest res*). 2° L'homme est composé d'un agrégat
matériel, plus d'une âme pensante, substance différente et distincte de la matière. Mais cette âme n'intervient pas dans le jeu
des fonctions matérielles ou organiques. Ces fonctions s'opèrent
en vertu des lois physiques et sans la coopération d'un intermédiaire (Descartes, l'école de Paris et toutes les sectes organi-
ciennes). 3° L'homme est le produit de la combinaison ou de
l'alliance d'un agrégat matériel animé par une cause de l'ordre
métaphysique, par une âme unitaire, douée de deux puissances,
savoir : d'une puissance animatrice et créatrice, qui vivifie et

développe le corps, et d'une puissance intelligente qui lui est associée et qui comprend, qui raisonne et qui veut. Cette âme suffit, à elle seule, à la vie végétative, sensitive, instinctive et intellective (saint Thomas d'Aquin, plusieurs sectes religieuses et l'Église romaine). 4° L'homme est composé : 1° d'un agrégat matériel ; 2° d'une force vitale instinctive, aliénable et périssable, qui anime et qui vivifie temporairement cet agrégat ; 3° d'une force intellectuelle et immortelle, qui est l'âme raisonnable et responsable (Moïse, Hippocrate, Platon, Aristote, saint Paul, saint Augustin et l'école de Montpellier).

Maintenant ces grandes peintures de la nature de l'homme suffisent-elles à tout et satisfont-elles complétement les esprits très exigeants ? Nous ne le pensons pas. Nous croyons, au contraire, qu'en descendant dans son for intérieur, qu'en procédant par la méthode psychologique, c'est-à-dire par l'*examen* de soi, *par soi*, on peut *au moins* ajouter à ces définitions quelques traits de nature à les élucider. Il résulte, selon nous, de cette recherche comparée et raisonnée :

1° Que tous les êtres organisés sont pénétrés d'une force vive qui les anime (φύσις) et qui préside aux mouvements de composition et de développement qu'ils exécutent. Cette force, c'est la force vitale, c'est la nature d'Hippocrate. Elle est commune aux végétaux, aux animaux et à l'homme.

2° Qu'il existe chez les animaux, surtout chez ceux d'un ordre élevé, un principe qui les éclaire et qui fait qu'ils connaissent les êtres et les objets qui les environnent, et au milieu desquels ils sont appelés à vivre et à servir. Ce principe, c'est le *pneuma* des anciens, c'est le ψυχή d'Hippocrate, c'est l'âme périssable, c'est l'esprit des animaux ; il est commun à l'homme et aux bêtes, avec cette différence qu'il est beaucoup plus développé chez le premier que chez les seconds.

3° Qu'il existe chez l'homme, et chez l'homme seulement, un principe qui le fait être moral et qui le caractérise. Ce principe, c'est le moi humain, c'est la conscience, c'est l'âme raisonnable, responsable et immortelle ; c'est le γνώμη, c'est l'étincelle ou la lumière divine dont parle saint Jean, et qui illumine l'homme ; c'est la voix de Dieu qui parle en nous, selon saint Paul, ὁ λόγος τοῦ Θεοῦ. Enfin, c'est l'esprit de Dieu, γνώμη, qui fait connaître à notre esprit, πνεῦμα, ce que nous sommes, d'où nous venons, où nous allons ; ce que nous devons et ce qu'on nous doit.

Maintenant deux problèmes se présentent : 1° ces diverses puissances sont-elles des entités distinctes et particulières, ou simplement des facultés différentes d'un seul et même principe essentiellement *perfectible?* 2° Ce principe est-il matériel et périssable, immatériel ou immortel? Le πνεῦμα est-il une pure matière? le γνώμη est-il un pur esprit?

Il ne nous appartient pas de résoudre ces questions délicates; nous dirons seulement que cette distinction de la matière et de l'esprit nous paraît être le produit d'un débat bien subtil! En effet, que savons-nous de la matière et de l'esprit? Qu'est-ce que la matière, où commence-t-elle, où finit-elle? Qu'est-ce que l'esprit pur, chez l'homme surtout? Ne serait-ce pas le produit ascétique d'une aspiration hyperbolique et d'un illuminisme outré? Et d'ailleurs, comme l'a dit un des hommes les plus vertueux et les plus éclairés du XVIIIe siècle , Charles Bonnet, de Genève, quand il serait vrai que la matière pense, ne faudrait-il pas encore s'humilier devant celui qui aurait voulu qu'il en fût ainsi? Est-ce que les Pères de l'Église n'appellent pas l'âme humaine une substance? Est-ce que de grands philosophes n'ont pas cru l'âme matérielle? Tenons-nous-en donc aux dogmes de la religion, sans chercher à approfondir les derniers mystères de notre nature. Croyons fermement en Dieu , à l'immortalité de l'âme, à la vie future, et ne cherchons point à déchirer un voile qui couvre des merveilles que notre frêle existence ne saurait peut-être entrevoir sans se briser. Soyons pieux , soyons justes , miséricordieux, confiants , et ne cherchons rien au delà du cri de nos cœurs et des termes de la révélation; en un mot, en ces sortes de choses soyons de bons croyants plutôt que de faux savants.... Mais quelles que soient la nature et la source de notre entendement, chacun de nous sent et comprend qu'il est doué de facultés très précieuses, perfectibles encore par une éducation choisie et par un exercice bien dirigé; facultés de l'esprit, du cœur et de l'âme, qui , réunies dans l'homme seulement, fortifient à son profit le sens moral quel qu'il soit. Perfectionnons donc ces facultés, car elles fécondent les fruits de notre être, fruits selon lesquels nous sommes justes ou injustes, bons ou mauvais, dignes ou indignes d'une autre vie toute pleine d'immortalité ; cultivons notre esprit qui connaît, notre cœur qui aime, notre âme qui se connaît, qui sait qu'elle se connaît et qui connaît Dieu. Et en cultivant, en perfectionnant ces facultés qui sont en nous et qui tendent par leur nature supérieure au bien, au beau et au juste suprêmes, nous arriverons par la vertu à cet état désirable qui doit, selon l'Écriture, attirer et fixer le regard de Dieu.

Ainsi le corps de l'homme est le produit de ses propriétés vitales, physiques et chimiques ; son esprit est le fruit de ses facultés intellectuelles, c'est-à-dire de ce par quoi il connaît ; son âme est le fruit de ses facultés morales, c'est-à-dire de ce par quoi il a conscience du bien et du mal, et *connaît qu'il se connaît*, comme l'a parfaitement établi le savant secrétaire perpétuel de l'Académie des sciences, M. Flourens. Enfin, le corps animé est le sanctuaire de l'âme, l'esprit en est le ministre, et le corps, l'esprit et l'âme forment, par leur mystérieux ensemble, l'être humain raisonnable, libre et responsable.

Mais, sachons-le bien, l'homme intelligent, l'homme spirituel, n'est pas encore l'homme proprement dit. L'homme véritable et complet, c'est l'homme moral. Or c'est la collection de nos idées intellectuelles qui nous fait homme d'esprit ; c'est la collection de nos idées morales qui nous constitue homme moral ; et l'esprit et l'âme sont et la cause et le produit de leurs facultés, comme la raison est à la fois la puissance de raisonner et le produit de cette puissance. L'esprit de l'homme est la fleur qui doit amener le fruit, et le fruit, c'est la moralité effectuée. Mais beaucoup d'hommes sont moissonnés dans leur fleur et n'arrivent pas jusqu'au fruit, et bien des fruits ne mûrissent pas et ne vont pas à la table du maître. C'est ce que l'esprit saint a indiqué quand il a dit en parlant du royaume des cieux : Il y aura beaucoup d'appelés et peu d'élus.

Ainsi ne confondons pas l'esprit avec l'âme, ni les facultés de l'esprit avec celles de l'âme. D'aucuns ont de l'esprit et n'ont pas d'âme, et la folie de l'esprit enchaîne chez eux la sagesse de l'âme, en les perdant et en les dénaturant : *Quos Deus vult perdere, dementat !* L'esprit s'exerce sur les choses du corps, et l'âme sur les choses du cœur et de Dieu. La sensibilité de l'esprit est matérielle, celle de l'âme est spirituelle ; l'amour de l'esprit est sensuel, l'amour de l'âme est platonique ; la raison de l'esprit est laborieuse et limitée, celle de l'âme est spontanée et infinie ; c'est la conscience, c'est un chef-d'œuvre de logique innée et d'inspiration ! L'esprit est sujet aux affections, aux maladies, à la folie, à la mort ; l'âme est invulnérable, inaliénable et impérissable. L'âme est l'être humain, l'être par excellence, l'être de Dieu et à l'image de Dieu : *c'est le moi.* Elle seule peut dire : Je suis, et ce corps et cet esprit *sont à moi et ne sont pas moi*. Et en effet, l'esprit n'est en réalité que le ministre et le serviteur du moi. Enfin le corps et l'esprit s'éteignent avec la vie, du moins temporairement (*credo carnis resurrectionem*). L'âme, au contraire, survit à la dissolution des parties et, comme un bon germe, elle se développe dans un monde nouveau où elle revit sous le regard de Dieu. Enlevez cette espérance, éloignez ce bonheur si facile à acquérir en écoutant le cri de la conscience et en suivant les lois qui règlent l'exercice de la moralité, basée elle-même sur la charité, le sacrifice et la résignation, et vous détruirez d'un coup le devoir, le droit, la société humaine, c'est-à-dire la civilisation tout entière. Nous soumettons ces commentaires sur la nature complexe de l'homme, ses facultés et ses moyens au jugement des hommes éclairés, et nous déclarons d'avance que si les esprits qui ont le *droit* d'en décider trouvent nos conjectures hasardées ou imprudentes, nous sommes prêt à les abandonner et à les retirer. Bien plus, nous reconnaissons qu'en de si hautes matières, une voix isolée n'a guère de consistance, et qu'il faut en appeler à la conscience des conciles dont la moralité et le savoir ont seuls le droit de prononcer. Or, comme sous ce rapport nous ne connaissons pas d'autorité plus auguste et plus élevée que celle de l'Église, c'est à elle que nous renvoyons comme à un juge souverain.

Avant de finir ce chapitre, nous dirons à ceux qui pourraient nous reprocher d'avoir introduit la philosophie religieuse dans un livre de médecine, que nous n'avons fait en cela que remplir un devoir, attendu qu'il est impossible d'aborder la question saisissante de la nature de l'homme sans toucher aux idées philosophiques, morales et religieuses, puisque l'homme lui-même ne serait rien s'il n'était un être intelligent, et surtout un être moral et religieux.

CHAPITRE IV.

DE LA VIE ET DES LOIS VITALES

> *Spiritus intus alit, totamque infusa per artus*
> *Mens agitat molem...*
> (VIRGILE.)

De la vie.

Le mot *vie*, en latin *vita*, vient du grec βίος, d'où dérive le verbe βιόω, *vivre*. La vie a été considérée tour à tour comme une cause, un effet, un état, une loi. Elle est regardée comme une cause par l'école de Montpellier et les vitalistes en général; elle est pour eux la source et la force de l'organisme. L'école de Paris, au contraire, et toutes les sectes d'anatomistes, de matérialistes et d'anatomo-pathologistes qui partagent ses errements, ne voient dans la vie qu'un effet, le produit ou le résultat de l'organisation. Selon M. le docteur Blaud, de Beaucaire, la vie n'est ni une cause, ni un effet; elle est purement et simplement l'état de l'organisation. Enfin, pour M. le docteur Cayol, la vie est une loi; elle émane d'un législateur, et elle ne saurait être l'effet ou le résultat de l'organisation, attendu qu'elle existe dans le germe avant toute organisation. On pourrait répondre à notre savant maître, que s'il est de fait que la vie préexiste à l'organisation, il n'est pas moins avéré qu'elle ne préexiste pas à la matière, puisqu'elle émane ou se dégage d'un point matériel, quelque délié, quelque subtil qu'on le suppose; mais nous passerons outre pour le moment. Quand on réfléchit au sens et à l'esprit de chacune de ces expressions, on est frappé d'une chose : c'est que toutes sont bonnes et vraies à certains égards, mais qu'aucune d'elles cependant n'est complète, et que pour se faire une idée juste de la vie, il faut les faire entrer toutes dans une seule et même définition.

Tous les corps sont pénétrés d'une force vive qui les anime, qui les met en mouvement, et en vertu de laquelle ils se développent, se perfectionnent et se détruisent. Cette force active, c'est la vie, c'est la cause du mouvement, c'est le mouvement. Or cette force est une cause, car une cause est le plus haut degré de l'existence, puisque c'est l'existence agissant et manifestant son pouvoir. Donc la vie, dans le sens le plus absolu et le plus abstrait, est une force, et cette force est une cause; ce qui fait que l'on peut dire que la vie est partout où elle se manifeste la cause du mouvement qui la dénote et qui la constitue avec tous ses phénomènes. Les anciens la considéraient comme un souffle, et ils pensaient qu'on rendait ce souffle avec le dernier soupir. Enfin, le mouvement agissant comme cause produit certaines évolutions que l'on est convenu d'appeler les *phénomènes de la vie*. Or la vie, considérée sous ce rapport, peut être définie, un *effet*, un *résultat*, un *état*, une *loi*. Il est infiniment probable que la cause que l'on nomme la *vie* est matérielle, mais sa substance est si ténue et si subtile, qu'elle est en quelque sorte incorporelle; c'est un fluide ou un esprit, comme le calorique, comme la lumière, et leur source commune l'électricité : c'est ainsi que l'ont compris les plus grands physiciens, et c'est pourquoi ils ont donné le nom de *fluide électrique* et de *fluide nerveux* à la cause inconnue des phénomènes de la vie, voulant désigner par ces mots le dernier état des forces tangibles, sinon impondérables, du moins impondérées. La vie, considérée comme phénomène, est simple, composée ou compliquée en proportion de l'organisation même des corps qu'elle anime. C'est seulement quand on l'examine chez les êtres complétement organisés qu'on peut la définir au point de vue de son état : une collection de phénomènes qui se succèdent pendant un temps limité; car dans les êtres d'une extrême simplicité d'organisation, les phénomènes qu'elle produit sont infiniment obscurs. Dans les êtres qui occupent le degré le plus élevé de l'échelle de l'organisation, l'esprit de vie agit sur la substance qui forme leur mécanisme; ce mécanisme entre en action, et tous les phénomènes qui en résultent constituent par leur succession l'état de vie proprement dit, qui devient ainsi un effet plus ou moins compliqué, suivant que les rouages de l'organisme le sont eux-mêmes davantage; alors on voit surgir une foule d'actions et de réactions qui ont pour point de départ le plus simple mouvement, et pour terme tous les prodiges de la pensée.

Quant à l'essence du principe qui, agissant comme cause, produit tous ces effets, personne ne la connaît. La *vie*, comme puissance, rentre fatalement au nombre des causes premières dont l'observation attentive constate l'existence et détermine les phénomènes et les lois, mais dont la nature intime se dérobe constamment à nos recherches. La vie est sous ce rapport l'énigme sublime du Créateur. Ce qu'il y a de certain, c'est que nous sommes pénétrés de vie et plongés dans la vie, c'est que nous nageons en quelque sorte dans ce fluide animateur que les anciens appelaient déjà l'*éther*, le *feu vital*, la *chaleur infuse*. C'est que toutes nos parties sont animées, comme disait Hippocrate : *Animantur animalium partes omnes.* En effet, il n'y a pas de matière qui n'ait en elle son degré de force ou d'action qui est comme une particule du principe animateur. Mais cette action ne se soutient qu'autant qu'elle est apte à fixer l'esprit de vie extérieur, l'éther, qui, comme le fluide lumineux et le calorique, pénètre sa substance, pour en soutenir l'état pendant un temps plus ou moins long. Et la preuve qu'il en est ainsi, c'est que la vie s'éteint souvent au sein du mécanisme le plus complet, anatomiquement parlant, par cela même que le mécanisme est devenu fortuitement inhabile à fixer l'esprit de vie animateur. Ainsi donc la vie n'appartient pas d'une manière absolue à l'individu qui en jouit, il n'en a que l'usufruit... C'est une liqueur d'immortalité qu'on rend comme on l'a bue dans la coupe inépuisable du temps; elle a besoin d'être souvent renouvelée et elle se perd en se communiquant. La vie, selon l'expression d'Hippocrate, est l'esprit qui anime la maison: ἡ ψυχὴ διοικεῖ τὸν ταύτης οἶκον. Mais cet esprit se dérobe aux investigations du scalpel et du microscope, par cette raison que tout ce qui entame ou désunit la vie la détruit. Elle ne se montre qu'à la pensée, et encore à cette condition que la pensée, constamment attentive, sache elle-même l'attendre, l'étudier ou la suivre dans toute la série des êtres animés depuis l'homme jusqu'au polype, depuis le grain de sable jusqu'aux masses stellaires. En résumé, notre agrégat matériel est pénétré de l'esprit de vie, et c'est par cet esprit qu'il se développe et qu'il s'accroît. Aussi faut-il le ménager comme une ambroisie précieuse, car chacun de nous n'en possède qu'une certaine quantité, et plus il en dépense, moins il lui en reste. Quant à l'essence de cet esprit de vie, quant à sa nature, nous l'avons déjà dit, nous ignorons ce qu'elle est; mais est-ce que nous connaissons l'essence de quelque chose? Contentons-nous donc d'en apprécier les divers états, les mouvements et les lois. Nous savons que la vie est en tout et partout : attachons-nous à découvrir ses manifestations, ses lois de conservation, de réaction, de durée et de terminaison. Signalons médicalement les conditions hors desquelles elle ne saurait ni se produire ni se soutenir, et physiologiste seulement, disons physiologiquement que l'explication scientifique du jeu de l'organisation devient assez facile à donner du moment que l'on admet l'existence et l'action d'un fluide nerveux électro-vital, et que l'on raisonne ensuite expérimentalement par voie de comparaison et d'analyse. En effet, en procédant par induction, par analogie et par déduction, on finit par reconnaître que le fluide nerveux est à la matière organisée ce que le fluide électrique est à la matière inorganisée, et que la force vitale n'est en dernière analyse que de l'électricité animale, d'où il résulte que l'innervation est à la science de la vie organique ce que l'attraction est à la science de la vie inorganique. D'autre part, il est bien certain que la vie seule donne la vie. Ainsi, par exemple, prenez un œuf d'oiseau ou de reptile, un œuf quelconque, soumettez-le à toutes les conditions d'incubation; puis, attendez. Qu'arrivera-t-il? Il arrivera très certainement que si cet œuf n'a pas été fécondé par le mâle, c'est-à-dire que s'il n'a pas reçu l'étincelle vitale, qui est comme le feu sacré de Prométhée, il se pourrira sous la poule chargée de le couver, et qu'au lieu d'un être organisé et vivant, vous ne trouverez, après quelques jours d'incubation, qu'un amas putride d'humeurs fétides en pleine décomposition. Et nous le répétons, tout cela se fera parce que la vie seule allume la vie chez les êtres disposés à la recevoir, et que c'est vraiment l'électricité vitale qui agit aussi comme cause efficace dans ce congrès de deux êtres vivants dont les rapports opèrent l'incarnation d'un nouvel être. Ainsi donc la substance organique est apte par sa composition et par une certaine force qui lui est propre à devenir vivante dans toute l'acception du mot; mais pour commencer cette action, pour s'accroître, se perfectionner et se développer, elle a besoin de l'impulsion fécondante, c'est-à-dire de l'électricité du mâle qui agit ici comme étincelle électrique. Or cette électricité n'est pas formée de rien, comme on a pu le dire et l'écrire, mais elle est toute pleine d'une substance très subtile et invisible, *ex materia invisa.*

Et quelle est en dernier ressort cette matière invisible, cette électricité vivante? C'est du fluide nerveux. Mais que dis-je fluide nerveux? à ces mots toute une légion de contradicteurs va se dresser. Cependant nous avons trouvé ce mot dans les meilleurs auteurs, dans Newton, dans Gaubius, dans Reid, dans Humboldt. Selon Newton, l'éther qui remplit le monde est la cause des mouvements électriques, des fermentations spontanées, de l'accroissement des végétaux et de la vie des animaux, et chez ces derniers l'éther est très certainement un véritable fluide nerveux. Gaubius dit textuellement: Qui empêche donc de croire que le système nerveux, ou la faculté dont il est doué de régir les sens et les mouvements est animée par un certain fluide, par la dissémination duquel sur chaque partie, chacune remplit les fonctions auxquelles elle est destinée? Et pourquoi ne donnerait-on pas alors à ce fluide le nom de fluide nerveux? Eh bien, toutes ces idées sont vraies, et c'est en les adoptant qu'on a admis une matière nerveuse, qu'on regarde comme le principe animateur, la source et la cause à la fois de la sensibilité et de tous les effets qui en dépendent; enfin, c'est en partant de cette théorie qu'on est naturellement entraîné à répéter chaque jour que chacun a son action nerveuse qui agit en quelque sorte à distance, et que l'organisme bien compris est en définitive un appareil électrique chargé d'un fluide identique avec celui des corps organiques, et pouvant comme eux propager au loin ses effets très compliqués et infiniment variés. (Voyez pour plus de détails mon *Traité de philosophie médicale.*) Du reste, cette théorie est parfaitement développée dans un article remarquable publié par M. Blaud dans la *Revue médicale.* Voici quelques extraits de cette dissertation sur la puissance vitale.

Hâtons-nous de conclure, dit notre savant confrère : 1° qu'il existe dans les organes deux êtres différents, bien que intimement liés l'un à l'autre, savoir : A, la matière, la substance organique qui est impressionnable et qui se meut pour ses actes vitaux, lorsque la puissance vitale y arrive, comme un mobile est déplacé lorsque le mouvement lui est communiqué ; comme un corps se colore lorsque la lumière le frappe, ou s'échauffe lorsqu'il est pénétré par le principe de la chaleur ; B, la puissance vitale, cause essentielle, inconnue dans sa nature intime, de toute impressionnabilité, de tout mouvement vital et en qui seule réside la faculté de les produire ; 2° que ce que l'on appelle propriétés vitales, n'appartient point proprement aux organes ; qu'ils n'en sont point doués essentiellement, pas plus que la lumière n'appartient aux corps colorés, le mouvement aux mobiles, le calorique aux corps imprégnés de chaleur ; mais que ces propriétés dérivent exclusivement de la puissance vitale qui les met seule en exercice, comme il ne peut y avoir de coloration sans fluide lumineux, de mouvement sans moteur et de chaleur sans calorique ; 3° que les organes qui manifestent ces propriétés ne sont que les instruments de la puissance vitale, comme les corps colorés, échauffés, mus, sont les instruments de la lumière, du calorique et du principe du mouvement ; 4° que les variétés de ces propriétés ne peuvent dépendre que de la structure différente des organes, comme les colorations et les températures diverses ne proviennent que de la nature différente des molécules matérielles, qui réfléchissent plus ou moins la lumière, et se laissent plus ou moins pénétrer par la chaleur ; 5° qu'en dernière analyse, elles ne sont que la puissance vitale manifestée et diversement modifiée par les structures organiques ; 6° enfin, que cette puissance a exclusivement sa source dans l'appareil encéphalique.

Ainsi donc on peut dire que la vie, comme expression, est tout entière dans le mouvement ; qu'elle se compose d'abord d'un petit nombre de phénomènes qui vont sans cesse en augmentant à mesure que les organes ou les instruments se multiplient et que les appareils vitaux deviennent eux-mêmes plus compliqués ; enfin que le champ de l'existence s'agrandit et s'élève à mesure que nous remontons l'échelle des êtres, depuis le dernier ciron jusqu'à l'homme. Ce qui ne veut pas dire cependant que la vie, comme puissance, soit moins remarquable chez les petits êtres que chez les plus grands ; reconnaissons plutôt que dans cette sublime ordonnance de la nature, chaque être est également admirable et également bien organisé pour atteindre le but auquel il est destiné par le Créateur.

En résumé, toute l'histoire de la vie physique est dans la connaissance expérimentale des phénomènes produits par la force vitale, qui est la source de tous les mouvements fonctionnels qui s'exécutent en vertu des lois vitales, qui sont elles-mêmes physiologiques ou pathologiques, selon que la vie s'exerce bien ou mal, selon que l'être organisé est bien portant ou malade. Enfin, nous terminerons cette dissertation par une définition de la vie que nous devons à M. le professeur Lordat. Elle paraîtra d'abord peut-être un peu longue et un peu obscure à ceux qui ne connaissent pas l'esprit de l'école de Montpellier ; mais à mesure qu'ils se familiariseront avec les principes de l'hippocratisme, ils reconnaîtront que cette définition est la meilleure de toutes, parce qu'elle est complète.

« La vie humaine, dit M. le professeur Lordat, est l'exécution des lois, d'une alliance établie entre une âme pensante et une force vitale, puissances de natures diverses, connées, procédant des puissances de leurs parents, hypostatiquement unies, collaboratrices, auteurs de l'agrégat matériel qui constitue l'instrumentation des actions communes, qu'elles doivent exécuter séparément ou de concert. » Pour nous, la vie est le principe actif et le mouvement qui préside comme cause au développement, à l'accroissement et au perfectionnement des êtres. La vie présente des phénomènes qui se développent en raison de la richesse organique des êtres qu'elle anime. Elle existe chez les minéraux à l'état latent, et ils sont par elle susceptibles d'affinité et de répulsion. Elle se manifeste chez les plantes par un commencement d'instinct ; elle s'exprime chez les animaux par *tout un instinct* et par *un peu d'intelligence ou d'esprit ;* enfin, elle abonde chez l'homme par toutes ces choses et surtout par l'âme souveraine. Ainsi donc la vie, c'est progressivement de l'affinité, de l'électricité, de la force vitale, de l'esprit, de l'intelligence et de l'âme.

Mais, prenez-y garde, nous ne voulons pas dire que l'âme soit matérielle, nous soutenons au contraire qu'elle ne l'est pas dans le sens surtout adopté par les matérialistes. Nous prétendons seulement que la vie, jusqu'à l'esprit, jusqu'à l'intelligence inclusivement, est un fait matériel et nerveux. Puis arrivé là, nous déclarons nous trouver en face d'un mystère qu'il n'est point donné à nos facultés d'expliquer, et dont la solution appartient sans réserve à l'autorité religieuse, à l'Église. Toutefois cette lumière de l'Église nous la portons aussi dans notre âme, et ce que nous cessons de pouvoir saisir par les facultés seules de notre intelligence ou de notre esprit, nous pouvons le demander à la raison de notre conscience qui juge la moralité et la portée des actes de notre intelligence. Or, que nous dit notre conscience de toutes ces choses que nous somme aptes à concevoir, à entreprendre, à exécuter par les forces de notre esprit? Elle nous dit qu'elles sont bonnes ou mauvaises, selon nos devoirs ou selon nos droits, et nous devons l'en croire, parce qu'elle est aussi digne de foi que les sens par lesquels nous voyons, nous goûtons et nous entendons. Elle nous dit, au sujet de sa propre substance, que ne pouvant pas être rien, elle est nécessairement quelque chose, et que venant de Dieu, elle doit être divine et par conséquent immortelle. Ainsi donc l'âme est le chef-d'œuvre et le but de la création, c'est elle qui nous fait être moral, c'est elle qui est *nous*, qui préside à tout ce qui est fait par nous et qui nous conduit à Dieu.

Des lois vitales.

Pour bien saisir la théorie des lois vitales, il est important de se rappeler d'abord que pour arriver, en toute chose, à la détermination exacte de la vérité, il faut s'attacher préalablement à distinguer trois éléments fondamentaux, savoir : la cause, l'effet et la manière; c'est-à-dire le principe, la loi et le mode d'exercice de la loi. 1° Le principe ou la cause, c'est-à-dire le commencement de la question; 2° la loi ou la puissance exerçant ses effets, autrement dit le milieu de la question; 3° le mode d'exercice de la loi, ou le moyen et la règle, c'est-à-dire la fin de la question. Cela posé, nous ajouterons que dans cette question difficile *des lois vitales*, c'est encore par l'observation et la recherche des lois qui gouvernent l'univers qu'il faut préluder à l'observation et à la recherche des lois qui gouvernent l'homme, qui n'est lui-même, comme on l'a dit avec une raison profonde, que l'univers en miniature ou le petit monde. Effectivement, c'est dans le livre de la nature qu'on trouve seulement les grands modèles, et cela parce qu'il n'y a qu'une seule science, celle des effets d'un même principe et de la loi unique qui les conduit; parce que cette admirable harmonie de la nature, dirigée par des lois éternelles, n'est, en définitive, que la volonté du législateur suprême s'exerçant elle-même; parce qu'il n'y a de certain dans l'univers que l'ordre institué par Dieu. Puisqu'il en est ainsi, portons nos regards sur l'univers, et nous reconnaîtrons qu'il est pénétré de force et de vie, et qu'il est rempli de phénomènes éternellement soumis à des mouvements infiniment variés et réglés par des lois; nous reconnaîtrons qu'il a un travail pour objet, et que ce travail a un résultat, un but, et qu'il s'exerce pour une fin. Puis, nous reconnaîtrons encore que la force dont l'univers est pénétré est la cause de tous les phénomènes qui le remplissent; que cette cause est en quelque sorte le ministre et l'instrument de la volonté première, et, par conséquent, que tous les phénomènes que nous admirons, bien souvent sans les comprendre, ne sont que les effets de cette force active exerçant son action en vertu de lois préétablies. Qu'est-ce donc qu'une loi?

Une loi, dans le sens le plus général, est un ordre de choses établi par un législateur. La loi est inflexible de sa nature; elle est inflexible dans ses mouvements, dans ce qu'elle ordonne, dans ce qu'elle défend. Aussi l'infraction aux lois physiques entraîne toujours une catastrophe, comme l'infraction aux lois morales, politiques, ou religieuses, amène avec elle des regrets, des châtiments ou des peines. Sous un autre point de vue, la loi peut être considérée encore comme une cause en action exerçant ses effets dans un but et pour une fin préétablis; on peut alors la définir, la règle naturelle et nécessaire des mouvements et de leurs rapports. Les lois sont naturelles ou humaines, selon qu'elles ont la nature ou l'homme pour auteur. On les divise, selon leur objet et leur fin, en lois physiques, vitales et sociales; elles comprennent dans de vastes cadres les lois mécaniques, hydrauliques et chimiques, les lois physiologiques et pathologiques, les lois politiques et religieuses, et enfin les lois divines que Dieu a gravées dans nos cœurs. C'est par une loi naturelle que le soleil éclaire successivement les différentes contrées du globe; c'est par une loi physique que la pesanteur s'exerce; c'est par une loi chimique que les métaux se combinent et que les terres se marient; enfin, c'est par les lois vitales qui président aux mouvements de la vie que nous vivons, que nous souffrons et que nous nous guérissons.

Les lois naturelles ont pour caractère spécial : 1° d'être inhérentes à l'existence des choses, c'est-à-dire de dépendre fatalement d'une volonté dont nous ne pouvons saisir que les effets par l'observation, la réflexion et la méditation; 2° d'être communes à tous les temps et à tous les lieux; 3° d'être uniformes et invariables; 4° d'être évidentes pour tout le monde et pour tous les yeux. Si maintenant de l'univers ou du grand monde, comme l'appelait Hippocrate, nous descendons au petit monde ou à l'homme; si, guidés par l'analogie, nous essayons de faire l'application de ces vues générales, des grands faits de la nature aux faits particuliers et absolus de l'histoire de l'homme dont nous voulons surtout connaître les détails, nous serons irrésistiblement amenés à reconnaître qu'il y a identité parfaite entre les phénomènes physiques et vitaux de l'univers et les phénomènes physiques et vitaux de l'économie animale, et que la seule différence appréciable consiste en ce que tout se fait en grand d'un côté et en petit de l'autre.

Dans le corps humain, comme dans l'univers, tout est régi par des lois, et rien n'échappe à cette servitude qu'on appelle la dépendance. Tout, en effet, dans l'économie animale, est conduit par un système qui entretient l'ordre des mouvements, qui imprime à chaque agent son activité relative, et constitue ainsi une harmonie qui est la fin et le but de l'organisation, et par conséquent, de la vie qui s'opère par des mouvements et des renouvellements qui assurent et perpétuent l'équilibre des forces. Mais quel est le moteur, quels sont le soutien et l'agent de cette admirable ordonnance? On les trouve dans la triple raison d'une cause, d'une loi et du mode d'exercice de cette loi : or la cause dans l'économie, c'est la force vitale; la loi, c'est l'équilibre des effets que cette force produit; le mode d'exercice de la loi, c'est le balancement des divers mouvements par voie de compensations exactes. Ainsi l'homme est pénétré d'une force vive ou d'une puissance vitale qui contient en virtualités toute la raison et l'ordonnance de ses actes. Cette puissance règle les rapports des excitants et de l'excitabilité, et de l'équilibre des mouvements résultent les phénomènes qui caractérisent la vie. Et qu'on le sache bien, cette force n'est pas une insensée, comme on l'a dit. Non, il n'entre pas dans la nature d'errer sans mesure et d'agir irrégulièrement et comme par hasard. Mais, au contraire, elle est providentielle de sa nature, et elle suit, dans les manifestations de son action nécessaire, certaines lois fondamentales qui règlent ses mouvements et dirigent le cours et la marche de ses évolutions successives. Ces lois constituent les lois vitales.

Qu'est-ce qu'une loi vitale? On nomme *loi vitale*, l'ordre naturel qui préside comme une volonté à l'origine, au développement, à la succession et à la terminaison des mouvements organiques qui forment par leur ensemble les fonctions physiologiques et pathologiques ; fonctions essentiellement vitales qui ne sont en réalité que l'expression de cette cause active et intelligente que l'on nomme d'un commun accord la *nature* ou la *force vitale*. Ainsi donc, médicalement parlant, une loi vitale, c'est l'état de la puissance vitale en exercice, remplissant son but et consommant son action. On doit rapporter toutes les lois vitales à deux groupes ou chefs principaux qui constituent d'une part les lois physiologiques, et de l'autre les lois pathologiques ou médicatrices ; les unes et les autres dérivant immédiatement de deux facultés essentiellement dévolues à l'organisme, savoir : de la faculté de sentir et de la faculté de réagir, c'est-à-dire de la sensibilité et de l'irritabilité, qui prennent leur source toutes les deux dans la force vitale, ce *primum movens*. En effet, de quelque façon que vous tourmentiez la question de la nature de l'homme, vous serez toujours amené à reconnaître que l'homme est destiné à jouir de la double faculté de sentir, à l'occasion des agents qui le touchent, et de réagir à la suite des sensations que ces agents lui ont fait éprouver, et cela en vertu d'un ordre préétabli qui met constamment sa nature en rapport d'affection et de réaction avec certains modificateurs créés pour elle, comme elle est elle-même créée pour eux. Vous reconnaîtrez encore que dans tout état morbide l'économie est à la fois le terme d'une modification passive et d'une modification active, ce qui fait qu'en philosophie médicale nous sommes obligés de reconnaître dans les mouvements vitaux deux ordres de phénomènes différents provenant chacun de sources ou de facultés différentes, et constituant les unes les effets de la cause morbifique et les autres les effets de la nature médicatrice; chose du reste très facile à comprendre, si l'on veut bien se rappeler que chaque cause contient en puissance son effet qu'elle opère en vertu d'une loi à laquelle elle obéit fatalement, et dont elle ne s'écarte qu'autant qu'on vient troubler ou déranger les conditions ou les circonstances dans lesquelles son action peut seulement et convenablement s'exercer.

Ainsi donc les phénomènes produits soit par la cause morbifique, soit par la nature médicatrice qui se dresse toujours contre les causes morbifiques, tous ces phénomènes, disons-nous, ne sont pas, comme on pourrait le croire, des effets fortuits, sans frein et sans lien, des phénomènes sans motif, sans loi et sans but ; mais ce sont, au contraire, des effets indispensables dont le développement, la succession et la terminaison sont fixés et en quelque sorte coordonnés par des lois préétablies que nous désignons sous les noms génériques de *lois vitales*.

Les lois vitales se distinguent des lois physiques par des caractères généraux. Elles se distinguent entre elles par la nature des différentes actions vitales auxquelles elles président. Et d'abord on donne le nom de *lois vitales* aux lois qui règlent l'action des forces vitales, comme on donne le nom de *lois physiques* aux lois qui dirigent les forces physiques. Les lois vitales sont celles qui, sous le nom de *plasticité*, *sensibilité*, *motilité*, *innervation*, gouvernent le monde organique ou organisé. Les lois physiques, au contraire, sont celles qui, sous le nom d'*affinité*, *polarité*, *gravitation* et *attraction*, conduisent le monde inorganique ou inorganisé. Ces différentes lois sont essentiellement distinctes, car elles s'exercent par des forces non seulement différentes, mais opposées, et qui se trouvent, à l'égard les unes des autres, dans un état d'antagonisme et de luttes perpétuelles. Pour se faire une idée juste de ces différentes lois, il faut préalablement connaître les forces qu'elles dirigent. Les forces vitales imprègnent les êtres organisés de propriétés et de facultés inconnues aux êtres inorganisés. Elles chassent les matières étrangères ou nuisibles à l'économie du corps ; elles réparent les pertes de l'organisme, elles s'opposent à sa décomposition, à sa putréfaction, à sa mort ; elles se réparent elles-mêmes, elles se refont, et elles se portent avec une sorte d'intelligence sur les parties de l'économie qui ont le plus souffert ou qui réclament l'action de leur concours. Enfin, elles s'épuisent avec le temps et elles s'éteignent tout à fait en abandonnant à l'action des forces et des lois physiques les êtres organisés qu'elles ont momentanément animés.

Les forces physiques ne font rien de semblable : les corps

qu'elles pénètrent sont indifférents au mouvement et au repos ; ils restent constamment les mêmes, du moins pendant des siècles entiers, et c'est ce qui leur donne cette inertie radicale qui les fait résister à tout. Néanmoins les forces physiques exercent une certaine action sur les êtres doués de la vie ; elles tendent à les détruire et elles finissent par y parvenir, parce que les forces vitales s'épuisent en leur résistant et s'éteignent avec les années. Les forces vitales sont tantôt défaillantes, indolentes et muettes, tantôt agacées, exagérées, exaltées. Elles sont susceptibles d'augmentation et d'échec. Enfin, elles mettent les êtres qu'elles animent en état de se reproduire de toutes pièces et de créer des êtres semblables à eux. Ainsi, grâce à elles, l'espèce se continue et se perpétue par cette transmission facile de l'usufruit passager de la vie. Les forces vitales sont mobiles, variables et toujours inconstantes dans leur intensité et dans leur durée, parce qu'elles ont leur source au sein de corps continuellement changeants dans leurs éléments, et qu'elles-mêmes varient au gré des circonstances, selon que le sujet qu'elles animent est jeune ou vieux, bien portant ou malade, heureux ou malheureux. Les forces physiques ont des caractères tout opposés : elles sont uniformes, constantes, calculables et presque immuables, parce qu'elles proviennent de corps bruts et arrêtés, dont chaque molécule fixée dans sa nature conserve indéfiniment son caractère obtus et indélébile. Les forces vitales construisent et engendrent ; les forces physiques désorganisent et détruisent. Enfin, il y a entre les forces vitales et les forces physiques toute la différence qui existe entre la puissance qui compose et la puissance qui détruit. Et les mêmes rapports se retrouvent entre les lois vitales et physiques qui règlent l'action de ces différentes puissances. Par toutes ces raisons, il y a une physiologie, une pathologie et une thérapeutique pour les êtres organisés, et il ne saurait y en avoir une pour les êtres inorganisés.

Tels sont, en résumé, les caractères généraux et différentiels des forces vitales dominant absolument les lois vitales. Quant à ces lois, on peut les ranger toutes sous quatre groupes principaux qui embrassent les lois physiologiques, hygiéniques, étiologiques, pathologiques ou médicatrices. Elles font connaître, en les réglant, les conditions d'action indispensables à la nature formatrice, conservatrice et médicatrice, pour opérer notre conservation ou notre guérison, en vertu de ce principe qui veut que tout agent

n'exerce ses effets que dans des conditions spéciales qui caractérisent les lois particulières de son action. Nous laissons aux
physiologistes et aux hygiénistes le soin de faire connaître les
lois physiologiques et hygiéniques ; nous renvoyons à la fin de
cet ouvrage, au chapitre de la thérapeutique, l'exposition des lois
pathologiques ou médicatrices, et nous allons esquisser ici les
principaux caractères des lois étiologiques.

Des lois étiologiques.

Nous entendons par lois étiologiques les rapports et les conditions d'action préétablis entre les causes morbifiques et leur objet,
c'est-à-dire entre les causes qui ont en puissance la faculté de
modifier l'état organique et dynamique d'un être vivant, et les
organismes qui, par une aptitude naturelle, sont disposés de
manière à être modifiés par ces agents morbifiques et à subir de
leur part certaines altérations qui constituent des affections soit
organiques, soit vitales. Il résulte déjà de ce que nous venons de
dire qu'il ne saurait y avoir de rapports effectifs entre une cause
morbifique et un organisme vivant qu'autant qu'il existe entre
l'un et l'autre une véritable affinité, une tendance à l'effet ; en un
mot, une loi de mouvement qui exige pour consommer son action
certaines circonstances et certaines conditions. Eh bien, ce sont
ces circonstances et ces conditions d'action, ce sont ces rapports
et cette double affinité de la cause à l'objet et de l'objet à la cause,
qui forment, par la nature et l'ordre de leurs mouvements et de
leurs tendances finales, ce que nous appelons les lois vitales
étiologiques.

Il y a longtemps que la science a consigné ces vérités dans ses
archives ; il y a longtemps que les bons observateurs ont dit qu'un
agent morbifique ne peut avoir d'action sur l'économie qu'autant
que l'économie elle-même est appelée par une certaine aptitude
à recevoir cette action ; cependant il était réservé à M. le docteur
Blaud, de Beaucaire, à ce savant et habile praticien, qui a déjà
ajouté de si grandes vérités au vitalisme hippocratique, d'élever
encore à la hauteur des principes et des dogmes les conditions
des rapports nécessaires entre les causes morbifiques et l'organisation, et de leur assigner un nom, celui de *lois étiologiques*, qui
donne une idée fidèle et complète de cet ordre de faits. M. le
docteur Blaud donne le nom d'affinité étiologique à cette tendance réciproque à l'effet qui existe entre la cause morbifique et

l'économie animale, et sans laquelle il ne saurait y avoir ni action, ni réaction, ni résultat, ni produit. Cette affinité, dit-il, est tout aussi expérimentalement établie que l'affinité chimique, que personne ne conteste. Les affinités étiologiques constituent les éléments de la loi étiologique, et la loi étiologique est tout entière dans l'ensemble réalisé des conditions et des rapports d'action existant par opportunité entre les causes morbifiques et l'organisme, et en dernier ressort dans la manifestation des phénomènes qui s'opèrent en raison des affinités vitales étiologiques. Ainsi donc on nomme affinités étiologiques les rapports réciproques qui existent entre les agents morbifiques et l'organisation, et déjà on pressent que plus ces rapports sont énergiques et intimes, plus l'action morbifique est elle-même intense et désastreuse.

Les affinités étiologiques prennent leur source dans la force vitale qui pénètre tous les corps et qui est la cause de tous leurs mouvements; elles doivent être étudiées, et dans l'agent qui exerce l'action morbifique, et dans l'organisme qui en éprouve les effets. Relativement à l'agent qui exerce l'action morbifique, elles varient dans leur activité, selon sa nature, sa masse ou sa quantité substantielle, et selon son mélange avec d'autres modificateurs qui peuvent augmenter ou diminuer son énergie. C'est ainsi que les poisons septiques, irritants, narcotiques, corrosifs ou miasmatiques, sont plus ou moins actifs, selon que leurs propriétés morbifiques dépendant de leur nature sont plus ou moins prononcées; que le nombre de leurs molécules agissantes est plus ou moins considérable; qu'ils agissent seuls ou concurremment, ou combinés avec d'autres substances qui augmentent, ou atténuent, ou annihilent leurs effets. Et c'est sur ces variétés d'action qu'est fondée la thérapeutique qui emploie si souvent des substances toxiques pour guérir les maux dont nous sommes atteints.

Parmi les agents morbifiques externes, il en est dont l'action, une fois développée cesse après un temps plus ou moins long et ne se reproduit plus, de sorte que l'agent lui-même s'y épuise ou s'y dénature de manière à perdre ses propriétés, et par conséquent ses affinités étiologiques : tels sont les principes des maladies sporadiques qui s'éteignent dans l'organisme où ils ont pénétré, et ne peuvent pas se propager à des organisations nouvelles, ou y déterminer les phénomènes morbides primitifs. Il en est d'autres au contraire qui, en développant l'affection qui leur est propre, se reproduisent ou conservent toutes leurs propriétés dans l'organisme malade, et donnent lieu, en s'échappant et en pénétrant dans d'autres individus, à une affection identique avec celle qu'ils avaient d'abord déterminée. Ce sont les agents contagieux, dont les uns, tels que le virus syphilitique, se propagent d'une manière indéfinie, tandis que les autres s'épuisent ou se dénaturent dans ces transmissions successives, comme le virus variolique, ceux de la rougeole, de la scarlatine, qui finissent par perdre leur affinité étiologique, et avec elles la faculté d'agir morbifiquement sur d'autres organisations. On doit distinguer encore parmi ces agents ceux qui ont besoin d'un contact immédiat pour se transmettre, comme le virus syphilitique et rabique, et ceux qui, indépendamment de ce moyen de transmission, trouvent dans les corps environnants, dans l'air atmosphérique surtout, des véhicules dont le concours est nécessaire à leur action : tels sont les agents qui produisent la teigne, la morve, la peste, la rougeole, la scarlatine et la variole. Ces trois dernières affections offrent un caractère bien remarquable, c'est que le principe morbifique qui les détermine, modifie l'organisation de manière que les affinités étiologiques nécessaires à leur développement n'y existent plus, et qu'en général ils se montrent sans effet chez les individus qui en ont éprouvé les atteintes. Il est un troisième ordre d'agents morbifiques externes qui agissent sur un plus ou moins grand nombre d'individus à la fois, et par conséquent d'une manière générale dépendant de l'uniformité de leur action et des affinités étiologiques qui leur sont propres, et qui produisent ce qu'on appelle les maladies endémiques et épidémiques, ne se transmettant point en général par contact médiat ou immédiat, c'est-à-dire les maladies par infection, telles que les bronchites, les pneumonies, les fièvres intermittentes, les dyssenteries épidémiques, la grippe, le typhus. Les agents de ces affinités ne se conservent pas ou ne se produisent point dans l'organisme où ils ont pénétré comme ceux des maladies contagieuses ; ils s'y éteignent ou s'y dénaturent au contraire, de manière que les affections qui en sont les effets ne se propagent pas nécessairement dans d'autres individus. Il est encore un autre mode d'action bien remarquable de certains agents morbifiques externes, c'est de n'agir comme les virus morbifiques, par exemple, qu'après avoir séjourné silencieusement pendant plus ou moins de temps dans l'organisme (où ils éprouvent peut-être une élaboration qui est une condition essen-

tielle de leur activité), de s'y conserver avec toutes leurs propriétés, de se transmettre même par la génération, et de former ainsi
des maladies héréditaires par causes externes, comme on le voit
dans les affections dépendantes du virus vénérien.

On doit aussi distinguer d'autres manières d'agir non moins
dignes d'être observées. Ainsi il est des agents qui portent toute
leur influence sur l'ensemble de l'organisation par une affinité
étiologique générale, comme les effluves marécageux, les principes des fièvres essentielles et des typhus. D'autres agissent spécialement sur certains organes, et produisent par leur affinité élective les diverses lésions locales et toutes altérations de tissu. Tels
sont les virus de la variole, de la scarlatine, de la rougeole, qui portent particulièrement leur action sur le système cutané ; tels sont
surtout ceux qui séjournent ou se reproduisent dans l'organisme
pendant un temps indéfini, se combinant avec les tissus qu'ils ont
atteints, les dissolvant par les affinités qui leur sont propres, pour
ainsi dire de molécule à molécule, jusqu'à ce que la matière organique vienne à leur manquer, ou que la vie s'éteigne sous leur
influence distincte, comme on le voit dans les ulcérations rongeantes, syphilitiques, cancéreuses, gangréneuses, dans la pour-
riture d'hôpital dont la cause est évidemment externe, puisque
les effets ne se manifestent que dans les lieux où l'air est profondément vicié par un trop grand nombre de malades. Considérée
sous le rapport de son étendue, de son énergie, de sa durée, l'action des agents morbifiques externes offre un grand nombre de
variétés ; elle peut être superficielle comme celle du froid, de la
lumière, du calorique sur le système cutané, ou profonde comme
celle des intoxications diverses. Dans certaines circonstances elle
est rapide, irritante ou caustique. D'autres fois elle est au contraire
d'une remarquable lenteur. Elle peut aussi être faible ou de courte
durée, toutes choses qui dépendent de l'énergie variable des affinités étiologiques qui y président. Enfin, il y a des agents qui
exercent leur influence sur l'organisation d'une manière continue
jusqu'à ce qu'elle s'y épuise complétement. Il en est aussi dont
l'action se ralentit ou même s'interrompt périodiquement pour se
ranimer ou se reproduire après un plus ou moins long intervalle :
tels sont les principes des affections diverses à marche continue,
rémittente ou intermittente, plus ou moins graves selon l'énergie
de l'action morbifique et l'importance de l'organe où s'effectue la
réaction.

Telles sont les actions diverses que les agents morbifiques produisent sur l'économie, en raison de leur activité, de leur nature et de leurs qualités. Telles sont les lois générales qui président aux rapports des excitants entre eux, et des excitants avec l'organisation. Nous allons faire connaître maintenant les résistances insolites que l'organisation oppose à la puissance de ces causes, et les modifications importantes qu'elle imprime à leur action en raison de certains modes variés que leurs affinités ordinaires peuvent éprouver sous certaines conditions, et eu égard à certaines circonstances, attendu que si un agent morbifique a la propriété d'agir sur l'organisme, l'organisme à son tour, a aussi la propriété de modifier ou d'annihiler la tendance de son activité. En effet, les affinités de l'organisme sont sous la dépendance d'une foule de causes diverses, qui activent, neutralisent ou affaiblissent l'affinité et l'activité des causes morbifiques ; ce qui nous conduit à dire qu'il y a des conditions défavorables à l'explosion de la maladie, comme il y en a de défavorables à la conservation de la santé.

Les principales influences qui activent, affaiblissent ou annihilent la puissance des agents morbifiques sur l'économie en état d'affinité sont celles qui se rattachent aux conditions relatives à l'âge, au sexe, à la constitution particulière, aux idiosyncrasies, au climat, à la saison de l'année, aux constitutions atmosphériques, épidémiques, médicales, au régime habituel, à la manière de vivre, à la profession, aux combinaisons des agents morbifiques entre eux. Toutes ces causes déterminent dans nos organes des modifications plus ou moins propres à favoriser ou à contrarier l'action des agents morbifiques. De là proviennent ces mille et mille effets divers, chez les différents individus, à la suite d'impressions identiques ; ces orages organiques si subits, si violents pour les moindres causes ; ou ce silence de tout l'organisme, bien que l'agent morbifique qui agit sur lui soit en général très actif, et le pénètre dans toute sa profondeur. Passons en revue l'influence de chacune de ces conditions.

L'âge est une des causes qui, en modifiant l'organisme, modifient aussi ses aptitudes ou ses dispositions ordinaires à subir par une sorte d'affinité primitive l'action de certaines causes morbifiques qui ne manqueraient pas, sans cette circonstance, leurs effets à d'autres époques de la vie. Ainsi, par exemple, il y a des affections qui ne se montrent guère qu'à certaines périodes de la vie, comme les convulsions dans l'enfance, l'épistaxis dans l'âge adulte, les hémorrhoïdes dans l'âge mûr ; c'est également l'âge qui prédispose telle ou telle partie à recevoir de préférence le coup ou le contre-coup des ébranlements morbides, suivant le degré de vitalité que les diverses parties reçoivent de la répartition physiologique des forces. Et c'est en raison de son influence que les trois cavités splanchniques ont, pour ainsi dire, leur temps marqué d'affection et de réaction, savoir : la tête dans l'enfance, la poitrine dans l'âge viril, l'abdomen dans la vieillesse. C'est surtout aux deux époques fameuses de la vie, à la puberté et à l'âge critique, que l'influence de l'âge se fait le plus ressentir. Ainsi il y a des phénomènes spéciaux qui semblent liés à l'état organique de ces deux grandes périodes comme des effets inévitables le sont eux-mêmes à leur cause, de telle sorte que l'on peut dire que la grande crise de l'enfance a lieu à l'époque de la puberté et celle de la caducité commençante à l'âge de retour. L'âge de puberté dispose les enfants lymphatiques ou scrofuleux aux déviations de la taille, ce qui tient aussi à ce qu'à cette époque de la vie l'accroissement porte essentiellement sur la colonne vertébrale. Mais, la révolution des âges amène aussi, comme par une sorte de compensation, des résultats très avantageux. C'est tantôt la cessation d'une maladie existante ; tantôt la conversion d'une maladie en une autre maladie moins dangereuse. De même l'âge critique, en interrompant l'action physiologique des organes génitaux et en préparant leur atrophie, fait cesser presque toujours les phlegmasies utérines et les rend dès ce moment, sinon tout à fait impossibles, du moins très rares. Il faut encore attribuer à des causes modificatrices semblables le remplacement de l'épistaxis par les hémorrhoïdes. Ce changement a pour cause efficiente le progrès de l'âge, qui remplace l'activité circulatoire des parties supérieures par la prépondérance de la circulation abdominale. Du reste, si vous voulez avoir une véritable idée de cette transformation des maladies sous l'action de l'âge, vous n'avez qu'à examiner ce qui se passe dans l'affection scrofuleuse. Vous verrez que le vice qui la constitue produit ordinairement des ophthalmies dans la première enfance ; des affections chroniques et rebelles des glandes sous-maxillaires dans la seconde enfance ; des ulcères rongeants de la face chez les sujets qui ont atteint l'âge de puberté ; la carie du sternum chez les adultes ; enfin, des tumeurs blanches chez les personnes de quarante à soixante ans. Et en même temps vous serez encore à même d'observer que, parmi ces affections, celles qui ne cèdent pas à l'époque d'une grande révolution critique persistent ordinairement jusqu'à l'autre époque et quelquefois même toute la vie.[1]

L'âge exerce aussi son influence sur le tempérament des réactions qui constituent, à le bien prendre, les véritables mouvements médicateurs de l'économie. Ainsi les réactions sont, en général, impétueuses et convulsives chez les enfants, ardentes et décisives chez les adultes, incomplètes et insuffisantes chez les vieillards. C'est encore à l'influence puissante de l'âge qu'il faut attribuer une foule de phénomènes et d'épiphénomènes qui accompagnent, ou précèdent ou suivent les réactions, et qui sont essentiellement différents, selon que le malade est jeune ou vieux. C'est l'âge qui fait que les réactions générales sont très dangereuses par leur excès même chez les adultes, tandis que ce sont au contraire les phénomènes locaux qui le sont chez les vieillards. Il est bien reconnu que le jeune âge imprime à l'état des humeurs une plasticité qui rend les enfants extrêmement sujets aux affections couenneuses, et qu'il est cause aussi que les fièvres un peu intenses sont accompagnées chez eux d'ischurie, de dysurie et même de rétention complète d'urine. Il est notoire encore que dans les hémorrhagies propres aux enfants la congestion hémorrhagique est ordinairement épuisée par l'écoulement du sang, à tel point que l'organe cesse complétement d'être affecté après la perte de sang ; tandis que chez les vieillards, au contraire, les phénomènes de congestion persistent encore après la perte de sang, ce qui tient à l'affaiblissement de la force circulatoire, et ce qui fait que chez eux les congestions définitivement passives finissent presque toujours par occasionner des affections locales qui passent facilement à l'état chronique. Enfin, un fait très remarquable, c'est que chez les enfants les fièvres sont très souvent accompagnées de phénomènes nerveux et de délire, tandis que chez les vieillards elles sont plus ordinairement suivies de collapsus. Tous ces faits, tous ces exemples dénotent une chose très importante, à savoir : que sous l'influence des diverses époques de la vie l'économie éprouve des modifications qui réagissent à leur tour sur les affinités ordinaires, et qui font que les causes morbifiques n'exercent pas sur elle, dans tous les temps de l'existence, les mêmes impressions et les mêmes effets. Nous devons ajouter encore que les changements qui s'accomplissent dans l'économie à l'occasion de l'établissement des grandes fonctions propres à chaque âge sont encore des causes suffisantes d'une infinité de mouvements consécutifs qui modifient aussi les conditions constituantes des maladies existantes ou les aptitudes au développement des maladies imminentes. Enfin, nous ferons observer que l'âge exerce une très grande influence sur les phénomènes de la vie, par le fait même de l'état incomplet ou imparfait où il met les organes et les fonctions. Il en résulte qu'on est forcé de reconnaître qu'il y a des indispositions et même des affections qui tiennent à des causes organiques ou vitales que les médecins les plus habiles ne sauraient détruire, et qu'ils ne doivent pas même essayer de combattre, mais seulement de contrebalancer ou d'adoucir.

Au nombre de ces causes ou de ces états éventuels, ou inévitables, qui ne sont pas des affections proprement dites, mais qui en offrent cependant le danger, nous devons citer : 1° le développement incomplet de la glotte chez les enfants ; 2° le rétrécissement de la poitrine, l'abondance des mucosités, l'atrophie des poumons et l'ossification des cartilages costaux chez les vieillards. Or ces états anatomiques vicieux entraînent chez les enfants la nécessité de respirer plus fort et plus vite, et cette nécessité devient à son tour une cause d'affaiblissement et d'épuisement qui aggrave encore la difficulté qu'ils éprouvent à rejeter les produits anormaux formés et amassés dans les voies aériennes. Chez les vieillards, ils déterminent l'engouement du poumon qui est souvent chez eux une cause d'asphyxie mortelle. Les incontinences d'urine sont très souvent aussi les effets inévitables de l'âge, mais elles se lient à des états organiques ou vitaux différents : chez les enfants, elles tiennent à ce que l'irritabilité seule de la vessie règle l'excrétion des urines, sans que la volonté y prenne part; chez les vieillards, au contraire, elles tiennent à ce que l'irritabilité de la vessie est détruite et que la volonté a moins d'action.

Nous pourrions citer encore le développement imparfait du tube digestif chez les enfants, et l'atrophie de la muqueuse des intestins chez les vieillards, mais nous reprendrons cette question très importante au chapitre intitulé : *Des états anormaux qu'il ne faut pas confondre avec les maladies*, et nous nous contenterons de dire ici qu'il y a une infinité de mouvements réputés morbides qui sont parfois très nécessaires, et qu'il y a aussi une grande quantité d'états morbides qui sont complétement inévitables.

Ainsi donc, imperfection des organes ou des fonctions d'une part, et de l'autre détérioration des organes et affaiblissement ou retrait des fonctions, voilà deux causes capitales d'indisposition auxquelles beaucoup de médecins ne font pas assez attention, et même que quelques prétendus médecins ne connaissent pas du tout, ignorants qu'ils sont des conditions des lois de la nature en général et des lois vitales en particulier. Ne perdons jamais de vue une aussi grande leçon, et rappelons-nous que l'organisme ne prélude souvent à son développement successif que par des exagérations ou des imperfections qui se calment ou se redressent d'elles-mêmes à la longue, et que l'on aurait tort de considérer comme de véritables affections morbides. Nous venons de voir que chaque âge a ses affinités particulières qui se rattachent en quelque sorte à son état organique présent, comme un effet à sa cause. Nous venons de prouver que les principes qui déterminent ces affections ont vraiment des affinités étiologiques avec les âges, tandis que d'autres s'y montrent sans action, contrariés qu'ils sont par des résistances éventuelles de l'organisme ; nous devons dire maintenant que le sexe imprime aussi des modifications puissantes aux affinités propres des agents morbifiques, c'est-à-dire que les causes morbifiques générales n'exercent pas toutes les mêmes effets sur les personnes de sexe différent. Ainsi, pour ne parler ici que de la femme, il est certain que son organisation nerveuse, irritable et plastique tout à la fois, la prédispose plus que l'homme à l'action des causes qui produisent des congestions sanguines, des affections nerveuses et convulsives, des productions anormales, ou bien encore toutes ces réactions hystériformes qui font le désespoir des ultra-thérapeutes.

Les constitutions individuelles, les états organiques particuliers, soit naturels, soit acquis, ainsi que les idiosyncrasies ou excentricités propres à chaque individu, sont encore autant de causes qui modifient essentiellement les affinités étiologiques des agents morbifiques. C'est à leur influence simple, composée, ou compliquée, qu'il faut attribuer ces résistances opiniâtres que quelques sujets opposent avec une énergie constante aux tendances violentes des causes morbifiques qui exercent, au contraire, efficacement et généralement leur action sur les masses, comme on est à même de l'observer pendant le cours des grandes épidémies. D'autre part, il est reconnu que les personnes qui ont une constitution éminemment sanguine sont beaucoup plus exposées que d'autres à avoir des inflammations ou des fièvres, tandis que les personnes d'une constitution débile et nerveuse sont plus sujettes aux affections convulsives, aux maux de nerfs, aux affections adynamiques. Et cela se conçoit : c'est que ces constitutions favorisent singulièrement les réactions qui constituent ces prétendues affections; les preuves abondent à l'appui de cette proposition. Enfin, ce sont aussi les tempéraments divers des constitutions individuelles qui font que certaines personnes sont extrêmement sujettes à certaines affections, et très réfractaires, au contraire, à beaucoup d'autres. Et c'est ici le cas de dire : Ces modes particuliers de la sensibilité de l'organisme prennent leur source très souvent dans des modifications profondes que l'organisation a éprouvées dans sa nature et dans son affinité vitale, par suite d'affections antérieures qui ont détruit en elle certaines affinités étiologiques, et qui en ont développé de nouvelles.

Les affections étiologiques sont également favorisées, modifiées, altérées ou détruites par le régime et le genre de vie que l'on suit et auquel on est très régulièrement soumis, volontairement ou involontairement. C'est ainsi que l'intempérance ou les excès dans le boire et le manger sont autant de causes qui ouvrent, pour ainsi dire, la porte aux maladies : *Plus gula quam gladio*, selon l'aphorisme de l'école de Salerne. Sous l'influence des excès favorisés encore par une vie sédentaire ou oisive, on voit apparaître les stases sanguines, les congestions, les engorgements, les inflammations, et ce cortége d'égouts, d'affections ou d'indispositions sordides qui étouffent sous la graisse un tas de gloutons qui ne vivent que par le ventre ou pour le ventre. De même, une vie de débauche prédispose fatalement ceux qui s'y abandonnent aux affections typhoïdes et surtout aux maladies épidémiques ou contagieuses. La profession n'a pas moins d'action sur les affections étiologiques; elle les contrarie ou les favorise, selon les cas. Elle est à la fois la source d'une foule de maladies et d'une foule de guérisons. Elle imprime même des modifications organiques si intimes, que l'on peut, jusqu'à un certain point, dire d'un homme qu'il est bien l'homme de sa profession. Voyez le métier, c'est l'homme moralement et physiologiquement.

Les modifications que le climat imprime à la longue à l'organisation humaine et à son ressort sont encore des causes qui agissent diversement sur les affinités étiologiques ordinaires.

C'est à l'influence de ces modifications qu'il faut rapporter les différences notables que des affections identiques par leurs causes présentent cependant dans des climats divers. Les causes morbifiques sont les mêmes, mais les natures, autrement dit les organisations, sont différentes. Voilà pourquoi les affections abdominales, et notamment les flux, la diarrhée, la dyssenterie, sont beaucoup plus intenses et plus dangereuses dans les climats équatoriaux que dans les régions tempérées ; voilà pourquoi les fièvres intermittentes sont si bénignes dans quelques pays et si meutrières dans d'autres ; enfin, voilà pourquoi les affections de poitrine qui moissonnent tant de victimes dans les pays froids et humides balayés par les vents d'ouest et de sud-ouest se guérissent et se dissipent très souvent dans les climats secs et chauffés par les vents du midi. Tous ces effets dépendent de la même cause, de l'influence directe du climat, et tout ce que nous venons de dire ici de l'action des climats est exactement applicable à l'action des saisons qui font en quelque sorte de nos pays comme autant de climats périodiques. Nous pouvons en dire autant de la manière d'agir des constitutions atmosphériques qui engendrent à leur tour les constitutions épidémiques et les constitutions médicales, dont le génie, si important à connaître, doit toujours fixer l'attention du médecin praticien, attendu que celui-ci n'a absolument rien à espérer ou à prétendre, s'il ne connaît d'avance la cause et la nature des affections régnantes, c'est-à-dire le génie épidémique actuel, et s'il ne connaît aussi la nature de l'action médicatrice, c'est-à-dire le tempérament de la constitution médicale, qui est elle-même, à le bien prendre, le mode particulier de réaction salutaire que la force médicatrice oppose temporairement à la force morbifique. Avant de faire connaître l'action des diverses constitutions atmosphériques sur l'économie, nous devons faire observer que ces diverses constitutions atmosphériques, en modifiant diversement l'organisme, font nécessairement changer les affinités étiologiques ordinaires qui existent entre l'organisme et les causes morbifiques qui agissent sur elles.

La constitution froide et humide produit en général soit des affections catarrhales qui passent facilement à l'état chronique, soit des affections adynamiques (par soustraction d'oxygénation suffisante) qui donnent lieu presque toujours à des complications graves. Les réactions qui s'établissent sous son influence sont

presque toujours incertaines, insuffisantes et hors d'état de pouvoir opérer une guérison complète.

La constitution froide et sèche produit des effets tout différents : elle donne lieu au resserrement des vaisseaux sanguins,
à des altérations du sang par suroxygénation et à des suppres-
sions de transpiration cutanée auxquelles succèdent comme réactions des angines, des pneumonies, des pleurésies, qui sont regar-
dées-à tort par une foule de praticiens comme constituant toute
l'affection et l'affection proprement dite, tandis qu'elles ne sont
en définitive que des moyens de guérison que la nature des
malades oppose aux affections réelles produites par la constitution atmosphérique. Toutefois ces réactions salutaires par le but
qu'elles se proposent ont besoin néanmoins d'être contenues
dans certaines limites et réglées par des lois, sans quoi elles
formeraient de véritables complications, et c'est effectivement ce
que nous voyons toutes les fois qu'elles pèchent soit par excès,
soit par défaut ou par irrégularité.

La constitution chaude et humide porte spécialement son action sur le système bilieux. Sous son influence, on voit apparaître
des engorgements viscéraux, des ascites, des congestions spléniques et une foule d'autres affections qui déterminent consécutivement des inflammations, des évacuations bilieuses par haut
et par bas, et toutes sortes de mouvements anormaux qu'il faut
encore classer parmi les réactions. La constitution chaude et
sèche amène d'autres affections et d'autres réactions : ce sont des
turgescences des humeurs et du sang qui trouvent leurs crises
et leur guérison dans des réactions qui consistent en éruptions
cutanées, érysipèles, gastrites, gastro-entérites ou dyssenteries.

Dans d'autres circonstances, les constitutions atmosphériques
sont exceptionnellement dominées par un génie particulier, c'est-
à-dire par une cause spéciale qui produit en vertu de sa nature des
effets également spéciaux sur l'état sanitaire de tout un pays et
même de toute une contrée. Il y a alors ce qu'on appelle une
constitution épidémique, et cette constitution exerce des ravages
qui sont parfaitement en rapport avec la violence et la nature
sceptique des principes morbifiques. Qu'arrive-t-il alors? Il arrive
que la nature médicatrice, modifiée extraordinairement par la
constitution épidémique régnante, adopte nécessairement un
mode de réaction particulier, un plan de défense, un mode de
guérison que les praticiens attentifs saisissent facilement et aux-

quels ils donnent le nom de constitution médicale. Ces constitutions médicales ont exercé le génie des Sydenham, des Stoll, des
Bordeu, des Lepecq de la Cloture, et ils ont écrit des pages admirables sur ces tempéraments accidentels des réactions. Enfin il est
constant, et c'est un fait très précieux, que les agents morbifiques,
en se combinant entre eux, modifient mutuellement leurs affinités
étiologiques et acquièrent ainsi de nouvelles propriétés tantôt
salutaires, tantôt funestes, qu'il faut dans tous les cas chercher à
reconnaître, afin de pouvoir en tirer parti à l'occasion. En effet,
beaucoup de guérisons ne sont dues qu'à cette loi de neutralisation réciproque des affinités étiologiques : et il est évident que
nous n'échappons très souvent à l'action meurtrière des causes
miasmatiques que par suite de cette action intime des éléments
morbifiques les uns sur les autres ; action intime qui s'exerce hors
de nous et aussi en nous par la combinaison ou le mouvement de
tous les éléments ambiants qui pénètrent en nous par les voies
de la respiration, de la déglutition, de l'absorption, et qui, se
trouvant ainsi en contact avec les éléments morbifiques déjà engagés, neutralisent chimiquement leurs propriétés en perdant
également les leurs. En résumé, toutes ces affinités, ces compositions, ces décompositions, ces actions et ces réactions dont
l'économie est le théâtre, ne sont, à le bien prendre, que des effets, que des phénomènes, que des mouvements nécessaires ou
inévitables ; effets, phénomènes ou mouvements fixés d'avance
par des lois qui découlent de l'harmonie préétablie et qui concourent à la maintenir. On comprend alors qu'il n'y a de lumière
et de succès en médecine que pour ceux qui, dociles aux leçons
de la raison scientifique, savent écouter l'esprit de ces lois et qui
s'attachent à les suivre, à les imiter et à en faire la règle de leur
conduite, comme ministres de la nature et de l'art.

On peut considérer les corollaires suivants comme formant en
pathologie autant de dogmes ou de propositions générales et fondamentales :

1° Un agent morbifique quelconque n'agit sur tout ou partie
de notre organisation humide, solide ou nerveuse, qu'autant qu'il
y a entre cet agent morbifique et tout ou partie de notre organisation une certaine affinité qu'on appelle à cause de cela affinité
étiologique. Cette affinité est réciproque, c'est-à-dire qu'elle est
propre à la fois et à l'agent morbifique et à l'organisation. 2° L'affinité réciproque des agents modificateurs et des parties modi

fiables ne suffit pas pour que l'action ou le travail étiologique commence ; il faut encore que l'opportunité d'action existe de part et d'autre. 3° L'action produite par un agent morbifique est tantôt superficielle ou profonde, éphémère ou durable ; tantôt lente ou rapide, continue, intermittente ou rémittente, selon la nature essentielle de l'agent morbifique, selon la disposition actuelle, organique ou vitale de l'organe affecté, et selon les modifications que les causes morbifiques ou les organes éprouvent accidentellement d'une foule de circonstances fortuites ou provoquées.

CHAPITRE V.

DE LA PATHOLOGIE GÉNÉRALE, DE LA NOSOLOGIE ET DE L'ÉTAT MORBIDE.

> Une place pour chaque chose, et chaque chose à sa place.   (DE SAINT-RÉAL.)

C'est à tort qu'on a voulu employer les mots *pathologie* et *nosologie* dans une seule et même acception, ils désignent au contraire deux branches de la médecine parfaitement distinctes. Le mot *pathologie* est formé du grec πάθος, qui veut dire : mouvement, changement, et de λόγος, qui signifie : science, discours. On l'a employé d'abord pour désigner tout changement survenu dans l'ordre ordinaire des fonctions, toute modification opérée dans l'état de l'organisation. En un mot, tout état contre nature, παρὰ φύσιν, comme disaient les anciens. Mais, par cela même que ce mot n'exprimait qu'un état vague, indéterminé, incertain, il en fallait un autre pour caractériser ce qui est mieux arrêté et mieux défini ; ce fut alors que le mot *nosologie* fut créé. Il a pour racine deux mots grecs : νόσος, qui veut dire, maladie ; et λόγος, qui signifie, science. Ainsi la nosologie est la branche de la médecine qui traite de la maladie proprement dite, que les Latins appelaient *morbus*, et que Galien définissait un état contre nature, dont la principale condition est de nuire à l'exercice des fonctions. Ainsi donc, dans l'origine, le mot πάθος désignait simplement tout état anormal, confus, indéterminé dont on ne saisissait que vaguement, qu'imparfaitement la nature ; et le mot νόσος indiquait la présence du mal, *morbus*, la maladie : *malum adest*, par élision la maladie, le mal est là.

Peu à peu on perdit de vue le sens étymologique et rigoureux de ces deux mots πάθος et λόγος ; on en fit des synonymes, puis on les employa indistinctement au grand détriment de l'exactitude classique et de la science. Enfin, quand le goût des classifications eut envahi l'esprit des auteurs, ceux-ci désignèrent sous le nom de *nosologie* la branche de la médecine qui traite de la classification et le mot *pathologie*, auquel on imposa pour racine le mot πάσχω, souffrance, affection, fut employé d'une manière absolue pour désigner la branche de la médecine qui a pour objet la science des maladies.

Ce fut par suite de ces errements que Sauvages, réalisant en quelque sorte la pensée exprimée par l'illustre Sydenham, de composer sur l'observation minutieuse des symptômes une classification méthodique des maladies, publia sous le nom de *Nosologie générale* son admirable histoire des maladies, dans laquelle elles sont toutes divisées en classes, en genres et en espèces. Depuis cette époque, la nosologie ne fut plus considérée que comme une fraction de la pathologie générale, comme la branche qui traite de la classification des maladies, et le mot *nosologie* lui-même ne rappelle plus à l'esprit que l'idée d'une classification méthodique semblable à celle des botanistes.

C'est également dans cette acception de classification des maladies que l'école de Montpellier, au rapport de M. le professeur Alquié, emploie encore aujourd'hui le mot *nosologie*. Et c'est en partant du même principe que M. Chomel dit textuellement dans ses *Éléments de pathologie générale*, que la nosologie est la branche de la médecine qui a pour objet la distribution méthodique des maladies en un certain nombre de groupes auxquels on donne le nom de classes, et qu'on divise communément en ordres ou en familles auxquels on rapporte tous les genres et toutes les espèces connus. De plus, M. le professeur Chomel, dans le but sans doute, de donner encore plus d'autorité à sa définition, fait forcément dériver le mot *nosologie* de νόσος, maladie, et de λέγω, je rassemble, au lieu de λόγος, discours. Nous n'objecterons qu'un seul mot à cette définition, d'ailleurs très spécieuse, c'est qu'on dit la *nosologie*, et non pas la *nosolégie*.

La pathologie générale a reçu plusieurs définitions différentes, voici les plus importantes. Elle est, selon Hufeland, la science des maladies ; selon Hildenbrand, la science des organes malades faisant opposition aux organes sains ; selon Pinel, la branche de la médecine qui traite de la classification, des causes, des sym-

ptômes et du siége des maladies ; selon F.-M. Leroux, la physiologie de l'homme malade; selon M. Caizergues, la science des
mouvements et des déterminations de la puissance vitale, étudiée
dans les actes qui s'éloignent de l'état anormal et qui constituent
la maladie; selon l'illustre Barthez, c'est la science qui a pour objet
la recherche expérimentale et inductive des actes sagement combinés que le système vivant déploie pour arriver à ses fins de guérison ; c'est-à-dire la science des mouvements synergiques dirigés
par des lois qui mènent à la résolution, aux adhérences, à l'induration, à la suppuration, et enfin aux modes variés de terminaison
des maladies.

En réfléchissant aux diverses acceptions que le mot *pathologie
générale* a reçues, on reconnaît aisément que cette confusion
provient de ce que les auteurs l'ont considérée sous des points de
vue différents. Effectivement les uns ont vu seulement en elle la
science des généralités, des principes et des termes de la médecine ; les autres l'ont considérée comme la science des maladies
en général ; quelques uns, enfin, l'ont regardée comme la science
des réactions; et pourtant tous ces auteurs sont partis de principes
vrais pour établir de bonnes théories partielles, et tous par conséquent ont sur des points différents établi des choses très utiles.
Cela tient à ce que la pathologie générale se prête à ce triple
examen ; seulement il faut savoir que chaque point de vue réclame
impérieusement un nom particulier exprimant un point différent
de la question ; or c'est ce que nous allons essayer de démontrer.

Ceux qui regardent la pathologie générale comme la science
des généralités et des principes de la médecine voient en elle la
science des vérités fondamentales, des préceptes et des dogmes
de la médecine, c'est-à-dire qu'ils la confondent avec la philosophie médicale que Bordeu et Barthez ont créée, comme Lavoi-
sier a créé la philosophie de la chimie, comme Linné a créé la
philosophie de la botanique. C'est sous ce point de vue très élevé
que la pathologie générale a été professée pendant longtemps à
Montpellier dans la chaire dite des *Institutes de médecine*, qui a
été supprimée ou plutôt réduite à celle d'hygiène en 1824, et qui
a été rétablie en 1835, sous le nom de *chaire de pathologie et de
thérapeutique générales* (1).

Ceux qui considèrent la pathologie générale comme la science

(1) Son véritable titre serait celui de chaire de science médicale, qui domine tout
et répond à tout.

des maladies, prétendent qu'elle embrasse tout ce qui concerne l'homme malade, comme la physiologie embrasse tout ce qui a rapport à l'homme sain et en état de parfaite santé. C'est ainsi qu'on envisage la pathologie générale à l'école de Paris, et c'est en partant de ce point de vue que M. le professeur Chomel l'a définie : «la branche de la médecine qui a pour objet la connaissance de tout ce qui a trait aux maladies et qui se rapporte à leur histoire; c'est-à-dire la connaissance de leur classification, de leurs causes, des symptômes et des signes qu'elles présentent, et des divers traitements qu'elles réclament. »

Enfin, ceux qui la regardent comme la science des réactions, la considèrent comme la branche de la médecine qui a pour objet la connaissance de la puissance vitale, exerçant ses admirables mouvements de formation, de conservation et de guérison, c'est-à-dire comme la science de l'action médicatrice. Telle est la manière de l'école hippocratique, de l'école allemande, de l'école d'Édimbourg; telle est aussi la nôtre. Ainsi pour nous la pathologie générale a pour objet l'histoire de la puissance naturelle, en vertu de laquelle la vie réagit contre tout ce qui blesse l'organisme et porte atteinte au libre exercice de ses fonctions.

De plus, nous regardons la puissance médicatrice comme la plus haute expression de l'action physiologique, et comme un des modes principaux de la vie, dont la maladie et la santé ne sont que des manières différentes; de la vie dont les phénomènes physiologiques et pathologiques sont liés par les rapports les plus intimes et dont l'étude appartient à la science qui traite de la nature de l'homme, περὶ φύσεως ἀνθρώπου. Science qu'on ne saurait acquérir qu'à la condition : 1° d'étudier expérimentalement et philosophiquement, c'est-à-dire par la vue des sens et du raisonnement, l'universalité des faits qui se rapportent à l'état sain et à l'état morbide, autrement dit tous les faits anthropologiques, physiques, mécaniques, chimiques, vitaux, affectifs, moraux, intellectuels, physiologiques et pathologiques; 2° à la condition d'étudier le mécanisme et le dynamisme qui produisent tous ces phénomènes d'après des lois préétablies ; 3° à la condition d'examiner le jeu de l'économie vivante au milieu de ces principaux rapports avec les agents de l'univers; 4° à la condition de constater les analogies et les différences qui lient ou qui divisent entre eux tous ces phénomènes vitaux; 5° à la condition de faire la part qui revient à la physiologie, à la pathologie et à la nosologie : à la physiologie, c'est-à-dire à la science des faits et des lois de l'état normal ; à la pathologie, c'est-à-dire à la science des faits et des lois de l'état anormal ou de réaction ; à la nosologie, c'est-à-dire à la science de nos affections et de nos maux, à la science des maladies ou de l'état morbide ; 6° à la condition, enfin, d'établir en dernier ressort la législation suprême de la science, en coordonnant légitimement les faits de tous les ordres, et en les unissant d'après les principes de la philosophie, qui fait de toutes les vérités une seule et même vérité.

L'objet de la pathologie générale varie, selon l'auteur que l'on consulte. Pour ceux qui considèrent la pathologie générale comme la science de la méthode, des principes et des dogmes de la médecine, c'est-à-dire comme la philosophie médicale, cette science a pour objet de rechercher et d'établir les principes généraux de la médecine ; d'élucider les points difficiles ; d'indiquer le sens dans lequel les nouvelles recherches doivent être entreprises ; de faire connaître l'esprit de la médecine, son degré de certitude et sa philosophie, et d'exposer, en dernier ressort, les grandes vérités qui gouvernent la science médicale. En un mot, pour les auteurs dont nous parlons, la chaire de pathologie générale est la tribune où les grands principes de la science doivent être exposés, débattus et résolus ; puis, consacrés, enseignés et répandus. Or, c'est en ce sens que le professeur Risueno d'Amador a dit : « La pathologie générale vivifie toutes les parties de la médecine ; elle juge les systèmes ; elle les détruit en les jugeant ; elle se constitue en les démolissant, et elle voit seule la science de face, tandis que les systèmes ne la voient que de profil. C'est une vue large, élevée, générale, impartiale, qui profite de tout, après avoir tout soumis à son *criterium ;* qui conçoit la science et ne l'improvise pas ; qui dénote les erreurs cachées ; qui détruit les espérances illégitimes, et qui fait toujours reprendre à la science son véritable aplomb. » Cette manière de définir la pathologie générale est incontestablement la plus élevée et la plus vaste ; mais nous sommes forcé de dire, cependant, que la pathologie générale ainsi comprise est tout uniment la philosophie médicale dans sa plus large acception plutôt que la pathologie proprement dite..... Nous ajouterons que, pour remplir toutes les conditions de son haut enseignement dogmatique et philosophique, la pathologie générale ainsi conçue doit nécessairement, après avoir indiqué l'ordre à suivre dans l'étude des sciences médicales, s'attacher spécialement et constamment à indiquer le fait primordial et fondamental de la médecine, le fait générateur (*principium et finis*); c'est-à-dire le fait-principe qui constitue le commencement, le milieu et la fin de la science de l'homme sain ou malade; en d'autres termes, l'unité qui contient en germe tous les dogmes de la médecine et toutes les conséquences de ces dogmes, et qui, par cela même, est à la médecine ce que tout fait-principe est à toute science expérimentale qu'il domine. Puis, après avoir dégagé de la multiplicité des faits qui lui sont propres, le fait sur lequel tous les autres s'appuient, la pathologie a encore un dernier mot à donner, c'est la formule même de la science, et cette formule est tout entière dans une simple énonciation ou appellation aphoristique : *natura sola medicatrix*, qui comprend et explique toutes les autres formules et leurs conséquences.

Pour ceux qui la considèrent comme la science des maladies et de leurs généralités, elle a pour objet l'étude des causes, des symptômes et des signes des maladies; l'observation de leur siége, de leur marche, de leur durée et de leurs diverses terminaisons; et, enfin, tout ce qui a trait au diagnostic et au pronostic, à la synonymie, à la nomenclature, à la classification, aux divisions des maladies et jusqu'au langage de la médecine, langage diffus, incompris ou confusément compris, ce qui est pire, comme le dit parfaitement le professeur Requin. Elle a encore pour objet non seulement d'énumérer les causes morbifiques, mais aussi de les étudier dans leur nature, dans l'activité de leurs propriétés et dans la série de phénomènes qui, liés à ces causes, comme des ordres inviolables à une volonté suprême, forment les véritables lois physiologiques et pathologiques trop souvent confondues entre elles, et très improprement désignées sous le nom de symptômes.

Enfin, pour ceux qui la regardent comme la science des réactions, et nous sommes de ce nombre, elle a pour objet de faire connaître l'homme malade et réagissant contre les causes morbifiques à la faveur des moyens de guérison qu'il puise dans les immenses ressources de sa propre nature. En d'autres termes, elle a pour objet de faire connaître l'organisme luttant en vertu de sa loi de conservation contre toutes les causes de trouble et de destruction, et s'efforçant de réparer les pertes qu'elles ont fait éprouver à l'économie, ou de rétablir l'équilibre qu'elles ont fatalement rompu. Ainsi donc, pour nous, vitalistes de l'école de Bordeu et de Barthez, la pathologie est, définitivement, l'histoire naturelle de l'homme malade, c'est-à-dire la science d'une de ces grandes modifications de la vie que l'on nomme vulgairement la maladie. Quoi qu'il en soit de toutes ces définitions de la pathologie générale, celle de l'école de Paris semble avoir prévalu. Nous devons donc, par une sorte de respect pour la chose consacrée, adopter provisoirement ses formules.

Le domaine de la pathologie est immense ; il embrasse tout ce qui touche de près ou de loin à l'homme malade. Aussi, pour diminuer les difficultés d'une étude qui embrasse tant de choses diverses, on a divisé la pathologie en plusieurs branches destinées chacune à se plier à nos recherches et à se prêter à la faiblesse de notre entendement. Dans les écoles, on divise la pathologie en pathologie générale et spéciale, interne et externe, civile et militaire. On admet encore une pathologie des femmes, une pathologie des vieillards ; on est allé même jusqu'à reconnaître qu'il y a autant de pathologies différentes qu'il y a d'appareils ou même d'organes qui peuvent être lésés soit dans leur mécanisme, soit dans leur dynamisme.

La pathologie générale a pour objet la connaissance des maladies considérées dans ce qu'elles ont de commun, abstraction faite des traits caractéristiques qui les distinguent. Elle les considère dans les points de contact qu'elles présentent, et dans les liens nombreux qui les unissent. Elle étudie l'action que les puissances morbifiques exercent sur l'organisme, les lois suivant lesquelles les phénomènes morbides commencent, se développent, s'enchaînent, se succèdent, se remplacent ou finissent. Elle constate les altérations soit organiques, soit vitales que les solides et les liquides de l'économie peuvent éprouver dans leur composition, dans leurs mouvements ou dans leurs rapports. Enfin, elle se compose d'une étiologie générale, d'une symptomatologie et d'une thérapeutique générales, et il doit en être ainsi, puisque, en définitive, les notions qu'il faut acquérir sur les maladies se réduisent, en dernière analyse, à la connaissance de leurs causes, de leurs phénomènes ou symptômes, et des moyens curatifs qu'on doit leur opposer et qu'elles réclament. La pathologie spéciale a une sphère moins étendue. Comme la pathologie générale, elle examine toutes les maladies, mais elle les classe en quelque sorte par familles, et elle se contente de les peindre avec la physionomie qui leur est propre, s'attachant surtout à les distinguer les unes des autres, et à indiquer leur développement, leur marche, leur durée et leurs résultats. La pathologie interne ou médicale embrasse toutes les maladies qui réclament les moyens moraux, les agents hygiéniques et pharmaceutiques ; la pathologie externe ou chirurgicale comprend, au contraire, toutes les maladies dont le traitement exige l'emploi de la main seule ou armée d'instruments.

En résumé, pour mettre de l'ordre dans cette grande question de la pathologie générale, il serait indispensable, à notre avis, de faire trois parts : une pour la philosophie médicale, une pour la nosologie, une pour la pathologie générale proprement dite. Nous formerons donc trois cadres et nous donnerons à chacun un nom différent. La philosophie médicale embrassera et coordonnera toutes les questions de méthode, d'histoire, de principe, de doctrine et de dogme. Nous substituerons le mot *nosologie* au mot *pathologie*, et le cadre de cette branche de la médecine comprendra tout ce qui se rattache directement ou indirectement à la science des affections morbides. Enfin, nous réserverons le nom de *pathologie générale* à la science à peine ébauchée des réactions ou des moyens médicateurs que la nature de l'homme oppose aux causes morbifiques ou aux désordres occasionnés par elles. De cette façon, la confusion se dissipera, chaque enseignement prendra un caractère spécial et absolu ; chacun s'entendra et tout le monde nous comprendra et se comprendra.

La nosologie, *morborum historia et doctrina*, est la branche de la médecine qui traite de l'état morbide ; elle comprend tout ce qui a rapport à l'histoire des affections et des maladies, causes, symptômes, signes, etc. La nosologie renferme neuf parties principales et distinctes, savoir : l'étiologie, la nosographie, la pathogénésie, la symptomatologie, la séméiologie, la classification des maladies (improprement nommée la *nosologie*), l'anatomie pathologique, le diagnostic et le pronostic. La nosologie fait connaître aussi la nomenclature, l'essence, la nature et le siége des maladies ; leur marche naturelle, leurs différentes terminaisons, la convalescence, les rechutes et les récidives. Enfin, elle indique les ressources et les lois du diagnostic et du pronostic, et par tous ces renseignements elle embrasse, comme nous l'avons dit en commençant, l'histoire entière de l'état morbide.

Qu'est-ce que l'état morbide? Sous le nom d'état morbide, nous désignons un état compliqué dans lequel la nature oppose les ressources de ses forces médicatrices à l'action destructive de

la cause morbifique, ou à l'altération produite par cette cause
morbifique. L'état morbide est un ensemble de phénomènes ou
de symptômes dont les uns ont pour objet la destruction, et les
autres la guérison de l'économie; c'est un effort de désordre
contre lequel s'élève la puissance de la nature; c'est un conflit
d'actions et de réactions; c'est le combat de la vie contre les
causes morbifiques. Pour étudier avec fruit la question compliquée de l'état morbide, on doit toujours avoir présent à l'esprit
ce grand précepte de Galien qui est comme le premier essai de
l'analyse appliquée à la médecine : « Primùm dicere oportet quid
morbum appellamus; secundo loco, quot sint universi primi et
simplices morbi et veluti aliorum elementa; deinceps verò tertio,
quot sint ii qui ex eorum compositione perveniunt. » Et Galien a
bien raison, car en toute chose, il faut aller méthodiquement du
simple au composé et du composé à ce qui est compliqué. En
toute chose aussi il faut opérer d'abord par voie d'analyse expérimentale et procéder ensuite par voies de synthèse didactique.
Essayons de mettre ces principes en pratique dans la question
qui nous occupe.

Dans tout état morbide, il y a trois choses à examiner : la cause,
l'effet et la conséquence de cet effet. La cause de l'état morbide,
c'est l'agent morbifique; l'effet produit par cet agent morbifique,
c'est l'affection; enfin la conséquence de cet effet ou de l'affection, c'est l'effort de la nature qui a pour but l'élimination, la
neutralisation ou la destruction de l'agent morbifique. Or cet
effort de la nature, c'est la réaction, c'est l'action médicatrice.
Ainsi donc dans tout état morbide il y a trois éléments principaux, qui sont : l'élément morbifique, l'élément morbide et l'élément médicateur. Il y a deux actions générales : l'action morbifique et l'action médicatrice qui s'exercent en vertu des lois vitales
étiologiques et pathologiques.

Ce n'est pas ainsi que la plupart des pathologistes considèrent
l'état morbide. Pour eux, c'est tout simplement un ensemble de
symptômes, un groupe de phénomènes morbides : néanmoins ils
enseignent que ces symptômes doivent être convertis en signes
par la science du médecin à l'effet de devenir ultérieurement une
source d'indication, d'expectation ou d'action. C'est une manière
sans doute de laisser entrevoir que tous les symptômes ne sont
pas également dangereux. Mais il y a encore loin de ce vague
enseignement à l'analyse des symptômes et des mouvements

médicateurs. Il résulte de ce que nous venons de dire que pour bien juger un état morbide, et pour traiter une maladie avec connaissance de causes et raison de conscience, il faut s'attacher à distinguer successivement : 1° la cause morbifique et la nature de cette cause ; 2° les effets produits par elle sur l'économie ; 3° la nature, la force et le tempérament de l'individu malade, c'est-à-dire l'étendue des ressources naturelles qu'en raison de son âge, de ses habitudes ou de sa position il peut opposer aux causes de destruction, toutes choses qui forment autant d'éléments indispensables à saisir préalablement pour arriver à la détermination exacte et judicieuse de l'état de réaction qui constitue la contre-partie de l'action morbifique et complète ainsi l'état morbide. Dans tous les cas, on peut avancer dogmatiquement que la nature de toute affection est dans la nature de la cause morbifique qui la produit, comme la nature de toute réaction est dans la nature du sujet qui réagit. Ainsi donc, ce qui ressort particulièrement de l'étude de l'état morbide, c'est que deux groupes de phénomènes opposés, constituant l'un l'action, et l'autre la réaction, entrent comme éléments dans sa composition, et qu'ils ne sont, à vrai dire, que l'expression de cette double faculté qu'a l'homme de sentir et de réagir.

L'état morbide comprend trois degrés différents : l'indisposition, l'affection et la maladie. L'action et la réaction existent dans chacun de ces états, mais elles ne se dessinent complétement que dans la maladie. L'indisposition est cette constitution neutre, *constitutio neutra*, comme disait Fernel, qui n'est ni la santé, ni la maladie, mais qui conduit presque toujours de l'une à l'autre. On est indisposé quand on est modifié morbidement dans son état habituel organique ou physiologique. L'économie ressent cette modification, mais elle la supporte pendant quelque temps sans réagir, parce qu'il est dans sa nature de tolérer momentanément cet état intermédiaire qui touche de près à l'affection et qui n'est encore cependant que le premier élément de la maladie. On doit rapporter aux indispositions plutôt qu'aux affections tous les états anormaux de l'économie qui se lient soit ; 1° au dérangement momentané des fonctions physiologiques, caractérisé tantôt par la surexcitation, tantôt par la sous-excitation, ou par l'aberration de l'action vitale ; 2° à la formation ou à la déformation nécessaires ou du moins inévitables de l'organisme solide ou humide ; mouvements d'accroissement ou de décomposition qui donnent lieu à une infinité de phénomènes étroitement liés aux dispositions, aux conditions, ou états anatomiques et physiologiques qui sont propres aux trois principales époques de la vie : à la jeunesse, à la maturité, à la vieillesse ; 3° à la première apparition, ou au retrait des appareils organiques destinés à l'exercice de quelque fonction temporaire, accidentelle, périodique ou intermittente, comme celles de la dentition, de la première et de la dernière menstruation ; 4° aux secousses inséparables de l'état de grossesse, de lactation et de sevrage.

Il y a aussi des causes particulières d'indisposition : tels sont les écarts de régime, les vicissitudes atmosphériques et surtout l'emploi mal entendu des six choses appelées non naturelles. Beaucoup d'indispositions sont occasionnées par l'augmentation ou la soustraction des excitants naturels ; par l'interruption brusque des habitudes, en un mot, par tout ce qui surprend ou frappe inopinément l'économie. Quelques unes dépendent encore soit de la rétention de ce qui devrait être rejeté ou évacué (comme les humeurs, les urines, les matières fécales), soit du rejet de ce qui devrait être retenu (comme le sang, le sperme, la salive) ; enfin, une constipation opiniâtre, des sueurs rentrées, des écoulements supprimés, des éruptions répercutées et même plus souvent qu'on ne le pense, la guérison intempestive de certaines maladies, sont encore autant de causes très actives d'indispositions qui dégénèrent quelquefois en affections dangereuses. Nous comptons au nombre des indispositions, les rhumes, les catarrhes, les maux de tête, l'anorexie, les flatuosités, les vomissements, les coliques, les diarrhées, les aphthes, les hémorrhoïdes. Nous ajouterons cependant que parmi ces indispositions il y en a beaucoup qui sont salutaires à l'économie, en ce sens qu'elles la préservent d'affections plus graves.

On appelle affection morbide cet état de la vie dans lequel l'économie affectée passivement par une cause morbifique est le terme d'une lésion organique ou vitale. Ce qui distingue l'affection de l'indisposition, c'est la gravité. Dans une affection, l'économie est plus profondément affectée et plus compromise que dans une indisposition, mais elle supporte encore le mal sans opposer précisément la violence ; elle cherche à éliminer, à neutraliser ou à détruire la cause du mal, mais elle n'emploie encore que des moyens faciles, que des ressources simples, évitant, autant que possible, d'ajouter un trouble plus grand à un premier désordre.

La maladie (*malum adest*, le mal est là) est le troisième et le plus haut degré de l'état morbide ; c'est un état complexe dans lequel une affection et une réaction se trouvent en présence. C'est le combat de la nature contre les causes morbifiques. C'est une tourmente de la vie dans laquelle la réaction est en lutte contre l'affection et agit en puissance réparatrice. Alors, la force est opposée à la force, et le spectateur assiste à un combat dans lequel la nature menacée déploie tous ses moyens et toutes ses ressources. Et ce qu'il faut bien savoir, c'est que dans cette lutte de l'agent morbifique contre la nature, l'économie peut succomber de plusieurs manières : tantôt par l'action directe de la cause morbifique, tantôt à la suite des désordres occasionnés par elle, ou bien encore par le défaut même de la réaction de la nature, et le plus souvent par la violence des excès de la réaction. Et tout cela s'explique : en effet, il est facile de comprendre que la réaction, en s'opérant par les organes, doit très souvent les altérer, ou bien occasionner, dans les humeurs ou dans les liquides, des départs chimiques ; ou bien, produire des engorgements et des congestions qui déterminent des réactions secondaires, sources de causes et sources d'effets qui augmentent le nombre des complications et brisent ainsi la vie en voulant la sauver. Ce qui prouve bien, du reste, que l'état morbide est, comme l'avait dit Hippocrate, un cercle où l'on trouve le commencement, où l'on cherche la fin, où les effets deviennent des causes, où les causes deviennent des effets. Ainsi, la maladie est un état composé d'une action morbide et d'une action médicatrice. Et il n'y a point de maladie, mais simplement une affection, là où il n'y a point de réaction. Ainsi, une lésion vitale ou organique ne constitue, pas, à elle seule, une maladie, mais simplement une affection ; et il faut, pour qu'il y ait maladie, qu'une réaction s'établisse.

Pour épuiser la question de l'état morbide, question fondamentale de la science s'il en fut jamais, il nous reste encore à envisager l'homme dans son mécanisme et dans son dynamisme. Or, 1° puisque l'homme est un agrégat matériel, un mécanisme, une organisation, une machine, étudions les altérations, les dérangements, ou les défauts de ces substances solides ou liquides qui composent cette admirable machine humaine ; mais n'oublions pas qu'il s'agit ici d'une machine vivante entièrement comparable aux forges de Vulcain, dont toutes les pièces étaient animées, et par conséquent étudions les solides et les liquides en tant que vivants. Étudions les altérations simples, composées ou compliquées de ces différentes parties constituantes de l'organisme; étudions les lésions organiques matérielles ou physiques de l'homme, machine animale; 2º puisque l'homme est une machine vivante et agissante, étudions les fonctions, les écarts et les dérangements de cette machine animée, c'est-à-dire les lésions vitales ou fonctionnelles, les troubles ou les perversions des fonctions de l'économie; 3º puisque l'homme sent, étudions la sensibilité de l'homme et les affections qui se rattachent aux troubles ou aux lésions de la sensibilité; 4º puisque l'homme agit, étudions l'irritabilité, c'est-à-dire la faculté en raison de laquelle il agit; étudions ensuite les affections qui se rattachent aux troubles ou aux lésions de l'irritabilité; 5º puisque l'homme ne sent et n'agit qu'en raison de la force vitale qui l'anime, examinons d'abord cette force vitale qui pénètre l'homme et d'où découlent la plasticité, la sensibilité et l'irritabilité, qui ne sont que les facultés diverses de cette puissance vitale; étudions ensuite l'unité de cette force et voyons comment elle peut pécher par abondance ou par défaut, par excès ou par ataxie; étudions par conséquent toutes les affections qui se lient à des états morbides primitifs de la force vitale (sthénie, asthénie, ataxie); 6º puisque l'homme a la propriété de pourvoir à sa conservation, à sa défense, aux réparations de ses pertes, à sa guérison, voyons comment et par quelles lois il réagit contre les causes morbifiques ou contre le désordre occasionné par elles; étudions donc les fonctions anormales ou accidentelles qu'il remplit en vertu des lois pathologiques; en un mot, étudions la pathologie qui est la science des mouvements de réparation et de guérison; étudions aussi les vices de la réaction; et quand nous aurons étudié toutes ces choses, souvenons-nous que l'homme est une intelligence servie par des organes, un être moral qui vit au sein d'une organisation qui est pour lui une hôtesse hospitalière quand elle est saine et bien portante; qui est, au contraire, une marâtre quand elle est détraquée ou malade. Souvenons nous que l'homme vit aussi par la pensée et par le cœur, et que nous avons à combattre en lui des préjugés, des idées, des terreurs et des plaintes.

En résumé, la distinction philosophique que nous avons établie entre l'action et la réaction a véritablement sa source dans les écrits d'Hippocrate. En effet, le père de la médecine distinguait dans les maladies deux ordres de symptômes, les symptômes propres et les symptômes communs. Il entendait par symptômes propres ceux qui localisent et caractérisent l'affection morbide ; il entendait par symptômes communs ceux qui appartiennent à la réaction vitale ; et c'est précisément en ce sens qu'il différait des médecins de Cnide, qui confondaient en masse tous les symptômes, ceux de l'affection et ceux de la réaction, sans se douter que ces grandes distinctions établies par Hippocrate étaient des sources majeures d'indications thérapeutiques différentes.

CHAPITRE VI.

DE L'ÉTIOLOGIE, OU DE LA SCIENCE DES CAUSES MORBIFIQUES.

> Rien de rien, rien sans cause et rien qui n'ait effet.
> ARISTOTE.

Le mot *étiologie* est formé de deux mots, savoir : de αἰτία, cause, et de λόγος, *discours*. Il signifie *discours* ou *traité des causes*. L'étiologie est la science qui a pour objet la connaissance des causes qui produisent les effets morbides, ou, comme on dit vulgairement, les faits pathologiques. On nomme *cause* tout ce qui produit ou concourt à produire un effet ; on nomme *cause morbifique* tout agent capable de produire une affection morbide, ou un état anormal ou pathologique, quel que soit d'ailleurs le degré important ou insignifiant de cet état. Il n'y a pas d'étude plus nécessaire que celle des causes morbifiques, attendu que tous les effets morbides sont en quelque sorte contenus dans les causes morbifiques, et qu'au point de vue de la doctrine hippocratique la nature d'un état morbide est tout entière dans la nature de la cause qui le produit ; et, en effet, le vrai mal, le premier et le dernier mal, c'est la cause morbifique ; c'est elle qui produit l'affection, et avec elle tous les phénomènes particuliers qui appartiennent à cette affection et qui la caractérisent. C'est elle aussi qui, par le désordre qu'elle occasionne, provoque encore et détermine la réaction médicatrice de l'organisme dont les phénomènes forment avec ceux de l'affection le groupe symptomatique que l'on désigne sous le nom de *maladie*.

On peut donc dire de l'étiologie qu'elle embrasse une grande partie de la philosophie médicale, qui n'est à notre sens que la liaison des faits opérée par l'esprit philosophique qui nous mène du simple au composé, du composé au compliqué, de ce qui est sensible à ce qui est abstrait, des observations particulières aux observations générales, des observations générales aux principes, et enfin des principes au fait fondamental par excellence et à sa formule expérimentale. Ainsi donc, c'est la connaissance des causes des maladies, de leur puissance et de leurs lois qui nous conduit à la connaissance de l'état morbide; mais l'étiologie ne peut elle-même être bien comprise qu'autant qu'on est déjà au courant de la doctrine des causes finales. En effet, quand on connaît bien la théorie de cette doctrine générale, qui est d'ailleurs très facile à acquérir, puisqu'il ne s'agit que d'observer et de réfléchir pour en saisir les principes, on parvient aisément à se faire une idée juste de la pathogénie, qui est la science de la génération des maladies. On découvre que chaque cause emporte nécessairement son effet, et, partant, qu'elle a son objet, son moyen et sa fin. Or, en observant attentivement ce qui arrive ou toujours, ou le plus souvent, soit dans l'état de santé, soit dans l'état de maladie, on finit par reconnaître à quoi tendent tels phénomènes et tels symptômes, tels mouvements morbifiques et tels mouvements médicateurs; et alors la connaissance expérimentale de tous ces mouvements classés dans l'entendement et considérés comme l'expression formelle des causes finales en exercice, comme le dessein, le résultat et la loi des causes morbifiques ou médicatrices, cette connaissance, disons-nous, révèle promptement ce qu'il faut faire thérapeutiquement, selon l'occasion, l'opportunité et les préceptes de l'art.

Du reste, personne ne combat aujourd'hui la doctrine des causes finales, parce que le concert et l'ordre, qui sont partout, démontrent partout leur existence. Jetez les yeux sur l'univers, et vous reconnaîtrez qu'une volonté suprême préside à tous les mouvements qui s'y passent, et de toute part vous reconnaîtrez un caractère d'ensemble et d'harmonie. Or, en examinant tant de merveilles, en voyant tant de moyens, si étroitement liés à leur résultat et si merveilleusement coordonnés dans un but définitif, vous conviendrez qu'il est impossible de ne pas rattacher tant de prévoyance à une intelligence qui est la source de toutes les causes finales, c'est-à-dire de la fin que la nature se propose dans chacun de ses actes ou de ses œuvres.

Il est souvent très difficile de découvrir les causes morbifiques et pourtant cette recherche doit fixer d'abord toute l'attention du médecin ; car, sans la connaissance de la cause qui produit le mal, il lui serait impossible de rien essayer en fait de traitement, la connaissance de la cause morbifique étant, en définitive, la première source d'indication et la base véritable du traitement méthodique, par cela même que tout ce qui est dans l'affection doit nécessairement se retrouver dans sa cause. Les causes morbifiques, dit Fernel, sont si étroitement liées avec les maladies, qu'il est impossible que celles-ci disparaissent tant que celles-là subsistent. Voilà pourquoi ceux qui écoutent la voix de la raison, cherchent d'abord à détruire les causes qui produisent les maladies ou qui les entretiennent, afin de guérir plus aisément le mal qu'elles ont occasionné ; mais, pour détruire les causes morbifiques, il faut les connaître, et pour les connaître, il faut posséder la science qui règle les recherches à cet égard. Ne croyez pas cependant qu'en physiologie ou en pathologie, les causes soient toujours causes et que les effets soient toujours les effets : non, ce n'est point ainsi que les phénomènes s'enchaînent dans les opérations délicates de la vie ! Rien n'est absolu dans son domaine : ce qui est effet devient cause, ce qui est cause devient effet, et tout se tient et se lie dans l'organisme ; ainsi donc, tout est nécessairement difficile et obscur dans la recherche des causes morbifiques. Mais en revanche, c'est par le talent de briller dans ces découvertes, que se manifeste particulièrement le génie du médecin, parce que le génie seul possède la pénétration nécessaire pour descendre avec intelligence dans chaque circonstance particulière, pour suivre chaque phénomène dans ce qu'il a de plus délicat et de plus caché et pour s'élever jusqu'à la notion abstraite de la cause. En un mot, parce que l'homme de génie ne se contente pas de savoir avec tout le monde que les choses existent, mais qu'il veut savoir encore pourquoi et comment elles sont ainsi lorsqu'elles sont de la nature de celles qui se prêtent à l'explication par la liaison des faits et de leurs rapports. En résumé, la voie pour découvrir les causes morbifiques nous est ouverte par l'observation, mais c'est au génie du médecin d'approfondir ou de reconnaître les causes par leurs effets et d'achever scientifiquement ce que l'observation a commencé.

Les causes morbifiques existent partout : en nous et hors de nous. Elles font partie du bien et du mal que la nature a répandu de toute part avec une égale profusion. Enfin, pour peu qu'on soit habile à saisir la succession des événements pathologiques, on reconnaît bientôt que les plus grands effets et toutes leurs combinaisons dépendent souvent de causes très légères en apparence et réciproquement, que des causes très violentes expirent quelquefois sans résultat dans des circonstances particulières. On en peut tirer cette conclusion : qu'en pathologie comme en toute chose, il faut savoir déduire de causes très simples, les phénomènes les plus compliqués, attendu que l'observation démontre d'une manière péremptoire que partout le petit peut être l'élément du grand. Les causes morbifiques se trouvent en grande abondance dans l'atmosphère, quelquefois nous les créons de toutes pièces au sein de nos organes, et elles sont le produit des mouvements et des combinaisons de la vie. C'est comme parasites du globe terrestre que nous subissons l'influence de l'atmosphère. En effet, comme les animaux et les plantes, nous ne nous soutenons dans la vie qu'à la faveur des produits du globe : il nous faut son électricité, sa chaleur, son humidité, et avant tout l'air qu'il dispense à tous les êtres organisés, comme leur premier et leur plus utile aliment. De plus, l'homme, considéré comme être, est évidemment un composé de matière et d'âme, un centre d'intelligence, une machine, un amas de solides, de liquides et de gaz, un corps pénétré de mouvement et susceptible d'organisation continue. Et tout cela est impressionnable, c'est-à-dire accessible par l'affinité vitale à l'action des agents modificateurs. Aussi cet ensemble vivant a ses amis et ses ennemis. Et il y a du bien et du mal pour l'âme, pour le corps, pour les solides, pour les liquides et pour tous les éléments qui composent à différents titres l'être moral. Les excitants ordinaires des organes et des fonctions peuvent devenir accidentellement des causes morbifiques. Les vicissitudes de l'atmosphère et du temps, les aliments, les boissons, c'est-à-dire les choses les plus indispensables à la vie, peuvent dans certaines conditions se changer en véritables causes morbifiques. L'accélération, la diminution ou l'irrégularité morbide des fonctions, sont encore autant de causes secondaires des maladies ; tout ce qui altère le sang ou les humeurs, tout ce qui dérange l'équilibre de l'innervation, rentre nécessairement dans le même cadre. Il y a aussi des maladies déterminées par la suppression de la transpiration ; par la rétrocession des maladies cutanées ; par la répercussion des humeurs viciées ; par la suppression d'exhalations, hémorrhagies ou sécrétions ordinaires. Les passions et les affections de l'âme doivent être considérées aussi comme des causes morbifiques ; enfin, beaucoup de maux viennent de la fatigue et mille fatigues sont inévitables. L'exercice violent ou trop longtemps soutenu du système musculaire, et d'autre part l'inertie absolue, sont encore des causes actives de la maladie. Il en est de même des irrégularités de la fonction de la reproduction, soit en plus soit en moins; ainsi les excès vénériens déterminent des ataxies, des adynamies, des névroses, des défaillances, des anéantissements ou des aberrations de la faculté intellectuelle, des congestions, des apoplexies, des paralysies. Et d'autre part la continence absolue entraîne des désordres aussi graves surtout chez les personnes bien organisées; l'hystérie, la nymphomanie, le priapisme, l'hypochondrie et la folie, en sont bien souvent les trop déplorables résultats. Enfin, il n'est pas jusqu'aux instruments de la vie dont l'action ou trop active ou trop indolente, ou désordonnée, ne puisse devenir fatale à notre existence : c'est ainsi que beaucoup de fractures sont dues à l'action violente des muscles qui entourent les os, et que notre machine se brise quelquefois sous l'action convulsive des organes destinés à la conserver. Enfin les maladies elles-mêmes engendrent les maladies: l'irritation des organes génitaux produit la chlorose, l'aménorrhée, l'hystérie et la folie intermittente; l'hystérie produit l'aphonie et la dyspnée; l'inflammation de la matrice produit des palpitations de cœur, des cardialgies, des suffocations, des hémorrhagies critiques. Certaines affections du poumon déterminent des affections du cœur et des gros vaisseaux. La colique néphrétique produit des vomissements opiniâtres qui ne cessent qu'avec les douleurs de reins. Enfin on voit souvent des suppurations internes survenir à la suite des grandes opérations.

On divise les causes morbifiques en causes internes et externes; prochaines et éloignées; principales et accessoires; locales et générales; positives et négatives; physiques et chimiques; vitales et organiques; déterminantes, prédisposantes et occasionnelles. Tous les auteurs sont à peu près d'accord sous ce rapport, mais ils cessent de l'être dès qu'il s'agit de donner la définition exacte de ces différentes acceptions. Or ceci nous engage à préciser le sens analytique de ces diverses expressions médicales très importantes à connaître quand on se livre à l'étude de la pathologie.

On appelle *cause interne*, toute cause née au sein des organes, tout vice matériel inhérent soit à la qualité, soit à la quantité ou à la constitution des éléments ou des parties de notre corps;

ou bien encore tout agent, tout principe morbifique ayant sa source au dedans de nous et agissant par sa propre énergie sans la participation ou le concours de quelque cause extérieure. On appelle *cause externe*, tout agent du dehors qui, mis en rapport avec notre économie, la saisit dans l'état de la plus parfaite santé et produit aussitôt soit une modification organique ou vitale, soit une véritable affection morbide. La cause prochaine ou continente, qu'on ferait mieux d'appeler contenante (parce qu'elle contient en effet la matière de la maladie), est celle qui produit à elle seule la maladie tout entière. Dès qu'elle entre en action, l'affection commence, et elle dure autant qu'elle-même. Vient-elle à disparaître, l'affection s'arrête aussitôt et tout rentre dans l'ordre comme si l'agent du mal était expulsé, neutralisé, décomposé ou détruit. La cause éloignée, qu'on désigne aussi sous le nom de procathartique, est celle qui a une part plus ou moins active dans la production de la maladie, mais qui ne saurait cependant la produire tout entière sans le concours d'une cause plus immédiate. Elle rentre sous ce rapport dans la classe des causes prédisposantes ou occasionnelles qui viennent préparer, favoriser ou précipiter le mouvement des causes prochaines continentes et efficientes qui seules produisent la maladie et en déterminent la nature. La cause principale, ainsi nommée à cause de son importance, est celle qui joue un rôle majeur ou de premier ordre dans la production d'une affection ; la cause accessoire est celle qui vient ensuite et accessoirement. La cause générale est celle dont l'action s'adresse à l'économie tout entière et modifie l'organisme dans son ensemble, dans toutes ses parties solides ou humides, en mot, dans toute sa substance. La cause locale, au contraire, est celle dont l'action ne porte que sur une partie de l'économie, que sur un point circonscrit, que sur un seul système organique ou humoral. La cause positive est celle qui détermine directement la production de la maladie. La cause négative est celle qui cause le mal par son absence, c'est-à-dire par la soustraction de son action nécessaire.

Les causes physiques sont celles qui agissent mécaniquement par leur poids, par leur volume, par les propriétés de leur état matériel. Les causes chimiques, au contraire (espèces de causes vitales), sont celles qui agissent par leurs propriétés intimes et en vertu d'une loi d'affinité ou d'élection qui les porte à exercer leur action sur des corps appelés à la recevoir par la disposition de leur organisation. Les causes morbifiques de source vitale, et qu'on appelle à cause de cela les *causes vitales*, sont celles qui résultent des altérations de la force vitale. Elles ne sont point essentielles ou primitives, mais seulement secondaires. Il en est de même des causes organiques. Elles consistent dans certains états matériels vicieux dont l'existence est une cause inévitable de désordre ou d'affection. Les causes déterminantes sont celles qui font éclater une affection existant déjà en puissance et qui n'attend qu'une impulsion favorable pour se déclarer. Il y a aussi des causes déterminantes de la réaction : or, les phénomènes de l'affection sont bien différents de ceux de la réaction ; mais les uns et les autres sont en dernier ressort l'expression vitale de l'organisme affecté passivement ou activement, et entrant en action sous l'impulsion d'une cause déterminante. Les causes mor- bifiques déterminantes sont physiques, chimiques, spécifiques, vitales ou organiques. Il arrive encore que certaines maladies, que certaines affections ou réactions deviennent consécutivement autant de causes déterminantes de plusieurs autres maladies. Enfin, l'économie engendre aussi des causes déterminantes. C'est ainsi que les vers intestinaux, les hydatides et certains parasites deviennent à la longue la cause de plusieurs affections consécu- tives, symptomatiques ou sympathiques, après être nés eux- mêmes au sein de l'économie, sous l'influence de causes spé- ciales ou spécifiques. Les causes spécifiques occupent le premier rang parmi les causes essentiellement déterminantes. On appelle *cause spécifique* celle qui imprime à l'économie une modification intime toujours semblable à elle-même chez les divers sujets ; modification tellement liée à l'action de cette cause spécifique, qu'elle constitue radicalement la nature de la maladie qui ne saurait avoir lieu sans elle, et qui cesse et disparaît avec elle. De plus, l'idée de cause spécifique entraîne l'idée de virus ou de principe virulent ayant la propriété d'affecter l'économie de ma- nière à la rendre propre à transmettre par contagion médiate ou immédiate l'affection dont elle est atteinte. Les causes spécifiques de premier ordre sont les virus et les agents toxiques qui produi- sent la syphilis, le typhus, la dyssenterie, la variole, la scarlatine, la rougeole, la fièvre jaune, la fièvre intermittente, la peste, la lèpre et les dartres. Les causes spécifiques de second ordre sont celles qui, comme les premières, produisent des effets identiques sur l'économie, mais qui ne sont pas comme elles fatalement contagieuses, c'est-à-dire transmissibles par un contact direct ou indirect d'un individu malade à un individu jusqu'alors parfaitement sain.

On a imaginé un grand nombre d'hypothèses pour expliquer la contagion des maladies. Les uns ont prétendu qu'elle avait lieu à la suite de l'introduction d'un principe matériel dans l'organisme; les autres l'ont attribuée à un mouvement électrique de l'économie, à une sorte de travail intime ou d'action magnétique; enfin, quelques uns, et Linné est de ce nombre, ont soutenu que toutes les maladies contagieuses sont dues à l'action de certains animalcules qui passent d'un individu malade à une personne bien portante. Il est probable que ces trois modes de contagion existent dans la nature, mais on peut supposer aussi que les maladies contagieuses ont encore d'autres moyens de propagation. Voici, d'après M. le professeur Chomel, les principales propriétés des principes contagieux dont quelques uns, pour ainsi dire acclimatés dans notre continent, s'y montrent sans interruption ou produisent par intervalles des épidémies plus ou moins graves, tandis que d'autres frappent chaque jour un nombre considérable d'individus sans pouvoir cependant être considérés comme agissant épidémiquement. Les principes contagieux déterminent tous, au moyen d'une série constante de phénomènes morbides, la reproduction de principes semblables à eux-mêmes et capables d'exciter les mêmes effets. Ils peuvent se multiplier à l'infini, en vertu de ce développement secondaire, aussi longtemps qu'ils rencontrent des corps propres à les recevoir. Parmi ces principes contagieux, les uns détruisent pour un temps, les autres pour toujours, la susceptibilité à en être affecté : le typhus et la fièvre jaune paraissent être dans le premier cas; la variole, la scarlatine et la rougeole dans le second. D'autres semblent augmenter plutôt que diminuer cette susceptibilité : telles sont la syphilis et la dyssenterie. C'est-à-dire que quelques maladies contagieuses n'attaquent qu'une fois la même personne pendant tout le cours de la vie; que plusieurs d'entre elles peuvent reparaître au bout de quelques années; que d'autres, enfin, se reproduisent plus facilement encore qu'elles n'ont paru la première fois. On pense que parmi les principes contagieux il en est quelques uns qui sont engendrés sans interruption pendant tout le cours de la maladie, tandis que d'autres ne le sont que pendant une partie de la durée; mais cette opinion n'est pas encore suffisamment démontrée.

L'action des principes contagieux est également favorisée par des circonstances relatives aux conditions physiques et par des circonstances propres aux individus. Ainsi l'excès de chaleur et l'excès de froid sont très défavorables à la contagion, tandis que l'humidité, la présence d'émanations animales et l'absence de la lumière lui sont, au contraire, très favorables. De plus, il est prouvé que la peur ou la faiblesse qui accompagnent ordinairement la convalescence, que les excès en tout genre, un sommeil prolongé, les privations et les fatigues, sont autant de circonstances qui favorisent l'action des principes morbifiques et facilitent la contagion. Les causes prédisposantes sont celles qui impriment à notre constitution une tendance, une disposition particulière en vertu de laquelle, l'opportunité aidant, elle contracte à la première occasion une affection quelconque. Mais s'il y a des causes prédisposantes de l'affection, il y a aussi, il y a surtout des causes prédisposantes de la réaction. En effet, voici ce qui arrive. Les causes prédisposantes modifient lentement l'organisme, elles changent en même temps la nature de ses produits. L'économie supporte d'abord ces légères modifications; mais, au bout d'un certain temps, fatiguée de ce changement et de ses conséquences, elle s'efforce de réagir : alors le travail commence, la réaction s'opère, et c'est à cette réaction que l'on donne bien souvent et à tort le nom de *maladie*. Ainsi donc, parmi les causes que l'on appelle *prédisposantes*, beaucoup ne sont en réalité que prédisposantes de la réaction. On peut rattacher les principales causes prédisposantes générales à l'état ou à la constitution de l'atmosphère, à la nature du climat et des saisons, à l'exposition du pays et à son orientation. Hippocrate nous a donné dans son *Traité des airs, des eaux et des lieux* une grande leçon dans laquelle le physicien et le législateur ont en quelque sorte trouvé les prémisses de leur science respective. C'est là que nous puisons encore les plus purs enseignements sur l'origine et l'action des causes prédisposantes générales, car Hippocrate lui-même l'a dit, avec une raison profonde : « Quiconque veut connaître la médecine à fond ne peut négliger cet important objet : l'atmosphère, les diverses saisons de l'année et ce que chacune peut opérer seront pour lui une source constante de méditation. »

Eh bien, après deux mille ans d'inscription dans nos archives, ces paroles dogmatiques n'ont rien perdu de leur éternelle verdeur, de leur portée et de leur vérité, et aujourd'hui, comme au temps du père de la médecine, on peut répéter que l'atmosphère et sa constitution jouent un rôle des plus importants en pathogénésie, et qu'on trouve une source abondante d'instruction dans l'étude sagement approfondie des influences atmosphériques dominantes et des effets morbides qui résultent de ces influences. Ainsi donc, nous qui voulons connaître les causes prédisposantes générales des maladies, appliquons-nous à bien connaître l'état de l'atmosphère et l'action de l'air, ce *pabulum vitæ*, dont on a dit avec tant de raison : *Aer est vitæ sic est morborum causa*. Étudions le climat, les saisons, les expositions diverses ; observons la direction des vents et leur durée : car ceux qui seront éclairés à ce sujet, ceux qui sauront les intempéries, les changements du temps, le lever et le coucher du soleil, et qui auront bien suivi l'ordre d'évolution et de succession de tous ces phénomènes, pourront, en quelque sorte, prédire avec sûreté la constitution médicale de l'année, c'est-à-dire la nature générale des réactions provoquées par la nature des affections qui se développent sous l'action directe de telle ou telle constitution atmosphérique agissant primitivement comme cause morbifique et déterminant ces affections. D'autres, les praticiens du moment, comme dit Lepecq de la Cloture, d'autres se contenteront de chercher la cause des maladies dans un accident fortuit, dans une erreur de régime ou dans l'abus des six choses non naturelles : ils verront avec indifférence et sans critique souffler, pendant des mois entiers, les vents du midi ou du nord, ou bien tomber des torrents de pluie, ou bien régner une sécheresse désolante ; ils parleront des épidémies sans s'inquiéter autrement de leurs causes et de leur durée, sans se demander s'il n'y a point eu quelque influence active et générale qui les ait produites. Ils ne chercheront pas leur liaison avec le mouvement de ces globes stellaires qui sont suspendus dans l'espace, et qui assurent et règlent le cours des saisons, destinées elles-mêmes par la Providence à donner à la nature le temps de se reposer, de se refaire et de se renouveler ! Nous suivrons une autre marche, et nous emploierons tous les moyens qui seront à notre disposition pour apprécier ces causes générales qui frappent à la fois des milliers d'hommes, et les modifient à peu près tous de la même manière. Bien plus, nous essaierons de trouver, par l'observation, la source trop souvent renaissante de ces épidémies terribles qui parcourent successivement les diverses contrées du globe, et sèment partout sur leur passage la désolation, l'épouvante et la mort. Et nous disons avec intention ces causes générales, parce qu'en effet il n'y a que des causes générales, c'est-à-dire que des causes communes à tous, qui puissent produire des affections et des maladies qui attaquent, sans exception, les individus de tous les âges, de tous les sexes, de tous les états et de toutes les positions.

Parmi les causes prédisposantes générales, nous devons citer l'air, la lumière, le calorique, le fluide électrique ; les diverses saisons de l'année et leurs vicissitudes, les vents dominants, les révolutions sidérales ; les diverses expositions des habitations, les vêtements, les aliments ; les affections morales, la politique et jusqu'à la religion des peuples. L'air froid et sec prédispose aux affections nerveuses, aux névralgies, aux apoplexies, aux hémorrhagies et à toutes les réactions caractérisées par le génie inflammatoire. L'air chaud et humide prédispose aux affections muqueuses et catarrhales, aux paralysies, aux débordements lymphatiques, aux affections bilieuses, adynamiques, putrides et typhoïdes. L'air très chaud et l'air très froid prédisposent aux affections nerveuses, aux vertiges, aux apoplexies, aux vomissements cholériques. Les vents qui règnent très longtemps prédisposent également à des affections qui varient, selon qu'ils viennent du nord ou du midi, de l'est ou de l'ouest ; selon que l'air est en état de mouvement continuel ou de stagnation. Dans ce dernier cas, l'air occasionne une infinité d'affections adynamiques ou typhoïdes ; et selon le professeur Fodéré, de Strasbourg, il serait la cause principale des goîtres qui règnent dans les gorges du Valais.

L'état électrique de l'air est aussi une cause prédisposante de maladie ; son action, pour peu qu'elle se prolonge, ouvre la scène à une foule d'affections nerveuses qui deviendraient plus graves, si les orages ne venaient purifier l'air et rafraîchir l'économie. Quant à la lumière, tout le monde connaît son action bienfaisante ; on sait aussi que sa privation soutenue prédispose aux affections asthéniques, au scorbut, aux scrofules, aux flux muqueux, à l'hydropisie et à toutes sortes d'engorgements ou d'états lymphatiques. Ainsi donc tels sont les temps, telles sont les maladies, et parmi les causes actives prédisposantes générales nous devons placer en première ligne les constitutions de l'année. Nous devons donc nous attacher à reconnaître si c'est la constitution de l'hiver qui prédomine, ou bien celles de l'été, de l'automne ou du printemps ; car, selon Baillou, les constitutions des temps et des saisons changent si profondément la constitution du corps et de l'esprit, que la matière et l'âme sont telles que les qualités de l'air : « Qualis aer, talis sanguis et anima. »

Les constitutions atmosphériques sont le produit combiné ou le résultat de l'état actif de l'air, de la température et des vents réagissant les uns sur les autres, et formant ensuite, par la prédominance de quelques unes de leurs qualités, ce que l'on peut appeler le tempérament de l'atmosphère. On divise les constitutions atmosphériques en constitutions des saisons et constitutions de l'année. Lorsque ces constitutions sont bien appréciées par un médecin instruit et éclairé, elles deviennent pour lui une source de lumière à la faveur de laquelle il se couvre de gloire et répand le plus grand honneur sur son art. En résumé, on doit considérer comme autant de causes prédisposantes générales : 1° Les constitutions atmosphériques diverses, qui font que l'homme du printemps ne ressemble pas à celui de l'automne, ni l'homme de l'été à celui de l'hiver ; 2° les constitutions épidémiques ; 3° l'exposition des lieux ; 4° la qualité des aliments fournis par les différentes parties du globe, qui communiquent des propriétés différentes aux substances végétales ou animales dont l'homme fait sa nourriture habituelle ; 5° le climat, la nature du sol et ses exhalaisons ; 6° les lois ou la nature du gouvernement ; les mœurs, les usages, les institutions politiques et religieuses ; les mœurs et les usages des peuples étrangers avec lesquels on entretient des relations ; en un mot, le commerce extérieur, qui a été la cause de l'importation, chez nous, de plusieurs maladies qui, comme la syphilis, la petite vérole, ont profondément altéré la constitution des habitants de nos contrées, et auquel nous devons aussi une foule d'affections qu'on peut rapporter à l'abus du thé, du café et du chocolat : car il est bien évident que nos buffets, qui plient sous l'abondance des productions fournies par les cinq parties du monde, sont autant de boîtes de Pandore qui, elles aussi, exhalent des maux de toute espèce, en corrompant par la nourriture les sources intimes de la vie. Telles sont les principales causes prédisposantes générales. Quant à ceux qui voudraient connaître à fond l'action diverse de ces causes, vraiment essentielles, nous les renvoyons aux Traités d'hygiène : ils apprendront à cette source le parti que l'on peut tirer des modificateurs généraux ou particuliers de l'économie ; ils verront les changements heureux qu'on peut imprimer à la

santé des peuples, en agissant sur certaines causes prédisposantes
générales. Ainsi, par exemple, en abattant ou en protégeant les
forêts, en saignant les marais, en détournant le cours de certaines
eaux, en défrichant les terres, en donnant plus de pente et de
vitesse à des eaux qui coulent peu ou mal; en changeant l'exposition des villes, en empêchant qu'on ne les agrandisse outre
mesure ou qu'elles ne donnent asile à une population trop nombreuse, véritable source d'une asphyxie commune; en établissant
des fontaines ou des bains publics accessibles à toutes les
classes; en construisant des églises, en ouvrant des académies ou
des écoles pour la morale, l'instruction et l'éducation de tous;
en surveillant la qualité des aliments et des boissons; en favorisant
les établissements destinés aux plaisirs de la foule; en opposant
avec intelligence et fermeté une barrière insurmontable à l'introduction des maladies exotiques et contagieuses.

On appelle *causes prédisposantes individuelles* celles qui agissent
sur des individus isolés et qui leur sont propres. Elles ont pour
résultat de préparer l'économie à subir plus efficacement l'action
de quelques causes morbifiques qui, sans leur concours, n'agi-
raient pas au même degré. Enfin, dans une foule de cas, elles
ouvrent la voie à l'opportunité, aux maladies, c'est-à-dire à cette
affinité vitale et spéciale de l'organisme pour les causes morbifiques, sans laquelle celles-ci ne sauraient exercer une action
durable. Les causes prédisposantes individuelles sont infiniment
plus nombreuses que les causes prédisposantes générales : cela
tient à ce qu'il y a une foule d'agents morbifiques qui atteignent
des individus isolés, et qui ne sauraient modifier en masse, au
même degré ou au degré suffisant, un grand nombre de sujets
réunis. Parmi ces causes prédisposantes individuelles, les unes
se rattachent à l'origine des parents, à l'âge, au sexe, au tempérament, aux habitudes ou à la profession des individus; les autres,
au contraire, existent en quelque sorte hors de nous; elles font
partie de ce qu'on nomme les agents de l'hygiène.

Baillou l'a dit avec une raison profonde, on hérite des maladies
et des infirmités de ses parents comme on hérite de leur fortune; bien plus, cette proposition est applicable non seulement
aux affections physiques, mais encore aux affections morales.
On a donné à ces différentes espèces de maladies le nom de
maladies héréditaires. On a remarqué qu'elles sautaient quelquefois une génération et ne sévissaient que sur les générations sui-

vantes. Elles sont également transmissibles par le père ou par la mère ; cependant d'après Hildenbrand et Cullen, il paraît que les enfants héritent particulièrement des affections et des goûts de celui des deux auteurs auquel ils ressemblent davantage. Ainsi donc nous puisons avec la vie le germe des affections propres à nos parents, et nous avons tous une prédisposition plus ou moins prononcée à contracter à la moindre occasion les mêmes affections morbides qu'ils ont eux-mêmes subies : ce sont tantôt des lésions organiques, tantôt des lésions vitales ou fonctionnelles. Quelques unes éclatent au moment de la naissance, d'autres au contraire n'apparaissent que plus tard, comme si elles étaient fatalement liées à certaines conditions propres à la révolution des âges. Il est à remarquer aussi que les maladies héréditaires frappent ordinairement leurs victimes à l'âge auquel celui de qui ils tiennent ce fatal héritage avait lui-même été atteint. Puis par une sorte de compensation, il arrive que les remèdes qui ont réussi chez les parents contre cette affection qu'ils ont transmise avec le sang réussissent également chez leurs enfants dans les mêmes circonstances.

Tous les auteurs répètent que chaque âge a des maladies qui lui sont propres, ou du moins qui se montrent plus fréquemment pendant sa durée que pendant tout autre. Cette assertion est vraie, mais elle mérite quelques commentaires. Et d'abord sont-ce bien, et toujours, et vraiment, des maladies dans toute l'acception du mot, que ces mouvements tumultueux et souvent orageux qui viennent alarmer notre sollicitude à des époques à peu près constantes, et qui sont effectivement étroitement liées à la révolution des âges ? Non, nous ne le pensons pas ; et quoique le dénoûment soit quelquefois fatal, par suite de l'impétuosité ou de l'inertie de l'organisme ou par toute autre cause, nous persistons à regarder ces mouvements anormaux comme étant le plus souvent de véritables crises qui s'opèrent par une loi naturelle, et pour le plus grand bien de l'économie, qui acquiert ainsi de nouvelles propriétés ou affinités vitales qui lui sont nécessaires pour parcourir la parabole organique qu'il lui a été accordé de décrire sur l'écliptique de la vie. Que sont en effet toutes ces actions et ces réactions qui s'opèrent dans l'économie aux diverses époques des âges, si ce ne sont des mouvements nécessaires tendant à amener des changements notables et indispensables dans notre constitution, qui tantôt grandit et qui marche,

qui tantôt descend ou s'arrête pour s'éteindre un jour définitivement? Qu'est-ce, si ce ne sont encore des efforts de conservation
ou de guérison, opérant leur ouvrage par des crises ou des redou-
blements, tantôt en séparant, expulsant, ou purifiant ce qui est
inutile ou dangereux, tantôt en retenant, consolidant ou assimi-
lant ce qui est utile ou profitable? Qu'est-ce, si ce n'est le début de
situations nouvelles pour le mouvement des sens et de l'intelligence? Qu'est-ce, en un mot, si ce n'est vivre, puisque vivre c'est
marcher, et que les pas en arrière comme les pas en avant rentrent par la volonté providentielle dans l'effort du mouvement
continu qui est la souveraine loi?

Que les esprits vulgaires ne reconnaissent dans le tumulte de
tous ces phénomènes que le cri de l'économie affectée passivement, nous le concevons, parce que leur horizon est très borné
et qu'ils ne vont jamais au delà; mais nous comprenons aussi
qu'il n'en saurait être de même des gens éclairés. Ils savent que
la loi des événements est dans les causes finales, et que tous les
mouvements conspirent à un résultat définitif, qui est la volonté
et l'ordre de la cause qui a tout constitué. Ainsi donc les opérations de la vie ne sont dangereuses que par leur excès, que par
leur défaut ou leur anomalie. Elles ont toujours en elles la raison
de leur exercice, et ce serait par conséquent agir très imprudemment que de les considérer comme des maladies, bien qu'elles en
présentent quelquefois le caractère et les allures. Elles se lient à
des efforts nécessaires, c'est-à-dire à des besoins de l'économie
qui se développe ou qui se décompose, qui se perfectionne ou
qui se dégrade, qui s'élève ou qui tombe. Telle est la vérité; et
l'on ne fera jamais de bonne médecine, si l'on n'accepte franchement ces principes, qui sont ceux du vitalisme hippocratique.

Quant aux formes diverses de la réaction, elles varient en raison d'une infinité de circonstances. Néanmoins elles prennent
presque toujours les types de l'âge et les divers tons du tempérament. Ainsi, dans la jeunesse, par exemple, alors que la vie est
partout en exubérance et en effervescence, et que le génie inflammatoire imprègne en quelque sorte l'économie tout entière,
les réactions sont ordinairement impétueuses, ardentes et surcomposées d'inflammation. Elles prennent, au contraire, le caractère et la trempe de l'état nerveux, si c'est le genre nerveux
qui prédomine. Enfin, dans d'autres circonstances, les réactions
se mêlent, se combinent et se tempèrent au gré des événements,

et mille changements dans l'état des solides ou des liquides viennent encore ajouter à la série des complications nouvelles. La grande difficulté, la grande affaire du médecin est de distinguer au milieu de la tourmente de tous ces phénomènes vitaux ceux qui tiennent à l'affection et ceux qui dépendent de la réaction, les uns et les autres pouvant être alternativement causes ou effets. Examinez ce qui se passe à la première et à la seconde dentition, ce qui arrive à la puberté; analysez les phénomènes et les mouvements qui précèdent, accompagnent ou suivent ces grandes phases de la vie, et vous verrez que tout se fait dans un but arrêté et nécessaire. Vous verrez que la nature s'efforce de pourvoir aux besoins de l'économie croissante par l'établissement de nouvelles fonctions, et que, pour y parvenir, elle emploie des moyens très variés qui ne sont au fond que de véritables fonctions accidentelles ou anormales dont le défaut d'harmonie pourrait seul être contraire, et dont les plus grands obstacles sont presque toujours les traitements inopportuns que l'ignorance ou la peur improvisent contre elles. Nous en dirons autant de ces croûtes au visage et à la tête, de ces dérangements de corps continuels et de ces fièvres éruptives que l'on remarque si souvent chez les enfants. Ce sont des jetées salutaires que la nature opère dans l'intérêt de leur conservation, et ce que l'on pourrait faire de plus préjudiciable à ceux qui en sont affectés, serait, sans contredit, de contenir ou de refouler ces tendances et ces efforts utiles de la nature que l'on ne peut pas toujours imiter ou remplacer quand par des circonstances contraires ils viennent à manquer ou à se supprimer. De même il y a chez les vieillards une foule d'affections qu'il faut respecter parce qu'elles sont le double produit des mouvements d'un âge qui n'est déjà plus et d'un autre âge qui va commencer, et aussi parce qu'elles tiennent à des conditions organiques ou vitales que rien ne saurait détruire, mais avec lesquelles l'économie de l'individu affecté finira par s'arranger si l'on ne la contrarie pas, si l'on ne provoque pas des mouvements inutiles ou imprudents, si le vieillard lui-même se résigne à supporter le fardeau et les hypothèques légales de sa situation ; en un mot, s'il consent à vivre à la manière d'un vieillard, *modo senili.* Le tempérament joue un grand rôle dans l'histoire des maladies ; aussi, sachons-le bien, ce que l'on nomme si étourdiment une maladie n'est bien souvent que l'exagération ou l'exaltation des fonctions surcomposées des effets du tempérament qui imprime son cachet aux mouvements que l'économie opère dans les vues de sa propre conservation. C'est ainsi que la réaction qui a lieu chez un sujet vigoureux et sanguin a toujours pour caractère spécial et différentiel ce que l'on nomme le génie inflammatoire ou sanguin, tandis que les mêmes causes morbifiques, en agissant sur un sujet essentiellement nerveux, déterminent au contraire une réaction purement nerveuse. Chez les uns, c'est la bile qui déborde à la moindre occasion; chez les autres, c'est le sang qui se précipite; chez quelques uns, ce sont des flux muqueux qui apparaissent. Enfin il y a des sujets qui réagissent peu, mal ou point du tout; et suivant ces différences très marquées, les causes morbifiques produisent des effets qui sont à la fois l'expression de l'action produite par la puissance morbifique et l'expression du tempérament de l'individu qui réagit. Puis, comme tout se lie dans l'économie, chaque tempérament prédispose lui-même à certaines affections spéciales. Ainsi le tempérament sanguin prédispose à la pléthore, aux inflammations, aux hémorrhagies actives et à une foule d'affections qui se rattachent à ces sortes de prémisses morbides. Le tempérament bilieux prédispose aux états gastriques, aux exanthèmes, aux maladies organiques, aux phlegmasies membraneuses, aux flux bilieux, aux dégénérescences cancéreuses. Le tempérament lymphatique prédispose aux affections muqueuses et catarrhales, au scorbut, aux scrofules, aux écoulements chroniques, à l'hydropisie. Le tempérament nerveux prédispose à l'ataxie, aux convulsions, à l'hystérie et à l'hypochondrie. Relativement à la constitution, il est reconnu que les personnes fortes sont plus tôt abattues et vaincues par les maladies que les personnes faibles, et qu'elles sont très sujettes aux affections aiguës, tandis que les personnes faibles sont plus exposées aux maladies chroniques (c'est-à-dire aux affections et aux réactions lentes). En un mot, on peut dire que l'histoire du chêne et du roseau est aussi l'histoire de l'humanité : ainsi les personnes fortes succombent en général aux fureurs de l'ouragan, et les personnes faibles se relèvent ordinairement après la tempête.

L'état anatomique, le développement, la force et la disposition des différentes parties; la nature, la quantité et la qualité des fluides, favorisent ou contrarient particulièrement telle ou telle maladie : l'étroitesse de la poitrine prédispose à la phthisie, à quelques maladies du cœur et des gros vaisseaux; les larges viscères prédisposent à l'arthrite; l'abondance du sang est la source de la pléthore et d'une infinité de dyscrasies. Les diverses professions, l'état de fortune ou de misère, sont autant de causes qui prédisposent à des genres différents d'affection. Ainsi, indépendamment des affections qui tiennent à la faiblesse de notre organisation, indépendamment de celles qui sont le résultat de nos écarts dans le régime et de nos excès dans la vie, il y a encore une grande quantité de maladies qui sont le produit de certaines causes qui agissent d'une façon aussi efficace, et qui sont plus meurtrières encore que celles que nous citons, parce que leur influence s'exerce, pour ainsi dire, tous les jours et à chaque instant. Ce sont les maladies auxquelles les métiers ou les arts exposent et livrent continuellement ceux qui les exercent. On peut rapporter leur action à deux grandes influences, principales sources de beaucoup d'autres, savoir : 1° à la qualité délétère des substances employées par les hommes de ces différents métiers, aux exhalaisons de ces substances, aux vapeurs qu'elles dégagent; en un mot, à l'action physique ou chimique qu'elles exercent sur l'économie; 2° aux habitudes vicieuses que les ouvriers des divers métiers sont obligés de donner aux attitudes et aux mouvements de leur corps dont les fonctions sont plus ou moins contrariées par des positions gênantes et quelquefois par des efforts trop violents ou désordonnés. On doit rapporter aux premières les maladies des orfévres, des miroitiers, des fondeurs, des peintres, des doreurs et des mineurs; et aux secondes, les maladies des tailleurs, des blanchisseuses, des scieurs de long, des sculpteurs, des maçons, des cordonniers, des portefaix. Enfin, et pour le dire en quelques mots, le riche a des maladies auxquelles le prédisposent le luxe, l'abondance, les excès, la satiété et l'ennui; et d'un autre côté, le pauvre est frappé tous les jours par des maladies qui tiennent à la misère, au découragement et à la privation des choses les plus nécessaires à la vie. Ce qui fait que l'on pourrait dire, que pour guérir le riche il faut le faire pauvre, et que pour guérir le pauvre il faut le faire riche.

On doit encore rapporter aux causes prédisposantes individuelles les influences directes des excès, des abus ou des erreurs que l'on commet dans l'emploi des choses dont on use ou dont on jouit. La mauvaise qualité des choses tient aussi son rang dans cette grande catégorie des incompatibilités. Citons encore parmi les causes prédisposantes individuelles : la fréquentation habituelle des amphithéâtres, des hôpitaux, des hospices, des prisons, des théâtres; le changement de climat ou d'habitation; la forme et la qualité des vêtements; l'état des lits; l'usage habituel des bains trop froids ou trop chauds; la malpropreté, l'abus des parfums ou des cosmétiques; l'usage de certains aliments et de certains remèdes; l'influence de la thérapeutique régnante et des systèmes à la mode; la disproportion entre les matières excrétées et les agents réparateurs; l'état anormal ou la suppression des évacuations naturelles ou artificielles; l'omission des saignées ou des purgatifs habituels; les exercices violents, trop soutenus, ou trop rares; la distribution mal ordonnée des heures de repas, des temps de travail ou de repos, de sommeil ou de veille.

On appelle *causes occasionnelles* celles qui, en excitant instantanément l'économie déjà affectée par des causes prédisposantes, font par leur effort éclater immédiatement l'affection sans cependant en déterminer la nature ou le genre. La cause occasionnelle ou excitante est, suivant l'expression de Gaubius, tout ce qui, survenant à la cause prédisposante, la développe et l'excite, de manière que toutes deux ensemble produisent la maladie. Ni l'une ni l'autre ne suffit seule pour opérer un résultat, il faut le concours de toutes les deux pour l'obtenir. Si la cause prédisposante manque, l'occasionnelle ne fait aucun mal; et de même, la cause occasionnelle reste sans effet si elle n'est favorisée par l'action de la cause prédisposante. Ainsi les causes occasionnelles ont cela de particulier, qu'elles peuvent déterminer l'explosion soudaine d'une infinité d'affections sans être la cause réelle d'aucune d'elles en particulier, de sorte que la même affection peut être déterminée par toute espèce de cause occasionnelle, et que la même cause occasionnelle peut déterminer les maladies les plus différentes. Parmi les causes morbifiques internes, il y en a dont le germe a été, pour ainsi dire, déposé chez nous avec la vie, quoique ces causes ne révèlent réellement leur présence qu'après un temps plus ou moins long de séjour ou d'incubation. Il y en a d'autres qui se lient à une disposition particulière et naturelle de l'organisme qui prépare ou détruit tôt ou tard tel ou tel genre d'affection morbide spéciale; enfin, il y a un très grand nombre de causes morbifiques internes qui sont le produit et comme le résultat nécessaire des mouvements de la vie, de nos habitudes, de nos écarts, de nos excès, de nos passions ou de nos vices. Parmi les agents morbifiques internes, les uns exercent leur action sur l'ensemble de l'organisme et produisent une affection générale; les autres au contraire ne s'adressent qu'à quelques parties seulement, et n'occasionnent, par conséquent, que des lésions locales. Dans tous les cas, il faut toujours se rappeler qu'en détruisant la cause morbifique, on détruit l'affection, et qu'on empêche ainsi la réaction qui, unie à l'affection, constitue la maladie.

Les solides, ou parties contenantes des fluides, ne sont pas ordinairement affectés vicieusement par la présence de ces fluides, alors même qu'ils sont altérés ou malades, mais les fluides et les humeurs mêmes les plus saines deviennent des causes morbifiques très actives pour les parties qui n'ont pas l'habitude de les recevoir, quand elles y pénètrent accidentellement. Il se manifeste d'abord de l'irritation, puis on voit éclater des accidents plus ou moins graves. Le sang lui-même, s'il est porté dans des parties qui lui sont étrangères, devient nuisible par ses propriétés physiques et chimiques; la bile et l'urine, épanchés hors de leurs vaisseaux ordinaires, deviennent encore plus nuisibles. Il faut considérer encore comme autant de causes morbifiques internes certains gaz qui se forment spontanément au sein de nos humeurs, et toutes sortes d'altérations de qualité ou de quantité auxquelles elles sont sujettes. Ainsi, par exemple, un départ chimique dans les parties constituantes de la bile, de l'urine ou de tout autre liquide animal, est incontestablement un principe actif de maladie, et le sang qui est la source principale de nos humeurs devient souvent la cause de beaucoup d'affections, soit qu'il pèche par excès ou par défaut de quantité, ou qu'il soit altéré ou simplement modifié dans sa composition. Enfin, le genre de vie, l'âge, les habitudes, la profession, le tempérament, les phénomènes de l'accroissement et de la reproduction, et jusqu'aux réactions que la nature oppose à tout ce qui est contraire à son équilibre, deviennent souvent des causes efficientes des maladies, qui donnent ensuite naissance à de nouvelles affections, à de nouvelles réactions et à des complications nombreuses.

Parmi les causes internes que nous venons d'énumérer, toutes ou presque toutes ne sont bien souvent que le produit de quelque cause accidentelle et primitive, de quelque dérangement dans l'habitude ou dans le jeu des fonctions, de quelque modification dans la qualité des excitants indispensables à l'entretien de leurs mouvements ou au renouvellement de la substance des organes. Mais comme ces premiers dérangements sont presque toujours insaisissables ; comme la maladie, ou, pour mieux dire, comme la réaction ne se déclare que sous l'action des causes secondaires ; formation de gaz, engorgement d'humeurs ou altération de composition, on donne le nom de *causes morbifiques internes* à ces causes secondaires, parce qu'elles sont pour les meilleurs observateurs le terme au delà duquel il n'y a plus d'horizon. Ainsi des causes pour ainsi dire insaisissables modifient les solides, les liquides ou les fonctions. A la suite de ces modifications, il survient des épanchements, des engorgements, des départs chimiques ou vitaux, des altérations de quantité ou de qualité, des mouvements étranges, des lésions de fonction ; puis apparaissent enfin les réactions : et comme le mal les accompagne, ou du moins comme il devient alors sensible pour tout le monde et qu'il semble être le produit ou la conséquence nécessaire de l'un ou de plusieurs de ces états anormaux que nous venons de signaler, on donne à ces derniers le nom de *causes morbifiques internes*, quoique ces prétendues causes ne soient réellement que les effets de certaines modifications primitives, occasionnées par des causes fugitives ou insaisissables. Ici donc, comme dans beaucoup de choses d'un ordre plus élevé, nous ne connaissons pas les causes premières, et nous sommes forcés de nous contenter d'apprécier les causes secondes, qui sont encore pour nous des causes majeures, puisqu'elles sont les seules que nous puissions atteindre, saisir et définir. Voici un exemple qui va servir à expliquer la théorie que nous établissons. Supposez qu'un homme d'un tempérament excessivement bilieux apprenne tout à coup une nouvelle désastreuse, foudroyante ; tout aussitôt son système bilieux entre en état d'effervescence, sa bile s'épanche et elle passe violemment de ses réservoirs ordinaires dans le duodénum et dans l'estomac où, par son accumulation et la qualité vicieuse de ses principes, elle devient une cause d'irritation. Alors le ventricule se contracte, et il fait des efforts inouïs pour chasser au dehors, à l'aide du vomissement, cet hôte incommode qui l'importune. Il réussit ou il échoue. Dans ce dernier cas, la réaction devient plus forte encore et surtout plus énergique, et elle constitue de ce moment un état pathologique que l'on désigne sous le nom de *fièvre bilieuse*, et qui n'est en définitive ici que le dernier résultat d'une cause morbifique seconde, devenue assez puissante pour déterminer une maladie. On doit ranger aussi parmi les causes morbifiques internes, les vices ou les défauts d'organisation des solides, l'exubérance, le défaut ou l'altération des humeurs, toutes les productions anormales, les vers intestinaux, les hydatides, les animalcules; et, d'autre part, les fonctions organiques ou vitales qui sortent de leur type d'activité normale, et toutes les affections internes qui, par leur influence directe ou sympathique, donnent lieu à des lésions organiques secondaires qu'on appelle des *complications*. On nous dira peut-être que toutes ces altérations des organes ont une cause qui les entretient. Oui, sans doute; mais une fois établies elles deviennent la source à leur tour de divers effets, et sous ce rapport elles sont positivement des causes. Pourtant il ne faut pas pousser trop loin la recherche et surtout l'explication des causes, car on finirait par dépasser les limites du raisonnable, et cette étude minutieuse et purement scolastique des causes, qui engendre tant de disputes et tant d'erreurs, deviendrait infailliblement plus nuisible qu'utile à un art qui s'appuie sur des observations et sur des faits beaucoup plus que sur des discours. Ce qu'il faut connaître, c'est la nature des causes morbifiques; ce qu'il faut savoir, c'est comment on les neutralise, comment on les expulse ou on les détruit. Ce qu'il ne faut jamais oublier, c'est que l'on meurt par l'excès et par la violence de la cause morbifique; par l'excès de l'affection qu'elle produit et aussi par l'excès de la réaction qu'elle occasionne; et cela parce que l'affection et la réaction s'exercent sur les organes et par les organes, qu'elles usent et changent aussi leurs qualités et leurs rapports. Telle est la cause de ces dépôts et de ces engorgements qu'on voit dans l'économie, et aussi de ces réactions secondaires, sources d'affections et de réactions nouvelles qui deviennent nécessairement la cause d'innombrables complications.

Les causes morbifiques externes sont aussi nombreuses que variées; elles existent partout et sous toutes les formes : elles sont mécaniques, physiques ou chimiques. Il y en a qui coupent, qui déchirent, qui écrasent; il y en a qui modifient chimiquement nos humeurs. On compte parmi ces dernières les aliments, les boissons dont nous faisons usage et jusqu'aux médicaments que nous employons pour nous guérir. Enfin, il y en a qui, comme la foudre, détruisent la vie en quelques instants.

Pour connaître les causes morbifiques externes, il faut approfondir ce que l'on nomme la matière de l'hygiène, c'est-à-dire la nature et l'action de toutes les choses dont on use et dont on jouit

si improprement appelées par les anciens les choses non naturelles, et que nous trouvons désignées dans les classiques sous les
noms de *circumfusa, applicata, ingesta, excreta, gesta* et *percepta*.
Parmi les causes morbifiques appartenant à la classe des *circumfusa*, on compte les émanations animales, végétales ou minérales,
les gaz délétères et tous les agents toxiques qui se trouvent accidentellement ou naturellement dans l'atmosphère soit à l'état de
suspension, soit à l'état de division ou de dissolution. D'autre
part, les grandes réunions d'hommes ou d'animaux, les amas
d'eau dormante ou corrompue, sont encore autant de causes morbifiques externes. Parmi les *applicata*, tout ce qui détruit, tout ce
qui brise, tout ce qui gène la circulation des fluides ou le mouvement des solides, doit être rangé parmi les causes des maladies.
Les étoffes, les tissus et les cosmétiques sont aussi, en vertu de
quelques unes de leurs propriétés, des causes morbifiques très
actives. Les aliments et les boissons; les poisons, que le professeur Orfila a divisés en six classes, en vertu de leurs propriétés
corrosives, astringentes, âcres, narcotiques, narcotico-âcres,
septiques, sont, parmi les agents qui appartiennent à la classe
des *ingesta*, ceux qui fournissent la majeure partie des causes
morbifiques. Les causes morbifiques fournies par la classe des
excreta sont beaucoup plus nombreuses qu'on ne pourrait le
croire; il faut leur rapporter tous les embarras des matières solides ou liquides retenues ou non excrétées, dont les amas produisent une foule d'affections graves et souvent mortelles. La
classe des *gesta* renferme toutes les causes morbifiques qui tiennent aux excès, aux défauts ou aux irrégularités de l'exercice; à
la violence des contractions musculaires, en un mot à tout ce qui
a rapport aux modes infinis du mouvement. Enfin la classe des
percepta ne le cède en rien aux autres classes en fait de causes
morbifiques. C'est à elle qu'appartiennent la joie, la tristesse,
l'étude, le travail et les passions, ces sources de tant de bonheur
qui tue, et de tant de misères qui étouffent. C'est elle qui comprend
les mouvements de la pensée dont le concert ou le désordre embrassent tous les degrés de l'existence depuis le calme jusqu'à la
stupeur, depuis l'expansion douce jusqu'à l'exaltation furieuse.

Au commencement de ce chapitre, nous nous sommes conformé aux habitudes des auteurs en divisant les causes morbifiques en causes déterminantes, prédisposantes et occasionnelles.
Nous avons dû agir ainsi, afin de ne rien laisser perdre des détails

intéressants qui ressortent de ce mode de classification ; mais nous devons déclarer maintenant que cette division, qui offre quelques vues importantes, est très loin en définitive de présenter une grande exactitude. En effet, ce n'est que par une confusion spécieuse que l'on a pu admettre des causes prédisposantes, car les causes que l'on nomme ainsi ne sont en réalité que des causes lentement efficientes. Elles modifient l'économie du moment qu'elles entrent en action ; par conséquent, elles sont réellement efficaces et efficientes, et si elles prédisposent à quelque chose de plus éloigné, c'est seulement à la réaction qui, dans cette circonstance, caractérise l'effort de la nature médicatrice essayant de remédier aux effets lentement produits par ces causes morbifiques. Ainsi donc les causes que les auteurs anciens ont désignées sous le nom de causes prédisposantes générales ou individuelles ne sont en réalité que des causes déterminantes dans toute l'acception du mot, mais ce sont des causes lentement déterminantes, c'est-à-dire des causes qui prennent beaucoup de temps pour organiser un état morbide complet présentant, par conséquent, comme éléments l'action et la réaction : l'action, ou l'ensemble des effets directs produits par la cause morbifique, c'est-à-dire le mal ; la réaction, autrement dit la somme des efforts de la nature médicatrice, c'est-à-dire le bien, pourvu cependant que cette réaction ne sorte pas de certaines limites qui constituent son état physiologique.

Dans cet état de choses, nous pensons qu'il est à propos de changer cette classification des causes, en causes déterminantes et prédisposantes, et qu'il faut la remplacer par une division des causes en causes immédiates et causes médiates : en causes immédiates qui produisent immédiatement et sans lacune tous leurs effets, et partant tous les phénomènes de l'action et de la réaction qui forment la maladie ; en causes médiates, c'est-à-dire en causes qui produisent pendant un certain temps une modification compatible avec les allures ordinaires de la vie, mais qui finissent à la longue par déterminer la réaction, c'est-à-dire le second élément de la maladie, réaction qui fixe seule l'attention des médecins qui ne remontent pas à la cause de ce phénomène, et ne vont pas en chercher la raison dans l'action persévérante d'une cause morbifique dont les effets tacitement accumulés deviennent la cause de l'état morbide complet. Ainsi donc plus de causes morbifiques déterminantes, prédisposantes,

occasionnelles ou excitantes, mais seulement des causes immédiates et médiates. On verra avec un peu d'attention combien
cette division est fondée, combien elle est médicale.

Les causes morbifiques produisent primitivement des phénomènes d'affection et consécutivement des phénomènes de
réaction qui varient selon qu'elles sont physiques, mécaniques,
chimiques ou organiques, vitales, fugitives, permanentes ou renaissantes. L'action morbifique varie dans son activité et dans
les effets qu'elle produit : 1° en raison de la nature de l'agent
morbifique qui la détermine; en raison de sa masse, de sa quantité de substance, et de son mélange avec d'autres agents également actifs qui peuvent augmenter, diminuer ou modifier son
énergie; 2° en raison de l'état physiologique ou pathologique,
dans lequel se trouve l'organisme quand l'agent morbifique commence son action, c'est-à-dire en raison de l'âge, du sexe, de la
constitution individuelle, des habitudes, de la manière de vivre,
et selon d'autres circonstances, également très importantes, qui
se rattachent à l'état de la saison, à la constitution atmosphérique et médicale, à la nature du sol, du climat, du pays. Et
comme l'association de ces influences est possible, comme elle
peut s'opérer dans des conditions très variées et très différentes,
il en résulte que les agents modificateurs présentent sans cesse
dans leur action des anomalies considérables qui portent autant
sur la nature que sur l'intensité des effets produits. De plus, il ne
faut pas oublier que l'organisme, en agissant et en réagissant sur
les agents morbifiques, leur imprime des modifications qui augmentent ou affaiblissent les affinités étiologiques et électives qui
leur sont propres. Si nous analysons les phénomènes que produisent les causes morbifiques, nous reconnaîtrons qu'ils consistent dans une série de modifications, d'altérations et de réactions que l'on confond à tort sous le nom de *symptômes*, alors
qu'on devrait les séparer, attendu qu'ils ne sont pas de même
nature, et qu'ils ont, au contraire, des tendances particulières
qui dérivent directement de leurs causes finales différentes. Nous
reconnaîtrons aussi que les agents morbifiques, comme les agents
hygiéniques, comme les agents alimentaires et médicamenteux,
opèrent dans l'état des organes et dans les mouvements de la vie
des changements notables, à la suite desquels on voit surgir soit
une affection morbide, soit une perturbation, soit une amélioration sensible; d'où il résulte qu'il faut s'attacher scrupuleusement

à classer ces différents résultats sous peine de tout confondre : l'effet primitif et l'effet secondaire, l'effet physiologique et l'effet pathologique, l'effet morbifique et l'effet thérapeutique.

L'action morbifique s'exerce sur tout ou partie de l'économie; mais ses effets ne sont pas toujours appréciables : ainsi, par exemple, dans les névroses, les changements qui surviennent dans l'état matériel ne sont pas faciles à distinguer et quelquefois même ils sont impénétrables. L'action morbifique a encore pour résultat d'augmenter, de diminuer ou de perturber l'action physiologique ou vitale. C'est ainsi qu'une vive excitation augmente la vitalité des membranes de l'estomac; les fluides abondent, et leur présence exagérée est à la fois un effet morbide et une cause secondaire de réaction. De même un opiatique, en engourdissant la vitalité de l'estomac, frappe aussitôt de stupeur ses divers tissus, suspend la digestion, altère la nature de ses produits, et devient, comme dans le cas précédent, cause d'affection, cause de réaction, et par conséquent cause de maladie. Enfin, quand l'action morbifique est soutenue, elle peut faire passer l'économie par les extrêmes de l'exaltation et de la prostration, c'est-à-dire par toutes les alternatives.

Parmi les causes morbifiques, les unes produisent leurs effets immédiatement, telles sont les causes vulnérantes; les autres mettent un temps plus ou moins long avant d'occasionner un résultat apparent. Enfin, entre ces deux extrêmes il y a une foule de termes intermédiaires : ainsi, par exemple, les principes virulents de la rougeole, de la variole et de la scarlatine n'agissent ordinairement qu'au bout de trois ou quatre jours, et celui de la syphilis, qui agit habituellement du quatrième au sixième jour, reste quelquefois assoupi pendant plusieurs mois. M. le docteur Blaud résume dans les corollaires suivants les lois étiologiques relatives aux agents morbifiques : «1° Un agent externe quelconque n'est morbifique qu'autant qu'il existe entre lui et notre organisation des rapports ou des affinités étiologiques. 2° L'action d'un agent morbifique est en raison directe de sa masse agissante et de son union avec un ou plusieurs autres agents qui ont la propriété d'ajouter à son énergie. 3° Il est des agents morbifiques qui, introduits dans l'organisme et y ayant exercé leur action, s'y détruisent ou en sont expulsés après avoir perdu toutes leurs propriétés morbifiques, et alors les maladies qu'ils ont déterminées ne se reproduisent plus (maladies sporadiques). 4° Il en est d'autres qui sortent avec toutes leurs propriétés primitives de l'organisme qu'ils ont déjà atteint, et qui, en pénétrant dans d'autres individus, y développent les affections qu'ils avaient déjà déterminées (agents des maladies contagieuses). 5° D'autres, tout en conservant leurs propriétés, modifient l'organisation qu'ils ont atteinte de manière qu'ils ne peuvent plus agir sur elle (agents des maladies qu'on n'a qu'une fois dans la vie). 6° D'autres encore se conservent dans l'organisme et y séjournent avec toutes leurs affinités, pendant un temps plus ou moins long, sans manifester leur action (virus rabique), et se transmettent par la génération (virus syphilitique). 7° Il en est qui, par une affinité générale, agissent sur un grand nombre d'individus à la fois (les agents des maladies épidémiques). 8° On en voit qui agissent sur tout ou partie de l'organisme. 9° L'action d'un agent morbifique peut être vive ou faible, lente ou rapide, courte ou longue, continue, rémittente ou intermittente. 10° Les divers agents morbifiques sont modifiés dans leur action par une foule d'influences qui en activent, en affaiblissent ou en annihilent les effets. »

Rien n'est plus curieux ni plus important à étudier que le mode de reproduction et de développement des causes morbifiques dans l'économie. Cette étude nous apprend comment une affection primitive locale devient générale, par la propagation de l'agent morbifique qui l'a produite et qui imprègne vicieusement les humeurs de l'économie, comme on est à même de le remarquer dans les diathèses cancéreuse, dartreuse, syphilitique constitutionnelles.

Quelquefois la puissance et l'action de la cause morbifique s'épuisent par les effets qu'elle produit ; alors tout rentre naturellement et successivement dans l'ordre, à mesure que cette cause s'affaiblit et s'éteint. Quelquefois, au contraire, la cause morbifique résiste et persiste, et ses effets augmentent, se compliquent et font éclater les réactions.

Ainsi donc, dans tous les cas, les effets produits par la cause morbifique et entretenus par elle ne se dissipent que par les efforts ou les mouvements de la vie, mouvements physiologiques ou pathologiques, qui se lient dans l'économie à deux causes en opposition contrastante, savoir : à la cause qui détruit ou qui cherche à détruire, et à la cause qui guérit ou qui tend à guérir. Il résulte de là que ce ne sont pas les symptômes de l'affection qu'il faut combattre d'abord, mais que c'est avant tout la cause qui produit ces symptômes, à moins cependant qu'ils ne soient dangereux ou menaçants par eux-mêmes. Du reste, en détruisant la cause morbifique en temps opportun, on détruit l'affection, et l'on s'oppose ainsi à la réaction qui constitue souvent une seconde affection, et qui demande toujours à être réglée ou surveillée.

Chaque partie de l'économie, chaque humeur a ses goûts, ses préférences, ses appétits, ses affections et en quelque sorte ses amis et ses ennemis, si l'on peut s'exprimer ainsi. Puis cette manière de sentir est à son tour la source d'une action élective, d'une espèce d'affinité en vertu de laquelle chaque appareil ou chaque partie de cet appareil répond d'une manière qui lui est propre à l'appel qui lui est fait. C'est également en raison de cette capacité élective que certains agents morbifiques portent leur influence sur l'ensemble de l'organisme par une affinité étiologique générale, tandis que d'autres agissent spécialement, spécifiquement sur quelques organes, sur telle ou telle humeur, et produisent dans ces organes et dans ces humeurs des lésions et des altérations spéciales. Or, le médecin ne saurait attacher trop d'importance à cette étude de l'action élective des causes morbifiques, car c'est là surtout qu'il puisera de grands enseignements qui l'orienteront et le dirigeront ensuite dans sa pratique, ce but suprême où tout notre art conspire sous les inspirations et les leçons de la science. Nous ajouterons qu'en raison de cette action élective des causes morbifiques et des puissances vitales, il survient des incompatibilités physiologiques et pathologiques qui dérivent de l'association, de la combinaison ou de la réaction de certains principes qui modifient, neutralisent ou détruisent mutuellement leur action.

En résumé, il est à désirer qu'on établisse une distinction classique entre les phénomènes qui sont le résultat des causes morbifiques produisant leur effet, et les phénomènes qui proviennent de l'action médicatrice de la nature; car, par une étrange confusion, le mot *symptôme*, que l'on emploie indistinctement pour exprimer ces deux ordres de phénomènes, est la source éternelle d'une logomachie déplorable, infiniment compromettante pour la science et pour l'art.

CHAPITRE VII.

DE LA PATHOGÉNÉSIE OU DE LA GÉNÉRATION DES MALADIES.

> L'appréciation exacte des conditions pathogénésiques exige de la part du médecin une connaissance approfondie de l'anatomie, de la physiologie, de la pathologie générale, et surtout de l'étiologie, de la physique, de la chimie et de toutes les sciences naturelles.
>
> (HUFELAND.)

Le mot *pathogénie* a été employé par Hufeland pour désigner la branche de la médecine qui traite de la génération ou de la formation des maladies. Il est composé de deux mots grecs, de πάθος et de γένεσις, qui signifient *génération des maladies* ou *genèse pathologique*, selon l'expression de M. Requin ; mais ce mot est incorrect, et nous pensons, avec M. Rochoux, que c'est *pathogonie* ou mieux encore *pathogénésie* qu'on devrait dire.

La pathogénésie est la partie de la pathologie qui a pour objet d'enseigner comment les causes morbifiques agissent sur l'économie ; comment les maladies se forment, se développent et se terminent. Elle a pour but de faire connaître la loi de génération, de succession et de coordination des phénomènes dont l'ensemble constitue ce que nous appelons une affection. Enfin, elle a pour dernier résultat de signaler l'état des rapports existant entre les causes morbifiques et l'économie, ainsi que l'ordre des phénomènes depuis le premier événement et les premières conditions de leur existence jusqu'aux derniers symptômes qui les constituent, et qui sont l'expression et la règle des lois vitales qui président à leur apparition, à leur succession, à leur terminaison.

Cette branche de la science, malgré toute son importance, n'est guère avancée. En effet, nous ne savons pas, nous savons mal et quelquefois nous ne savons pas du tout comment les organes s'altèrent, comment les fonctions se dérangent, soit par leur propre exercice, soit par l'action des agents morbifiques. Nous ne savons pas davantage comment un organe se développe, ou du moins nous n'avons encore sur cette question importante que des données vagues, incertaines ou hypothétiques. Cependant il est juste de dire que si nous ne connaissons pas le pourquoi et le comment des phénomènes qui se passent dans l'économie, que si nous ne savons ni toute la physiologie, ni toute la pathologie des organes et de leurs fonctions, nous savons du moins qu'une cause étant mise en rapport avec l'économie, elle produit tel ou tel effet qui vient invariablement à sa suite, comme s'il était le résultat inévitable de son action, ce qui est exactement vrai. Nous savons encore que tous les phénomènes, soit actifs, soit passifs, que l'on confond sous le nom générique de *symptômes*, sont en définitive l'expression de lois vitales qu'on appelle *étiologiques*, quand on les considère dans leur économie générale de causalité et qu'on est forcé de les subdiviser en lois physiologiques et pathologiques, quand on arrive par les procédés de l'analyse à l'étude de leurs manières diverses. Enfin, nous savons que toute maladie se compose de deux éléments qui en déterminent l'existence, savoir : d'une action morbifique et d'une action pathologique ou médicatrice. Nous savons que l'agent morbifique engendre l'action morbide ; que celle-ci produit la lésion ou l'affection, et que cette dernière appelle la réaction qui, sagement dirigée, opère ordinairement la guérison. Or, en voilà assez pour mettre un peu d'ordre dans les données de l'observation, et pour espérer que beaucoup de notions qui ne sont encore qu'à l'état de germe parviendront un jour à un développement complet, à la faveur du temps, de l'expérience et du raisonnement.

La cause morbifique est, comme nous l'avons déjà dit ailleurs, un agent tantôt appréciable et tangible, tantôt subtil et mystérieux, qui trouble les fonctions, altère les solides, décompose les humeurs, ralentit, précipite, arrête ou perturbe les mouvements de l'organisme, dérange l'équilibre des rapports, et détermine tantôt la dégénération ou l'altération des organes, tantôt la décomposition ou la dissolution des humeurs. On peut établir en principe que toute action morbifique s'exerce sur les solides ou sur les humeurs ; mais, en définitive, c'est primitivement sur notre sensibilité, à travers notre sensibilité et en vertu de la sensibilité dont toutes nos parties sont pénétrées, que les causes morbifiques exercent leur action, qu'elles nous impressionnent et qu'elles nous affectent. Cependant elles n'agissent ainsi qu'autant qu'elles sont en rapport d'affinité avec notre propre nature. Et c'est avec intention que nous disons avec notre propre nature, parce qu'il est constant que chacun de nous a sa nature et sa mesure, et que c'est précisément en raison de cette variété de mesure et de nature que les mêmes agents ne nous impressionnent pas tous de la même manière, et que l'on ne saurait arguer de tels effets produits sur une espèce à tels autres effets à produire sur telle ou telle autre espèce : ainsi, par exemple, il est certain qu'une plante qui convient à certains animaux et qui est recherchée par eux est, au contraire, un poison très subtil pour d'autres. On peut même ajouter que chaque espèce a sa vitalité spéciale et que très souvent chaque individu a aussi son idiosyncrasie ou sa manière d'être individuelle, en vertu de laquelle il est particulièrement affecté par tel ou tel agent modificateur ou morbifique. Bien plus, certains organes parmi ceux qui subissent l'action des agents toxiques peuvent, jusqu'à un certain degré, corriger leur vertu délétère, assez du moins pour n'en pas être affectés mortellement. C'est ainsi qu'on peut avaler impunément l'humeur venimeuse de la vipère, tandis qu'elle devient mortelle si elle pénètre dans l'économie par une blessure faite à la peau. Enfin, des causes très faibles peuvent suspendre dans l'homme l'exercice de la sensibilité. Nous devons faire remarquer aussi que, différents en cela des animaux qui ne sont affectés que par les causes physiques, l'homme, au contraire, est vivement ému, ébranlé, modifié par les causes morales. En effet, il trouve dans son intelligence une source abondante d'émotions et d'affections ; et non seulement les affections qui partent de l'âme sont utiles à son bonheur, mais elles sont encore utiles à son existence. Cependant il arrive très souvent qu'artisan de sa mauvaise fortune, l'homme périt par les passions qui fermentent dans son cœur, aussi bien que par les éléments réparateurs qu'une mauvaise disposition des organes convertit en quelque sorte en poisons.

La pathogénésie a deux sujets distincts très essentiels à examiner : 1° des organes impressionnables ou susceptibles d'être impressionnés ; 2° des agents capables d'émouvoir cette impressionnabilité et de la mettre en mouvement.

Ce n'est jamais, comme nous l'avons déjà dit, qu'en vertu de la sensibilité dont jouissent nos solides et nos liquides, que les causes morbifiques peuvent exercer leur action. Il faut donc se rappeler qu'en vertu de cette sensibilité, chacune de nos parties a, si l'on peut s'exprimer ainsi, ses amis, ses ennemis, ses antipathies, ses sympathies, ses idiosyncrasies, et que c'est à cette source qu'il faut toujours remonter pour trouver le lien ou la raison des conditions qui font qu'elles répondent avec une sorte de préférence ou d'affinité à l'appel de certains agents, tandis qu'elles résistent perpétuellement à l'action de beaucoup d'autres. Assurément on peut dire d'une manière générale, que toutes nos parties sont ouvertes aux causes morbifiques; cependant il faut reconnaître que parmi nos organes, il y en a quelques uns, tels que l'estomac, les poumons et la peau, qui semblent être encore plus accessibles que les autres, et qui présentent en quelque sorte des voies spéciales d'introduction aux agents morbifiques. On les a surnommés, à cause de cela, les portes des maladies : *atria morborum*, et ce mot d'Hufeland est très heureux et très fidèle. C'est par les poumons que les agents les plus délétères arrivent le plus promptement au sang; puis, une fois en contact avec lui, ils l'altèrent, et cette altération produit consécutivement des effets très compliqués, tels que le typhus, les fièvres putrides et une foule de maladies de mauvais caractères, d'où l'on peut rigoureusement établir en principe, que dans tout état morbide grave et durable, les altérations humorales figurent toujours, soit comme causes, soit comme effets de cet état. Il est à remarquer que parmi les agents morbifiques, les uns, comme les virus et les agents septiques, n'ont d'action sur l'économie, sur les tissus et sur les humeurs, qu'autant qu'ils sont animés, ou pleins d'excitabilité ou de vie, tandis que les autres, c'est-à-dire les agents physiques, mécaniques et chimiques, exercent également leur influence sur les diverses parties de l'organisme, qu'elles soient bien portantes ou malades, vivantes ou privées de vie. Le mode d'action des causes morbifiques est assez facile à expliquer, quand ces causes sont mécaniques, physiques ou chimiques; mais il devient obscur, incertain et quelquefois tout à fait inexplicable, quand ces causes sont spécifiques, et, débiles que nous sommes encore dans la science des causes et de leurs rapports, nous ne saisissons bien souvent que leurs effets. Enfin, notre embarras s'accroît d'autant plus, qu'aux effets compliqués de la cause morbifique succèdent et se mêlent encore les effets très composés de la nature médicatrice, qui réagit en vertu des lois de la vie contre les causes morbifiques d'abord, et successivement contre tout le mal ou le désordre qu'elles ont produit. Mais, si nous ne savons pas comment les choses se passent dans un état morbide, depuis l'événement qui le commence jusqu'à celui qui le termine; si nous ignorons par quel artifice elles s'opèrent, c'est toujours un grand point de savoir que tel ou tel agent produit tel ou tel effet, car, rigoureusement parlant, c'est déjà saisir la moitié de la question : « Dimidium facti qui cœpit habet. » Cependant, au milieu de toutes les théories inventées pour expliquer l'action des causes spé-

cifiques, il en est une qui, sans résoudre complétement la question, satisfait du moins la raison indulgente et patiente : c'est
celle qui considère l'action des causes spécifiques comme étant à
peu près identique avec celle qu'exercent les semences en général
qui portent avec elles la vie et tout un mode de développement
qui n'attend que des conditions opportunes pour se manifester.
Quoi qu'il en soit, cette explication ne doit être acceptée qu'avec
une grande réserve, comme provisoire, et même, si l'on peut s'exprimer ainsi, comme une solution d'attente.

L'homme, malgré son unité, est physiquement composé de
deux ordres de matériaux, savoir : de solides et de liquides. Il en
résulte qu'il peut être affecté primitivement, secondairement ou
simultanément, dans la composition et l'organisation de ces deux
éléments radicaux, et cela par des causes physiques ou chimiques; par des virus qui agissent à de très petites doses en vertu
d'une véritable propriété de germination ; ou par des poisons qui
agissent, au contraire, en raison directe de leur qualité ou de leur
quantité. De tous les liquides, le sang est celui qui s'altère le plus
facilement; une fois modifié, il porte son action sur toute l'économie, et il la détruit d'autant plus vite qu'il est réellement la
source de toutes nos humeurs. On peut reconnaître quatre
espèces d'altérations produites par quatre causes différentes ,
savoir : 1º les altérations par addition des excitants ordinaires ;
2º les altérations par soustraction des excitants ordinaires ; 3º les
altérations par la mauvaise qualité des excitants ; 4º les altérations par des causes toxiques ou spécifiques. Du reste, pour hâter
et faciliter la solution du problème pathologique, revenons à la
simplicité, à l'unité, à la clarté; c'est le précepte de la philosophie. Nous reconnaîtrons donc qu'on peut rapporter tous les
états morbides à l'excès de forces, à la faiblesse ou à la mauvaise
qualité des solides; à l'excès ou au défaut de quantité des liquides; à l'altération de leur qualité; au dérangement des mouvements vitaux physiologiques ou pathologiques, ou au défaut de
leurs causes productrices; et enfin à l'ensemble de toutes ces
causes. Voilà la clef de la pathogénésie. Nous dirons maintenant,
pour nous résumer : Trop de mouvement use, détruit, dissipe les
forces de la vie et produit souvent des inflammations par erreur
de lieu ; trop peu de mouvement produit, au contraire, des atonies, des obstructions et cet état d'empâtement que Bœrhaave
appelait *lentor sanguinis, viscosum iners, oleosum pingue.* Enfin

une alimentation ou une médication vicieuses détruisent rapidement les instruments et les forces de la vie par des effets semblables à ceux d'un empoisonnement. Voilà la source et la fin de
beaucoup de nos maux.

Ainsi donc, dans l'état actuel de nos connaissances, la pathogénésie se réduit : 1° à des notions générales sur les causes morbifiques ; 2° à la connaissance des actions spéciales ou communes
qu'elles peuvent exercer sur l'économie ; 3° à la connaissance de
la réaction que celle-ci leur oppose. Toutes choses qu'on ne sait
bien qu'autant qu'on est parvenu à saisir les lois qui président à
la génération, à la succession, à la combinaison, à la durée et à la
terminaison des phénomènes divers qui se rattachent directement
ou indirectement à cet ordre complet de mouvements qui constitue l'état morbide. Or, ce qui ressort particulièrement de l'examen et de l'analyse des phénomènes, c'est la différence de leur
nature, de leur tendance et de leur but. Ce qui prouve que pour
arriver à des notions réellement scientifiques à ce sujet, il faut
étudier la nature de la cause morbifique et son action, et successivement la nature des symptômes qu'elle provoque, le but dans
lequel elle les provoque, et enfin la différence qui existe entre ces
divers symptômes, dont les uns appartiennent à l'affection et les
autres à la réaction.

En résumé, on arrivera, en pathogénésie, à des conclusions
théoriques et pratiques de la plus haute importance, en étudiant
expérimentalement, analytiquement et synthétiquement : 1° la
cause morbifique, ses propriétés physiques, chimiques ou spécifiques, ses tendances étiologiques, et en résumé l'esprit de ses lois ;
2° la nature du malade, sa constitution, son tempérament, son
idiosyncrasie, tout ce qui se rapporte à ses facultés vitales et à
toutes les conditions ou circonstances qui les favorisent ou qui
les contrarient ; 3° les effets morbides produits sur l'économie par
la cause morbifique, c'est-à-dire l'état de l'économie affectée passivement ; 4° les effets pathologiques ou médicateurs produits au
sein de l'économie par les propres efforts de la nature conservatrice, c'est-à-dire, l'état de l'économie réagissant, et la nature de
la résistance qu'elle oppose à l'action de la cause morbifique ; les
efforts qu'elle fait pour la vaincre, ainsi que les moyens qu'elle
emploie pour réparer le désordre occasionné par elle ; 5° les effets
multiples et variés provenant de la succession et de la combinaison
de ces deux ordres élémentaires ou radicaux de phénomènes qui

embrassent tous les phénomènes d'affection et de réaction ; 6° les modifications produites par la nature ou par l'art sur l'économie, qui est l'objet et le terme de tous ces mouvements. Conclusion : Tous nos solides et toutes nos humeurs sont pénétrés de vie, tous par conséquent ont la propriété vitale d'être affectés et de réagir à l'occasion de cette affection. Voilà la source de la pathogénésie et son point de départ. Voilà des vérités d'un ordre élevé qu'on doit inscrire au commencement et à la fin de tous les livres de pathologie et que nous ne manquerons jamais de rappeler à l'occasion.

CHAPITRE VIII.

DE LA SYMPTOMATOLOGIE OU DE LA SCIENCE DES SYMPTÔMES.

> Ex errore citius emergit vèritas quam ex confusione.
> (BACON.)

La symptomatologie est la branche de la médecine qui a pour objet la connaissance des phénomènes et des symptômes qui caractérisent les maladies et l'interprétation de ces phénomènes et de ces symptômes, c'est-à-dire la connaissance du langage de la nature. L'histoire des symptômes, telle qu'elle existe aujourd'hui, laisse beaucoup à désirer, et ce que l'on peut faire de mieux, c'est d'oublier pour un instant tout ce qui a été fait jusqu'ici, pour recommencer sur de nouveaux frais un travail complet à ce sujet. Ce travail devra surtout avoir pour objet de classer les symptômes d'après leurs tendances finales : les uns caractérisant l'affection ou l'action morbifique ; les autres spécifiant, au contraire, la réaction ou l'action médicatrice ; les uns et les autres formant en définitive les éléments ou les deux termes opposés de la maladie proprement dite. Le mot *symptôme*, en grec σύμπτωμα, est formé de deux mots, savoir : de σὺν, *avec*, et de πίπτω, *je tombe*, *je suis*, je marche avec, j'accompagne. Ainsi, d'après le sens étymologique, le mot symptôme exprime tout phénomène qui suit une action, qui marche avec elle, qui en est le produit, qui la dénote, qui la fait reconnaître et la constitue.

Le mot symptôme a été employé de tout temps pour désigner les phénomènes apparents des maladies ; c'est dans ce sens que Galien a dit du symptôme qu'il suit la maladie comme l'ombre suit le corps, et que là où il n'y a point de maladie, il ne saurait y avoir de symptôme. Suivant M. le professeur Chomel, on doit entendre par symptôme tout changement perceptible aux sens survenu dans quelque organe ou dans quelque fonction et lié à l'existence d'une maladie (on pourrait dire, et lié à l'action d'une cause morbifique dont il est le produit). Il ne faut confondre les symptômes ni avec les phénomènes ni avec les signes : toute action, tout changement qui a lieu dans le corps sain est un simple phénomène et non pas un symptôme; tout changement qui s'opère dans le corps malade et qui se lie immédiatement à une affection dont il est l'effet, est absolument et véritablement un symptôme. Le symptôme diffère du signe en ce que le signe est une conclusion que l'esprit tire du symptôme, tandis que le symptôme est simplement une expression, une manifestation. En d'autres termes : le symptôme est un phénomène morbide que tout le monde peut voir et saisir; le signe, au contraire, est un jugement, une induction, une déduction que le médecin seul peut tirer de l'observation des phénomènes ou des symptômes. Il en résulte que dans un symptôme l'homme du monde ne voit qu'un phénomène, tandis que le médecin y découvre des signes qui deviennent ultérieurement pour lui le point de départ, le point d'appui, et comme la règle de sa pratique médicale.

Pour les organiciens, tout symptôme est le résultat absolu d'un état pathologique; c'est l'effet d'une lésion de structure ou le produit d'une altération organique. Pour les vitalistes, tout symptôme a sa source soit dans une modification de la force vitale radicale, soit dans une altération des solides ou des liquides. Voici ce que la raison, guidée par le principe, nous a indiqué sur cette grande question des symptômes que nous avons étudiée au point de vue du vitalisme hippocratique, dont la philosophie domine toujours nos propositions, comme elle domine la science médicale qui lui doit ses développements et ses plus hautes vérités.

Dans l'acception la plus générale du mot, on doit entendre par symptôme tout changement nuisible opéré par une cause morbifique dans le mécanisme ou dans le dynamisme de l'économie animale, c'est-à-dire dans l'état de nos forces, dans la constitution, dans les rapports de nos organes, dans la composition de nos fluides ou de nos humeurs. En développant cette définition, on peut dire que les symptômes forment cette partie de l'état morbide qui tombe sous les sens soit du médecin, soit du malade, et qui est tellement évidente pour tous qu'elle se présente d'elle-même, et qu'on la reconnaît sans effort. Ainsi donc, et nous revenons avec intention sur ce point, les symptômes doivent être regardés comme le produit de l'action exercée sur tout ou partie de l'économie par les agents morbifiques ; ce sont eux qui suivent la cause morbifique comme l'ombre suit le corps ; ce sont eux qui, comme éléments primitifs de la maladie, constituent, par leur ensemble, le principal cortége de l'état anormal ou accidentel que l'on nomme vaguement l'*état morbide*. En résumé, les symptômes sont l'expression sensible de tout ce qui survient dans l'économie à l'occasion d'une cause morbifique. Et par l'ensemble des phénomènes qu'ils présentent, par leur succession, leur coordination et leur terminaison soumises à des lois rigoureuses, ils forment, en dernier ressort, l'état morbide, cet état si compliqué dont on parle tant et que l'on connaît si peu.

Les symptômes doivent être définis encore au point de vue descriptif et au point de vue étiologique, c'est-à-dire d'après la connaissance que l'on a de leur expression, et d'après la connaissance que l'on a de la cause qui les produit et de la liaison de cette cause avec ses effets. Au point de vue descriptif, les symptômes sont la partie sinon matérielle, du moins évidente de l'état morbide. Ils en sont les traits caractéristiques ; ils composent sa physionomie réelle ; ils nous mettent à même d'établir les caractères évidents, distinctifs et pathognomoniques des diverses maladies, et ils nous indiquent encore ce qui a été, ce qui est et ce qui sera dans l'état morbide, pourvu qu'éclairés par l'expérience et l'instruction théorique, nous sachions distinguer ce qui est fugitif de ce qui est durable, ce qui tient à la constitution de ce qui n'est qu'accidentel, ce qui est nécessaire de ce qui n'est que contingent ou coïncident ; enfin, pourvu que nous sachions classer les symptômes et les distribuer d'après leur importance et leur objet final, ainsi que d'après l'ordre selon lequel ils se présentent, se succèdent, se correspondent, s'enchaînent et se terminent, toutes choses qui rentrent dans la connaissance du mécanisme de l'affection et de la réaction, qui forment, par leur ensemble, la maladie proprement dite.

Au point de vue médical ou étiologique, c'est-à-dire au point de la liaison et de l'interprétation des phénomènes, de leurs tendances et de leur but, les symptômes doivent être considérés comme les expressions mêmes de la nature dont ils constituent le langage. En effet, chaque groupe de symptômes est un programme qui s'adresse à notre entendement scientifique pour lui révéler soit une douleur, soit un mal, soit un besoin, soit une affection ; d'où il suit que la symptomatologie, philosophiquement formulée dans son ensemble, est la conversation de la nature exprimant elle-même son état. Si les symptômes sont violents, dit le savant professeur Golfin, la nature parle à voix haute et nous avertit, par l'élévation du ton de son langage, que l'affection est très intense, qu'elle est grave et dangereuse, que la force vitale médicatrice agit avec trop d'énergie, que les moyens qu'elle met en œuvre pour combattre les lésions vitales et organiques sont trop intenses, qu'ils peuvent en peu de temps amener de grands désordres, se tourner contre l'agrégat vivant et le compromettre. Mais si, au contraire, les symptômes, loin d'être véhéments, sont faibles, on peut les confondre quelquefois avec ceux qui, étant modérés, indiquent que la nature se suffit. Il se peut, dans ce cas, que l'opportunité thérapeutique se présente, mais elle est peu prononcée, douteuse, incertaine ; on ne la reconnaît pas, on croit qu'on peut livrer la maladie aux soins de la nature ; on reste dans l'expectation, on n'agit pas quand il faudrait agir ; le moment favorable passe, le mal fait des progrès, et quand on veut agir, il n'est plus temps de donner des secours qu'on a trop retardés : « *Sero medicina paratur.* »

Du reste, rien n'est plus difficile que de bien interpréter le langage de la nature, que d'indiquer la raison, la tendance et la fin des symptômes, c'est-à-dire que de convertir les symptômes en signes, et de faire connaître clairement l'indication qu'ils présentent ; et cela se conçoit, quand on pense que beaucoup de prétendues maladies ne sont en définitive que des symptômes passifs de quelque état chronique méconnu, mais peu dangereux, et que beaucoup de symptômes, par leur exagération et leur exaltation, forment de véritables affections qu'il est important de guérir. C'est sans doute ce qui avait entraîné les médecins de Cnide à considérer chaque symptôme comme formant à lui seul une affection particulière. Constatons encore un fait important sur lequel nous reviendrons souvent : c'est que dans tout état morbide, simple ou composé, il y a deux ordres de symptômes qui figurent comme éléments du mal, et qui, par leur réunion, forment la maladie, comme nous l'avons déjà indiqué dans plusieurs de nos ouvrages, et notamment dans un mémoire intitulé : *Un mot sur l'état morbide* (Paris, 1834). Constatons que, parmi les symptômes d'une maladie,

les uns sont l'expression ou le produit de l'agent morbifique exerçant son action, et que les autres, au contraire, sont l'expression
ou le produit de la nature médicatrice s'efforcant de réagir contre
la cause morbifique, afin de la détruire, de la neutraliser, ou de
réparer le mal ou le désordre occasionné par elle. Reconnaissons
enfin que les symptômes produits par les causes morbifiques constituent en dernier ressort l'action morbifique réglée elle-même
par les lois étiologiques, comme les symptômes produits par la
nature médicatrice s'efforçant d'opérer la guérison constituent
l'action médicatrice réglée aussi par des lois que nous appelons
pathologiques ou médicales.

Telle est la vraie méthode philosophique : par elle nous passons
successivement de la notion expérimentale et analytique des divers
symptômes à la notion synthétique et philosophique de la maladie,
qui est, en définitive, le produit combiné des divers groupes de
symptômes agissant comme éléments, et formant à la fois l'affection et la réaction. Maintenant que l'on considère avec nous les
symptômes comme étant, les uns le produit de l'action morbifique,
et les autres le résultat de l'action médicatrice ; ou bien qu'on les
considère vaguement comme étant les indicateurs de la maladie,
toujours est-il qu'il faut apporter la plus grande importance à
l'étude de leur nature, de leur violence, de leur indolence et de
leurs modes successifs de coordination et de terminaison, car ce
sont ces modes divers d'expression qui révèlent l'état de l'économie, ses souffrances et ses ressources. Ainsi donc les symptômes
servent d'interprète à l'économie souffrante, et ils forment le langage de cette force active, qui est la vie et dont la maladie et la
santé ne sont que des manières d'être ; car, notez-le bien, les symptômes ne sont pas seulement le cri des organes souffrants, mais
ils sont aussi le mot de la nature défendant ses droits, et travaillant
à sa propre conservation. On peut donc s'écrier en les voyant :
Voici le mal, et voilà le remède du mal ; car, si les symptômes passifs
témoignent du mal que l'économie supporte ou subit, en revanche
les symptômes actifs indiquent très utilement la voie que l'on
doit suivre et les moyens que l'on doit employer contre les phénomènes morbides, sous la réserve des droits de la nature. En un
mot, le symptôme c'est tour à tour le cri de l'organisation qui se
plaint et de l'organisation qui se défend, de l'organisation qui se
détruit et de l'organisation qui se guérit, de l'organisation qui
souffre et de l'organisation qui réagit. Cette division fondamentale

est comme la colonne de feu qui éclaire et conduit les fidèles et les vrais croyants de la médecine.

Les institutionnistes, Boerhaave en tête, divisaient les symptômes en trois grandes classes, selon que la modification morbide observée dépendait d'un trouble dans les fonctions, ou d'une altération dans les matières évacuées, ou d'un changement vicieux dans les qualités du corps. Bayle voulait qu'on les divisât en symptômes vitaux et en symptômes physiques. Enfin, on les divise encore en symptômes locaux et généraux, primitifs et secondaires, principaux et accessoires, actifs et passifs, auxiliaires et pathognomoniques, fortuits ou accidentels. Et comme si toutes ces divisions ne suffisaient pas, on a admis encore des symptômes positifs et des symptômes négatifs, des symptômes de la cause, des symptômes de la maladie, et enfin des symptômes des symptômes!... On appelle *symptômes locaux* ceux qui apparaissent à l'endroit même où la cause morbifique a exercé ou exerce encore son action. On appelle *symptômes généraux* ceux qui intéressent plusieurs systèmes à la fois et qui se montrent loin du foyer d'action de la cause morbifique, ou du siége de la maladie, comme on dit en terme de médecine ou d'anatomie pathologique. On les appelle aussi *symptômes secondaires*, parce qu'ils se déclarent secondairement, du moins dans une foule de cas, car il y a des états morbides qui débutent par des réactions d'ensemble, par des efforts généraux, comme si la cause morbifique excitait par sa violence et le danger de son action un *tolle* rapide et général.

Les symptômes principaux ou caractéristiques sont ceux qui tiennent le premier rang dans un état morbide, soit par rapport à l'organe affecté, soit par rapport à la fonction qui est dérangée, soit enfin par rapport à l'importance ou à la gravité de leurs effets consécutifs ou inévitables. Les symptômes accessoires sont ceux qui se mêlent aux symptômes principaux et qui compliquent l'appareil sensible de l'état morbide sans l'aggraver notamment. Les symptômes passifs caractérisent l'état de l'économie affectée passivement, comme les symptômes actifs caractérisent l'état de l'économie affectée activement. Il n'est pas toujours facile de distinguer ces deux ordres de symptômes. Les symptômes auxiliaires forment, pour ainsi dire, une variété de symptômes actifs. Ils appartiennent à ces groupes de phénomènes, si mal étudiés et si mal décrits dans les ouvrages, que les anciens appelaient en masse les *épigénomènes*. On nomme *symptômes pathognomoniques* ceux qui, seuls ou du moins en très petit nombre, suffisent pour caractériser une maladie. Le mot *pathognomonique* est formé de deux mots grecs, savoir : de πάθος, qui veut dire *mouvement*, et de γνωμονικός, *qui sert à faire connaître*. Il a été donné à certains symptômes si étroitement liés à certaines maladies, que ces maladies n'existent jamais sans eux et qu'ils ne se montrent jamais sans que ces maladies aient lieu. Ainsi donc les symptômes pathognomoniques, qu'on nomme aussi *suffisants, essentiels, univoques*, sont ceux qui appartiennent spécialement et absolument à une affection quelconque qu'ils caractérisent ; et ils diffèrent en cela des symptômes communs, équivoques, insuffisants, qui n'appartiennent exclusivement à aucune maladie et qui n'ont jamais qu'une valeur relative ou de probabilité. Disons cependant que les diverses sectes médicales ne sont pas d'accord sur l'importance et même sur l'existence des symptômes pathognomoniques ; qu'ainsi, par exemple, les vitalistes sont loin d'avoir à ce sujet les mêmes idées que les organiciens, dont quelques uns voudraient apporter dans la classification des maladies par groupes de symptômes dits *positifs* la même inflexibilité d'expression et d'exposition que l'on rencontre dans la classification des objets d'histoire naturelle ; et que, d'autre part, il y a des pathologistes qui nient complétement l'existence et même la possibilité des symptômes pathognomoniques pour les affections médicales ! Méfions-nous de ces exagérations et de ces intolérances, et répétons, avec Frédéric Bérard, de Montpellier, qu'il n'y a point de symptômes pathognomoniques, uniques, absolus ou constants, dans toute l'acception du mot ; qu'il n'y a pas de symptômes, quelque significatifs qu'ils soient ordinairement, qu'ils ne puissent cependant manquer complétement dans certains cas ; et réciproquement, qu'il n'y a pas de symptômes ordinairement insignifiants qui ne puissent au contraire acquérir une grande valeur par leur persistance et leur mélange avec d'autres symptômes qui, pris isolément, ne signifient rien.

Dans tous les cas, c'est une bien sotte manie que d'inscrire numériquement, sans examen et sans critique, les symptômes les uns à la suite des autres à mesure qu'ils apparaissent, car ils sont loin d'avoir tous la même signification et la même valeur ? En effet, des symptômes et toujours des symptômes jetés sans ordre et sans méthode les uns après les autres n'offrent pas plus le tableau d'une maladie que des couleurs répandues sur la toile sans discernement et sans art ne donnent elles-mêmes l'image de la personne dont on voudrait reproduire les traits ; que des notes de musique ne produisent un chant, si elles ne sont combinées d'après les lois de leurs rapports naturels et harmoniques. On appelle *symptômes fortuits* ou *accidentels* ceux dont la cause est incertaine, ou, pour mieux dire, mal connue, ce qui fait qu'on a trop souvent rapporté leur origine au hasard. Les symptômes fortuits ont reçu aussi, et à tort, le nom d'*épiphénomènes* et de *supervenientia*. Les épiphénomènes sont des sous-phénomènes qui apparaissent pendant le cours d'une maladie, mais qui dépendent d'une cause qui lui est étrangère, quoiqu'elle réagisse quelquefois très énergiquement sur la maladie. Cette cause, c'est l'imprudence du malade, la négligence des gardes-malades, l'ignorance des assistants ; et plus souvent encore cette cause est tout entière dans l'état de la constitution épidémique. Car, notez-le bien, il en est de l'homme malade comme de l'homme sain : tous les deux sont tributaires des vicissitudes continuelles des choses qui l'entourent et tous les deux en subissent les effets. Mais ces intempéries ont encore plus de prise et d'influence sur les malades, parce que leurs forces affaiblies n'opposent plus à l'action des événements qu'une chétive et débile résistance. Du reste, ces sortes de symptômes surajoutés ne laissent pas, quoique fortuits, d'exercer une certaine influence sur la maladie. Tantôt ils la compliquent, et, de bénigne qu'elle était, ils la rendent grave ou dangereuse ; tantôt ils la convertissent en une autre maladie, ou bien ils dérangent l'action des remèdes en rendant difficiles ou nuls les efforts de la nature ; tantôt enfin ils font perdre l'occasion, ils accaparent en quelque sorte les moments d'agir, et ils enlèvent ainsi au médecin les ressources de l'opportunité et de l'occasion. Enfin, dans d'autres circonstances ils sont, au contraire, si favorables et si utiles au malade, que ce n'est qu'à eux seuls qu'il doit son entier rétablissement.

Les *supervenientia* sont des phénomènes étrangers aussi à la maladie, mais ce sont des phénomènes développés par elle, et c'est en cela qu'ils diffèrent des épiphénomènes proprement dits. L'apparition de la menstruation avant le terme, l'accroissement anticipé du corps, les douleurs précoces de la dentition, l'apparition des vers ou des poux, sont autant de choses surajoutées ou survenues qu'on range dans la classe des *supervenientia*. Sous le nom de phénomènes précurseurs, de préludes, de prodromes, on désigne tous les phénomènes avant-coureurs qui dénotent le trouble commençant, le début de l'état anormal de l'économie, et qui se montrent depuis le moment où les fonctions sont dérangées jusqu'à celui où la maladie proprement dite fait explosion. Quoique les phénomènes précurseurs n'aient qu'une importance secondaire à l'endroit du diagnostic, et cela parce qu'ils manquent très souvent et qu'ils n'offrent dans d'autres circonstances qu'une indication très vague, il est cependant très utile de les connaître, parce qu'ils peuvent mettre sur la voie de l'affection qui va se déclarer. En temps d'épidémie surtout, cette circonstance est de la plus haute importance.

Disons maintenant que toutes les maladies ne sont pas précédées de phénomènes avant-coureurs ; que ces phénomènes, lorsqu'ils apparaissent, ne sont pas toujours suffisants pour faire soupçonner le genre de maladie qui va se développer ; que dans certaines circonstances ils apparaissent et persistent même assez longtemps sans qu'une affection se déclare; enfin, que leur durée est très variable, très accidentée, et que leur intensité même ne peut pas toujours donner la mesure exacte de l'affection qu'ils précèdent, quoique dans la majorité des cas un prodrome violent et durable soit en quelque sorte le symptôme certain d'une maladie dangereuse et quelquefois mortelle. Du reste, il existe sur cette matière un travail bien précieux de M. le professeur Requin (*Des prodromes*, thèse. Paris, 1840). Vous y trouverez une foule de documents importants que vous chercheriez vainement ailleurs.

On appelle *symptômes* ou phénomènes sympathiques ceux dont la manifestation n'est pas directement l'ouvrage d'une cause morbifique en action, mais seulement l'expression d'une loi qui lie si étroitement certains de nos organes entre eux, qu'ils sont tellement solidaires qu'ils ne peuvent être modifiés dans leur sensibilité, dans leur structure ou dans leurs fonctions, indépendamment les uns des autres. En un mot, on appelle phénomènes sympathiques ceux qui résultent de la sympathie des organes sans qu'on puisse les rattacher aucunement soit à une altération, soit à une dégradation matérielle de la partie qui en est le siége.

Quelques pathologistes admettent des *symptômes durables* et des *symptômes temporels*. Les symptômes durables (qu'ils désignent aussi et à tort sous le nom de *symptômes perpétuels*) sont ceux qui commencent, qui durent et finissent avec la maladie. Les symptômes temporels sont des symptômes qui font également partie de la maladie, qui en sont même inséparables, mais qui ne paraissent que dans un certain temps, et non dans tous les temps. Ces symptômes sont très précieux pour établir le diagnostic, en ce qu'ils mettent à même de distinguer les différents temps et les différents degrés de la maladie. Les distinctions très abstraites, ou pour mieux dire très utiles, des symptômes de la cause, et symptômes des symptômes, sont aujourd'hui et avec raison à peu près abandonnées. Nous croyons cependant devoir les relater ici, au moins à titre d'enseignement historique. Voici les différentes définitions qu'en a données Gaubius dans son livre de *pathologie générale*, trop peu consulté de nos jours.

« On appelle symptôme de la maladie, l'effet sensible produit immédiatement par la présence de la maladie. Son rapport avec la maladie est absolu; il est le même que celui de la maladie à sa cause; et comme la maladie naît du concours de plusieurs états, elle a aussi coutume d'être accompagnée de plusieurs symptômes de cette espèce. Les symptômes de la cause sont des phénomènes accidentels qui ne dépendent pas de la maladie proprement dite, mais de la cause qui a produit la maladie. C'est ce qui arrive toutes les fois que les forces de la cause morbifique sont si multipliées, qu'une seule partie d'elles concourt à produire la maladie et devient en conséquence sa propre cause, tandis que l'autre partie, mise aussi en action tôt ou tard par l'occasion de la maladie survenue, produit différents effets qui, à la vérité, surviennent à la maladie, mais qui n'ont pas avec elle une telle liaison qu'elle ne puisse exister sans eux. Il faut donc, pour comprendre les symptômes de la cause, faire attention aux puissances accessoires de la cause morbifique. Prenons pour exemple une plaie faite par un dard empoisonné : si l'on se dit que sa cause est le dard, et que l'affection est la plaie produite par la force mécanique du dard, on a coutume d'appeler symptômes de la cause tous les maux qui sont excités par le virus porté en même temps dans la plaie. On appelle symptôme des symptômes les effets morbifiques qui dérivent les uns des autres alternativement, et qui sont en définitive les symptômes secondaires de quelques symptômes primitifs. Telle est, par exemple, la défaillance qui succède à une hémorrhagie, qui est elle-même le symptôme d'une fièvre inflammatoire. »

Il nous reste à parler des épigénomènes. Sur ce point, les pathologistes sont loin d'être d'accord. Les uns, avec M. Chomel, appellent ainsi certains accidents qui se manifestent pendant le cours de la maladie, mais qui dépendent de quelque cause évidente, telle que la négligence des assistants, l'imprudence des malades; les autres, avec Zimmermann, et nous sommes de ce nombre, regardent les symptômes dits épigénomènes ou qui naissent sur la maladie (γίνομαι, *je nais*, ἐπὶ, *sur*), comme des efforts de la nature, comme des efforts de réaction qui s'opposent à la maladie aussi longtemps que les forces naturelles du corps ne succombent pas sous la violence de la cause morbifique. Tels sont certains dégoûts, quelques envies extraordinaires, quelques mouvements spasmodiques, et dans d'autres circonstances les convulsions, la fièvre, les éruptions cutanées, certaines hémorrhagies, la diarrhée, les abcès, les sueurs abondantes, et beaucoup d'autres accidents qui accompagnent la maladie ou qui se joignent à elle, mais qu'on ne peut pas pour cela laisser passer sans y faire attention, comme s'ils étaient des effets ou des résultats directs de la maladie ou de sa cause, ni comme des symptômes proprement dits, mais qu'on doit plutôt considérer comme les conséquences du combat que se livrent la nature et la cause morbifique. On admet encore des symptômes fonctionnels et des symptômes organiques, selon que les phénomènes qui les constituent sont l'expression d'un trouble fonctionnel ou d'une altération organique. Tels sont les divers symptômes que les pathologistes ont inscrits dans les grandes divisions de leurs livres. Hippocrate s'était montré beaucoup plus avare de descriptions; il n'admettait que deux ordres de symptômes, savoir : les symptômes essentiels et les symptômes non essentiels, et cette parcimonie valait incontestablement beaucoup mieux que toutes les superfétations de ses successeurs. « Dans toutes les maladies, disait-il, il y a des symptômes constants et inséparables; il y en a d'autres qui sont très variables et indifférents. Or cela suffit à une division. On classera parmi les symptômes essentiels ceux qui naissent directement de la maladie et qui se lient étroitement à sa cause. On classera parmi les symptômes non essentiels ceux qui peuvent se trouver dans une maladie, ou n'y pas paraître sans que pour cela l'espèce de maladie varie. Les premiers ont avec la maladie une telle liaison qu'ils se montrent aussitôt qu'elle a lieu et à mesure qu'elle se développe. Ils ont pour ainsi dire en elle leur raison nécessaire. Les seconds ont, au contraire, si peu de rapports avec la maladie, qu'ils peuvent indifféremment avoir lieu ou ne pas avoir lieu. » Voilà la bonne manière d'Hippocrate, il s'y est toujours montré fidèle ; et dans ses admirables écrits aphoristiques il a marqué ce qui est constant comme autant de règles de l'art, et il a laissé à la pénétration de l'observateur les choses inconstantes, qu'il n'a jamais rangées dans ses maximes, mais qu'il a indiquées seulement comme des sujets d'attente.

Dans les efforts que nous ferons toujours pour marcher dans la voie droite et sûre qu'Hippocrate a tracée, et pour imiter autant que possible sa simplicité si pleine d'abondance, nous croyons pouvoir dire que tous les symptômes doivent être groupés en deux classes comprenant les symptômes passifs ou morbides, et les symptômes actifs ou médicateurs. Nous entendons par les symptômes passifs tous ceux qui témoignent de l'état de l'économie affectée passivement. Nous donnons, par opposition, le nom de symptômes actifs à ceux qui constituent les efforts que fait la nature pour venir au secours de l'économie frappée ou affectée passivement. De cette manière, nous répondons, en quelque sorte, au double effet produit par la double faculté que l'homme possède de pouvoir être affecté et de réagir ensuite à cette occasion. De plus, cette analyse des effets qui se montrent dans l'économie à la suite de l'action exercée sur elle par les agents morbifiques nous conduit naturellement à considérer l'état morbide comme étant composé de deux groupes de phénomènes bien distincts, à savoir : de ceux qu'il faut attaquer, et de ceux qu'il faut, au contraire, respecter, et souvent même appeler et favoriser. Or, le point le plus important de pathologie, c'est de distinguer le commencement et la fin de l'affection, le commencement et la fin de la réaction, et de pouvoir dire avec connaissance de cause : Voici les phénomènes de l'affection, et voilà les phénomènes de la réaction ; ils commencent ici et ils s'arrêtent là. Nous convenons que cette appréciation est souvent d'une difficulté immense ; mais, par le fait, elle est indispensable et elle peut seule nous conduire à de précieux résultats. Effectivement, en admettant cette division et le principe qui la domine, on est conduit à grouper autour de la cause morbifique tous les phénomènes primitifs, et autour de la cause active, que nous appelons *nature*, tous les symptômes consécutifs ou généraux. Or, c'est là un travail capital. Ainsi ce qu'on appelle phénomènes précurseurs, prodromes, phénomènes primitifs, tout cela forme un ensemble qui est l'expression de l'économie affectée passivement par la cause morbifique. Et tout ce que l'on nomme symptômes généraux n'est, au fond et presque en totalité, que l'ensemble des efforts de conservation et de guérison organisés par la nature, qui veille à notre conservation.

Et vraiment l'homme n'est pas une simple machine fatalement soumise à l'action des causes morbifiques, mais bien, au contraire, il a en lui tout ce qu'il faut pour repousser la cause morbifique, pour adoucir le mal qu'elle entretient, et même pour réparer le dommage qu'elle a produit. Or, sous ce rapport, Gaubius a eu raison de répéter avec le père de la médecine, qu'il y a entre toutes les parties une conspiration mutuelle, un concours par lequel elles constituent un tout qu'elles tâchent de conserver intact en y contribuant chacune pour leur part. C'est pour cette raison que la nature humaine, si impressionnable et si facilement offensible, peut néanmoins, à force de ressources toutes vitales qui lui appartiennent, non seulement résister aux causes morbifiques, mais encore lutter contre elles, opposer la force à la force, et même réparer tous les désordres inséparables d'un pareil conflit. Mais il arrive quelquefois qu'elle dépasse son but, et alors le trouble qu'elle excite devient une nouvelle cause de mal ajoutée aux désordres que produit la cause morbifique.

Nous ne saurions trop appeler l'attention sur ces phénomènes actifs des maladies, sur cette seconde partie, ou pour mieux dire, sur cette contre-partie de l'affection trop souvent confondue avec elle, et à cause de cela énergiquement combattue comme elle. En effet, voyez la différence : les phénomènes passifs sont le produit de la cause morbifique, et les phénomènes actifs sont, au contraire, le produit de la nature médicatrice. Nous devons encore faire remarquer que bien que ces mouvements actifs et salutaires ne se montrent pas toujours sous la même forme dans la même maladie, ils ne laissent pas pour cela d'exister. En effet, ils s'exercent dans les profondeurs de l'organisme, et ils sont souvent suivis de guérisons extraordinaires que l'art lui-même ne saurait obtenir. Ce sont eux qui constituent les combats que la nature entretient pour sa propre conservation, et il est rare qu'ils fassent défaut complétement. Voilà donc les symptômes que le médecin doit surtout connaître dans leur nature et dans leur mesure, à l'effet de ne point se laisser entraîner à de folles inquiétudes sur des accidents qui ne peuvent avoir qu'exceptionnellement un résultat fâcheux, et afin de ne pas s'opposer inconsidérément ou systématiquement à des efforts salutaires organisés et conduits par la nature, dont il doit toujours être l'imitateur et le ministre. Il résulte de tout ce que nous venons de dire, que tous les phénomènes décrits avec tant de complaisance par les auteurs, que tous ces symptômes primitifs dont l'exposition et la définition embrassent le tiers au moins de tout livre de pathologie générale, ne sont, philosophiquement parlant, que les effets de l'économie affectée passivement par l'action d'une cause morbifique quelconque; que certains éléments de la maladie, dont ils forment seulement une partie capitale, partie mal connue, mal étudiée, et surtout mal interprétée; et qu'ils ont pour antagonistes les symptômes consécutifs et tous ceux qui ont pour objet réglé par la nature, de contre-balancer leur action, et de modifier et de réparer le mal qu'ils auraient pu produire. Au demeurant, pour conduire à terme la solution complète d'une question aussi intéressante et aussi difficile, il faudrait s'attacher à expérimenter sur des masses l'action de toutes les causes morbifiques; et l'on serait encore arrêté par les idiosyncrasies, par les inopportunités, par certaines répugnances; en un mot, par mille circonstances qui, en changeant les conditions de rapport, jetteraient nécessairement de l'embarras et de la confusion dans l'exécution d'une pareille entreprise. Cependant la marche est toute tracée : il faut savoir quelles sont les modifications qu'une cause quelconque imprime à l'économie? Quelles sont les conséquences nuisibles ou salutaires de ces modifications? Et dans le premier cas, quels sont les moyens que la nature oppose à ce trouble ou à ce désordre? car, s'il est en médecine une vérité bien établie, c'est que l'homme est une machine à vivre, et qu'en vertu de cette destinée, il n'y a pas dans l'économie de lésion à laquelle la nature ne sache, dans l'abondance de ses ressources, opposer un remède ou un moyen salutaire.

Ainsi donc, reconnaître l'utilité de l'étude des symptômes, c'est reconnaître la nécessité impérieuse d'adopter pour leur exposition un ordre au moyen duquel ceux qui ont entre eux une analogie d'expression et de but soient, autant que possible, placés les uns à côté des autres, de manière à pouvoir former par leur réunion des groupes distincts et significatifs : or, pour arriver à ce résultat, nous pensons qu'on ne doit pas hésiter à suivre la méthode proposée par le professeur Chomel; c'est la plus rationnelle et la meilleure. Elle consiste à décrire successivement : 1° les fonctions

de relation ; 2° les fonctions assimilatrices ; 3° les fonctions de la
génération. On rapporte aux premières l'habitude extérieure, la
locomotion, la voix et la parole, les sensations, les affections de
l'âme, les fonctions de l'esprit, le sommeil et la veille. On rapporte
aux secondes la digestion, la respiration, la circulation, la chaleur,
les sécrétions. Enfin, on rapporte aux troisièmes ce qui a trait
aux fonctions génératrices de l'homme et de la femme, et par conséquent tout ce qui se rattache à la sécrétion du sperme, à
l'impuissance, aux menstrues, aux lochies et à la sécrétion du lait.

Nous ne ferons pas l'énumération des innombrables symptômes
fournis par les trois grandes classes que nous venons d'indiquer,
car ce travail se trouve partout et sous les mêmes formes, dans
tous les livres de pathologie générale et spéciale. Nous rappellerons
seulement, relativement à la classification des symptômes, ce que
Galien disait déjà de son temps, au sujet de la classification des
signes, qui ne sont à notre avis que la raison des symptômes :
« Ad signa quæ pertinet pars in tria distribuitur : in cognitionem
» præteritorum, in contemplationem præsentium, in præsagitio-
» nem futurorum. » (Galien.)

CHAPITRE IX.

DE LA SÉMÉIOLOGIE.

Medicinam autem optime faciet medicus , si ante
præsenserit quid eventurum sit cuique affectus.
(HIPPOCRATE, Princ., lib. I.)

La séméiologie, qu'on appelle aussi la *séméiotique*, est la partie
de la médecine qui traite des signes des maladies. On pourrait
dire qu'elle est la phénoménologie générale expliquée, commen-
tée et interprétée. Les mots *séméiologie*, *séméiotique*, en latin
semeiotica, dérivent l'un et l'autre du mot grec σημεῖον, qui veut
dire *signe*.

Rien n'est plus utile au médecin que la science des signes des
maladies. Elle est le premier élément de sa bonne ou mauvaise
fortune, de sa réputation ou de sa ruine. Et cela doit être. En effet,
il est impossible qu'un médecin s'approche d'un malade sans que
les parents, les amis ou les assistants l'examinent, le suivent, le
poursuivent et l'interrogent sur la cause et surtout sur la terminaison probable de la maladie. Qu'en pensez-vous, docteur? La
maladie est-elle bien dangereuse, durera-t-elle longtemps? Voilà

trois questions redoutables auxquelles tout praticien est forcé de répondre cent fois par jour à la curiosité légitime d'une foule de gens qui voudraient lui arracher des présages presque aussi sûrs que des oracles. Le médecin doit donc toujours être au courant des événements, car il ne saurait se dispenser de répondre à la confiance de ceux qui l'interrogent, sans s'exposer à compromettre sa réputation et à donner une triste et chétive opinion de son caractère et de ses lumières. Il faut par conséquent que tout praticien soit très instruit en séméiologie ; car c'est à cette condition seulement qu'il pourra comme un juge consciencieux et éclairé prononcer ses arrêts d'après des faits et des preuves, chose très difficile en médecine, où les faits sont si mobiles et les preuves si fugitives. Mais aussi l'art du pronostic est une source de fortune pour le praticien qui parvient à y exceller, il le met à l'abri de toute critique en cas d'événement ; et si au contraire une guérison inespérée s'opère sous les yeux des assistants, malgré la tourmente des apparences funestes, la réputation du médecin ne peut encore que grandir devant un résultat aussi imprévu et aussi concluant en faveur de sa science, de son expérience et de son talent.

La séméiologie est très ancienne. Elle a été créée par Hippocrate. Elle a été cultivée ensuite par Arétée, Cœlius Aurelianus, Alexandre de Tralles et Galien ; plus tard, par Duret, Valesio, Prosper Alpin, Fienus, Lomnius, Le Roy, Pézold, Freind, Cope, Aubry, Sprengel ; et enfin de nos jours, par Albers de Bonn, Landré-Beauvais et Double. Néanmoins, nous devons faire observer que la plupart des auteurs anciens l'ont plutôt étudiée au point de vue du pronostic qu'à celui du diagnostic, tandis qu'elle a été plus particulièrement envisagée sous ce dernier rapport par les médecins anatomistes modernes, ce qui tient aux progrès des sciences. En effet, dans l'origine, l'observation clinique et la physiologie étaient les seules bases de la séméiotique, tandis que de nos jours, l'anatomie pathologique est venue donner un nouvel appui à la séméiologie, qui se trouve de la sorte très augmentée et pour ainsi dire complétée.

La première loi du médecin est d'obéir à la nature, et son premier devoir est de rester constamment son interprète et son ministre. Il s'ensuit que tous ses efforts et sa première éducation doivent avoir pour objet l'observation de la nature et la connaissance de son langage, c'est-à-dire de tous ces phénomènes dont la présence révèle ce qui est utile et ce qui est nuisible à l'économie.

Le langage de la nature est tout entier dans le mode d'expression, de succession et de coordination des phénomènes et des symptômes des maladies ; phénomènes et symptômes que le médecin instruit sait convertir en signes par un art qui prend sa source dans le tact médical. En effet, tous ces phénomènes, tous ces symptômes, tous ces cris, tous ces bruits, toutes ces manifestations de l'organisme malade, sont, à le bien prendre, autant de mots ou de phrases qui ont une signification propre, et qui forment par leur ensemble un langage, une supplique que la nature nous adresse dans l'intérêt de sa propre cause et de notre conservation. Nous dirons plus, c'est que de même que dans toute espèce de langue l'arrangement des mots donne aux phrases un sens différent, de même en séméiologie l'arrangement, la succession et la liaison des symptômes révèlent à l'observateur attentif et savant des états différents que lui seul saisit et qui lui fournissent des indications précieuses pour la thérapeutique, qui est l'objet suprême de l'art médical et le terme auquel il aspire. C'est que tout se tient dans la nature, c'est que sa méthode est la même partout, et que par cette raison notre état de santé, comme notre état de maladie, se révèle par des phénomènes et par des symptômes, comme nos idées musicales s'exhalent en sons harmonieux, comme nos idées de peinture se gravent en couleurs, comme nos idées de quantité se traduisent en signes algébriques, comme nos sentiments s'épanchent en accès tendres ou sévères.

On appelle *signe de maladie* tout ce qui nous éclaire sur la nature d'une maladie, sur son état présent ou passé, sur ses changements probables ou effectués, sur ses différents modes de terminaison. Cependant le signe n'est point une simple apparence ou une manifestation fugitive, mais c'est au contraire une présomption ou plutôt une conclusion que le génie médical s'efforce de tirer de l'observation même des symptômes. Il y a cette différence notable entre les symptômes et les signes : 1° que les sens saisissent les symptômes et que l'esprit seul prononce sur leur valeur, et sait en tirer des conclusions et des indications ; 2° que les symptômes s'adressent en quelque sorte au bon sens de la multitude, tandis que les signes n'émeuvent en quelque sorte que le jugement des gens éclairés ; 3° que chacun peut voir et suivre un symptôme, mais que le médecin seul peut saisir un signe au milieu de tous les symptômes et indiquer sa portée. Enfin, le signe est une conclusion que l'esprit tire du symptôme et qui lui révèle des effets plus cachés, passés, présents, ou futurs; effets à la faveur desquels il peut établir le diagnostic et le pronostic de la maladie, et jeter les bases du traitement opportun. Les signes doivent être tirés, et des symptômes de l'affection, et des symptômes de la réaction.

La séméiologie est, selon Boerhaave, la partie la plus importante de la pathologie. Elle est la première et la plus nécessaire de toutes. Elle est la plus nécessaire, dit-il, parce que la première fois qu'on voit un malade, c'est par les signes qu'on tire des symptômes qu'on se rend compte de son état ; elle est la première, parce que c'est réellement par elle que le médecin doit débuter. L'opération de l'entendement, qui a pour objet de convertir les symptômes en signes, a pour point de départ la connaissance du rapport qui existe entre le symptôme significatif et la cause déterminante de ce symptôme. Elle a pour appui l'observation clinique.

Les moyens de convertir les symptômes en signes sont, selon Landré-Beauvais, subordonnés à certaines règles dont l'observation est nécessaire pour qu'ils puissent nous conduire à la vérité. En mettant en usage la physiologie, par exemple, il ne faut compter que sur ce qu'elle présente de certain. Les signes que l'observation a découverts ne peuvent acquérir de la certitude que par leur liaison fréquente avec la chose indiquée. Pour qu'un phénomène puisse en indiquer un autre, il est important que leur simultanéité ait été observée assez souvent pour écarter tout soupçon de hasard.

Pour nous, nous pensons que l'interprétation des symptômes et leur conversion en signes doivent toujours avoir pour dernier objet l'indication thérapeutique. Ainsi, par exemple, un groupe de symptômes étant donné, le premier devoir du médecin est d'en rechercher la signification et la véritable expression médicale, c'est-à-dire les tendances favorables et nuisibles, afin de pouvoir favoriser, combattre ou régler ces tendances avec connaissance de cause. Or c'est bien là qu'aboutit en dernière analyse cette grande question des signes, si mal présentée et si imparfaitement résolue dans beaucoup de livres de pathologie. On a donc raison de dire que la première préoccupation du médecin doit être d'étudier le langage de la nature et d'interpréter tous les phénomènes et les symptômes de la maladie, parmi lesquels il y en a beaucoup qui sont, en définitive, l'expression de ses besoins et de ses ressources, et comme l'image vivante de son état.

Chaque signe de maladie a sa portée, sa valeur et sa signification; mais cette valeur est relative et corrélative. Elle varie au gré de mille circonstances, et pour aboutir à une conséquence, à une conclusion et surtout à une indication, il faut grouper ces signes, les coordonner et les comparer entre eux et avec d'autres qui pourraient ne pas se présenter dans le moment. Il faut ensuite que les symptômes dont on tire les signes soient persistants, ou du moins qu'ils se représentent à plusieurs reprises; car s'ils étaient vagues, incertains ou éphémères, ils n'indiqueraient rien ou presque rien. Au moyen des signes on reconnaît à quelle période se trouve une maladie; on peut dire si elle est à son début, à son état ou à son déclin; si elle durera longtemps; si elle se terminera d'une manière favorable ou fortuite; si l'on peut compter sur les ressources de la nature, ou s'il faut, au contraire, avoir recours aux moyens de l'art. Parmi les signes il faut d'abord faire attention à ceux qui dénotent l'état présent du corps. On a recours ensuite aux renseignements commémoratifs; alors on questionne le malade, ses parents, ses amis, ceux qui l'entourent. On s'informe de tout ce qui a pu arriver et l'on s'arrête aux moindres particularités. On doit s'attacher aussi à connaître comment et par quelle région du corps le mal a débuté; en quel temps et dans quelle circonstance il s'est montré; s'il a marché lentement ou d'une manière rapide; s'il a laissé des traces. On note tout ce qui s'est montré en dehors du cours ordinaire de la maladie, et l'on indique avec un grande exactitude tout ce qui se rattache à l'état de l'organisme et de ses fonctions; de cette manière on appuie ses jugements sur des symptômes et l'on convertit les symptômes en signes en distinguant médicalement ce qui est constant ou passager, sérieux ou insignifiant, essentiel ou secondaire, prochain ou éloigné.

Les signes dont l'importance pratique est la plus importante se tirent : 1° des phénomènes de la circulation et de l'état du pouls, qui s'y rattache; 2° des phénomènes de la respiration, y compris la voix, la parole, le bâillement, le soupir, l'éternument, l'action de rire et de pleurer; 3° de l'état du sang et des humeurs; 4° de l'état de la digestion; 5° de l'état des excrétions et des évacuations, sueur, expectoration, urines, matières fécales; 6° des affections des sens et des affections de l'esprit, affections morales et nerveuses, activité de l'âme, sensibilité générale, mouvement musculaire.

On distingue trois ordres de signes, savoir : 1° les signes diagnostiques ; 2° les signes commémoratifs ; 3° les signes pronostiques. Par les signes diagnostiques on reconnaît l'état présent de l'économie ; on juge et l'on prononce sur cet état ; on dresse ensuite le tableau de la maladie, et l'on indique en même temps l'état actuel du malade. Par les signes commémoratifs on remonte au temps passé ; par les signes pronostiques, au contraire, on anticipe sur l'avenir et l'on prédit les événements futurs. On subdivise les signes en trois sous-ordres particuliers, qui sont les signes caractéristiques, les signes communs et les signes accidentels. Les signes caractéristiques que l'on désigne encore sous le nom de signes pathognomoniques, vrais, essentiels ou suffisants, sont ceux qui appartiennent en propre à la maladie, qui en sont inséparables et qui la constituent essentiellement et exclusivement. Les signes communs sont ceux qui, n'appartenant absolument et particulièrement à aucune maladie, peuvent par cela même se rencontrer dans toutes ; on les nomme encore, à cause de cela, équivoques ou insuffisants. Les signes accidentels sont ceux qui se montrent comme par accident ; ils sont fugitifs, ils peuvent se présenter ou ne pas se présenter dans une maladie, sans rien changer à son caractère fondamental et graphique. On cite parmi eux les hémorrhagies, les diarrhées ou les sueurs qui se montrent quelquefois par accident, comme *supervenientia*, pendant le cours de quelques phlegmasies aiguës. Les signes commémoratifs ou anamnestiques se tirent de tout ce qui a précédé la maladie. Ils se rapportent au passé, comme les signes diagnostiques se rapportent au présent ; ils embrassent tout ce qui a trait à la cause, à l'action de la cause et au développement de la maladie. Les signes pronostiques sont ceux qui indiquent ce qui arrivera de favorable ou de mauvais pendant le cours de la maladie. On les divise en signes acritiques et en signes critiques. On les nomme *acritiques* lorsqu'ils se montrent au début de la maladie et qu'ils n'indiquent que des changements plus ou moins notables. On les nomme *critiques* lorsqu'ils se montrent dans le plus haut degré de la maladie et qu'ils précèdent sa terminaison heureuse ou malheureuse. C'est en vain qu'on a voulu diviser les signes des maladies en signes certains et en signes incertains ; car il est prouvé que le degré de certitude de chaque signe varie en raison des circonstances, et que leur valeur est loin d'être la même, non seulement dans les différentes espèces de maladies, mais encore dans les divers temps de la même maladie, de telle sorte qu'un signe qui était effrayant au début d'une maladie devient quelquefois très rassurant dans le plus haut degré de cette maladie.

D'autre part, comme le professeur Landré-Beauvais l'a fort bien dit, pour qu'un phénomène apparent devienne signe de maladie, il n'est pas toujours nécessaire que la physiologie nous montre les moyens de son union avec l'objet qu'il indique; l'observation clinique et l'anatomie pathologique nous conduisent au même résultat. La coexistence constante ou très fréquente de deux phénomènes devient pour nous une preuve de leur liaison. Toutes les sciences physiques sont remplies de propositions fondées sur ce principe; mais il n'en est aucune où on le mette aussi fréquemment en usage qu'en médecine. Lors donc que l'observation nous a fait voir souvent un symptôme lié avec un tel état intérieur, nous osons affirmer l'existence de ce même état chaque fois que le symptôme se présente, quoique leur mode de liaison nous soit inconnu. Quel rapport y a-t-il entre la langue chargée, le tremblement de la lèvre inférieure et la disposition au vomissement? On l'ignore; mais l'observation a souvent fait voir les deux premiers phénomènes accompagnés de cet état, et cela suffit pour qu'à l'avenir ils en deviennent *signes*.

Nous nous bornerons à ces données générales, sur l'histoire des signes des maladies, et pour plus de détails nous renvoyons les esprits studieux aux travaux impérissables d'Hippocrate. C'est toujours dans ses livres des *Pronostics*, des *Aphorismes*, des *Prénotions coaques* et des *Prédictions*, que de l'aveu même des plus grands maîtres de l'art, on trouve encore les plus précieux documents sur cette importante et difficile matière, et ceux qui sauront les comprendre y puiseront des données certaines pour apprécier le présent et pour juger l'avenir. Nous recommandons le traité de séméiotique de Prosper Alpin, intitulé : *De præsagienda vita et morte ægrotantium;* puis les livres de Leroy et Pezold sur le *pronostic dans les maladies aiguës*, et enfin les travaux importants de Double et de Landré-Beauvais. Et ici, malgré l'avis contraire des anatomo-pathologistes, nous répétons, avec l'ancien doyen de la Faculté de Paris, que la connaissance des signes des maladies s'acquiert bien mieux dans les écrits des anciens médecins que dans ceux des écrivains modernes, et que les tableaux tracés par nos premiers maîtres, avec et d'après les couleurs de la vie, sont si rigoureux, si précis et si clairs, que la science moderne, malgré ses découvertes nouvelles, malgré ses prétentions et son orgueil, saurait à peine y ajouter un iota.

CHAPITRE X.

DE L'ACTION MORBIDE OU DE L'AFFECTION.

> Unicuique morbo non fictitia, sed certa et proprie natura est.　　　　(BAGLIVI.)

Toute maladie est composée de deux groupes de symptômes qui, comme deux éléments distincts, déterminent son existence et la caractérisent. L'un de ces groupes constitue l'action morbide ou l'affection; l'autre constitue la réaction, c'est-à-dire l'action médicatrice de la nature.

L'action morbide est le produit de l'agent morbifique; c'est le trouble matériel ou fonctionnel déterminé par la cause morbifique et rendu sensible par des symptômes. L'action morbide commence du moment qu'une cause morbifique, en rapport d'affinité avec tout ou partie de l'économie, entre en exercice et produit son effet. L'action morbide est essentiellement destructive; elle ouvre la scène du désordre et elle engage la lutte dont l'économie devient promptement le terme. Elle a pour résultat d'altérer les conditions matérielles et fonctionnelles de l'économie; de détruire la vitalité des solides et des liquides; de troubler l'exercice ou l'harmonie des fonctions, et de produire ou de simples modifications ou des affections proprement dites.

L'affection produite par l'action morbide, causée elle-même par un agent morbifique quelconque, est susceptible de revêtir une foule de nuances qui constituent les variétés de son caractère. Sa nature, comme celle de la réaction dont nous parlerons plus tard, participe toujours, et de la nature propre de l'individu malade, et de la nature particulière de l'agent morbifique. L'une et l'autre sont liées par les lois de l'affinité, favorisées ou contrariées par les circonstances de l'occasion ou de l'opportunité, et tout ce qui existe dans l'affection se retrouve nécessairement dans la cause qui l'a déterminée et dans la nature du sujet qui la subit. Enfin, la maladie naît de l'affection, mais elle est complétée par la réaction qui lui imprime son véritable caractère.

Ainsi donc, sans cause morbifique, point d'action ou de mouvement morbide ; sans action morbide, point d'affection ; sans affection, point de réaction ; sans réaction, point de maladie. Prenons pour exemple la pneumonie. Qu'y voyons-nous? Une affection et une réaction caractérisées par des symptômes qui leur sont propres. L'affection consiste dans la congestion déterminée par l'agent morbifique. La réaction se fait par l'inflammation qui est un mouvement vital et salutaire organisé par la nature médicatrice. La congestion est produite par l'afflux insolite et persistant des fluides blancs et rouges altérés et fixés par une cause morbifique sur tout ou partie du poumon. La réaction est l'œuvre de la force vitale s'efforçant de détruire la cause morbifique ou le mal occasionné par elle. Une foule de mouvements synergiques la secondent dans son action.

Des modifications et des lésions morbides.

On nomme *modifications* les diverses manières d'être, ou les modes différents d'état dont les corps sont susceptibles et qui sont compatibles avec leur nature particulière. Les modifications morbides consistent dans de simples changements opérés soit dans l'état organique, anatomique ou chimique des solides ou des liquides, soit dans l'état dynamique ou fonctionnel des organes. On peut ranger parmi les modifications morbides, les congestions, les engorgements, les dilatations anévrismales, les dilatations ou les rétrécissements des vaisseaux en général ; les dilatations des artères, des veines et même des organes ; enfin, les endurcissements, les ramollissements, l'atrophie et l'hypertrophie des organes, et mille changements soit de consistance, soit de qualité ou de quantité, que les liquides peuvent éprouver. Les fonctions peuvent aussi être modifiées dans leur rhythme ordinaire, et pécher par excès, par défaut, par irrégularité ou par perversion d'action.

On appelle *lésion* tout état passif de l'économie survenu à la suite de l'action d'un agent morbifique, et consistant soit dans la détérioration des solides, soit dans l'altération des liquides, soit dans un dérangement important opéré dans la continuité, la structure, la conformation, la situation, ou les rapports des organes ; soit dans une modification vicieuse survenue dans les propriétés normales ou dans les fonctions ordinaires des organes. Ainsi donc, tout dérangement dans l'action des organes constitue une lésion, et toute affection de leur substance solide ou liquide constitue également une lésion. Il résulte de là que chaque partie de l'économie est exposée à subir des lésions d'action et des lésions de substances, des lésions vitales et des lésions organiques. Voilà donc la division naturelle des lésions dûment établie. Nous ajouterons, pour compléter le tableau, que dans les mouvements de la vie, les lésions fonctionnelles entraînent souvent des lésions organiques; et réciproquement, que les lésions organiques entraînent à leur tour des lésions fonctionnelles.

On doit entendre par *lésion vitale* toute lésion, soit des forces ou des facultés vitales, soit de l'action vitale elle-même, physiologique ou pathologique; les forces vitales peuvent pécher par excès, par défaut ou par perversion, voilà les véritables lésions vitales, voilà les lésions vitales essentielles. Cependant, s'il était prouvé que les forces vitales ne sont, comme nous le pensons, que le fluide nerveux en action, ces sortes de lésions rentreraient nécessairement dans la classe des lésions de substance ou des lésions organiques, sans cesser de constituer des lésions organiques d'un ordre plus élevé, d'un ordre en quelque sorte métaphysique, si l'on peut s'exprimer ainsi.

L'action vitale physiologique ou pathologique peut être dérangée dans son mouvement ordinaire par une foule de causes accidentelles ou persistantes; les troubles et les modifications qui en résultent constituent les *lésions d'actions vitales* proprement dites. Elles sont caractérisées par des changements notables dans l'exercice des fonctions. Ces changements consistent dans l'augmentation, la diminution ou la perversion, soit des fonctions organiques ou de nutrition, soit des fonctions animales ou de relation. A la classe des fonctions de nutrition il faut rapporter: 1° la digestion, qui imprime aux aliments et aux boissons une élaboration intime, qui les vitalise et les rend alibiles; 2° l'absorption, qui transporte la matière alibile dans le torrent de la circulation; 3° la respiration, qui convertit le sang veineux en sang artériel; 4° la circulation, qui verse le sang dans les profondeurs de l'organisme et qui le présente à toutes les parties qui s'en emparent; 5° la nutrition, qui, comme une chimie vivante, préside à l'accroissement des organes et répare leurs pertes; 6° les sécrétions et les excrétions qui, les unes forment des humeurs utiles à l'économie, les autres poussent au dehors, par des voies différentes, les débris surabondants ou nuisibles de la nutrition. A la classe des fonctions de relation il faut rapporter les sensations, les mouvements, la voix et la parole. Les sensations nous avertissent de la présence, de l'état, ou de l'action des êtres ou des corps. Les mouvements nous approchent ou nous éloignent de ces êtres, ou de ces corps. Enfin, la voix et la parole nous mettent à même d'entrer en rapport les uns avec les autres, et de nous communiquer nos impressions, nos réflexions et nos pensées. A ces fonctions il faut joindre encore les fonctions de la génération, par lesquelles l'homme se reproduit et perpétue son espèce. Elles comprennent la gestation, l'accouchement et la lactation.

Les lésions vitales essentielles consistent dans les lésions, soit de la force vitale radicale, soit de la plasticité, soit de la sensibilité ou de la contractilité, qui en dépendent. Nous rapportons aux lésions organiques des solides, les fractures, les luxations, les contusions, les plaies, l'ulcération et la gangrène. Les lésions humorales consistent dans des altérations physiques et chimiques des humeurs ou des liquides, qui donnent lieu, selon les cas, tantôt à des calculs dans la vessie ou dans le foie, tantôt à la formation de fausses membranes, tantôt à l'endurcissement du tissu cellulaire des nouveaux-nés, etc., etc. Car, notez-le bien, toutes nos humeurs ont comme nos solides leurs ennemis particuliers ou leurs causes morbifiques intimes, qui, en agissant sur elles en vertu de certaines affinités spéciales, produisent dans leur composition des altérations, soit par addition ou par soustraction de composition, soit par intoxication, qui deviennent à leur tour la source de mille affections diverses.

Des productions morbides.

M. Rochoux a parfaitement classé les productions ou formations nouvelles qui naissent au sein de l'économie ou dans la trame des organes. Il en a créé deux genres principaux. Dans le premier genre, il place les productions inorganisées; dans le second, il range les productions organisées. Il subdivise ce second genre en deux sous-genres : le premier sous-genre comprend ce qu'il nomme les tissus accidentels analogues; le deuxième sous-genre renferme les tissus accidentels hétérologues. Voici

le tableau de ces productions de nouvelle formation si intéres-
santes à connaître.

Genre premier : Productions inorganisées. — Ce genre présente
comme principales espèces : 1° L'accumulation morbide, tant
locale que générale, de sérosité ou de graisse dans les tissus ou
cavités naturelles. 2° Les dépôts pigmentaires de couleur variée
qu'on observe dans les nævus, les éphélides et autres colorations
de la peau, des membranes muqueuses ou d'organes encore plus
profondément situés, dépôts avec lesquels les mélanoses présentent une grande conformation de développement, comme l'ont
prouvé les recherches de Laënnec et de Breschet. 3° Les concrétions osso-terreuses qu'on rencontre principalement entre les
tuniques artérielles dans l'épaisseur de certains cartilages. 4° Les
sécrétions gazeuses observées depuis quelque temps avec attention et désignées sous le nom de *pneumatoses.* 5° L'exsudation de
lymphe coagulable, susceptible d'éprouver des transformations
ultérieures fort importantes à bien connaître.

Genre deuxième : Productions organisées. — La plupart de ces
productions sont généralement désignées sous le nom de *tissus
accidentels.* Quelques anatomistes les considèrent comme des
organes développés et végétants au milieu de nos tissus. Certains vont plus loin; ils voient en eux de véritables animaux:
J. Adams est de ce nombre ; mais la fausseté de cette opinion saute
aux yeux, et, pour le démontrer, il suffit de faire observer que, si
le nom d'organe appartient exclusivement à des instruments
formés pour exercer une action vitale physiologique ou pathologique, on ne saurait, sans enfreindre la règle de l'exactitude et
de la saine logique, l'appliquer à des productions morbides,
quelque bien organisées qu'elles puissent paraître, car non seulement ces productions n'accomplissent aucune fonction, mais
encore elles portent obstacle à beaucoup de fonctions.

Premier sous-genre. — Le premier sous-genre renferme tous
tissus analogues à ceux dont le corps humain est composé. Ce
sont : 1° les tissus accidentels, cutanés, séreux, muqueux, ligamen-
teux et ses variétés; 2° les tissus cartilagineux, osseux, vasculaires
et cellulaires, ainsi nommés à cause de la grande ressemblance
que tous les tissus accidentels présentent avec les tissus normaux.
Néanmoins, selon l'observation très juste de M. Rochoux, les
tissus accidentels analogues ont bien rarement la perfection d'organisation des tissus normaux auxquels on les compare. C'est ce

qui a fait admettre des tissus demi-analogues, comme les cicatrices cutanées imparfaites, les ossifications pierreuses ou terreuses, les productions cornées imparfaites, etc. Nous ajouterons que le tissu vasculaire et le tissu cellulaire ont la part la plus fréquente dans la formation des tissus accidentels, et que les productions érectiles sont presque entièrement dues au tissu vasculaire, et les tumeurs et les kystes, au tissu cellulaire.

Le deuxième sous-genre renferme les tissus hétérologues ou sans analogie avec les tissus naturels. Ce sont : 1° les tubercules ; 2° la mélanose ; 3° le squirrhe ; 4° la cirrhose ; 5° la sclérose. Toutes ces productions sont remarquables en ce qu'elles sont toujours semblables à elles-mêmes partout où elles se montrent, et que plusieurs d'entre elles ont les unes pour les autres une espèce d'affinité qui les rapproche et qui fait que souvent elles se confondent : c'est ainsi que l'encéphaloïde et le squirrhe, les tubercules et la mélanose, se trouvent parfois mêlés ensemble.

Le danger, la gravité et l'imminence morbide des lésions organiques et des productions de nouvelle formation dépendent : 1° de leur état de simplicité ou de complication ; 2° des ressources que la nature ou l'art peuvent leur opposer, et particulièrement du rang que l'organe affecté occupe dans l'économie, et du rôle plus ou moins important auquel il est appelé à concourir. Comment se forment les lésions organiques, on n'en sait rien, et ce serait en vain qu'on invoquerait ici les lumières de l'anatomie pathologique pour résoudre ce problème ; car, en définitive, cette science ne s'occupe que de faits accomplis et consommés.

Parmi les lésions organiques de l'ordre des formations nouvelles, il y en a quelques unes qui, une fois développées, restent stationnaires, ou qui du moins n'ont qu'un accroissement très lent ; il y en a d'autres, au contraire, qui s'accroissent constamment ou qui éprouvent des altérations plus nuisibles encore que ne pourrait l'être leur accroissement.

Parmi ces dernières, les unes se ramollissent et se fondent en liquides hétérogènes, délétères et morbifiques, qui sont repris par l'absorption, et produisent dans l'économie les plus graves désordres. Ainsi le cancer, après avoir été longtemps une affection locale, devient, par son ramollissement, une source constamment active d'affection générale ; d'autres, comme le squirrhe et l'encéphaloïde, jouissent de la funeste propriété de s'étendre de proche en proche, et de rendre semblables à eux-mêmes, par une sorte de contagion latente, les tissus avec lesquels ils se trouvent en rapport. Enfin, les productions qui ont pour base le tissu cellulaire acquièrent très facilement un volume immense; et comme tous ces corps de nouvelle formation ne possèdent pas la perfection d'organisation des tissus primitifs, il en résulte qu'ils deviennent très souvent le terme de dégénérescences profondes qui entraînent la perte des malades..

Les effets consécutifs produits par les lésions organiques sont très variés. Quelquefois les lésions organiques occasionnent, dans l'exercice des fonctions, un désordre si profond et si brusque, que la vie ne peut se soutenir, et que la mort vient dans un temps plus ou moins rapide mettre un terme, souvent désiré, à ces grandes douleurs et à ces mouvements incompatibles avec l'existence. Quelquefois, au contraire, lorsque les lésions organiques marchent lentement, on est à même d'observer un dérangement graduel dans l'organe lésé, et par contre-coup, un trouble plus ou moins notable dans les fonctions auxquelles cet organe contribue comme instrument de la vie. Puis on voit apparaître successivement les différentes phases d'un état morbide plus ou moins grave et résultant naturellement des embarras et des encombres que chaque fonction successivement lésée apporte à l'accomplissement du mouvement vital auquel tous les organes doivent coopérer, chacun à sa manière, par des procédés qui relèvent des lois primordiales.

Des affections proprement dites et des parties affectées.

Nous avons déjà démontré ailleurs que sous le nom de maladie on confondait une foule d'états qui ne méritent pas ce titre : qu'ainsi, par exemple, il ne fallait pas regarder comme des maladies, mais seulement comme de simples modifications ou comme des lésions quelques altérations matérielles qui s'opèrent dans l'état anatomique de l'organisation, ainsi que certains changements qui surviennent dans le mouvement ordinaire des fonctions. Nous ajouterons qu'il faut ranger dans la même catégorie tous les mouvements ou états insolites qui se lient aux modifications que l'économie de l'homme doit éprouver dans son organisme ou dans son dynamisme par suite de la révolution des âges, révolution qui ne cesse d'avoir lieu depuis la naissance jusqu'à la mort, et qui s'opère à la fois dans les solides, dans les liquides, dans les forces vitales sensitives et motrices.

Quelles affections peuvent causer les agents morbifiques? Les agents morbifiques peuvent causer : 1° des affections vitales ; 2° des affections anatomiques ou organiques; 3° des affections physiologiques; 4° des affections pathologiques.

Les affections vitales sont celles que les causes morbifiques produisent en exerçant leur action sur les sources, sur les forces mêmes de la vie, et consécutivement sur les facultés vitales dont l'harmonie d'action constitue la santé. Or la force vitale radicale et par excellence, c'est le fluide nerveux, et le fluide nerveux peut être détruit à sa source, ou ralenti, ou précipité dans son expansion, dans son écoulement, dans sa circulation; il peut aussi être augmenté ou diminué dans sa quantité. Voilà donc autant d'affections vitales différentes? D'autre part, de la force vitale radicale découlent secondairement des forces ou facultés secondaires qu'on a nommées *impressionnabilité, sensibilité, contractilité, plasticité.* Eh bien, ces forces sont sujettes aux mêmes modifications que les forces radicales, et elles peuvent, par conséquent, constituer autant de nouvelles affections vitales qui prennent naturellement le nom d'affections de la sensibilité, de la contractilité et de la plasticité.

Les affections anatomiques sont celles qui résultent d'un vice ou d'un défaut congénial ou accidentel d'organisation, soit qu'il manque aux instruments de la vie, aux solides ou aux liquides de l'économie une pièce, un rouage, un élément ou une humeur utiles; soit que cette pièce, cette humeur, ce rouage ou cet élément soient viciés ou altérés dans leurs forces, dans leur quantité ou dans leurs qualités, dans leur composition ou dans leurs propriétés générales, qui sont subordonnées aux lois de la physique et de la chimie; car, comme l'a dit Barthez avec une raison profonde: « Les mouvements, qui sont les derniers effets des organes vivants, peuvent être soumis aux lois de la physique et de la mécanique. Et de même les humeurs, qui sont formées par les diverses digestions et sécrétions, peuvent être soumises aux lois de la chimie et de l'analyse chimique. » Nous devons admettre encore avec l'illustre professeur de Montpellier que les mouvements du principe vital qui produisent ou renouvellent dans un ordre constant les fonctions nécessaires à la vie, ainsi que les lésions de ce principe qui constituent l'essence des maladies, sont par rapport à nous absolument différents des causes productrices des mouvements qui ont lieu dans la nature morte, tels que ceux qui règlent les lois de la mécanique ou qui sont déter-

minés par les lois de la chimie. En effet, comparez à des liquides
ordinaires ces humeurs chauffées par la vie qui agissent les unes
sur les autres en vertu des lois générales de la chimie vivante;
ou bien ces solides, ces instruments vivants et vibrants qui s'é-
meuvent convulsivement sous les ébranlements de l'âme; ou
bien encore ces organes que la colère et la joie arment et désar-
ment tour à tour, et vous verrez qu'un hiatus immense les sépare
encore du jeu le plus complet de la plus admirable machine
sortie de la main imitatrice de l'homme. Et nous le disons même,
cette orgueilleuse et froide anatomie que vous caressez si vivement aux premiers jours de vos études médicales, serait infailliblement une science dangereuse et perverse si, en dernier
résultat, elle vous donnait des idées contraires à celles que nous
émettons ici; car, selon la belle idée de Stahl : « Tout est vie dans
l'économie; la vie totale de l'homme est composée de la vie particulière de chacune de ses parties, et le corps n'est que l'assemblage complexe et merveilleux d'une infinité de ressorts continuellement travaillés et mis en mouvement par l'universelle
puissance de la vie. »

Les affections physiologiques consistent dans un dérangement
quelconque opéré dans le mouvement normal de la vie (rhythme
ordinaire), dans la mesure ou le ton des actions vitales, rhythme
ou ton qui peuvent être augmentés, diminués ou pervertis; et
comme nous l'avons déjà dit, ces affections peuvent avoir lieu
indépendamment de toute altération matérielle ou anatomique
proprement dite.

Les affections pathologiques sont caractérisées par le mode
vicieux des mouvements conservateurs ou médicateurs qui peuvent pécher soit par excès, soit par défaut ou par irrégularité. Il
y a affection pathologique toutes les fois que le travail spontané
et médicateur de la nature s'exerce en dehors des lois du mode
ou des voies qui lui sont prescrites. C'est ainsi que la fièvre, qui
est, de l'aveu de tous les hippocratistes, un des moyens de guérison le plus constamment employés par la nature, peut elle-même
dévier de son état normal et constituer de la sorte une véritable
affection pathologique.

Toutes les parties de l'organisme peuvent être dérangées,
lésées ou altérées : ainsi les centres vitaux, les forces vitales et
les facultés qui en sont l'expression; ainsi le fluide nerveux, le
sang, tous les solides et toutes les humeurs.

Les affections morbides consistent : 1° tantôt dans le dérangement ou l'altération des principes élémentaires ou des parties constituantes de l'organisme (parties fluides, humides ou solides), altération ou dérangement qui peut être accidentel, acquis, consécutif ou symptomatique ; 2° tantôt dans l'altération de la forme ou de l'état du mécanisme animal, c'est-à-dire dans l'altération ou l'état défectueux des organes, ou dans la composition viciée des humeurs agissant comme des véhicules indispensables à l'exercice de la vie ; 3° dans l'altération d'action du jeu du mécanisme animal, c'est-à-dire dans des vices d'action ou de fonction que (passez-nous l'expression) nous appellerions volontiers des *vices d'orchestration*, parce que cette expression, quelque pittoresque qu'elle puisse paraître, répond exactement à l'idée que nous nous en faisons ; 4° dans le défaut d'équilibre des différentes parties, c'est-à-dire des solides aux solides, des humeurs aux humeurs, des fonctions aux fonctions.

Ces affections et ces altérations peuvent être déterminées par la soustraction des excitants nécessaires au dynamisme vital ; par l'augmentation de ces mêmes excitants ; par l'action des causes morbifiques ; par l'expulsion des choses qui devraient être gardées ; par la rétention des choses qui devraient être rejetées ; par l'inaction ou l'exagération, la soustraction ou la surexcitation des fonctions en général ; par la suppression de quelque affection utilement invétérée, de quelque hypothèque médicale, si l'on peut s'exprimer ainsi ; enfin, par la présence de parasites ou d'éléments morbifiques indigènes. Il est à propos de dire que toutes ces modifications deviennent souvent la source d'affections consécutives qui provoquent des réactions qui sont elles-mêmes des affections d'une autre nature, des affections médicatrices. Il résulte de là que tout ce qu'on appelle en bloc *maladie* ou *état morbide* peut être rapporté soit à des affections proprement dites, soit à des réactions, soit à des efforts exagérés ou insuffisants de réaction, soit à des phénomènes insolites qui se lient, les uns à des mouvements nécessaires ou inévitables de développement ou de décroissement organiques, les autres à des phénomènes qui accompagnent accidentellement les grandes époques de la vie, et qui constituent les mouvements critiques de la puberté, de la menstruation, de la grossessse, de l'accouchement, de la lactation et de la cessation des règles.

Maintenant nous récapitulons et nous disons : 1° Nos solides peuvent être affectés dans la constitution et dans l'agrégation de leurs éléments ; donc il y a des vices ou des affections de composition élémentaire ou moléculaire. 2° Nos solides, considérés comme instruments de la vie, peuvent être lésés dans leur conformation, c'est-à-dire dans leurs parties considérées comme des rouages du mécanisme instrumental ; donc il y a des affections anatomiques, des défauts de conformation, autrement des affections organiques. 3° Nos solides peuvent éprouver des modifications dans leurs propriétés vitales ; donc il y a des affections vitales des solides. Nos solides peuvent être troublés, dérangés, affectés dans les fonctions qu'ils remplissent ; donc il y a des affections fonctionnelles des solides.

Il y a donc pour les solides : 1° des affections de composition moléculaire ; 2° des affections anatomiques ou organiques ; 3° des affections vitales ; 4° des affections fonctionnelles.

De même nos liquides peuvent : 1° être affectés matériellement, physiquement, chimiquement dans la composition ou l'agrégation de leurs éléments ; donc il y a des affections organiques, physiques et chimiques des liquides. 2° Nos liquides peuvent être modifiés dans leurs propriétés vitales ; donc il y a des affections vitales des liquides. 3° Nos liquides peuvent être affectés dans leur mouvement fonctionnel ; donc il y a des affections fonctionnelles des liquides. Il y a donc, pour les liquides, des affections organiques, physiques et chimiques, des affections vitales et des affections fonctionnelles.

Tous ces organes sont animés ; ils vivent, ils agissent dans leur intérêt et dans celui de l'ensemble ; ils sont tous pénétrés de vie, et cette vie ils la doivent à la force vitale, source perpétuelle et transmissible de toute vie et de tout mouvement. Nous devons donc étudier la force vitale, radicale, et les affections qui résultent des modifications et des altérations qu'elle peut éprouver. Enfin, nous devons étudier aussi la sensibilité et la contractilité qui dérivent comme autant de facultés de la force vitale, et qui sont comme elle sujettes à un grand nombre d'affections.

En résumé, nos forces, nos solides et nos liquides sont sujets aux mêmes affections, et toutes ces affections peuvent être rapportées : 1° à des vices ou à des affections élémentaires de composition moléculaire ; 2° à des vices de constitution et de conformation, c'est-à-dire à des affections matérielles ou organiques ; 3° à des affections vitales ou essentielles ; 4° à des affections fonctionnelles locales ; 5° à des affections générales qui troublent l'harmonie des fonctions et le concert de la vie, *consensus omnium.*

Les affections des solides consistent en des lésions organiques ou physiques, en des lésions vitales admissibles, quoique inexpliquées, en des lésions fonctionnelles. Les affections des liquides consistent en des altérations matérielles ou physiques, en des altérations vitales ou chimiques, en des troubles fonctionnels. Aux altérations matérielles des liquides il faut rapporter : 1° toutes les altérations de quantité, savoir : la ténuité, l'abondance, la dissolution, la ténacité, l'épaississement ; 2° toutes les altérations de qualité, savoir : l'acrimonie, la cachexie, la cacochymie, la toxie, la putréfaction des humeurs, les dyscrasies et les flatuosités. Aux altérations vitales et chimiques des liquides il faut rapporter les altérations de plasticité, les vices de température et toutes les anomalies d'électricité vitale. On rattache ordinairement aux troubles fonctionnels les vices de circulation et tous les accidents morbides qui en dépendent, tels que la rétention des liquides qui devraient être expulsés, et l'expulsion des choses qui devraient être retenues, et, partant, les flux, les hydropisies, les congestions. Tous ces états peuvent être primitifs ou secondaires ; ils deviennent très souvent la cause déterminante d'affections composées et compliquées.

Des affections des solides.

Rappelons d'abord : 1° que nos parties contenantes comme nos parties contenues, que nos solides comme nos liquides, peuvent être également affectés ; 2° que ces deux espèces de parties ont leurs qualités particulières qui les rendent propres chacune à quelques fonctions, et que ces qualités peuvent aussi être altérées ; 3° qu'il y a une certaine relation ou proportion de partie à partie, de qualité à qualité ; relation et proportion qui, lorsqu'elles sont dérangées, changent naturellement les rapports des organes et l'harmonie des fonctions.

Le corps est composé de liquides et de solides, et les diverses proportions qui existent entre les uns et les autres constituent les nombreux degrés de consistance qui forment la différence de cohésion que l'on remarque entre les diverses parties.

De toutes les affections des solides, les plus simples, celles que l'on peut en quelque sorte regarder comme élémentaires, appartiennent évidemment aux altérations de cohérence ou de cohésion.

La cohérence peut pécher de deux manières, par excès ou par défaut : dans le premier cas, il y a dureté ou roideur des parties; dans le second, il y a mollesse ou relâchement. Nous ferons cependant observer que la cohésion nécessaire aux parties n'est la même, ni dans tous les organes, ni dans toutes les parties, ni à toutes les époques de la vie. En effet, c'est plutôt une proportion harmonique qu'une mesure absolue qui règle pour chaque partie le degré convenable à la cohésion, qui est elle-même proportionnée aux mouvements et aux opérations à exécuter. Néanmoins cette réserve une fois établie, nous devons reconnaître qu'il y a pour chacune de nos parties solides des degrés en quelque sorte arrêtés, dont le changement devient une cause suffisante d'altération ou de dégradation. Nous en dirons autant de la cohésion des liquides, qui non seulement doivent être contenus et retenus dans leurs vaisseaux propres, mais qui doivent encore être dirigés dans leur circulation et transformés par la vie dont ils sont pénétrés en toute sorte de produits accidentellement nécessaires à la conservation et à l'entretien de l'économie. Nous rapporterons aux vices de cohésion, l'altération de consistance ou la liquidité morbide des fluides, le relâchement et la flaccidité des parties solides, l'inertie des parties élastiques, et la flexibilité des os. On donne le nom de *parties contenantes* aux parties solides du corps humain. On compte parmi elles, des muscles, des tissus, des membranes, des ligaments, des vaisseaux et des viscères; et toutes ces parties, qui diffèrent par leur grandeur, leur figure, leur conformation et leur direction, sont destinées à donner des formes à l'économie, à recevoir, à contenir, à charrier et à séparer les différentes humeurs utiles à la conservation de la santé, et d'autre part à expulser, à rejeter au dehors par des voies ouvertes à cet effet les matières ou les principes nuisibles à l'économie. Les os forment, par leur ensemble, la charpente animale; ils soutiennent ou protégent les autres organes, dont ils assignent la position respective et auxquels ils fournissent des points d'insertion; ils s'arrondissent en voûte, ils se creusent en bassin, ils s'élèvent en pyramide, selon qu'ils doivent protéger les viscères ou former des membres. Les muscles ont reçu d'autres attributions : ils exécutent les mouvements partiels et généraux, et ils couvrent le corps humain de ces revêtements, auxquels il doit sa force, sa beauté, sa majesté. Après les os et après les muscles, on compte les viscères, les vaisseaux et les nerfs qui se partagent les fonctions les plus délicates et les plus compliquées. Puis, dans les interstices que les solides laissent entre eux, on trouve le tissu cellulaire, organe solide aussi, mais qui, par son élasticité et sa consistance lanugineuse, semble en quelque sorte avoir été créé pour servir de coussin à tous les organes qu'il protége véritablement de ses réseaux vivants.

Les affections organiques des parties contenantes consistent dans des vices accidentels ou congéniaux, relatifs à la dimension, à la conformation, ou à la capacité des organes, des vaisseaux ou des viscères ; on peut rapporter la plupart de ces affections à la dilatation, à l'écartement ou à la division des organes ou de leurs parties. La dilatation peut affecter toutes les parties du corps, les grandes comme les petites, les viscères, les canaux, les sinus. Elle a lieu lorsque les parois des cavités sont trop éloignées les unes des autres. Elle peut être occasionnée par divers agents étrangers, mais elle est souvent causée aussi par l'action mécanique ou chimique que les fluides contenus exercent sur les parois des organes contenants : la trop grande quantité de matière amassée, le défaut de circulation des liquides, la diminution de l'élasticité des parois, sont autant de causes qui peuvent produire la dilatation. Une fois établie, elle donne lieu à de terribles méprises, en simulant des tumeurs sur lesquelles des chirurgiens ignorants ou trop empressés ont porté trop vite le bistouri, ce qui est toujours regrettable, même lorsqu'on a affaire à des tumeurs, parce que la nature se charge presque toujours d'obvier aux plus grands inconvénients et de rendre nos maux supportables. C'est ainsi que, dans le cas qui nous occupe, elle empêche souvent la rupture des parois dilatées en les couvrant intérieurement, ou extérieurement, d'une couche membraneuse qui prévient d'abord le déchirement des parties et qui les fortifie ensuite par une addition successive de nouvelles couches membraneuses et plastiques. D'autre part, l'existence de ces fausses tumeurs nous explique la cause et la fin de certaines hémorrhagies critiques, de certains flux qui parfois préoccupent considérablement les demi-praticiens. Ils sont le produit, le résultat et l'effet des efforts combinés de la nature qui évacue de la sorte certaines congestions passives formées par un amas de sang ou d'humeurs dans quelques cavités tellement obstruées et dilatées, qu'on les prendrait pour de véritables tumeurs.

L'écartement se produit lorsque les fibres qui constituent le tissu des cavités sont assez relâchées ou distendues pour former entre elles des interstices béants qui laissent échapper l'humeur ou le liquide qui devraient être contenus ou retenus. La division a lieu lorsque, par suite de la destruction, de la cohésion des parties, les parois des cavités se séparent. Cette division peut être occasionnée soit par un agent mécanique, tranchant ou contondant, soit par une distension forcée entretenue par le poids et l'abondance des liquides contenus, soit par un vice des humeurs, ou bien encore par un virus qui détermine peu à peu, mais d'une manière incessante, l'érosion des parties.

Les parties contenantes ne sont pas sujettes seulement à des affections dépendantes de l'augmentation ou de la dilatation des cavités; elles sont exposées aussi à des affections qui consistent dans le rétrécissement ou l'oblitération des cavités. Les affections par rétrécissement des cavités peuvent être rapportées toutes aux espèces suivantes : à l'obstruction, à l'engouement, au resserrement, à la compression, à l'affaissement, à l'adhésion. L'obstruction est l'état d'un organe creux obstrué par une matière amassée et trop épaisse pour pouvoir circuler. Ce qui cause l'obstruction, c'est tantôt une humeur saine poussée, par hasard, dans des conduits accidentellement dilatés, mais destinés cependant à ne recevoir que moins de liquides ou que des liquides moins consistants; c'est tantôt une humeur morbide ou altérée, devenue visqueuse, purulente ou granulée; quelquefois c'est tout simplement la présence, dans certains vaisseaux, d'une pierre ou d'un gravier, d'un corps étranger, ou de certains parasites; enfin, le volvulus et l'invagination des intestins peuvent être aussi la cause des obstructions. L'engouement est l'état des parties gorgées de liquides stagnants, altérés ou non altérés dans leur composition. L'engouement, sur lequel Rumphius nous a laissé un fort beau travail, est la cause peu étudiée d'une infinité d'affections secondaires. L'étroitesse du passage peut être occasionnée par plusieurs causes, entre autres par l'épaississement des parties contenantes, par le refoulement des parois sur elles-mêmes. La compression ressemble beaucoup à l'étroitesse; elle est souvent occasionnée par des tumeurs. L'affaissement consiste dans le rapprochement des parois des cavités les unes sur les autres; il a très souvent pour cause l'absence ou la diminution notable et soutenue des liquides contenus dans les vaisseaux, c'est-à-dire la déplétion lente ou subite. L'adhésion des parties se manifeste

à la suite de la compression, de l'affaissement et de la contraction
des parties ; elle arrive surtout à la suite de la destruction d'une
cavité. Mais, disons-le bien, toutes ces affections sont souvent
aussi les compagnes naturelles de l'âge avancé et comme les conséquences inévitables des changements anatomiques qu'il occasionne dans les parties ; elles deviennent ensuite de nouvelles
causes d'affection par l'obstacle qu'elles apportent à la circulation, par les modifications qu'elles impriment à la chaleur vitale,
et par la langueur dans laquelle elles jettent toute l'économie,
langueur qui amène mille accidents, et qui cause parfois jusqu'à
la mort.

Ce serait peut-être ici le cas de passer en revue toutes les affections qui se rattachent ou qui se lient soit à des dispositions vicieuses des parties, soit à des états anatomiques anormaux,
affections qui consistent en des changements accidentels ou
acquis des parties : changements de nombre, de grandeur, de
conformation, de situation, d'union ou de proportion ; changements qui font que l'économie, étant saine d'ailleurs, devient cependant le terme d'accidents très graves qui dépendent de ces
changements ou de ces lésions organiques. Cependant nous ne
ferons qu'indiquer rapidement ces sortes de lésions organiques,
parce que leur histoire appartient plus particulièrement à la
chirurgie, et que nous ne devons nous occuper ici que de la
médecine proprement dite. Pourtant il est un fait sur lequel nous
devons insister et que nous aimons à rapporter souvent : c'est
que la nature est si admirable dans ses œuvres et dans ses prévoyances, qu'elle a voulu que ces dispositions vicieuses du mécanisme animal n'arrêtassent pas toujours le jeu des fonctions nécessaires à la conservation de la vie.

Parmi les affections véritablement organiques, nous devons
signaler les fractures et les plaies, le mauvais assortiment des
parties, où les vices d'union comprenant la connexion, l'adhésion morbide, la séparation des cartilages et des épiphyses, le
déchaussement des dents, la faiblesse des articulations, les luxations, les hernies, les situations vicieuses des viscères, l'obliquité
de l'orifice de la matrice, l'arrêt des testicules dans le ventre ou
aux aines, l'invagination des intestins, puis une foule de simples
difformités qui, ne portant guère que sur la forme, ne doivent
occuper qu'accidentellement le médecin.

Mais qu'une fracture soit le produit d'une cause mécanique ou

de l'action musculaire ayant agi trop fortement sur des os devenus friables par les progrès de l'âge; qu'elle ait été déterminée
par le scorbut, la variole, la carie, ou par toute autre cause, elle
n'est pas moins pour l'organisme une cause fertile en accidents
qui peuvent résulter soit de l'irritation des parties voisines bles-
sées ou contuses, soit de l'impossibilité dans laquelle se trouvent
ces os, ces muscles ou ces vaisseaux de remplir les usages auxquels ils sont destinés. Ces accidents secondaires forment ce qu'on
appelle les *accidents* ou les *effets consécutifs*. Il en est de même
pour les plaies. Qu'elles aient été produites par de simples en-
tailles, par une coupure ou de toute autre manière, elles n'entraînent pas moins un changement notable dans les parties solides
et humides et jusque dans les fonctions du mécanisme animal. Et
nous disons avec intention, un changement des parties solides
et liquides, parce que, quoique séparables par la pensée qui les
étudie et les analyse isolément, tout état morbide compromet à la
fois les solides et les liquides, attendu que toutes les parties de l'é-
conomie sans exception sont le produit d'un mélange de sec et
d'humide dont la combinaison dans des proportions différentes
fait seulement qu'une fraction de ces deux parties élémentaires
est accidentellement inférieure ou supérieure à l'autre en quantité : ce qui prouve péremptoirement que ces mots *solides* et *liquides*, que ces expressions, la *solidité* et la *liquidité*, ne désignent
en réalité que des qualités relatives. En effet, la solidarité entre
les solides et les liquides est si grande, qu'en les considérant au
point de vue nosologique, on peut dire que les uns naissent,
croissent, finissent et recommencent par les autres, et réciproquement. Il faut rapporter encore aux affections organiques des
solides les vices de formation ou d'organisation, la privation des
parties, leur renversement, leur transposition, et enfin l'induration et le ramollissement.

Des affections des liquides.

L'état normal des liquides n'est pas moins indispensable au
maintien de la santé que celui des solides, et il est bien constant
que le libre exercice des fonctions dépend autant du bon état des
liquides que de celui des solides. Quand nos liquides sont modifiés
physiquement ou chimiquement dans la composition ou dans
l'agrégation moléculaire de leurs éléments, ils subissent des altérations qui deviennent à leur tour des causes morbifiques plus ou

moins actives. La différence qui existe entre les solides et les liquides ne consiste guère que dans le degré différent de cohésion de leurs éléments de composition, car les solides ne sont, à le bien prendre, que des liquides épaissis. Chaque liquide du corps humain a sa consistance et son degré de cohésion exactement proportionnés aux fonctions qu'il doit remplir. Toutefois cette différence de cohésion varie toujours en chaque sujet en raison de son âge, de son sexe, de son tempérament et de ses habitudes, attendu que l'économie forme pour elle-même, pour ses propres besoins et par les forces vives de la vie, les liquides ou les humeurs qui lui sont nécessaires aux différents temps de son existence.

L'excès et le défaut de cohésion sont les deux états principaux auxquels on peut rapporter les affections de consistance des liquides, et ces deux vices organiques et primitifs des humeurs peuvent affecter ou une seule humeur, ou plusieurs humeurs, ou toutes les humeurs. Rien n'est plus utile à connaître que les différents degrés normaux ou anormaux de fluidité des humeurs; car les propriétés qu'ont les fluides de se mouvoir, de circuler, de se mêler et de se combiner, sont entièrement subordonnées à leurs différents degrés de consistance qui ont également une action très active sur les sécrétions, sur les excrétions, et en général sur toutes les préparations que les humeurs doivent subir pour les besoins de l'économie animale et de ses fonctions. L'épaississement des fluides a pour cause tantôt un mauvais régime, tantôt des sueurs excessives ou des marches forcées. Enfin la fièvre, l'inquiétude, les affections tristes, sont encore autant de causes qui amènent l'épaississement des fluides, épaississement qui, une fois déterminé par une cause quelconque, entraîne naturellement après lui la stagnation des humeurs et l'obstruction des organes. La fluidité morbide des liquides peut dépendre soit d'une diète trop prolongée, soit d'une alimentation aqueuse ou trop ténue. Quelquefois elle est causée par des agents toxiques, par l'abus des aliments salés ou fumés, par de grandes évacuations, par le défaut de ton des solides, par l'abus des boissons chaudes, ou bien encore par un séjour prolongé dans des lieux humides ou bas. Du reste, quelle que soit la cause de la fluidité et de la dissolution des humeurs, du moment qu'elle existe, elle devient consécutivement une cause presque inévitable d'hydropisie, de tumeurs froides, d'engorgements glanduleux, d'écouléments muqueux ou séreux, d'aphthes rebelles, d'ecchymoses, de diarrhées interminables, et d'une foule de troubles graves qui se déclarent dans les fonctions propres à la nutrition, à la circulation, aux sécrétions et aux excrétions.

Après les affections de cohésion des humeurs, nous devons parler des affections de qualité des humeurs. Ces affections consistent dans des altérations de composition qui impriment aux humeurs des propriétés morbifiques ou toxiques. Au premier rang de ces vices d'humeurs, il faut ranger d'abord l'acrimonie. (Nous employons volontiers ce mot, parce qu'il a une signification vague qui convient à un état encore trop indéfini des humeurs.) Cet état particulier des humeurs consiste dans la propriété qu'elles acquièrent de vicier les liquides, de ronger les solides, de détruire leur cohésion, de causer de la douleur aux parties sensibles et de porter jusqu'à la convulsion l'exaltation des parties contractiles. L'acrimonie est presque toujours occasionnée par l'abus des aliments âcro-aromatiques, salins et spiritueux, que le luxe et la mode jettent à profusion sur nos tables.

Il y a plusieurs espèces d'acrimonies. Elle peut être causée par les mauvaises qualités des aliments, des boissons ou des médicaments ; par les venins, les miasmes pestilentiels ou les virus. Elle se déclare aussi lorsque le corps n'est pas suffisamment revivifié par une alimentation convenable. Elle peut être occasionnée encore par l'action combinée de la turgescence des humeurs et de l'élévation excessive de la température du corps ; par la stagnation des humeurs, par l'irrégularité des mouvements dont dépendent les fonctions de la digestion, des sécrétions et des excrétions. Elle est encore le résultat de l'engorgement ou du séjour trop prolongé des liquides dans des vaisseaux où ils ne doivent rester que momentanément. (C'est ainsi que, chez les personnes trop chastes, le sperme passe souvent à l'état d'acrimonie.) Elle peut dépendre aussi du mélange hétérogène des humeurs saines avec des produits qui devraient être rejetés comme la matière excrémentitielle, et certains sels dont la présence importune ou altère les humeurs. Enfin, elle survient par suite du rejet de quelques matières utiles, qui par leurs qualités douces et tempérées modifient et délaient les matières peccantes. On reconnaît l'acrimonie des humeurs aux prurits, aux douleurs et aux spasmes qu'elle occasionne. Ce qu'il y a de très fâcheux, c'est que l'acrimonie d'une seule humeur suffit pour altérer le sang, et que celui-ci une fois altéré devient la source de la corruption de toutes les humeurs qui émanent de lui. Il arrive souvent que l'acrimonie des humeurs dégénère en putridité. Cette putridité peut être encore favorisée dans son développement par le genre de vie, par un traitement mal établi, par le défaut d'aliments, par des émissions sanguines répétées coup sur coup, par un air malsain, par une diète trop sévère, par la suppression des excrétions, ou par toutes ces causes réunies, qui naissent de la non-observation des règles de l'hygiène, et engendrent ces maladies terribles que l'on confond en masse sous le nom d'*affection typhoïde*, nom plein d'erreurs et d'un vague admirable. L'acrimonie putride d'une humeur agit sur toutes les autres humeurs. Elle les dissout, les irrite, les altère, les rend toujours impropres et très souvent fatales à l'économie, dont elle empoisonne les sources. En effet, elle donne de la fluidité à ce qui est épais, elle pourrit ce qui est liquide; elle irrite, elle ronge et elle détruit les solides, et amène de la sorte, comme nous l'avons déjà dit, des affections générales putrides, malignes ou ataxiques, affections presque toujours contagieuses, qui ne cèdent quelquefois ni à la nature, ni à l'art, ni à l'art et à la nature réunis.

Il est très vrai que chacune de nos humeurs a des propriétés particulières qui la rendent propre à remplir telles ou telles fonctions auxquelles elle est spécialement destinée; mais de même que nous pouvons dans certaines circonstances sentir et agir d'une manière insolite, anormale, bizarre, sans que notre existence soit le moins du monde compromise, de même nos humeurs peuvent être altérées jusqu'à un certain degré dans leur qualité sans que l'équilibre et l'harmonie des fonctions soient dérangés d'une manière dangereuse pour la santé: c'est un fait sur lequel il est utile de fixer l'attention des praticiens.

Du sang et des affections du sang.

Le sang est incontestablement le premier de nos liquides, et le liquide par excellence. C'est l'âme de la chair, selon l'expression profonde de Moïse. Il est, de l'aveu des physiologistes, la source de toutes nos humeurs, et s'il n'est pas la vie elle-même, il est du moins un produit direct et essentiel de la vie; car, selon l'observation très judicieuse de Gaubius: « Qui que ce soit dans l'univers, ni la science, ni l'industrie, ni la nature, ni l'art, ne sauraient rien

produire de semblable en dehors du corps animal. » Enfin, selon Bordeu, le sang est une chaire coulante.

Il est peut-être aujourd'hui plus difficile que jamais de parler
scientifiquement du sang, non pas que les lumières nous manquent, bien au contraire, mais parce qu'elles nous inondent de
toutes parts et nous éblouissent. Aussi c'est à peine si, après tant
de travaux consommés et apportés par des hommes très consciencieux et très éclairés, on peut se faire une idée complète du
sang. En effet, la plupart des théories se contrarient, et en présence de tous ces systèmes qui se heurtent et qui se neutralisent,
l'homme prudent et attentif s'abstient, et attend pour se prononcer qu'une main habile ait mis toutes ces choses en ordre et chaque chose à sa place.

Le sang a été étudié sous deux points de vue différents. Les
anciens, pour qui l'observation attentive et patiente des phénomènes généraux de la vie et de toutes les expressions de la vitalité a toujours été l'objet d'un culte spécial, les anciens, Hippocrate
et Galien en tête, ont particulièrement étudié le sang au point de
vue de ses propriétés actives ou vitales. Ils ont du moins commencé par là, et ce n'est que consécutivement et comme complément d'études, qu'ils se sont attachés à examiner ses qualités
anatomiques ou physiques. Les modernes, et leur temps remonte
à la fin du xviie siècle, ont suivi une autre marche. Moins soucieux de connaître les propriétés vitales du sang, ils se sont con-
tentés de préciser le nombre et la nature de ses principes constituants. C'est ainsi qu'ont procédé Malpighi, Leeuwenhoeck, Stevens, et ils ont été bientôt débordés dans ce genre d'investigation
par leurs successeurs les néo-cadavéristes et les néo-humoristes
dont l'espèce est si exubérante.

D'autre part, pour MM. Müller, Delafond, Gavarret et Donné,
savants d'ailleurs très estimables, l'étude microscopique du sang
est une affaire capitale. Systématiquement dédaigneux des théories vitales, ils soumettent le sang et les humeurs à toutes les
épreuves des instruments de physique et de chimie ; ils inscri-
vent avec un soin minutieux toutes les circonstances et les sous-
circonstances numériques, physiques, hydrauliques, mécaniques
et chimiques qui se rattachent à son histoire ; ils creusent les
atomes avec une patience incroyable, et ils se préoccupent surtout
de la composition du sang et de la configuration plus ou moins
heurtée de ses globules, sans attacher une grande importance à

sa vitalité. Pourtant la vitalité du sang est un fait culminant, car ce sang qui nous anime s'éteint lui-même et se dissout du moment qu'on le sépare de l'organisme qui le contient. Ce serait même en vain qu'on chercherait à l'y replacer, il ne recommencerait jamais ses opérations délicates et mystérieuses; jamais, disons le mot, il ne redeviendrait vivant. Son principe disparaît comme un souffle après la mort, et comme tous les principes on ne le saisit pas. D'autre part, il est constant que l'état matériel du sang et toutes ses altérations physiques exercent une action importante sur ses propriétés vitales. Or, quelle induction philosophique tirerons-nous de ces faits très constants? La plus naturelle et la plus simple, à savoir, que les anciens et les modernes ont bien vu les choses, mais que placés à des points de vue différents, et absorbés pour ainsi dire chacun par leurs idées, ils ne les ont en quelque sorte vues que d'un œil, attendu que le seul moyen de se faire une idée complète sur ce sujet, c'est d'envisager la question sous toutes ses faces, c'est d'étudier à la fois la matérialité et la vitalité du sang, et d'en explorer la nature organique et dynamique.

Le sang est une humeur vivante composée de sérum, de fibrine et de matière colorante. Le sérum est le véhicule propre du sang; il tient en dissolution la fibrine et quelques sels; il tient en suspension des globules qui renferment une matière colorante et du fer. Ainsi donc, du sérum, des sels, de la fibrine, des globules, une matière colorante et du fer, tout cela échauffé, rendu sensible et mobile par la vie, voilà le sang. Le sang a une odeur fade et nauséeuse, que beaucoup de personnes ne peuvent supporter; sa température moyenne est de 40 degrés centigrades. Hoffmann et Quesnay évaluent à 30 livres la quantité de sang contenue dans le corps humain.

Le sérum est un liquide transparent et jaunâtre, composé: 1° d'albumine; 2° d'une matière grasse cristallisable découverte par Chevreul; 3° d'une matière huileuse; 4° d'une manière extractive; 5° d'osmazôme; 6° de cholestérine, et enfin de différents sels, savoir : de chlorure de soude et de potasse, de sous-carbonates de chaux, de magnésie et de fer. Le sérum a l'odeur du sang, auquel il sert de véhicule, comme nous l'avons déjà dit.

La fibrine est la partie solide du sang. Elle est molle et blanche, légèrement élastique, insipide et inodore. C'est elle qui forme le caillot sanguin que l'on aperçoit lorsque le sang est refroidi. Elle retient, en se coagulant, les globules du sang et une partie du sérum. Quelquefois la fibrine se coagule dans les vaisseaux sanguins pendant la vie, mais cela n'a lieu cependant qu'aux heures d'agonie; la fibrine n'est, selon quelques chimistes, que de l'albumine modifiée.

Les globules, que l'on nomme aussi les corpuscules microscopiques, constituent dans le sang une troisième matière animale. Ils ont été découverts en 1665 par Malpighi. Leeuwenhoeck avoue ne les avoir reconnus que quelques années plus tard, en 1673. Ils ont été, depuis, l'objet des études constantes de Spallanzani, Fontana, Herwson et Boerhaave, et plus près de nous, de MM. Raspail, Prévost, Dumas, Delafond, Gavarret, Andral, Lecanu, Denis, Lhéritier, Müller et Donné.

Le globule sanguin est une petite vésicule formée d'albumine liquide et de fer. Selon Leeuwenhoeck, chaque globule de sang représente environ la centième partie d'un grain de sable. Les globules de sang sont rouges et lenticulaires; M. Delens prétend qu'ils jouissent essentiellement de propriétés vitales, et MM. Rossi et Bellingeri affirment avoir constaté en eux des propriétés électriques. Ils sont formés, selon M. Lecanu : 1° d'hématosine, à laquelle le sang doit sa couleur et qui compte le fer parmi ses principes constituants; 2° d'une matière animale analogue à de l'albumine. D'après MM. Müller et Donné, les globules sanguins sont parfaitement distincts de la fibrine. Enfin, en sus des globules rouges, le sang contient encore des granulations et des globules blancs, semblables aux globules muqueux. Voici, d'après MM. Gavarret et Andral, le tableau exact des diverses proportions quantitatives des principes constitutifs du sang humain. Sur mille parties de sang, on trouve trois parties de fibrine, cent vingt-sept parties de matière globulaire, dans laquelle l'hématosine ne représente que deux et demi; soixante-huit parties d'albumine, combinée dans le sérum; douze parties de matière solide organique ou inorganique; sept cent quatre-vingt-dix parties d'eau. L'augmentation de la fibrine peut s'élever jusqu'à dix et demi; la diminution de la fibrine peut aller jusqu'à 0,9. Le maximum pathologique pour l'albumine du sérum est de 92; le minimum pathologique pour l'albumine du sérum est de 53. Le maximum pathologique pour les globules du sang est de 185; le minimum est de 21. Le maximum pathologique pour l'eau est de 915; le minimum est de 725. Il résulte des expériences de M. Gavarret :

1° que c'est particulièrement en raison de la prédominance ou de la diminution des globules que la quantité d'eau diminue ou augmente; 2° que le sang est plus aqueux chez les femmes que chez les hommes; 3° que l'eau existe en petite quantité dans le sang des individus sanguins; qu'elle est en excès, au contraire, chez les sujets très nerveux; 4° que toute cause qui diminue la masse du sang diminue en même temps la proportion des globules en augmentant celle de l'eau, ce qui entraîne nécessairement un double effet : la moindre plénitude des vaisseaux sanguins et l'appauvrissement et la fluidité du sang qu'ils renferment; 5° que les globules constituent la partie essentiellement organique et vivante du sang; 6° enfin, qu'il est bien plus facile d'appauvrir le sang et de *ruiner* les ressources vivifiantes de l'économie que de *reconstruire* le sang et d'augmenter ses propriétés plastiques ; autrement dit, qu'il est bien plus facile de priver le sang de ses globules que de reproduire ces globules dans l'économie, quand elle en a été privée.

Tels sont les résultats, très précieux, que les modernes ont obtenus à l'aide de moyens fournis par la physique et par la chimie; ils sont, sans contredit, très importants, mais il faut cependant savoir admirer la sagacité des anciens médecins qui, en procédant par de simples méthodes, soutenues par une minutieuse observation, sont parvenus aussi à formuler des principes vrais et d'utiles préceptes.

Les anciens savaient, comme nous, que le sang est composé de trois parties distinctes : de sérum, de fibrine et de matière colorante. Ils savaient que de l'eau et des sels prédominent dans le sérum; que du gluten existe dans la fibrine, et que la matière colorante est due à la présence du fer : fait cependant contesté de nos jours par M. Lhéritier, qui pense aussi que la différence de couleur entre le sang veineux et le sang artériel ne dépend pas de l'oxygène, qui ne joue dans l'artérialisation qu'un rôle secondaire, mais qu'elle est due à l'action des sels sur l'hématose. Quant à la couleur du sang veineux, il l'attribue à l'action de l'acide carbonique, qui, lorsqu'il est chassé par l'air introduit dans les poumons pendant l'inspiration, permet au sang de passer du noir au rouge, au moment où les sels peuvent agir librement sur la matière colorante. Les anciens attribuaient la fluidité du sang au sérum; ils attribuaient son épaississement, ou la formation du caillot, à la fibrine, et de plus, nous le dirons quand nous devrions faire sourire de pitié la froide raison des microscopomanes, les anciens admettaient encore dans le sang une autre partie, une partie délicate et volatile qu'Hippocrate lui-même avait reconnue et désignée sous le nom d'*esprit de sang*. C'est une espèce de vapeur très subtile ayant une odeur très fade et *sui generis*. Quand on reçoit cette vapeur dans un bassin, que l'on recouvre immédiatement d'une cloche froide, elle forme presque aussitôt en se condensant une humeur incolore, ni alcaline, ni acide, qui ne diffère de l'eau que par sa viscosité et son odeur animale. Cette vapeur produit des phénomènes qui varient en raison de son abondance, de sa raréfaction, ou de sa densité. Ainsi, par exemple, et toujours selon les anciens, dont nous aimons à reproduire les idées, lorsque le sang est très échauffé, cette vapeur devient plus abondante et elle se répand comme un souffle dans les espaces vides de la chair.

Les anciens avaient reconnu qu'il existe entre les parties constituantes du sang une proportion, un rapport harmonique qui contribue essentiellement à la santé. Toutefois cette proportion, selon eux, peut varier beaucoup sans que la santé soit altérée d'une manière notable, et il n'y a réellement qu'une disproportion trop grande, trop durable, ou trop opposée au tempérament particulier du sujet, qui puisse donner lieu à une affection ; et encore ajoutaient-ils avec Fernel : « Humorum affectus, etiamsi » contra naturam sint, morbos non dicimus. » Selon les principes qu'ils nous ont légués, lorsque le sérum prédomine dans le sang, l'économie est sujette aux écoulements blancs, aux épanchements séreux, à la chlorose, aux hydropisies ; quand c'est la fibrine au contraire qui prédomine, elle produit l'état pléthorique, et consécutivement les engorgements, les congestions, les obstructions et toutes les affections qui tiennent à la densité et à l'épaississement du sang et des humeurs. Enfin, ils rapportaient à cet état du sang la croûte phlogistique, le *corium* pleurétique ; en un mot, la croûte rougeâtre qu'ils ont nommée *couenne inflammatoire*, et qui forme cette couche pseudo-membraneuse qui couvre la surface du caillot lorsque le sang est épais, échauffé ou enflammé. Pour M. Donné, la couenne n'est que de la fibrine privée de globules. De Haen prétend que la forme des vases dont on se sert pour recevoir le sang et que la manière dont le sang coule de la veine ont la plus grande part dans la formation de cette couenne ; mais c'est une erreur, tout dépend de la nature et surtout de la vitalité du sang. Enfin, et toujours d'après les anciens, l'excès de matière colorante produit des chaleurs morbides, des étouffements internes, des suffocations, des gonflements considérables, et jusqu'à l'inflammation du sang dont l'histoire a été faite de nos jours d'une manière très remarquable par MM. Lhéritier et Piorry.

Après avoir profité de toutes ces notions éparses transmises par les anciens et par les modernes, M. Andral a cherché à faire un résumé de toutes ces connaissances acquises, et, sous le titre d'*Essai d'hématologie pathologique*, il a produit un ouvrage dans lequel il s'efforce d'élever un système général de pathologie humérale. Malheureusement, au moment où nous écrivions ces lignes, M. Andral n'a encore publié qu'une partie de ses travaux, et nous sommes par conséquent dans une ignorance complète de ce qui doit nous advenir à l'endroit des conclusions de ce professeur toujours si prudent, lorsqu'il s'agit de formuler des idées doctrinales et des préceptes. M. Andral se propose de déterminer la nature et le traitement des maladies d'après la connaissance expérimentale des caractères appréciables du sang, et comme il est plein de patience et de volonté, il arrivera certainement à quelque résultat très utile. Jusqu'ici M. Andral s'est livré, de concert avec M. Gavarret, à l'étude des qualités physiques du sang. Il a examiné sa couleur, sa chaleur, sa densité, sa constitution chimique. Armé d'un excellent microscope, il a pu assister jusqu'aux moindres rencontres moléculaires des principes constituants du sang. Or il résulte de ses recherches, qu'il faut rapporter toutes les altérations du sang à trois causes principales : 1° à la disproportion entre les éléments constituants du sang ; 2° aux altérations chimiques ou physiques de ces éléments ; 3° à l'intervention de principes hétérogènes parmi les matériaux qui le composent. Le sang peut se présenter, sous le rapport de ses globules, sous deux états différents et contraires qui constituent l'un la pléthore et l'autre l'anémie. Il y a aussi cette différence entre la fièvre et l'inflammation, que dans la fièvre la fibrine n'augmente jamais de quantité, quelle que soit d'ailleurs la proportion des globules, tandis qu'il n'y a pas d'inflammation sans augmentation de fibrine. Quant à l'anémie, elle est caractérisée par une grande diminution dans la quantité des globules rouges. Il est aussi à remarquer que la phthisie et le cancer s'accompagnent toujours à leur début de l'état du sang particulier à l'anémie. Une fois établis théoriquement, ces principes sur l'état quantitatif et proportionnel des globules sont devenus une source importante d'indications thérapeutiques. Il est généralement reconnu aujourd'hui qu'il faut saigner et saigner abondamment les malades, lorsque dans une maladie quelconque le nombre des globules excède considérablement le chiffre ordinaire, et qu'il faut, au contraire, avoir recours aux excitants et aux toniques lorsque les globules sont en nombre insuffisant. Cependant, dans le traitement des fièvres, on n'agira pas avec le même empressement, parce qu'il est prouvé que la proportion des globules peut varier beaucoup sans devenir pour cela une source radicale d'indication. Enfin, comme dans les névroses le sang est presque toujours fort pauvre, on doit s'abstenir de saigner et de débiliter ; on doit, au contraire, avoir recours aux excitants et aux toniques. En résumé, le sang est une humeur vivante qui, en tant que vivante, échappe au scalpel et à l'action des réactifs chimiques. Le sang se décompose et s'altère du moment qu'il est sorti du corps vivant. Il est sujet à des affections diverses : ainsi à des affections vitales et organiques, à des altérations de constitution moléculaire et de quantité, enfin à des altérations de qualité. Puis, toutes ces affections pouvant réagir les unes sur les autres, il résulte que les affections vitales produisent parfois des affections organiques, et réciproquement.

Aux affections vitales il faut rapporter toutes les modifications d'électricité vitale ; aux altérations de constitution moléculaire ou organique on rapporte, avec M. le professeur Delafond de l'école vétérinaire d'Alfort, la diarémie et la diastasémie, qui consistent, l'une dans la diminution des globules et la ténuité excessive du sang, l'autre dans la séparation des éléments constitutifs du sang. On compte, parmi les altérations de quantité, la pléthore et l'anémie, qui ont souvent pour cause déterminante l'addition ou la soustraction des excitants ordinaires du sang. Enfin, on rapporte aux altérations de qualité toutes les altérations du sang que le professeur Piorry a rangées dans deux grandes classes sous les noms de *toxicohémie* et de *typhoémie*. La première comprend les affections produites par un poison végétal ou minéral ; la seconde renferme celles qui sont causées par un agent putride, par un miasme ou poison animal.

Les altérations du sang ne sont pas seulement dangereuses par elles-mêmes, mais elles le sont encore par les conséquences qu'elles entraînent : ainsi la pléthore sanguine cause presque toujours des hypérémies, des flux, des congestions, des inflammations, des hémorrhagies actives et des apoplexies. L'anémie détermine, au contraire, des chloroses, des flux séreux, des diarrhées rebelles, des hydropisies, des entozoaires et une infinité d'hémorrhagies passives. Enfin, la méloémie, ou l'état septique du sang, est la source de mille affections consécutives, au nombre desquelles il faut placer la fièvre putride ou typhoïde, le charbon, les scrofules, le cancer, la syphilis, les affections gangréneuses, et une foule de maladies dans lesquelles le sang semble agir comme un venin ou comme un poison.

Des affections des sucs sécrétés.

Le sang est véritablement la source commune de nos humeurs. Mais une fois formées, ces humeurs, tout en restant exposées aux affections de la source commune, sont sujettes aussi à une foule d'affections qui leur sont propres. Ainsi la lymphe et le suc gastrique sont sujets à des affections particulières, et, d'après les expériences du docteur Stevens, non seulement le suc gastrique a des propriétés très actives qui le prédisposent à une foule d'altérations, mais il est reconnu que ses propriétés varient dans chaque espèce et que sa faculté digestive est élective et parfaitement en rapport avec les aliments qui conviennent aux diverses espèces animales. C'est ainsi que le suc gastrique des animaux carnivores dissout parfaitement les substances animales et n'a que peu d'action sur les substances végétales, tandis que le suc gastrique des herbivores dissout, au contraire, les substances herbacées et n'exerce que peu ou point d'effet sur les produits animaux. La bile a aussi ses propriétés, ses altérations, ses affections ; elle est sujette à la fluidité, à l'épaississement, aux concrétions, à l'acrimonie. Selon Haller, on trouve beaucoup plus souvent des concrétions calcaires dans la vésicule du fiel que dans la vessie. Les rapports sont environ de un à sept. Le lait, la graisse et le sperme sont également sujets à des vices de quantité et à des vices de qualité. Les humeurs peuvent devenir aussi des causes de maladie par les vices mêmes de leurs mouvements de circulation, par leur changement de place, par leur transport ou leur présence sur des parties ou dans des parties qui ne sont pas faites pour elles. Si les humeurs, d'ailleurs saines, sont dans une proportion trop forte relativement aux solides, elles peuvent à la longue produire des maladies, et le même résultat a également lieu si ce sont les solides qui se trouvent trop volumineux relativement à la quantité d'humeurs. Dans le premier cas, il y a pléthore d'humeurs ; dans le second, il y a défaut ou insuffisance d'humeurs. La proportion trop forte des liquides constitue des affections pléthoriques qu'on peut diviser : 1° en pléthore à la masse, ou pléthore aux vaisseaux ; 2° pléthore au diamètre, ou pléthore respective. Quelquefois à la pléthore se joignent encore les qualités viciées des humeurs ; c'est alors une complication très fâcheuse. Il y a aussi une fausse pléthore, ou plénitude au volume, qui tient non pas à la surabondance du sang, mais à la raréfaction, c'est à-dire au volume augmenté que présente le sang raréfié. Cette fausse pléthore est souvent occasionnée par une trop grande chaleur produite dans le corps par l'air, le feu, les bains, ou bien par des aliments âcres ou des boissons trop échauffantes, par des fièvres ardentes ou inflammatoires, par des exercices violents ou trop prolongés, ou enfin par de fortes passions de l'âme.

La disette de sang est aussi une source fréquente de maladie. Lorsque la perte de sang a lieu brusquement et surabondamment, elle cause la mort, à moins que la nature ne produise une syncope qui, dans ce cas, a évidemment pour objet de faire cesser le danger et d'éloigner la mort, en arrêtant momentanément le cours du sang. Dans d'autres circonstances et lorsque la perte du sang est moins considérable, le sang qui reste dans l'économie a une tendance excessive à s'altérer. Une abstinence trop rigoureuse et surtout trop prolongée peut ajouter encore à la gravité de cet état. Quoi qu'il en soit, dans les diverses circonstances, la nature, qui est toujours admirable dans ses prévoyances et dans ses efforts, la nature empêche, autant qu'il est en elle et par une espèce de *contraction* spasmodique des parties solides, que les pertes de sang ou d'humeur ne causent la vacuité des vaisseaux. Ne soyons donc pas si prompts à combattre systématiquement toutes les attaques de nerfs ; car il y en a beaucoup qui n'ont d'autre objet et d'autre but que d'empêcher la vacuité des conduits nerveux. Et d'autre part, ces salutaires attaques, ces mouvements spasmodiques, ont aussi la propriété de renouveler le fluide nerveux et d'assurer sa circulation. Sachons aussi que la pléthore est très fréquente chez les personnes maigres, et que l'embonpoint est aussi gênant que la pléthore elle-même.

Des affections produites par la sortie des fluides hors de leurs vaisseaux.

Chaque humeur a ses réservoirs particuliers et ses canaux dans lesquels elle est, en quelque sorte, domiciliée; or, lorsque, par une cause quelconque, une humeur vient à sortir de ce que nous appelons son lit, elle produit, entre autres affections, des affections par erreur de lieu. Ces affections forment quatre classes : 1° affections par erreur des fluides circulants; 2° affections par erreur des fluides engagés; 3° affections par erreur des fluides séparés; 4° affections par erreur des fluides épanchés.

Le sang, la graisse, la bile, l'urine, toutes les humeurs, enfin, peuvent passer accidentellement des parties qui sont faites pour les contenir dans des parties destinées à d'autres usages. Or, quand cela se présente, il en résulte toujours, dans un temps plus ou moins éloigné, des affections plus ou moins graves qui constituent les affections de la classe que nous désignons sous le nom d'*affections par erreur de lieu*. Les affections par erreur des fluides engagés ont lieu lorsqu'une humeur portée dans un canal étranger, et ne pouvant le traverser, le bouche, et se forme à elle-même un nouveau passage, ainsi qu'aux autres fluides : il y a d'abord stagnation, puis obstruction; enfin, il se forme des engorgements, des tumeurs, des ulcérations, des fistules, et quelquefois des inflammations. Mais ces inflammations peuvent être salutaires; elles sont alors médicatrices. Les affections par erreur des fluides séparés viennent à la suite du rejet hors du corps d'une humeur utile ou récrémentitielle, telle que le sang, le chyle ou la bile; dans d'autres circonstances, c'est une humeur excrémentitielle ou inutile qui est rejetée, mais elle est rejetée par des voies qui ne sont pas destinées à cet usage, et il en résulte nécessairement un dommage plus ou moins grand.

Dans les affections par erreur des fluides épanchés, ou par effusion, les fluides, seulement épanchés, ne sortent pas du corps, mais ils sont reçus dans les interstices des parties où ils agissent à la manière des causes morbifiques. L'écartement, le relâchement ou la division des parois des vaisseaux sont autant de causes auxquelles on peut rapporter l'épanchement des liquides. La nature des fluides épanchés joue un grand rôle dans l'affection qui en résulte, ainsi que la dilatation ou l'étroitesse des cavités naturelles où les liquides s'épanchent et sont reçus.

Lorsque le sang sorti de ses vaisseaux se répand, par erreur de lieu, dans les parties voisines, il se forme des ecchymoses, des éruptions, des tumeurs sanguines, des hémorrhagies internes; quand c'est la lymphe qui déborde, elle produit des hydropisies; enfin, lorsqu'une humeur corrompue, ichoreuse ou sanieuse, séjourne un certain temps dans les interstices des parties, elle produit presque toujours des engorgements, des abcès, des fistules, des ulcères, des fièvres lentes, et quelquefois la gangrène. Il n'est pas jusqu'à l'air contenu dans le corps qui, en pénétrant dans les cavités, et surtout dans le tissu cellulaire, ne produise des affections qui donnent lieu tantôt à des tumeurs aériennes et élastiques, tantôt à des emphysèmes ou à des tympanites. Il y a aussi des affections qui se déclarent lorsque la matière nutritive ou les molécules alibiles arrivent aux organes en trop grande quantité, ou bien lorsqu'elles s'adressent à des parties qui ne devraient pas les recevoir. Cette erreur de lieu de la matière nutritive altère vicieusement la substance des parties, et produit des changements dans la texture et la consistance normale des solides : les muscles se transforment en tendons, les parties molles se changent en os, et les os eux-mêmes se convertissent quelquefois en parties molles.

Des affections produites par le mouvement anormal des humeurs.

Toutes nos humeurs subissent deux sortes de mouvements, savoir: un mouvement intime ou moléculaire que nous appellerions volontiers un mouvement électrique, et un mouvement de progression, de translation, autrement dit, un mouvement circulatoire. Ce dernier appartient à la masse; le premier appartient au contraire à la molécule organique. Nous n'avons pas de notions bien précises relativement aux modifications du mouvement vital ou moléculaire, mais nous sommes mieux éclairés sur le mouvement circulatoire. La circulation peut être, ou trop rapide, ou trop lente, ou irrégulière; il se peut que les fluides s'engagent dans une fausse direction. Il est à remarquer aussi que la ténuité et l'épaississement extrême des liquides sont autant de causes qui favorisent les vices ou les défauts de circulation. La circulation peut être précipitée par l'action trop énergique des solides, secondée elle-même par différentes causes morbifiques, physiques, mécaniques ou morales. Une fois déterminée, l'exaltation de la circulation produit ordinairement l'augmentation de la chaleur, la raréfaction des humeurs, la dissipation des parties les plus subtiles, l'épaississement des plus grossières, l'âcreté des humeurs douces, la dilatation des canaux, et quelquefois leur rupture. Mais, notons-le bien, il arrive très souvent que la nature emploie les mêmes moyens pour dompter les crudités, corriger et chasser tout ce qui est nuisible, ou bien encore pour adoucir les âcretés, résoudre les humeurs engorgées, détruire les obstructions et guérir ainsi les affections qui altèrent ou qui minent l'économie.

Les causes opposées produisent les effets contraires ; de là, l'alanguissement de toutes les fonctions, leur suspension , et par suite une foule d'affections chroniques. La surabondance des humeurs produit la dilatation, le relâchement, l'écartement et la division des parois des vaisseaux. Ces effets ont souvent pour cause un défaut de proportion entre les forces motrices et la résistance des organes. Quand un agent morbifique exerce son action sur une partie et y attire un surcroît d'humeurs, il se produit deux choses bien différentes : la partie engorgée souffre de son engorgement et la partie dégorgée souffre au contraire de son dégorgement. Ces détails paraîtront peut-être bien naïfs à quelques uns ; néanmoins nous croyons devoir les faire connaître, parce qu'ils ont, selon nous, leur importance. Il arrive souvent aussi que la nature excite avec intention des irrégularités d'action à l'aide desquelles elle opère comme avec des remèdes des cures que le mouvement régulier des humeurs ne saurait produire. Il faut donc ranger ces irrégularités et ces perturbations apparentes au nombre des efforts auxiliaires de la nature qu'un médecin éclairé et expérimenté ne doit jamais confondre avec les phénomènes passifs, mécaniques ou chimiques occasionnés par les causes morbifiques.

Des affections du genre nerveux.

Rappelons d'abord que, par un art mystérieux, l'économie animale travaille sans cesse en elle-même, sur elle-même et avec elle-même ; que toutes les parties qui composent notre organisation sont pénétrées de vie et pourvues de propriétés qu'on peut rapporter à trois modes d'expression de la force vitale, savoir : à la sensibilité, à l'irritabilité, et à la plasticité, d'où dérivent : le sentiment, ou la faculté de sentir ; le mouvement, ou la faculté d'agir ; la récorporativité, ou la faculté de réparer ses pertes, facultés qui constituent par l'harmonie de leur ensemble cette grande fonction qu'on appelle la vie, et dont les attributs principaux sont le sentiment et l'action qui l'élèvent par une sublime ordonnance jusqu'à la pensée, jusqu'au raisonnement. Ajoutons que ces facultés de sentir et d'agir s'exercent véritablement comme si elles étaient en nous le produit d'un travail électrique, et que parmi les phénomènes qu'elles présentent, beaucoup ont une analogie frappante avec ceux qu'on produit à volonté dans les laboratoires de physique et de chimie. Disons plus, disons que la plupart des phénomènes de la vie ne sont que des phénomènes d'électricité animale produits et entretenus par un fluide particulier, électrique ou nerveux, sécrété et renouvelé par l'organisme.

Ce fluide, dont le premier *aura* vient comme une étincelle animer et vitaliser la matière amorphe de nos auteurs dans l'acte essentiellement électrique de la copulation, ce fluide, disons-nous, a une constitution homogène ; mais pour agir il se sépare en deux courants, l'un majeur ou positif, l'autre mineur ou négatif, qui, comme le sang artériel et veineux, se répandent dans toutes les profondeurs de l'organisme et déterminent par le jeu de leurs doubles mouvements tous les phénomènes magnétiques de la vie. Et qu'on ne vienne pas nous reprocher de faire des hypothèses, car nous croyons à leur utilité et nous les considérons comme des leviers puissants et très actifs, lorsqu'elles sont fondées sur de hautes et sages probabilités, et qu'elles s'appuient sur l'analyse rigoureuse et sur des faits placés par l'expérience à la tête de tous les faits. Elles sont alors comme l'expression positive d'une vérité de sentiment, d'une seconde vue, d'une révélation, d'une intuition.

Maintenant que nous avons en quelque sorte matérialisé les actes de la vie, nous allons essayer de formuler quelques propositions qui dérivent comme conséquences des principes mêmes que nous avons ou reconnus ou émis.

La force vitale est le principe de la vie ; l'action nerveuse est le premier moyen de la vie, la source et la solution de tous les autres. De la force vitale découlent directement la sensibilité, la motilité et la plasticité, qui sont ses différentes manières d'être et en quelque sorte ses produits. Par les facultés qui dérivent de la sensibilité, l'économie sent et éprouve d'une manière qui lui est propre l'action des agents modificateurs. Par les facultés qui dérivent de la motilité, elle entre en mouvement, elle oppose la force à la force et elle repousse ce qui lui est contraire. Par les propriétés qui dérivent de la plasticité, elle répare ses pertes matérielles ou de substance.

L'existence du fluide nerveux considéré comme source, cause et soutien des phénomènes de la vie, est un fait qui, entrevu d'abord par Aristote, Calisthène et Zénon, a pris depuis le caractère d'une vérité démontrée sous l'autorité de Van Helmont, de Paracelse, de Frédéric Hoffmann et de Newton, dont les vues sont confirmées tous les jours, comme on peut s'en convaincre, par les travaux importants de Bogros et de MM. Turc, Durand de Lunel et Bernard. Il résulte de cette vérité, désormais acquise à la science, malgré quelques résistances creuses et insignifiantes, qu'il existe pour le genre nerveux des affections par pléthore et par anémie nerveuses, ainsi que des affections par vice ou erreur de circulation nerveuse.

En partant de ces principes, nous classerons, ainsi qu'il suit, les affections nerveuses :

1° Lésions organiques des organes producteurs ou conducteurs du fluide nerveux, autrement dit, lésions matérielles des organes ou des appareils nerveux. 2° Affections nerveuses essentielles ou vitales, c'est-à-dire modifications d'action électrique, d'action interne de la force vitale, cause première ou productrice de l'action nerveuse. 3° Vices de proportion dans la quantité de fluide nerveux ordinairement départie aux organes ; pléthore ou vacuité des organes nerveux ; congestion nerveuse ou accumulation de fluide nerveux sur un organe ; anémie nerveuse, anesthésie ou abolition de l'action vitale. 4° Vices de circulation du fluide nerveux, exactement semblables à ceux des humeurs et du sang.

Telles sont les affections primitives du genre nerveux ; nous les nommons ainsi, parce qu'elles se déclarent les premières, et qu'elles sont la source d'une infinité d'affections secondaires. C'est ainsi que la pléthore nerveuse produit l'éréthisme nerveux ; que la vacuité nerveuse produit l'atonie nerveuse et l'anesthésie, qui entraînent à leur suite l'épuisement général, la consomption, l'émaciation, la phthisie et le marasme. La pléthore et l'anémie nerveuses peuvent produire encore l'ataxie du genre nerveux qui occasionne une foule de perversions de la sensibilité et de la motilité, d'où résultent toutes sortes de mouvements sans objet et sans but, qui, au lieu de guérir les malades, les fatiguent inutilement et souvent les conduisent à leur perte. Enfin, c'est à tous ces départs nerveux de la sensibilité, à ces aberrations de la faculté sensitive qu'il faut rapporter ces dépravations qui font que certaines gens recherchent avec passion le laid, le détestable et le puant.

Tous nos organes sont doués de sensibilité, mais indépendamment de cette sensibilité générale qui répond à l'action des modificateurs généraux, chaque organe et chaque humeur ont, en quelque sorte, leur sensibilité propre qui ne s'éveille que sous l'influence de certains modificateurs spéciaux. Ainsi le poivre, qui n'a qu'une action très faible sur l'estomac, irrite, au contraire, très violemment la membrane pituitaire; les cantharides affectent spécialement la sensibilité des voies urinaires; le tartre stibié, qui ne produit aucun effet sur les yeux, surexcite, au contraire, la sensibilité de l'estomac; les diverses parties de la langue, sa pointe, son milieu, sa racine, sont irritées spécifiquement, l'une par la coloquinte, l'autre par l'élatérium, la dernière par certaines renoncules; enfin, les rapports établis entre les excitants et l'excitabilité sont tels qu'on peut dire que de même que les corps ne se dissolvent que dans des véhicules spéciaux, de même il n'y a aussi que certains stimulants qui puissent affecter telle ou telle partie du corps. Cette affinité élective, indiquée depuis longtemps par Cygna, médecin de Turin, se manifeste par la manière dont agissent les remèdes évacuants. Ainsi chaque évacuation est si bien déterminée par des agents spéciaux, que les remèdes qui provoquent l'excitabilité des intestins n'excitent pas celles des organes urinaires, et que ceux qui agissent sur la peau, et qui surexcitent la transpiration, ne produisent aucun effet sur les intestins ou sur les glandes salivaires, et réciproquement. Quoi qu'il en soit, l'action de ces divers agents n'est pas si constante qu'elle ne puisse présenter des variétés très grandes, soumises elles-mêmes à une infinité d'exceptions qui varient encore suivant les individus et les conditions différentes dans lesquelles ils se trouvent. Or, c'est précisément de cette différence d'affinité des parties pour tels ou tels modificateurs que résulte la diversité des goûts et des tempéraments, et aussi la diversité des indispositions, des affections, des réactions et des maladies; c'est encore en vertu des mêmes lois qu'une plante dont tel animal se nourrit est pour tel ou tel autre un véritable poison : ainsi, la noix vomique tue les chiens, le persil tue les perroquets, la ciguë tue l'homme, et pourtant, comme le fait très bien observer M. de Sèze, aucune de ces plantes n'est vénéneuse d'une manière absolue ; elle ne l'est que pour tel ou tel sujet de telle ou telle espèce.

Ainsi donc les organes, comme les humeurs, ont des affinités véritables pour certains modificateurs, et ces affinités sont très précieuses ; elles déterminent consécutivement des mouvements ou des appétits instinctifs qui pourraient être d'un grand secours, s'ils n'étaient trop souvent modifiés, chez l'homme, par les pré-jugés ou les raisonnements ; il n'en est pas de même chez les animaux, ils s'y abandonnent et ils s'en trouvent fort bien.

Rien ne témoigne mieux de la vie des humeurs, reconnue par Harvey et par Hunter, que les altérations soudaines qu'elles re-çoivent des passions violentes. Boerhaave rapporte qu'une nour-rice, ayant fait teter son nourrisson pendant un accès de colère, celui-ci fut atteint presque aussitôt d'une attaque de nerfs qui se reproduisit plusieurs fois, à un tel point qu'il devint épileptique.

Un autre auteur cite également l'histoire d'un jeune homme qui, s'étant mordu lui-même dans un transport de colère, se donna la rage et mourut peu de jours après. Mais ce qui dénote la grande impressionnabilité de nos humeurs, c'est l'altération même que le sang subit sous l'action de certains agents toxiques : ce sont les suites désastreuses de piqûres faites avec des instruments de chirurgie imprégnés de matières putrides ; c'est l'inutilité même des expériences tentées hors du corps, sur le cadavre, de nos humeurs. Il résulte encore de l'étude attentive des phéno-mènes de la sensibilité que cette faculté a ses rémissions et ses exacerbations ; qu'elle commence, qu'elle se retire, qu'elle aug-mente, qu'elle diminue, qu'elle s'affaiblit, disparaît et renaît sans aucune altération appréciable dans les organes : d'où l'on peut arguer avec quelque fondement qu'elle n'est point inhérente à l'état de l'organisation physique, mais qu'elle dépend de la présence d'un fluide qui s'y trouve en excès ou en défaut, et qui circule, ou trop vite ou trop lentement, ou irrégulièrement.

Il arrive quelquefois, par un artifice singulier, que ce n'est plus la volonté qui gouverne et conduit les actes de la sensibilité des organes, mais que c'est, au contraire, la sensibilité des or-ganes qui modifie ou régit morbidement la volonté.

Il est encore un fait bien avéré, c'est qu'en raison de la sensi-bilité qui les pénètre, chaque organe, chaque humeur a ses goûts, ses appétits, ses instincts comme un animal, *tanquam si animal esset*. Enfin, il est reconnu que lorsque l'impressionnabilité d'une partie est excitée extraordinairement, cette surexcitation suspend ordinairement l'action des parties avec lesquelles elle a quelques rapports : voilà pourquoi les femmes qui allaitent cessent d'être réglées ; pourquoi l'excès d'une sécrétion en tarit une autre; pourquoi une douleur plus forte fait taire une douleur plus faible ; pourquoi une impression morale peut suspendre instantanément le cours des règles. Enfin, voilà pourquoi l'irritabilité des parties précordiales détourne le sang de son cours habituel et le porte violemment sur d'autres organes, sur la poitrine ou sur le cerveau.

CHAPITRE XI.

DES MODIFICATIONS ET DES AFFECTIONS INÉVITABLES CONSIDÉRÉES A TORT COMME DES MALADIES.

> Istam naturæ rerum contemplationem, quamvis non faciat medicum, aptiorem tamen medicinæ reddere.
> (CELSE.)

On doit mettre au nombre des modifications ou des affections considérées à tort comme des maladies, tous les mouvements et tous les états organiques qui se lient à la révolution des âges et qui ont pour objet d'amener les changements qui doivent s'accomplir dans la constitution de l'économie aux trois grandes époques d'accroissement, d'état, de décroissement; changements qui consistent soit dans le développement de nouveaux organes et l'établissement de nouvelles fonctions, soit dans l'anéantissement ou l'atrophie de ces organes et dans le retrait inévitable de leurs fonctions. Ainsi donc on ne doit pas regarder comme des maladies les phénomènes et les mouvements qui servent de préludes ou de préparation aux grands mouvements de la puberté, ni les prodromes qui annoncent la cessation de certaines fonctions, ni les phénomènes qui accompagnent ou qui suivent leur cessation complète.

Les mouvements de formation et de déformation sont de tous les temps et de toutes les époques de la vie : telle est la loi de la nature organisée. L'organisme ne reste pas stationnaire un seul instant; au contraire, il est toujours en mouvement, et dans ce mouvement il décrit en quelque sorte une parabole. Ainsi chacun de nous monte dans la vie, s'arrête un moment et redescend. Il en résulte que l'économie est l'objet de deux mouvements également naturels : l'un d'ascension et de composition organique, l'autre de chute ou de décomposition organique. Pendant la première époque, l'économie accomplit toutes les opérations d'organogénésie ou de composition anatomique ; pendant la seconde, elle subit toutes les altérations qui sont les conséquences de la vieillesse et du retrait des organes. Il s'ensuit que parmi les mouvements de la vie les uns sont nécessaires et les autres inévitables. Les mouvements nécessaires sont ceux qui ont pour objet d'agrandir, d'augmenter et de perfectionner le champ de l'existence. Les mouvements inévitables sont ceux qui se lient à la chute organique de l'économie qui doit fatalement s'opérer, puisqu'il entre dans les volontés de la nature que nous cessions de vivre et même que nous mourions tous les jours en détail.

Les mouvements de la vie qui ont un but final et fonctionnel, que l'on confond trop souvent avec des maladies, sont, pour les mouvements nécessaires d'organogénésie et de développement, tous ceux qui se lient à l'établissement des fonctions de la respiration et de la circulation, et à la suppression des organes vasculaires propres à la circulation intra-utérine, pour la première enfance ; à l'évolution de la première et de la deuxième dentition, pour la seconde enfance ; à la manifestation de tous les phénomènes propres à la puberté et aux nouvelles fonctions qu'elle produit, pour l'adolescence ; au ralentissement et à la suppression des fonctions de la génération et à l'atrophie consécutive des organes et des appareils qui servaient à l'accomplissement de ces fonctions, pour l'âge du retour ; à tous les mouvements de retrait et de décomposition, tels que la chute des dents, l'atrophie et l'anéantissement des ovaires et des testicules, l'ossification des artères, pour la vieillesse. Ainsi donc, on ne vit pas de même à toutes les époques de la vie, mais on vit successivement à la manière d'un enfant, d'un adolescent, d'un jeune homme et d'un vieillard, et par conséquent on aurait grand tort de regarder comme des maladies une foule d'états ou de mouvements accidentels ou éphémères, qui sont en définitive les manières d'être inévitables ou nécessaires de l'âge auquel ils apparaissent.

En s'appuyant sur ces idées très philosophiques on a reconnu que les mouvements les plus tumultueux se passent à la tête chez les enfants, à la poitrine chez les adultes, au ventre et au bas-ventre chez les hommes et chez les vieillards. On a reconnu aussi que chaque période de la vie est caractérisée par des tendances et des mouvements particuliers qui, en raison d'une loi naturelle, ont aussi leurs résultats prévus et inévitables. Dans la première période de la vie, dans la période d'accroissement, c'est le système vasculaire artériel qui prédomine : c'est le temps de la plus grande puissance de la plasticité; tous les tissus sont pénétrés de sucs, la vie est en pleine exubérance; enfin toutes les parties du corps croissent, se développent et se perfectionnent. C'est aussi le moment où le système lymphatique est le plus riche et le plus développé; il est, pour ainsi dire, dans un état de turgescence complète; enfin, c'est le temps où la constitution muqueuse domine sur la constitution sanguine, et cet état se prolonge jusqu'à l'âge de quatorze ans, époque à laquelle la constitution sanguine reprend le dessus et produit de nouveaux phénomènes.

Pendant cette première époque de la vie l'impressionnabilité est d'une excessive mobilité, et il en résulte que les moindres causes excitent chez les très jeunes enfants des mouvements automatiques irréguliers et nerveux, favorisés encore par l'état du cerveau, qui n'est pas assez fort ou assez développé pour coordonner ses mouvements. Néanmoins ces mouvements automatiques, parfois convulsifs et toujours si effrayants en apparence, sont presque toujours beaucoup moins dangereux qu'on ne le suppose généralement.

La période d'état de la vie se fait remarquer par le développement complet des organes et par l'établissement définitif des fonctions, par l'équilibre des parties et l'harmonie de l'ensemble, par la pondération des forces et l'exercice régulier des puissances vitales qui jouissent alors de toute leur énergie.

Le troisième âge de la vie, ou la période de décroissement, termine et complète la parabole qui est, selon nous, l'image de la vie, et pendant cette période beaucoup de mouvements fonctionnels sont opposés dans leurs formes, dans leurs expressions et dans leur but final, à ceux de l'âge correspondant, c'est-à-dire à l'âge de l'accroissement. En effet, les fonctions, si actives et pour ainsi dire si turbulentes pendant le premier âge, ne s'exécutent plus que difficilement et avec lenteur; l'exubérance du système artériel disparaît et elle est remplacée par la prépondérance du système veineux. Le système capillaire perd aussi sa turgescence, la circulation se ralentit, les sécrétions deviennent moins actives; les organes contractiles sont privés de leur ressort et de leur énergie ; les organes perméables se distendent outre mesure et laissent engorger leurs vaisseaux; les tissus se dessèchent et se fendent ; les fluides perdent leur consistance ordinaire, ils s'épaississent ou se liquéfient et ils forment des dépôts de diverses natures. Les organes de la vie de relation tombent à leur tour dans l'atonie et dans l'impuissance; ils s'affaiblissent de jour en jour ; la sensibilité et la contractilité s'éteignent ; enfin, la peau se dessèche, les cheveux et les dents tombent ; tous les organes et tous les appareils s'atrophient, les fonctions s'arrêtent et la mort s'avance tous les jours davantage jusqu'à ce qu'elle ait détruit la machine tout entière.

Ainsi donc, à toutes les époques de la vie, il y a une foule de maux qui ne sont primitivement que des mouvements nécessaires ou inévitables, et non pas des affections, bien qu'ils puissent donner lieu consécutivement à des affections par leur exagération, leur défaut ou leur perversion. Plein de ces idées, nous allons passer en revue quelques uns de ces états anormaux en apparence si effrayants ; nous trouverons parmi eux des hémorrhagies, des exhalations et des inflammations aiguës que l'on rattache dogmatiquement à toutes sortes de maladies, telles que la gastrite, la colite ou la gastro-entérite.

Il y a des hémorrhagies morbides, des hémorrhagies fonctionnelles, et des hémorrhagies critiques ou médicatrices; autrement dit, les hémorrhagies peuvent être l'expression, soit d'une affection morbide qu'elles caractérisent, soit d'une fonction ou d'un mouvement fonctionnel qu'elles accomplissent, soit d'une crise ou d'un travail salutaire qu'elles constituent. Ne perdons jamais de vue cette classification médicale des hémorrhagies, car dans l'exercice de la médecine, il n'est pas moins dangereux de guérir un malade d'une hémorrhagie utile que de l'abandonner à l'action destructive d'une hémorrhagie morbide.

Les enfants nouveau-nés sont sujets à une affection qu'on appelle entéro-hémorrhagie : est-ce un état morbide proprement dit ? est-ce un état dangereux ? Non ; il se lie presque toujours à la prépondérance naturelle du système artériel à cet âge ; par conséquent, il ne faut pas, en pareille circonstance, abuser des remèdes, d'autant plus qu'il y a des cas dans lesquels cette hémorrhagie est déplétive et, par cela même, médicatrice de l'état d'hypérémie, auquel sont exposées les membranes muqueuses intestinales, surtout chez les sujets appartenant à des mères d'une constitution éminemment sanguine. Pendant l'adolescence, les hémorrhagies nasales sont très fréquentes; elles tiennent alors à la prépondérance de la circulation capillaire vers la tête. Mais dans ce cas, comme dans le précédent, elles sont déplétives, et l'on doit par conséquent les respecter. Les femmes sont sujettes, pendant une partie de leur vie, à une hémorrhagie fonctionnelle périodique. Cette hémorrhagie peut devenir fâcheuse par son excès. Mais, en général, on a beaucoup plus à redouter sa suppression brusque et intempestive que sa surabondance. A l'âge de retour, et pendant la vieillesse, on est exposé à des entéro-hémorrhagies, à des hématémèses, à des hématuries, à des flux hémorrhoïdaux; mais ces fausses affections n'ont guère de gravité qu'autant qu'elles dépassent certaines bornes, ou qu'elles durent trop longtemps. L'entéro-hémorrhagie est souvent, chez les vieillards, un état inévitable; elle se lie à une congestion des vaisseaux de la membrane muqueuse des intestins, avec cette particularité qu'elle ne dépend pas, comme chez les enfants, d'une hypérémie active de la muqueuse intestinale, mais qu'elle est, au contraire, le produit d'une congestion passive, qui tient à la fois, et à la prépondérance de l'état veineux, et au ralentissement de la circulation.

Les vieillards sont sujets à des hématuries qui sont souvent nécessaires et même médicatrices. Elles se lient à l'état d'injection dans lequel se trouvent, chez eux, les vaisseaux veineux de la muqueuse de la vessie; cet état existe aussi chez la femme, où il est favorisé par les congestions qui succèdent ordinairement à la suppression de la menstruation.

Les hémorrhoïdes ne se montrent guère que chez des individus de trente-cinq à quarante ans; elles sont presque toujours un bienfait de la nature; elles dépendent de l'activité de la circulation, plus grande à cet âge dans les vaisseaux abdominaux. Chez les femmes, le flux hémorrhoïdal remplace souvent les hémorrhagies naturelles mensuelles: dans ce cas, elles sont presque toujours salutaires, en ce sens qu'elles soulagent l'économie par la déplétion qu'elles opèrent. Il arrive très souvent que la cessation des règles donne lieu, surtout chez les femmes sanguines, à un état pathologique et presque inflammatoire assez compromettant, sinon pour leur vie, du moins pour leur santé. Dans ce cas, les hémorrhoïdes viennent en aide à la constitution accidentelle de la femme, et l'hémorrhagie, qui en est le résultat, s'établit d'autant plus facilement qu'il y a, du côté des vaisseaux abdominaux, une tendance aux fluxions et comme un état de congestion déterminé par le retrait du tribut menstruel.

Dans la première enfance et même dans les premiers jours de la vie extra-utérine, l'enfant est sujet à une ichthyose, qui n'est que l'exagération ou l'exaltation du travail de desquamation et de renouvellement de l'épiderme. Dans la vieillesse, au contraire, l'homme est sujet à une autre affection de la peau, qui est le résultat de la diminution ou de l'extinction de la circulation capillaire tégumentaire. Les enfants sont exposés, dans les premières années de leur vie, à des boutons et à des feux au visage, qui ne sont réellement nuisibles que par leur quantité ou leur trop longue durée. Du reste, la cause de ces éruptions plastiques qui inquiètent si souvent les parents est tout entière dans l'excessive activité des cryptes sébacées, dont l'action de sécrétion est favorisée par l'exaltation du système sanguin, toujours prédominant à cette époque de la vie. Ainsi donc ce ne sont pas ces efflorescences ou ces concrétions de matière sébacée brunâtre et presque adipocireuse qui se forment fréquemment sur la tête, sur les tempes, ou sur le front des enfants, qu'il faut combattre ou arrêter localement ; mais c'est la constitution générale qu'il faut modifier et diriger à l'aide des divers moyens de l'hygiène ; c'est surtout l'alimentation qu'il faut surveiller, car les croûtes au visage sont presque toujours occasionnées par l'usage d'un lait, ou trop épais, ou trop abondant, ou altéré. Il arrive souvent que la nature se débarrasse par ces croûtes des principes âcres du lait fourni par des nourrices trop fortes, trop bien nourries, ou sujettes à des diathèses morbides.

Les diarrhées du premier âge sont bien différentes de celles qui ont lieu dans la vieillesse. Elles dépendent de causes différentes qu'il est urgent de connaître et de bien apprécier. Tantôt la diarrhée est fonctionnelle, tantôt elle est morbide, tantôt enfin elle est critique, dépurative, révulsive ou médicatrice. Examinons.

La diarrhée est fonctionnelle : 1° lorsqu'elle se lie au développement des cryptes muqueuses intestinales ; 2° lorsqu'elle est occasionnée par la turgescence vitale que subissent les follicules gastro-intestinaux, turgescence qui coïncide ordinairement avec l'éruption des premières dents, et qui est encore précipitée et augmentée par l'état alors très actif de la circulation capillaire dans les organes digestifs. Ces sortes de diarrhées ont ordinairement pour caractère d'être extrêmement muqueuses. La diarrhée est morbide lorsqu'elle est provoquée ou entretenue soit par une cause morbifique, par un mauvais lait ou par des aliments mal appropriés aux forces digestives. Elle tient très souvent à ce que, perdant de vue qu'avant la première dentition le tube digestif ne peut guère supporter que du lait, qui est le seul aliment qui convienne à son organisation à peine ébauchée, on s'obstine à donner aux enfants des soupes et des bouillies qui chargent leurs organes sans nul profit pour l'économie, qui cherche toujours à s'en débarrasser par des selles copieuses qui occasionnent elles-mêmes des diarrhées. La diarrhée est souvent produite par le lait d'une nourrice trop âgée ou par celui d'animaux trop forts.

Dans d'autres circonstances, la diarrhée qui atteint les enfants parvenus à l'époque de la première dentition a un autre caractère et un autre but. Elle est comme une espèce de crise révulsive qui, en se fixant sur les intestins, a pour objet d'épuiser le trop-plein de la vie et de ruiner le travail inflammatoire qui s'opère du côté du cerveau ; elle est alors essentiellement médicatrice. Dans ce genre de crise, les enfants ont ordinairement les pommettes ardentes et comme frappées d'un rouge très vif ; la matière diarrhéique a aussi un caractère particulier, elle est d'un vert foncé. La diarrhée est symptomatique ou sympathique, lorsqu'elle est produite par l'extension de la turgescence du cerveau aux autres parties de l'économie et particulièrement à la muqueuse gastro-intestinale. Elle est très souvent chez les vieillards le résultat d'un écart de régime, d'une mauvaise digestion ou d'une digestion incomplète. Elle est quelquefois aussi le produit de matériaux insuffisamment élaborés et excrétés à l'état liquide, par suite du mauvais état des dents, de l'atrophie des cryptes mucipares intestinales, ou de la privation de salive nécessaire à la mastication, privation qui se rattache dans ce cas à l'atrophie des glandes salivaires. Beaucoup de lienteries mortelles n'ont pas d'autres causes chez les vieillards.

Les enfants et les vieillards sont sujets à des incontinences d'urine, mais la cause est bien différente pour les uns et pour les autres : l'incontinence d'urine tient chez les enfants à ce que la volonté n'est pas encore développée ; elle tient chez les vieillards à ce qu'elle se retire ou s'affaiblit. Dans la première enfance, la présence seule de l'urine, en excitant les contractions des muscles de la vessie alors très impressionnables, suffit pour déterminer l'écoulement de ce liquide sans que la volonté y prenne aucune part. Plus tard, lorsque la volonté se développe, lorsqu'elle essaie en quelque sorte ses droits sur la contractilité, les enfants peuvent jusqu'à un certain point, ou lâcher ou retenir leurs urines et régler pour ainsi dire les heures de la miction. Mais leur volonté est encore bien incertaine, leurs organes sont bien ignorants; ils n'ont pas encore l'habitude de les diriger, et il en résulte que pendant leur sommeil, et en l'absence de l'attention commençante, ils obéissent instinctivement aux impressions déterminées par l'action topique de l'urine sur les muscles contractiles de la vessie ; ils urinent donc, et quand l'incontinence s'ensuit, elle tient à ce que la volonté chez eux n'est point encore assez ferme ni assez ordonnée. Chez les vieillards, les mêmes effets se présentent, mais ils tiennent à d'autres causes : chez eux la contractilité et la volonté se retirent en même temps, et l'incontinence a lieu par cette double cause. Quelquefois aussi à l'incontinence d'urine succède la rétention, qui est encore dans ce cas un effet inévitable : elle peut tenir à ce que l'impressionnabilité est diminuée, ou bien encore à ce que la vessie, distendue par l'âge, demande pour l'expulsion des urines un effort que les organes trop affaiblis n'ont plus la force d'exécuter.

La formation des calculs vésicaux, si commune chez les enfants et chez les vieillards, a souvent pour causes des conditions qui se lient à l'état anatomique et fonctionnel des organes. Elle est déterminée chez les enfants par l'étroitesse du canal de l'urètre et par la petite quantité d'urine qui séjourne dans la vessie. L'étroitesse de l'urètre empêche l'expulsion des concrétions qui viennent des reins ou qui se forment dans la vessie, et la petite quantité d'urine qui se trouve dans la vessie ne produit pas un courant assez fort et assez rapide pour entraîner ces concrétions. Dans la vieillesse, au contraire, la formation des calculs vésicaux est favorisée par l'agrandissement de la vessie et par la difficulté d'uriner, qui tient, entre autres causes, à l'action trop faible des muscles. Du reste, chez les enfants comme chez les vieillards, la constitution chimique des urines entre pour beaucoup dans la formation des calculs vésicaux; elle en est même en quelque sorte la cause efficiente : ce qui prouve qu'il y a des indispositions, des lésions, des affections et des maladies qui ne peuvent éclater que pendant certaines périodes de la vie.

Les hydropisies sont des affections passives, souvent inévitables. Elles résultent d'exhalations vicieuses ou de lésions de sécrétion. Elles peuvent être occasionnées par des inflammations et par toutes sortes de mouvements, qui favorisent les lésions de sécrétion ou d'exhalation séreuse. Chez les enfants, elles sont secondées par la grande activité de la circulation cérébrale et par l'état ordinaire d'injection générale des méninges. Chez les vieillards, les œdèmes et les hydropisies tiennent au contraire à l'asthénie seule, aux obstacles à la circulation et à l'altération des organes qui concourent au jeu de la circulation. Elles sont encore favorisées par l'affaiblissement des fonctions des reins et de la peau, fonctions que l'on peut surexciter avantageusement dans ce cas, au point de faire quelquefois avorter des hydropisies commençantes.

La constitution chimique des humeurs, très variable selon les âges, prédispose également à des affections particulières : ainsi, par exemple, il est bien démontré que l'état saburral des voies gastriques est souvent une cause active d'affections vermineuses. Faut-il en tirer la conséquence que les vers se forment constamment au sein de la saburre ? Ce serait peut-être préjuger singulièrement. Dans tous les cas, il est certain que la formation des vers est essentiellement favorisée par des vices de sécrétion particuliers à l'enfance.

L'inflammation est la réaction la plus constante de l'économie. Elle est de tous les âges. Pourtant l'état général des enfants et les conditions de leur organisation les prédisposent particulièrement à ce genre de réaction. La nature l'emploie contre la plupart de nos maux et particulièrement contre les congestions, contre les amas muqueux ou bilieux, contre les miasmes et les venins, contre toutes les matières viciées qui obstruent les premières voies, enfin contre les cachexies strumeuses, scorbutiques ou syphilitiques, qui deviennent secondairement la cause de si grands désordres. De plus, l'excès de sécrétion des cryptes mucipares, des cryptes sébacées et des follicules intestinaux, entretient quelquefois des réactions inflammatoires de la peau ou des muqueuses que l'on doit regarder aussi comme fonctionnelles. Le travail d'accroissement qui s'opère dans les organes digestifs pendant tout le premier âge est encore une cause d'inflammation fonc-

tionnelle. Ainsi pendant le premier âge l'appareil digestif augmente chaque jour en longueur et en largeur; ses valvules conniventes s'agrandissent, ses cryptes mucipares se développent, ses
villosités s'allongent et se multiplient. Or, ce travail entraîne
nécessairement des changements dans le mode de sécrétion, et il
en résulte d'abord des amas d'humeurs et des congestions, et
consécutivement des inflammations qui ont pour objet de résoudre toutes ces congestions et de dissoudre les matières inutiles
ou dangereuses. Ainsi donc, parmi toutes ces inflammations qu'on
dit si redoutables, il y en a les deux tiers au moins qu'on doit
favoriser, et c'est ce que nous affirmons, nous autres hippocratistes qui voyons succomber chaque jour tant de victimes à la
suite des soins qu'on a pris d'étouffer médicalement chez elles les
efforts et les mouvements médicateurs d'une inflammation franche, légitime, nécessaire.

Dans l'âge moyen de la vie, l'appareil digestif est moins irritable et les réactions inflammatoires sont moins fréquentes aussi
de ce côté. Chez les vieillards, au contraire, la susceptibilité du
tube digestif recommence; mais elle tient à d'autres causes, et les
réactions, lorsqu'elles se déclarent, ne sont pas opérées par les
mêmes organes. Il est à remarquer aussi que les affections gastro-
intestinales occasionnent presque toujours chez les enfants des
réactions consécutives ou des affections secondaires qui ont en
quelque sorte leur raison d'être dans l'extrême susceptibilité de
leur système nerveux et dans l'espèce d'exaltation de leur système
circulatoire. Si de ces principes généraux nous passons maintenant aux applications, nous dirons que le travail organique
inflammatoire nécessaire pour l'évolution des dents, des os maxillaires et des glandes salivaires devient souvent par son exagération même une cause d'inflammation fonctionnelle, et que
beaucoup de stomatites n'ont pas d'autre origine. Nous ajouterons que quelques unes sont déterminées aussi par l'excès de
sécrétion des cryptes mucipares bucco-pharyngiennes.

Ainsi donc, depuis l'époque de la première dentition jusqu'à la
puberté, les enfants sont sujets à des inflammations aphtheuses
de la bouche, à des diarrhées muqueuses, à des leucorrhées, à
des eczémas humides qui affectent tantôt le cuir chevelu ou le
front, tantôt les oreilles, le menton ou les joues; en un mot, à
toutes sortes d'états accidentels anormaux qui ne constituent pas
des affections proprement dites, mais qui sont de simples mou-

vements dépuratoires ou des résultats d'organogénésie qui s'opèrent au milieu des organes. Et ce qui prouve surabondamment ce que nous avançons, c'est qu'au déclin de la vie tout ce système crypteux est frappé d'atonie et d'atrophie dans toutes ses parties, et cela par un mouvement en retour, par un mouvement de chute qui correspond parfaitement, mais dans un sens opposé, au mouvement de l'évolution ascendante, de l'évolution en progrès du premier âge. Voilà pourquoi, au dernier terme du mouvement parabolique de la vie, on ne voit plus ces affections aphtheuses et intestinales dont nous parlions tout à l'heure; elles ne sont plus de saison, si l'on peut s'exprimer ainsi, et d'autres affections les remplacent. Nous ne prétendons pas dire pour cela que les vieillards ne soient pas sujets à des affections intestinales; nous soutenons seulement que ces affections sont d'une autre espèce et qu'elles reconnaissent d'autres causes. En effet, les diarrhées des vieillards sont séreuses plutôt que muqueuses, et elles proviennent non pas d'une sécrétion exagérée de mucus, mais d'un excès d'exhalation. Chez les enfants, au contraire, la diarrhée est tellement muqueuse qu'elle présente souvent l'aspect de flocons.

Le coryza, la bronchite, les affections couenneuses ont souvent pour origine l'acte d'évolution des fosses nasales; voilà pourquoi tant de bronchites et de laryngites, en quelque sorte périodiques, commencent à la première dentition et ne se terminent réellement qu'à l'époque de la puberté; et ce qui prouve que beaucoup de ces affections se lient à l'état de turgescence vitale nécessaire à l'organogénésie, c'est qu'elles cessent aussitôt que la nature a terminé de ce côté son œuvre de développement organique. On peut aussi, du moins jusqu'à un certain point, considérer le croup comme un produit des mouvements et des actes d'organogénésie particuliers au jeune âge. Il est favorisé à cette époque de la vie par l'activité extrême du système capillaire, par la plasticité du sang, par l'exaltation des sécrétions crypteuses et par la tendance singulière que la phlogose couenneuse de la gorge semble avoir à se propager à tout le système des voies aériennes, comme l'a parfaitement démontré M. Bretonneau, de Tours, qui compare ce travail à celui de l'érysipèle ambulant.

On se rend parfaitement compte des laryngites qui ont lieu au temps de la puberté par le développement extraordinaire que prend le larynx à cette époque. Il est infiniment probable qu'elles ont pour objet de concourir au mouvement vital indispensable à la consommation de ce grand travail d'organogénésie. La vieillesse entraîne d'autres affections et d'autres réactions : elle amène d'abord l'état muqueux et passif des bronches, et ce flux muqueux, agissant ensuite comme le ferait un corps étranger, détermine consécutivement des bronchites qui compliquent ordinairement les maladies des vieillards et qui s'exaspèrent pour la moindre cause; souvent même les choses ne s'arrêtent pas là, et les bronchites dont nous parlons deviennent ultérieurement la cause de plusieurs affections du cœur, très fréquentes chez les sujets catarrheux, et qui tiennent chez eux aux secousses imprimées au système vasculaire par les accès de toux. Le grand affaiblissement de la circulation et de l'exhalation produit aussi chez les vieillards des amas d'humeurs et des congestions muqueuses qui donnent lieu à des affections locales, qui ne sont en réalité que des réactions fonctionnelles ou médicatrices. Puis tous ces états sont encore favorisés par l'épaississement des humeurs qui sont plus difficilement expectorées par suite de l'affaiblissement des muscles. La pneumonie fonctionnelle s'explique également bien chez les enfants et chez les vieillards. Elle est occasionnée chez les enfants par des congestions pulmonaires produites par l'exaltation de la circulation. Elle est chez les vieillards le résultat de l'atonie des appareils muqueux et circulatoires qui occasionnent des engorgements qui ne peuvent être détruits que par l'inflammation.

Le catarrhe vésical est favorisé, chez les vieillards, par la disposition anatomique du bas-fond de la vessie et par l'affaiblissement que l'âge apporte dans les forces vitales, particulièrement dans la contractilité; il est favorisé aussi par la congestion veineuse qui donne lieu si souvent à l'hémorrhagie vésicale sénile, congestion qui a son siége à l'extrémité intérieure du rectum. Enfin, une fois établi autour de la prostate et dans les tissus propres du col de la vessie, le catarrhe vésical détermine une inflammation fonctionnelle qui s'étend presque aux reins, et dont les efforts, par leur exagération, peuvent ajouter encore aux dangers du mal.

Le catarrhe vaginal auquel les petites filles sont sujettes dans l'intervalle des deux dentitions est le résultat du travail qui s'opère dans le système crypteux, et qui a pour objet d'imprimer à toutes ces parties une excitation nécessaire au mouvement

d'organogénésie. De même, beaucoup d'écoulements blancs, beaucoup de sécrétions séreuses ou muqueuses, dépendent de la
surexcitation communiquée aux organes sécréteurs ou exhalants
par la turgescence nécessaire à l'accomplissement de certaines
fonctions périodiques. Toutes ces affections sont, pour ainsi dire,
actives ou par excès d'action vitale. Dans la vieillesse, au contraire, les mêmes affections se représentent, mais elles sont passives, et elles ont lieu parce que l'énergie vitale n'existe plus
au degré suffisant. Enfin, c'est par une inflammation réellement
fonctionnelle que s'opèrent la cicatrisation de l'ombilic et l'oblitération des vaisseaux ombilicaux; mais quelquefois aussi par
son excès coïncidant avec la mauvaise nature des tissus, cette
inflammation devient ultérieurement la cause d'ulcérations dangereuses et de phlébites.

La fièvre, que nous considérons comme une fonction pathologique utile et médicatrice, est très commune chez les enfants, et
assez rare chez les vieillards. En revanche, elle dure peu et elle
est peu dangereuse chez ceux-ci, tandis qu'elle est plus grave et
plus tenace chez ceux-là. Certaines conditions anatomiques et
physiologiques expliquent parfaitement la fréquence de la fièvre
chez les enfants : la grande perméabilité de leurs tissus, leur
impressionnabilité excessive et leur extrême mobilité sont autant
de causes qui fomentent chez eux les réactions; aussi ont-ils la
fièvre pour rien, tandis qu'il est souvent très difficile de la provoquer et de l'obtenir chez les vieillards. Elle est accompagnée,
chez les premiers, de la surexcitation des organes gastriques et
encéphaliques; chez les seconds, au contraire, elle se surcompose d'accidents comateux et de collapsus, entretenus par des
congestions sanguines passives qui sont le résultat presque
inévitable de la prépondérance toujours croissante du système
veineux.

Les névroses ont ordinairement pour élément une grande exaltation de la sensibilité. Elles tiennent, entre autres causes, surtout au défaut d'énergie du système musculaire et sanguin, et au
défaut de proportion entre la propriété de sentir et celle de réagir.
Elles se lient aussi aux mouvements d'accroissement et d'état de
la vie. Fréquentes à l'âge de puberté, elles disparaissent presque
toujours à l'âge de retour. Elles tiennent encore à ce que la volonté n'est point assez forte pour régler et coordonner certains
mouvements qui s'exercent incessamment sans but et sans suite,

sous l'influence de mille causes diverses. Puis, une fois déclarées, les mouvements anormaux qui les caractérisent se reproduisent d'abord, parce que l'économie a la faculté de répéter périodiquement les mêmes actes, et ensuite parce que l'irritabilité s'accroît toujours par la répétition des actes qu'elle produit. C'est dans la seconde enfance que la nature s'essaie à la locomotion; elle met dans ce but à contribution deux systèmes différents, savoir : l'appareil nerveux incitateur et producteur, et l'appareil musculaire qui est l'agent direct et l'instrument du mouvement; mais ces deux systèmes ont également besoin d'être réglés par la volonté, qui est chargée de proportionner les effets et les moyens au but que l'économie se propose d'atteindre. Or, si la volonté fait défaut, les mouvements s'en ressentent, et ils s'accomplissent avec plus de promptitude que d'énergie et de suite. C'est ainsi que la chorée est quelquefois le résultat de l'état de faiblesse des organes qui ne sont pas soutenus et dirigés par la volonté. Quelques névroses tiennent aussi à l'état d'irritabilité dans lequel le système nerveux se trouve accidentellement; dans ce cas, elles sont presque toujours passives ou affectives.

On explique la formation d'une infinité de tissus anormaux par des vices ou par des altérations de nutrition. Dans ce cas, on peut prévenir le mal par une observation rigoureuse des lois de l'hygiène. La turgescence du système lymphatique prédomine dans l'enfance, et disparaît à l'âge de puberté, époque à laquelle elle est remplacée par celle du système artériel; les sécrétions muqueuses sont également propres à l'enfance. On peut donc, en réfléchissant à toutes ces conditions anatomiques et physiologiques, se rendre compte d'une foule d'affections qu'il serait imprudent de combattre, et qui se terminent d'elles-mêmes, après la tourmente critique des âges.

Les déviations de la taille tiennent, entre autres causes, à ce que l'accroissement du corps s'opère inégalement à la puberté, surtout chez les jeunes filles. En effet, plus des deux tiers de la hauteur gagnée dans un temps donné appartiennent au rachis, comme on peut aisément s'en convaincre, en mesurant d'abord le sujet assis, puis debout. De plus, à cette époque de la vie, le rachis est très flexible, et il en résulte que les cartilages intervertébraux deviennent plus facilement extensibles qu'en tout autre temps; néanmoins ces accidents sont encore plus communs chez les enfants lymphatiques et scrofuleux que chez les autres. La cachexie sénile est le symptôme du dernier état de détérioration. Elle tient à la dessiccation des tissus, à l'affaiblissement du système musculaire, à l'ossification des artères, à l'atrophie des organes, à l'épaississement des fluides et à la coagulation du sang, toutes conditions qui rendent la circulation et la nutrition tellement languissantes qu'elles ne suffisent plus aux besoins de la vie.

Nous avons dit que les déviations rachidiennes tenaient, chez les jeunes gens, à l'accroissement rapide et inégal des cartilages et des os vertébraux; nous ajouterons qu'elles sont produites, ou du moins secondées chez les vieillards par l'atrophie inégale des cartilages intervertébraux.

Il résulte de toutes ces propositions, que ce que les médecins appellent les maladies des âges, ne sont pas des maladies proprement dites, mais seulement des évolutions organiques indispensables ou inévitables, qui ont pour objet d'amener des changements dans les parties solides, dans les liquides, dans les forces vitales, et dans les fonctions.

Nous pouvons tirer un profit immense de toutes ces considérations. En effet, nous savons maintenant que, sans être malades précisément, chacun de nous est appelé à vivre successivement à l'état d'enfant, à l'état d'adolescent, à l'état d'homme, à l'état de vieillard, et, par conséquent, à subir les différentes manières d'être de ces divers états. Nous savons aussi que chaque âge de la vie, en nous conduisant au terme où tout doit aboutir, nous expose à mille indispositions, qui ne deviennent de véritables affections que par leur excès, par le mauvais traitement ou par le traitement inopportun que nous leur opposons, entraînés que nous sommes par la folle idée de vouloir guérir ou trop tôt ou trop vite ce qui n'a pas besoin d'être guéri, mais seulement d'être surveillé, conduit, dirigé. Du reste, Hippocrate établissait déjà, de son temps, une différence capitale entre les symptômes et la maladie : les symptômes étaient pour lui des phénomènes notables, tandis que la maladie était le résultat d'un concert d'action provoqué par la nature dans un but salutaire.

Retenons donc, dans l'intérêt des malades et pour le succès de notre pratique médicale, que l'entrée dans la vie est signalée par des indispositions que l'habitude et les progrès de l'âge font disparaître successivement : qu'ainsi, par exemple, la santé de l'enfant se fortifie à mesure qu'il s'accoutume à vivre dans le nouveau milieu où il est plongé; et qu'il s'habitue à respirer et à digérer, à mesure qu'il se débarrasse du méconium et des mucosités, dont ses poumons, son estomac et ses intestins, sont gorgés dans les premiers temps de son existence. Retenons que dans la seconde enfance il y a une foule d'affections qui tiennent soit à la faiblesse des organes (viscères, articulations, os); soit à l'abondance, ou à la disette des humeurs; soit à l'imperfection des appareils organiques et de leurs dépendances; soit à l'insuffisance de la volonté, qui ne sait pas encore régler l'exercice ou le mouvement de certaines fonctions; soit à l'exaltation ou au défaut de la sensibilité ou de la contractilité; soit à l'activité exubérante de la circulation ou bien à l'accroissement ou au développement trop brusque ou trop lent des parties; en un mot, à une foule de conditions qui apparaissent à un certain âge et qu'un autre âge efface. Retenons que beaucoup d'indispositions, parmi celles qui accompagnent la puberté, sont causées, ou par l'abondance et l'impétuosité du sang, ou par le défaut contraire, et qu'elles peuvent tenir aussi au développement incomplet des parties génitales; rappelons-nous que les affections de l'âge mûr ont souvent pour causes ou pour éléments l'épaississement inévitable du sang, l'embonpoint et la surabondance des humeurs; qu'un grand nombre d'affections dépendent, chez les vieillards, du desséchement des solides, de la rareté, de l'altération ou de l'affaiblissement des humeurs, de la diminution ou de l'abolition des forces vitales, sensitives ou motrices; sachons qu'il y a des indispositions particulières aux vierges, aux nouvelles mariées, aux femmes enceintes, aux femmes en couches, aux nourrices, aux femmes qui ont atteint l'âge critique, et aussi aux femmes qui arrivent ou trop tôt ou trop tard à ces états, à ces fonctions suprêmes auxquelles la nature a soumis les personnes du sexe. Enfin, n'oublions jamais que le genre de vie, la profession, les mœurs et les habitudes sont autant de causes qui, pendant ces différentes époques, agissent encore comme des conditions très actives.

L'état incomplet ou imparfait des organes est, comme nous l'avons déjà dit, une cause d'indisposition ou de complication de maladie, mais il ne constitue pas une maladie proprement dite. Citons des exemples. L'étroitesse de la glotte, chez les enfants, est une circonstance fâcheuse, en ce qu'elle rend l'occlusion plus facile et plus dangereuse dans les affections où la muqueuse du larynx est tuméfiée. Elle l'est encore en ce qu'elle oppose une résistance à la sortie des mucosités qui devraient être rejetées, et qui occasionnent, de la part de l'économie, des réactions plus fortes et plus soutenues; mais, malgré cela, l'étroitesse de la glotte ne doit pas être considérée comme une maladie, mais simplement comme un vice organique, et rien de plus.

Chez les vieillards, certaines conditions anatomiques viennent compliquer aussi quelques scènes morbides. Ainsi, l'étroitesse des poumons, l'ossification des cartilages costaux, le rétrécissement de la poitrine, sont autant de causes qui rendent difficile, impossible ou lent le rejet des humeurs, dont l'accumulation est quelquefois une source d'affections et toujours une complication grave. Parfois, aussi, le développement imparfait du canal digestif et de ses dépendances est la véritable cause de certaines diarrhées lientériques, qu'on est souvent à même de rencontrer chez les enfants; et par une sorte d'opposition, l'état sénile des mêmes organes, l'atrophie de la muqueuse intestinale et des glandes mucipares, occasionnent chez les vieillards des lientéries, des coliques, et des vents.

Faisons remarquer encore que certaines actions physiologiques ou pathologiques ne peuvent s'exercer qu'autant qu'elles sont secondées par une ferme volonté. Telle est, entre autres, l'action d'expectorer, de rejeter les urines ou les matières fécales. Aussi qu'arrive-t-il, quand la volonté fait défaut, en pareille circonstance? Il arrive parfois de grands accidents; ils ont lieu chez les enfants parce que la volonté n'existe pas encore, et chez les vieillards parce que la volonté n'existe plus ou n'a pas assez d'énergie. C'est en réfléchissant à toutes ces considérations pratiques, que le médecin peut asseoir un pronostic vraiment médical, et reconnaître s'il a affaire à une indisposition, à une affection, à une maladie, ou seulement à des opérations d'organogénésie ou de désorganogénésie; si telle ou telle affection peut être guérie, si elle peut l'être tout entière ou seulement en partie; si les forces de la nature suffisent pour obtenir la guérison, ou s'il faut employer les ressources de l'art; enfin, si l'affection surpasse les efforts réunis de la nature et de l'art. Puis, cette grande méthode nous apprend encore que la nature suscite souvent des mouvements irréguliers, mais que ces mouvements ont un but, une tendance, une fin, et que, lorsqu'ils sont bien dirigés, ils aboutissent ordinairement à un résultat favorable; et, par conséquent, qu'il faut favoriser les tendances de la nature quand elles sont salutaires, et savoir respecter encore certains mouvements vicieux lorsqu'ils sont devenus familiers par une longue habitude.

Et maintenant qu'il nous soit permis de le dire : Si nous comptons autour de nous tant de victimes humaines, il faut s'en prendre à l'ignorance, dans laquelle une foule de médecins, d'ailleurs fort instruits, se trouvent à l'endroit des lois générales qui conduisent la nature. Il faut s'en prendre aussi à la fausse prudence des familles, qui exige qu'on agisse d'une manière efficace, tantôt sur le mouvement critique de l'adolescence dont elle voudrait précipiter l'époque, tantôt sur le mouvement encore plus critique du retour, dont elle voudrait éternellement retarder le terme. Enfin, il faut se rappeler que mille catastrophes ont lieu parce que nous nous laissons effrayer par une sollicitude mal entendue, et qu'en présence des indispositions les plus simples, nous craignons toujours de ne pas faire assez, ni assez bien, ni assez tôt, ni assez vite.

Des lésions organiques nécessaires.

Parmi ces affections nous citerons l'anévrisme, l'hypertrophie, la chlorose et la fistule à l'anus, qui sont considérées comme des affections salutaires par des hommes d'une grande science, par Guattani et par MM. Piorry et Trousseau. Guattani dit textuellement dans son excellent ouvrage *De externis anevrysmatibus manu chirurgica methodice pertractandis* (Romæ, 1772), « que l'anévrisme est souvent une lésion tellement nécessaire et médicatrice, que si des moyens mécaniques rendaient impossible la dilatation anévrismale, l'économie serait en danger et finirait par succomber. »

D'autre part, il est certain que dans quelques circonstances et par un art qui n'appartient qu'à elle, la nature prévient la rupture de certains anévrismes, en obviant au danger de leur amincissement, au moyen d'un revêtement qu'elle forme autour d'eux à l'aide de couches membraneuses : or, quelle ne serait pas l'erreur de ceux qui, trop confiants au stéthoscope et jugeant des choses vitales par leurs oreilles, prendraient ces revêtements salutaires pour des affections organiques, alors qu'ils ne sont que des modifications accidentelles, que des additions de conformation très utiles?

M. Piorry a démontré qu'en cas d'absence ou de perforation de la cloison du cœur, l'hypertrophie des cavités droites est un état

organo-pathologique nécessaire, indispensable même pour assurer le mouvement et le jeu de la circulation. Il a prouvé aussi
que toutes les fois qu'il existe un obstacle mécanique à la progression du sang, obstacle qui résulte dans le plus grand nombre des
cas du rétrécissement des ouvertures du cœur, il est extrêmement
avantageux que le cœur augmente à la fois et de volume et de
force. Or, c'est précisément ce qui a lieu dans l'hypertrophie, qui,
dans ce cas d'abord et dans beaucoup d'autres, doit à cause de
cela être complétement respectée. M. le professeur Piorry soutient encore que l'hypertrophie et la dilatation du cœur sont
presque toujours les conséquences de quelques obstacles à la
circulation existant ou dans les orifices, ou dans les vaisseaux, ou
dans les organes, et il en tire cette conclusion qu'elles sont utiles
dans ce cas à l'exercice des fonctions. Nous sommes donc, dans
cette circonstance, autorisés par les vues de ce savant observateur à classer l'hypertrophie et la dilatation plutôt parmi les
accidents favorables que parmi les lésions organiques.

Selon M. le professeur Trousseau, la chlorose est une affection
favorable et prophylactique dans certains cas. Elle empêche ou
elle ralentit l'explosion de la phthisie pulmonaire, en plaçant
l'économie dans des conditions telles que les causes occasionnelles ont moins d'action sur le développement des tubercules.
Nous ajouterons, d'autre part, qu'il y a une foule d'observations
savamment recueillies qui prouvent que la fistule à l'anus est
parfois un émonctoire naturel établi par la nature médicatrice, et
que sa guérison a souvent déterminé l'explosion subite d'une
phthisie pulmonaire mortelle. Enfin, il y a une infinité de mouvements fonctionnels qui, avec toute l'apparence du mal, aboutissent en dernier ressort à des résultats très salutaires à l'économie. Ces mouvements appartiennent à la classe des réactions
dont nous nous occuperons plus tard.

Faisons remarquer encore que, chez les jeunes enfants, beaucoup d'actes fonctionnels qui exigent le concours du système
musculaire empruntent les formes convulsives propres aux
mouvements de cet âge, et que ces mouvements irréguliers
tiennent tout simplement à ce que l'équilibre organique et le
rhythme vital ne sont pas encore établis entre les forces sensitives
et motrices et la volonté qui doit les régler. Voilà pourquoi le
hoquet et les convulsions sont si communs chez les enfants; voilà
pourquoi la toux, le pleurer et le rire prennent si souvent chez

eux le caractère spasmodique. Parmi les affections inévitables qu'il faut simplement adoucir ou rendre supportables, nous devons citer l'ascite des vieillards : elle tient à la vieillesse et elle est parfaitement en rapport avec elle; car, comme M. le professeur Piorry l'a fort bien fait observer, elle a souvent pour point de départ une hypertrophie causée par un rétrécissement produit lui-même par une affection des artères.

Dans ce chapitre nous avons eu pour objet de fixer l'attention sur ce point de doctrine très important, qu'il y a une foule d'indispositions et d'affections réputées morbides et traitées comme telles qui ne sont que des mouvements organisateurs ou inévitables qu'on ne doit pas combattre, mais qu'il faut, au contraire, respecter tout en les surveillant. Réfléchissez à ce point de vue que nous vous signalons, adoptez-le, arrêtez-vous-y, et vous aurez sous la main une mine féconde à exploiter. En effet, rien n'est plus gros d'avenir, rien ne présente plus de champ à l'esprit qui réfléchit que cette façon de considérer la pathologie. Nous vous avons indiqué le chemin et le but ; engagez-vous dans cette voie nouvelle, dépensez-y votre force et votre savoir, et vous en recueillerez les plus grands avantages.

Jusqu'ici on n'a parlé que vaguement et timidement de la nature médicatrice ; on ne s'est point attaché à rapprocher dogmatiquement tous les faits qui attestent sa puissance ; on ne s'est point appliqué à en présenter le système. Eh bien, que ce travail s'accomplisse, car c'est à cette condition seulement qu'on élèvera la science médicale à la hauteur d'un monument durable dont nous désirons que ce livre soit dès aujourd'hui une des pierres d'attente.

Ainsi donc, au lieu de nous épuiser à chercher cadavériquement comment la nature abat les êtres vivants, attachons-nous, au contraire, à reconnaître par quels efforts et par quels moyens elle les guérit. Posons le principe, les actes et les lois de toute guérison. En un mot, faisons une bonne histoire de tous les faits de la nature conservatrice et médicatrice, et nous ferons quelque chose de plus utile que tout ce qui apparaît journellement sous les sombres livrées de l'anatomie pathologique dont la voix ne murmure guère que les tristes exploits de la mort !

CHAPITRE XII.

DE L'ACTION MÉDICATRICE OU DE LA RÉACTION.

> Natura invenit sibi vias non ex cogitatione, et
> inerudita existens facit quæ expediunt.　(Hipp.)

On ne saurait se faire une idée juste de l'action médicatrice, si l'on ne savait d'abord et parfaitement ce que c'est que l'action morbide. C'est pourquoi nous allons revenir encore sur ce que nous avons déjà dit à ce sujet.

L'action morbide, ou l'affection, est un des temps, un des éléments de l'état morbide; c'est le groupe de symptômes qui exprime la modification imprimée à l'économie par une cause morbique quelconque; or, comme toute cause contient son effet, il en résulte que l'action morbide est tout entière dans la cause qui la produit, et que sa nature proprement dite tient à la fois, et de la nature de la cause morbifique qui lui a donné naissance, et de la nature de l'économie qui en subit l'effet. D'autre part, l'action morbide ne s'établit que dans des circonstances données et lorsqu'il y a une certaine affinité entre la cause morbifique et l'économie; or, cette loi est très importante à connaître, car elle nous fournit le moyen de troubler l'affection, en faisant naître des conditions qui lui sont défavorables, ce qui, soit dit en passant, constitue une des plus grandes ressources de la thérapeutique raisonnée.

Ces deux expressions, action morbide et affection morbide, sont en quelque sorte synonymes; l'une et l'autre indiquent l'état de l'économie affectée passivement dans ses organes ou dans ses fonctions : c'est-à-dire l'état de l'économie souffrante rendu appréciable par des phénomènes et par des mouvements que l'on nomme symptômes et qui ne sont que le cri des organes affectés, que l'écho réfléchi du trouble ou du désordre opéré dans l'économie par une cause morbifique qui exerce son action à travers la sensibilité et par la sensibilité. L'action morbide ne dure qu'autant que la cause morbifique qui la produit est en rapport avec les forces de l'économie. Dans le cas contraire, c'est-à-dire quand la cause morbifique est trop violente ou trop délétère, elle épuise rapidement la faculté de sentir et de réagir, et elle détruit tout ensemble les humeurs, les tissus, les forces vitales, et elle consomme ainsi la perte des malades. Nous ne saisissons guère que les effets de l'action morbide; quant au travail qui les produit, il nous échappe presque toujours. Ce que nous savons, c'est qu'il a pour résultat ordinaire d'altérer ou de détruire nos tissus, de décomposer nos humeurs et de ruiner nos forces.

L'action médicatrice est un des deux éléments qui composent tout état morbide: c'est l'ensemble des phénomènes de réaction; c'est le groupe des symptômes conservateurs ou médicateurs; c'est le contre-appareil de l'action morbide; c'est la nature médicatrice exerçant son action sur l'affection; en un mot, c'est la nature aux prises avec le mal qu'elle s'efforce de réparer. Nosologiquement parlant, l'action médicatrice est un mouvement fonctionnel, un acte vital simple comme la vie, et compliqué comme elle, qui relève de la puissance radicale, et qui a pour objet soit d'expulser un agent morbifique, soit de neutraliser son action, soit de réparer le mal qu'il a pu produire dans les organes ou dans les fonctions; ce qui indique déjà qu'il y a des réactions expulsives ou éliminatrices, des réactions neutralisantes et récorporatives. L'action médicatrice prend sa source dans la constitution et dans les forces mêmes du malade. Elle est, ou du moins elle doit toujours être en rapport avec l'action morbide.

L'action médicatrice est simple, composée ou compliquée; elle produit des mouvements qui ont pour objet, les uns d'indiquer le mal, les autres de le détruire ou d'en réparer l'effet. Ce sont tantôt des sueurs, des éruptions, ou des dépôts; tantôt des inflammations, des hémorrhagies, des hydropisies, des expectorations, des vomissements, ou bien des excrétions surabondantes d'urine ou de matières fécales; toutes choses que l'on combat trop souvent comme des accidents fâcheux, alors qu'il faudrait les respecter, les favoriser prudemment, ou du moins les diriger médicalement. Néanmoins il y a des circonstances où les mêmes états sont purement et absolument morbides; il faut donc, dans ces circonstances, les combattre, les réprimer, les étouffer. Du reste, c'est au médecin qu'il appartient exclusivement d'indiquer ces différents cas, parce que lui seul est à même de juger et de décider la question, en analysant sévèrement les dépositions du diagnostic anatomique et du diagnostic médical: du diagnostic anatomique qui révèle l'état de l'économie affectée passivement; et du diagnostic médical qui indique, au contraire, l'état de l'économie affectée activement, c'est-à-dire le mode de réaction ou de médication adopté et suivi par l'organisme luttant activement contre la cause morbifique, ou le mal produit par elle.

Toute action médicatrice est réglée par une loi qui préside au développement, à la succession et à la terminaison des mouvements fonctionnels qui lui sont propres. D'autre part, pour que l'action médicatrice remplisse tout son objet, il faut qu'elle soit exécutée par les organes les plus convenables et les plus aptes à cet objet. Il faut qu'elle soit en rapport avec l'action morbide et les effets de cètte action. Il faut enfin qu'elle dure assez de temps pour opérer tout le bien qu'elle est appelée à produire; car, comme l'a dit le docteur Blaud, de Beaucaire, une réaction plus ou moins éloignée de l'organe dans lequel elle doit s'exercer pour se montrer efficace serait sans effet comme sans but : tardive, elle serait inutile; prématurée, elle serait nuisible. Enfin, elle ne serait pas moins vaine ou dangereuse, si elle s'arrêtait trop tôt, ou si elle était trop longtemps prolongée. Il faut donc qu'elle soit assujettie à des lois qui en règlent le siége, l'époque, la nature, l'intensité, la marche, le mode, la durée; et c'est ce qui a lieu en effet, comme le démontre l'ordre constant des phénomènes morbides dans les différentes espèces pathologiques; de sorte que l'on peut conclure que ces phénomènes sont déterminés par des lois invariables qui y président, et que, par conséquent, ces lois existent incontestablement, et qu'elles sont pour l'objet de la puissance conservatrice d'une nécessité rigoureuse.

Toute action médicatrice s'opère en vertu des lois vitales; elle varie en raison de la cause qui l'a produite et des organes chargés du travail de la réaction. De plus, l'âge, le sexe, la manière de vivre, la constitution, la profession, le climat et la saison viennent à leur tour imprimer une foule de modifications à l'action médicatrice, et c'est ce qui explique toutes ces variétés et toutes ces anomalies apparentes qu'on rencontre dans l'exercice de la médecine, et qui font souvent le désespoir des meilleurs praticiens. L'action morbide a pour résultat de désorganiser les tissus, de détruire les organes, d'altérer les humeurs, d'épuiser la vitalité. L'action médicatrice, au contraire, a pour but de combattre l'agent morbifique, de s'opposer aux tendances de son action destructive et de réparer le mal qu'elle a pu faire. Ainsi l'action morbide est destructive, et l'action médicatrice est réparatrice; l'action morbide c'est le mal, l'action médicatrice c'est le bien;

l'action morbide ouvre la scène, c'est le commencement de l'état morbide; l'action médicatrice complète cet état et le termine. Ainsi l'action morbide ne forme pas à elle seule ce qu'on appelle une maladie, mais elle est simplement un de ses éléments, elle est comme son premier degré; l'action médicatrice ne constitue pas non plus la maladie, mais elle est également un de ses éléments, elle en est le deuxième degré; enfin toutes les deux ensemble, par leur opposition et leurs luttes, constituent la maladie proprement dite. Ainsi donc la maladie naît de l'état morbide, mais elle n'existe complétement que par la réaction, et il faut, pour qu'il y ait maladie, qu'une action morbide et une action médicatrice consomment leur travail. Quand l'action morbide n'est pas suivie de l'action médicatrice, le danger est immense; quand il n'y a plus d'action médicatrice, les ressources de la vie sont éteintes et la mort est inévitable. L'action morbide et l'action médicatrice prennent l'une et l'autre mille formes différentes, puis de leurs rapports naissent les maladies diverses et leurs variétés nombreuses.

L'action morbide est produite par la cause morbifique, l'action médicatrice est produite par la force vitale; elles parcourent ensemble leurs différentes phases, elles sont même très souvent dans les rapports exacts de la cause à l'effet. Une fois que l'action médicatrice est établie, l'état morbide est constitué, et alors la maladie poursuit sa marche. Cette marche est lente ou rapide, simple ou composée, régulière ou irrégulière, selon les circonstances. En général la réaction est égale à l'affection en intensité et en durée. Pourtant de même qu'il y a des individus qui s'emportent pour rien, et par le fait seul de l'impétuosité de leur caractère, de même il y a des organisations qui réagissent pour rien par suite de l'exubérance ou de l'exaltation de leurs forces. Si l'action morbide est plus forte que l'action médicatrice, le malade succombe; si au contraire, l'action médicatrice est plus forte que l'action morbide, la guérison a lieu. Cependant l'action médicatrice peut aussi devenir destructive par son excès même. L'affection et la réaction donnent souvent lieu par leurs mouvements à des produits nouveaux et à des altérations organiques qui agissent comme des causes morbifiques, et qui déterminent consécutivement des réactions nouvelles : on compte parmi ces produits beaucoup de congestions et des dégénérations organiques. Il arrive souvent que la réaction dure au delà du terme nécessaire pour la production de la guérison ; mais c'est toujours un mal, car, pour que la réaction soit efficace, il faut qu'elle ne pèche ni par excès, ni par défaut, ni par irrégularité.

La puissance de l'action médicatrice est démontrée : 1° par la faculté qu'a l'organisme de réparer ses pertes, en transformant les matières alibiles en matières vivantes destinées à remplacer les matières qui se dissipent par l'exercice de la vie ; 2° par la propriété qu'il possède aussi de cicatriser ses plaies et de fermer ses blessures ; 3° par la faculté qu'il a d'altérer, de détruire et d'expulser, après les avoir décomposés, les agents morbifiques les plus violents et les plus délétères. L'action médicatrice est tantôt expulsive ou élémentaire, tantôt neutralisante ou altérante, tantôt cicatrisante ou récorporante, selon qu'elle produit l'expulsion des principes morbifiques, ou qu'elle détruit, neutralise ou altère ces principes morbifiques, ou bien qu'elle répare le mal occasionné par eux. Toutes nos parties sans exception concourent et participent à l'action médicatrice. Cependant les systèmes vasculaire, cutané, cellulaire, muqueux, musculaire et glandulaire sont ceux qui prennent la plus grande part aux mouvements de réaction.

Parmi les ressources de l'action médicatrice nous devons citer : 1° une foule de mouvements automatiques, d'instincts, de goûts, d'appétits ou de dégoûts qu'il faut savoir respecter et favoriser ; 2° l'habitude qui, comme une seconde nature, adoucit beaucoup de maux, rend plus supportable les affections les plus douloureuses, et suspend même l'action des poisons comme l'histoire de Mithridate nous en offre un exemple. En effet, il arrive souvent que, sous le bénéfice de la nature, les malades éprouvent des dégoûts invincibles pour des aliments ou pour des remèdes qui leur seraient présentement nuisibles, tandis qu'ils subissent un entraînement irrésistible pour des choses qui ne leur conviennent que par exception et dans le moment actuel. D'autre part, il est bien reconnu qu'en cherchant à guérir certaines affections que l'habitude a rendues supportables, on s'expose à faire éclater une foule d'affections beaucoup plus graves que celle qu'on essaie à tort de combattre.

La fièvre est un des plus puissants moyens de guérison employés par la nature ; l'art n'en a pas de plus précieux, soit pour prévenir certaines maladies, soit pour les guérir. Mais la fièvre a toujours besoin d'être surveillée et dirigée, car elle peut elle-même déterminer consécutivement une foule d'affections. C'est en vertu d'une loi de l'action médicatrice que s'établissent les éruptions et les suppurations éliminatrices; les hémorrhagies, les diarrhées, les expectorations et les urines critiques; les adhérences salutaires, les cicatrisations et les récorporations. Enfin, il n'est pas jusqu'à la gangrène que l'action médicatrice ne puisse guérir! Ainsi donc, alors même que l'art succombe, on peut encore compter sur la nature.

L'érysipèle est quelquefois aussi un moyen médicateur. Voici ce que dit à ce sujet M. le docteur Louis Barre, professeur agrégé de la Faculté de médecine de Montpellier :

« Je ne puis résister au plaisir de citer un fait qui prouve l'heureuse influence que peut exercer un érysipèle sur la terminaison des maladies internes. Ce fait a eu lieu à Saint-Éloi. Le nommé Récipion présentait tous les signes d'une méningite avec épanchement. Sa maladie avait résisté à toute sorte de moyens, et il semblait voué à une mort certaine lorsqu'on vit paraître à la face un érysipèle qui envahit cette région et tout le cuir chevelu, et y détermina une tuméfaction énorme! Dès ce moment, tous les symptômes cérébraux disparurent; l'exanthème parcourut rapidement et régulièrement toutes ses périodes, et dix jours après son apparition le malade était en pleine convalescence. »

C'est encore à l'action médicatrice qu'il faut rapporter tous ces mouvements merveilleux qui ont pour résultat de produire tantôt des articulations nouvelles partout où deux surfaces osseuses sont en contact immédiat; tantôt de nouveaux canaux circulatoires quand la nature ou l'art ont obstrué les anciens; tantôt enfin la formation de certains os, comme les recherches du docteur Heine le démontrent.

Telles sont les principales ressources de l'action médicatrice ; tels sont, si l'on peut s'exprimer ainsi, les remèdes naturels qui suffisent ou qui suffiraient à l'homme s'il était plus attentif au cri de la nature et moins enclin à chercher bien loin ce qui est en quelque sorte pour lui à hauteur d'appui. Du reste, les ressources de la nature ont été non seulement les premiers fondements de l'art de guérir, mais elles sont encore aujourd'hui et plus que jamais, du moins pour les bons esprits, les grandes réserves du médecin. L'art médical est entièrement appuyé sur elles, la science aussi; et l'on n'est réellement médecin utile et habile qu'autant qu'on sait diriger et conduire les forces admirables de la nature, suivant les conditions et les événements relatifs au malade et à la maladie.

La chimie est venue éclairer de ses vives lumières l'histoire médicale de l'action médicatrice. En effet, il résulte des expériences qui ont été faites par le docteur Coze, professeur et doyen de la Faculté de Strasbourg, que la nature, qui tend toujours à se débarrasser de ce qui lui est contraire ou nuisible, a véritablement des voies de prédilection pour l'expulsion de tel ou tel principe dangereux ou morbifique. Le célèbre professeur de Strasbourg affirme : 1º que les substances volatiles, introduites dans l'économie, tendent à être éliminées par les appareils organiques qui donnent dans l'état physiologique des sécrétions gazeuses ou des vapeurs, c'est-à-dire par les poumons et par la peau ; 2º que les substances qui renferment des principes identiques avec ceux qui font normalement partie d'une sécrétion sont éliminées par les organes qui président à cette sécrétion ; 3º que les substances qui entrent dans la composition d'un organe, étant données comme médicaments, se portent vers ce même organe ; 4 que parmi les matières étrangères à la constitution normale des solides et des fluides de l'économie animale, il en est qui obéissent dans leur action à ce qu'on pourrait appeler leur *caractère chimique général;* qu'ainsi les substances acides sont rejetées par les sécrétions acides, etc. Or, si l'on réfléchit à tous ces faits de la nature médicatrice attestés par un homme très consciencieux et d'une haute valeur scientifique, on ne peut se défendre d'admettre qu'une cause générale agissant comme cause dirigeante préside constamment à tous ces mouvements, à tous ces phénomènes, et que les divers effets de cette cause qui discipline tous les actes vitaux constituent inviolablement les lois vitales proprement dites.

L'action médicatrice est sujette à des erreurs. Il arrive souvent que trop forte ou trop faible, trop rapide ou trop prolongée, ou bien dirigée sur des parties peu convenables, ou entreprise par des organes affaiblis ou surexcités ou par des appareils incapables, elle s'ajoute au mal, devient souvent plus terrible que lui et quelquefois même occasionne la mort du malade ! Mais tel est aussi le sort des meilleures choses, et les plus belles victoires coûtent du sang !

Dans quelques circonstances, le vice de la réaction tient à ce que la force vitale fait sans motifs des efforts très violents. Elle provoque alors ces mouvements tumultueux que Van Helmont appelait les fureurs et les folies de l'archée : *exorbitationes, furores archei*... Dans d'autres cas, la réaction augmente le mal par les altérations matérielles qu'elle produit, altérations qui durent plus longtemps que le désordre occasionné par la cause morbifique. Quelquefois elle contracte des habitudes de durée qui sont un mal par elles-mêmes. Enfin, comme les fonctions physiologiques, les fonctions pathologiques sont incessamment exposées à mille vicissitudes et conditions variées qui peuvent les modifier favorablement ou défavorablement, d'où il résulte qu'on peut troubler les mouvements de l'action morbide et de l'action médicatrice, comme on peut déranger les mouvements de la santé. Or tout ceci témoigne assez de l'étendue et de la difficulté de notre art : *ars longa*, comme disait Hippocrate. Aussi, pour se reconnaître dans un pareil dédale, il faut remonter des effets aux causes, des causes aux lois, des lois aux principes, voilà pour la science ; il faut remonter ensuite des causes et des effets morbides aux indications thérapeutiques, et des indications thérapeutiques aux méthodes thérapeutiques, c'est-à-dire aux moyens curatifs, pharmaceutiques, chirurgicaux et médicaux : voilà pour l'art.

Dans tout état morbide, il y a des efforts nuisibles et des efforts salutaires. Le premier devoir du médecin est de chercher ce qui est naturel et ce qui ne l'est pas ; ce qui est affection ou réaction, état de santé ou de maladie ; ce qui est nuisible ou salutaire, nécessaire ou inévitable, selon les diverses conditions de temps, de lieu, d'habitude, d'âge ou de tempérament. Puis, si l'état du malade se complique et s'aggrave, le médecin doit s'attacher à distinguer si le mal est curable ou incurable ; s'il l'est en partie ou en totalité ; s'il l'est par la nature seulement ou par la nature aidée de l'art. Enfin le médecin doit pouvoir indiquer d'avance les maladies qui sont plus fortes que l'art ; celles qui sont au-dessus de l'art et non de la nature ; celles qui sont au-dessus de la nature et non de l'art ; celles enfin qui cèdent aux efforts de la nature et de l'art combinés. Il résulte de toutes ces considérations sur les forces de la nature et de l'action médicatrice, qu'il y a des malades plutôt que des maladies, et par conséquent qu'on doit moins se préoccuper du siége des maladies que des organes ou des appareils qui opèrent les réactions. Du reste ce mot *de siége*, appliqué à la maladie, n'est guère exact qu'autant qu'il s'agit soit des altérations organiques produites par les causes morbifiques, soit des altérations matérielles occasionnées par les réactions, mais il ne convient nullement quand on veut désigner l'action morbide ou l'action médicatrice; car, dans ces diverses circonstances, il n'y a point de siége, dans l'expression anatomique du mot, mais il y a seulement un foyer d'affection ou un foyer d'action médicatrice. L'action médicatrice est simple, composée ou compliquée. On peut partir de là pour établir trois classes des réactions, savoir : des réactions simples, des réactions composées et des réactions compliquées.

Les réactions simples comprennent tous les mouvements simples, indicateurs du mal ou auxiliaires de la nature médicatrice, mouvements ou effets qui se manifestent par la douleur, par le soupir, le bâillement, le ris, l'éternument, le hoquet, l'action d'étendre les bras, l'appétence ou le dégoût pour certains aliments, pour quelques boissons, ou pour des remèdes; par la toux, le spasme, le vomissement, l'évanouissement et enfin par une foule de mouvements automatiques instinctifs.

Les réactions composées embrassent la classe entière des inflammations et des fièvres qui, à elle seule, comprend les deux tiers de certains ouvrages de nosologie; puis une grande partie de la classe des névralgies et des névroses.

Les réactions compliquées comprennent tous les mouvements prophylactiques, palliatifs et médicateurs qui composent, d'une part, ce que nous appellerions volontiers les affections qu'il est dangereux de guérir; et de l'autre, les affections *utiles*, c'est-à-dire certaines affections que l'on doit toujours respecter et quelquefois entretenir ou favoriser.

Avant de prouver que nos douleurs sont très souvent des états salutaires, nous croyons devoir fixer l'attention sur un fait important, à savoir : que la santé imparfaite est notre lot et notre partage ordinaire. En effet, la santé parfaite est comme le bonheur parfait; elle est représentée dans la vie de l'homme par la ligne verticale dans l'oscillation du pendule, ligne qui n'a pour elle qu'une position et un instant, tandis que la santé imparfaite, ligne faiblement oblique, et la maladie, ligne fortement oblique, ont pour elles un nombre infini d'instants et de positions! Mais en toute chose, l'imperfection légère est supportable. La santé n'échappe pas à cette règle. Quelques indispositions ne l'altèrent pas, de même que quelques nuages ne suffisent pas pour troubler la santé de l'atmosphère; or, l'atmosphère toujours changeante

et mouvante, c'est l'image de la vie toujours changeante et tou
jours en mouvement.

De la douleur.

« Dolor amarissimum naturæ pharmacum ægro vita
prospicit. »   (SYDENHAM.)

Dans tout état morbide, c'est l'action morbifique qui ouvre la
fièvre ; mais c'est ordinairement la douleur qui annonce cet état.
Elle veille comme une sentinelle avancée à notre propre conservation, et son but est de nous avertir de la présence de l'agent
morbifique et de son action. C'est ainsi que la nature fait tout
concourir à son but, tout jusqu'à la douleur, qui est souvent le
dernier excès du plaisir, comme le plaisir est le commencement
de la douleur.

La douleur débute par un simple prurit, par une démangeaison, un malaise vague, un sentiment profond et irrésistible d'inquiétude, puis elle devient, en raison des circonstances, en raison
de l'âge ou des parties qui en sont le siège, tantôt gravative, pon-
gitive ou tensive ; tantôt contondante, mordicante, rongeante,
aiguë ou déchirante.

La douleur est, selon le cas, idiopathique, essentielle, sympathique, locale, générale, critique. Elle produit deux sortes d'effets
généraux : des effets passifs ou affectifs et des effets actifs ou médicateurs. La douleur guérit et la douleur tue ; elle donne ou retient
le courage. *Virescit vulnera virtus*. Elle est souvent un remède, et
toujours la gardienne active de la vie. Si elle est trop brusque,
elle peut foudroyer la vie en un instant ; si elle est trop violente,
elle jette l'âme dans une inquiétude déchirante ; elle occasionne
les angoisses, les délires, les convulsions, la paralysie, la gangrène ou la mort. Si elle est continuelle, elle détruit l'existence
peu à peu, comme la goutte d'eau détruit le rocher, non pas en
tombant fortement, mais en tombant toujours ! Elle ébranle le
système nerveux dont elle épuise le fluide ; elle cause des
spasmes, elle attire les fluides à la manière des ventouses, elle
trouble ou arrête la digestion, elle en corrompt les produits, elle
allume la fièvre.

Chaque douleur produit des effets qui lui appartiennent : La
douleur de tête ôte l'appétit, donne des nausées, et détermine
quelquefois le vomissement ; la douleur des yeux produit le même
effet ; la douleur d'oreille empêche d'avaler. La douleur est parfois
indicatrice du mal : celle de l'épaule indique une affection du foie,

celle du sein, une affection de la rate, celle du genou, une affection du mésentère, enfin, celles de la tête et du sein, lorsqu'elles persistent ensemble, annoncent souvent une affection de la matrice.

Mais la douleur est aussi un remède, et souvent, un remède
très héroïque. La nature semble l'avoir mêlée à ses moyens conservateurs, comme elle a mêlé dans l'air l'oxygène et l'azote, c'est-
à-dire l'élément actif de la vie au germe empoisonné de la mort.
La douleur est parfois le remède de la douleur. Elle ranime le feu
vital au foyer même de la vie, elle donne de la force, elle déplace
la sensibilité excessive, en portant l'irritation sur des parties moins
nobles et moins essentielles à la vie. Tantôt elle fixe sur un endroit
convenablement choisi une humeur vague ou errante; tantôt elle
atténue une douleur violente, en l'épuisant par une irritation
révulsive.

Ainsi donc, la douleur, qui nous inspire tant d'effroi, est parfois
un bien suprême et souvent une des plus grandes ressources de
la nature. Bien plus, sans elle nous ressemblerions à ces blocs de
marbre qui bravent l'éternité des siècles, mais qui ne vivent pas.
Enfin, la douleur nous révèle le concert de la vie, et elle nous
montre l'accord des moyens les plus opposés avec le but principal,
avec le maître but de la nature, qui est la conservation de la vie.
Il résulte de ces faits qu'il faut surveiller la douleur, la modérer
ou l'exciter, selon les cas, mais qu'il ne faut l'arrêter complète-
ment qu'autant qu'elle dépasse certaines limites. Une chose, du
reste, très consolante, c'est que les grandes douleurs ne durent
pas et que l'habitude émousse promptement le trait des petites
douleurs. Les grandes douleurs finissent vite, dit Hippocrate,
parce qu'elles refroidissent ou tuent la partie lésée, tandis que les
douleurs lentes l'enflamment. Montaigne a reproduit plus tard
cette proposition dogmatique dans son langage nerveux et concis:
« Une vive douleur, dit-il, ne dure pas longtemps; elle met bientôt
fin à soi ou à toi. » Effectivement, les grandes douleurs ne sauraient
durer, parce qu'elles épuisent et tarissent la source de la sensibilité, et que l'économie, pour souffrir comme pour jouir, a besoin
de refaire ses forces par le repos.

C'est le cerveau qui sent et qui juge la douleur. *Dolores fiunt in
sensu et intellectu,* a dit Aristote. Mais le cerveau ne sent la douleur qu'autant qu'il jouit de toute son intégrité, comme Galien l'a
formellement exprimé dans cet aphorisme frappant de vérité:
Qui dolentes aliquid corporis parte dolorem non sentiunt, iis mens

ægrotat. Il est donc probable que l'enfant ne souffre point dans le sein de sa mère, parce que son cerveau est encore trop faible et trop imparfait, et qu'il faut un certain développement organique pour sentir même la douleur.

Il n'est pas nécessaire pour souffrir que les agents de la douleur soient très énergiques; il suffit que la sensibilité soit modifiée, augmentée, diminuée ou pervertie. Il suffit que nous soyons affectés dans l'état de nos forces, soit en plus, soit en moins, et encore l'acuité de la douleur dépend moins de l'état de la partie affectée que de l'idiosyncrasie de cette partie. De plus, nos parties ont une sensibilité inégale et, en chacune d'elles, la faculté de sentir ne répond pas à tous les moyens d'excitation. En un mot, il y a pour nos solides, comme pour nos liquides, une espèce de sensibilité élective.

En général, les transitions brusques sont des causes de trouble et de douleur; il ne faut pas s'exposer, sans précautions, à l'action d'un foyer ardent lorsqu'on a eu grand froid; il ne faut pas manger abondamment quand on a jeûné longtemps, ou que l'on a un très grand appétit. Il ne faut pas boire avec avidité, quand on a grand soif. En un mot, il ne faut jamais surprendre la nature, car le coup qui nous frappe brusquement, quoique faible, est souvent plus dangereux que les perturbations les plus graves, qui s'opèrent sous l'action insensible du temps, attendu que les fonctions se plient assez facilement au nouvel état du corps et que le mal, lui-même, s'efface sous l'action lente et mesurée de la nature toujours active et toujours médicatrice. L'art emploie souvent la douleur, tantôt pour réveiller la sensibilité qui s'éteint, tantôt pour attirer et fixer le mal sur un point moins important. Elle est d'un grand secours dans les affections soporeuses avec résolution des forces; souvent même dans ce cas elle est le seul moyen qu'on puisse employer avec succès contre les maladies. Toutes nos parties peuvent recevoir, dans ce but, l'action de la douleur, mais, comme les intestins sont les derniers organes mourants, c'est sur eux qu'il faut porter les derniers coups dans les cas graves et désespérés. Les révulsions, tentées de ce côté, sont presque toujours efficaces, et leur effet est parfois suivi d'un succès complet. La peau se prête merveilleusement aussi à la dérivation, et pour obtenir ce résultat, on l'excite, on la rubéfie, on détruit son épiderme, on va même jusqu'à détruire l'épaisseur de son derme, par la brûlure.

Il faut une grande habileté pour employer la douleur avec succès. Il faut surtout savoir se régler sur la nature, car on ne s'égare pas avec elle et son conseil est toujours le meilleur. Prenons-le donc pour modèle, et nous verrons que, régulière jusque dans ses anomalies, elle gradue la douleur dans sa violence, autant que dans sa durée. Elle la jette par intervalles et elle lui imprime un caractère d'autant plus aigu, qu'il est moins durable. Or, notez-le bien, il y a une bien grande leçon dans cette prudente lenteur de la nature. Dieu veuille qu'elle ne soit pas perdue pour certains opérateurs, trop impatients, qui mettent toute leur confiance dans la pulpe de leurs doigts! Qu'ils se rappellent que les douleurs produites par l'art doivent être ménagées comme celles de la nature; qu'il est dangereux d'opérer trop vite, et que dans le cas où la douleur est trop aiguë, on parvient à diminuer le danger qu'elle entraîne, en prolongeant la durée de l'opération. C'est pour avoir oublié de mettre en pratique ces documents précieux que beaucoup de chirurgiens ont vu périr subitement, et en quelque sorte sous l'instrument, des malheureux qu'avec plus de prudence, ils auraient peut-être arrachés à la mort. Il est à remarquer que ce sont surtout les hommes très robustes qui périssent de la sorte; c'est qu'une salutaire défaillance ne vient point à leur secours : or la défaillance, c'est la sensibilité qui se sauve et qui nous sauve.

Ce serait sans doute ici le cas de parler des moyens anesthésiques, en si grande vogue aujourd'hui ; mais nous nous contenterons de dire que nous croyons avant tout à l'utilité de la douleur, même sous le coup des grandes opérations chirurgicales, et nous nous abstiendrons quant actuellement de prendre part à un débat fameux, dont la dernière et suprême solution pourra malheureusement se faire attendre encore bien longtemps !

Cependant, grâce aux belles expériences de M. Flourens, de l'Institut de France ; grâce aux savantes leçons pratiques du docteur Lucien Baudens, inspecteur du service de santé des armées, il est presque impossible aujourd'hui d'éprouver de graves mécomptes dans l'emploi du chloroforme : on peut donc oser un peu plus d'endormir la douleur, mais que ce soit toujours en suivant avec la plus minutieuse et la plus constante attention, les effets progressifs de l'agent anesthésique, parfois si cruellement rapides...! et en ayant les yeux toujours fixés sur cette échelle de la vie, si bien notée par le célèbre secrétaire perpétuel de l'Académie des sciences,

Selon M. Flourens., l'action du chloroforme se porte directement aux lobes cérébraux et le *patient perd d'abord connaissance;* elle s'étend de là au cervelet, ot *il perd l'équilibre de ses mouvements;* elle gagne les racines postérieures de la moelle épinière, et *il perd le sentiment;* elle arrive aux racines antérieures de la moelle épinière, et *il perd le mouvement;* enfin, elle atteint la moelle *allongée où la vie se concentre,* et, à un degré de plus, *il s'éteint!!* (1).

Le soupir, le bâillement, le hocquet, le ris, l'éternument, la toux, l'action d'étendre les bras, sont des mouvements médicateurs du genre le plus simple; ils raniment l'économie en excitant l'action du poumon et le jeu de la circulation. La nature donne à l'aide du soupir un calmant à la chaleur suffocante, un aiguillon à la circulation, un soulagement à l'inquiétude, un remède à la difficulté de respirer, et de plus, elle augmente encore la puissance de la vie en favorisant l'accès de l'air vital. Le bâillement produit les mêmes effets, seulement comme il est plus long èt plus prolongé que le soupir, il en résulte qu'il est encore plus salutaire et plus promptement médicateur. L'action d'étendre les bras agit à peu près de la même manière : elle donne à la circulation plus de mouvement et contribue de la sorte à dissiper les engourdissements. La toux est également un mouvement médicateur: elle expulse par l'expectoration tout ce qui, par sa qualité ou par sa quantité, pourrait irriter les poumons, ou opposer un obstacle au libre exercice de la circulation : ce qui prouve combien est grande l'erreur de ceux qui ne voient dans la toux qu'un symptôme, ou qu'une affection toujours identique. Loin de là, la toux est au contraire une réaction qui s'élève contre tout ce qui peut affecter passivement la trachée-artère, le larynx, le poumon, le pharynx ou l'estomac. Ainsi un air irritant, la chaleur, le froid, et même la présence dans l'estomac de matières âcres ou corrompues, sont autant de causes morbifiques auxquelles la nature dans sa réaction oppose la toux. Elle est encore déterminée par la sécheresse des parties membraneuses imparfaitement recouvertes de mucus, ou bien par le rapport mutuel des parties, c'est-à-dire par les sympathies. Mais la toux devient souvent un mal par son excès. Dans ce cas elle occasionne des secousses qui

(1) On est autorisé à employer le chloroforme dans les grandes opérations : 1° quand la force de la douleur l'emporte sur la force physique du malade; 2° quand l'immobilité du malade est une condition essentielle de l'opération.

dérangent le mouvement de la respiration, échauffent le sang et précipitent la circulation outre mesure; quelquefois elle provoque des hernies, des avortements, des congestions et des suffocations. L'éternument est aussi un moyen médicateur; il chasse, il dissout le corps nuisible, et il est très utile sous ce rapport dans les affections des yeux, de la gorge et du nez, en expulsant la matière morbifique qui affecte douloureusement ces parties. Telles sont les principales réactions simples; elles se mêlent souvent aux réactions composées ou compliquées.

Quelques mouvements automatiques instinctifs et certains ébranlements nerveux forment, avec les névralgies, les inflammations et les fièvres, ce que nous appelons assez arbitrairement les *réactions composées*... Le besoin de marcher est très souvent instinctif chez les malades, et il constitue un assez bon moyen de guérison. En effet, l'exercice, qui n'outrepasse pas la mesure des forces, imprime de la vigueur aux organes, leur donne au moins du ton, et détruit les douleurs légères. C'est pourquoi Asclépiade voulait qu'on balançât les malades dans un lit suspendu, lorsqu'ils ne pouvaient eux-mêmes prendre de l'exercice et se donner du mouvement. Et vraiment, la nature nous met sur la voie et par l'instinct nous donne en ceci de très bonnes leçons. En effet, que fait-on quand on s'est heurté contre un corps dur? On agite et l'on secoue instinctivement la partie blessée. Que fait-on quand on souffre d'une violente migraine? On porte instinctivement la main à son front et on le presse fortement. Enfin, quelle est l'attitude des personnes qui éprouvent de violentes coliques? Elles se courbent sur elles-mêmes, et elles se serrent fortement le ventre. Eh bien, tous ces mouvements automatiques sont, en définitive, instinctifs et salutaires, car la compression est, sinon le remède infaillible, du moins le calmant le plus sûr de ces sortes de douleurs. Or, c'est sans doute par une imitation réfléchie de ces mouvements irréfléchis que les anciens avaient coutume d'ordonner la compression de la tête, dans la céphalalgie, et de faire appliquer, dans ce but, des ligatures sur les maxillaires inférieurs et sur les tempes. Van Swieten guérissait les spasmes nerveux des extrémités par la compression, et Théden employait les mêmes moyens contre les ulcères variqueux. La compression est très salutaire encore dans quelques douleurs aiguës et inflammatoires. On est parvenu, par son secours, à calmer des douleurs réputées au-dessus des ressources de la nature.

Certains ébranlements nerveux doivent être considérés non seulement comme des conditions indispensables à l'exercice complet de la vie, mais encore comme de précieux moyens médicateurs. Nous en appelons, sous ce rapport, à la science et à l'expérience de Girtaner, de Brown et de La Case. Ils nous enseignent que, pour vivre, il faut des sensations et des mouvements, et que, dans l'état de maladie, il faut souvent avoir recours à l'exagération même du sentiment et de la sensation pour recouvrer la santé. Ainsi, le médecin est à même de puiser de grandes ressources dans l'excitation de telle ou telle sensation, de telle ou telle affection morale ; et ceci nous laisse déjà entrevoir qu'il doit y avoir des visions et des folies utiles. Or, s'il en est ainsi, et nous sommes très disposé à le croire, la manière d'exciter les passions et d'en diriger l'effet médicateur deviendra un jour tout un art, et l'on provoquera, par des moyens actuellement trop négligés, certains spasmes et certains mouvements nerveux qui agiront comme des remèdes. Alors l'aphorisme de Boerhaave sera plus souvent écouté : *Non semper quærenda est medicina ex materie medica et per pharmaca* (Boerhaave).

Les mouvements tumultueux de l'inflammation et de la fièvre sont bien souvent des excès nécessaires à la guérison des maladies ; la nature les emploie pour expulser les causes morbifiques, pour corriger les humeurs, pour purifier et pour cuire les crudités, pour adoucir les âcretés, pour résoudre les engorgements, détruire les congestions et dissoudre les obstructions ; en un mot, pour parvenir à son but solennel, qui est toujours la conservation de la santé et la guérison de la maladie. Le spasme constitue quelquefois un état morbide, mais c'est, en quelque sorte, par exception, car le plus souvent il est, comme Hoffmann et Gaubius l'ont fait observer, un des moyens dirigés par la nature, pour détourner, repousser ou détruire le mal ou la cause du mal. Nous en dirons autant des convulsions, qui ne sont que des spasmes prolongés, et des espèces de fièvres nerveuses.

Nous donnons le nom de *réactions compliquées* à ces mouvements combinés auxquels presque tous les appareils organiques concourent, à différents degrés, par une sorte d'insurrection, et qui ont pour but de détruire tantôt une dyscrasie invétérée, tantôt une action morbide permanente ; ou bien une habitude vicieuse de l'organisme ; ou bien encore, un état morbide aigu ou chronique. Ces soulèvements généraux de l'organisme ont été reconnus et bien jugés par Hippocrate, par Asclépiade, par Celse et Galien, parmi les anciens; par Stahl, Hoffmann, Raymond, Lory et Dumas, parmi les modernes.

Ces réactions forment, en se combinant, des mouvements qui varient, selon les circonstances, et ces consentements, ces insurrections unanimes et salutaires que nous appelons ici *maladies*, pour nous conformer à l'acception généralement consacrée, constituent tantôt des affections prophylactiques et tantôt des affections curatives. Les premières ont pour objet d'empêcher l'explosion de quelques maladies graves; les secondes ont pour but de lutter contre certaines affections aiguës ou chroniques qu'elles seules peuvent guérir: il s'ensuit que les unes doivent être considérées comme des affections qu'il serait dangereux de guérir, tandis que les autres forment une classe à part de maladies utiles qu'il ne faut jamais essayer de guérir. Il résulte encore de là que, dans ces diverses circonstances, l'art du médecin consiste moins à juguler les maladies, comme le vulgaire se l'imagine, qu'à les traiter selon les règles de l'art, c'est-à-dire qu'à les *conduire habilement*, en favorisant les mouvements qui se montrent selon les lois médicatrices de la nature (*quæ secundum naturam*), et en combattant, au contraire, les efforts qui se montrent en opposition avec les tendances ordinaires de la nature (*quæ præter naturam*). Telle est, sur ce point, la vraie science médicale; elle a toujours été comprise ainsi par les plus grands maîtres, et nous l'avons constamment retrouvée, sous une forme ou sous l'autre, dans les meilleurs ouvrages. Gaubius a dit, après une longue et consciencieuse pratique de la médecine : « Il y a des maladies qui ne troublent pas les fonctions vitales; or, ou elles sont incurables, ou il y aurait du danger à les guérir, parce que du moment où elles sont devenues familières, par une longue habitude, elles ne peuvent plus nuire, et elles peuvent, au contraire, être très utiles. »

Parmi les réactions prophylactiques, nous devons citer les mouvements pathologiques qui amènent en temps d'épidémie des sueurs abondantes, des hémorrhagies, des flux de ventre salutaires. La gale, les éruptions dartreuses et même la syphilis sont quelquefois aussi d'excellents préservatifs contre les maladies régnantes, c'est-à-dire contre les agents toxiques qui produisent les épidémies; et l'on peut ajouter que beaucoup de médicaments ne nous guérissent réellement qu'en nous rendant malades, c'est-à-dire qu'en produisant en nous certains mouvements anormaux qui sont tout simplement de vrais mouvements pathologiques.

Parmi les réactions compliquées, nous comptons d'abord les fièvres avec vomissement, avec diarrhée, avec hémorrhagie, ou dépôts critiques ; puis certaines affections périodiques, annuelles, bisannuelles, septennales, qui ont si bien pour objet de corriger certains vices ou états de l'économie, que lorsqu'on vient à les combattre dans leur développement, on voit infailliblement survenir des accidents qui très souvent coûtent la vie à ceux qui ont eu l'imprudence de leur opposer un traitement intempestif.

Il résulte de tout ce que nous avons dit, qu'il faut s'appliquer souverainement à distinguer les maladies utiles de celles qui ne le sont pas, et qu'il est souvent indispensable d'avoir recours à la production artificielle de certaines maladies, quand il s'agit de guérir des affections chroniques. Pour plus de détails, on pourra consulter les chapitres de notre *Philosophie médicale*, intitulés : *Des maladies utiles ; de la nature médicatrice ; de la doctrine des crises et des jours critiques.*

CHAPITRE XIII.

DE LA MALADIE PROPREMENT DITE.

> « Quæ faciunt in homine sano actiones sanas, eadem
> in ægro morbosas. »   (HIPPOCRATE.)

Il n'y a pas de mot en médecine qui ait reçu plus d'acceptions différentes que le mot *maladie;* on en pourra juger par l'énumération suivante :— Hippocrate a dit : La maladie est l'état de l'incommode ou l'incommodité ; l'homme est malade quand il ne peut pas exercer normalement ses fonctions naturelles et animales, et quand il n'éprouve pas le bien-être, εὐαισθησία. Selon Alcmæon, de Crotone, la maladie est le désordre des forces dont l'harmonie constitue la santé. Selon Platon, c'est le désordre dont l'harmonie est indispensable. Pour Asclépiade, c'est l'anarchie des corpuscules invisibles. Selon Galien, c'est un état dans lequel les fonctions sont troublées. Selon Sylvius, c'est une réaction des sels (?). Selon Sydenham, *c'est un effort* de la nature travaillant de tous ses moyens et de toutes ses forces à l'expulsion de la cause morbifique. « Morbus nihil aliud est, quam naturæ conamen materiæ morbificæ exterminationem in ægris salutem omni ope molientis. » Selon Reil, c'est une manière d'être de l'organisme opérée par les causes morbifiques qui ont converti les opérations ordinaires en opérations anormales. Selon Gaubius, c'est l'état du corps vivant dans lequel il ne peut exercer, suivant les lois de la santé, les actions qui lui sont propres; ce sont les excès, les défauts et les changements quelconques des choses nécessaires au corps et à ses parties pour l'exercice régulier des fonctions; c'est le combat de la nature pour sa propre conservation. Selon Brown, c'est une lésion de l'irritabilité. Selon Pinel, la maladie doit être considérée non comme un tableau toujours mouvant, un assemblage incohérent d'affections renaissantes qu'il faut sans cesse combattre par des remèdes, mais comme un tout indivisible depuis son début jusqu'à sa terminaison, un ensemble régulier de symptômes caractéristiques et une succession de périodes avec une tendance de la nature *le plus souvent favorable* et quelquefois nuisible. Selon Broussais, toute maladie est une irritation, et cette irritation a toujours son siége dans l'estomac ou dans les intestins, et le plus souvent dans tous les deux à la fois. Selon Virey, la maladie est le résultat de la puissance médicatrice; c'est tantôt une réaction de nos organes vivants soulevés contre le mal; c'est tantôt un désordre de mouvements ou un défaut d'équilibre aspirant à rentrer dans l'unité harmonique de la santé. Selon M. le professeur Chomel, la maladie est un changement notable soit dans la position ou la structure des parties, soit dans l'exercice d'une ou de plusieurs fonctions relativement à la santé habituelle de l'individu. Selon M. Requin, dans le sens absolu, il y a maladie dès qu'il existe dans la structure du corps ou dans le jeu de ses fonctions une modification quelconque contraire à l'ordre normal, voilà le πάθος des anciens; dans un sens plus restreint, la maladie proprement dite est un état dans lequel une ou plusieurs fonctions subissent une altération notable relativement à la santé habituelle de l'individu; c'est là le νόσος de la médecine grecque. Selon Barthez, une maladie est une modification du principe vital; une *sorte de fonction propre à l'état pathologique*, qui, comme les fonctions de l'état physiologique, a *un but et consiste* dans un concours d'actions harmoniques régies par des lois primordiales. Cette fonction peut développer son énergie ou n'avoir pas lieu; elle peut prendre aussi une exagération et une prédominance fâcheuses qui dépassent le but; alors elle embarrasse ou elle pervertit la marche de la nature au lieu de la faciliter. C'est ainsi que l'école de Montpellier comprend aussi le mot *maladie*. Selon M. Cayol, toute maladie est une réaction de l'organisme contre une cause accidentelle de trouble. On appelle aussi maladie, tout dérangement dans les organes ou dans leur action. Enfin, selon d'autres auteurs, la maladie c'est une lésion survenue soit dans les conditions chimiques, physiques ou mécaniques de l'organisme; c'est l'imperfection des fonctions normales de l'homme ou une altération de l'état matériel de ses éléments; c'est une lésion de l'organisme amenant par suite un trouble dans les fonctions; c'est l'état opposé à la santé; c'est l'état malsain du corps; c'est une affection de la vie; c'est la lésion d'un ou de plusieurs organes; c'est le trouble ou le dérangement soit des fonctions, soit des organes ou des humeurs, soit dans la totalité du corps humain, soit même du principe auquel on rapporte la poésie!

On a encore défini la maladie, tantôt d'après la cause qui la produit ou d'après le siége qu'elle occupe; tantôt d'après un seul symptôme, ou d'après l'altération supposée, connue ou entrevue, des humeurs ou du sang. Puis chaque doctrine régnante a modifié l'acception du mot *maladie*. Ainsi, du temps du mysticisme, la maladie était représentée comme une punition des dieux; leur vengeance en était la cause première, et l'on regardait la maladie comme l'expression de leur colère. Sous le règne du dogmatisme, chaque dogme en faveur fut appelé à donner tour à tour le premier et le dernier mot de la santé et de la maladie; sous celui du solidisme toutes les définitions prirent leur appui et leurs termes dans la mécanique et dans la physique; sous celui de l'humorisme, toute maladie avait pour cause l'altération des humeurs; sous celui du pneumatisme, le *pneuma*, les airs et les vents donnèrent la solution de tous les faits et de toutes les définitions pathologiques; sous celui de l'empirisme, l'observation vulgaire engendra mille définitions grossières; sous celui du scepticisme, peu s'en fallut qu'on ne doutât de l'utilité des définitions et des formes du langage; sous celui de l'éclectisme, les définitions prirent les couleurs d'un habit d'Arlequin, on mit un peu de tout dans les moindres explications; sous celui de Brown, toute maladie consistait dans la faiblesse des solides et la pauvreté des liquides; sous celui de Broussais, toute maladie consistait dans les diverses formes de l'inflammation devenue en quelque sorte un nouveau Protée; sous celui de l'organisme, la lésion de l'organisme expliquait tout, et les définitions empruntèrent leurs expressions aux sciences physiques ; sous celui de l'animisme, l'âme était le type de toutes choses, et toutes les définitions offraient un caractère mystique. Enfin, sous le règne du vitalisme, qui a constamment survécu à tous les systèmes et qui reparaît sans cesse sur leurs ruines, la maladie est considérée comme une réaction de la vie, comme un effort de la nature opéré et dirigé contre une cause morbifique dans le but de la détruire, de conserver l'organisme et de réparer les pertes qu'il aurait pu éprouver.

Que dirons-nous de toutes ces définitions si différentes, si heurtées et si souvent opposées? Nous dirons que toutes énoncent une partie de la vérité, mais qu'aucune, excepté la définition des vitalistes, ne la donne tout entière ; que toutes sont à la fois exactes sous quelques rapports et infidèles sous d'autres ; enfin, qu'il n'y en a pas qui remplisse toutes les conditions imposées par la logique, qui veut que toute bonne définition indique tout ensemble la nature, le moyen et la fin de la chose définie. Ainsi donc, entre toutes, la définition donnée par Barthez est incontestablement la seule vraie. En effet, elle relève du fond même de la médecine, elle prend sa source dans ses plus utiles enseignements, et elle est aujourd'hui universellement approuvée par tous les maîtres de la science et de l'art ; ils en font la devise de leur pratique, la dernière raison de leur conscience et la base fondamentale de leur enseignement. Cette définition repose sur la notion expérimentale que nous avons des ressources de la nature médicatrice, c'est-à-dire de cette force intérieure et providentielle qui préside à tous les mouvements de la vie, force ou puissance en vertu de laquelle elle éloigne ce qui lui est nuisible et attire ce qui lui convient. Or, c'est pour obtenir ce résultat, que la nature organise pendant la tourmente d'un état morbide des mouvements nécessaires souvent très compliqués, et parfois des mouvements héroïques qu'on ne peut attribuer ni à la cause du mal, ni à l'action des remèdes, mais à un instinct particulier qui a pour objet de défendre la vie et qui dans ce but organise une série de mouvements qui tendent si visiblement à la guérison que nuls autres ne seraient plus convenables, ni mieux adaptés au genre de maladie et à l'état présent du malade, qui comprend, comme nous l'avons dit très souvent, toutes les conditions relatives au sexe, à l'âge, au tempérament, aux habitudes, aux occupations et aux idiosyncrasies.

Quant à la définition de M. Cayol, la maladie est une réaction de la vie contre une cause de trouble, la maladie est une fonction accidentelle, elle est parfaitement juste, mais elle n'est pas complète, car elle ne fait connaître que l'action médicatrice, c'est-à-dire que le rôle de la nature dans cet état complexe que l'on nomme *maladie*, et elle laisse dans le vague relativement à l'affection qui, de concert avec l'action médicatrice, constitue la maladie proprement dite. Quoi qu'il en soit, elle a le grand mérite de fixer l'attention sur un des temps les plus importants de la maladie, sur le temps de la réaction si peu connu du reste du plus grand nombre.

Avant Hippocrate, et pour les médecins des premiers temps, les phénomènes de toute espèce que les divers symptômes révèlent dans l'économie souffrante, n'étaient que des phénomènes passifs, affectifs, destructeurs, que des maux dans toute l'acception du terme, que des désordres pleins de dangers qu'il fallait en toute circonstance et combattre et détruire. N'entrevoyant pas, ne reconnaissant pas la *contre-partie de l'état morbide, celle qui constitue les phénomènes actifs ou médicateurs*, ils ne saisissaient ni la liaison ni le but d'une foule de mouvements et de phénomènes qui, au milieu du désordre apparent, tendent incessamment à un résultat heureux au rétablissement de la santé. Pour eux, par conséquent, toute la médecine consistait dans la notion empirique du rapport existant entre tel ou tel état morbide considéré en masse, et tel ou tel médicament qui était réputé posséder la propriété de le guérir.

Avec Hippocrate, l'horizon médical prit tout à coup un tout autre aspect. A force de réfléchir sur la constitution de l'état morbide, Hippocrate reconnut le bien à côté du mal, et de ce moment tout devint clair et palpable. Il proclama le fait de la nature médicatrice, comme le fait culminant et fondamental de la médecine. Il démontra que la santé comme la maladie n'étaient que deux manières d'être de la vie, et il prouva que l'homme n'avait pas seulement le fatal privilége de sentir et de souffrir, mais qu'il avait aussi la faculté de réagir activement et utilement contre ses impressions et ses souffrances, et qu'il possédait tout ce qu'il lui fallait pour se guérir. A la vérité, Hippocrate n'a pas donné une définition complète de la maladie, mais le premier entre tous il en a signalé les éléments; car, après avoir livré à l'admiration de tous ses magnifiques peintures des maladies, il a dit : « Il y a au sein de nous-mêmes un principe, une force, une nature (ἐνορμῶν), qui est l'*âme de tous nos mouvements*. Cette puissance est formatrice, conservatrice et médicatrice; c'est elle qui guérit les douleurs, les blessures et les maladies. Or nous devons surtout nous attacher à distinguer, à interpréter et à imiter son action; car celui-là seulement est médecin, c'est-à-dire le vrai ministre de la nature, qui sait distinguer au milieu de la multiplicité des mouvements et des phénomènes ce qui appartient à l'affection et ce qui appartient à la guérison; ce qui est utile ou contraire; ce qu'il faut craindre ou ce qu'il faut espérer; enfin ce que l'on doit respecter et ce que l'on doit repousser. » Hippocrate a dit encore: «Si la nature se suffit à elle-même contre le mal ou la cause du mal, le médecin doit rester spectateur; si, au contraire, la nature fléchit, s'il est à craindre qu'elle ne succombe, le médecin doit venir à son aide; si elle répugne, il ne doit rien entreprendre. »

Il résulte donc des premiers enseignements du père de la médecine que tout n'est pas désordre ou danger dans ce qu'on nomme les maladies, et, par conséquent, que le véritable rôle du médecin prudent et éclairé se réduit à observer, à imiter et à diriger la nature dans les maladies d'après les leçons qu'il a reçues d'elle-même dans les diverses circonstances. En un mot, il est constant que la médecine est à la fois et la science de la vie et l'art de diriger prudemment les forces et les moyens de la nature, et que c'est dans la nature de l'homme et dans l'imitation des actes de cette nature que se trouvent la règle et le principe de toute médecine. Cependant Hippocrate a dit aussi : « La nature dans les maladies est sujette parfois à des erreurs, à des écarts et à des excès; il faut, par conséquent, apprendre à les connaître pour les combattre et pour en triompher. Il faut connaître les moyens, les ressources et les limites de la nature; et quand le médecin est suffisamment éclairé sur toutes ces choses, il jouit de l'immense avantage de pouvoir marcher franchement à un but certain et évident. »

Que ceux qui débutent dans la carrière difficile de la médecine étudient donc attentivement la nature, le cours et l'état des maladies, et dans toutes ils reconnaîtront au milieu d'une tourmente réelle, une tendance à l'ordre et partant un but et des mouvements salutaires, là où trop de médecins ne voient qu'une série de phénomènes passifs ou destructeurs, qu'une suite d'accidents ou d'évolutions morbides; ils verront que cette puissance médicatrice discipline une foule de mouvements qui ont pour objet de coopérer à une même fin, à la guérison. En résumé, il est incontestable qu'Hippocrate a élevé la médecine à la hauteur des sciences les plus exactes. C'est lui qui, après avoir examiné, étudié, coordonné, comparé, jugé, épuisé et classé tous les faits si nombreux et si divers de la médecine pratique, a dogmatiquement formulé cette grande vérité source de tant d'autres, savoir que le corps vivant est soumis à des lois particulières qui relèvent de la nature même de l'économie; que ces lois sont très compliquées et qu'elles ont pour but la conservation, la guérison et la propagation de l'individu; c'est lui qui a signalé le premier l'unité des forces de la vie, et donné le nom de nature à cette cause inconnue dans son essence, mais très saisissable par ses effets, qui est la source et le lien de tous les mouvements organiques et vitaux; qui est à la fois une et infiniment variée; qui fait participer tout le corps aux mêmes affections; qui n'a qu'un but, qu'un effort, et qui lie l'organisme tout entier par une sorte de sympathie universelle. Ainsi donc, Hippocrate doit être regardé comme le véritable fondateur de la vraie médecine, car la médecine tout entière ressort évidemment du développement logique de ces dogmes principaux, qui contiennent tous les autres et dont l'axiome fondamental, *natura morborum medicatrix*, est réellement le principe et la fin.

Du reste, si vous voulez savoir jusqu'à quel point le vitalisme s'infiltre dans les esprits, lisez dans la *Gazette médicale* ce que M. Jules Guérin a dit lui-même de la maladie.

« La maladie, dit ce savant médecin, c'est la fonction modifiée, pervertie, détournée de son but normal, mais continuant à être animée, impulsionnée par la force radicale qui anime et impulsionne la fonction normale. Il n'y a de différence entre l'une et l'autre, que dans les causes secondaires, que dans les conditions intercurrentes qui viennent changer les produits définitifs. Ainsi, la fonction morbide ou maladie, n'est plus le résultat de la modification des altérations organiques, mais l'origine même, la condition génératrice de cette modification. Il n'est pas possible de se dissimuler ce que cette doctrine a de grave et de contraire aux idées reçues; c'est le renversement des deux termes de la théorie actuelle; c'est la cause mise à la place de l'effet, et réciproquement l'effet mis à la place de la cause. Qu'importe cependant si l'idée est vraie. » Plus loin, M. Guérin ajoute : « La pathologie n'étant plus que la fonctionnalité modifiée, et la modification dans la fonction étant toujours corrélative à la modification imminente ou réalisée dans l'organe, la détermination de la maladie à l'endroit de son mode fonctionnel et organique, ne reposera donc plus sur une symptomatologie banale ou empirique, comme celle de l'inflammation ou de tout autre état morbide aussi vague, mais sur le rapport physiologique général et particulier de la modification fonctionnelle, avec la modification organique et sur le caractère de prédominance de l'une par rapport à l'autre. »

Nous ne pouvons qu'applaudir à ces propositions vraiment doctrinales qui sont le commentaire heureux et le développement logique des idées fécondes du célèbre Lamark.

Enfin, et pour conclure, car c'est toujours là que la médication et la discussion doivent aboutir, nous dirons qu'on ne saurait définir la maladie d'une manière absolue, attendu qu'une maladie n'est point un état simple, mais qu'on peut, en la détaillant et en faisant la part de ses éléments, caractériser chacun d'eux et donner ainsi par déduction une assez bonne idée de l'ensemble. C'est ce que nous allons essayer de faire.

La maladie est, selon nous, un état anormal composé : 1º d'une affection morbide produite par une cause morbifique ; 2º d'une réaction ou d'un effort de la vie qui prend sa source dans la propriété qu'a l'organisme de résister à la mort et de lutter contre toutes les causes morbifiques. En d'autres termes, une maladie c'est l'action médicatrice luttant avec énergie contre l'action morbide ; c'est un effort de la vie contre un effort de désordre ; c'est le combat de l'économie animale contre une cause morbifique qui porte atteinte à l'état de son mécanisme et à la régularité de ses fonctions. Telle est la définition, ou, pour mieux dire, la description analytique de la maladie. Ainsi donc, dans toute maladie, nous avons à étudier : 1º la cause morbifique ; 2º les effets produits par cette cause morbifique ou l'affection ; 3º la puissance vitale ou la nature de l'individu malade ; 4º les modes de réaction ou de médication que cette puissance oppose à la cause morbifique et aux effets produits par elle. Il en résulte que la médecine a pour objet la connaissance des agents extérieurs et du monde ambiant, et la connaissance de l'homme et des rapports qu'il entretient avec ce qui l'entoure, c'est-à-dire la notion expérimentale des causes générales et des forces vitales,

En résumé, la maladie est l'état le plus compliqué de l'état morbide dont les divers degrés sont l'indisposition, l'affection et la maladie.

CHAPITRE XIV.

DE LA NOMENCLATURE DES MALADIES. — DE LA NATURE, DE L'ESSENCE ET DU SIÉGE DES MALADIES.

> La nature d'un être est la force particulière à cet être et tous les changements qui lui arrivent ne sont qu'une suite de sa nature.
> (POPE.)

On appelle nomenclature la collection des noms ou des termes propres à une science. Quelques auteurs sont allés plus loin, ils ont voulu, par une extension forcée, appliquer cette expression à la méthode que l'on emploie pour distribuer en classes, en ordres, en genres et en espèces, tout ce qui appartient à l'histoire d'une science.

La médecine a reçu aussi sa nomenclature. Elle a pour objet de nommer tout ce qui a rapport à la médecine et surtout de donner à chaque maladie un nom spécial. Ainsi, après avoir formé certains groupes qui composent par leur ensemble telle ou telle maladie, et, après avoir ensuite classé ces groupes, on leur a donné un nom destiné à les faire reconnaître. Du reste, rien n'est plus heurté et plus arbitraire que ces noms; les circonstances les plus bizarres ont été souvent le prétexte de leur adoption, et dans la plupart des cas on les a créés sans connaître en aucune façon la nature des maladies qu'ils désignent, alors qu'il eût fallu précisément commencer par là.

Telle qu'elle existe aujourd'hui la nomenclature médicale est réellement pitoyable; c'est un gâchis de mots hétérogènes dont quelques uns remontent aux premiers temps de la médecine, tandis que les autres ne sont en quelque sorte inventés que d'hier. Certains ont surgi avec des théories à peine ébauchées, ou bien avec des systèmes qui n'ont vécu qu'un jour; et cependant ces mots impossibles ont leur triomphe. Telle est la cause du langage trop souvent burlesque de la médecine, et de cet ensemble incohérent d'expressions inqualifiables qui fourmillent dans nos dictionnaires, et qui sont autant d'embarras et d'encombres pour l'étudiant en médecine et pour le médecin.

Les vices de la nomenclature médicale ont été reconnus de

tout temps, et les bons esprits ont toujours essayé de les corriger. Leurs efforts ont été infructueux, et ils le seront toujours
plus ou moins, ce qui tient au génie particulier de la médecine
qui ne saurait admettre une nomenclature inflexible et arrêtée,
par cette raison que la médecine a pour objet la vie et toutes ses
modifications, et que rien n'est mobile et variable comme la vie.
Entre autres tentatives, on a voulu calquer la nomenclature médicale sur la nomenclature chimique, mais l'expérience et le bon
sens ont bientôt fait justice de cette prétention, et l'on a été forcé
d'abandonner immédiatement cette entreprise vicieuse.

Frédéric Bérard, de Montpellier, a parfaitement traité ce sujet
délicat de philosophie médicale ; et nous ne saurions mieux faire
que de le laisser indiquer lui-même les impossibilités d'une semblable entreprise. « Il n'est pas, dit-il, jusqu'au langage médical
qui n'ait quelque chose de particulier, et qui ne doive avoir ses
lois propres qu'on n'a que trop souvent négligées au grand détriment de la science. Dans les sciences physiques, les mots les
plus significatifs sont les meilleurs ; en médecine, ce sont les mots
les plus indéterminés qui doivent être préférés, comme il est
facile de le voir par les mots : *vie, forces vitales, fièvres, inflammations,* et presque tous les mots de la langue médicale. La pensée
médicale est si délicate, si mobile, qu'on la tue si on l'étreint,
qu'on l'anéantit si on ne lui laisse pas sa mobilité naturelle. Ici
les dénominations les moins significatives et les plus vagues sont
toujours les meilleures. Si l'on pouvait se servir de caractères
algébriques pour désigner les notions médicales, ce langage
serait le plus sûr ; il se prêterait plus aisément que des mots qui
donnent des idées fixes et positives, et souvent bornées et hypothétiques « à toutes les notions acquises et possibles sur les
maladies. »

Malgré les sages enseignements de Frédéric Bérard, quelques
auteurs ont encore essayé de toucher à la nomenclature médicale,
mais en définitive, ils l'ont à peine améliorée ; ils ont purement
et simplement ajouté quelques noms à d'autres noms ; les uns
plus heureux, les autres plus infidèles que les premiers ; ils ont
augmenté la confusion, et elle est si grande aujourd'hui qu'il y a
telle maladie qui a reçu jusqu'à vingt noms différents. Il est juste
cependant d'ajouter qu'Alibert, Broussais, MM. Bally, Piorry et Andral ont imprimé quelques perfectionnements à la nomenclature,
bien qu'au fond ils aient modifié plutôt que changé sa constitution.

Pourtant malgré l'imperfection et l'incohérence, qui ont presque toujours été le résultat des efforts essayés dans le but de perfectionner la nomenclature, il faut reconnaître qu'il y a des circonstances dans lesquelles il est indispensable d'y ajouter; c'est par exemple lorsqu'il survient une nouvelle maladie, c'est lorsque le progrès ou l'expérience nous montrent, comme étant parfaitement distinctes, des affections qu'on avait jusqu'alors confondues avec d'autres; or il est certain qu'en pareille occurrence il faut bien se décider à créer de nouveaux noms même en dépit de tous les embarras et les inconvénients du néologisme.

La nomenclature médicale, comme tout ce qui tient à la médecine, ne peut avoir qu'une seule base véritable et inattaquable; et cette base, pour être solide, ne saurait être prise en dehors des principes du vitalisme hippocratique. En conséquence, nous voudrions voir employer dans la nomenclature médicale des noms qui indiqueraient, les uns, la cause du mal, sa nature ou son état; les autres, les tendances ou le but final des mouvements de réaction, dont le résultat est si souvent favorable. Nous voudrions encore que les maladies fussent désignées, tantôt par le nom de l'affection, tantôt par celui de la réaction qui les composent, selon que l'un ou l'autre de ces deux éléments prédominent. Nous voudrions, enfin, que cette grande part qui revient toujours à la nature médicatrice, dans l'état morbide, fût énoncée, caractérisée et consacrée par un nom particulier. Ce serait là, du moins, un enseignement notable, qui pourrait éclairer le médecin, et l'empêcher souvent de combattre des maux réputés dangereux et qui ne le sont pas; car, s'il est une chose déplorable mais positivement vraie, c'est que beaucoup de médicaments, réclamés par la peur et l'ignorance, sont complétement inutiles, et qu'il arrive très souvent qu'une affection qui se serait terminée d'elle-même, dans un espace assez court si on l'eût abandonnée aux seuls moyens de la nature, prend au contraire un caractère plus grave et plus durable, par le fait d'un traitement inutile ou intempestif. Dans ce cas, le malade se trouve aux prises, à la fois, et avec la maladie qui l'opprime, et avec le compère ignorant qu'il a follement appelé à son secours. Sous la réserve de toutes ces réflexions, nous conviendrons que plus une science fait de progrès et plus elle a besoin de mots et d'expressions nouvelles; mais nous ajouterons aussi que son langage doit en même temps devenir plus correct, attendu que plus on connaît de choses et plus on est à même de les bien caractériser. Or, c'est probablement ce qui a fait dire à Condillac que le perfectionnement du langage scientifique indiquait le perfectionnement même de la science.

Ce que nous pouvons faire de mieux, pour épurer le langage de la science et pour établir une nomenclature aussi irréprochable que possible, c'est de poser nettement et simplement la signification des termes ; c'est de créer lentement ceux qui manquent et de retrancher ceux qui sont infidèles.

On désigne les maladies d'après leur nature connue ou supposée ; d'après leurs causes, leur siége, leur marche ou leur durée ; d'après leur état, latent ou évident, de simplicité ou de complication. On leur donne le nom des lieux où elles se montrent ou des pays d'où elles viennent. On les désigne encore, soit par les noms du peuple ou de l'animal qui les ont transmises ; soit par celui des médecins qui les ont décrites les premiers. Quelquefois on leur applique le nom de quelques produits de l'art ou de l'industrie auxquels elles ressemblent. Enfin, certaines dénominations particulières font connaître le genre d'altérations organiques qui constituent ou paraissent constituer quelques maladies.

D'autres maladies ont reçu des noms relatifs à leur gravité et à leur mode de terminaison. On admet encore des maladies sporadiques, endémiques ou épidémiques, des maladies externes ou internes, des maladies idiopathiques, symptomatiques, sympathiques ou critiques. Suivant leur nature connue ou supposée, on dit des maladies, qu'elles sont inflammatoires, nerveuses, vaporeuses, gangréneuses, sthéniques, asthéniques, vitales, organiques, sanguines, bilieuses, pituiteuses, chyleuses, laiteuses, saburrales, virulentes, atrabilaires, goutteuses, vénériennes, psoriques, scorbutiques, catarrhales, venteuses, miasmatiques, vermineuses, sacrées. Suivant leur prétendu siége, on les désigne sous les noms de pneumonie, pleurésie, gastrite, gastro-entérite, cystite, colite, cardite. On reconnaît aussi des maladies mentales, viscérales, cutanées, vasculaires, glandulaires, humorales ; suivant les causes qui les produisent on les nomme spéciales, spécifiques, virulentes, traumatiques. D'après leurs symptômes dominants, on les nomme hydrophobie, chorée, épilepsie, catalepsie, typhoïde, clou hystérique ; d'après leur marche, on les appelle continues, continentes, intermittentes, rémittentes, périodiques, stationnaires, intercurrentes ; selon l'époque de l'année où elles se montrent, on les appelle vernales, estivales, automnales, hibernales ; on les nomme aiguës ou chroniques, selon qu'elles marchent rapidement ou qu'elles persistent longtemps. Il y a des maladies annuelles et bisannuelles. On classe aussi les maladies, selon leur durée, en maladies éphémères, longues ou courtes; selon leur état de composition, en simples, composées, compliquées, latentes ou évidentes.

Suivant les lieux où elles naissent, on les appelle fièvre des camps, fièvre d'Amérique, fièvre d'hôpital, fièvre des Antilles, plique polonaise. D'après le nom des médecins qui les ont décrites les premiers, on les nomme, mal de Pott, maladie de Bright. D'après l'aspect qu'elles donnent à la peau, on les désigne sous les noms de : rougeole, scarlatine, variole, zona, couperose, maladie bleue, maladie noire, cancer, polype, éléphantiasis. D'après le genre d'altération organique qui semble les constituer, on les nomme : encéphaloïde, tubercule, mélanose, cirrhose. On les surcompose aussi de quelques épithètes pour indiquer leur gravité, leur durée et leur mode de terminaison. Ainsi, on dit de l'apoplexie qu'elle est légère ou foudroyante; de la fièvre, qu'elle est favorable ou pernicieuse; de l'angine, qu'elle est aphtheuse ou gangréneuse; de l'érysipèle, qu'il est ambulant ou erratique; de la goutte qu'elle est vague, remontée ou rentrée. On nomme *maladies sporadiques* celles qui ne sont particulières à aucun pays, à aucune saison, à aucun climat, et qui règnent indifféremment en tout temps, en tout lieu, en toute saison, sous toutes les latitudes et qui attaquent isolément un ou plusieurs individus.

On nomme *endémiques* les maladies propres à certains pays ou à certains lieux, et qui semblent être produites par un concours de circonstances particulières à telle ou telle localité. Le choléra, le goître, la fièvre intermittente, la fièvre jaune, la phthisie sont des maladies endémiques : le choléra est endémique dans l'Inde; la fièvre jaune aux Antilles; la fièvre intermittente aux abords des marais Pontins; la phthisie en Angleterre. Les maladies épidémiques sont celles qui, sans être toujours un produit du climat ou du sol, se développent accidentellement par des causes que nous ne saisissons que rarement et frappent dans le même pays, et, pour ainsi dire, dans le même moment, un grand nombre d'individus soumis ou exposés à leur action. Ces maladies ont ordinairement une durée limitée et ne reparaissent point à des intervalles réguliers. Les maladies externes sont celles qui, ayant leur siége à la surface du corps, sont accessibles soit à la vue, soit au toucher. Les maladies internes sont celles qui ont leur siége dans les profondeurs de l'organisme. Les maladies innées ou congénitales sont celles que l'on apporte en venant au monde. Elles ne sont pas toutes héréditaires. On appelle *maladies acquises* celles que l'on acquiert dans le commerce de la vie sans qu'elles se lient à une disposition héréditaire. On appelle *maladies annuelles* celles qui reparaissent chaque année vers le même temps. On appelle *stationnaires* celles qui durent sans interruption pendant une ou plusieurs années. On nomme *intercurrentes* celles qui surviennent dans les différents temps de l'année et qui ne sont modifiées que par les constitutions médicales. Les maladies essentielles ou idiopathiques sont celles qui, nées de leurs causes, ont une existence propre et indépendante. Les maladies symptomatiques sont celles qui dépendent d'une affection primitive dont elles sont la conséquence, le résultat et, pour ainsi dire, le symptóme. Les maladies sympathiques résultent de la sympathie universelle qui lie tous les organes et qui fait que telle ou telle partie partage toutes les impressions de douleur ou de plaisir de telle ou telle autre partie. Les maladies critiques sont celles qui ont pour objet de juger, c'est-à-dire de mettre fin à un état morbide soit par une crise salutaire, soit par une crise nuisible, soit enfin par une crise lente nullement annoncée par une exaspération et que l'on nomme *lysis*.

Nous avons indiqué au commencement de ce chapitre toutes les imperfections fatalement inhérentes à tout essai de nomenclature, nous n'y reviendrons pas; mais nous ferons observer que dans cet état d'imperfection, d'incohérence et de confusion du langage médical, il est essentiellement du devoir du médecin de ne pas attacher trop d'importance aux mots des maladies, attendu qu'il s'exposerait à traiter fort mal une affection quelconque, s'il voulait baser son traitement sur la notion apportée à l'intelligence par le nom même de cette affection. Pourtant c'est ce que font certains iatromanes : ils *traitent les noms des maladies*, si l'on peut s'exprimer ainsi! Il faut les plaindre et ne jamais les imiter; car il ne convient réellement qu'aux empiriques d'appuyer le traitement des maladies sur de pareilles bases. Ainsi laissons les charlatans traiter les noms des maladies puisqu'ils n'en savent pas davantage, mais n'oublions jamais que ce sont les maladies qu'il faut traiter, conduire, diriger, et qu'on n'y parvient qu'autant qu'on s'appuie d'une part sur la connaissance de l'organisation et de ses moyens, et de l'autre sur la connaissance des ressources de la nature et de l'état des solides et des liquides.

Maintenant nous faisons acte de justice, en recommandant la nomenclature de M. le professeur Piorry : ce n'est pas que nous la croyions irréprochable, nous nous sommes déjà exprimé à ce sujet dans la *Revue médicale*, en rendant compte du livre du savant professeur, mais nous pensons que cette nomenclature renferme d'excellentes vues, et qu'elle finira par être adoptée si elle devient l'objet d'une correction et d'une épuration que l'auteur seul a le droit de lui faire subir.

De la nature et de l'essence des maladies.

Tout ce que l'on a écrit sur la nature et l'essence des maladies est plus ou moins inexact ou incomplet, parce qu'on a toujours confondu deux choses très différentes : l'essence et la nature des maladies. En effet, c'est pour n'avoir pas établi une distinction indispensable entre ces deux principes que des hommes, d'ailleurs pleins de mérite, ont été entraînés à ériger en dogmes des conclusions entièrement erronées. C'est ainsi qu'un savant professeur a prétendu dans un de ses livres : « Que la nature des maladies est inconnue et qu'on doit même s'abstenir de toute recherche propre à la connaître. » Proposition étrange et qui nous attristerait bien autrement, si elle n'était complétement détruite par d'autres propositions diamétralement opposées, également émises par le même professeur, qui a pu dire ensuite : « Les maladies ne consistent pas essentiellement dans ceux de leurs phénomènes qui tombent sous nos sens : entre les causes extérieures qui en préparent ou en provoquent le développement et les désordres de fonctions et de structure qui les caractérisent, il existe une altération première qui semble avoir son siége dans les parties les plus déliées des systèmes vasculaires et nerveux et sans doute aussi quelquefois dans la composition ou dans la quantité des liquides. La rougeur, la tension, le gonflement de la peau dans l'érysipèle ; l'engouement, puis l'hépatisation rouge ou grise du poumon dans l'inflammation de ce viscère, sont nécessairement précédés d'une altération spéciale dans les fonctions et dans la disposition organique de ces parties ; c'est cette lésion première qui *constitue l'essence ou la nature intime de la maladie.* »

Nous n'insisterons pas davantage sur cet incident ; nous nous contenterons de soutenir qu'on peut parfaitement saisir non pas l'*essence* des choses, mais leur nature, et qu'il est par conséquent du devoir de tout homme qui pense de chercher à élucider cette question d'ailleurs très abordable, lorsqu'on a le temps de la résoudre et que l'on sait mettre de l'ordre et de la persévérance dans ses recherches. Nous allons indiquer d'abord ce qu'on entend et par l'essence des choses et par la nature des choses; puis, cette double question générale une fois épuisée, il nous sera très facile d'en faire l'application à la philosophie médicale.

On entend par l'essence des choses, leur cause première, leur première raison et leur fin; ce par quoi elles sont ce qu'elles sont de telle manière et non pas autrement; en un mot, l'essence des choses c'est le secret de leur existence et de ce qui constitue cette existence et toutes ses modalités. Or, si nous prenons cette définition à la lettre, nous verrons que nous ne connaissons l'essence de rien. En effet, nous ne saisissons que des effets, que des formes, que des apparences, que des forces, que des lois qui enchaînent ces phénomènes et ces forces, mais nous ne savons *ni le comment ni le pourquoi* de ces choses admirables! Cette notion est réservée au législateur suprême qui a ordonné et coordonné le monde sur un dessein et pour des fins que lui seul connaît. Ainsi nous connaissons le raisonnement, mais nous ne connaissons pas l'essence de ce qui raisonne en nous; nous savons les lois de la respiration, mais nous ne savons pas l'essence de ce qui respire en nous; nous connaissons les lois de la digestion, et nous ne savons pas l'essence de ce qui digère; nous connaissons les lois de la santé et de la maladie, mais nous ne connaissons ni l'essence de la santé, ni l'essence de la maladie, ni l'essence de tous ces phénomènes qui relèvent des lois de la vie, qui dérive elle-même de la puissance de la nature, de la nature qui n'est en dernière analyse que la manifestation phénoménale de la volonté du Créateur, qui tient l'univers en son pouvoir et qui pourrait, selon l'expression du prophète, le changer comme un vêtement.

Quant à la nature des choses, c'est différent : si nous ne la connaissons pas entièrement, du moins nous en savons assez pour les distinguer et pour les reconnaître par leurs effets; or c'est tout ce qu'un esprit sage a le droit d'exiger, attendu qu'en toute chose nous sommes à peu près réduits à la notion expérimentale des causes qui produisent les effets semblables. On entend par la nature d'un être sa constitution organique et sa manière d'agir, c'est-à-dire l'ensemble de ses propriétés et de ses facultés : propriétés physiques, chimiques, organiques, anatomiques; facultés physiologiques, pathologiques, intellectuelles et morales. Il nous est facile maintenant de faire l'application de ces détails à la médecine, et par conséquent d'arriver à la notion expérimentale non pas de l'essence de la maladie, parce qu'elle est insaisissable, mais à la notion de leur nature tangible; il suffit de procéder successivement par voie d'analyse et par voie de synthèse.

On peut rapporter à deux doctrines principales toutes celles qui ont été émises relativement à la nature des maladies. Les unes appartiennent aux solidistes, les autres aux humoristes. Selon les premiers, la nature d'une maladie est tout entière dans la lésion des solides qui seuls reçoivent l'impression des causes morbifiques et fournissent des symptômes importants. Selon les seconds, la nature des maladies consiste au contraire dans l'altération des liquides, et ils se fondent sur ce que les solides naissent des liquides. Nous ne suivrons pas les solidistes et les humoristes dans leurs disquisitions brillantes, nous dirons simplement que les auteurs qui se sont occupés de cette grande et difficile question, ont oublié une vérité importante, savoir que la nature d'une maladie ne consiste pas simplement dans telle ou telle altération matérielle, ni dans telle ou telle expression phénoménale qui la décèle, ni dans la lésion organique qui semble la caractériser, ni même d'une manière absolue dans la cause de cette lésion, mais qu'elle participe et résulte de tous ces éléments à la fois, ce qui prouve qu'il n'y a rien de plus compliqué au fond que cet état en apparence si simple qu'on appelle la nature d'une maladie.

Pour nous qui nous appuyons toujours sur le vitalisme, et qui cherchons à développer ses principes, nous procédons différemment pour arriver à cette solution de la nature des maladies. Nous faisons autant de parts différentes que nous reconnaissons d'éléments différents dans une maladie, et nous n'essayons de caractériser sa nature qu'après avoir reconnu la nature des divers états élémentaires qui la constituent. Ainsi, nous voyons dans toute maladie deux actions élémentaires différentes, savoir une action morbide ou une affection, et une action médicatrice ou une réaction ; une affection qui est le produit de l'action exercée sur l'économie par les agents morbifiques; une réaction qui est le résultat de l'action organisée par la nature médicatrice, contre les agents morbifiques ou contre le mal opéré par eux; en conséquence, nous ne croyons connaître la nature d'une maladie qu'autant que nous sommes préalablement éclairés, et sur la nature de l'affection et sur la nature de la réaction. Or il est évident: 1° que la nature de l'affection dépend à la fois et de la nature de la cause morbifique qui la produit, et de la nature de la partie qui est affectée par cette cause morbifique; 2° que la nature de la réaction ou de l'action médicatrice tient également et de la nature particulière de l'individu malade (organisation, force, tempérament) et de la nature de l'affection contre laquelle elle réagit, et par conséquent que pour bien apprécier la nature d'une maladie, qui est en dernière analyse le produit combiné d'une affection morbide et d'une réaction naturelle médicatrice, il faut examiner successivement : 1° la nature de la cause morbifique (nature physique, chimique, virulente, vénéneuse, traumatique, spécifique, organique, morale, humorale, vitale, nerveuse); 2° la nature c'est-à-dire l'état organique ou vital de la partie affectée (état sthénique, asthénique ou ataxique des solides ; état sain, ou morbide des liquides); 3° la nature du malade, c'est-à-dire sa constitution, sa manière de sentir et de réagir ; 4° la nature ou la constitution de l'affection, c'est-à-dire tout ce qui la compose, ainsi la cause, la lésion et les symptômes de cette affection ; enfin, 5° la nature ou le tempérament de la réaction, qui procède directement du tempérament même du malade (tempérament sanguin, nerveux, lymphatique ou bilieux), tempérament qui domine et qui surcompose véritablement tous les mouvements vitaux. Et ici disons-le bien, cette connaissance du tempérament de la réaction est de la plus haute importance, car c'est la nature individuelle exprimant ses besoins et développant ses forces. Nous renvoyons, pour de plus grands détails, à ce que nous avons déjà dit à ce sujet dans notre *Traité de philosophie médicale.*

Puis, quand on a strictement pesé les détails de toutes ces choses, on examine encore si c'est l'affection qui prédomine ou bien si c'est la réaction. Alors on donne à la maladie le nom même de celle de ces deux actions qui prédomine, et l'on dit selon les cas: la maladie est grave et dangereuse, car l'affection étouffe en quelque sorte la réaction. Ou bien : la maladie est bénigne, car elle marche régulièrement, la réaction ne sort pas de ses limites naturelles, et elle parviendra très certainement à guérir l'affection contre laquelle elle agit. Ajoutons qu'il n'y a pas de plus dangereuse méthode en médecine pratique, que celle qui consiste à traiter empiriquement les phénomènes ou les symptômes des maladies. Prenons pour exemple l'hémoptysie : quelle ne serait pas l'erreur du médecin qui ne lui imposerait systématiquement qu'un seul et même traitement, comme cela se voit malheureusement trop souvent? N'est-il pas évident qu'un tel médecin se mettrait six fois contre une du côté du mal et contre le malade ? En effet, l'hémoptysie a pour cause, tantôt une constitution éminemment pléthorique, tantôt au contraire un état anémique acquis ou accidentel ; elle est un des symptômes de la phthisie, et quelquefois un symptôme du cancer du poumon ; elle se lie parfois à un état saburral de l'estomac, parfois à un embarras intestinal; elle est fréquente chez les femmes excessivement nerveuses; enfin elle se trouve quelquefois sous la dépendance du génie intermittent. Eh bien, n'est-il pas surabondamment prouvé que chacune de ces conditions particulières réclame des moyens thérapeutiques différents, et par conséquent qu'un médecin prudent et éclairé ne doit jamais agir en pareil cas, avant d'avoir entièrement reconnu d'abord la nature du phénomène hémoptysique, puis la nature de sa cause productrice, et surtout la nature de ses tendances et de son but.

Ainsi donc, il est du devoir de tout médecin consciencieux, de ne jamais ordonner un traitement avant d'avoir pu se dire avec une parfaite connaissance de cause : Voilà l'affection, voilà la réaction, voilà la maladie. J'ai affaire ici à une affection organique, ici à une affection vitale, ici à un mouvement fonctionnel. Ceci est une simple indisposition, un effort de désordre; cela est un ensemble de mouvements insolites, mais inévitables ou *même nécessaires*, *qui se lient* soit au premier début d'une fonction qui commence; soit au retrait, soit au départ d'une fonction qui se retire ; soit enfin aux fonctions accidentelles qui se développent et s'exercent pendant la grossesse, pendant l'accouchement, pendant l'allaitement ; car il est bien évident que le travail de la dentition, de la puberté, de la gestation, de la parturition et de l'allaitement ne constituent pas des états morbides proprement dits, mais seulement des états anormaux ou accidentels, qui ne deviennent réellement morbides que par exception et souvent par l'imprudence du malade ou des assistants.

En résumé, le mal et la nature du mal dans une maladie, quelle qu'elle soit, c'est tout ensemble la cause morbifique et la lésion occasionnée par elle. Quant aux phénomènes qui apparaissent

quand la cause morbifique exerce son action, ils sont produits à
la fois et par la cause morbifique et par la nature médicatrice; ils
sont par conséquent ou morbides ou médicateurs. Mais il n'est
pas toujours facile de faire la part des uns et des autres, attendu
qu'ils se mêlent et qu'ils se combinent, ce qui fait que dans une
infinité de cas on ne saurait dire précisément où finit l'affection,
où commence la réaction, et réciproquement.

Tout ce que nous venons d'énoncer relativement aux affections du corps est également applicable à celles de l'esprit; il y a
là aussi une affection et une réaction dont la double nature dépend de la cause agissante et du caractère de celui qui en reçoit
l'impression et qui réagit. Ainsi, un mot flatteur nous affecte
agréablement, et nous jouissons par réaction. Mais aussi une injustice ou une offense nous blessent, et nous sommes affectés!
Alors cette affection se peint sur notre figure et dans notre maintien; notre visage s'enflamme, notre sang s'échauffe, tous nos
mouvements participent à ce tumulte; voilà le premier temps du
désordre! Bientôt la réaction s'opère, elle est ardente ou concentrée, en raison de notre propre nature, et dans le premier cas,
qui est le plus fréquent, tous nos sens se révoltent, toutes nos
forces s'emportent, nous ripostons violemment par la parole et
par le geste, et celui qui nous a blessé, l'homme-cause, l'homme-
agent morbifique, est parfois ou meurtri ou renversé avant que
nous ayons réellement conscience du coup que nous lui avons
porté. Voilà comment dans l'ordre moral comme dans l'ordre
physique, une affection et une réaction effectuent un véritable
combat qui est l'image même de la maladie.

Du siége des maladies.

Par cette expression, *le siége des maladies*, on désigne vulgairement la partie de l'économie qui est affectée, l'endroit où siége le
mal, où il est, où il apparaît; et le mal c'est tantôt la cause morbifique elle-même s'efforçant d'exercer son action; c'est tantôt
l'affection proprement dite, c'est-à-dire la modification, la lésion
morbide, l'altération organique ou fonctionnelle produite par la
cause morbifique; c'est tantôt la réaction ou l'action médicatrice
de la nature, qui a pour objet d'expulser, de neutraliser ou de
détruire la cause morbifique, ou de réparer le mal produit par
elle; enfin, c'est quelquefois tout cela à la fois, ce qui prouve

combien ce mot, le *mal*, est plein de choses différentes, et sujet par cela même à donner matière à la confusion et à l'erreur.

Pour prévenir ces erreurs, un moyen se présente, c'est de résoudre préalablement les questions suivantes :

Les maladies ont-elles un siége? Le mot de *siége* convient-il aux maladies? Dans quel cas leur convient-il? dans quel cas ne leur convient-il pas? Y a-t-il des maladies sans siége? Le mot de *siége de maladie* importé dans la pathologie peut-il être admis par la philosophie médicale?

Les maladies ont-elles un siége? Les auteurs ne sont pas d'accord sur ce point de doctrine. Les organiciens prétendent que toutes les maladies ont un siége. Les vitalistes soutiennent, au contraire, qu'il y a des maladies sans siége, et ils n'emploient cette expression, le *siége des maladies*, que pour indiquer l'endroit où apparaît une lésion matérielle et tangible. Ce qu'il y a de certain, c'est qu'il y a des mouvements anormaux de l'organisme qui se déclarent et qui parcourent le terme de leur durée sans que l'économie soit réellement le siége d'une altération locale, et que l'on prend souvent des réactions pour des affections. Puis, ce qui jette encore beaucoup de confusion dans le langage médical relativement au siége des maladies, c'est que, suivant quelques auteurs, les mots *lésion organique* et *siége des maladies* sont tout à fait synonymes, de telle sorte que, pour eux, une maladie qui ne laisse pas de traces après la mort n'avait pas de siége proprement dit. C'est également en raison de cette théorie singulière que quelques uns répètent que la maladie a changé de siége une fois, deux fois, trois fois pendant son cours, sans se douter qu'une affection matérielle ne se transporte pas d'un point de l'économie à l'autre avec ses dégradations acquises, mais que c'est la cause morbifique qui se déplace et qui, après avoir épuisé son action sur une partie, se porte sur une autre, où elle essaie encore de recommencer son travail.

Pour mettre de l'ordre dans cette question, il faut avoir recours à l'analyse médicale; il faut décomposer la maladie en ses propres éléments et les étudier ensuite chacun en particulier; c'est à cette condition seulement qu'on arrivera à une solution véritablement philosophique.

Le mot de *siége* convient-il à l'affection? Peut-on demander quel est le siége de telle ou telle affection? Oui, car toute affection a un siége, par cela même qu'elle consiste soit dans une modification, soit dans une altération organique, et que l'on peut dire : Le mal est là ; c'est le bras qui est cassé ; c'est le genou qui est luxé ; c'est le poumon qui est lésé, etc. Ainsi donc, si l'on a bien compris ce que nous venons de dire, on reconnaîtra que le mot de *siége de maladie* ne peut être employé que dans une acception fort restreinte, et que, par cela même qu'il implique l'idée d'une altération matérielle ou palpable, il ne saurait être appliqué à la maladie dans sa totalité, mais seulement à un de ses éléments, à l'affection.

Le nom de *siége* convient-il aux réactions ? En d'autres termes, peut-on demander où est le siége de la réaction ? Non, très certainement, car les réactions n'ont pas de siége ; elles ont seulement un foyer, un centre d'action, mais les organes qui réagissent ne sont pas lésés par cela seul qu'ils réagissent. Il peut arriver cependant qu'ils s'altèrent par l'excès même de leur emportement, mais c'est purement un accident et une complication. Ainsi donc, ces fonctions accidentelles, que nous nommons *fièvres*, n'ont pas de siége à proprement parler, mais elles ont plusieurs foyers d'où partent les réactions sanguines ou nerveuses. Toutes les parties de l'économie peuvent devenir autant de foyers des réactions. Cependant le cœur, le cerveau et les gros vaisseaux sont ordinairement les organes qui réagissent davantage à l'occasion des affections ou des efforts de désordres occasionnés par les causes morbifiques.

On comprendra toute la portée de la question que nous agitons, si l'on veut bien songer : 1° que l'économie animale est une machine à vivre ; 2° qu'elle est composée dans ce but d'organes ou d'instruments destinés à remplir des fonctions différentes ; 3° que ces fonctions sont alternativement normales et anormales, physiologiques ou pathologiques ; mais qu'on ne saurait demander pour cela quel est le siége des fonctions pathologiques, pas plus qu'on ne peut demander quel est le siége des fonctions physiologiques, attendu que les unes et les autres n'ont pas de siége dans la véritable acception du mot, mais seulement des organes ou des instruments vivants qui agissent dans un but, qui réagissent dans un autre et toujours pour entretenir le plus longtemps possible l'exercice régulier de la vie.

Disons-le donc, beaucoup d'erreurs en médecine viennent de l'oubli de ce principe. Voilà pourquoi les physiologistes s'entendent si peu sur la localisation des fièvres ; voilà pourquoi les uns mettent le siége des fièvres dans l'estomac ou dans les intestins, tandis que les autres le mettent dans le cœur ou dans ses membranes. La vérité est que les fièvres n'ont pas de siége; elles constituent tout simplement des insurrections fonctionnelles plus ou moins générales qui se déclarent tantôt sous l'action directe d'une cause morbifique, physique ou morale, tantôt sous la pression d'une affection déjà produite par une cause morbifique. Ainsi la fièvre se manifeste tout aussi vite et à un degré aussi intense à la suite d'une nouvelle fâcheuse ou d'un grand désappointement, qu'à la suite d'une fracture ou d'une blessure; et cependant on ne peut pas dire que le siége de la fièvre soit dans la mauvaise nouvelle, dans le grand désappointement, dans la jambe cassée ou dans le bout du doigt qui a été emporté; ce que l'on peut soutenir, sans dire une niaiserie, c'est que la mauvaise nouvelle, la fracture ou le doigt amputé ont été les causes immédiates d'une réaction générale, d'une fièvre qui n'a point de siége, mais seulement des organes concertants capables d'éprouver ultérieurement des altérations matérielles contre lesquelles d'autres réactions peuvent s'élever immédiatement. Ainsi donc les affections seules ont un siége et les réactions n'ont que des foyers d'action.

Parmi les affections, il en est dont le siége est facile à constater par le simple secours des sens, par la vue, le toucher, l'ouïe, l'odorat et le goût. Il en est d'autres qui ne sont accessibles qu'aux lumières de la physiologie et de l'anatomie pathologique. Il y a cette différence entre le siége des affections et le foyer des réactions : que le siége des affections peut être reconnu par les personnes les plus étrangères à la science et à l'art du médecin, tandis que le foyer des réactions ne saurait être reconnu que par des médecins très éclairés. Du reste, pour découvrir le foyer de la réaction, on emploie les mêmes moyens que pour découvrir celui de l'affection; on débute, dans l'un et l'autre cas, par chercher la cause et la nature du mal, ainsi que la nature et le tempérament du sujet qui réagit.

Après avoir dit combien il est difficile de reconnaître le siége des maladies, M. le professeur Chomel ajoute : « Cette difficulté devient encore plus grande, quand on arrive à celles qui sont caractérisées par le trouble général des fonctions, sans affection locale primitive; je veux parler des fièvres. L'habitude extérieure est dérangée, la circulation, la chaleur, la digestion, les sécrétions, les sensations, les fonctions intellectuelles et morales offrent presque toujours un trouble simultané, la respiration y participe plus ou moins, ainsi que les organes de la locomotion et de la voix. Or, dans le désordre général, quel est l'organe spécialement affecté ? Les opinions des auteurs sur le siége des fièvres sont tellement contradictoires qu'elles fournissent déjà une forte prévention contre chacune d'elles en particulier ; si l'on voit le siége des mêmes affections transporté tour à tour dans le cœur et dans les organes de la circulation, dans l'estomac, le mésentère et les intestins, dans les nerfs ou le sang, la bile ou la pituite, etc. on est nécessairement en garde contre chacune de ces assertions hypothétiques. Veut-on recourir à l'ouverture des cadavres, elle ne montre presque jamais de lésion dans les fièvres ataxiques ; elle n'en offre pas constamment dans les autres ; et dès lors on est conduit à conclure que les lésions observées dans quelques cas, ou bien sont purement accidentelles, ou sont dues à une affection dont on n'avait pas reconnu l'existence pendant la vie. Ainsi, dans l'état actuel de nos connaissances, nous ignorons entièrement quel est le siége des fièvres ; et s'il était permis de s'élever par des conjectures vers ce point inconnu de leur histoire, nous pencherions à les considérer, d'après le trouble général des fonctions, comme ayant leur siége dans l'économie tout entière plutôt que dans un organe en particulier. »

Toutes ces réflexions du savant professeur Chomel sont parfaitement justes. Mais cette grande question deviendra très simple et par conséquent très facile à résoudre, du moment que l'on aura franchement adopté la division que nous venons d'exposer ici, et qui consiste à faire deux parts, l'une pour l'affection, et l'autre pour la réaction ; de cette manière on arrivera à la détermination exacte de deux choses très différentes, savoir : le siége des affections et le foyer des réactions. Mais il faut savoir que le siége de l'affection est fixé quelquefois sur un point de l'économie, et celui de la réaction sur un autre ; que le siége de l'affection et le foyer de la réaction se trouvent, dans d'autres circonstances, au même endroit ; enfin, qu'ils peuvent être aussi très éloignés l'un de l'autre.

Le foyer de la réaction est loin du siége de l'affection, quand la maladie est déterminée par une cause septique qui tend à altérer les humeurs de l'économie, et que le centre d'opération de la nature médicatrice est dans les muqueuses, dans la peau, dans les reins ou dans les glandes qui cherchent à éliminer le levain putride. Le siége de l'affection et le foyer de la réaction se confondent, au contraire, quand la maladie consiste dans une inflammation. En effet, dans ce cas, l'affection et la réaction occupent réellement le même point : car, ici l'affection, c'est l'afflux des liquides déterminé par la cause morbifique ; c'est la congestion des liquides rouges et blancs occasionnée par cette cause, tandis que la réaction ou l'action médicatrice, c'est l'action combinée des solides et des liquides s'efforçant, dans le travail mystérieux de l'inflammation, de détruire la congestion ou le désordre produit par elle. En d'autres termes, la congestion, c'est le mal, c'est l'affection ; l'inflammation, c'est le bien, c'est l'action médicatrice.

Du point de vue où nous nous sommes placé, il est évident que le mot de *siége*, appliqué aux maladies, est complétement inexact et qu'il est le signe d'une déviation immense dans la science de l'homme et dans les termes de son langage naturel. Du reste, ce mot de *siége de maladie*, admis très gratuitement et d'une façon presque exclusive en pathologie, est en quelque sorte la conséquence inévitable de la doctrine d'Épicure et d'Asclépiade qui ne reconnaît en toute chose que de la matière, que des organes et qu'une mécanique plus ou moins compliquée. Pour nous, en cherchant à établir une séparation classique entre le siége de l'affection et le foyer de la réaction, entre l'action morbide et l'action médicatrice, nous suivons religieusement la voie philosophique ouverte par Hippocrate, et nous nous montrons fidèle à l'esprit du vitalisme barthézien continué par l'école de Montpellier, qui enseigne dogmatiquement qu'il y a en médecine des malades plutôt que des maladies, et que c'est surtout l'homme considéré comme un être essentiellement actif et réagissant qui doit fixer l'attention du vrai praticien. Enfin, nous complétons la théorie des médecins qui admettent deux sortes de diagnostics : le diagnostic anatomique ou nosologique, et le diagnostic médical ou thérapeutique : le diagnostic nosologique qui a pour objet de faire connaître la cause morbifique, la nature de l'affection produite par cette cause, les symptômes et le siége de cette affection ; le diagnostic thérapeutique qui révèle : 1° la nature de l'individu malade (sa constitution, son tempérament et tout ce qui se lie à l'une ou à l'autre) ; 2° la nature de la réaction ou de l'action médicatrice, et enfin le foyer de la réaction, c'est-à-dire les organes et les appareils qui réagissent comme autant d'êtres vivants contre les causes morbifiques et qui s'efforcent d'en arrêter les effets.

En adoptant ces principes, c'est l'homme, c'est son état général, ce sont ses forces vitales qu'on aura surtout en vue dans les maladies; tandis qu'en suivant les errements des médecins anatomistes, on arriverait comme eux, de déviations en déviations, à ne considérer dans les maladies que la part de l'affection, c'est-à-dire que le tissu des organes, que les humeurs putrides ou enflammées. Cette question du siége des maladies nous met encore à même de reconnaître combien est grande l'influence de la théorie sur la pratique, quoi qu'en puissent dire une infinité de gens qui déblatèrent à tort et à travers sur cette matière. En effet, si vous suivez au lit du malade le médecin organicien et le médecin vitaliste, vous trouverez entre la manière de l'un et celle de l'autre une immense différence. Le médecin organicien ou anatomiste ne voit en tout et partout que l'affection proprement dite et le siége de l'affection. Le médecin vitaliste, au contraire, se préoccupe également du siége et de l'affection elle-même, mais ce qu'il cherche surtout à connaître c'est la réaction, c'est le foyer de la réaction, c'est la nature et la mesure de la réaction; et cela parce qu'il sait que ce qu'il y a de plus important à bien saisir avant de formuler une prescription, c'est l'état individuel du malade, c'est sa manière de sentir et de réagir, c'est le mode de réaction qu'il oppose au mal, attendu que cette action de la nature, qu'elle soit simple, composée ou compliquée, est toujours une action fonctionnelle, une fonction non pas physiologique, mais pathologique, et que pour lui le premier devoir de l'homme de l'art est de chercher à savoir non seulement comment la nature se conduit chez tel ou tel individu en état de parfaite santé, mais aussi, mais surtout, comment elle agit chez le même individu lorsqu'il est indisposé ou malade. Puis, comme une fonction ne saurait avoir de siége, mais seulement des organes ou des instruments vivants susceptibles d'exécuter certains mouvements plus ou moins combinés, il ne recherche pas le siége de la fonction pathologique, mais il s'attache simplement à en étudier les effets, qui sont nécessairement réglés par des lois, comme les effets des fonctions physiologiques dont le siége aussi n'existe nulle part et dont le foyer est partout. En un mot, le médecin vitaliste s'occupe moins de savoir quel est l'organe affecté que de savoir par quoi il est affecté, de quelle manière il est affecté et comment il doit réagir contre toutes ces choses dont il est affecté.

CHAPITRE XV.

DE LA CLASSIFICATION DES MALADIES.

> Toutes ces classifications que font les hommes pour mettre de l'ordre dans leurs idées sont très imparfaites ; il faut s'en servir parce qu'elles sont commodes, mais ne jamais oublier que toujours elles confondent des choses très distinctes, ou en séparent qui sont très analogues entre elles. (DESTUTT-TRACY.)

A la dénomination des maladies a succédé leur classification, c'est-à-dire qu'après avoir donné un nom aux maladies, on a senti la nécessité de grouper celles qui ont entre elles le plus d'analogie ou de points de contact. Dans ce but, on a formé des catégories de maladies, puis de ces catégories on a fait des classes, qui ont été subdivisées en espèces, en genres, en ordres et en familles. Enfin, on a donné à l'ensemble de cette répartition méthodique des maladies le nom de système ou de méthode, et la médecine s'est trouvée de la sorte naturellement augmentée d'une nouvelle branche qui a reçu le nom de *nosologie*, nom formé de deux mots grecs, de νόσος, *maladie*, et de λέγω, *je rassemble*, qui signifient ensemble collection, ou pour mieux dire, classification des maladies.

Le premier essai d'une division des maladies remonte à Hippocrate, et c'est encore dans ses immortels ouvrages que nous trouvons nos meilleurs modèles à ce sujet. Après Hippocrate, Thémison et Galien ont voulu aussi grouper les maladies en plusieurs classes. Enfin, nous avons eu successivement les classifications de Sydenham, de Frédéric Hoffmann et de plusieurs autres maîtres de l'art. Quoi qu'il en soit, Félix Plater, de Bâle, fut réellement le premier qui conçut et réalisa complétement l'idée d'une distribution méthodique des maladies. Il les réunit toutes en groupes distincts, auxquels il donna le nom de classes, et ce fut à dater de ce moment que l'art, prenant vraiment un nouvel essor, s'éleva à l'aide de la méthode et des classifications à des notions plus exactes et plus rationnelles sur la marche naturelle des maladies, et sur les moyens médicaux capables de favoriser ou de contrarier cette marche de la nature, suivant les circonstances et les accidents. Après Plater, qui fonda sa classification des maladies sur les divers troubles des fonctions et sur les qualités lésées du corps, Sauvages, Linné, Vogel, Sager, Vitet, Cullen, Macbride, Darwin et Baumes, proposèrent aussi d'autres classifications. Enfin, Pinel parut et il donna une classification qui est encore adoptée aujourd'hui dans la plupart des écoles. Voici un aperçu de ces divisions et de ces classifications proposées ou admises par les auteurs.

Hippocrate n'a pas créé de classification dans la véritable acception du mot ; il a établi seulement des divisions et des subdivisions qui lui permirent de traiter dans un ordre plus convenable les différentes espèces de maladies. Il a été imité en cela par Galien, Baillou, Boerhaave et Stalh, qui n'ont jamais essayé de ranger les maladies par classes proprement dites. Hippocrate admettait quatre états morbides principaux qui correspondaient selon lui aux quatre éléments. Il divisait les maladies, selon leurs phénomènes apparents ou obscurs, en maladies évidentes ou cachées ; selon leurs causes, en maladies externes ou internes; selon le danger qu'elles présentaient, en maladies graves ou bénignes ; selon leur durée, en maladies longues ou courtes, aiguës ou chroniques ; selon qu'elles sévissaient dans telle ou telle localité et sur un plus ou moins grand nombre d'individus, en maladies endémiques, sporadiques et épidémiques; selon leur origine, en maladies héréditaires, innées, acquises ou accidentelles. Enfin, il admettait aussi des maladies continues et des maladies intermittentes.

Thémison divisait les maladies en deux catégories, suivant qu'elles appartenaient, selon son expression, au genre resserré ou au genre relâché, au *strictum* ou au *laxum*. Cette division a été reproduite plus tard par Brown, et dernièrement par Broussais. Galien les divisait en maladies chaudes ou froides, sèches ou humides, et en maladies mixtes qui tiennent des unes et des autres. Cette classification, toute défectueuse qu'elle est, a cependant été en vogue pendant plus de quatre cents ans. A ces différents essais succéda une véritable méthode, la méthode synoptique, qui divise les maladies d'abord en maladies internes et externes, puis en maladies générales et locales, et enfin en maladies de la tête, de la poitrine, de l'abdomen, ou des membres, selon qu'elles occupent l'une ou l'autre de ces régions. Telle fut pendant longtemps la méthode des anciens. Ainsi donc ils divisaient les maladies en maladies générales et locales, puis chaque affection en autant d'affections particulières qu'il y a de régions différentes ou d'organes différents dans le corps humain, en procédant de la tête aux pieds, *à capite ad calcem*.

La classification de Félix Plater parut ensuite. Elle était à peine connue quand Sauvages, réalisant le vœu de Sydenham, publia sa *Nosologie méthodique*, qui fut accueillie de toutes parts avec le plus grand enthousiasme. Sydenham avait dit qu'il serait utile que toutes les maladies fussent réduites en espèces précises et certaines, et qu'on apportât dans cette classification autant de soin et d'exactitude que les botanistes en mettent eux-mêmes dans leur phytologie ; que de cette manière on dissiperait non seulement les épaisses ténèbres qui couvrent la médecine, mais qu'on porterait encore dans cette science si difficile toute la clarté que l'on trouve dans les différentes branches de l'histoire naturelle. Cette grande pensée germa dans l'esprit éclairé de Sauvages, et le célèbre professeur de Montpellier, après avoir entrepris dans ce genre un travail admirable, exposa le premier l'histoire des maladies d'après une méthode qu'il nomma lui-même systématique, et qui consiste à grouper toutes les maladies par classes, par ordres, par genres, espèces ou variétés, telles qu'on les trouve rangées en histoire naturelle. A dater de ce moment, la nosologie fut créée, et depuis elle a toujours été en opposition avec la méthode synoptique adoptée par les premiers pathologistes. Sauvages exposa d'abord sa méthode systématique dans un volume in-12, intitulé : *Des classes des maladies*, qu'il publia en 1732. Mais ce ne fut là qu'un ballon d'essai, et sa nosologie méthodique, qui lui fit en peu de temps un nom si célèbre par toute l'Europe, ne parut que vingt ans après cette première publication. Nous ferons remarquer que la nosologie méthodique a été conçue et exécutée aux beaux jours de l'histoire naturelle, c'est-à-dire à cette époque où le perfectionnement des méthodes de cette science et de ses classifications systématiques répandait sur elle tant de faveur ; c'est ce qui explique comment Sauvages a pu croire un instant qu'il avait porté par la publication de son livre toute la clarté désirable dans cette sombre médecine dont il pensait avoir ainsi percé le chaos. Quoi qu'il en soit, il est à noter que depuis Sauvages les noms de *nosologie* et de *nosographie* ont été constamment donnés à des traités de pathologie descriptive, dans lesquels on classait les maladies par familles, par genres et par espèces.

Après Sauvages, Linné, botaniste comme lui, et à ce titre entraîné comme lui par le fol espoir de porter dans la médecine toute l'exactitude des sciences naturelles, Linné essaya aussi de classer les maladies, et dans ce genre il alla encore plus loin que Sauvages. En effet, Sauvages s'était contenté de renfermer toutes les maladies dans dix grandes classes qui contenaient quarante-trois ordres et deux cent quatre-vingt-quinze genres, sous lesquels venaient encore se ranger deux mille deux cent quatre-vingt-huit espèces de maux, qu'il regardait comme autant d'ennemis déchaînés contre le genre humain ! Linné trouva cette classi-fication incomplète et insuffisante, et enchérissant encore sur le chiffre de son prédécesseur, il admit onze grandes classes de maladies dans lesquelles il fit entrer trois cent vingt-cinq genres et plus de trois mille espèces d'affections. Voici les grandes classi-fications de ces deux célèbres nosologistes. Sauvages admettait dix classes d'affections, savoir : 1° les affections superficielles ou les vices; 2° les fièvres; 3° les phlegmasies; 4° les spasmes; 5° les anhélations; 6° les débilités; 7° les douleurs; 8° les vésanies; 9° les flux; 10° les cachexies. Linné en admit onze, savoir : 1° les maladies exanthématiques; 2° les maladies critiques; 3° les mala-dies phlogistiques; 4° les maladies douloureuses; 5° les maladies mentales; 6° les paralysies; 7° les convulsions; 8° les maladies de suppression; 9° les maladies d'évacuation; 10° les difformités; 11° les vices.

On prétend que Boerhaave applaudit hautement au système nosologique de Sauvages, tout en laissant entrevoir, cependant, les difficultés immenses d'une pareille entreprise. Sous l'autorité de pareils maîtres, le goût des nosologies se répandit avec une grande rapidité, et bientôt il n'y eut plus de professeur, si mince qu'il fût, qui ne possédât sa nosologie ou sa classification à lui, fondée, bien entendu, sur l'état purement symptomatique des ma-ladies, et partant sur la prédominance de tel ou tel symptôme qui devenait ainsi le type de la classe, du genre ou de l'espèce qu'il dominait. Cet engouement pour une assimilation forcée des mala-dies, à des êtres matériels, ne dura pas longtemps. Les bons esprits comprirent aisément que la classification symptomatique de Sauvages était pleine de confusion ; que les genres et les espèces qu'elle renfermait n'étaient pas séparés les uns des autres par des caractères assez prononcés; qu'ils étaient surtout infiniment trop nombreux; en un mot, que dans son ensemble cette manière tout artificielle de classer les maladies avait le grand inconvénient d'imprimer à la médecine une fausse direction, et même une direction vicieuse en la précipitant sur le terrain des sciences naturelles si dangereux pour elle. On chercha donc à créer d'autres classifications. Parmi les auteurs, qui s'occupèrent de ce travail, les uns prirent pour base de leur travail les caractères anatomiques des maladies, les autres se laissèrent entraîner par des vues physiologiques; quelques uns, enfin, proposèrent des divisions établies sur les causes prochaines des maladies.

Pinel substitua à toutes ces nosologies béantes une classification plus simple, exempte d'hypothèses, basée sur des faits et établie sur des analogies de fonctions et de tissu. Cette classification n'est certainement point irréprochable, mais elle offre de grands avantages, et c'est encore elle qu'on suit généralement aujourd'hui. Elle comporte cinq grandes classes de maladies, subdivisées en vingt-deux ordres et en cent quarante-trois genres. La première classe comprend les fièvres; la seconde, les phlegmasies; la troisième, les hémorrhagies; la quatrième, les névroses; la cinquième, les lésions organiques. La fièvre est caractérisée : 1° par l'altération du pouls et de la chaleur (soit en plus, en moins ou en irrégularité); 2° par un sentiment de malaise et de faiblesse; 3° par un trouble général et plus ou moins grand des fonctions. Il y a six ordres de fièvres subdivisés en plusieurs genres. Le premier ordre comprend les fièvres angioténiques ou inflammatoires; le deuxième, les méningo-gastriques ou bilieuses; le troisième, les fièvres adéno-méningées ou muqueuses; le quatrième, les fièvres adynamiques ou putrides; le cinquième, les fièvres ataxiques ou malignes; le sixième, les fièvres adéno-nerveuses ou pestilentielles. Les fièvres sont ensuite subdivisées, suivant le type, en trois genres principaux, que constituent les fièvres continues, les fièvres intermittentes et les fièvres rémittentes.

La deuxième classe comprend les *inflammations* ou *phlegmasies;* elles ont pour caractères, la tuméfaction, la douleur, la chaleur et la rougeur locale, avec ou sans état fébrile.

Il y a cinq ordres de phlegmasies. Le premier ordre renferme les phlegmasies continues, qui constituent quinze genres, savoir : la variole, la varicelle, la rougeole, la scarlatine, l'érysipèle, le zona, la miliaire, l'urticaire, la teigne, la plique, les dartres, la gale, le pemphigus, le psydracia, et la pustule maligne. Le deuxième ordre comprend les phlegmasies des membranes muqueuses; il renferme seize genres, savoir: l'ophthalmie, le coryza, l'otite, l'angine gutturale, l'angine gangréneuse, l'angine trachéale, le croup, le catarrhe pulmonaire, la gastrite, l'entérite, la diarrhée catarrhale, la dyssenterie, le catarrhe vésical, la blennorrhagie, la leucorrhée, les aphthes. Le troisième ordre renferme les phlegmasies des membranes séreuses, qui forment trois genres, savoir: la phrénésie, la pleurésie, et la péritonite. Le quatrième ordre embrasse les phlegmasies du tissu cellulaire et des organes parenchymateux, qui renferment huit genres, savoir : les phlegmons, les oreillons, la céphalite, la péripneumonie, la cardite, l'hépatite, la néphrite et la métrite. Le cinquième ordre comprend les phlegmasies des tissus musculaires fibreux et synovial ; il renferme trois genres : le rhumatisme musculaire, le rhumatisme fibreux et la goutte.

La troisième classe des maladies comprend les *hémorrhagies;* elles sont caractérisées par un épanchement de sang en dehors des vaisseaux et des tissus qui les contiennent. Cette classe renferme quatre ordres, savoir : les hémorrhagies des membranes muqueuses; les hémorrhagies du système séreux; les hémorrhagies du système cellulaire; les hémorrhagies du système cutané. Le premier ordre est le seul qui soit subdivisé en genres; il en renferme six, savoir : l'épistaxis, l'hémoptysie, l'hématémèse, le flux hémorrhoïdal, l'hématurie, et le flux menstruel.

Quatrième classe, les *névroses.* Elles ont pour caractère une lésion de sentiment et de mouvement, sans inflammation ni lésion de structure. Elles sont divisées en cinq ordres, savoir : 1° les névroses des sens; 2° les névroses des fonctions cérébrales; 3° les névroses de la locomotion et de la voix; 4° les névroses des fonctions nutritives ; 5° les névroses de la génération. Les névroses des sens comprennent neuf genres, savoir : la dysécée, la paracousie, le tintouin, la surdité, la berlue, la diplopie, l'héméralopie, la nyctalopie, l'amaurose. Les névroses des fonctions cérébrales comprennent dix genres, savoir : l'apoplexie, la catalepsie, l'épilepsie, l'hypochondrie, la mélancolie, la manie, la démence, l'idiotisme, le somnambulisme et l'hydrophobie. Les névroses de la locomotion et de la voix comptent sept genres, savoir : la névralgie, le tétanos, les convulsions, la danse de Saint-Guy, la paralysie, la voix convulsive, l'aphonie. Les névroses des fonctions nutritives embrassent quinze genres : le spasme de l'œsophage, la cardialgie, le pyrosis, le vomissement, la dyspepsie, la boulimie, le pica, la colique de plomb, l'iléus, l'asthme, la coqueluche, l'asphyxie, les palpitations, les syncopes. Les névroses de la génération comptent cinq genres, savoir : l'anaphrodisie, le satyriasis, le priapisme, la nymphomanie, l'hystérie.

Cinquième classe, les *lésions organiques.* Elles sont caractérisées par un changement dans la nature intime des organes ; elles comprennent deux ordres. Le premier ordre renferme les lésions organiques générales ; le second renferme les lésions organiques particulières.

Les lésions organiques générales embrassent dix genres ; ce sont : la syphilis, le scorbut, le cancer, la gangrène, les tubercules, les scrofules, le rachitisme, l'éléphantiasis des Grecs, celui des Arabes, le yaws. Les lésions organiques particulières renferment dix genres, savoir : l'anévrisme du cœur, le rétrécissement des orifices du cœur, l'anévrisme de l'aorte, les tumeurs hémorrhoïdales, l'anasarque, l'hydrocéphale, l'hydrothorax, l'hydropisie, l'ascite, l'endurcissement du tissu cellulaire, l'hydropisie enkystée du foie, les concrétions biliaires, l'ictère des nouveaux-nés, le diabète, les concrétions urinaires, le corps fibreux de la matrice, les vers intestinaux.

Telle est la classification de Pinel. La doctrine de Broussais lui a porté un coup terrible ; cependant, toute défectueuse qu'elle est, nous la préférons encore à la classification dichotomique de l'auteur du système de l'irritation.

L'école de Montpellier, que l'on doit toujours considérer comme la conservatrice des vrais principes de la médecine, s'est toujours élevée avec force contre toutes ces classifications, en tant que leurs auteurs ont eu la prétention de les présenter comme l'expression fidèle et obligée de la science médicale. Elle a constamment soutenu, avec l'école de Cos, que les classifications ne doivent avoir pour objet que de soulager la mémoire, de mettre de l'ordre dans les idées et de faciliter les recherches, et de coordonner l'enseignement. Elle se souvient qu'Hippocrate avait déjà rejeté, de son temps, toutes les classifications des médecins de Cnide, et comme lui, elle professe que les divisions des maladies doivent être relatives particulièrement aux différences que les maladies présentent dans leur nature intime, différences qui deviennent ensuite la source d'indications thérapeutiques spéciales.

A cette condition, elle les admet. On suit, dans la cité médicale, la classification du professeur Delpech. Or, d'après les termes de cette classification, toutes les maladies sont comprises dans trois grandes classes. La première renferme les lésions physiques, mécaniques ou traumatiques ; la seconde, les lésions organiques produites par un travail pathologique ; la troisième, les lésions vitales proprement dites. On range dans la première classe les blessures, les défauts de conformation provenant d'un vice originel, les incommodités, comme disait Hippocrate, les luxations, les hernies simples, les plaies, les brûlures, les maladies traumatiques qu'on peut produire à volonté chez les animaux, les déplacements et les anomalies qui constituent, soit dans le développement congénial des parties, soit dans leur multiplicité, soit dans leur division, leur réunion, leur transposition. La seconde classe comprend toutes les lésions organiques qui ont pour caractère constant une altération propre et sensible des tissus vivants produite par un travail pathologique ; elle renferme la syphilis, les scrofules, le cancer, le scorbut, les dartres, les névroses, les ulcères, les polypes, la cataracte, les varices, les kystes, les caries, les fungus. Enfin, la troisième classe embrasse toutes les lésions qui, par le fond et par la forme, par leur nature et leur caractère, sont essentiellement dynamiques : ce sont les fièvres essentielles, les névroses, les cachexies, les cacochymies, les pléthores, les débilités, les douleurs.

Les classifications des maladies en classes, ordres et espèces sont bien loin d'être aussi profitables qu'on le pense généralement. Elles ont, à la vérité, l'avantage de présenter à l'esprit toutes les maladies dans un ordre déterminé qui permet de saisir jusqu'à un certain point leurs plus grandes analogies, leurs différences et leurs rapports. Mais au fond peu importe que les maladies soient distribuées méthodiquement, comme faisaient les anciens, ou qu'elles soient classées comme des objets d'histoire naturelle, comme le font les nosographes modernes ; l'essentiel est de les ranger dans un ordre qui en rende l'exposition facile : or, sous ce rapport, on trouve dans les anciens auteurs des modèles précieux, des méthodes judicieuses et des divisions heureuses auxquelles il ne manque réellement que les noms usités dans les classifications des naturalistes pour mériter le nom de *nosologies*. Nous ajouterons que ces classifications artificielles sont fort peu utiles pour l'exercice de la médecine pratique, attendu

qu'elles ne distinguent les maladies que par leurs symptômes,
tandis qu'elles devraient indiquer d'abord les divers états morbides, ou, pour mieux dire, les diverses causes de ces états morbides qui sont à la fois la source des indications cliniques et des
indications thérapeutiques. Enfin, sous d'autres rapports, elles
sont dangereuses : ainsi elles nous font chercher des maladies qui
n'existent que dans la tête des auteurs qui les ont imaginées ; elles
nous montrent comme autant d'affections différentes certains
groupes de symptômes qu'elles isolent avec effort et à tort d'un
ensemble pathologique qui ne forme, à le bien prendre, qu'une
seule et même maladie ; enfin, elles empêchent souvent de reconnaître les maladies quand elles existent, et elles nous les montrent
quelquefois là où elles n'existent pas. Du reste, personne n'a
mieux fait ressortir le vice radical des classifications nosologiques
violemment calquées sur celles adoptées par les botanistes, les
zoologistes et les naturalistes, que Frédéric Bérard de Montpellier.
C'est à tort, a-t-il dit, qu'on a avancé que les maladies étaient
constantes dans leurs caractères, comme le sont les objets d'histoire naturelle desquels on a cherché à les rapprocher. Une comparaison exacte et détaillée prouve, au contraire, d'une manière
irréfragable qu'il est bien loin d'en être ainsi.

Dans tous les cas, il est à remarquer que c'est exclusivement
contre les classifications médicales basées sur les classifications
de l'histoire naturelle que s'élèvent les justes réclamations des
médecins vitalistes. Or, disons-le bien, les vitalistes ont raison,
car la folle prétention de réduire notre science aux proportions
mesquines des sciences accessoires ne peut être osée que par des
amateurs en médecine qui visent exclusivement à la simple et
naïve connaissance alphabétique des phénomènes de la santé et
de la maladie. Quant aux vrais médecins, ils ont une philosophie
toute différente. Pour eux, toutes les classifications artificielles
disparaissent devant le tempérament des individualités, qu'ils
cherchent à reconnaître et à caractériser, bien persuadés que les
maladies, au point de vue médical et thérapeutique, consistent
essentiellement dans des actes vitaux régis par des lois, c'est-à-
dire dans des fonctions pathologiques dont ils doivent connaître
la tendance, la portée et la fin, pour les diriger habilement vers
une bonne terminaison.

Au demeurant, si toutes les classifications des maladies sont
défectueuses, il ne faut pas s'en étonner, puisque les meilleures

classifications des minéraux et des plantes sont elles-mêmes très infidèles. D'ailleurs, pour peu qu'on veuille bien y réfléchir, on comprendra aisément combien il est difficile de classer avec exactitude des actes instantanés, des actes vitaux, des modifications accidentelles, des collections de phénomènes et des combinaisons de mouvement aussi fugitives que la pensée. Quoi qu'il en soit, toutes ces classifications, malgré leurs défauts, prouvent cependant une chose très importante, savoir : le besoin même des classifications. En effet, il est évident pour tout le monde que, pour traiter d'une chose quelconque, il faut, si l'on veut mettre de l'ordre dans ses idées et dans celles des autres, adopter d'abord une méthode, puis une division, et enfin une distribution de matières, c'est-à-dire une classification ; car, soit que l'on parle, soit que l'on écrive, on ne saurait ni traiter de tout à la fois, ni confondre tout ensemble. Il résulte de là que les classifications, malgré leurs inconvénients, présentent encore une certaine utilité.

D'autre part, les classifications ont pour avantage d'établir en quelque sorte l'inventaire des connaissances scientifiques à l'époque même où elles paraissent. Elles sont utiles pour grouper les faits médicaux ou les actes de la nature vivante, bien portante ou malade, qui doivent être coordonnés entre eux, d'après un ordre rationnel et méthodique, afin de former une science qui devient ainsi la source de l'art. Elles sont utiles encore en ce que sans elles les faits médicaux, périssables comme les causes ou les circonstances qui les produisent, resteraient sans valeur, sans application, sans portée ; ils seraient donc comme s'ils n'avaient jamais été ; le temps les emporterait sans nul profit pour nous, et des siècles entiers s'écouleraient sans que la science médicale progressât d'un seul pas. Ajoutons encore que si l'on considérait les phénomènes vitaux isolément et indépendamment les uns des autres, on n'aurait jamais un corps de doctrine proprement dit, mais seulement des matériaux d'attente et des faits muets qui ne sauraient devenir l'objet d'un raisonnement ; or, sans raisonnement pas de philosophie, et sans philosophie pas de science, en médecine comme en toute autre science. Au contraire, en classant fidèlement les phénomènes d'après leur nature, on élève un système, et ce système devient immédiatement un sujet d'étude suivie et de perfectionnement. Ainsi donc on a eu raison de dire, après toute réserve faite, que la pratique de la médecine exige une classification quelconque ; car, sans une classification, elle ne serait qu'un absurde tâtonnement, et le praticien ne saurait se reconnaître au milieu de ce dédale immense de toutes les choses auxquelles il a affaire.

On pourrait donc, à l'exemple des naturalistes, essayer une classification des maladies, si les maladies analogues différaient entre elles aussi peu que les espèces de certains genres d'animaux ou de végétaux ; mais malheureusement il n'en est pas ainsi ; au contraire, tout ce qui est insignifiant par son résultat en histoire naturelle est très important en pathologie. Aussi les différences en zoologie et en botanique peuvent n'arrêter que secondairement les naturalistes dans leurs classifications, tandis que ces mêmes différences enraient profondément l'essor du pathologiste, parce que chacune d'elles apporte, pour ainsi dire, une indication ou une application thérapeutique différentes. Ainsi donc il n'y a rien en pathologie que l'on puisse rigoureusement assimiler aux genres des naturalistes, et partant, toutes les méthodes artistiques proposées en nosologie ne sont, aux yeux des vitalistes éclairés, que des embarras de plus jetés dans le champ déjà si aride de la thérapeutique. On doit s'en tenir aux classifications des phénomènes et aux divisions générales des maladies.

En résumé, les conditions indispensables pour établir une bonne classification des phénomènes ou des actes vitaux consistent à classer méthodiquement les faits de la nature tels que la nature les montre et les produit ; car du moment qu'on altère ou qu'on mutile ces faits pour les plier violemment à une hypothèse, on ne fait réellement qu'un roman plus ou moins scientifique, et au lieu d'ajouter aux enseignements d'une science naturelle et durable, on jette dans la vie une foule de propositions bâtardes condamnées à périr dans un temps plus ou moins rapproché. On voit donc, d'après ce que nous venons de dire, que la pathologie ne consiste pas dans la classification de certaines dénominations adoptées par aventure ou par émotion, mais dans la classification naturelle des faits et des actes vitaux sagement coordonnés d'après les règles de la philosophie médicale.

CHAPITRE XVI.

DE LA MARCHE NATURELLE DES MALADIES, DE LEUR TERMINAISON.—DE LA
CONVALESCENCE, DE LA RECHUTE, DE LA RÉCIDIVE. — DE L'ANATOMIE
PATHOLOGIQUE.

> Le médecin qui ignore la marche naturelle d'une
> maladie est comme un homme privé de la vue : il ne
> sait où il va, ni où elle va.   (ALIBERT.)

Par ces mots, la *marche des maladies*, on désigne les modes suivant lesquels apparaissent, s'établissent, se coordonnent, se
succèdent et se terminent les phénomènes ou les symptômes qui
dénotent et constituent les maladies, phénomènes ou symptômes qui sont la manifestation de quelques modifications organiques ou dynamiques commencées ou accomplies dans tout ou
partie de l'économie.

La marche des maladies comprend le type des actes morbides,
la forme infiniment variée de ces actes morbides et les périodes
que présentent les mouvements qui les caractérisent, le tout
constituant le cours des maladies (*morborum decursus*). Du reste,
les lois de la nature sont si constantes, qu'on peut en quelque
sorte prédire les divers symptômes et les divers événements des
maladies, si leur cours n'a pas été interrompu ou troublé. Telle
est la base du pronostic ou de l'art de prédire les événements
dans les maladies. Hippocrate excellait dans cet art, et il apportait une si grande attention à observer tout ce qui se passait et
jusqu'aux moindres circonstances, qu'il annonçait l'issue des événements avec une probabilité qui était la certitude même; il lui
arrivait même de prédire aux personnes qui se portaient bien les
maladies qu'elles devaient avoir un jour.

On donne le nom de *type* à l'ordre suivant lequel les phénomènes et les symptômes des maladies se montrent, se succèdent,
se coordonnent, s'atténuent et s'exaspèrent. Le type est continu
ou périodique ; il existe avec ou sans exaspération. Il est continu, lorsque les symptômes, nés de leurs causes, marchent sans
interruption depuis le commencement jusqu'à la fin de la maladie ; il est périodique, lorsque ces symptômes apparaissent et
disparaissent par intervalles. On dit que la maladie est continente,
quand elle conserve une intensité égale pendant toute sa durée;
on dit, au contraire, qu'elle offre des exacerbations, quand sa

marche présente une intensité inégale ou heurtée. Enfin , on donne le nom de *paroxysme,* d'*exacerbation* et de *redoublement* à l'exaltation ou à l'exaspération des symptômes, et l'on donne celui de *rémission* à la diminution ou à la cessation momentanée de ces mêmes symptômes.

Les maladies périodiques sont caractérisées par des accès ou par des attaques : on nomme *accès,* la réapparition des phénomènes ou des symptômes qui servent de cortége à l'état morbide ; ils sont caractérisés par un frisson auquel succède un état de chaleur remplacé lui-même par un état de sueur plus ou moins abondant. Les *attaques* ne présentent pas les mêmes phénomènes : elles consistent simplement dans le retour instantané et parfois très violent de certaines affections, telles que la goutte, l'épilepsie et l'apoplexie. Les accès sont essentiellement propres aux fièvres intermittentes et rémittentes qu'ils spécifient. Ils ont pour caractère absolu ce qu'on nomme des *stades,* c'est-à-dire des temps de froid, de chaleur et de sueur dont la succession a quelque analogie avec les trois périodes ordinaires d'une affection aiguë, à savoir : la période d'accroissement, la période d'état et la période de décroissement. Le frisson répond au début du mal, la chaleur à son intensité et la sueur à sa terminaison. Il est à remarquer qu'il arrive souvent qu'un ou deux stades manquent tout à fait dans des fièvres intermittentes les mieux caractérisées. On donne le nom d'*apyrexie* ou d'*intermittence* à l'intervalle qui sépare les accès des fièvres intermittentes. La durée de l'intermittence devient ensuite la base que l'on adopte pour distinguer la fièvre qui est appelée quotidienne, tierce ou quarte, selon que les accès qui la constituent se montrent tous les jours, ou d'un jour l'autre, ou seulement une fois sur trois jours. En d'autres termes, on admet en pathologie trois types intermittents radicaux : le type quotidien, le type tierce et le type quarte; lesquels peuvent encore être doubles ou doublés, et présenter sous ce rapport des variétés très nombreuses. Dans le type quotidien , les accès ont lieu tous les jours, et chaque accès ressemble à celui qui le précède par la violence, par la durée et par les principaux symptômes. Dans le type tierce, les accès se correspondent de deux jours en deux jours. Dans le type quarte, ils se correspondent de trois jours en trois jours. Il arrive souvent que les maladies intermittentes reparaissent à des intervalles irréguliers : on dit alors qu'elles sont *atypiques* ou *erratiques.* Enfin les maladies présentent encore un autre type qui semble tenir le milieu entre le type continu et le type intermittent : c'est le type rémittent. Ce dernier participe à la fois des affections intermittentes et des affections continues : comme les premiers, il offre des accès composés de frisson, chaleur et sueur; comme les seconds, il a des symptômes qui durent pendant tout le cours de la maladie. On peut, en partant de là, considérer les fièvres rémittentes comme des affections continues surcomposées d'accès intermittents simples ou composés.

Une maladie est aiguë, lorsque les phénomènes sensibles ou les symptômes qui la caractérisent offrent dans leur développement et dans leur succession une marche rapide coïncidant avec un état d'exaltation ou d'exaspération. Une maladie est chronique, lorsque les symptômes qui la dénotent se développent, s'accroissent et se succèdent avec lenteur, et conservent pendant la durée de leur cours un caractère indolent. Ainsi donc ces mots, maladies aiguës, maladies chroniques, indiquent à la fois les divers caractères d'exaltation ou d'affaissement, de rapidité ou de lenteur, que les maladies présentent soit dans leur cours, soit dans les différents tempéraments de leur action. Toute maladie a un rhythme et une marche qui lui sont propres, comme ella a une physionomie qui lui appartient et qui la caractérise. Néanmoins il faut beaucoup de sagacité, d'habitude et de tact, pour bien apprécier l'ordre de développement et de succession des phénomènes morbides, d'autant plus qu'une infinité de circonstances, au premier rang desquelles on doit placer le régime et les agents pharmaceutiques, exercent la plus grande influence sur la durée et sur la marche des maladies. De ces influences résultent les modifications qui se présentent dans leurs cours, et qui se lient également aux dispositions particulières des sujets, c'est-à-dire au tempérament, à la constitution des malades, à leurs habitudes, à leur caractère, à leur profession, à leurs passions, toutes choses qui exercent une action très puissante sur la réaction, c'est-à-dire sur l'action médicatrice naturelle.

Les maladies offrent ordinairement une succession de phases que l'on nomme *périodes*. Chacune de ces périodes est marquée par un changement permanent dans la marche des symptômes dont l'intensité augmente, reste stationnaire ou diminue; et ce changement doit effectivement être permanent pour caractériser une période, car sans cette condition il ne formerait qu'un paroxysme ou une rémission, tandis que les périodes constituent le temps ou les phases que les maladies doivent successivement parcourir. On n'est pas définitivement fixé sur le nombre de périodes qu'il faut admettre dans les maladies. Quelques auteurs en reconnaissent quatre; d'autres, avec Hildenbrand, en comptent jusqu'à huit; enfin, beaucoup de pathologistes pensent, avec le professeur Landré-Beauvais, qu'il n'y a réellement que trois périodes ou phases dans les maladies : la période d'accroissement, la période d'arrêt et la période de décroissement. Selon ces auteurs, la première période répond à celle que les anciens appelaient la période de crudité; la seconde répond à la période de coction ; la troisième, à la période de crise ou de terminaison.

La première période s'étend depuis l'instant où la maladie commence jusqu'à celui où les phènomènes, ayant acquis toute leur intensité, semblent cesser d'augmenter. La seconde période est celle où les symptômes sont parvenus au degré de leur extrême et dernière violence. La troisième période est celle où les symptômes, tout en diminuant, deviennent néanmoins l'expression du sort qui attend le malade; c'est le temps où la maladie aboutit à la guérison ou à la mort. Notons cependant que ces trois périodes ne se dessinent pas toujours très franchement dans les maladies, et que lors même qu'elles existent, elles ne sont pas toujours sensibles pour tout le monde. Nous ne comprenons pas dans ces trois périodes ce que l'on nomme l'invasion ou le début de la maladie. L'invasion d'une maladie, *initium morbi*, est le début même de cette maladie; elle est très fugitive dans les affections aiguës, et nullement appréciable dans les maladies chroniques ; elle est marquée tantôt par un mouvement nerveux, tantôt par une défaillance, par une hémorrhagie, par une syncope, par des nausées; tantôt par un tremblement continuel, par une altération notable de la physionomie et des traits, qui sont en quelque sorte renversés, et le plus souvent par un frisson dont la durée et la violence peuvent jusqu'à un certain point éclairer le pronostic.

La durée des maladies, *morbi mora*, est excessivement variable. Il y a des maladies qui ne durent qu'un instant, comme le choléra et l'apoplexie dont l'action est souvent foudroyante. Il y en a d'autres au contraire qui durent huit jours, quinze jours, vingt et un jours, un mois, six semaines. Enfin, quelques unes persistent pendant des années entières, et quelquefois pendant toute la vie. Les affections rhumatismales sont de ce nombre. Quelques maladies se guérissent d'elles-mêmes, d'autres ne guérissent que par les ressources de l'art, certaines exigent le concours de la nature et de l'art ; enfin, il y en a qui ne cèdent qu'aux progrès du temps et aux révolutions des âges. Il y a une infinité de circonstances qui peuvent modifier la marche ordinaire ou naturelle des maladies : il faut connaître toutes ces circonstances afin de ne pas rapporter aux unes ce qui appartient aux autres ; mais ce qu'il faut connaître avant tout, nous l'avons déjà dit, c'est la marche ordinaire, c'est la marche naturelle des maladies entièrement abandonnées à elles-mêmes, car sans cette connaissance préalable on ne manquerait pas d'attribuer au traitement ou à des événements fortuits ce qui tient tout simplement aux lois ordinaires de la nature.

En thèse générale, on ne peut consciencieusement employer les méthodes thérapeutiques qu'autant qu'une maladie étant donnée, on sait positivement par l'expérience et par le raisonnement, par la théorie et par la pratique : 1° comment, dans les circonstances présentes, la maladie qu'on a à traiter se terminerait, si elle était complétement livrée à elle-même; 2° comment elle se comporterait sous les bénéfices de l'art aidant la nature, c'est-à-dire par les ressources de la thérapeutique médicale et chirurgicale. En d'autres termes, on ne peut aborder le traitement des maladies qu'autant que l'on sait comment la santé se dérange; comment les maladies se guérissent naturellement, et comment elles nous tuent accidentellement ou nécessairement.

L'âge, le sexe, le tempérament, les habitudes ordinaires de la vie, sont autant de conditions qui exercent une influence particulière sur la marche et la durée des maladies. Les révolutions diurnes exercent aussi une action très marquée. Le matin est en général le temps de la rémission et celui de la plus grande activité médicatrice; le soir est, au contraire, celui du paroxysme ou de l'exacerbation : il résulte de là que c'est le matin qu'on doit employer les remèdes qui agissent par absorption, tandis qu'on doit administrer, le soir, les préparations calmantes. Notons aussi que les mouvements inflammatoires et l'état de pléthore sont plus prononcés au soleil levant; que les douleurs syphilitiques sont plus aiguës pendant la nuit; enfin, que les maladies avec réaction s'aggravent pendant le jour, et que les maladies avec

prostration s'exaspèrent, au contraire, pendant la nuit. Les vicissitudes atmosphériques, l'état des vents, l'humidité, la sécheresse,
la chaleur et le froid, ont aussi une grande influence sur la marche
des maladies. Il en est de même des changements de saison : et
plus ces changements sont brusques, plus ils sont dangereux. C'est
à tort que l'on nie l'influence des astres sur le cours des maladies ;
il est bien prouvé, au contraire, que la présence ou l'absence du
soleil ou de la lune, que l'état des équinoxes ou des solstices, exercent sur notre constitution saine ou malade une impression et
une modification plus ou moins profondes ! Baillou, Sydenham,
Lepecq de la Cloture ont constaté cet ordre de faits, et l'on trouve
dans leurs ouvrages d'excellentes preuves à l'appui de ce que
nous avançons. L'état du corps et de l'esprit, les habitudes de la
vie, la nature du régime, ses erreurs et ses écarts, l'état de vacuité ou de grossesse, le mouvement des règles, la puberté ou
l'âge critique, sont autant de circonstances qui modifient la marche ordinaire des maladies. Enfin, au nombre des agents qui
exercent une influence puissante sur la marche des maladies il
faut mettre encore les remèdes et les différentes méthodes thérapeutiques. En résumé, il y a des maladies si constantes dans leur
marche, que le médecin peut facilement et dès le début assigner
l'époque de leur terminaison ; il y en a d'autres, au contraire,
dont le mouvement est si heurté, si accidenté, si incertain, qu'il
ne saurait rien prédire, s'il est prudent et soucieux de sa propre
réputation.

Les variétés que les maladies présentent dans leur durée et
dans leur marche prouvent, d'une manière incontestable, combien il est utile de se livrer à l'observation attentive de leurs
mouvements, mais c'est une étude très difficile, très délicate et
fort longue ; car, s'il ne faut qu'un instant pour apercevoir en
masse les phénomènes sensibles des maladies, il faut, au contraire, beaucoup de patience et de sagacité pour saisir les différences, les tendances diverses, et en quelque sorte la raison des
mouvements qui les caractérisent. Il faut surtout beaucoup de
pénétration pour connaître à fond la marche régulière et nécessaire
de cet ensemble de causes et d'effets, de mouvements salutaires et
de mouvements nuisibles qui, par leur réunion, leurs rapports et
leurs luttes contrastantes, constituent définitivement ce que l'on
nomme l'*état morbide*, ou simplement la *maladie*. Du reste, il y a eu
de tout temps des médecins attentifs et fidèles à la voix de la na-

ture, qui ont parfaitement compris la véritable portée de l'art; ceux-là disent et répètent sans cesse : Vous devez, avant tout, conserver le flambeau de la vie ; vous devez soulager, consoler et ne jamais nuire. Vous ne devez rien essayer sans une raison suffisante et ne jamais oublier que la nature change souvent une maladie incurable en une maladie curable; que ce n'est pas le médecin, mais que c'est la nature qui guérit les maladies, et que, lorsqu'on agit sans des raisons suffisantes et des indications précises, on crée des obstacles, et l'on trouble le travail salutaire de la nature par quelque chose d'intempestif ou d'irrationnel. Et ce sont les plus grands médecins qui tiennent ce langage; nous pouvons citer : Hippocrate, Galien, Houllier, Fernel, Duret, Baillou, Sydenham, Barthez. Or, tant de noms fameux ont une bien grande autorité, et l'on est en droit de penser que la vérité se trouve où ils ont attaché leur devise. Aussi, quand tous ces maîtres s'écrient : Livrez-vous à l'observation, il est bien évident qu'ils entendent dire : Livrez-vous à l'observation de la marche naturelle de la maladie, c'est-à-dire à l'appréciation logique de l'évolution terminale et finale des actes qui constituent les maladies. Ce qu'il y a de très important à connaître relativement aux maladies, c'est leur cause, leur nature, leurs tendances ; c'est la raison de tous les actes qui se succèdent, s'enchaînent et se coordonnent. Ce qu'il faut savoir, c'est si la maladie doit être traitée, et, si elle doit l'être, comment et dans quel moment elle doit l'être ; s'il faut agir sur la cause morbifique, sur les phénomènes ou sur les symptômes qui en sont l'effet ou l'expression ; s'il faut avoir recours aux spécifiques ou aux remèdes simples; enfin, s'il faut combattre l'affection ou la réaction isolément, ou toutes les deux ensemble.

Le professeur Caizergues l'a dit avec une raison profonde, ce n'est qu'après avoir bien médité sur la marche que suit la nature dans les divers états morbides, qu'il est possible de déterminer l'utilité, l'insuffisance ou le danger des actes qu'elle produit et les indications qui doivent avoir pour but de les favoriser lorsqu'ils sont utiles, de les suppléer quand ils sont insuffisants, et de les combattre lorsqu'ils sont dangereux. Suivons donc la marche de la nature, c'est-à-dire observons, mais n'imaginons pas, car nous n'avons pas le droit de commander à la nature, et celui qui s'arroge le titre de législateur à cet endroit est un orgueilleux ou un sot.

Suivre attentivement la marche naturelle des maladies et la bien observer, voilà le commencement de la médecine. Pourquoi donc ne se conforme-t-on pas à cette loi? Ne suffit-il pas de placer le malade dans les simples conditions de l'hygiène et d'attendre, à l'abri des perturbations des remèdes, l'action délicate du temps et de la nature? Oui, sans doute; mais attendre et toujours attendre, c'est ce qu'il y a au monde de plus difficile pour certains médecins, et surtout pour les gens du monde les plus éclairés, qui ne sauraient se résigner à temporiser et à compter sur les ressources de la nature et du temps.

Quand on connaît bien la marche naturelle des maladies, on est moins orgueilleux de ses succès et moins attristé de ses revers. On sait comment la nature tue et comment elle guérit. On sait comment on peut se rendre utile. Puis, à la faveur de l'observation, l'ignorance se nettoie et avec elle disparaissent ces divisions scandaleuses qui compromettent l'honneur de la médecine. Étudions donc la marche naturelle des maladies, elle nous apprendra : 1° que les affections présentent de grandes différences dans leur caractère, dans leur marche et dans leur durée; 2° que l'affection et la réaction ne sont pas toujours dans des rapports exacts; qu'une affection morbide a des degrés, tandis qu'une réaction a des phases ou des périodes; 3° que les affections nées d'une même cause ne présentent pas toujours les mêmes phénomènes et les mêmes symptômes chez tous les individus; 4° que beaucoup d'affections sont, comme nos goûts, en rapport avec les besoins de notre âge et les changements qui s'opèrent dans notre constitution, changements de mille espèces que les hommes peu expérimentés prennent trop souvent pour des affections et qu'ils traitent en conséquence, alors qu'il est de la dernière prudence de ne rien faire; 5° qu'une infinité de cures attribuées pompeusement à l'action des remèdes sont tout simplement le résultat de la marche naturelle des maladies, ce qui, soit dit en passant, devrait bien diminuer le crédit et la confiance absurde que tant de gens accordent aux thérapeutiques heurtées ou expérimentales! 6° que chez les enfants beaucoup d'affections se guérissent par les simples mouvements de la nature, tandis que chez les vieillards les mêmes affections ont besoin d'être secourues par l'art, qui dirige, d'après l'expérience et l'observation, les mouvements de la force médicatrice; 7° qu'il y a une infinité de mouvements considérés à tort comme des affections, qui sont, au contraire, des mouvements nécessaires au développement ou au retrait des organes, c'est-à-dire à la formation ou à la déformation organiques ; que ces mouvements accidentels peuvent effective· ment occasionner des malaises, des dérangements, des indigestions momentanées, et même certains troubles assez graves en apparence, mais qu'ils ne vont pas plus loin, quand on ne fatigue pas la nature par des remèdes inutiles ; 8° que l'état incomplet des organes se mêle souvent comme une cause puissante d'aggravation à la plupart des affections des enfants et y apporte véritablement un embarras physique. Qu'ainsi, par exemple, l'étroitesse de la glotte rend chez eux l'occlusion des voies aériennes presque inévitable dans les affections du larynx et complique ainsi ces maladies. Et, pourtant, qu'y faire ! Essayez donc de remédier, par tous vos procédés et vos moyens thérapeutiques, à un état physique qui tient à une cause organique dont l'effet ne peut céder qu'aux mouvements de la vie, amenant eux-mêmes le développement des organes. Essayez aussi de guérir avec des pilules ou avec des saignées ces étouffements profonds auxquels les vieillards sont sujets et qui menacent constamment leur existence : vous n'y parviendrez pas, car ces étouffements et ces suffocations se lient soit au rétrécissement de la poitrine, soit à l'ossification des cartilages costaux, soit à l'atrophie des poumons ou à ces trois causes réunies ; et tous ces vices organiques sont au-dessus des ressources de la nature et de l'art !... Il en serait de même si vous vouliez traiter, ce qu'on appelle traiter, les congestions pulmo· naires sanguines et passives auxquelles sont sujets les enfants nouveau-nés ; car ces congestions tiennent chez eux au défaut de développement des organes de l'appareil circulatoire qui entraîne comme conséquence l'exercice imparfait de la circulation pulmonaire ; et, dans ce cas, comme dans beaucoup d'autres, la nature seule peut refaire ou compléter son ouvrage. C'est en vain qu'on voudrait s'opposer aussi à certaines diarrhées lientériques aussi communes chez les enfants que chez les vieillards. Elles tiennent, chez les premiers, à un état incomplet d'organisation ou de développement du tube digestif. Elles tiennent, chez les seconds, où elles se compliquent de météorisme, à l'atrophie de la muqueuse gastro-intestinale et à la disparition d'une grande quantité de valvules conniventes, et elles échappent par cette double origine aux traitements les mieux entendus.

L'observation attentive et réfléchie de la marche naturelle des

maladies nous apprendra encore que la succession des âges et les
mouvements des grandes fonctions qui se rattachent comme conséquences à cette succession modifient essentiellement les affections qui se déclarent pendant leur tourmente, favorisent ou
contrarient le développement de certaines crises, et prédisposent
aussi à d'autres maladies sur la marche et la durée desquelles
ils exercent une grande influence; que chaque âge change le
siége, le foyer, le mode et la forme des affections et des réactions:
ainsi, par exemple, que le vice scrofuleux se traduit dans la première enfance par l'ophthalmie; à la deuxième dentition, par
l'engorgement et quelquefois par l'ulcération des glandes sous-
maxillaires; à la puberté, par des plaies rongeantes à la face; à la
fin de l'adolescence, par la carie des os et surtout par la carie du
sternum; enfin dans l'âge mûr, par des tumeurs blanches, par
des affections des articulations : ce qui prouve aussi que le vice
humoral est partout et toujours le même, et que le siége principal
seul et les formes du mal sont changés; que l'état d'enfance imprime à tout état morbide, affection et réaction, un caractère
d'acuité et de rapidité qui est propre à cet âge et qui se trouve
compensé plus tard par la chronicité et la lenteur des actes qui
le reproduisent chez les vieillards; qu'une infinité de mouvements spasmodiques et épileptiformes ont pour origine un défaut
de rapport harmonique entre les divers organes, et particulièrement entre les agents de la locomotion et l'encéphale : ce qui fait
que les affections de ce genre durent *quand même* autant de temps
qu'il en faut pour que l'organisme parvienne à consolider les organes et à régulariser leurs rapports; que l'*éruption* des dents a une
influence intercurrente sur les affections déjà existantes; qu'elle
en fait éclater quelques unes, qu'elle en guérit d'autres; que le
travail organique qui amène et juge cette importante crise de la
vie imprime un caractère d'exaspération à toutes les autres fonctions morbides, conservatrices ou médicatrices, d'où dérivent
une infinité de phénomènes symptomatiques et sympathiques, et
presque autant de réactions tantôt fatales, tantôt salutaires; que
les *systèmes* sympathiques et muqueux prédominent ordinairement pendant l'enfance et jusqu'à l'âge de puberté, époque à laquelle le système sanguin prend à son tour la suprématie; que
toutes les maladies subissent l'influence des conditions physiologiques de l'âge du malade, ce qui a fait dire avec infiniment de
raison qu'il y a des *malades* plutôt encore que des *maladies;* que

chez les enfants l'épaississement du mucus, la formation des fausses membranes et des affections couenneuses se lient essentiellement à la plasticité des fluides et à la propriété qu'ont les humeurs de passer facilement à l'état d'épaississement par suite de l'activité extraordinaire du système artériel capillaire et de la nature du sang qui est très riche à cette époque en principes organisables, et qui est au contraire pauvre, liquide et froid à l'époque opposée de la vie, où sa fluidité occasionne chez les vieillards des congestions passives, des épanchements et des hydropisies; qu'une *hémorrhagie* est tantôt cause, tantôt effet ou symptôme de maladie; tantôt épiphénomène, tantôt moyen de terminaison ou crise de maladie; tantôt enfin moyen de traitement ou remède; que la *puberté* constitue une des époques les plus critiques de la vie; qu'elle *imprime* momentanément un caractère d'acuité à toutes les maladies existantes; qu'elle *rend* curables des maladies jusqu'alors incurables; qu'elle *exaspère* parfois les affections incurables; enfin qu'elle rend *souvent chroniques*, mais en revanche plus supportables, les affections qui n'ont pas cédé à l'influence de son action, comme si elle les faisait en quelque sorte pénétrer plus intimement dans l'organisme, en assujettissant l'équilibre des fonctions au rhythme de ces affections? que les *affections* qui se lient à l'action nouvelle d'une époque climatérique persistent quelquefois jusqu'à l'époque d'une nouvelle révolution, ce qui fait que beaucoup d'affections qui se prolongent ainsi jusque dans la vieillesse deviennent des infirmités habituelles, sinon nécessaires, du moins inévitables, à ce point qu'il pourrait être dangereux d'essayer à les guérir, soit parce qu'à un certain âge l'économie ne se prête plus que très difficilement à de nouvelles combinaisons d'équilibre, et que l'habitude est devenue aussi pour l'organisme comme une seconde nature, soit parce que les fonctions n'ont plus assez de vigueur pour accomplir ou supporter de grands changements; que l'*âge critique*, l'âge de retour a, comme la puberté, le privilége de faire éclater ou d'arrêter certaines maladies, ou bien encore de convertir quelques affections en d'autres affections; qu'ainsi, par exemple, lorsqu'on n'a pas abusé des secours de la thérapeutique et de ses moyens chirurgicaux ou pharmaceutiques, il arrive souvent que l'âge critique suspend les affections utérines jusqu'alors existantes, qu'il les modifie ou les rend au moins plus supportables et plus rares jusqu'à l'époque encore éloignée à la-

quelle l'atrophie des organes les rend définitivement impossibles.
Cette vérité a été proclamée par Bordeu. Il dit dans ses ouvrages
que l'époque de la puberté et celle du retour amènent des crises
favorables à la guérison des affections propres à l'enfance et à
l'âge mûr; et il n'a été sous ce rapport que le continuateur de Pline
et de Pythagore, car on trouve le germe de ces vérités dans les
écrits de ces premiers précepteurs du genre humain à qui nous
devons la doctrine fameuse des années climatériques, des jours
heureux et malheureux, des crises et des jours critiques, en un
mot de toutes les théories qui s'appuient sur cette première théorie, que le nombre forme le principe de toutes choses, que les
phénomènes de la nature ne sont que des imitations des nombres, et que si dans l'univers tout n'est pas créé par les nombres,
tout du moins se fait selon les nombres. L'observation de la marche naturelle des maladies nous apprend encore : que les *affections* qui débutent à l'époque d'une révolution importante de
l'économie, à la puberté, par exemple, ne se terminent que lorsque ce temps de crise est terminé et qu'il y a une infinité d'épiphénomènes accidentels et d'indispositions que l'on traite souvent
comme des affections alors qu'ils ne sont au fond que des phénomènes inséparables des mouvements de formation et de déformation; qu'*il y a* des affections chroniques qui durent fort longtemps,
mais que ces affections se modifient et qu'elles se transforment
toujours avec les années et deviennent ainsi plus supportables;
qu'un *état morbide* quelconque se surcompose presque toujours
des phénomènes actifs ou passifs propres à l'âge pendant lequel
il éclate, et que telle est la cause de tous ces épiphénomènes des
maladies qui, par leur exagération même, peuvent devenir secondairement des affections dangereuses. Telle est aussi la source
d'une foule de diarrhées rebelles, de convulsions et de phénomènes hystériques qui font explosion au temps de la puberté et au
temps plus orageux encore de l'époque critique! L'observation
apprend aussi que la prépondérance d'action d'un appareil en
état d'exaltation vitale à l'époque à laquelle une affection accidentelle se déclare se mêle toujours aux mouvements de cet état
et le surcompose. C'est ainsi que la surexcitation des organes
encéphaliques aggrave chez les enfants toutes ces affections con-
comitantes et donne lieu au délire et aux convulsions qui surviennent au milieu de leurs affections les plus simples; c'est
encore ainsi que l'état nerveux imprime un caractère hystérique

à la plupart des maladies des femmes. L'observation de la nature nous apprend encore que la science médicale est établie sur ses véritables bases, mais que l'art médical est encore très incertain.

Tel était le sentiment d'Hippocrate. Il est sage, dit-il, d'avoir des doutes sur l'efficacité du traitement que l'on prescrit aux malades, et l'on doit même, bien souvent, se garder d'assurer que le remède que l'on conseille est le seul convenable, et même que lui seul a produit la guérison, quand cette guérison a eu lieu, car les circonstances de toute espèce qui entourent les maladies nous forcent évidemment à avoir cette défiance. Effectivement, au point de vue de la pratique, la médecine repose trop souvent sur de simples tâtonnements, sur des règles incomplètes et, par conséquent, le meilleur moyen d'éviter l'erreur, c'est de se renfermer dans le doute philosophique; dans ce doute, qui est le fruit de l'examen comme il en est le principe, et qui a le double avantage de nous faire approfondir les questions et de nous arrêter sur le bord d'une infinité de choses dangereuses à entreprendre.

Voici ce que l'observation attentive de la marche naturelle des maladies nous enseigne relativement aux affections proprement dites. Voyons maintenant ce qu'elle nous apprend relativement aux réactions. Elle nous prouve : 1° qu'une affection ne saurait durer longtemps sans occasionner une réaction; 2° que certains agents morbifiques ne nous foudroient que parce qu'ils ne laissent pas à la réaction le temps de s'organiser; 3° que nous réagissons contre les agents morbifiques et leurs effets dans tous les âges de la vie, mais que nous réagissons de diverses manières et souvent par des moyens très opposés; 4° que chez les enfants les réactions se déclarent pour la moindre chose, qu'elles éclatent brusquement et qu'elles sont presque toujours accompagnées ou surcomposées d'accidents nerveux; 5° que chez les enfants la forme convulsive est, en quelque sorte, naturelle ou automatique, qu'elle se produit à leur insu et malgré eux, tandis qu'elle est favorisée chez les adultes par la crainte ou par l'émotion; 6° que la réaction affecte spécialement deux formes principales : la forme inflammatoire et la forme nerveuse; qu'elle est inflammatoire quand c'est le système circulatoire, le cœur et les gros vaisseaux sanguins dont l'action prédomine; qu'elle est nerveuse quand cette prépondérance appartient au cerveau et aux centres nerveux; 7° que la réaction peut pécher par excès, par défaut ou par irrégularité; qu'elle est imparfaite et insuffisante chez les sujets épuisés, et que c'est très souvent à ce défaut de réaction qu'il faut attribuer toutes sortes d'affections qui durent longtemps, qui se terminent mal, et quelquefois même par la perte du malade ; qu'elle est au contraire très énergique et très violente chez les sujets dont la force ou la puissance de la jeunesse est exaltée par un régime très excitant ; 8° que la réaction fébrile (inflammatoire ou nerveuse) exaspère tous les états morbides organiques existant au moment où elle se déclare ; qu'elle surexcite les mouvements fonctionnels normaux ou anormaux, ainsi que tous les phénomènes qui se lient aux mouvements d'accroissement ou de décomposition de l'organisme ; 9° que les réactions guérissent parfois des états morbides devenus habituels, qu'elles en font éclater d'autres, et qu'elles amènent souvent comme épiphénomènes l'augmentation et même l'exaltation des phénomènes propres à l'âge auquel se trouve le malade quand elles apparaissent ; 10° qu'elles impriment un caractère d'acuité à tous les mouvements d'organogénésie et à l'exercice des fonctions ; 11° que chez les enfants les réactions générales sont accompagnées de mouvements nerveux de délire, de convulsions et souvent aussi de dysurie et d'ischurie, qui tiennent à des mouvements trop violents qui, en augmentant la circulation, tarissent par contre-coup les sécrétions ; 12° que chez les vieillards, au contraire, beaucoup de réactions sont accompagnées d'affaissement, d'accablement, de coma, d'asthénie, qui surcomposent vicieusement l'état de dépérissement qui a pour cause, souvent irrémédiable chez eux, l'imperfection des fonctions nutritives. Il est constant, d'autre part, que le collapsus redoutable qui accompagne leurs maladies n'est encore que l'exagération de l'état physiologique qui leur est propre. Ce sont aussi les progrès de l'âge qui font que les vieillards tombent dans l'assoupissement ou le sommeil, après avoir ou mangé ou marché.

L'observation nous apprend encore que les fonctions pathologiques, ou les réactions, sont aussi indispensables au maintien de la vie que les fonctions physiologiques ; que ce sont elles qui amènent les crises, qui jugent les maladies, qui déterminent la formation du cal, la cicatrisation des plaies, la récorporation des chairs et la régénération des tissus ; qu'à la suite des mouvements nécessaires qui coopèrent aux évolutions d'organogénésie ou qui les accompagnent, il survient accidentellement des affections morbides qui déterminent des réactions qui, par leur excès, leur défaut, ou leur irrégularité, augmentent, diminuent ou pervertissent les mouvements naturels, et donnent lieu à des mouvements symptomatiques, et surtout à des mouvements sympathiques, qu'il faut bien se garder de confondre avec des accidents morbides; qu'une réaction peut continuer vicieusement son mouvement au delà du terme opportun, c'est-à-dire, au delà de la destruction de la cause morbifique ou du mal occasionné par elle, et devenir ainsi une cause d'aggravation morbide; qu'une infinité de tumeurs, de dépôts, ou d'abcès (dans l'aisselle, dans l'aine ou dans le foie), qui se forment sur les différentes parties du corps où ils viennent aboutir, ne sont que les produits de certaines réactions latentes qui ont pour objet d'expulser de l'économie des principes de mauvaise nature qui s'y étaient formés ou introduits; que très souvent les affections persistent au delà du temps qu'elles devraient durer, parce que les réactions ne sont pas assez énergiques ou assez soutenues, ou bien encore parce qu'elles sont inopportunes ou vicieuses!

Voilà ce que l'observation attentive et la connaissance approfondie de la marche naturelle des maladies nous apprennent relativement aux affections et aux réactions qui composent l'état morbide; nous allons voir maintenant ce que produit l'ignorance de la marche naturelle des maladies.

L'ignorance de la marche naturelle des maladies est la double cause de la considération dont jouissent les médecins et de la déconsidération qui les atteint. C'est elle qui fait et défait les réputations, et qui donne le mot de tant de titres usurpés et de tant de célébrités incroyables; c'est elle qui coule dans l'opinion le bronze des colosses et l'argile des pygmées; c'est elle qui est la cause la plus ordinaire de cette confiance absurde et abondante que tant de gens accordent aux remèdes et aux charlatans, et la source non moins ridicule de cette haute idée qu'une infinité de praticiens vulgaires conçoivent d'eux-mêmes et des prétendus miracles qu'ils opèrent; c'est elle, enfin, qui accrédite les doctrines les plus bizarres et les méthodes thérapeutiques les plus extravagantes.

Maintenant si nous réfléchissons à tout ce que nous venons d'exposer, nous reconnaîtrons que l'art existe en chacun de nous; qu'il y a été déposé par la nature, et que l'éducation et la culture ne font en dernière analyse que le développer et le faire sortir; et par conséquent que, disciples de la nature avant tout, nous devons écouter ses leçons et les mettre à profit dans toutes les circonstances opportunes qui se présentent. Étudions donc la nature et la marche naturelle des maladies ; étudions-la surtout au lit des malades, dans ces vastes foyers qu'on appelle les cliniques, dans les hôpitaux, dans les camps, dans les familles, à la ville, à la campagne, partout, dans les diverses contrées du globe, dans tous les climats, sous tous les degrés de longitude et de latitude ; lisons ensuite les ouvrages dans lesquels l'histoire des maladies a été fidèlement écrite par des observateurs consciencieux et éclairés, et nous arriverons ainsi au but délicat auquel nous aspirons tous, à la connaissance de la vraie médecine, de la vraie science et de la véritable pratique.

De la terminaison des maladies.

La terminaison des maladies (*morborum eventus*) a lieu de trois manières différentes : par le retour à la santé , par une autre maladie , par la mort. La terminaison des maladies par le retour à la santé s'effectue, tantôt à la suite d'une crise favorable, tantôt par résolution, c'est-à-dire à la suite d'une amélioration successive et graduelle. Dans ce dernier cas, les fonctions rentrent peu à peu dans l'ordre naturel , la physionomie reprend l'expression qui lui est propre, les évacuations se rétablissent, le sommeil devient plus tranquille, et le malade éprouve de jour en jour un sentiment intime de bien-être qui ne lui laisse aucun doute sur son prompt rétablissement. Quand, au contraire, la guérison tend à s'opérer par des crises, il arrive souvent que le malade semble encourir le plus grand danger. Parfois même le mouvement critique offre un état d'exaspération qui prend les formes de la tourmente morbide la plus dangereuse; mais ce n'est, très ordinairement, qu'une simple apparence à laquelle le médecin éclairé ne doit s'attacher que faiblement, car il sait d'avance où conduit et où aboutit un pareil travail pathologique. En conséquence, loin de paraître inquiet, il doit au contraire rassurer le malade et les personnes qui l'entourent, en leur annonçant, en leur prédisant en quelque sorte le résultat salutaire de cette crise. A cette occasion, nous recommandons l'étude patiente et approfondie de cette grande doctrine des crises, qui remonte aux temps fameux de la médecine, et qui a eu de nobles partisans dans tous les siècles. Mais nous avons déjà abordé cette question dans notre

Traité de pathologie médicale, et c'est à ce livre que nous renvoyons nos lecteurs, ces deux ouvrages devant se compléter.

La terminaison des maladies par la mort est souvent précédée d'un cortége de destructions qu'on appelle l'*agonie*. Elle a lieu quelquefois à la suite de crises incomplètes ou pernicieuses; elle arrive aussi par l'épuisement des forces vitales; enfin, elle est très souvent l'œuvre des malades imprudents et des médecins qui accèdent à leurs désirs. La terminaison des maladies par une autre maladie a lieu tantôt par métastase, c'est-à-dire par le transport de l'affection d'un point sur l'autre, tantôt par la transformation de l'état morbide. On dit de la métastase qu'elle est heureuse ou malheureuse, selon que l'affection qui la constitue est plus ou moins dangereuse que celle à laquelle elle succède. La métastase a lieu plutôt dans les maladies aiguës que dans les affections chroniques. Elle est en quelque sorte propre aux affections produites par des causes internes, ou du moins c'est par exception que les autres affections se terminent par métastase.

De la convalescence.

Le mot *convalescence* (*convalescentia, analepsis*) vient de *convalesco*, croître en force. La convalescence est l'état intermédiaire à la maladie qui finit et à la santé qui recommence. C'est le moment vague et incertain qui se trouve entre la maladie qui n'existe plus et la santé qui n'existe pas encore. Mais il est extrêmement difficile d'indiquer exactement où finit l'état de maladie, où commence l'état de santé. Le malade le plus ignorant en sait souvent autant, à ce sujet, que le médecin le plus instruit. Il sent sa convalescence; il en est averti par ses propres nerfs et par un sentiment de bien-être et d'espérance qui succède rapidement en lui à un sentiment de découragement et de malaise. Parmi les signes de la convalescence, il y en a qui sont communs à toutes les maladies; il y en a d'autres qui n'appartiennent qu'à quelques unes. On reconnaît la convalescence aux signes généraux suivants : à la cessation des symptômes les plus alarmants, à la disparition complète de la fièvre, à la disparition de toute douleur idiopathique ou sympathique; à la cessation de la soif, au retour de l'appétit; au rétablissement normal des excrétions, de la sueur, de l'urine, des matières fécales, des menstrues; au sommeil durable, tranquille et réparateur; au désir de sortir, d'aller respirer au grand air, de reprendre ses habitudes et de recommencer ses travaux ordinaires. Voici les signes communs à toutes les convalescences; les autres signes varient, comme les affections auxquelles ils se rapportent. Ainsi, par exemple, après les phlegmasies de l'estomac, après les gastrites, de douloureuse mémoire, si communes autrefois et si rares aujourd'hui, la langue perd peu à peu sa teinte rouge ardent, prononcée surtout à la pointe; elle s'humecte, elle se débarrasse des enduits de diverses nuances qui la recouvrent; la bouche cesse d'être pâteuse; elle redevient fraîche et douce, et le besoin de reprendre des aliments se fait sentir, en quelque sorte, à tout moment. Cependant, notez-le bien, car ce sont là encore des symptômes de convalescence : le repas le plus léger, les aliments les plus faciles à digérer, occasionnent encore une certaine pesanteur, des tiraillements d'estomac et quelquefois des nausées. Et d'autre part, le pouls s'élève et la chaleur se fait sentir à la peau, et surtout à la paume des mains. Mais tous ces phénomènes ne sont que momentanés, ils diminuent de jour en jour, et ils finissent par disparaître complétement. A la suite des maladies du cœur, et pendant la convalescence de ces maladies, d'autres phénomènes se manifestent. Le pouls revient lentement à l'état normal, et se régularise; cependant les convalescents se plaignent encore d'essoufflement, et ils restent longtemps sujets à des palpitations et à des frissons. Les deux phénomènes qui se montrent le plus constamment dans toutes les convalescences, sont : 1° un grand sentiment de fatigue; 2° une excessive exaltation de la sensibilité générale. L'un et l'autre dépendent de l'état des forces plus ou moins épuisées par le travail pathologique ou par le traitement que le malade a subi. La durée de la convalescence varie depuis quelques jours jusqu'à une ou plusieurs semaines. En général, elle est plus courte chez les enfants et chez les adultes que chez les femmes et les vieillards. Elle est plus longue en automne et pendant l'hiver qu'au printemps et pendant l'été; dans des pays bas et humides que dans les pays secs et élevés. Cependant ces règles sont sujettes à de nombreuses exceptions qui se rattachent : les unes à des conditions relatives à la nature de la maladie, à sa gravité, au temps qu'elle a duré; les autres, à la constitution du sujet, à son tempérament, à ses habitudes, à sa profession et à son état physique ou moral; enfin, il est reconnu qu'une diète trop sévère, qu'un régime trop excitant, que des évacuations naturelles ou artificielles trop abondantes, sont autant de causes qui retardent et prolongent la convalescence.

La convalescence a pour résultat ordinaire, ou du moins pour objet le rétablissement complet de la santé. Cependant il arrive quelquefois que la maladie, momentanément interrompue par les efforts de la nature, par ceux de l'art ou par tous les deux réunis, reparaît tout à coup et quelquefois même avec des symptômes plus alarmants! Dans d'autres circonstances elle est remplacée par une maladie nouvelle qui résulte de l'imprudence du malade. En tout cas, le médecin ne doit pas se hâter d'annoncer la convalescence, mais il est de son devoir de la diriger toujours avec la plus grande attention. Il n'est pas rare, en effet, de voir les malades succomber pendant la convalescence par suite de la négligence qu'ils apportent à la stricte observation des lois de l'hygiène. D'autre part, on peut affirmer, en s'appuyant sur une infinité de faits presque vulgaires, que l'on meurt très souvent par suite de la plus légère imprudence pendant la convalescence, ce qui dénote qu'elle est, jusqu'à un certain point, plus dangereuse que la maladie. On trouve chez les anciens d'excellents préceptes pour diriger médicalement les mouvements difficiles de la convalescence. Celse et Galien nous ont laissé à ce sujet de précieuses instructions : ils nous recommandent de placer les convalescents dans une chambre vaste, sèche et bien éclairée ; de renouveler l'air très souvent et de maintenir la température à un degré modéré. Du reste, rien n'est plus salutaire aux convalescents que l'insolation et le séjour à la campagne. Les distractions douces et variées produisent aussi d'excellents effets; mais c'est surtout le régime alimentaire qu'on doit surveiller et régler, si l'on veut éviter les rechutes et les récidives. En conséquence on permet peu d'aliments et on les choisit parmi ceux qui plaisent aux malades et qui leur réussissent le mieux, fussent-ils d'ailleurs classés parmi les plus indigestes ; car il y a des appétits singuliers, des estomacs étranges et des instincts capricieux qu'il faut respecter. On doit se montrer aussi très difficile sur le choix et sur la quantité des boissons. Enfin, c'est durant la convalescence qu'il faut surtout se rappeler ce fameux aphorisme de l'école de Salerne : *Plus gula quàm gladio.* Autrefois on ne manquait jamais de purger un malade pendant ou après sa convalescence ; aujourd'hui on ne le purge pas du tout, c'est un très grand tort ; et dans cette circonstance, comme dans beaucoup d'autres, le propre du sage est d'adopter un terme moyen : *in medio tutus ibis.*

Des rechutes et des récidives.

On entend par rechute (*morbi reapparitio*) le retour d'une maladie pendant la convalescence, c'est-à-dire la réapparition d'une affection qui était terminée, mais dont la convalescence n'était pas entièrement achevée. Les rechutes ont lieu très souvent par la faute du malade et quelquefois par la négligence ou l'inexpérience des assistants. Les rechutes ont lieu par la faute du malade, lorsqu'il s'expose imprudemment au froid ou aux vicissitudes de l'atmosphère ; lorsqu'il reprend trop tôt ses habitudes ou ses travaux ; lorsqu'il n'est pas assez sévère sur son régime alimentaire ; lorsqu'il s'abandonne à des émotions trop vives. Les rechutes arrivent par la faute du médecin quand il suspend trop brusquement le traitement et qu'il serait urgent de le continuer encore pendant quelque temps après la disparition complète des symptômes, comme c'est du reste passé en principe et en loi dans le traitement des fièvres intermittentes, des affections scrofuleuses et des affections vénériennes; ou bien, lorsqu'il s'attache uniquement à juguler les symptômes les plus saillants par une médication débilitante, quand il devrait, au contraire, détruire par des spécifiques la cause spécifique elle-même, ou la diathèse qui entretient des symptômes qui durent ordinairement tant que la cause qui les a produits n'est pas détruite; enfin, lorsqu'il n'emploie pas tous ses efforts pour détruire ou du moins pour modifier d'une manière efficace et durable les prédispositions ou les tendances morbides que quelques sujets ont pour certaines affections, telles que la goutte, la constipation opiniâtre, l'apoplexie.

Il y a des affections, telles que les fièvres intermittentes, qui semblent plus sujettes que d'autres aux diverses rechutes : elles ont lieu ordinairement dans la seconde semaine pour les fièvres intermittentes tierces, et dans la troisième pour les fièvres intermittentes quartes. C'est donc un fait important qu'un praticien attentif ne doit jamais perdre de vue. Les rechutes sont très rares à la suite de la pleurésie et de la pneumonie; elles n'ont jamais lieu dans les fièvres éruptives : ainsi la rougeole, la scarlatine, la variole n'ont pas de rechutes. On peut retomber malade pendant la convalescence d'une de ces fièvres, mais l'éruption qui con-

stitue le symptôme vraiment pathognomonique des fièvres éruptives ne reparaît jamais. La rechute étant, à proprement parler,
la réapparition de la maladie, il en résulte que les symptômes qui
accompagnent et caractérisent les rechutes sont exactement les
mêmes que ceux qui constituent et caractérisent l'affection. La
durée des rechutes est, en général, beaucoup plus longue que
celle de l'affection première. Les rechutes sont ordinairement
accompagnées d'une grande faiblesse qui ajoute encore au danger
qu'elles présentent, et quand le malade ne succombe pas à leur
violence, il est rare qu'il ne tombe pas dans un état d'abattement et de découragement qui complique défavorablement sa
position.

On reconnaît une rechute : 1° au malaise dont le sujet se plaint
tout à coup, malaise qui débute ordinairement par un frisson
très intense, qui se reproduit ensuite à plusieurs intervalles;
2° aux symptômes qui apparaissent et qui sont absolument les
mêmes que ceux de la maladie qui avait disparu momentanément, avec cette particularité cependant que les symptômes
ordinaires sont en quelque sorte sur-composés de nouveaux
symptômes qui se rattachent à l'affection nouvelle de quelque
partie de l'économie consécutivement atteinte. Dans tous les cas,
il faut bien se garder de confondre les rechutes, soit avec des
accidents éphémères ou des épiphénomènes qui peuvent survenir pendant la convalescence, soit avec des maladies nouvelles
qui se greffent en quelque sorte sur celles qui vient de finir, soit
enfin avec des récidives proprement dites.

On prévient les rechutes : 1° en détruisant radicalement la
cause active de la maladie ; 2° en écartant avec soin les circonstances qui pourraient contrarier la convalescence ; 3° en suivant
avec une exactitude minutieuse toutes les lois et tous les préceptes de l'hygiène ; 4° en ne laissant revenir le malade à son
régime et à ses habitudes ordinaires que par des degrés insensibles et comptés.

On nomme récidive le retour d'une maladie entièrement guérie, et qui reparaît une seconde ou une troisième fois après le
rétablissement complet du malade, régulièrement opéré à la
suite d'une bonne et entière convalescence. Il y a entre la rechute et la récidive cette différence que la rechute a lieu avant
que la convalescence soit terminée, tandis que la récidive ne
se montre qu'après la cessation complète de la maladie; la

rechute et la récidive ne sont en réalité que la réapparition d'une
seule et même maladie. Les récidives ont lieu par le fait de plusieurs causes différentes. Tantôt elles sont le résultat d'une nouvelle exposition à l'action des causes spéciales ou spécifiques de la
maladie; tantôt elles tiennent à une prédisposition particulière
du malade, en raison de laquelle il est pour ainsi dire fatalement sujet à telle ou telle affection. Les symptômes des récidives
sont les mêmes que ceux de la première affection. Quant à leur
durée, elle est ordinairement plus longue. Toutefois il est rare
qu'elle offre plus de dangers. On prévient les récidives en modifiant le tempérament du malade et ses prédispositions à contracter l'affection dont il a déjà été atteint, et en détruisant les
causes occasionnelles qui sont capables de déterminer cette
affection. On trouve dans ce cas des ressources immenses dans
les moyens de l'hygiène. Du reste, il y a aussi des récidives utiles
et heureuses, si l'on peut s'exprimer ainsi : ce sont celles qui se
lient à un état particulier du système vivant, à raison duquel l'économie a besoin de subir une affection médicatrice. Parmi ces affections, nous citerons certaines fièvres éphémères ou intermittentes, certaines hémorrhagies, quelquefois la diarrhée, et enfin le
rhume, le rhumatisme et la goutte, qui deviennent si nécessaires
à la constitution acquise de certains individus, que leur explosion est en toute lettre une bonne fortune dont ils doivent se ré-
jouir, loin de se plaindre, attendu que ce mode passager de réaction est véritablement un effort pathologique, une action
médicatrice de la nature qui les délivre d'un mal plus grave et
quelquefois même les arrache à une mort certaine.

De l'anatomie pathologique.

L'anatomie pathologique est la science qui traite de l'état
anormal des organes. Elle fait connaître : 1° les variétés, les défauts de conformation, de texture, de situation et de rapports que
les organes ou les tissus peuvent présenter durant la vie; 2° les
altérations organiques appréciables après la mort et qui ont été
produites soit par l'état morbide, par l'affection ou la réaction,
soit par les progrès de l'âge ou par le retrait de la vie qui livre la
machine animale à l'action destructive des agents physiques et
chimiques.

Telle est la définition la plus exacte de l'anatomie patholog-
que. Elle nous révèle une chose très importante, savoir : que la

dénomination d'anatomie pathologique est infidèle en ce sens que toutes les altérations ou dégradations des organes ne sont pas le résultat d'un travail pathologique dans la véritable acception du mot, mais bien souvent les simples effets de l'âge ou de la mort.

Les médecins de nos jours font en général une trop large part à l'anatomie pathologique : à les en croire, elle embrasse toutes les altérations matérielles, physiques, chimiques et microscopiques des solides et des humeurs, et elle donne le dernier mot de toutes les maladies, attendu que toute maladie consiste dans une lésion ou dans une altération organique qui constituent sa cause et sa nature. Cette manière d'envisager l'anatomie pathologique est erronée et pleine de danger, surtout par les conséquences qu'elle entraîne en thérapeutique. Nous ne nions pas que dans quelques circonstances le mal, sa nature et sa cause, ne consistent dans une altération matérielle et organique qui s'est développée à la longue dans l'économie, ou bien qui a toujours existé comme vice d'organisation ou comme défaut de conformation; mais nous soutenons que toutes les maladies n'ont pas pour point de départ un vice matériel, une lésion organique ou un défaut de conformation, et que, parmi les symptômes qui les dénotent, les uns sont le résultat d'une cause morbifique exerçant son action, les autres le produit des efforts que la nature entreprend pour se débarrasser de ce qui lui est nuisible; d'où il résulte que l'on commet une erreur bien déplorable en confondant comme on le fait si souvent les maladies elles-mêmes avec les dégénérations des organes ou des tissus qui n'en sont que les suites fâcheuses.

Si nous considérons maintenant qu'on attribue très souvent la cause de la mort à des états en apparence pathologiques qui ne sont en réalité que des effets cadavériques, c'est-à-dire que de simples changements occasionnés dans la nature des solides et des liquides par la cessation graduelle de la vie; si nous nous rappelons qu'il y a en tout état morbide deux ordres de symptômes à examiner, les symptômes de l'affection et ceux de la réaction; si nous sommes d'ailleurs bien persuadés que les lésions matérielles sont tour à tour causes et effets, effets et causes d'une infinité d'accidents pathologiques, nous reconnaîtrons combien Théophile Bonnet *s'est trompé* lorsqu'il a cru pouvoir révéler par le scalpel les causes cachées de toutes les maladies, et combien son exemple a été préjudiciable à Morgagni, qui, dans son enthousiasme, n'a pas craint d'annoncer qu'il pourrait non seulement indiquer la cause des maladies, mais encore la nature et le siége de toutes les maladies. Voilà cependant comment de déviations en déviations, et après avoir d'abord cherché sagement et consciencieusement à reconnaître et à constater sur le cadavre les changements et les altérations nombreuses que l'action morbide ou pathologique apporte dans l'état des solides et des liquides, on est arrivé, de chute en chute et par un déplorable abus de la méthode, à l'idée absurde de faire dépendre les maladies des changements ou des altérations organiques qu'elles-mêmes produisent, et qui ne sauraient être par conséquent les causes de ces altérations, de ces dégradations et de ces maladies, puisqu'ils en sont au contraire les résultats éventuels, accidentels ou inévitables.

Soyons plus raisonnables et reconnaissons désormais, avec les meilleurs observateurs, que la connaissance la plus étendue des altérations matérielles n'offre encore qu'un enseignement secondaire, comme le docteur Ribes l'a démontré dans son beau *Traité d'anatomie pathologique.* Quoi qu'il en soit, l'anatomie pathologique est, sans contredit, une source d'instruction, et par conséquent tout médecin doit se livrer avec ardeur à son étude ; car celui qui ignorerait l'état anormal des organes et qui ne saurait de combien de vices de conformation, de combien d'altérations morbides et de dégradations chacun d'eux peut être atteint, celui-là, disons-nous, n'aurait très certainement que des idées très inexactes et très confuses sur une infinité d'affections. Mais l'anatomie pathologique ne doit pas pour cela absorber tous les moments du médecin ; car, à côté des avantages incontestables qu'elle présente, elle offre aussi beaucoup d'inconvénients ; nous pourrions même ajouter qu'elle a fait beaucoup de mal à la médecine. En effet, elle a corrompu son langage dans ce qu'il avait de plus élevé ; elle a de plus compromis et arrêté les progrès de la thérapeutique en faisant perdre de vue le pouvoir de la nature médicatrice, et surtout en substituant d'une manière absolue l'observation du cadavre ou du mort à l'observation de l'homme vivant et réagissant ; enfin, elle a jeté une déplorable confusion dans la nosologie en signalant comme de véritables affections certains vices organiques nullement dangereux pour la vie dont les organes se suppléent mutuellement. Si nous remarquons ensuite que les organes malades ne sont pas, même quelques instants après la mort, ce qu'ils étaient pendant la vie, et cepen-

dant que c'est seulement contre les lésions des organes vivants
que les remèdes et les moyens thérapeutiques doivent être dirigés;
si nous nous rappelons aussi qu'on ne saisit pas toujours le moment précis où les lésions organiques se forment et qu'on ne connaît qu'imparfaitement l'influence qu'elles exercent sur la marche
des maladies; si nous pesons toutes ces considérations, nous
serons certainement forcés de reconnaître que l'anatomie pathologique, si vantée par quelques enthousiastes, est encore loin de
mériter la place qu'on s'efforce depuis si longtemps de lui assigner
parmi les sciences médicales. Bien plus, nous avouerons qu'elle
ne serait rien ou presque rien, si la médecine, par ses lumières et
ses méthodes, ne venait ranimer tous ces organes éteints, et alors
nous répéterons, avec M. le professeur Requin, « qu'en ce qui
concerne la thérapeutique, il est bien évident que les inductions
d'anatomie pathologique le cèdent, et de beaucoup, aux données
de l'expérience clinique, et que ce n'est pas en fouillant dans le
cadavre des victimes de la syphilis ou de la fièvre intermittente
pernicieuse qu'on a découvert les admirables propriétés du mercure et du quinquina, pas plus que ce n'est dans la contemplation
des pustules varioliques que Jenner a puisé l'idée de la vaccine. »
Il y a bien loin, sans doute, de ces conclusions aux paroles pompeuses de quelques fanatiques qui ont pu dire dans leur enthousiasme, « que la médecine tout entière est dans l'anatomie
pathologique; que celui qui est au courant de cette science sublime, la seule véritable, lit dans les profondeurs du corps souffrant comme un habile physionomiste lit sur le visage les passions
qui ravagent l'intérieur, et que, par une prévision bien supérieure
à celle des plus beaux génies de l'antiquité, il annonce, sans
jamais se tromper, la nature et le siége du mal et les remèdes
certains qu'on doit lui opposer. Oui, sans doute, il y a bien loin
de nos conclusions à ces folles peintures, mais la vérité est avec
nous et l'hyperbole est de leur côté.

Maintenant faut-il, ainsi que le propose M. le professeur Requin dans son excellent livre de *Pathologie médicale*, faut-il diviser l'anatomie pathologique en deux parties, et confier à l'une, à
l'anatomie pathologique proprement dite, l'examen des altérations
et des dégradations physiques des solides, et à l'autre, à la chimie
pathologique, l'étude chimique des humeurs, en se fondant sur
sur ce fait incontestable, qu'il est infiniment rare que le même
individu soit également habile à la pratique des dissections et à

celle des manipulations chimiques, pour qu'il ne subsiste pas forcément une distinction naturelle, d'une part, entre l'anatomie et la chimie de l'état pathologique, et de l'autre, entre l'anatomie et la chimie de l'organisation normale? Oui, nous nous rangeons complétement de l'avis de notre savant confrère, et nous disons que la division qu'il propose nous paraît d'autant mieux fondée, que l'anatomie pathologique ne s'occupe que du *mort* et ne fait guère qu'augmenter l'étalage muet des exhibitions cadavériques, tandis que la chimie pathologique analyse souvent les humeurs encore vivantes, et ajoute ainsi quelques lumières à celles de la symptomatologie.

En résumé, nous sommes convaincu qu'on consacrerait moins de veilles à l'étude de l'anatomie pathologique, si l'on savait mieux combien il y a de lésions, même très graves, compatibles avec un certain degré de santé et même avec la vie ; si l'on savait que l'on vit longtemps et qu'on atteint quelquefois le terme ordinaire de la vie avec des lésions contre lesquelles on emploie souvent des traitements qui n'améliorent nullement l'état du malade, et qui, au contraire, précipitent sa perte !

Nous citerons, comme autant d'états ou d'affections compatibles avec la vie : 1° le défaut ou l'ablation de certaines parties du cerveau ou du cervelet ; 2° le déplacement des organes et la transposition des viscères ; 3° le ramollissement du cœur ou du cerveau ; 4° la pétrification du cœur ; 5° l'ossification des artères ; 6° l'hypertrophie du cœur ; 7° la fistule à l'anus ; 8° l'épilepsie, l'hystérie, la catalepsie, et une foule d'affections nerveuses plus effrayantes et plus douloureuses que dangereuses ; 9° les tubercules dans le cœur, dans le cerveau, dans le foie, dans la rate, dans les testicules, et même dans les poumons, où la suppuration existe très souvent sans que la vie du malade soit compromise, puisqu'on a trouvé des fontes tuberculeuses et des cavernes chez des sujets morts par accident, et chez lesquels on était loin de supposer un pareil état ; 10° les cancers des diverses parties, et même les cancers de la matrice et du sein ; 11° les diarrhées rebelles ; 12° les fièvres intermittentes, qu'il est souvent très dangereux de couper trop tôt ; 13° les pertes sanguines, évacuations utérines ou hémorrhoïdales ; 14° les fleurs blanches ; 15° les éruptions dartreuses, la gale, et la teigne ; 16° certains catarrhes et quelques asthmes ; 17° les ulcères aux jambes, les fistules anciennes.

D'autre part, il est certain que l'économie animale a le privilége de s'accoutumer à l'action des agents morbifiques les plus actifs, voire même à l'action des poisons, et qu'il arriverait souvent dans la pratique médicale des accidents très graves à la suite des traitements inopportuns ou mal dirigés, si la nature médicatrice ne possédait une force supérieure à l'ignorance et aux extravagances des hommes.

<hr>

CHAPITRE XVII.

DU DIAGNOSTIC ET DU PRONOSTIC. — DES CONSTITUTIONS MÉDICALES. DE LA MANIÈRE D'EXAMINER ET D'INTERROGER LES MALADES.

Medicus sufficiens ad morbum cognoscendum, sufficiens ad curandum.   (BAGLIVI.)

Du diagnostic.

Le diagnostic est la partie de la médecine qui a pour objet la connaissance des faits nosologiques et pathologiques, et la distinction des maladies. Connaître et distinguer une maladie ce n'est pas saisir simplement les symptômes et les signes ordinaires d'une affection, l'organe affecté, le système malade, ou, comme on aime tant à le dire, le siége des maladies ; mais c'est connaître aussi la cause, la tendance, la marche, et la terminaison présumable d'une maladie quelconque, et apprécier toutes ces choses au milieu de toutes les circonstances qui les obscurcissent. Quand le diagnostic remplit ces conditions, il est le véritable fondement du pronostic et de la thérapeutique, et il tient alors un des premiers rangs parmi les parties les plus délicates de l'art ; mais aussi, dans le cas contraire, il conduit fatalement à un dangereux empirisme, à une pratique bâtarde et banale, qui n'aboutit souvent qu'aux résultats les plus malheureux.

On appelle matières du diagnostic, toutes les conditions propres à faire connaître la cause, la nature, et le caractère d'une maladie. Parmi les conditions qui ont reçu, plus particulièrement, le nom de signes diagnostiques, on compte : 1° l'action des causes morbifiques ; 2° les principaux effets produits par l'action de ces causes, c'est-à-dire, les effets morbides, les symptômes présents ou passés ; 3° l'action spontanée et médicatrice de la nature. Les signes sont ensuite classés en signes équivoques, caractéristiques et pathognomoniques, en raison de l'importance qu'ils ont comme indicateurs de la maladie. Les signes équivoques ou communs sont ceux qui ne caractérisent véritablement aucune maladie; les signes caractéristiques sont ceux qui suffisent pour caractériser une maladie; les signes pathognomoniques sont ceux qui sont tellement liés à telle ou telle maladie, qu'ils n'apparaissent jamais sans elle, ni elle sans eux.

L'importance du diagnostic est très grande : on peut en juger en songeant que la connaissance exacte, positive, complète de tout ce qui appartient à la maladie, est la première condition pour arriver au succès, et que c'est par la science du diagnostic que le médecin s'élève jusqu'à la connaissance raisonnée des causes morbifiques, des effets produits par ces causes, des réactions déterminées par ces effets, et, en dernier ressort, à la connaissance du traitement qu'il faut opposer aux maladies. La science du diagnostic est en quelque sorte la pierre de touche qui sert à reconnaître le vrai clinicien; c'est elle qui nous apprend à le distinguer du médicastre, cet aveugle d'une autre espèce qui frappe à tort et à travers sur tout ce qu'il rencontre, sur la cause morbifique et sur la nature qui s'efforce de guérir le mal; autrement dit, sur la maladie et sur le malade, au risque de tuer ce dernier! Il y a une infinité de circonstances qui rendent le diagnostic fort difficile à établir. Parmi ces difficultés, les unes viennent du malade et les autres de la maladie. Relativement au malade, il arrive souvent qu'il exagère, diminue, omet à dessein, ou sans le vouloir, les circonstances les plus importantes concernant son état présent ou passé, les maladies qu'il a subies antérieurement, ou les différents traitements qu'il a suivis; ou bien qu'il énonce dogmatiquement ses opinions ou sa théorie sur la nature, la cause et le siége de la maladie à laquelle il est en proie, au lieu de raconter simplement et naturellement ce qu'il éprouve.

Les difficultés que la maladie apporte à l'établissement du diagnostic ne sont pas moins nombreuses. Tantôt elles tiennent à ce que les symptômes pathognomoniques ne se montrent pas, tantôt à ce qu'ils se montrent d'une façon tellement irrégulière, qu'ils perdent, pour ainsi dire, toute la valeur de leur expression. Dans d'autres circonstances, les symptômes de l'affection se mêlent si intimement à ceux de la réaction, qu'il est presque impossible d'établir la part des uns et des autres. Puis cet embarras est encore augmenté de toute la difficulté qui naît de l'apparition prolongée ou éphémère d'une foule de phénomènes ou de sym-

ptômes sympathiques qui s'entrechoquent avec toutes sortes d'épiphénomènes dont on ne saisit pas toujours la cause et le but.
Voilà les véritables difficultés du diagnostic. Il n'en serait pas
ainsi si toutes les affections se montraient toujours sous des
formes identiques; si toutes les périodes étaient exactement les
mêmes; si les symptômes qui les dénotent n'étaient pas sujets
à des variétés infinies et à des modifications sans nombre. Mais,
malheureusement, les choses se passent autrement : ainsi la
même cause produit des effets différents, et qui plus est, la même
maladie, la pneumonie, par exemple, se montre sous des formes
diverses qui, bilieuses, rhumatismales ou inflammatoires, exigent
nécessairement des traitements différents ou opposés. D'autre
part, il arrive qu'un organe est profondément désorganisé, et ce
pendant que la fonction qu'il remplit ou à laquelle il coopère n'est
que médiocrement dérangée. Ou bien, au contraire, qu'une fonction se dérange d'une manière notable, et que l'appareil qui
préside à cette fonction n'a pas même subi la plus légère modification. Tout cela complique extraordinairement les difficultés
déjà très nombreuses du diagnostic, et explique pourquoi et
comment tant de praticiens, d'ailleurs très recommandables, se
trompent si souvent dans le diagnostic qu'ils établissent.

L'intérêt du malade et l'honneur de l'art doivent empêcher
toujours un médecin judicieux et prudent de se prononcer trop
vite sur la nature et la durée des maladies qu'il est appelé à traiter; il doit toujours se rappeler que dans les maladies aiguës, il
faut quelquefois plusieurs visites avant d'être bien fixé sur la
nature du mal, et qu'il y a des maladies chroniques sur la nature
desquelles il n'est pas encore prudent de se prononcer au bout
de plusieurs semaines et quelquefois même au bout de plusieurs
mois.

Parmi les conditions indispensables au médecin pour établir
sûrement et promptement son diagnostic, il en est deux surtout
très importantes. La première, c'est de posséder une théorie large
et élevée; c'est de connaître à fond les principes de la médecine
et toutes les lois de la physiologie et de la pathologie générale.
La seconde, c'est d'avoir acquis dans les hôpitaux l'habitude de
voir et d'examiner les malades. En effet, il faut posséder une
théorie large et élevée : car sans théorie, pas de philosophie; sans
philosophie, pas de principes; sans principes, pas de science, et par
conséquent pas de pratique, mais seulement de la routine et du

métier, puisque la véritable pratique n'est, en définitive, que la science appliquée. Il faut avoir acquis l'habitude de voir des malades, car c'est seulement au lit des malades qu'on devient praticien et guérisseur. C'est là seulement qu'on entend le véritable langage de la nature et qu'on voit la nature telle qu'elle est, et non comme tant d'écrivains infidèles nous la représentent d'après le caprice de leurs nerfs et sur la foi de leurs préjugés. On peut certainement, avec des connaissances théoriques, occuper un rang distingué dans la science, on peut même figurer parmi les savants les plus justement considérés ; mais si l'on n'a pas fait, pour son compte, l'application fréquente de ses théories et de ses vues au lit du malade, on est presque toujours un artiste malhabile, un praticien vulgaire, et l'on compromet à la fois la vie de ses malades et sa propre réputation. Celui qui n'a vu ou étudié les maladies que dans les livres est constamment l'homme le plus désorienté, lorsqu'il s'agit de se prononcer sur l'affection même la plus simple. Il regarde tout, et il ne voit rien ; il sait une foule de choses excellentes, mais il ne sait ni quand, ni comment, ni à quel moment il doit les faire. Tantôt il ose trop, et tantôt pas assez ; enfin, en toute occasion pathologique, il reste oisif et indécis, la tête pleine de préceptes et de formules. Il n'y a de plus malheureux que lui, que le médicastre qui agit sans cesse, qui agit toujours, mais sans calcul, sans raison et seulement d'après des idées mesquines, impossibles ou fausses. Néanmoins il est notoire aussi qu'on ne devient pas médecin en se promenant dans les amphithéâtres et dans les cliniques, ou en entassant des faits sur des faits, des observations sur des observations, ni même en voyant, en touchant et en inventoriant des morts ; mais en profitant de toutes ces choses, en tirant des conséquences justes de ce qu'on a vu, et en dernière analyse, en vivifiant par la pensée tous les produits de l'observation et de l'expérience.

Hufeland l'a dit avec une raison profonde, il y a deux sortes de diagnostic : le diagnostic nosologique et le diagnostic pratique. Le premier fait connaître les phénomènes extérieurs de la maladie, et conduit simplement à une méthode de traitement superficielle et symptomatique. Le second indique l'état intime d'où dépendent les symptômes extérieurs, et il conduit directement à un traitement rationnel ; il est par conséquent la base fondamentale de la thérapeutique ou de l'art de traiter les maladies. M. le professeur Requin va encore plus loin, il admet trois sortes de diagnostic : le diagnostic étiologique, le diagnostic local, topographique ou anatomique, et le diagnostic fonctionnel ou dynamique. « Le diagnostic étiologique, dit-il, a une valeur des plus hautes dans tous les cas où la considération de la cause morbifique est et doit être la principale base de la nosographie. Le diagnostic anatomique a également une très grande importance ; il faut l'établir avec soin dans tous ses détails, et sous les points de vue qui lui sont propres ; enfin, à côté du diagnostic anatomique ou en son absence, il y a lieu de constituer un diagnostic purement fonctionnel et dynamique. Or, il consiste à saisir, au milieu de cette scène de désordre presque toujours embrouillée ou confuse que présente un individu malade, les points de symptomatologie fonctionnelle qui sont caractéristiques de telle ou telle espèce de maladie. » Eh bien, en partant de toutes ces données qui sont très exactes, et en les développant, nous sommes conduit naturellement à avancer que le diagnostic a pour objet d'indiquer : 1° la nature de la cause morbifique ; 2° la nature de la modification ou de l'affection vitale ou organique produite par la cause morbifique ; 3° la nature du sujet, c'est-à-dire la nature de sa constitution et de son tempérament ; 4° la nature de la réaction, c'est-à-dire de la résistance d'abord, puis de l'action spéciale que le sujet oppose à l'action de la cause morbifique, au mal qu'elle a produit, et aux altérations successives qui sont le résultat accidentel ou inévitable de cette tourmente générale. Ainsi donc, étude des causes morbifiques, étude du sujet et de l'affection, étude de la nature médicatrice, de ses tendances et de ses ressources, voilà les données culminantes de la pathologie que le diagnostic a pour objet de faire connaître et d'élucider. Puis, comme toute maladie est composée d'une affection et d'une réaction, le diagnostic doit en définitive porter séparément sur la nature et la tendance de l'affection, sur la nature et la tendance de la réaction ; ce qui nous force à reconnaître deux sortes de diagnostic : le diagnostic du mal et le diagnostic du bien ; le diagnostic de l'affection et le diagnostic de l'action médicatrice ; le mal et le bien agissant l'un et l'autre à travers et par la sensibilité. En résumé, l'office suprême du médecin est d'épier, de saisir et d'analyser le langage de la nature, et de bien traduire les mots et les phrases qu'elle lui adresse. C'est là que toute la science et le talent du praticien doivent aboutir, et c'est dans l'exercice heureux de ces opérations délicates et élevées qu'on voit briller le génie des hommes qui méritent véritablement le titre de médecin.

Pour établir un diagnostic complet, il faut examiner le malade d'abord, puis la maladie dont il est affecté. On se fait une juste idée du malade en étudiant successivement : 1° Sa constitution, c'est-à-dire la disposition générale de ses organes, puis les divers degrés d'énergie de ses organes par rapport les uns aux autres. Or sa constitution peut être nerveuse ou sanguine, bilieuse ou lymphatique, sèche ou humide, forte ou débile, saine ou altérée par les vices dartreux, syphilitique, psorique, goutteux, rhumatismal ou cancéreux. 2° En remontant aux conditions qui se lient à l'histoire de sa famille, conditions parmi lesquelles l'hérédité joue un rôle excessivement important. 3° En s'arrêtant aux particularités que la différence de sexe imprime à l'organisme et qui se rattachent à des degrés divers aux mouvements de la puberté et de l'âge du retour, à l'état de cohabitation ou de privation, de gestation ou de lactation. 4° En ayant égard à l'influence des grandes périodes climatériques et des révolutions notables de la vie auxquelles l'accroissement et le décroissement des organes sont si étroitement liés. 5° En consultant attentivement le tempérament du malade, c'est-à-dire sa constitution en action. 6° En recherchant au milieu des différentes conditions physiologiques et pathologiques l'influence particulière de l'idiosyncrasie, c'est-à-dire de cette propriété individuelle que possède tel ou tel sujet de percevoir les excitants d'une manière qui lui appartient et de réagir à leur occasion d'une manière qui lui est essentiellement propre. L'idiosyncrasie doit surtout être prise en grande considération parce qu'elle exige souvent qu'on fasse subir des modifications notables au traitement ordinaire. 7° En cherchant toujours à reconnaître quelle est la partie la plus faible chez les malades; quel est le département, le système organique ou l'organe qui est le plus accessible à l'action des causes morbifiques. 8° *En remontant* par le commémoratif aux habitudes, aux occupations et à la manière de vivre du malade; en s'informant aussi des médicaments dont il use de préférence et qui lui réussissent le mieux. 9° En lui demandant s'il a l'habitude de prendre souvent des bains, de se faire saigner ou de se purger à certaines époques; s'il mène une vie active ou sédentaire; s'il exerce ou non ses facultés intellectuelles; si la nature semble avoir adopté chez lui un mode particulier de crise ou de terminaison : si, par exemple,

elle a une tendance à mettre fin à ses indispositions ou à ses affections par des hémorrhagies, par des selles, par des dépôts, par
des débordements d'urine ou par des sueurs. Alors, quand on a
épuisé tous ces renseignements, on est suffisamment au courant
de la nature du malade. On sait comment il souffre et comment
il réagit à l'occasion des causes morbifiques. En un mot, on est
sur la voie qui conduit à la connaissance de la réaction, qui est en
dernier résultat l'objet essentiel et fondamental du diagnostic
médical ou thérapeutique.

D'autre part, on arrive à la connaissance de la maladie, ou,
pour parler plus exactement, à la connaissance de l'affection, en
recherchant et en analysant successivement d'abord les causes
générales, puis les causes particulières, et ensuite les phénomènes
et les symptômes de la maladie, c'est-à-dire les apparitions sensibles de l'état morbide, en ayant soin de classer tous ces symptômes
et tous ces phénomènes en raison des divers rapports qu'ils ont
avec l'affection et avec la réaction : tel est l'objet du diagnostic
nosologique.

Parmi les causes morbifiques générales, il faut fixer particulièrement son attention sur l'état de la constitution atmosphérique
régnante et sur la nature du climat. La constitution atmosphérique peut être stationnaire ou changeante, endémique ou épidémique. On parvient à se rendre compte de la constitution atmosphérique en observant attentivement ce qui survient chez les
habitants ; puis, en observant les variations du baromètre et du
thermomètre, ainsi que l'état, la direction et le mouvement des
vents. Quant à l'influence exercée par le climat, on s'en rendra
compte en réfléchissant aux modifications qui peuvent résulter
de l'état des divers degrés de longitude et de latitude ; de l'exposition, de la situation du pays au-dessus ou au-dessous du niveau
de la mer ; de la constitution des vents coulis ou dominants ; des
changements brusques de température ; de la nature du sol plat
ou montagneux, sec ou humide, sablonneux, rocailleux ou marécageux ; de la quantité et de la qualité des eaux stagnantes ou
courantes ; enfin de l'état de la végétation pauvre ou languissante.

Quand on connaît parfaitement la constitution atmosphérique
d'une époque quelconque de l'année, on peut, en s'appuyant sur
les données générales de l'hygiène, apprécier jusqu'à un certain
point l'état nosologique, c'est-à-dire les modifications ou les altérations qui apparaîtront ou qui apparaissent déjà sous l'influence

de cette constitution accidentelle ou épidémique. On sait par conséquent une grande partie de la question, mais, en définitive, on ne sait que la moitié de la question; car, pour arriver à une solution complète, à une connaissance profonde dans l'espèce, il faut savoir quel est le genre de réaction qui succède à cette affection et qui constitue la contre-partie de l'affection, et comme le second élément de la maladie qu'elle complète; réaction dont le tempérament forme ce que l'on désigne confusément dans les auteurs sous le nom de *constitution médicale*.

Pour le plus grand nombre, ces mots *constitutions médicales* sont synonymes de maladies régnantes, et la foule ne va pas au delà. Pour les médecins hippocratistes, c'est bien différent; ils entendent par ces mots le tempérament de la réaction. Or ceci mérite explication. Il y a, selon nous, trois choses à considérer dans ce qu'on désigne collectivement sous le nom de *constitution médicale*. Il y a d'abord la cause de la constitution médicale, qui est la constitution atmosphérique régnante; il y a ensuite l'effet plus ou moins sensible exercé sur l'économie par la constitution atmosphérique; effet qui consiste dans la modification ou l'altération des solides, des humeurs ou des forces, et qui constitue l'affection proprement dite, c'est-à-dire ce dont on souffre. Enfin, il y a la réaction contre la constitution atmosphérique agissant comme cause, et contre l'affection morbide produite par elle. Eh bien, le tempérament de cette réaction est ce que nous proposons d'appeler la *constitution médicale*. Cependant, comme tous ces états, la cause, l'effet et le contre-effet sont étroitement et solidairement liés entre eux, on peut rigoureusement donner le nom de *constitution médicale* à l'ensemble qui comprend la constitution atmosphérique, l'affection régnante et la réaction qui lui correspond, mais en se ressouvenant toujours que, au terme rigoureux de l'expression, le nom de *constitution médicale* ne convient réellement qu'au *tempérament de la réaction*, qu'à la manière d'être de l'économie réagissant à telle ou telle époque, et sous l'action de telle ou telle constitution atmosphérique ayant elle-même déterminé une affection particulière, épidémique ou non. Tel est, selon nous, le véritable sens de cette expression *constitution médicale*, et nous nous proposons de développer prochainement cette théorie dans un mémoire que nous soumettrons au jugement d'une Compagnie savante.

D'après les principes que nous venons d'exposer, on doit s'attacher à distinguer : 1° la nature de la constitution atmosphérique ; 2° la nature de l'affection ou des modifications produites par cette constitution atmosphérique agissant comme cause ; et enfin la nature, la manière et le mode ou le tempérament de la réaction qui est elle-même, pour ainsi dire, surcomposée de la modification que la constitution régnante a imprimée aux organes et aux forces vitales. Enfin, il faut étudier les conditions atmosphériques au milieu desquelles le malade se trouve placé, et tenir compte de l'époque de l'année où les affections se montrent, attendu qu'il y a une grande différence entre les maladies de l'été et celles de l'hiver, ou, pour mieux dire, entre les mêmes maladies selon qu'elles apparaissent durant les grandes constitutions des solstices d'été ou d'hiver, ou pendant les équinoxes du printemps ou de l'automne. Enfin, de même qu'il faut que le médecin connaisse le tempérament physiologique de son malade, et qu'il sache parfaitement comment il sent et comment il est affecté en état de santé ; de même, il faut qu'il connaisse aussi son tempérament pathologique et qu'il puisse dire comment et jusqu'à quel point il réagit en cas de maladie.

De la manière d'examiner et d'interroger les malades.

Le premier devoir du médecin qui aborde un malade est de conquérir sa confiance. Il y parviendra en lui témoignant beaucoup d'intérêt, en le rassurant sur son état, en l'écoutant patiemment et longtemps ; en prêtant même une oreille attentive aux moindres détails et jusqu'aux plus oiseux qui font rarement défaut même chez les malades des classes supérieures ; en l'interrogeant avec douceur, en le reprenant avec bonté et avec esprit ; en se prononçant toujours avec dignité et quelquefois avec fermeté quand les circonstances l'exigent, et surtout en compatissant à ses douleurs et à ses inquiétudes, fussent-elles d'ailleurs imaginaires ou exagérées.

Chaque médecin peut, jusqu'à un certain point, avoir une méthode à lui pour examiner et interroger ses malades ; mais il est urgent qu'il en ait une constante, arrêtée et toujours la même, afin de procéder méthodiquement et de ne pas être exposé à revenir maladroitement sur des questions qu'il aurait déjà faites et auxquelles le malade ayant suffisamment répondu, pourrait croire qu'il n'a pas apporté toute l'attention désirable. Il est convenable aussi que le médecin ne fasse à son malade que des questions très simples et qu'il ne les lui adresse que dans les termes les plus clairs et les plus connus. C'est ainsi que procèdent les hommes de mérite, et il n'y a réellement que les charlatans qui se complaisent à employer de grands mots et de lourdes phrases. En thèse générale, pour établir un diagnostic exact et rationnel, il faut demander au malade, à ses parents ou aux assistants quelles sont les maladies qu'il a éprouvées; quelles sont les circonstances ou les causes qui ont occasionné ou déterminé ces maladies. Il faut se mettre au courant des divers traitements que le malade a subis et des effets qu'il en a obtenus. Il faut examiner ensuite la tête, le cou, la poitrine, le cœur, les poumons, l'abdomen, l'estomac, le foie, les reins, la vessie, les membres; il faut demander au malade ce qu'il ressent à ces diverses parties et à quoi il pourrait comparer ce qu'il ressent. Après ce premier et rapide examen, on tâte le pouls, on ausculte la poitrine, on palpe le ventre, on s'assure de l'état des sécrétions et des excrétions; on examine les crachats, les urines, les déjections; on demande si le malade est sujet au rhumatisme, à la goutte, aux hémorrhoïdes. S'agit-il d'une femme, on s'informe de l'état de la menstruation et de tout ce qui s'y rattache. Enfin, on s'adresse encore au malade pour recueillir de lui-même des renseignements sur la nature de son sommeil, de ses songes, de ses craintes, de ses espérances; on le questionne sur la nature de sa sensibilité, sur ses mouvements instinctifs et sur ses appétits dont lui seul peut rendre un compte fidèle; enfin, on s'assure en dernier ressort de l'état de ses fonctions et de ses facultés intellectuelles et morales. Mais, nous l'avons déjà dit, tout cela demande à être fait avec ordre, avec intelligence et méthode, et cette méthode et cet ordre constituent un art assez difficile, l'art d'examiner et d'interroger les malades, dont les règles ont été parfaitement établies par le professeur Chomel.

Quelques médecins ont l'habitude de commencer leur examen en interrogeant anatomiquement, et suivant l'ordre de leur position naturelle, tous les organes contenus dans les trois cavités splanchniques, selon qu'ils appartiennent à la tête, à la poitrine ou à l'abdomen. Cette méthode est, à notre avis, vicieuse et dangereuse, en ce qu'elle force à séparer par la pensée des organes qui concourent à une même fonction et qu'elle empêche de saisir les différents symptômes de manière à les réunir pour former des tableaux capables de devenir la source d'indications rationnelles. Nous préférons la méthode du professeur Chomel : elle consiste à étudier physiologiquement les modifications que présente chaque fonction, quelle que soit d'ailleurs la région du corps où se trouvent les organes qui concourent directement ou d'une manière éloignée à son exercice. On examine d'abord les fonctions de relation (animales) ; on passe ensuite à l'examen des fonctions de nutrition (organiques). Les premières embrassent tous les mouvements vitaux qui ont pour objet de nous mettre en rapport avec les objets extérieurs ; les secondes comprennent les mouvements vitaux qui se rattachent aux besoins de la conservation et à la propagation de l'espèce ; enfin, on termine par l'examen des fonctions génératrices.

Les fonctions de relation comprennent, l'habitude extérieure, la locomotion, la voix et la parole, les sensations, les affections de l'âme, les fonctions de l'esprit, le sommeil et la veille. Les fonctions assimilatrices comprennent, la respiration, la digestion, la circulation, les sécrétions ; enfin, les fonctions génératrices ont pour objet tout ce qui a rapport à l'excrétion du sperme, pour l'homme ; et tout ce qui a trait à la menstruation, aux lochies, et à la sécrétion du lait pour la femme.

Voici maintenant comment on procède : On jette d'abord sur le malade un coup d'œil rapide et cependant assez pénétrant pour se former une idée de sa physionomie, de sa constitution, de son embonpoint, de l'attitude qu'il a dans son lit ; des mouvements qu'il peut ou qu'il ne peut pas exercer. Ensuite, on le découvre et l'on examine la couleur de sa peau et la fermeté de ses chairs ; on tâche aussi d'apprécier l'odeur que la peau exhale. On regarde s'il n'existe pas quelque cicatrice, ancienne ou nouvelle, sur le corps, aux bras, aux jambes, ou à la région inguinale. Si le malade est privé de tout ou partie d'un membre, on doit s'assurer de la cause qui a amené cet état. S'il accuse une douleur, on le prie d'y porter la main et d'indiquer quelle est la nature de cette douleur, son étendue et son siége ; à quoi il pourrait comparer la sensation qu'elle lui fait éprouver ; on lui demande si cette douleur est passagère, continue, ou périodique ; si elle redouble le soir, et surtout la nuit ; si la pression l'exaspère, si la chaleur lui convient, si le froid lui est favorable ou contraire ; enfin, on examine avec soin la couleur, la température, la forme de la partie souffrante. Si la tête est le siége du mal, on examine l'état de ses parties osseuses et charnues, on regarde s'il n'existe pas quelque tumeur ; si c'est le thorax, on examine sa conformation, et l'on procède à une recherche plus complète, à l'aide de la percussion et de l'auscultation ; si c'est l'abdomen, on a recours au plessimètre, et l'on cherche ensuite à se rendre compte des lésions internes, à l'aide du toucher, de la mensuration, et des pressions graduées ; le doigt, le stylet, la sonde et le spéculum sont employés, suivant les cas, pour explorer les différentes cavités, accessibles à ces moyens d'investigation. On tâche de savoir si les progrès du mal ont été lents ou rapides, avec ou sans exaspération ; si les phénomènes ont été les mêmes depuis l'invasion ; s'ils ont cessé momentanément ou s'ils se sont montrés sans interruption ; enfin, s'il en est survenu d'autres. Puis, quand, à l'aide de ces modes divers d'exploration, on est parvenu à constater une affection organique, dans une partie quelconque de l'économie, on étudie successivement tout ce qui se rattache à l'état de cette partie, considérée comme un des rouages de la mécanique animale.

Après l'examen de l'état local on passe à l'examen de l'état général ; on s'assure successivement de l'état du pouls, de la chaleur, de la sensibilité, et surtout de l'état des forces vitales, et nous le répétons encore, ce diagnostic de l'état général est bien plus important pour la thérapeutique que le diagnostic de l'état local, car c'est lui, en définitive, qui conduit aux indications majeures, et qui fixe sur la nature du traitement qui consiste, tantôt dans l'emploi des antiphlogistiques, tantôt dans celui des antispasmodiques, des toniques ou des purgatifs, c'est-à-dire dans l'emploi des médications générales, qui répondent pathologiquement, non pas à telle ou telle affection locale, mais aux quatre états morbides généraux de l'organisme, c'est-à-dire à la pléthore, à l'atonie, à l'état nerveux, et à l'état humoral, qui tiennent tous les autres sous leur dépendance.

En ce qui concerne l'examen du pouls et de la chaleur, nous vous renvoyons aux livres spéciaux des auteurs qui ont écrit sur l'art sphygmique ; c'est dans les écrits de Galien, de Solano de Lucques, de Nihel, de Fouquet, et surtout de Bordeu, que vous trouverez tout ce qui a été observé et découvert sur la nature du pouls, et sur les indications majeures qu'il présente, dans l'état de santé et dans celui de maladie.

On reconnaît l'augmentation des forces, 1° à la coloration vermeille et ardente de la peau, apparente surtout au visage et aux

endroits où les membranes muqueuses viennent s'épanouir ; 2° à
la fermeté des chairs, à l'élévation de la chaleur et du pouls, à sa
dureté ; 3° à la couleur foncée de l'urine et des matières fécales,
qui sont ordinairement plus rares et plus dures. La diminution
des forces est caractérisée par l'altération des traits, par leur expression fatiguée, par la pâleur de la peau, et l'abaissement de sa température ; par la faiblesse du pouls ; par l'abondance et la ténuité
des matières excrétées ; par l'état de l'urine qui est froide, blanche
et décolorée ; enfin, par le découragement du malade, sa noncha-
lance, sa grande impressionnabilité au froid, par les défaillances et
les hémorrhagies auxquelles il est sujet. L'abolition ou la suspension
complète des forces est assez rare et ne saurait durer ; elle a pour
symptômes les pertes de connaissances répétées. La perversion
des forces est caractérisée par un désordre plus ou moins durable
dans le développement et la succession des phénomènes, qui en
déterminent ordinairement la mesure et l'état. L'oppression des
forces est un état de faiblesse apparente, coïncidant avec une
exaltation sourde des forces, occasionnée par leur concentration.
Il est assez difficile de reconnaître, au premier abord, si l'on a
affaire à l'oppression ou à la diminution des forces, parce que les
symptômes sont à peu près les mêmes dans les deux cas. Cependant, on y parvient, en se reportant aux diverses circonstances
qui ont précédé la maladie ; aux causes qui l'ont déterminée, au
traitement qui a été employé, et aux conditions relatives à la
constitution et au tempérament du malade. Ce qui éclaire surtout
le médecin, en pareille circonstance, c'est le changement que
des hémorrhagies spontanées ou provoquées apportent à la manière d'être de la maladie, et surtout à l'état du malade. Si ce
dernier se trouve plus fort après les avoir éprouvées, qu'il ne
l'était auparavant, il n'y a plus de doute, la faiblesse n'était qu'apparente et le malade était, par conséquent, sous l'action de l'oppression des forces ; si, au contraire, les hémorrhagies ont considérablement affaibli le malade, il est notoire qu'on avait affaire à
un véritable état de faiblesse, à une diminution des forces, et il est
urgent d'y remédier. Quoi qu'il en soit, dans tous les cas difficiles
ou douteux, alors surtout que le temps presse à cause de la gravité de la maladie, le médecin ne doit pas craindre de brusquer
en quelque sorte l'événement et d'employer quelque moyen
explorateur. En effet, comme le chimiste, il peut, lui aussi, avoir
recours à ses réactifs, et à l'aide d'une petite saignée, ou d'un peu

de vin administré avec précaution, ou d'un bain un peu chaud, il reconnaîtra facilement la nature du mal et l'état du malade, et une fois éclairé sur cette double matière il pourra agir activement et avec connaissance de cause.

Telle est la méthode à suivre auprès des malades pour les examiner à fond ; nous la croyons la meilleure, parce qu'elle concilie les deux doctrines du vitalisme et de l'organisme ; parce qu'elle éclaire à la fois sur l'état des organes et des forces ; enfin, parce qu'elle participe des autres méthodes, et qu'elle les résume toutes. Nous ajouterons qu'il est indispensable d'examiner les malades plusieurs fois par jour et nous ferons remarquer que toutes les heures ne sont pas également favorables à l'espèce d'interrogatoire qu'on doit leur faire subir. Veut-on des renseignements sur l'état antérieur du malade? veut-on qu'il s'explique lui-même sur sa position? Il faut venir le matin : c'est le temps de la rémission, c'est l'époque du jour où le malade est plus calme, moins inquiet, où il supporte plus facilement une conversation un peu longue. Veut-on, au contraire, juger la maladie dans toute sa force, il faut revenir le soir au moment du paroxysme et de l'exacerbation : les phénomènes sont plus saillants, plus saisissants, et ils mettent à même de mieux caractériser l'état de la maladie et du malade. Enfin, tant qu'on n'est pas sûr de son fait, il faut suspendre son jugement, et surtout ne prescrire aucun remède énergique; telle est la loi dictée par la prudence ; elle va plus loin ; elle exige qu'on reste en garde contre soi-même jusqu'à un nouvel examen ; elle veut qu'on avoue même qu'on n'est pas suffisamment éclairé, et, par conséquent, qu'on attende avant d'agir que de nouveaux événements viennent confirmer ou détruire un premier jugement. Et c'est ici, plus que jamais, le cas d'appliquer le fameux adage : *Errare humanum est, ambulare diabolicum.* En effet, en se promenant volontairement dans son erreur, par pure présomption ou par entêtement, on ne manquerait pas de consommer la perte du malade, et c'est précisément ce que tout médecin consciencieux doit à tout prix chercher à éviter. Du reste, c'est dans ces cas difficiles, qu'un médecin consciencieux doit faire appeler un ou plusieurs de ses confrères en consultation. Il peut alors échanger ses idées, les modifier et les mûrir, en quelque sorte, de toute l'expérience de ses consultants qui, voyant le malade pour la première fois, éprouvent souvent une impression plus profonde et plus vraie que le médecin ordinaire, dont l'esprit et les sens sont natu-

rellement accoutumés à l'habitude extérieure du malade et à l'altération de sa physionomie; enfin, quand par les moyens que
nous venons d'indiquer, on a bien et dûment établi son diagnostic,
on peut essayer de porter un pronostic.

Du pronostic.

Le pronostic, *prænotio, præcognitio*, est le jugement qu'on porte
par anticipation sur les changements qui doivent avoir lieu pendant le cours d'une maladie, ainsi que sur la marche, la durée,
l'issue et les suites de cette maladie. Le pronostic a pour base la
recherche des événements ou des accidents probables des maladies,
fondée sur l'appréciation des diverses circonstances, relatives les
unes au malade, les autres à la maladie, circonstances ou conditions parmi lesquelles la connaissance de la cause morbifique et
du traitement qu'on emploie (traitement moral , hygiénique,
pharmaceutique ou chirurgical) ont incontestablement la plus
grande part. Le pronostic repose sur l'observation et la connaissance d'une série de mouvements et d'événements qui se
lient et se manifestent le plus souvent de la même manière et dans
le même ordre ; c'est-à-dire que le pronostic n'est en réalité qu'une
prudente conjecture appuyée simplement sur ce que Cabanis
appelait une *certitude de probabilité*. Il y a des maladies dans lesquelles le praticien le plus éclairé ne saurait porter un pronostic
certain ; il y en a d'autres, dans lesquelles il a quelques chances
de probabilité en faveur de telle ou telle terminaison ; enfin, il y
en a quelques unes dans lesquelles il peut prédire l'issue de la
maladie.

Pour établir un pronostic rationnel, il faut avoir égard : 1° aux
conditions étiologiques individuelles, c'est-à-dire à l'âge, au sexe,
au tempérament, aux idiosyncrasies, aux habitudes et aux maladies antérieures du sujet; 2° aux conditions étiologiques générales, à savoir : aux influences atmosphériques, météorologiques
et topographiques ; 3° aux différents modes de traitement qui ont
été employés ; 4° aux modifications que le malade a éprouvées ou
éprouve encore dans son état anatomique ou organique, et dans
son état fonctionnel ou vital ; 5° aux conditions hygiéniques ou
épidémiques ; 6° aux puissances et aux ressources de la nature et
de l'art.

On peut diviser tous les signes de maladies, en signes favorables et en signes fâcheux. Parmi les principaux signes favorables,

il faut noter : le calme de l'esprit et du cœur; le retour aux idées douces, à la confiance, à l'espérance, à la sérénité; un sommeil paisible et naturel, ni trop court, ni trop long; la mélancolie de l'expression, ou du moins une altération peu sensible de la physionomie; un peu d'appétit, moins de soif; une bonne voix; des selles de plus en plus régulières; la respiration libre et profonde; l'envie de se lever, de prendre l'air, de marcher; et enfin, l'état toujours régulier du pouls qui reprend son rhythme et sa force ordinaires. Parmi les principaux signes fâcheux, on compte : le découragement, l'abattement, la perte des forces, ou bien une vigueur extraordinaire succédant tout à coup à une prostration extrême; le marasme, les évacuations continuelles, l'œdème des extrémités, le sommeil léthargique, les syncopes répétées, une soif ardente et continuelle; le tremblement de la langue; la difficulté d'avaler; le météorisme; le vomissement continuel de matières noires ou pultacées; le hoquet; le pouls petit, irrégulier, insensible, intermittent et confus; la chaleur mordicante; les hémorrhagies passives; les urines rares et noires rendues involontairement; les sueurs excessives et froides. M. le professeur Chomel cite comme des signes de mort à peu près certains : 1° le crocidisme qui consiste, selon lui, dans une agitation automatique et continuelle des mains et des doigts, qui tantôt semblent chercher des flocons dans l'air, et tantôt roulent sur eux-mêmes; 2° la carphologie qui résulte du soin que le malade semble prendre d'enlever le duvet des couvertures ou des draps, 3° une faim vorace qui survient brusquement pendant le cours d'une maladie aiguë sans amendement de l'ensemble symptomatique; 4° la difficulté de la déglutition, lorsqu'elle a lieu pendant le cours de maladies qui n'ont pas leur siége dans les organes qui excitent cette fonction; 5° le bruit que font entendre les boissons lorsqu'elles arrivent dans l'estomac où elles semblent tombent comme dans un corps inerte; 6° le décollement de la peau à l'endroit où les sangsues ont été appliquées.

On peut encore augurer très mal du malade, si le pouls redouble de force; si, chez un adulte, par exemple, il monte au delà de cent cinquante pulsations par minute; si le nombre des respirations s'élève à cinquante; si le hoquet survient sans amendement; si les sinapismes et les vésicatoires ne produisent plus leur effet. D'autre part, une altération notable de la physionomie au début d'une maladie aiguë annonce presque constamment des symptômes ataxiques ou adynamiques, pour le cinquième ou le neuvième jour. Une altération profonde survenant tout à coup pendant le cours de la maladie annonce la mort prochaine. Il n'y a plus de doute sur ce terrible résultat, quand le malade présente les symptômes particuliers à cet état de la physionomie que l'on nomme la *face hippocratique*. Voici les symptômes tels que le père de la médecine les a décrits ; la peau du front est dure, tendue et sèche ; les tempes sont creuses ; les yeux ternes, pulvérents et enfoncés ; le nez aigu et effilé ; le visage creux, terreux, retiré et plombé ; les lèvres froides et pendantes ; les oreilles rétractées et froides. Quelquefois les mouvements convulsifs de la face avec trismus, le strabisme, le rire sardonique, et les soubresauts des tendons surcomposent encore cet état. Quand cet ensemble de symptômes se montre, dit Hippocrate, on peut hardiment prédire la mort pour un temps très rapproché, à moins cependant que ces symptômes ne se soient établis peu à peu, et que le malade n'ait été épuisé par de longues veilles, par un flux de ventre, ou qu'il soit resté trop longtemps sans manger.

Il n'y a rien d'absolu dans la science du pronostic, tout, au contraire, est relatif, et l'on ne doit jamais l'établir sur la simple indication d'un ou deux symptômes, mais sur l'ensemble des symptômes, et d'après l'ordre de succession et de coordination qu'ils présentent. Car, comme l'a fort bien dit M. Chomel, les signes n'ont de valeur réelle que par l'appui réciproque qu'ils se prêtent. Puis, dans toutes les circonstances et sous les conditions même les plus défavorables, il faut toujours se rappeler cet adage plein de consolation : *Ubi vita, ibi spes,* où la vie existe encore, l'espérance ne doit point défaillir. Ces mots dits à propos et avec une foi vive, ont quelquefois, et comme par enchantement ranimé de pauvres malades sur lesquels on ne fondait plus d'espoir ; tant il est vrai qu'on ne saurait mesurer l'action mystérieuse du moral sur le physique, et l'influence puissante de ce magnétisme abondant qui se confond avec la vie, et qui lie les individus par les lois de l'électricité vitale, comme les astres eux-mêmes sont enchaînés dans leurs rapports merveilleux, par cette autre électricité des masses, qui est encore la vie en action.

Pour porter un pronostic régulier, il faut avoir égard à la constitution, au tempérament, au genre de vie du malade ; à la saison de l'année pendant laquelle la maladie a lieu ; au climat dans lequel vit le malade, au régime qu'il a suivi, au traitement qu'il a subi. Mais ce qu'on doit surtout prévoir afin de s'y opposer à temps, c'est l'augmentation du mal et son extension à des organes jusqu'alors restés sains ; c'est l'influence des conditions atmosphériques et du traitement sur la maladie ; c'est le retour du mal après qu'il a cessé ; c'est sa dégénération en altérations organiques plus ou moins redoutables. Ce que le médecin consciencieux et honnéte doit toujours éviter de faire, c'est d'enfler auprès du malade et surtout auprès des parents et des assistants le bulletin officiel des chances défavorables, afin de mettre sa responsabilité à l'abri dans le cas où le malade viendrait à succomber, et de passer pour un guérisseur habile et même pour un sauveur, si malgré tant de prédictions sinistres, faites par un excès de prudence, il parvenait à guérir le malade d'une affection taxée d'avance dans la famille et dans le public, d'une incurabilité radicale. On évitera aussi de tuer et de guérir régulièrement sur les journaux de très nobles clients, qui n'ont d'autres affections que celles qu'ils doivent subir comme tributaires de l'enfance, de la vieillesse et de la vie.

L'art du pronostic offre de grands avantages au malade et au médecin. En effet, le malade est d'autant mieux traité que le médecin est lui-même plus au courant de tout ce qu'il doit craindre ou espérer, de la cause morbifique, de l'affection produite par elle, des effets de la nature et des ressources de l'art. Si le médecin prévoit le danger, il déploie tous ses efforts pour le conjurer, ou du moins pour en adoucir les effets et les rendre plus supportables ; s'il reconnaît au contraire que la nature va droit son chemin, qu'elle marche régulièrement malgré les apparences qui trompent la foule, il se renferme dans une sage expectation, et, malgré ce qu'on en peut dire, il ne prescrit aucun traitement, parce qu'il sait qu'en pareil cas tout remède serait inutile ou dangereux. D'autre part, le médecin habile dans l'art du diagnostic est le seul qui puisse conserver quelque tranquillité d'esprit dans l'exercice de la médecine. En effet, son expérience à cet endroit vient rassurer sa confiance et affermir son courage, et sans elle au contraire il vivrait dans une anxiété continuelle, et chaque jour lui jetterait en expiation les plus dangereuses épreuves.

L'art du pronostic est celui qui fait le plus d'honneur au médecin dans l'esprit des gens du monde, qui bien qu'incapables d'apprécier avec connaissance de cause la justesse d'un diagnostic

quelconque, peuvent néanmoins reconnaître d'après leurs propres sens, l'exactitude et souvent la difficulté d'un jugement
porté d'avance sur la marche, le danger et la durée des maladies
qu'ils ont été à même d'observer, et dont le médecin leur avait
annoncé les événements et la fin. C'est ainsi que Galien se couvrit
de gloire, lorsqu'il prédit à Eudème le caractère de la fièvre dont
il devait être atteint, la nature de la crise qui jugerait cette fièvre,
le jour où cette crise aurait lieu et l'époque de la terminaison
complète de la maladie. Et comme Zimmermann l'a fait judicieusement observer, ce fut surtout par l'habileté de son pronostic, qu'Hippocrate mérita à Athènes le premier honneur après
Hercule.

En résumé, dans les cas douteux en fait de pronostic et de diagnostic, il faut suivre le précepte de Stahl, et rester dans les
généralités, *maneas in generalibus :* voilà la règle, et tout convie à
la suivre, d'abord l'intérêt du malade, puis l'honneur de l'art, et
enfin le soin de sa propre réputation. On doit être circonspect
dans l'intérêt du malade, parce que trop de préoccupation conduit
à l'erreur, et qu'en médecine pratique les erreurs sont déplorables. On doit être circonspect pour l'honneur de l'art, parce qu'on
ne saurait trop redouter de publier les faits malheureux qui livrent
la médecine aux sarcasmes des gens du monde et à la dérision des
mécréants. Enfin, on doit être circonspect dans l'intérêt de sa
propre réputation, attendu que si rien ne concilie plus vite au
médecin la confiance de son malade, que la confirmation par
l'événement du pronostic qu'il a porté, rien non plus, et par
une conséquence légitime, n'est plus fatal à sa renommée que les
erreurs dans le pronostic qu'il a publiquement établi.

Attachez-vous donc à former votre esprit à l'art du pronostic,
vous parviendrez ainsi à inspirer à tous une confiance méritée, et
vous vous distinguerez de ces tristes disciples qui n'ont pas
même confiance dans leurs propres forces, parce que la médecine
n'a jamais été entre leurs mains qu'infidèle ou cruelle. Du reste,
ils sont plus conséquents qu'ils ne le paraissent au premier abord,
car, pour peu qu'on les suive au lit du malade, ou qu'on les
entende discuter sur les principes de la science, on reconnaît
promptement qu'ils ont bien raison de ne pas ajouter foi au
métier qu'ils exercent.

CHAPITRE XVIII.

THÉRAPEUTIQUE GÉNÉRALE. — DES LOIS VITALES MÉDICATRICES.

> Tout est soumis à des lois, et l'homme le plus savant
> ne sait jamais, en toute espèce de science, que ce que
> d'avance la nature a réglé.   (CHARLES BONNET.)

La thérapeutique est la branche de la médecine qui enseigne l'art de diriger et de régler l'action des forces vitales. Elle a pour base la connaissance de la nature exerçant son action médicatrice et réparatrice; or elle ne saurait avoir un guide plus fidèle et plus sûr, car la nature est toujours une sublime harmonie et un grand modèle; elle a pour appui la *pathologie naturelle*, c'est-à-dire la science des *lois primordiales* auxquelles la force vitale obéit dans ses luttes avec les causes morbifiques; lois admirables qui ont pour but et très souvent pour résultat d'opérer la guérison des maladies, et qui ont reçu à cause de cela le nom de *lois pathologiques*.

Selon M. Blaud, de Beaucaire, on entend par loi pathologique : « un mode vital qui, dans un état donné, préside au développement, à la succession et à la terminaison des mouvements organiques qui s'y manifestent; ordre constant qui est propre *à cette* affection, qui en forme les caractères distinctifs, la nature intime, qui la constitue ce qu'elle est et sans lequel elle n'existe pas. »

En partant de cette définition, qui est irréprochable, on peut dire des lois pathologiques qu'elles sont les divers modes d'évolution, de coordination, de succession et de terminaison des phénomènes et des symptômes qui constituent dans l'état morbide ce que nous nommons l'action médicatrice; phénomènes et symptômes dont les caractères sont tellement constants et arrêtés qu'on en forme en nosographie des groupes spéciaux et des types généraux qui se prêtent parfaitement à la classification méthodique des maladies. Nous ajouterons que ce mode de développement des symptômes est si inviolable qu'il semble posséder tous les caractères et la nécessité de la loi. En effet, comme une loi, il a un objet, un moyen et un but, et ce but ou cette fin c'est la guérison de la maladie, qui n'est pas le produit du hasard, comme quelques uns le prétendent, mais qui est l'œuvre intelligente de la nature qui préside à l'ordre des mouvements, à leur

direction et à leur degré d'intensité et de durée relatives. Il est
donc évident que la nature ne peut remplir son œuvre de conservation et de guérison qu'autant qu'elle s'assujettit à la règle et à
l'ordonnance de certaines lois que nous appelons pathologiques,
par opposition aux lois physiologiques ; lois, du reste, d'une extrême sagesse, qui assignent à chaque organe son rôle, à chaque
mouvement sa direction, à chaque effort son effet, et qui règlent
ainsi l'action médicatrice, de façon : 1° qu'il y ait de justes proportions entre elle et l'action morbide ; 2° que le conflit ait lieu en
temps opportun et dans une mesure convenable ; 3° que les efforts
de la nature médicatrice soient assez énergiques et assez durables
pour remplir le but qu'ils se proposent, car, comme l'a dit très
judicieusement M. le docteur Blaud : « Que deviendrait un péri-
pneumonique s'il ne se développait en lui cette réaction générale
qui prédispose le *système cutané* à une transpiration salutaire, la
muqueuse pulmonaire à la sécrétion qui doit dériver l'inflammation
primitive et l'y épuiser, et la *muqueuse nasale* à cette hémorrhagie
critique qui semble entraîner au dehors les éléments morbides?
L'organe respirateur incessamment engorgé, comme dans les cas
graves où l'art et la nature demeurent impuissants, entraînerait
fatalement l'extinction de la vie ! De même, sans le malaise général, sans les douleurs contusives, sans la tendance au repos et le
dégoût qui accompagnent la gastrite, sans la douleur ou le sentiment de pesanteur épigastrique et les paroxysmes fébriles qui
surviennent après l'ingestion des aliments, sans la soif et l'appétence instinctive des boissons adoucissantes ou acides, cette
affection, toujours grave, se montrerait encore plus souvent mortelle. Il y a donc ici une loi vitale qui modifie le sens du goût, qui
provoque la soif, qui détermine le malaise et qui force le malade
à garder le repos et à suivre un régime convenable pendant que
la nature, qui se multiplie, expulse, neutralise ou détruit l'agent
morbifique qui entretient tout ce désordre ! D'autre part, suivez
un malheureux goutteux au milieu d'un des paroxysmes de cette
cruelle affection, et vous le verrez passer successivement par toutes les douleurs qu'occasionnent la gastrite, l'entérite, l'asthme,
la cardite, le catarrhe suffocant, la névralgie pulmonaire et l'en-
céphalite ! Que va-t-il devenir? Il mourra si la nature médicatrice
ne vient promptement à son secours ! Mais elle se décide, et par
une loi pathologique, le transport du principe goutteux s'effectue
sur une ou plusieurs des articulations du système osseux loco-

moteur où son action s'épuise sans compromettre la vie; alors
tout rentre dans l'ordre, du moins jusqu'à une nouvelle attaque.

Qu'arrive-t-il encore, lorsque des éléments hétérogènes pénètrent dans l'organisme où ils ne peuvent séjourner sans occasionner des accidents graves? La nature se soulève et elle procède à
leur expulsion par des moyens entièrement subordonnés aux lois
pathologiques. Ainsi voyez ce qui se passe quand des corps étrangers, tels que des aiguilles, des fragments de bois ou des morceaux de verre ont été avalés : la nature s'en empare et, par un
art admirable, elle les éloigne des organes nobles. Puis elle les
plonge dans le tissu cellulaire qui a peu de chose à redouter de
leur action, et au bout d'un certain temps, elle leur fait jour à
travers le système cutané qui est dans cette circonstance le lieu
d'élection de la force d'expulsion. Si, au contraire, les corps qui
ont pénétré dans l'organisme sont trop volumineux, trop lourds,
ou trop profondément engagés, la nature les couvre d'un tissu
accidentel, espèce de kyste préservateur qui les isole des parties
environnantes et les met ainsi dans l'impossibilité de nuire.

Pendant la tourmente des fièvres éruptives, le travail de la
nature médicatrice *opérant par expulsion*, est si net et si patent,
qu'on peut en quelque sorte suivre pas à pas le levain morbifique
depuis le moment de son entrée dans l'organisme, jusqu'à celui
de son élimination par la peau. La plupart des inflammations
par cause humorale appartiennent à cette classe de mouvements
pathologiques, conduits et dirigés par les lois vitales, et l'on
retrouve dans un grand nombre de fièvres dites typhoïdes tout
un cortége de phénomènes critiques, qui présente une grande
analogie avec celui qui appartient aux fièvres éruptives. Quant
aux empoisonnements, ne seraient-ils pas plus souvent mortels,
si une loi d'élimination préservatrice n'organisait et ne dirigeait
une foule de mouvements, qui tantôt déterminent l'expulsion du
poison par les vomissements, par les selles, par les sueurs ou par
les urines; tantôt produisent une exhalation intestinale séro-mu-
queuse, qui enveloppe les molécules vénéneuses, s'oppose à leur
action ultérieure et ruine en même temps la phlegmasie qui en a
été le premier effet?

Et dans l'apoplexie, que de soins de la part de la nature pour
en opérer la guérison! C'est d'abord la formation d'un kyste séreux qui emprisonne le sang épanché, et protége ainsi la substance cérébrale alors si délicate; c'est ensuite l'absorption de la

sérosité de ce fluide et du caillot résultant de l'hémorrhagie, pour diminuer la compression qui en est l'effet inévitable ; c'est enfin la réduction de ce caillot à une certaine quantité de fibrine, qui doit servir à la cicatrisation de la substance cérébrale entamée. Que de prévoyance et d'art de la part de la nature, et combien de leçons dans la contemplation attentive de son travail inimitable !

Des phénomènes non moins surprenants se passent dans les inflammations des membranes séreuses, où le produit sécrété est lui-même un agent morbifique très actif. La nature agit ici sur la composition chimique de cet *intrus morbifique*, et elle le transforme en un tissu nouveau qui prend insensiblement les caractères de l'organisation, et finit assez promptement par se naturaliser au sein des organes. Enfin, les mêmes mouvements médicateurs se montrent encore dans une foule d'épanchements purulents qui se dissipent par les sueurs, les urines ou les selles, ou qui se font jour au dehors, à travers le tissu cellulaire sous-cutané, comme on est à même de le voir dans les affections hépatiques ou rénales, où des abcès critiques viennent, en aboutissant extérieurement, terminer favorablement une maladie chronique. Et les plaies et les fractures, comment se guériraient-elles sans la loi de cicatrisation et de récorporation ? Tout démontre donc, dans les divers états pathologiques, la nécessité de lois particulières à chacun d'eux pour la guérison des affections auxquelles ils ont pour objet de remédier? Oui, et ce sont là des vérités de premier ordre, bien dignes par leur importance de fixer toute l'attention des médecins philosophes. Mais qui donc oserait méconnaître toute l'autocratie et la providence de la nature, et qui pourrait ne pas distinguer avec nous dans la tourmente d'un état morbide, tout un concert de mouvements salutaires sagement combinés, ou pour expulser, neutraliser ou détruire une cause morbifique, ou pour abréger le cours ou la violence d'une action morbide, ou pour réparer le mal qu'elle a produit? Que celui-là, s'il existe, soit à jamais rayé de la liste des médecins dignes de ce nom, car ne comprenant pas les principes de notre art, il ne serait jamais qu'un médicastre éhonté et dangereux.

Il y a deux sortes de lois pathologiques ou médicatrices, savoir : les lois naturelles et les lois artistiques. Les premières dirigent l'action de la nature médicatrice; les secondes président à l'imitation artistique des moyens naturels employés par la nature; elles constituent l'action médicatrice artificielle et elles servent de base à la thérapeutique du médecin, c'est-à-dire à l'art médical. Nous allons traiter séparément de chacune de ces lois.

Des lois pathologiques naturelles.

La nature agit de trois manières en présence des causes morbifiques : elle procède 1° par expulsion ou élimination de la cause morbifique; 2° par neutralisation ou destruction de cette cause; 3° par récorporation, autrement dit par la réparation du mal occasionné, dans l'économie, par la cause morbifique ou par les moyens que la nature a employés pour y remédier. Il résulte de là qu'il y a trois lois pathologiques naturelles : la loi d'expulsion ou d'élimination de la cause morbifique; la loi de neutralisation ou de destruction de la cause morbifique; la loi de cicatrisation, de récorporation et de régénération de l'organisme; cette dernière s'effectue en vertu d'une opération intime de la nature que les anciens appelaient la *métasyncrise*. Toutefois, il est rare que la nature n'emploie qu'une de ces lois; elle les combine, au contraire, presque toujours, et elle a recours, dans ce but, à des moyens qui constituent ses ressources, et qui varient, en raison de conditions relatives, les unes à la cause morbifique, les autres au sujet affecté, ou au milieu dans lequel il se trouve naturellement ou accidentellement placé.

La loi d'expulsion nous offre trois choses importantes à considérer, savoir : 1° les moyens d'expulsion employés par la nature médicatrice et qui constituent les fonctions éliminatrices naturelles; 2° les instruments organiques ou les appareils vitaux à l'aide desquels elle parvient à éliminer les agents morbifiques; 3° les voies qu'elle choisit pour opérer cette expulsion.

Les moyens d'expulsion employés par la nature sont, en procédant par les plus simples, le larmoiement, l'éternument, la salivation, l'expectoration, le vomissement, la défécation, l'action d'uriner, la transpiration et toutes les excrétions gazeuses, séreuses, muqueuses, pulmonaires, gastriques ou intestinales. Les appareils organiques et vitaux qui mettent ces moyens en exercice, sont, selon les circonstances et suivant les affections, les systèmes glandulaire, musculaire, muqueux, séreux, cutané, cellulaire, sanguin, lymphatique et arthritique.

Le système glandulaire produit le larmoiement, la salivation,

les sécrétions bilieuses. Le système musculaire produit l'éternument, le spasme, le hoquet, le vomissement, les convulsions.
Le système muqueux produit l'expectoration bronchique et pulmonaire et toutes les sécrétions muqueuses gastro-intestinales.
Le système séreux produit les sécrétions séreuses et tous les
épanchements qui résultent de son exaltation. Le système cutané
produit les sueurs, les éruptions et les exanthèmes. Le système
cellulaire produit les œdèmes, les phlegmons, les furoncles, les
exhalations suppuratives et les suppurations éliminatrices. Le
système sanguin produit les hémorrhagies critiques. Le système
lymphatique produit les bubons de la vérole et ceux de la peste,
dont le développement est indispensable dans cette maladie. Le
système arthritique séreux produit l'élimination de l'urée, dont
l'excès dans l'économie produit la goutte et le rhumatisme.

Un fait très important à signaler ici, c'est que le travail médicateur, d'expulsion et d'élimination qui débarrasse la nature de
ce qui la gêne ou de ce qui l'irrite, s'opère, en définitive, par les
organes qui, dans l'état de santé, accomplissent le travail physiologique; ce qui prouve que l'action physiologique devient, au
besoin, médicatrice, et que les mouvements fonctionnels ont des
attributions différentes qui correspondent parfaitement aux besoins divers de l'organisation; attributions pleines de sagesse et
d'ordre, soumises à des lois rigoureuses, en dehors desquelles
l'économie animale se briserait, pour ainsi dire, à chaque instant.

La nature emploie de préférence, pour expulser les principes ou
les matières morbifiques, les voies ordinairement béantes, mais
elle sait au besoin en ouvrir de nouvelles; les hémorrhagies critiques ou médicatrices ont lieu par les voies nasales, pulmonaires,
gastriques, vésicales, intestinales ou vaginales; l'excès d'urée
s'épuise sur les articulations; les suppurations éliminatoires se
font dans la péripneumonie par les bronches; dans la pleurésie
par les bronches et quelquefois par les parois du thorax; dans
l'hépatite, la gastrite et la gastro-entérite par le tube digestif. Dans
la néphrite, par les voies urinaires ou par les parois abdominales;
dans les inflammations du tissu cellulaire par la peau.

La loi de neutralisation ou de destruction de la cause morbifique a pour objet de neutraliser ou de détruire les causes morbifiques ou l'action morbide produite ou entretenue par elles.

Les principaux moyens qu'elle emploie dans ce double but
varient selon les causes morbifiques, selon les sujets frappés par

ces causes et suivant une foule de circonstances et de conditions diverses, qui rentrent toutes dans ce qu'on appelle l'ordre des indications, de l'opportunité et de l'occasion; ce sont : 1° la turgescence, l'inflammation et la fièvre, qui modifient et qui cuisent les humeurs; 2° le ptyalisme, qui par son exaltation remplit la bouche d'une eau chlorurée qui, comme un antidote, neutralise ou détruit les principes morbifiques; 3° les névralgies et les névroses qui sont, au système nerveux, en fait de réaction, ce que l'inflammation et la fièvre sont au système sanguin; 4° les convulsions qui épuisent l'excès de force vitale, accumulée morbidement, sur le système sensible; 5° l'évanouissement et la mort apparente qui résolvent les sensations douloureuses, et qui empêchent la mort d'arriver par suffocation; 6° les exhalations pulmonaires, gastriques et intestinales, qui remplissent les voies pulmonaires, gastriques et intestinales, de gaz particuliers qui, en temps d'épidémie surtout, agissent physiquement ou chimiquement sur les agents morbifiques reçus ou développés au sein de l'économie; 7° les sécrétions muqueuses et séreuses, et les suppurations qui enveloppent les principes morbifiques, et les entraînent au dehors; enfin, certains mouvements singuliers des humeurs ou du sang, qui ont pour résultat, de former de véritables principes chimiques, qui agissent dans l'espèce comme des médicaments naturels.

La loi de récorporation ou de régénération tient sous sa dépendance tous les mouvements d'assimilation, de nutrition, de résolution, de dérivation et de révulsion. Il faut rapporter aussi à cette loi une foule de moyens médicateurs de la force plastique qui ont pour objet d'opérer, suivant les cas, ces admirables mouvements d'exsudation, de cicatrisation, et de réparation, qui témoignent si bien de la puissance médicatrice de la nature.

La loi de récorporation emploie comme moyens, 1° l'inflammation et la fièvre; 2° l'alimentation inspirée par des goûts et quelquefois par des appétits singuliers; 3° le repos et le sommeil, l'exercice et le mouvement également indiqués par des instincts, par des tendances, et par des entraînements particuliers souvent irrésistibles.

Tels sont les procédés, les moyens, et les voies employés par la force vitale pour guérir les maladies. Tel est l'ensemble des principaux mouvements vitaux, dont l'harmonie préétablie constitue les lois pathologiques naturelles; mais notons-le bien, car il s'agit ici d'un fait de la plus haute importance : Toutes ces fonctions médicatrices, dont nous venons d'esquisser les lois principales, toutes ces fonctions vitales d'élimination, de neutralisation et de récorporation, ne s'exercent complétement et efficacement que sous la réserve expresse de certaines circonstances d'opportunité et de forces relatives, les unes aux conditions dans lesquelles se trouvent les malades, les autres aux ressources vitales dont ils disposent. Or, après la science de l'opportunité et de l'occasion, l'art de diriger les forces des malades, de les soutenir, de les augmenter ou de les réduire, selon les indications culminantes, est incontestablement le plus délicat et le plus indispensable entre tous ceux qui incombent journellement au médecin. Hippocrate l'a dit lui-même, et il nous a laissé sur l'alimentation, en général, sur le changement de nourriture des gens en santé, sur l'abstinence et sur le régime dans les maladies aiguës, des pages immortelles qui sont encore, pour les praticiens, de véritables préceptes qu'ils considèrent et qu'ils observent comme autant d'articles de loi.

« Le dérangement brusque du régime habituel, dit Hippocrate, exerce la plus fâcheuse influence sur la santé ordinaire. Bien plus, il est prouvé qu'un mauvais régime habituellement le même tant dans la boisson que dans le manger, vaut mieux qu'un bon régime brusquement improvisé. Or, ceci mérite la plus grande attention ; car, si chez ceux qui se portent bien, tels ou tels changements, en telles ou telles choses, opèrent de très grandes différences, comment ces différences ne seraient-elles pas plus considérables chez les malades, surtout chez ceux qui ont des maladies aiguës? Ceux qui augmentent intempestivement leur régime, éprouvent de l'incommodité ; leur corps s'appesantit ; ils se sentent moins forts et plus lourds, ils ont de l'insomnie, des rapports et souvent de la diarrhée. Ceux au contraire qui diminuent leur régime (lorsqu'il n'est que suffisant), se sentent faibles, languissants, inhabiles à l'ouvrage ; ils éprouvent de la cardialgie ; il semble que leurs entrailles pendent, leurs urines sont chaudes et pâles, les déjections tendent à devenir brûlantes, la bouche devient amère, les yeux se creusent, les tempes se soulèvent et battent et les extrémités se refroidissent. »

On tirera de tout ceci cette conclusion : que les grands changements faits à nos habitudes intimes produisent des maladies, tout comme ceux qui arrivent dans la constitution de notre tempérament. Ainsi donc, on ne doit pas prescrire ces abstinences outrées qui vident entièrement les vaisseaux ; il ne faut pas non plus donner de forte nourriture au fort de la maladie et de l'inflammation, ni faire, enfin, un grand changement subit quelconque, en quoi que ce soit.

» Le régime, ajoute Hippocrate, est une chose capitale dans les maladies aiguës comme dans les chroniques, aussi bien que l'observation des rehaussements dans les fièvres et de leurs relâchements pour saisir l'à-propos, pour ne pas présenter la nourriture à contre-temps, et pour la donner au moment où elle ne peut pas nuire. La pléthore occasionne incontestablement des maladies très graves, mais l'abstinence rigoureuse et le défaut de réparation en produisent de plus, nombreuses et de plus funestes. Il faut donc s'attacher à soumettre les malades à une diète raisonnable, et s'appliquer constamment à la faire cesser à temps opportun. L'alimentation insuffisante produit des maladies, et imprime de grandes modifications aux symptômes, à la marche et à la durée des maladies existantes. Lorsqu'une maladie aiguë est parvenue à sa période de décroissance, la persistance d'une diète absolue l'empêche d'arriver à la résolution, et la transforme en une maladie chronique dont le terme est définitivement éloigné.

» Les médecins se trompent bien souvent dans le régime des maladies : tantôt ils tiennent vides mal à propos les vaisseaux de ceux qui doivent bientôt user d'aliments ; tantôt ils font passer brusquement de l'abstinence complète à l'alimentation dans un temps où il faudrait interdire tout aliment solide, et faire observer une abstinence presque absolue à cause de la violence du mal. La nature et les habitudes de chacun produisent de grandes différences dans les maladies, dont la cure ou le mauvais traitement dépendent de la connaissance de ces divers états et de l'attention à les distinguer. Le mal devient sans doute plus grand, si tandis que la faiblesse du malade est occasionnée par la violence et par la force de la maladie, on lui donne des boissons trop fortes et des aliments solides, croyant qu'il est faible parce que les vaisseaux sont vides ; mais on n'est pas excusable, d'autre part, de méconnaître les cas où la faiblesse vient de la vacuité des vaisseaux, et d'exténuer le patient par un régime austère ; l'une et l'autre erreur sont dangereuses. La *seconde l'est* même *plus* que la *première*; et si quelque autre médecin, ou un particulier, allant chez le malade, voyant ce qui se passe, lui donne à manger ou à boire malgré l'ordonnance de celui aux soins duquel le malade est

confié, on voit alors que le malade se trouve bientôt manifestement mieux. Ce sont de pareils événements qui attirent aux
médecins les reproches du peuple. »

« Il est humiliant pour un médecin, dit encore Hippocrate, de
ne pas savoir distinguer les accidents qui résultent d'un défaut de
nourriture et de réparation. Voici donc les symptômes les plus
saillants de l'état de faiblesse par abstinence : Les malades deviennent inquiets ; ils éprouvent de l'anxiété et une grande angoisse
de la respiration ; ils tombent dans le délire, leur vue se trouble,
ils se plaignent de bourdonnements d'oreille, ils s'agitent, ils font
des efforts inouïs d'inspiration, comme pour faire pénétrer dans
leur poitrine une plus grande quantité d'air respirable et réparateur ; leurs extrémités se refroidissent ; leurs urines sont froides
et crues ; ils éprouvent des sueurs au cou ; leurs sourcils se fron-
cent, des défaillances surviennent ; ils jettent leurs couvertures,
leurs mains tremblent, leur lèvre inférieure est agitée ; enfin, tout
dénote en eux un état de prostration des plus graves et une
mort prochaine. Et pourtant tous ces symptômes qui tiennent à un
excès de faiblesse, à un défaut de réparation ; tous ces symptômes
qui sont le produit d'une excitation trop faible du cerveau par un
sang affaibli, et qui cèdent comme par enchantement aux bienfaits d'une alimentation prudente et bien réglée ; tous ces symptômes, dit Hippocrate, n'appartiennent pas exclusivement à cet
état, mais ils forment aussi le cortége de certaines inflammations
du cerveau déterminées par des *états pléthoriques*. Or, l'honneur,
la gloire du médecin est de savoir les reconnaître et les combattre selon les indications et selon les cas. »

Et maintenant que tous ceux qui ont vu et soigné des malades ;
que ceux qui sont aussi initiés aux principes de la science qu'aux
secrets de l'art, que ceux-là répètent, pour l'instruction de tous
et pour le grand bien de l'humanité, qu'il n'y a rien à ajouter ni
à retrancher à cette grande et précise leçon d'Hippocrate, qui est
encore, après vingt-deux siècles, la plus haute expression dogmatique de la médecine pratique.

Si maintenant nous passons de l'observation à l'application, de
la science à l'art, du principe à la règle, de la spéculation à l'exécution, en un mot, de la théorie à la pratique, nous reconnaîtrons
que le médecin, qui n'est en définitive que l'interprète et le ministre de la nature, doit, à ce titre, l'imiter toujours et s'efforcer
de mettre en usage les procédés et les moyens qu'elle-même em-

ploie pour la guérison des maladies. Or, en partant de ce principe fondamental, nous sommes naturellement conduits à ramener toute la thérapeutique à la discipline de trois grandes lois médicatrices, artificielles ou artistiques, qui répondent exactement aux trois grandes lois médicatrices naturelles dont nous venons de faire connaître le caractère.

Des lois pathologiques artistiques.

Les lois pathologiques artistiques sont celles qui président à l'évolution et à la succession des phénomènes thérapeutiques que le médecin excite dans l'économie souffrante pour provoquer artificiellement l'action de la nature médicatrice.

Il y a trois lois pathologiques artistiques : la loi d'élimination ou d'expulsion de la cause morbifique ; la loi de neutralisation ou de destruction de la cause morbifique ; la loi de récorporation ou de régénération.

La pharmacologie et la pharmacodynamie font connaître l'esprit de ces lois et les conditions dans lesquelles elles s'exercent ; nous ne traiterons donc pas de ce double sujet, mais nous indiquerons simplement les médications générales et les agents de la matière médicale que le médecin emploie pour exciter artificiellement dans l'organisme les mouvements et les opérations qui constituent l'action médicatrice de la nature.

Trois médications spéciales correspondent aux trois lois pathologiques artistiques ; ce sont : la médication expulsive, la médication spécifique et la médication altérante. Elles emploient, comme moyens d'action, trois ordres d'agents médicamenteux, sous lesquels on peut grouper toutes les ressources thérapeutiques ; ce sont : les évacuants qui répondent aux indications de la loi d'expulsion ; les spécifiques qui répondent aux indications de la loi de neutralisation et de destruction ; enfin, les altérants qui répondent aux indications de la loi de récorporation ou de régénération. Étudions chacune de ces médications et leurs principaux agents thérapeutiques.

De la médication expulsive ou éliminatrice de la cause morbifique.

La médication expulsive est celle qui a pour objet de chasser, par les différents émonctoires de l'économie animale, les agents ou les matières morbifiques qui altèrent les organes ou les humeurs, qui gênent ou qui dérangent l'exercice des fonctions. Cette médication emploie cinq ordres de médicaments, savoir : les vomitifs, les purgatifs, les apophlegmatisants, les sudorifiques, les diurétiques, les emménagogues et les apéritifs.

On appelle *vomitifs* toutes les substances capables d'exciter le vomissement, c'est-à-dire de faire rendre par la bouche les matières contenues dans les organes gastriques et pulmonaires, et par conséquent non seulement celles qui séjournent dans l'estomac et dans les intestins, mais encore celles qui se trouvent dans le pharynx, dans le larynx, dans la trachée-artère, dans les bronches et dans les poumons.

Les purgatifs sont des médicaments qui ont la propriété d'exciter les selles et de les rendre plus abondantes. Ils agissent de trois manières différentes, tantôt en relâchant les organes gastriques, tantôt en les irritant, tantôt enfin en augmentant l'abondance de la sérosité déjà rendue plus liquide. Il y a trois sortes de purgatifs : les purgatifs doux, appelés aussi *laxatifs*, *minoratifs* ou *eccoproptiques*; les purgatifs moyens, ou cathartiques; les purgatifs forts, ou drastiques.

On appelle *apophlegmatisants* les substances capables d'évacuer la mucosité, la sérosité et la pituite qui lubrifient la trachée-artère, les bronches et le tissu cellulaire. Ils prennent ensuite des noms spéciaux en raison des organes sur lesquels ils agissent par une sorte d'affinité; on appelle *expectorants* ceux qui évacuent les matières séreuses contenues dans les poumons et leurs appartenances; on nomme *sialagogues* ceux qui agissent spécifiquement sur la sécrétion et l'excrétion de la salive; enfin, on appelle *errhins* ceux qui portent leur action sur le système pituitaire.

On divise les expectorants en trois classes, en raison de la manière dont ils agissent sur le système pulmonaire, manière qui répond elle-même aux causes différentes qui ont produit le défaut ou le vice d'excrétion. La première classe comprend les béchiques; la seconde, les expectorants moyens; la troisième, les expectorants forts. Les béchiques conviennent quand le défaut d'excrétion a été causé par une vive chaleur; quand il est entretenu par la sécheresse; quand il tient à un spasme nerveux ou à une irritation inflammatoire. Ils agissent en humectant l'économie, en relâchant les organes, en détruisant le spasme, en rendant à la trachée-artère, aux bronches ou aux poumons l'humidité ou la sérosité dont ils ont été dépouillés. Les autres expectorants conviennent dans d'autres cas et seraient contraires dans ceux-ci.

Les sudorifiques sont les agents médicamenteux qui ont la propriété de porter la chaleur à la peau et d'exciter ou de surexciter la transpiration. Il y a trois sortes de sudorifiques : les sudorifiques faibles, légers ou relâchants ; les sudorifiques moyens ou toniques que les anciens désignaient sous le nom d'*élexipharmaques ;* enfin, les sudorifiques très forts ou excitants.

Les diurétiques sont des médicaments qui ont la propriété d'augmenter, de faciliter et de soutenir la sécrétion et l'excrétion des urines. Il y a trois classes de diurétiques : les diurétiques légers, les moyens et les forts.

On entend par emménagogues des médicaments propres à exciter, à augmenter et à faire durer l'excrétion du flux menstruel, en agissant spécifiquement sur l'irritabilité particulière de la matrice, qui est la source de l'appétit vénérien (*œstrum venereum*), et l'aiguillon nécessaire à la propagation de l'espèce. Il y a quatre espèces d'emménagogues, ainsi divisés en vertu du différent degré de l'action qu'ils ont de réveiller et de soutenir cette sensibilité utérine spéciale dont l'exaltation caractérise l'*œstrum venereum* et détermine l'écoulement du flux périodique. Ce sont : les emménagogues doux et calmants, les anti-hystériques, les emménagogues toniques et les emménagogues excitants.

Les apéritifs sont des médicaments qui ont la propriété d'ouvrir les voies excrétoires, de donner aux humeurs plus de fluidité, d'augmenter la sécrétion et l'excrétion des liquides, et de faciliter leur cours et leur expulsion. Il y a trois sortes d'apéritifs : les apéritifs doux ou atténuants ; les apéritifs moyens ou incisifs, et les apéritifs forts ou désobstruants, qui sont eux-mêmes subdivisés en désobstruants généraux et spéciaux.

De la médication spécifique, neutralisante ou destructive de la cause morbifique.

La médication spécifique se compose d'agents pharmaceutiques qui, en vertu d'une affinité particulière, élective, spécifique ou spéciale, se portent directement et par une sorte d'action chimique sur des principes morbifiques qu'ils altèrent, qu'ils décomposent ou dont au moins ils neutralisent ou détruisent le mouvement. Il y a aussi des spécifiques d'organes, si l'on peut s'exprimer ainsi, mais le nom de *médicaments spéciaux* leur convient mieux.

Il faut rapporter à la médication spécifique la médication substi-
tutive qui en dépend : elle embrasse la médication homœopathique
et la médication contro-stimulante.

On regarde comme spécifiques : le mercure, le quinquina, le
soufre, l'iode, et leurs composés ; on regarde encore comme spécifiques (mais à un degré bien inférieur) : la noix vomique, la sé-
mentine, l'ipécacuanha, la scrofulaire, la vulvaire, le colchique,
le cochléaria, la douce-amère, la canne, l'alcali volatil, l'anis, le
bicarbonate de soude.

On a remarqué de plus que divers agents pharmaceutiques
avaient une action spéciale et directe sur certains systèmes d'organes, et l'on est parti de là pour leur donner des noms qui caractérisent cette action. C'est ainsi que nous avons des vulné-
raires, des céphaliques, des ophthalmiques, des pectoraux, des
stomachiques, des hépatiques, des spléniques, des diurétiques,
des emménagogues, des sudorifiques, des aphrodisiaques et des
antiaphrodisiaques.

De la médication altérante, récorporative ou réparatrice.

La médication altérante a pour objet de modifier l'état de
l'économie (état corporel ou dynamique) et de le rendre autre
qu'il est ou qu'il est devenu. Les médicaments que cette médication emploie ont reçu à cause de cela le nom d'altérants (de *alter*,
autre). Le médecin emploie cette médication pour refaire, récor-
porer et régénérer en quelque sorte l'organisme affecté morbidement.

Trois médications spéciales répondent à trois états généraux
de l'économie, savoir : la médication adoucissante à l'état de surexcitation ; la médication tonique à l'état de sous-excitation ; la
médication régulatrice à l'état d'excitation irrégulière ou d'ataxie.
On divise les altérants : 1° en altérants généraux et spéciaux ;
2° en altérants des solides ; 3° en altérants des liquides ; 4° en
altérants du fluide nerveux ou de l'esprit de vie.

Parmi les altérants, les uns élèvent le ton de l'action vitale, les
autres l'abaissent, d'autres enfin le règlent et le fixent ; de là une
division toute naturelle des altérants en six grandes classes,
savoir : — 1ʳᵉ classe. Toniques et excitants généraux. — 2ᵉ classe.
Toniques et excitants spéciaux. — 3ᵉ classe. Asthéniques et sédatifs généraux. — 4ᵉ classe. Asthéniques et sédatifs spéciaux. —

5e classe. Antispasmodiques généraux et spéciaux. — 6e classe. Narcotiques généraux et spéciaux.

Les altérants des solides comprennent : 1° les toniques et les excitants qui élèvent l'action vitale des solides ; 2° les débilitants et les sédatifs qui abaissent cette action vitale ; 3° les antispasmodiques, les calmants et les narcotiques qui règlent cette action.

Les altérants des liquides comprennent : 1° les inviscants, qui épaississent les fluides et les humeurs ; 2° les incisifs et les désobstruants, qui leur donnent de la fluidité ; 3° les absorbants et les antiseptiques, qui détruisent l'acidité, l'acrimonie et la putridité des fluides et des humeurs.

On compte aussi des altérants du fluide nerveux ou de l'esprit de vie : parmi ceux-ci les uns agissent en augmentant sa quantité et en améliorant sa qualité ; les autres en activant, en ralentissant ou en régularisant sa circulation ; quelques uns enfin en anéantissant ou en foudroyant instantanément son action, tels sont : l'acide cyanhydrique et ses composés, tels sont aussi le tonnerre et les décharges électriques.

Altérants. — 1re et 2e Classes. — Toniques et stimulants généraux et spéciaux.

Il y a trois espèces de toniques : les toniques proprement dits, les astringents et les excitants. On entend par toniques des agents alimentaires ou pharmaceutiques qui ont la propriété de fortifier les organes et de leur donner le ton qu'ils doivent avoir pour remplir leurs fonctions. Il y a quatre espèces de toniques : les cordiaux, les fortifiants, les analeptiques et les corroborants.

Les astringents sont des toniques qui, en fortifiant les organes, en resserrent en quelque sorte la substance, lui donnent plus de compacité et rendent ainsi les sécrétions et les flux moins abondants.

On donne le nom d'excitants à des toniques qui portent le ton des organes au delà de l'état naturel et même jusqu'à un certain degré d'exaltation qui constitue véritablement une espèce de fièvre passagère. On subdivise les excitants en diffusibles et en persistants : les premiers agissent instantanément, mais leur action est éphémère ; les seconds, au contraire, agissent plus lentement et leur effet est beaucoup plus durable.

Altérants. — 3° et 4° Classes. — Asthéniques et sédatifs généraux et spéciaux.

On désigne ainsi des médicaments qui ont la propriété d'abaisser le ton vital, de relâcher les organes, de tempérer et de rafraîchir les humeurs, et de détruire l'état phlogistique. Les asthéniques comprennent les émollients, les relâchants, les tempérants, les rafraîchissants et les antiphlogistiques.

Altérants. — 4° et 5° Classes. — Antispasmodiques et narcotiques généraux et spéciaux.

Les antispasmodiques sont des médicaments qui ont la propriété de régler l'action nerveuse; ils agissent spécialement et pour ainsi dire spécifiquement sur l'irritabilité et sur la motilité, et par conséquent sur l'état musculaire et sur le mouvement. Ils enchaînent l'irritabilité, ils fixent le genre nerveux, ils arrêtent les spasmes et font cesser les convulsions. On les emploie contre l'ataxie générale, contre l'irrégularité ou le désordre de l'action nerveuse.

Les antispasmodiques doux et légers prennent le nom de nervins; on les emploie contre les vapeurs, contre les attaques de nerfs sans chute ni perte de connaissance. On donne encore aux antispasmodiques les noms d'*anti-hystériques*, quand ils portent leur action sur la matrice; d'*anti-hypochondriaques*, quand ils agissent sur le plexus solaire ou sur les viscères du bas-ventre; d'*anti-épileptiques*, quand ils s'adressent au système ganglionnaire tout entier; de *tétaniques*, quand ils concentrent leur action sur la moelle épinière.

Les narcotiques sont des médicaments qui agissent d'une manière spécifique, d'abord, sur la source même de la vie, sur la force vitale et secondairement, sur l'impressionnabilité, sur la sensibilité, et par conséquent sur la sensation et le sentiment qui en dérivent. Les narcotiques diminuent l'action des puissances internes et externes, et de plus ils enchaînent jusqu'à un certain point les facultés de l'esprit par le sommeil.

On emploie les narcotiques contre les douleurs, contre les excès ou les erreurs de l'impressionnabilité, contre les exaltations de la sensibilité, et même contre les fatigues et les tourments du sentiment : inquiétudes, chagrins, terreurs, ou peines de l'âme. On les associe souvent et avec succès aux antispasmodiques; ils arrêtent ou ils paralysent les douleurs, ils font cesser les vapeurs, les spasmes et les mouvements convulsifs.

Il y a trois sortes de narcotiques : 1° les calmants, qu'on désigne aussi sous le nom d'anodins ou de parégoriques; 2° les hypnotiques, qu'on appelle encore assoupissants ou somnifères; 3° enfin, les narcotiques proprement dits, ou les stupéfiants.

Parmi les agents pharmaceutiques qui portent leur action sur le genre nerveux ou sur la force vitale, il en est un qui mérite une attention toute spéciale, c'est l'opium. Il agit à la fois sur la sensibilité et sur l'irritabilité, et à ce titre il est anti douloureux, antispasmodique, calmant, somnifère et stupéfiant; c'est, en un mot, un remède héroïque et presque souverain. L'opium, dit Hufeland, est une substance mystérieuse, extraordinaire, et incompréhensible dans ses effets; il réunit toutes les propriétés des remèdes héroïques; il agit sur la source la plus intime de la vie; il peut sauver ou donner la mort quand il est employé d'une manière intempestive; il est le seul qui produise des effets aussi prompts; aucun médicament ne saurait le remplacer; on trouve en lui la réunion unique d'une action excitante et sédative, vivifiante et destructive; c'est un glaive à double tranchant, un don divin entre les mains du maître, et un poison mortel entre les mains de l'ignorant.

Ce coup d'œil sur la thérapeutique est incontestablement très rapide et fort incomplet, cependant il suffit pour attirer l'attention sur les ressources précieuses d'une branche importante de la médecine, qui a toujours souffert de la tourmente des systèmes, et que la doctrine de Broussais, jetée comme un voile funèbre sur la tradition, a profondément ébranlée, compromise et dénaturée! Mais l'opinion a bien changé depuis cette époque; elle est plus favorable que jamais aux études thérapeutiques : ainsi donc, que les bons esprits prennent confiance, que les hommes spéciaux se relèvent et la thérapeutique replacée, par eux, sur ses véritables bases, reprendra bientôt le rang qu'elle doit occuper parmi les sciences médicales, par le but qu'elle se propose, par les services qu'elle a déjà rendus, et par tous ceux qu'elle est encore appelée à rendre.

CHAPITRE XIX.

RÉSUMÉ DOGMATIQUE DES PRINCIPES FONDAMENTAUX QUI FORMENT PAR LEUR ENSEMBLE LA CONSTITUTION DE LA SCIENCE MÉDICALE.

« Memoria venter est animi. »
(Saint AUGUSTIN.)

La science médicale est la science des principes de la médecine ; elle a pour objet la connaissance des phénomènes vitaux et des lois primordiales qui les dirigent.

La médecine repose sur ce principe : qu'il y a au sein de tous les êtres organisés une force vive qui les anime, et qui est à la fois formatrice, conservatrice et médicatrice ; cette force active, c'est la nature, c'est la force vitale.

De ce principe et de son application philosophique à l'étude des phénomènes vitaux, dérivent, à titre de conséquences logiques, les propositions suivantes, qui prennent sous la sanction de l'expérience les caractères du dogme.

1° Toute maladie est le combat de la nature contre une cause morbifique ; elle est le résultat de deux actions distinctes, savoir : d'une action morbide et d'une action médicatrice ; d'une action morbide produite par une cause morbifique, et constituant une affection ; d'une action médicatrice organisée par la force vitale médicatrice, et formant une réaction. Il résulte de là que le premier devoir du médecin avant de rien entreprendre, est d'étudier séparément : 1° la nature de la cause morbifique et du mal produit par elle ; 2° la nature de l'être réagissant et l'étendue de ses forces. Ainsi donc, d'une part, étude des modificateurs et de leurs effets ; et de l'autre, étude des forces vitales et de leurs ressources : tels sont en dernière analyse les objets principaux des méditations du médecin.

2° La nature d'une maladie participe à la fois de la nature de ses deux principes constituants, l'affection et la réaction ; quant à la nature de l'affection, elle dépend de la nature de la cause morbifique déterminante, comme la nature de la réaction dépend elle-même de la nature du sujet réagissant.

3° Deux sortes de diagnostic, le diagnostic nosologique et le diagnostic médical, éclairent ces deux points de vue différents ; le premier indique le siége de l'affection, le second fait connaître

la nature de la réaction, c'est-à-dire la tendance de l'action médicatrice à laquelle répond tel ou tel agent thérapeutique.

4° Il y a trois degrés dans l'état morbide : l'indisposition, l'affection et la maladie.

5° En dehors de ces trois états, l'homme est sujet à des changements et à des modifications notables, qui ne sont ni des affections, ni des maladies proprement dites, mais seulement des
modifications qui se lient aux changements climatériques et aux
grandes révolutions des âges. Ces changements inévitables ou
nécessaires sont le produit de l'exercice même de la vie, dont
nous parcourons les phases, en passant successivement du printemps à l'été et de l'automne à l'hiver de notre existence, en laissant physiquement et moralement sur notre passage les traces
délicates ou profondes de notre jeunesse et de notre maturité.
Ainsi donc, que nous le voulions ou que nous ne le voulions pas,
il nous faut, de par la nature, subir les métamorphoses aiguës et
chroniques de la vie, et en supporter en quelque sorte toutes les
hypothèques légales.

6° Dans ses efforts de conservation, la nature réagit de trois
manières contre les causes morbifiques : 1° par expulsion ou élimination ; 2° par neutralisation ; 3° par récorporation et régénération. Ces trois modes d'action spontanée constituent trois lois
pathologiques naturelles, autrement dit trois lois vitales médicatrices, que l'on peut désigner sous les noms de lois d'expulsion, de
neutralisation et de récorporation.

7° Chacune de ces lois offre trois choses importantes à considérer : 1° les moyens qu'elles choisissent pour arriver à leurs
fins ; 2° les instruments ou les organes qu'elles emploient dans ce
but ; les voies qu'elles adoptent dans leurs mouvements complexes.

8° L'action des lois vitales est subordonnée à certaines conditions d'opportunité et de force, en dehors desquelles elles s'exercent mal ou infructueusement. Parmi ces conditions, les unes
sont relatives aux situations dans lesquelles le malade se trouve
accidentellement placé ; les autres se rapportent aux ressources
vitales dont il dispose : la science de l'occasion et l'art de diriger
les forces de la vie dominent de toute leur importance ces hautes
questions de tact et d'exécution.

9° Le devoir du médecin, en présence des maladies, est d'imiter la nature, et de ramener toute la thérapeutique à l'application

expérimentale et raisonnée, de trois grandes lois artificielles ou artistiques, qui répondent exactement aux trois grandes lois médicatrices naturelles, dont elles prennent les noms. Ces lois bien dirigées président à l'accomplissement des phénomènes thérapeutiques.

10° Les lois médicatrices artificielles ou artistiques emploient trois médications spéciales : la médication expulsive, la médication neutralisante ou spécifique et la médication récorporante.

11° A ces trois médications spéciales correspondent trois ordres d'agents médicamenteux, savoir : les évacuants qui poussent au dehors les principes morbifiques ; les spécifiques qui neutralisent ou détruisent les principes qui résistent à l'élimination des évacuants ; les altérants qui réparent les pertes de l'économie ou qui modifient avantageusement l'organisme, en le faisant autre qu'il n'est, c'est-à-dire en l'altérant favorablement.

12° Parmi les altérants, les uns, les *tempérants*, remédient à l'état de surexcitation de l'organisme ; les autres, les *toniques*, relèvent le ton et les forces du malade ; quelques uns enfin, les antispasmodiques et les narcotiques, régularisent l'action vitale et en assurent l'harmonie.

13° Quand la nature est soutenue par l'art véritable, elle suffit à tout. En effet, la providence a mis en chacun des êtres vivants un instinct qui le dirige sûrement au milieu des écueils et des périls de la santé, et cet instinct est la source abondante d'une médecine naturelle et salutaire.

14° L'art médical dicté par la nature est le produit raisonné de l'observation, de l'expérience, de la méditation et de la science appliquée. Il indique les règles à suivre et les conditions hygiéniques à observer pour diriger médicalement les forces radicales de la vie.

Telle est la vraie médecine, c'est l'histoire même des phénomènes vitaux, conduits par le principe qui les domine, et montrant tous les faits qui partent de ce principe, s'avançant vers le but suprême qui est la guérison des maladies.

Cette médecine se préoccupe sans doute de la force qui préside à l'action vitale ; elle en recherche même, à titre de haute spéculation philosophique, l'origine et la nature ; mais ce qui commande et fixe surtout son attention, c'est l'action intime de cette force dans les mouvements et dans les luttes complexes de la vie.

Ramenée à ces propositions modestes, la médecine hippocratique n'accepte plus de guerres de mots, elle est la lumière et la vérité même. Elle est par conséquent à la portée de tous les esprits réfléchis, et elle serait accessible au plus simple bon sens, si le bon sens, dépouillé de tout amour-propre, n'avait aucune servitude officielle à ménager, aucun Dieu familier à protéger ou à défendre....

Du reste, dans l'intérêt de l'humanité et pour l'honneur de la médecine, il est grand temps que l'opinion se fixe et que la religion scientifique se recueille et se reconstitue, car, nos dieux s'en vont et la confiance publique nous abandonne de toutes parts ! En effet, pénétrez dans les plus hautes régions sociales et jusqu'aux cours souveraines et, partout au foyer de la famille, vous trouverez en exercice les *Protestants de la médecine !* Ce sont eux qui siégent aux conseils des Grands, et qui gouvernent leur raison médicale. Les hippocratistes n'y arrivent plus qu'à titre de gens du monde ou d'anciens amis. On les accueille encore avec bienveillance, mais on ne les consulte pas et on ne les écoute plus. Enfin, si n'étaient les chirurgiens que la douleur convie toujours, parcequ'on n'a pas encore inventé le moyen de remplacer les opérations par des *globules*, nous serions complétement expulsés des régions supérieures au profit de la petite bourgeoisie et du menu peuple.

Mais les chirurgiens, hommes de science et de pensée, portent haut la dignité de la profession, et tandis qu'ils rallient par leurs succès l'estime de l'opinion momentanément égarée par nos tristes discordes, nous pouvons encore reconquérir notre vieille réputation et notre autorité, en condensant nos forces, et en faisant, de l'esprit de toutes les écoles, un même esprit, un seul système, et une suprême unité. Agissons et nous serons à la hauteur de notre mission et de nos devoirs, et l'on respectera de nouveau nos arrêts, comme on respecte ceux de la vérité.

Mais pressons-nous, car la défection est partout, dans les écoles, dans les académies, au sein de tous les cercles, et par surcroît de malheur, notre science est veuve de son représentant le plus illustre, le plus énergique, et le plus écouté : elle vient de perdre Orfila, qui personnifiait la médecine française, dont il était le Mécène.. !

Rallions-nous donc et que chacun se rappelle que dans les corps collectifs, armée, clergé, académie, les hommes, à l'exception du chef, ne sont rien que des hommes, c'est-à-dire que des éléments similaires, sujets éphémères de ces agglomérations humaines, ce qui fait que l'honneur particulier est dans l'honneur de tous et que de l'abnégation et du sacrifice de chacun à l'intérêt commun résultent exclusivement la gloire du corps, sa puissance et sa renommée.

Enfin, quels que soient les défauts du travail de généralisation, dont nous donnons ici le résumé, le principe, qui lui a servi d'élément philosophique sera maintenu, et toujours repris ou invoqué, car il est l'unique et légitime appui de la science médicale, hors de laquelle il n'y a pas d'art médical et, par conséquent, pas de médecine.

FIN.

TABLE DES MATIÈRES.

TROISIÈME PARTIE.

PRINCIPES GÉNÉRAUX DE LA SCIENCE MÉDICALE RENFERMANT LES ÉLÉMENTS DE LA PATHOLOGIE GÉNÉRALE.

FIN DE LA TABLE DES MATIÈRES.

www.ingramcontent.com/pod-product-compliance
Lightning Source LLC
LaVergne TN
LVHW050444060726

842526LV00001B/42